本书为国家自然科学基金项目(60871033)

# 疲劳学

PILAOXUE

贾丹兵 李乃民 主编

學苑出版社

**图书在版编目（CIP）数据**

疲劳学 / 贾丹兵，李乃民主编. —北京：学苑出版社，2009.8
ISBN 978-7-5077-3388-4

Ⅰ. 疲…　Ⅱ. ①贾…②李…　Ⅲ. 疲劳（生理）-消除　Ⅳ. R161
中国版本图书馆 CIP 数据核字（2009）第 108718 号

**责任编辑：** 付国英　陈　辉
**出版发行：** 学苑出版社
**社　　址：** 北京市丰台区南方庄 2 号院 1 号楼
**邮政编码：** 100079
**网　　址：** www.book001.com
**电子信箱：** xueyuan@public.bta.net.cn
**销售电话：** 010-67675512、67678944、67601101(邮购)
**经　　销：** 新华书店
**印 刷 厂：** 北京博图彩色印刷有限公司
**开本尺寸：** 787×1092　1/16
**印　　张：** 52.25
**字　　数：** 1408 千字
**印　　数：** 0001—3000 册
**版　　次：** 2009 年 8 月第 1 版
**印　　次：** 2009 年 8 月第 1 次印刷
**定　　价：** 110.00 元

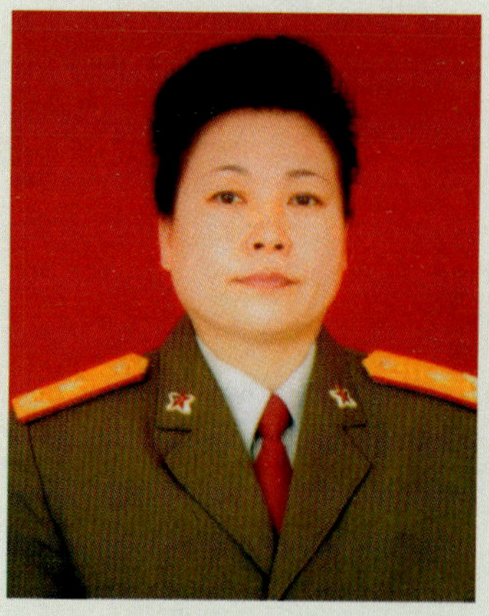

## 主编简介

贾丹兵，女，52岁。1969年入伍，1979年毕业于上海第二军医大学药学系，其后获研究生学历。现任中国人民解放军第211医院院长、主任药师，第二、四军医大学兼职教授，专业技术少将军衔，技术二级。担任中国青年科学技术工作者协会理事、中华中医药学会中成药委员会副主任委员、全军《药学实践》编委、第五届全军医学科学技术委员会药学专业委员会成员、第七届和第八届全军医学科学技术委员会药学专业常委、全军第八届医学科学技术委员会中医药学会管理专业委员会副主任委员、沈阳军区继续医学教育委员会药学专业委员会主任委员、黑龙江省药学专业委员会副主任委员，黑龙江省女医师协会副会长。

1979年毕业后，结合临床工作开始从事中药及中药制剂的研究，与同事们共同研究开发的健脾灵、愈疡灵、灭囊灵等药物均获军内外科技进步二等奖。

1989年，开始从事脑、脾及胃抗疲劳研究、缺血性损伤心肌线粒体肌酸激酶基因的分子生物学研究、磷酸肌酸对心肌保护作用机理的研究等。近十年来，承担全军科研基金课题——“高性能战斗机女飞行员生理心理选拔与训练耐力及抗疲劳”等系列研究。2003年起，开始从事红光抗疲劳研究，获得重要成果，并应用于部队。2006年，承担军队重大抗疲劳项目——“圣力强军宝”中药制剂研究，目前已取得了阶段性成果。

二十多年来，共获军内外科技进步奖33项，其中省部级科技进步一等奖1项，二等奖11项。撰写和出版了《药物知识问答》、《实用药物分析题解》、《儿童用药指南》等药学著作8本。发表学术论文、译文200余篇。

曾荣立一等功2次，二等功4次，三等功6次。从1992年起，享受国务院颁发的政府特殊津贴。先后被国家人事部、解放军总政治部、全国妇联等授予“全国巾帼建功标兵”、“全国三八红旗手”、“中国第二届十大女杰”、“全国首届百名中青年医学科技之星”等荣誉称号；并获吴阶平医学奖、保罗·杨森药学研究奖和沈阳军区中青年科技人才奖励基金。还当选为第六届、第八届、第九届全国妇代会代表，中国共产党第十四次、第十七次党代会代表，第九届、第十届全国人大代表。

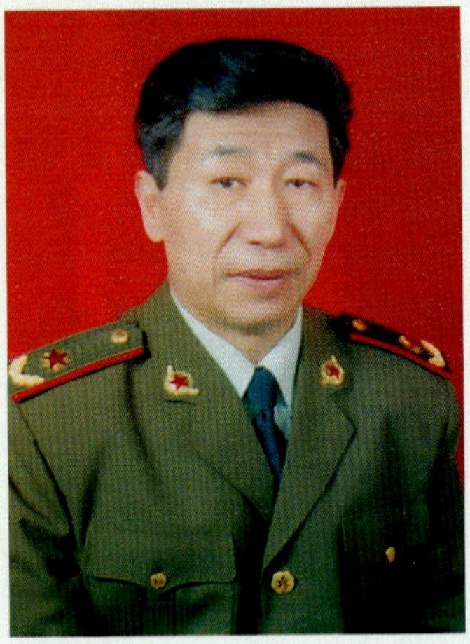

# 主 编 简 介

李乃民，男，67岁。中国人民解放军第211医院普通外科、肝胆外科中心主任医师。哈尔滨工业大学计算机科学与技术学院、生物信息技术研究中心兼职教授、博士生导师。专业技术三级、文职少将军衔。担任中国中西医结合诊断专业委员会主任委员、国际医学生物特征辨识学会副会长、中国中西医结合普通外科和周围血管病专业委员会委员、中国人民解放军针灸学会理事、黑龙江省中西医结合医药学会常务理事、黑龙江省中西医结合普通外科和周围血管病专业委员会主任委员、黑龙江省足反射学会名誉理事长、哈尔滨医药学会理事、《中西医结合外科杂志》及《哈尔滨医药》编委。

李乃民早年学习中医，后来又系统学习西医。1962年从西医院校毕业后，开始从事中西医结合诊断与治疗疑难杂症的基础与临床研究工作。1968年，在率领医疗队医治聋哑病时，发现了肾、脑疲劳对人体听力的影响。

1970年至1978年，曾两次受我国政府派遣，在东欧阿尔巴尼亚及中东地区科威特等国家从事中医教学和治疗疑难杂病工作。在此期间，在临床运用中医学的内治和外治疗法，治疗了大批心、肾、肝、脾等脏腑疲劳患者，积累了诊断治疗“慢性疲劳综合征”和现今所谓的“亚健康”等疲劳病证的临床经验。之后，在数十年的中西医结合医疗实践中，始终结合临床，潜心研究疲劳病证的病因、病机、临床症候、诊断、治疗等相关学术理论并获得大量的临床经验。为了在这一领域获得重大突破和进展，从1995年开始，注意汲取20世纪80年代以来，国内外有关现代抗疲劳研究经验，并对自汉代张仲景《金匮要略》始，至民国前，我国历代抗疲劳名医专著进行了系统研究，前后共揣参书籍200余卷，得方千余首，并结合自身及师承经验，设计出5个治疗心、肝、脾、肾、肺等脏腑疲劳的中药方剂，经两千余例疲劳病人的临床治疗，反复应用验证，获得了很好疗效。2004年，与北京军需装备研究所及贾丹兵院长合作，开展了应用中药抗疲劳的全面系统的研究工作，先后研制出抗疲劳1号和应急1号及“圣力强军宝”等抗疲劳中药制剂，在抗疲劳研究方面产生了质的飞跃。

20多年来，共获科技进步奖23项，其中全国、全军科技大会三等奖各1项，沈阳军区科技大会奖1项，省部级科技进步二等奖5项，三等奖5项。近几年来，又与香港理工大学张大鹏教授合作，共同承担国家自然科学基金及863项目资助课题8项。曾立一等功一次，二等功一次，三等功四次。享受国务院颁发的政府特殊津贴。

主编撰写出版《聋哑病概述》、《急症腹病研治》、《非药物疗法》、《望舌诊病》、《瘀证舌象图谱》《中国舌诊大全》、《中国传统医学外治疗法全书》、《实用中西医周围血管病学》、《舌诊学》等13本医学专著，发表论文278篇。

# 副主编寄语

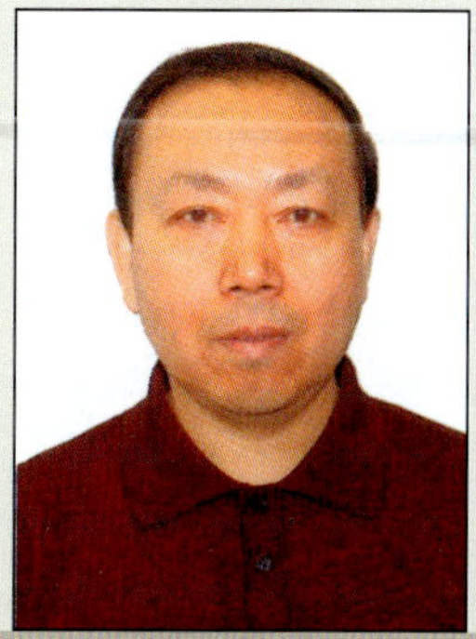

法于阴阳，和于数术，起居有常，饮食有节，不忘劳作。如此方能预防疲劳的发生。

疲劳是病证，是人体阴阳升降失序的重要表现。

**张永丰**

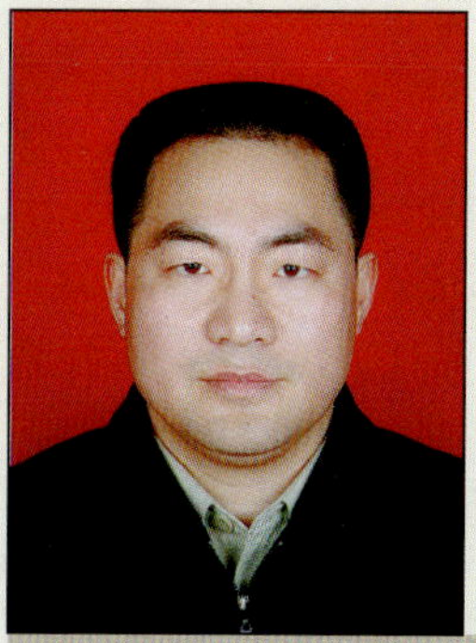

疲劳从古自今一直存在，其所表现的各种情形为人类认识未病和已病提供了清晰的锁点。

**杨文领**

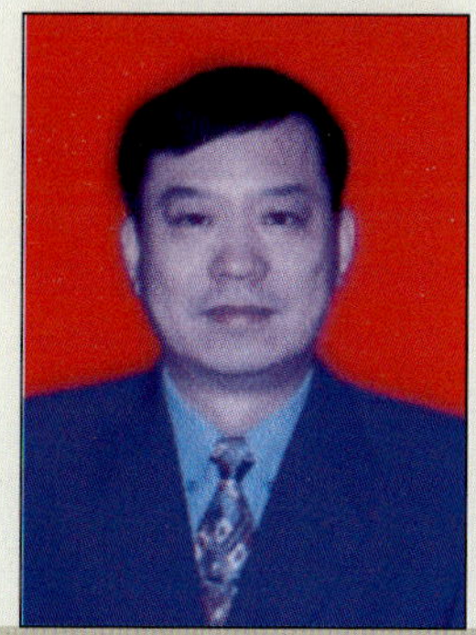

太累了，应该回归到温馨的港湾，休息片刻，也许会重建新的生命质量。

**孙旗立**

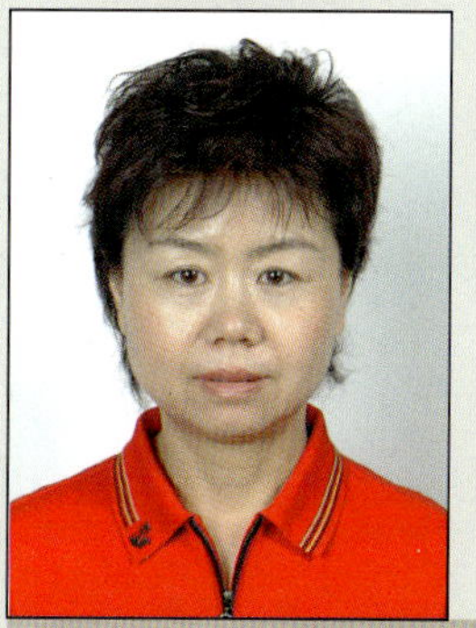

莫把疲劳当成儿戏，它是身体失去平衡稳态的报警信号。

疲劳挑战着人类生存质量，预防疲劳的发生有着重要的社会意义与经济意义。

**王春燕**

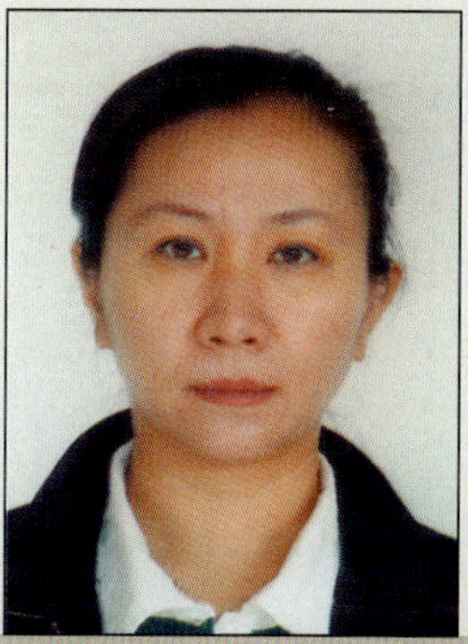

不要盲目以为您身体健康。绝对健康的人基本不存在，有疲劳感就说明您已经不健康。

**李　惠**

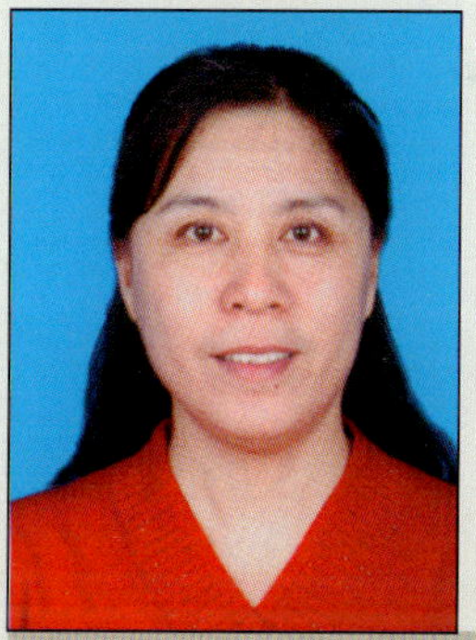

不要怕人说您不健康。只要合理调正阴阳升降，及时把握人体的熵流入出，非平衡稳态自然会慢慢呈现。

**王淑英**

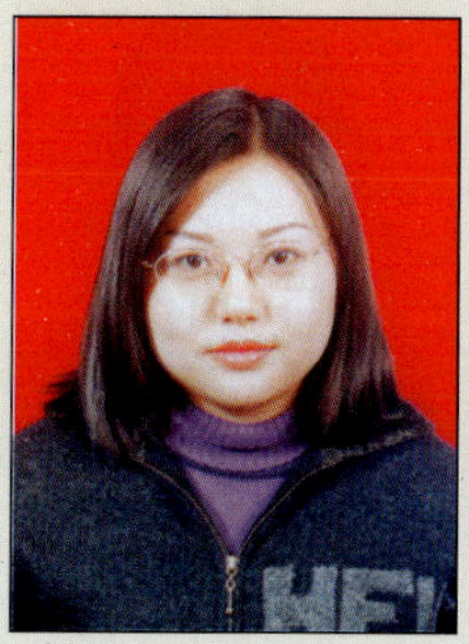

中医药学在预防疲劳、治疗疲劳、减少过劳死发生等方面，有着令人振奋的拓展空间。

在理论与诊治领域，加强加深对疲劳的研究，就是对人类健康事业的最佳贡献。

**王希贝**

# 编委名单

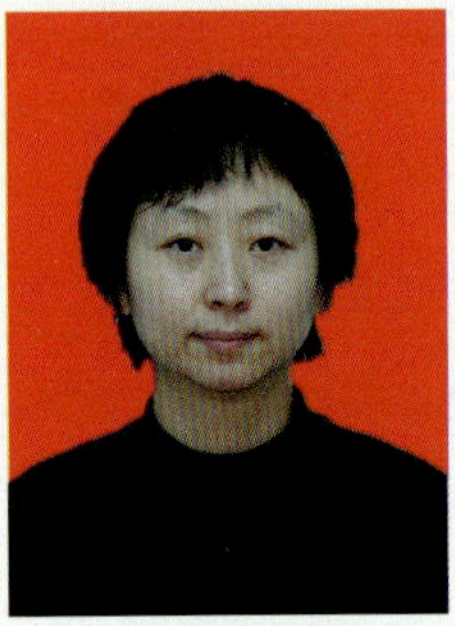
刘　珊

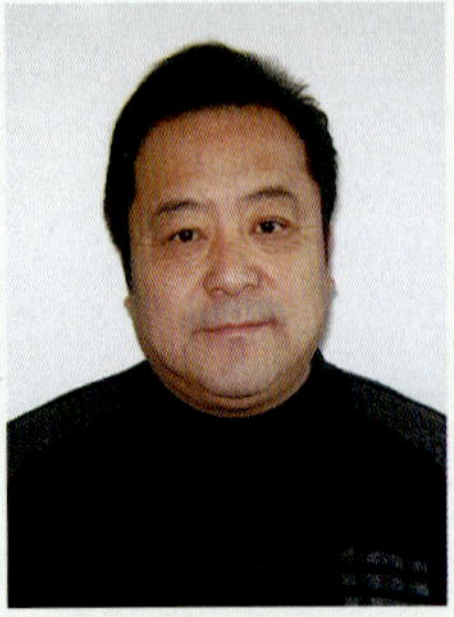
唐立明

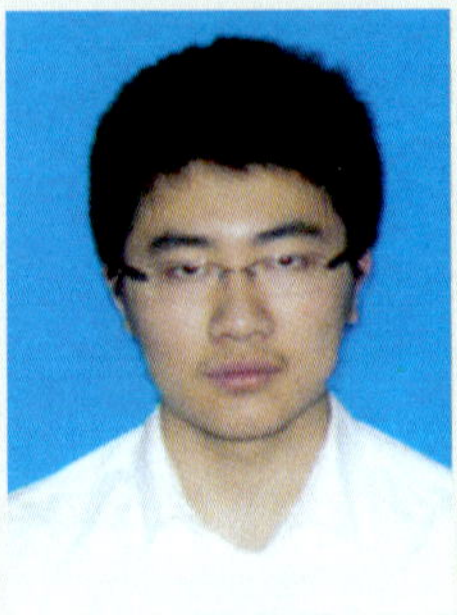
李仕维

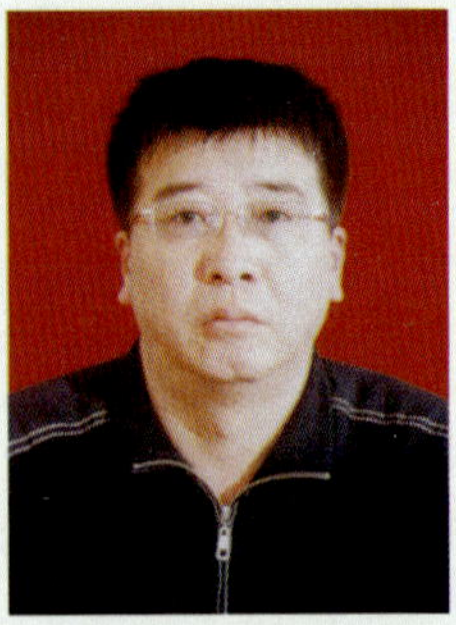
张　宏

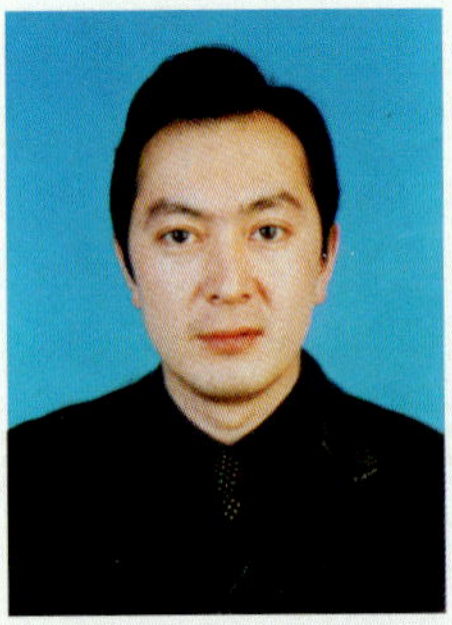
岳　青

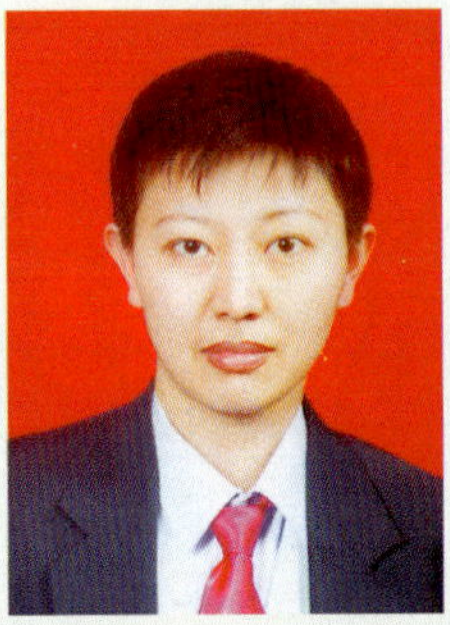
李　爽

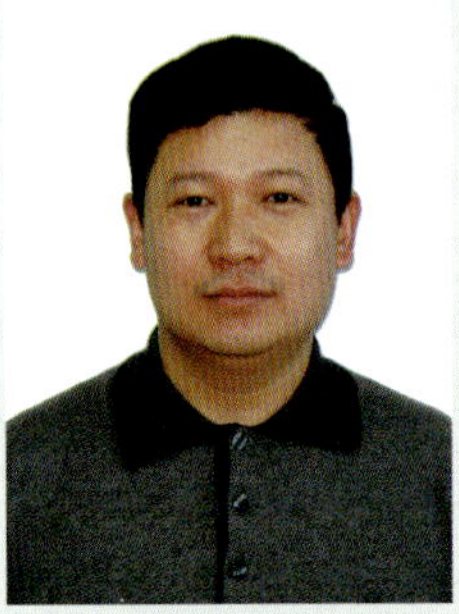
王正雷

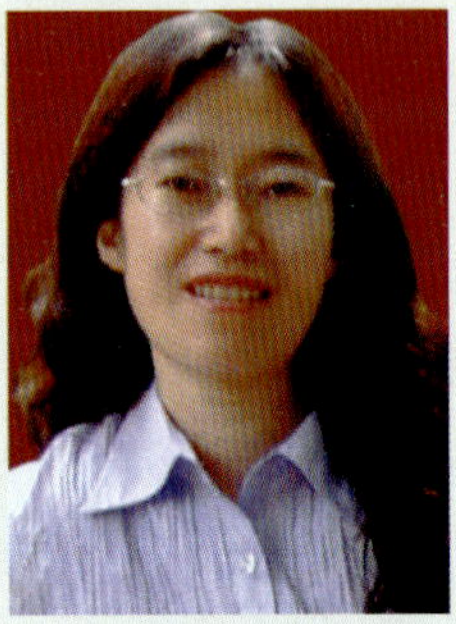
李春杰

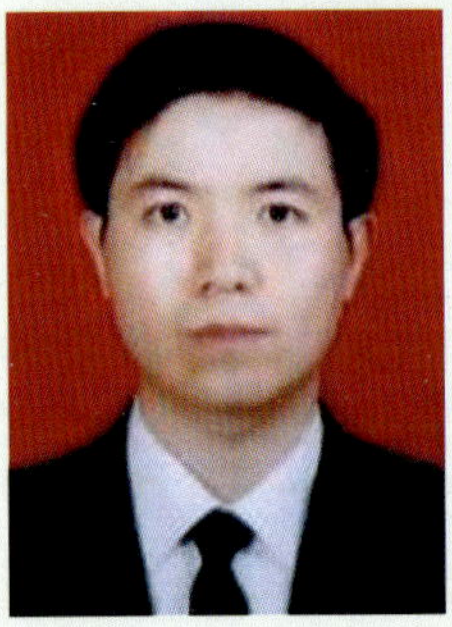
邬向前

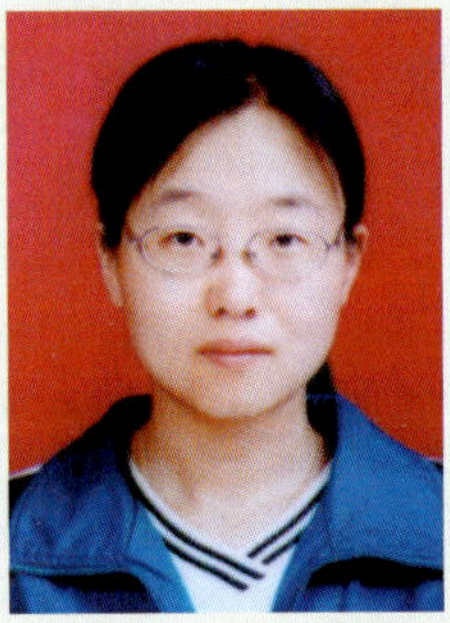
闫子飞

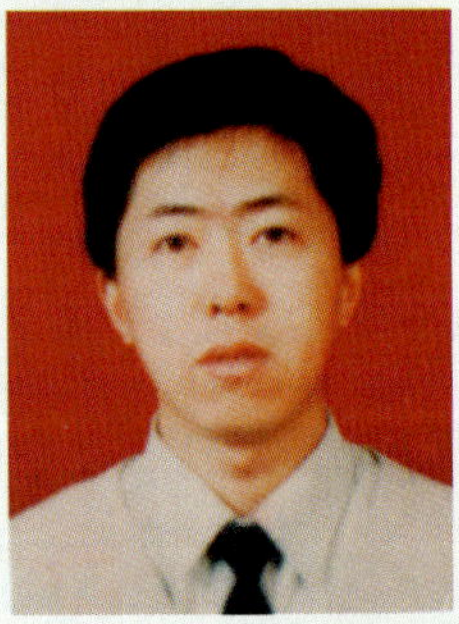
朱　宇

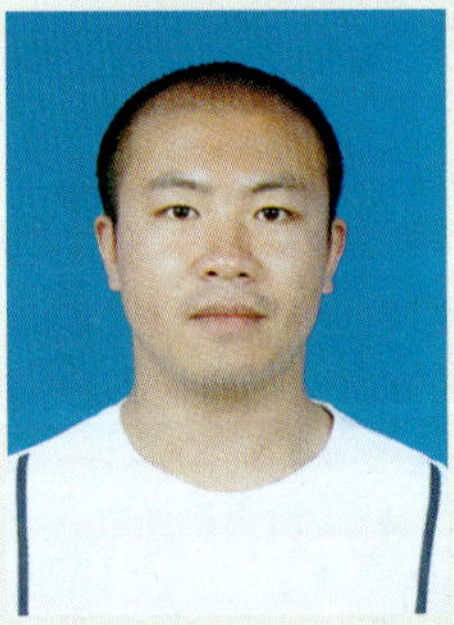
单　明

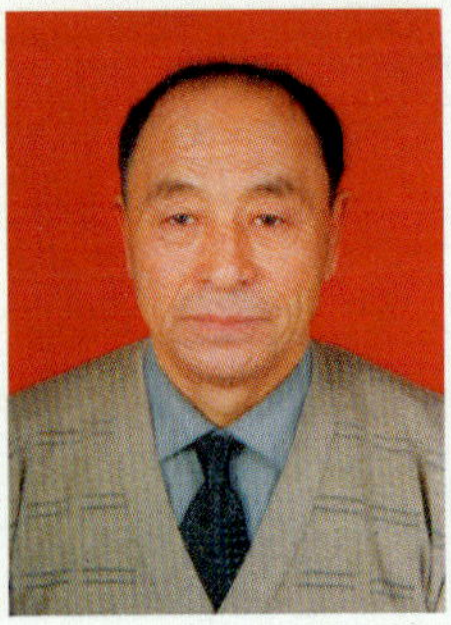
牟　贵

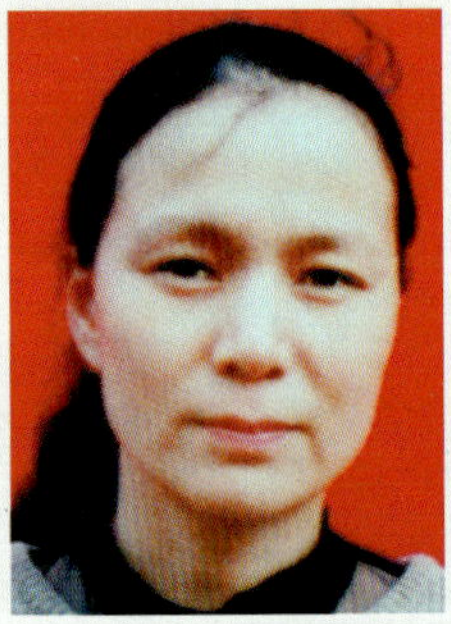
朱　颖

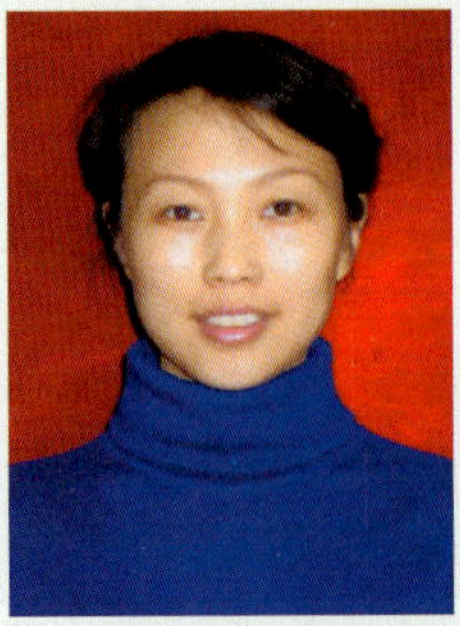
王　军

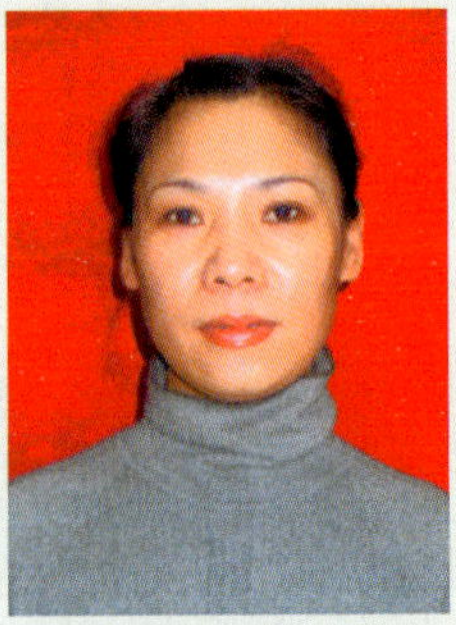
封秋雁

# 前　言

霜叶枯河偃草，残月老骥履镣。众所周知，衰缺与疲弱是自然界万物在阈值、时间、空间范畴内所呈现出匮乏、不及、失序状态中的共同规律。

普利高津（I. Prigogine）的耗散结构理论认为：人体同宇宙、社会一样，都是一个远离平衡的开放系统。新陈代谢、吐故纳新、阴阳互动、涨落现象无时不在发生。我国传统医学所描述的“阴平阳秘、精神乃治”其实是人体的非平衡稳态，是人生命过程中以时空为表现形式所能呈现的一种短暂表象。人体在内外环境诸因素作用所致的动态中的阴阳不平衡或称之为远离平衡状态是绝对的。

月晕而风、础润而雨。人体在阴阳互动、熵流入出中常会存在失去非平衡稳态的征兆，这种征兆就是疲劳。

我国传统医学对疲劳的认识已有两千多年历史，而现代医学对疲劳的认识始于 19 世纪。随着体育竞技事业的发展，20 世纪 80 年代以来，人们对运动性疲劳开始有了一定的认识，人们对有关慢性疲劳综合征的相关研究逐渐加深，从而使疲劳的概念广泛引起人们关注。

疲劳是生理现象还是病症，到目前为止，一直是一个颇有争议的问题。我国现存最早的医书《黄帝内经》认为：“夫病之始生也，极微极精。上医治未病，不治已病，治未乱，不治已乱。”极微极精是一般认识不到或难以认识到的病症，未病和已病都是病，只是发病的早晚、轻重不同而已。这一认识符合我国传统医学核心理论的阴阳学说。

阴阳学说认为：“夫阴阳之气，清静则生化治，动则苛疾起。阴胜则阳病、阳胜则阴病。其不及，则已所不胜侮而乘之，已所胜轻而侮之。”阴阳无时不在互动，互动升降失序就会出现异常表现，特别是熵的入出障碍所致能量、功能的不及与匮乏，更是病症表现的佐证。因此，中医把倦、乏、怠、惰、困、惫、疲、无力、重、酸软、弱等症候，都归类于疲劳的范畴。

为进一步系统地了解疲劳，认识和掌握疲劳的发生、发展、病因、病机、预防、诊断和治疗等详细知识，本书作者集《黄帝内经》始至 2006 年古今中外抗疲劳研究与应用资料，揣参书籍 200 余卷，取其精华，去其糟粕，刻意精研，探微索契真要，并融汇 30 多年临床抗疲劳之经验，著成此书，意愿承前启后，醒惊疲劳之害，释缚疲劳之人，达众人于仁寿之目的。

本书共分十一章六十五节。开篇在全面介绍祖国医学及国外医学对疲劳认识的发展史的同时，重点介绍了疲劳与中医未病及亚健康的关系，将疲劳按目前掌握的知识进行了定义、分类，明确了诊断与鉴别诊断方法。其后又用较大篇幅介绍了我国传统抗疲劳中药 99 种，以及汉代至民国时期诸多医家临床行之有效的抗疲劳方剂 1080 首，并介绍了针刺、穴位火罐、红光疗法等行之有效的抗疲劳外治疗法 46 种，还列举了作者近 20 年来治疗各种类型疲劳的临床体会。为了全面表述疲劳学的完整内容，作者还依据医学哲学理论及近代科学前沿理论，在疲劳的预测，疲劳病因、病机、病势、发展层次，社会、人类自身对疲劳发生过程的影响，以及疲劳为什么是病证，其结论有何科学依据等方面进行比较深入地理论探讨和初步结论。以期使当今危害人体健康长寿，并日益引起人们关注的疲劳症候，从已知为病弊却玄微不明言的境界中解脱出来，为人类的健康事业做出贡献。

本书在编撰过程中，诚然会存在这样或那样的问题，特别是疲劳的定义与分类，疲劳的诊断与鉴别，都尚处在初始阶段，有待于今后继续努力研究求索，补充完善，敬请各位读者和同道批评指正。

在本书的编撰过程中，李乃军在有关预测学的《易经》知识资料整理与运用中做了大量工作。此外，乔小娇在本书资料整理方面亦做了许多工作，在此一并致谢！

**本书受国家自然科学基金项目（60871033）资助，在此深表谢意！**

李乃民

2008年7月12日

# 目　录

# 第一章　概　论

## 第一节　疲劳的概念

疲劳是一个广义名词，是千百年来人类生存过程中所存在的客观事实。从病症角度讲，疲劳几乎是每一个人都经历过的感受与现象。常见的疲劳由于是以主观感受为主体，所以对其准确规范的描述和定量测量都存在困难。特别是近20年来，现代医学所集中讨论研究的慢性疲劳综合征，仍处于对病因、发病机理等纠缠不休的争论中。

一般认为，疲劳作为机体的一个主观感受症状，是机体体力或精力减弱或丧失的一种复杂的生理、心理及病理现象的体现。因此，疲劳既可以见于健康人，也可以作为一个症候见于诸多躯体性、心理精神性疾病和人体的其他疾病。

随着社会的进步，人类对生存质量的要求不断提高，对机体疲劳所显示出的严重后果的认识亦不断加深。但是，有关疲劳对人体生命质量损害严重程度的状态，仍未能引发人们足够的重视，从而，忽视了对疲劳的研究，使之进入了人为的盲区。

根据近些年我们对大量人群健康状况调查，发现因社会、家庭、职业、环境、心理等因素所造成的疲劳人群（无慢性疲劳综合征症候，无运动疲劳史）大量存在，若应用现代医学常规体检方法进行系统检查，常查不到明显阳性病理结果。而这些人主诉，累、疲乏、无力、身体酸软等痛苦症状屡屡皆见，且在随访观察中发现，其中一些人因未对疲劳症候引起重视或未及时对症治疗，很快就出现了现代医学用仪器所能查到的病理表现。所以，疲劳究竟是生理现象，还是病理现象，目前尚未见有明确诊断。另外就目前已知的医学书籍对病症的描述中，疲劳、怠倦、乏力、无力、疲乏、软懒等，只被视为是对一些疾病症候描述的常用词语，而忽视了其存在的真实意义。所谓的生理、心理、病理疲劳，是没有严格界线和比较明确的诊断的。以所谓生理疲劳为例，同样的环境、同样的劳动时间与强度，人体产生疲劳的有无程度和消失时间的快慢是有明显差别的。因为人体是一个运动中的复合体，是一个每时每刻都处在远离平衡状态下的开放系统，阴阳升降、熵流变化、能量涨落无时不在发生。在同样条件作用下，疲劳的表现程度、恢复时间不同，是因为人与人之间存有诸多差别因素。因为在一定时间空间条件下，人体的内在环境、阴阳变化、熵的输入排出等状态是不尽相同的。这种复杂的阴阳熵流变化的不同，即包含了生理和病理因素的时差先后或也包括二者同时存在的可能。因此，我们在谈及人体所谓的生理疲劳和症候疲劳时，决不能武断地排除病理性疲劳存在的可能。

因此，本书再一次强调，疲劳绝不能用现代医学和现代运动医学所称之为的慢性疲劳综合征（CFS）所替代，二者应仅是疲劳所容括的内容之一，不能混为一谈，若盲目归纳替代，则会影响人类对疲劳的进一步认识。对于疲劳二字的解释和定义，目前还没有定论。为了便于讨论和不断完善对疲劳的认识，现把一些比较权威书籍对疲劳的解释介绍如下：

《现代汉语词典》："因体力或脑力消耗过多而需要休息。因运动过度或刺激过强，细胞、组织或器官的机能或反应能力减弱，如听觉疲劳、肌肉疲劳。"

《中国大百科全书·心理学》卷："疲劳是因持续工作造成体力及工作效率下降，并伴随有疲怠感的现象。疲劳是一过度现象，除过度疲劳所造成的累积性疲劳外，经过休息，一般都可消失。"

《汉语大词典》："①劳苦困乏。②因运动过度或刺激过度，细胞、组织或器官的机能或反应能力减弱，如听觉疲劳、肌肉疲劳。③因外力过强或作用时间过久，而不能继续正常的反应，如弹性疲劳、磁性疲劳。"

《中国医学百科全书·劳动卫生与职业病学》认为："疲劳一般是指因过度劳累（体力疲劳或脑力疲劳）而引起的一种劳动能力下降现象，其产生因素是多方面的，如劳动强度过大，持续工作时间过长，精神过度紧张，工作单调，睡眠不足，消极的工作情绪，不良工作环境，操作频率过快等。疲劳是许多生理变化的最后结果，其发生既有中枢神经系统的功能改变，也有整体或局部组织器官的物质代谢的改变。疲劳是一种暂时性的保护性生理反应，它警告机体（器官）需要休息。休息是消除疲劳、恢复工作能力的一种积极过程，如疲劳得不到及时消除，发展下去可造成疲劳蓄积，对健康和劳动能力会带来一定的影响和损害。"

《心理学词典》："①名词。指受早先努力工作的影响，而导致的工作能力的减低。②名词。指努力过度而导致的工作能力降低后出现的内部情况或状态，一种疲劳感或劳累感。"

《现代医学百科辞典》对疲劳的解释在"疲乏"一词下："疲乏（fatigue），即疲劳，包括生理性疲乏和病理性疲乏。病理性疲乏指的是由于疾病原因出现的，如毒素和化学性的作用，出现贫血、缺氧、糖代谢障碍、水和电解质代谢紊乱、代谢性酸中毒、营养不良等；生理性疲乏是由于代谢产物过量积累或组织损伤，妨碍继续活动的工作效率，但只需要一定时间休息，不适感可完全消失。产生疲乏的原因包括微生物引起的传染性疾病，物理、化学性的职业性疾病，营养缺乏病、新陈代谢病、变态反应性疾病、结缔组织疾病及各系统各部恶性肿瘤等。因此，在诊断时需详细询问有无与以上疾病相关的病史，全面查体，结合必要的实验室检查，选择性地采用一些决定性的辅助性实验检查，大致可以做出诊断。"

《苏联百科词典》："疲劳是整个机体或某一器官的一种暂时性状态，其特点是因长期过度负荷造成的工作效率下降。"

《不列颠百科全书》："疲劳是人类一种功能不全的表现形式，表现为对活动（体力或脑力的）感到厌恶，难以继续进行这些活动。"

曾有人认为工作是疲劳的原因，但早期的工业心理学研究未能证明，工人的感觉与他所完成的工作量之间有何密切联系。有人认为疲劳意味着机体内代谢废物浓度的增高，但疲劳可突然产生、突然消失。其开始、经过和消失可能与费力的活动没有关系，在不费力的情况下，疲劳的发生可以说是"心理的"、"机动性的"。就人的整体而言，疲劳包括个体的不适感和厌恶感。例如体力活动后，肌肉内产生复杂的生物化学变化，从而引起一些继发效应如肌肉僵硬，甚至感觉疼痛和不适，在更人格主义的立场上，该个体可能对所从事的工作产生厌恶感，并认为继续工作会令人难以忍受，或根本不能完成工作。因此，继续工作下去效率则会降低。由此可得出疲劳的两个定义——疲劳是肌肉不能继续工作的现象；或疲劳是厌恶费力的工作和不能继续工作的感觉。

疲劳是身体细胞内化学过程引起的伤害所致，若这些暂时的损伤仅影响行为，而对脑的功能影响不大，则个体感到疲劳和软弱；但脑的功能受到严重影响时（如低氧时），个体的自我评价能力受损，也就不产生疲劳的感觉。环境中促使疲劳发生的因素有缺氧、温度过高、温度过低、缺盐、缺水、缺糖。通风不良、存在有毒烟雾、生产设备和设计不良，保持固定速率（如与机器同步）的工作也是产生疲劳的因素。此外，需要消耗相当大能量的工作、长时间不间断的工作、情绪受挫折和超个人能力的工作都可产生疲劳，甚至做一种不熟悉的工作（即使所费力气少于原来熟悉的工作）也会引起肌肉酸痛、疼痛和周身不适。

疲劳的产生除与肌肉活动有关外，还与大脑的神经活动有关系。例如有的人在等公共汽车时会感到疲劳或筋疲力尽，而当他沉浸于与人谈话时却忘记了疲劳；有的人躺在床上也会感到疲劳。情绪上的挫折（如短跑选手因起跑不好而烦恼）常可引起疲劳。精神疲劳即由脑力劳动（如创造性的写作）引起的厌恶感或不适感。有些视力工作需轮流看近物或远物，眼内肌肉不断收缩以改变晶状体的开关，如此数分钟后便可引起疲劳感觉。视力疲劳常见于工程师及验光师。噪声亦可引起疲劳，但强度较低的噪声引起疲劳的可能性因人而异。青少年可持续几小时听高强度的摇滚乐并感到舒适，但他的父亲却可能在听到这种噪音一分钟后即发生听觉疲劳。

社会因素，包括竞争、声誉，甚至感到受人监视等都可以使疲劳发生，但这些因素对不同的人产生的影响各异。一些个人因素，包括健康、机体一般性情况（如有无营养缺乏）和老年人所特有的低能量状态等，均与疲劳有关。传染病和其他急性或慢性疾病（如甲状腺功能减退、肺气肿、糖尿病、重症肌无力、关节炎、风湿性疾病和贫血等），患者均易感到疲劳。许多人于流感愈后数个月内仍感疲劳。

有些人长期感到疲劳，这种现象称为慢性疲劳，可因肾上腺功能不全和维生素缺乏而引起，但相应的治疗不一定有效。慢性疲劳可能为器质性（如慢性贫血）或心理性。总之，疲劳起因于物理的、生物化学的、社会的或个人的原因。

1982年在美国波士顿召开的第五届国际运动生化学术讨论会上，正式将疲劳定义为“机体生理过程不能持续其机能在特定水平上的（或）不能维持预定的运动强度。”这个定义有两个主要特点：①把人体疲劳时体内组织和器官的机能水平与运动能力结合起来，评定疲劳的发生和疲劳的程度；②有助于选择一些客观指标评定疲劳。如心率、血乳酸、最大摄氧量、输出功率等，在某一特定水平工作时，单一或同时改变值都有可能作为指标来评定疲劳。

上述内容，概括如下：

1. 从概念上理解，疲劳与疲乏、疲倦、劳倦、神疲、困倦、倦怠、神倦、乏力等意义相同或相近。

2. 疲劳的产生是多方面的。一是由于持续做功，超过了自己所能承受的能力所导致；二是因为某些负面情绪引起；三是由于疾病引起。

3. 疲劳既可以出现全身不适表现，又可以出现局部不适表现。

4．疲劳既有生理性疲劳，又有病理性疲劳。生理性疲劳是暂时性的，休息后可缓解，病理性疲劳见于某些疾病中。

5．疲劳的表现可在躯体方面，如表现为无力继续工作；也可体现在精神方面，如表现为对活动（体力或脑力的）厌恶感；在行为学上表现为工作效率的下降。

我们的研究认识：

近10多年来，我们在临床和抗疲劳中药实验与临床应用中，发现疲劳有如下特点：

1．疲劳症状的表现具有多样性

在我们统计疲劳的症状中，病人的主诉具有多样性如乏累、疲乏、劳倦、困倦、无力、少力、怠倦、倦乏、怠惰嗜卧、神倦、软倦、懒倦、闷倦、疼倦、困惫、困乏、多困、倦惫、神惫、怠惰、懈怠、懈惰、虚惫、乏力气、乏弱、力不足、沉困、力乏、乏力、软弱、羸弱、肢酸、腰酸、酸重、酸疼、沉重、酸痛、酸楚等数十种疲劳感受症候，这些主诉展示了疲劳用语言表述的多样性，亦进一步说明，疲劳涵盖病证广泛。

2．引起疲劳的病因复杂

疲劳是多种原因造成的。如七情六欲、体质及遗传、过劳过累及过动、职业特性、急慢性疾病、特殊性感染、免疫功能低下、毒素化学物理等致病因子侵袭、社会环境、饮食、生活起居等太过与不及等原因。总之，引起疲劳的原因是多种多样，致疲劳因素常为综合复杂的，某一种原因太过，可即刻发生疲劳，但若形成一个疲劳的证型，则常是多因素集合而成，因此诊治疲劳病证时，应把多因素，多层次，以及疲劳症状的表现中介过程考虑在内，只有这样，才能对疲劳疾病形成获得深层次的理解和破释。

3．疲劳是病证

疲劳不只是现代医学和中医学所述的症状或症候。疲劳是病证！因为病证就是机体在阴阳升降、熵流涨落中发生了太过与不及使其失去了非平衡稳态，进入某种形式的平衡状态。这种非平衡稳态和平衡态，是过去认识健康与疾病的相反概念。失非平衡稳态和平衡态就是疾病。阴阳离绝，巨大涨落所引起系统质的改变，所形成的绝对平衡就是死亡。

因此说疲劳是疾病，是疾病不同程度、不同层次或称之为未病、前病、微病、不显病、潜病等中介状态的一种状况，是现代医学尚未将其正式纳入其所圈划范畴的疾病。疲劳是疾病无可置疑，只是形态和表现样式不同而已。

4．疲劳是人体一种广义性、真实性、具体性疾病的最简性概念。前已述及，疲劳的发生是表象，人体已失去非平衡稳态，只是层次、轻重、程度不同，所反映出机体危害大小差异，疾病亦如此，其由表及里、由轻变重、由重变危的过程与疲劳的表象是完全相同的，只不过疲劳所容括的内容，疏于条理，没有仔细分类，而使其成为既存在、又模糊的病证概念。目前，经过对疲劳的系统研究与整理，发现了八种属于疲劳范畴的疾病种类，其较为准确地说明了疲劳的病因、病机、病位、病势、归转，作为一个疾病种类应具有的特征性内容。通过预测学理论、耗散结构理论、最简单性原则、中介理论、层次理论、遗传理论等研究比较系统的阐述了疲劳作为疾病中的一个病种存在，为疲劳病的正名提供了理论依据。通过上述理论论证和临床检验，现在可以正式宣布，疲劳是疾病，是与其他疾病病名一样具有符合最简单性原则的疾病名称概念。必须纠正过去所认为的疲劳是某些病证中可有可无的一个症候。

5. 疲劳的程度与归转是可知的

在以前疲劳研究中，对疲劳程度、性质及其归转的检测，除运动性疲劳有学者设计和规范了检测方法，使疲劳的程度类别有数字化量化标准外，对于其他各种疲劳基本谈不上量化，更谈不到面目清晰的性质和分门别类的分划标准，而含糊、模糊、混沌是疲劳存在的事实。这种模糊混沌状态的存在亦是疲劳作为一种疾病千百年来得不到正名的主要原因之一。

现代医学不认为疲劳是疾病，而把疲劳归结为临床症状原因之一。另外一个原因是疲劳感受广泛的存在于许多病证之中，将其比类为如同发热、咳嗽、恶心一样是许多病证所共有的症候。这种认识产生的原因有二，一是把影响机体整体或局部能量匮乏现象的疲劳，等同于某些疾病由不可逆熵流排出障碍所致的症候。如发热，虽然其病因病机较多，不管是细菌、病毒、真菌、螺旋体、疟原虫引起，还是体内致热源白细胞介素-1、肿瘤坏死因子、干扰素、白细胞介素-6，还是中枢性发热，代谢性发热，应激性体温升高，运动性体温升高，其所致的发热都是机体内不可逆性熵产生过多并存有排除障碍情况所造成机体以发热为表象不可逆熵流积存和欲急排表象。至于咳嗽和恶心，更具有子系统性不可逆熵流排出障碍的特点。众所周知咳嗽是呼吸道疾病的共有症状，其共有的病理特性，不管其呼吸道某一子系统部位具体病理改变如何，气道不通畅，呼吸系统所产生的不可逆熵流排出不畅（吐故障碍）是其根本。而恶心之病因病机更为清楚——消化道由于各种原因所致阻塞、逆流、使气机升降失调不可逆熵排出障碍而致成此症状。三者共性是可见于多种疾病，亦是同样具有体内不可逆熵过盛排出障碍的共同特点。而疲劳是熵流入出太过和不及所造成，与上述三个症状产生机理、病理、性质、过程都有区别。这也是千百年来，将疲劳等同于一般疾病症状而不能正名的原因。

由于疲劳是病，其必涉及病程归转问题。前已述及近几十年来，由于运动竞技事业的发展，运动性疲劳的检测和归转的预测亦有所计量尺度。对于其他种类疲劳，当我们弄清其发生原因划清其归属类别，探索出其演变规律之后，用《易经》预测学的方法理论，可以较为明确的计算出各种疲劳的演变归转结果，相关内容，我们在有关章节中详述，此处不再赘述。

总之，疲劳是有名有姓有根有源的病，是即可以感受，又可以测知的疾病。可以明确地说对疲劳的认知已从混沌和模糊的状态中脱颖而出，疲劳已具有面目清晰的疾病定义，这也是本书所要表述的最完整最符合简单性原则的概念。

## 第二节　疲劳的分类

### 一、疲劳常用分类

1. 按人体生理解剖特点分类

(1) 疲劳发生部位：分为局部疲劳和整体疲劳。局部疲劳，是指身体某一局部因持续运动或其他因素所导致的局部器官功能下降。整体疲劳，是指由运动和其他诸多因素所引起的机体调控技能和多器官机能下降而导致的疲劳。

亦可按中枢性疲劳和外周性疲劳进行分类。

中枢性疲劳是指因为中枢神经系统功能的改变或紊乱，所引起的脑力和脏腑的疲劳。

运动医学领域认为，中枢性疲劳的产生是由于大脑皮层保护性作用的结果，是长时间的中等强度的运动所致。以中枢神经系统出现保护性抑制的中枢因素为主，工作时大量的冲动传至皮层相应的神经细胞，使之长期兴奋，导致了“消耗”的增多。为了避免过度消耗，当消耗到一定程度时，便产生了保护性抑制。中枢神经系统中的神经递质和神经调质参与了这种疲劳的产生，如5-HT、多巴胺（DA）、氨基酸类、血氨等。

外周性疲劳，是指因为中枢外的原因（主要指肌肉本身的原因）引起的疲劳。如骨骼肌的代谢失常，能源不足，或代谢物堆积，可使肌肉感觉到酸困无力等。或生产作业、职业持续损伤所造成的某一器官疲劳。

（2）疲劳发生系统：可分为①神经系统疲劳，神经系统疲劳的主要表现为反应迟钝、情绪低落、烦躁等。②骨骼肌疲劳，主要表现为骨骼肌持续收缩所导致的收缩机能下降，如力量训练后的肌肉力量下降，收缩速度放慢，肌肉出现僵硬、肿胀和疼痛，以及动作慢、不协调等症状。③组织器官疲劳，表现在身体某一局部器官的功能下降，肌筋张力下降，听力、视力下降等。④内脏疲劳，多表现为呼吸系统、心血管系统、消化系统、生殖泌尿系统等发生的疲劳。⑤呼吸系统疲劳，泛指各种因素所引起的呼吸变浅变快、胸闷、气短、喘促等，连续肺活量测试、肺活量气体交换能力逐次下降等。⑥心血管系统疲劳，主要由于各种因素引起的心脏、血管系统及其机能下降，如运动后心率恢复速度减慢、心输出量减少、心电图S—T段下降。⑦消化系统疲劳，主要表现为消化功能障碍，腹痛、腹泻、腹胀等症候发生。⑧生殖泌尿系统，多表现为腰膝酸软、尿频尿急、排尿费力、阳痿早泄、月经不调等。

2. 按疲劳产生的程度分类

（1）轻度疲劳：运动或其他因素造成一定量和一定强度的肌肉工作之后，机体以疲倦的形式表现出来，经休息，疲劳可在短期内消失。

（2）中度疲劳：肌肉力量、工作能力明显下降，体态虚弱，脸色苍白，心动过速，白细胞总量增多，有时尿中出现蛋白。这类疲劳经采取一系列抗疲劳手段处理后，亦可很快恢复。

（3）重度疲劳：常以神经机能性及某些疾病症状为表现形式。多表现为较长时间的体弱无力、多汗、头晕、眼花、动作失调、情绪低落、冷淡、心前区疼痛、消化、排泄机能出现障碍等症状。需积极进行抗疲劳治疗，否则可能会导致脏腑功能衰竭。

（4）极度疲劳：指超长负重或运动或在慢性疲劳基础上突增强烈致劳因素，导致人体面色苍白、额出冷汗或大汗淋漓、呼吸困难、肢体瘫软、不能自支、脉微欲绝等突发的极度衰竭状态。若不及时采取急救措施，则可发生过劳死。

3. 按疲劳产生的快慢分类

（1）急性疲劳：是指疲劳在短时间内发生并在短时间内即可消除者。

（2）慢性疲劳：指疲劳持续时间较长者。为了便于研究，1994年美国疾病控制中心在关于疾病的研究大纲中，将自我报告的持续一月或一月以上的疲劳，称为长时间疲劳；将持续或反复发作6个月或6个月以上的疲劳定义为慢性疲劳。将医学上不能解释的慢性疲劳又分为两类：如果疲劳的严重程度及伴随症状满足美国疾病控制中心制订的慢性疲劳综合征诊断标准者，则归类为慢性疲劳综合征；如果疲劳的严重程度及伴随症状不满足该诊断标准者，则归类为原发性慢性疲劳。

4. 按我国传统中医学理论的疲劳分类

传统中医理论认为，五脏六腑受到各种损害而又得不到及时调整，不能使阴阳升降有序，则可发生疲劳。肾（包含命门）主骨生髓，脑为髓海；脾主运化、主四肢肌肉；肝主疏泄、主筋，为罢极之本；心主神明、主血脉；肺主呼吸、通调水道，为一身宗气之海。而肾与膀胱相表里，脾与胃相表里，肝与胆相表里，心与小肠相表里，肺与大肠相表里，而心、肺、肝、脾、肾又与三焦相表里。

从以上脏腑生理关系中可以看出，中医理论认为的人体发生疲劳是各有其脏腑所属的。一般先天禀赋不足和房劳过度及用脑过度所致疲劳，应责肾的功能。而四肢肌肉功能失调所引起的疲劳则应责脾。筋经功能不用所致的疲劳则应责肝。而思虑过度、伤脑伤心、血脉运行失调所致的疲劳其责在心。高原缺氧或长期处于较寒冷环境中使气道损伤，或突暴用力过度损伤宗气所致疲劳应责肺脏。六腑与五脏相配，其职责相近，若其发生阴阳失调，气血运化失常，致脏腑功能不及而发生的疲劳应是相关脏腑共责。故而中医的疲劳论治，通常是以脏定位。

常见的中医疲劳分类如下：

单一脏腑疲劳
- →心疲劳（包括小肠）
- →肝疲劳（包括胆）
- →脾疲劳（包括胃）
- →肺疲劳（包括大肠）
- →肾疲劳（包括膀胱）

脏腑联合疲劳
- →心肾疲劳
- →肝脾疲劳
- →脾肾疲劳
- →心肺疲劳
- →心肝肾疲劳
- →心脾肾疲劳
- →心肝脾肺肾疲劳（包括三焦疲劳）

## 二、本书的疲劳分类

本书依据目前对国内外有关疲劳研究资料的整理，以及我们近 20 年来临床抗疲劳医疗实践观察，应用现代医学科学及传统医学理论，从生理、解剖、病理，特别是人的整体功能进行分析研究疲劳的病因、病机、病情、病势、转归等全方位变化，认为疲劳是一个综合性疾病，其表现既有简单性又有复杂性，既有单纯性又有复合性。我们在参考国外、国内相关分类资料基础上，注意保留比较公认受到肯定的部分，并依据我们在临床所观察到的实际情况，对疲劳进行分类如下。

1. 生理性疲劳

人体是一个开放系统，其与环境进行交换，特别是将有序的负熵摄入，并把机体内代谢过程所产生的正熵——无序能量及时排除体外，这种节律性波动一旦紊乱即产生疲劳。人体这个超巨型系统对轻度的“失稳”具有很强的系统内自控自调能力，故经过自身调节（休息、睡眠、饮食），就可以使轻度失稳的机体回复到健康状态。若干扰因素强于机体自身调解能力，“失稳”则向疲劳发展，并逐渐显现出各种疲劳应具有的症状。此类型疲劳发生快，缓解快，勿需预测和治疗，是疲劳类型中最轻者。但亦应注意，除劳宜尽，不要留有遗患，以防生变。

2. 症候性疲劳

这是疲劳类型中表现形式最多，轻重程度不一，缓急变化多样，量变与质变同在的一种疲劳。症即症状，候即等待发展变化的情况。症候亦是组成中医证型的主要内容与依据。症候性疲劳包含日常患者因种种原因所感受的以疲劳、乏累、疲乏、乏力等为主诉的各种未病、前病、微病、不显病、潜病欲发展状态的病理情况，亦包含中医多种证型中所记述的疲劳症候。因此，其包含以疲劳为表现的病患种类多而广，并因病因、病机、病情、病势的不同所现的疲劳程度时轻时重。时间一久，极易引发人们对所患疲劳症状的麻痹大意。但此型疲劳经现代医疗仪器与实验室诊断又常查不到有意义的阳性结果，因此患者尽管有痛苦，有时甚至累卧不起，工作难于支持，也认为只是累点而已。且此种疲劳所伤害的脏腑常是多发的、复合的。因此，此类型疲劳是各种疲劳类型中归转最难预测的一种疲劳，故要倍加警惕“过劳死”发生。

3. 疾病性疲劳

此种疲劳类型是现代经典医学所规范疾病种类中某种疾病的一个症状。其病因病机清楚，诊断依据明确。如肺结核病、病毒性肺炎、急性肝炎的疲劳症状，以及最常见的急性上呼吸道感染的疲劳症状等等。这些疾病在发病初期，患者最易感受到的症状就是疲乏无力，之后相应疾病应有的症候才逐渐出现，因此说，对疾病性疲劳而言，疲劳虽然是某种疾病症状中的一个，但它实际上是疾病发生、发展的预警点。如果人们及时抓住了这个预警点，在该疾病的未病、前病、微病、不显病和潜病阶段进行积极的早期治疗，就有可能将疾病消灭于未病潜病阶段，最少也能起到控制该疾病失控性发展，起到早防、早治、早愈的作用。

所以，要重视疾病所致疲劳在疾病诊断中的重要意义。疲劳是病，是某种疾病在机体萌生、发展之期所呈现的最重要的诊断信息之一。

疾病早期及疾病发展过程中所呈现的疲劳警示。如，爆发性肝功能衰竭所出现的极度乏力、黄疸，热带性肺嗜酸性粒细胞增多症所出现的疲乏、无力、厌食，肺结核所出现的疲乏、无力、盗汗，粒细胞缺乏症所出现的乏力、不适，慢性粒细胞白血病所出现的疲倦、乏力、纳差，幼淋巴细胞白血病所出现的疲倦、乏力、低热等等。这些都说明，疾病性疲劳是可以帮助疾病诊断与鉴别诊断作用的。

4. 生产作业性疲劳（职业性疲劳）

这一类型疲劳有明显的与从事生产作业过度用力劳累的特性。如持重物过度用力所突然发生的多器官功能衰竭而出现虚脱、休克或呕血、昏迷等，在野战条件下所从事的军事长途奔袭训练所致的机体多器官严重疲劳，潜水员和攀登高原缺氧所致的肺疲劳，飞行员超时域飞行所致的心脑疲劳，长期应用计算机和窥视显微镜所致的视力疲劳，电话接线员和长期处于强噪音环境工作者的听力疲劳，如此等等。之所以将其作为一个疲劳类型，是因为它有别于运动性疲劳、疾病性疲劳和因七情六欲所致的脑疲劳，且与症候性疲劳及慢性疲劳综合征比较有明显的病因存在。生产作业性疲劳有明显职业特征和过劳、过用力气及长期接受某种致劳因素刺激而致机体整体功能崩溃或衰竭或某一器官功能减退或运行障碍。因此，此类型疲劳容易诊断，其病机、病势亦易被人理解。

在现代科学技术快速发展的今天，虽然过去一些常见的笨重体力劳动所致的疲劳可逐渐减少或避免，但科学技术发展所构建的一些新型产业所导致的具有新特点的疲劳病，需要不断进行深入研究探讨。

5. 运动性疲劳

此型疲劳病因清楚，是由运动量过大、过度或超强度训练引起。由于世界性运动竞技事业的不断发展，运动性疲劳的科研队伍不断壮大，对此型疲劳产生机理、诊断标准等也均较系统和完善。因此，运动性疲劳是易知、易诊断、易鉴别的疲劳类型。相关资料本书介绍较多，在此不多赘述。

6. 慢性疲劳综合征（CFS）

这是世界性的引起重视的根源性疲劳类型。20世纪以来，慢性疲劳综合征这一疾病就已经引起世界范围内的诸多学者专家对其发生的原因、机理等进行广泛性的研究与探讨，产生了诸如病毒、免疫、感染等多项学说。1988年，美国疾病控制中心（CDC）还正式为慢性疲劳综合征制定了诊断标准及鉴别诊断，引起人们高度重视。

目前，有关慢性疲劳综合征的疲劳类型已经确立，虽然不同国家在诊断内容方面有所差异，但承认慢性疲劳的真实存在是没有异议的。因此，我们今天将慢性疲劳综合征确定为重点疲劳类型是有充分依据的。但对CFS如何按其疲劳类型、特点进行分类和深入研究，还需要我们努力工作。因其相关资料本书后面介绍很多，在此不再赘述。

7. 脑疲劳

这一疲劳类型，亦是国内外诸多学者在疲劳疾病研究中倍加关注的课题之一。

中医理论认为，脑为奇恒之府，是一个有特殊恒定功能的重要器官。《素问·六节藏象论篇》说："心者，生之本，神之变也。肾者，封藏之本，精之处也。肝者，罢极之本，魂之居也。"可见，心与脑的神明有关，肾与脑的髓海物质充足与否有关，肝与谋虑、疲劳有关。

现代医学认为，人脑是一个庞大的信息系统，是人体的中枢。它具有识别、传递和分析来自环境和机体其他脏腑器官信息的功能，是代表人体特征最重要的器官，是人判断行为、促成动作的施令中心。但它对突然变化的承受能力弱于其他脏腑，如短暂的缺血、缺氧，少量毒素，人感知与习性方面的七情六欲，社会、环境所致的应激反应，以及人体自身其他脏腑生理病理变化，都影响着脑的功能变化，可能导致脑疲劳。

脑疲劳的症状表现，除其自身在感知、精神、思维等方面的变化以外，常并存其他脏腑器官的疲劳证候，如呼吸不畅、喘闷、心悸、头痛、眩晕、纳差、食减、腰膝痿软等。这进一步说明脑疲劳是一个符合简单性原则的疲劳概念，对其研究应当进一步加深加强。

8. 过劳死

这是一个预测生命将发生质的变化的概念，具有结论性、终止性和警示性。它是指人体所患各种疲劳病症（不包括生理性疲劳）经过机体内阴阳升降、熵流变化而导致有序性愈加低下，混乱程度愈为增加，小的涨落不断积蓄，变成大的涨落，最后形成了巨涨落而致人体发生质的变化，最终由活体转变为死亡体。

因此，从某种意义上讲，过劳死不是一个具体实质性的疲劳类型，它必须在有疲劳病症的基础上发生，而且如若没得到足够重视，或治疗不及或治疗方法不得当，将使疲劳病情急剧发展造成灾难性后果。所以，此疲劳类型必须得到确立和充分认识。

关于过劳死的发生原因、可能机理，已在后面专立章节阐述，故此不再赘言。

## 第三节　对疲劳的认识简史

### 一、中国古代文献对疲劳的认识

宇宙寥廓，深邃莫测，盛衰损益，动而不息。

人体同宇宙一样，开放永动。由于人是一个动态体，其阴阳消长、涨落失衡随时都在发生，因此说人体自身动态所处的阴阳相对平衡的最佳状态——非平衡稳态是暂短、偶见的，而失平衡涨落则是永远的、常见的。

（一）中国古代文献有关疲劳的记载

在我国，对于疲劳的认识记载，应始见于《诗经》、《易经》和《山海经》。

大约成书于西周时期的《诗经》，其中提到劳苦、辛劳等字句不下十余处。如《诗经·凯风四章》中说："有子七人，母氏劳苦"；《诗经·雄雉四章》有："展矣君子，实劳我心"；《诗经·硕人四章》有："大夫夙退，无使君劳"；《诗经·氓六章》有："三岁为妇，靡室劳矣"；《诗经·甫田三章》有："无思远人，劳心忉忉"；《诗经·月出三章》有："舒窈纠兮，劳心悄兮……舒忧受兮，劳心慅兮……舒夭绍兮，劳心惨兮"等等。

大约亦成书于西周时期的《易经·说卦传》中有："坎者，水也，正北方之卦也，劳卦也，万物之所归也，故曰劳乎坎。"

与《易经》、《诗经》同一时期的《山海经》中亦对劳字有记载，如《山海经·南山经》记有："又东三百七十里，有木焉，其状如谷而赤理，其汗如漆，其味如饴，食者不饥，可以释劳，其名曰白荅，可以血玉。"

之后的春秋战国时期，诸子百家在其论述中也常提及劳倦、过劳等词语，如孔子在《论语》中有："诲人不倦"、"恭而无礼则劳"、"居之无倦"、"先之劳之"、"无倦"等。《荀子·非二十字篇》云："劳苦事业之中，则儢儢然，离离然。佚而不惰，劳而不慢。"《荀子·性恶篇》云："今人之性，饥而欲饱，寒而欲暖，劳而欲休，此人之情性也。"《荀子·君子篇》云："志无所诎，形无所劳，躬亲为民行劳苦。"《荀子·大略篇》有："欲近四旁，莫如中央……君子隘穷而不失，劳倦而不苟。"《荀子·哀公篇》有："未尝知劳也，君以此思劳，则劳将焉而不至矣。"

《庄子》中有关疲劳的论述也较多。如："今子外乎子之神，劳乎子之精"，"劳我以生，佚我以老"，"劳形怵心者也"，"二人惑则劳而不至，惑者胜也"，"劳而无功，身必有殃”，“弃事则形不劳，遗生则精不亏”，“率则不劳，不离不劳”，“卷娄者，舜也”，“苦心劳形，以危其真”，“形劳而不则弊，精用而不已则劳，劳则竭”，“禹，大圣也，而形劳天下也如此”。

《孟子》中亦有论述：“教不倦，仁也”，“或劳心，或劳力”，“以佚道使民，虽劳不怨”。

《孔丛子·杂训篇》有：“禹汤文武及周公，勤思劳体，或析臂望，或秃骭背偻，亦圣。”

《班固·白虎通·乡射篇》有：“大夫、士俱人臣，示为君亲视事，身劳苦也。”

《曹丕·典论·论却俭等事》有：“人形性同于庶类，劳则早毙，逸则晚死。”

《周·吕望·六韬·奇兵篇》有：“因其劳倦暮舍者，所以十击百也。”

《周·吕望·犬韬·武锋》有：“奔走可击，不戒可击，疲劳可击。”

《孙武·孙子兵法·始计篇》有：“佚而劳之，亲而离之。”

《孙武·孙子兵法·虚实篇》有：“行千里而不劳者，行于无之地也。”

《孙武·孙子兵法·行军篇》有：“见利而不进者，劳也。吏怒者，倦也。”

《孙武·孙子兵法·料敌篇》有：“其民疲于战，去则追之，以倦其师。六曰远道日暮，士众劳俱，倦而未食……击之勿疑。”

《慎子·民杂篇》有：“若君之智最贤，以君而尽，赡下则劳，劳而有倦，倦则衰，衰则复返于不赡之道也。”

《淮南子·诠言训篇》有：“神劳于谋。”此外，春秋·左秋明在《左传·成公七年》述及楚国子重与巫臣仇杀过程中，曾用有“疲奔命”之语。《左传·成公十六年》有“奸时以动，而民疲以逞”。

（二）中国古代文献对疲劳的释义

我国古代诸文字意中对疲劳二字亦有解释。如，东汉许慎的《说文解字》认为：“疲，劳也。”梁顾野王的《玉篇》有“疲，乏也”的记载。晋张揖在《广雅》中认为：“疲，极也”，即劳之极也。疲，在我国一些经典文献中，经常以罷（罢）字替代。如《广雅》中说：“罢，劳也。”《广雅疏证》中解释说：“罢与疲同，券与倦同，疲劳为劳苦之劳。”《尔雅·释诂》中说：“劳，勤也”，舍人注说：“劳，力极也。”

由上可见，在医书以外的中国古代文献中，劳字最早出现大约在西周时期，疲字约出现于战国时期。两字字异而意同，其组合较于单字对意思的表达更为清晰而有力。

（三）对中国古代文献有关疲劳认识的浅析

在我国非医疗文献中，谈及疲劳二字的历史，已有两三千年。因文献追寻有限，疲劳二字具体产生于何年、何月、何日实难述清。上古人类，灾难横溢，人类为了生存、繁衍，不但要与大自然的地变、雷火、山崩、海啸、洪水、荒旱等等做殊死斗争，还需要与生存环境中的毒蛇猛兽、毒物异类做生存搏斗。要生存，还要寻觅食物、药草、水源等。这些争斗与奔波，必然要导致当时的人类为了生存而劳累。谈及这里，有人会说，吃则野果、蔬类，居则树巢、洞穴，勿需动脑多思，勿需用力筑修，食而单，居而简，何谈及劳累也？我们以为则不然。人若生存，无论所处何境地，无论有无可食之物，与自然界与环境周边物种斗争都是必然的。弱肉强食，这是生物界规律。要斗、要争、要活就必然去力取，力过则劳，这是从力学做功观点看古人之疲劳。实际上，随着人类手、脚的分工，人脑的不断进步，御灾、御患、思安、思欲、思食、思饮等均可导致疲劳的发生。正如《诗经》所说："有子七人，母氏劳苦。"又有"哀哀父母，生我劳瘁"，以及"民亦劳止，汔可小康。民亦劳止，汔可小休。民亦劳止，汔可小息。民亦劳止，汔可小愒。民亦劳止，汔可小安"的诗句。这就是两三千年前古人类所谈及的因社会因素所致的身心疲劳。

《易经》是我国最早的以术数符号阐明天理、人道、宇宙、自然，人生际遇必变、所变、不变、知变、应变、适变大法则，天人合一哲学思想的经典著作。《易经》从哲学角度出发，对疲劳的阐述尤为深刻。在六十四卦中，疲劳被定为坎卦。坎卦，上坎下坎，两阳陷入四阴之中，如小鸟负重，重复飞行于深渊陷阱之上，其状既劳苦又险难。因为坎者，陷阱也。若累得不行，坚持不住，就要堕入陷阱之中。可见"劳乎坎"的语义深重了。《易经》中还将疲劳与黑暗联系在一起，告诫人们如果不认识到疲劳对人类的危害，重视对疲劳的治疗，人类就会将自己推入到暗无天日的万丈黑暗深渊中去。可见，《易经》在几千年前就已经对疲劳的危害具有深刻的认识。现今的"过劳死"，不正是《易经》所预述的结论吗！

《山海经》以最奇特、最具想象力的夸张手笔记述了古代山川地貌、风土民俗、奇兽怪鸟、神仙魔鬼、金玉珠宝、神话故事。在这奇书中，也谈到了用草木、鸟兽等进行强力抗疲疗劳的内容。如《南山经》中的"其名曰狌狌，食之善走"，是说吃了这种野兽的肉，会增强骨的力量，使人健走不疲。"其名曰旋龟，音如判木，佩之不聋"，即可以防治听力疲劳。《西山经》中有"彭水出焉，其中多儵鱼，食之可以已忧"，即解除心疲劳。《北山经》中介绍了三种治疗和预防脑疲劳的鱼鸟。如："龙侯之山，其中多人鱼，食之无痴疾"。"马成之山，有鸟焉，食之不饥，可以已寓"。"小候之山，有鸟焉，名曰鸪鹨，食之不灂"。《中山经》中也介绍了两种以食疗缓解心脑疲劳的方法。如"历儿之山，多枥木，服之不忘"。"脱扈之山，有草焉，食之不眯"等等。以上论述说明，疲劳在我国上古时期已有的文字记载中，不但已初知其发生原因，还知道了一些治疗方法。所以，对疲劳的认识是与人类的发生发展同步，并随着人类的文明进步而逐渐加深的。

成书于春秋战国时期的孔孟之书、老庄之道、诸子之说，都或多或少地谈到有关疲劳的词语。那么，为什么这些论述政治、哲学、民生、道义、商农、军事的非医学书著，要谈及疲劳一类的词语呢？其原因可能有二，一是疲劳是人类生存发展客观存在不能回避的病患事实，是人类最直接也最易被首先认识到的感受，所以易被提及。二是古代先贤们通过观察及自身体验，已经认识到疲劳对人类生存的危害。先贤们著书立说的目的，主要是告知人们如何生存得更好。疲劳关乎人类生存的好坏，孔孟、老庄、诸子之说当然要涉及其意。

我们今天浅谈我国古代非医学著作谈疲劳的目的，就是再一次说明，疲劳不是近代所见。它的存在是有着悠久历史的，它是人生必经，经者必有所悟的一种病症的最简单概念。

自古以来，人类感受风寒而出现头痛、鼻塞、身痛是最普通、最常见的病证。那么人类因劳力、七情六欲、感受风寒暑湿燥火六淫以及生物特性而发生的疲劳、疲乏、无力，为什么就一直未被归入疾病之列呢？追其原因，可能有两点：一是疲劳是以患者自身感受为主的病症，不如生疖、生疮、流涕、流泪那样一目了然。虽然疲劳涉及人类生活、活动的方方面面，但其中一些疲劳可因休息、熵流及时入出而缓解，所以使疲劳成为人人皆知，而多不予重视的一般性症状。因此，虽然疲劳二字已存在几千年，却一直未得到真正的正名。二是人们对异常和正常状态界线的理解受历史科学所限制。因为多门学科和多种实践在医学这门综合性科学中交叉，这说明了医学所涉领域的广阔性，亦说明由此而带来的复杂性。由于人体机体和精神存在的统一性，使其思想和实践都变得十分复杂。疲劳是机体和精神感受体，其存在形式特别，这也可能是从古至今，人们感受、应用、知类、知治而不知其真正病理机制所在的原因吧。

回看历史，再视今天，要为疲劳的正名寻找其根源，是本节浅析的目的所在，并欲依此引向深入。

## 二、中国传统医学对疲劳的认识

（一）中国传统医学有关疲劳的记载

中国传统医学对疲劳的认识已有两三千多年历史，最早有资料记载的应为我国现存最早的医书《黄帝内经》。书中谈及、解释疲劳的病因、病机、预防、养生、治疗等多方面内容。

《黄帝内经·素问》开篇之作《上古天真论》中，就首当其冲地提到，人如何预防疲劳养生，使人神寿不衰："上古之人，其知道者，法于阴阳，和于术数，饮食有节，起居有常，不妄劳作，故能形与神俱，而尽终其天年，度百岁乃去。今时之人不然也，以酒为浆，以妄为常，醉以入房，以欲竭其精，以耗散其真，不知持满，不时御神，务快其心，逆于生乐，起居无节，故半百而衰也。"以上描述虽然只提到一个劳字，但全篇词意，均系过妄、过劳的危害，可见我国传统医学对"疲劳"的重视。

在同一章节中，谈及如何预防疾病时提到了"形劳而不倦"、"是以嗜欲不能劳其目"、"外不劳形于事"等语句。在其他章节中，亦多处谈及劳倦、劳伤，如《黄帝内经·风论篇》有："漏风之状，或多汗，食则汗出，喘息恶风，不能劳事。"

《黄帝内经·痿论篇》有："有所运行劳倦，逢大热而渴……发为骨痿。"

《黄帝内经·举痛论篇》说："劳则气耗，思则气结；劳则喘息汗出，内外皆越，故气耗矣。"

《黄帝内经·宣明五气篇》说："久视伤血，久卧伤气，久坐伤肉，久立伤骨，久行伤筋，是谓五劳所伤。"

《灵枢·九针论篇》中，亦已明确提出五劳是由五种劳倦所致的疾病："五劳，久视伤血，久卧伤气，久坐伤肉，久立伤骨，久行伤筋，此五久劳所病也。"

之后，在《灵枢·大惑论篇》中，又对神劳进行了描述："故神劳则魂魄散，志意乱。"

《黄帝内经》为我国传统医学对疲劳的认识奠定了基础，开拓了认识疲劳的病因和劳伤种类的先河，为后世医家对疲劳的研究与临床诊治提供了依据和思路。

之后，汉代张仲景发挥《内经》对疲劳认识的思想，在他的《金匮要略·血痹虚劳病脉证并治》中第一次以病证的形式对疲劳进行阐释。在病证成因上，他认为："血痹病从何得之？夫尊荣人骨弱肌肤盛，重因疲劳汗出，卧不时动摇，加被微风，遂得之。"在以脉辨劳方面提出："夫男子平人，脉大为劳，虚极亦为劳。"之后，他在脉证合参中，对血虚劳病进一步进行了描述："男子脉虚沉弦，无寒热，短气里急，小便不利，面色白，时目瞑，兼衄，少腹满，此为劳使之然”，“劳之为病，其脉浮大，手足烦，春夏剧，秋冬瘥，阴寒精自出，酸削不能行”。

他还提出了用黄芪桂枝五物汤和桂枝龙骨牡蛎汤及天雄散，分别治疗血痹虚劳中的风痹劳、肾劳等病证。

在谈及老人劳证时，他对脉形症结合亦有心得：“人年五六十，其病脉大者，痹侠背行，若肠鸣，马力侠瘿者，皆为劳得之。”

约为战国名医秦越人原著，三国时由吕广等注的《难经集注·四十九难》亦有“饮食劳倦则伤脾，何以知饮食劳倦得之？然，当喜苦味也。虚不欲食，实为欲食”的记载。

同时期的华佗在《中藏经·劳伤论》中亦说：“饥饱无度则伤脾，思虑过度则伤心，色欲过度则伤肾，起居过度则伤肝，喜怒悲愁过度则伤肺。”之后，华佗在《中藏经·劳伤论第十九》中又说：“劳者，劳于神气也，伤者，伤于形容也。”

在晋代，医家在仲景对疲劳证因治疗的认识基础上，论治有了进一步提高。如葛洪撰著的《肘后方》中，有关治疗因劳而致病的方剂不下十余条，如：“治交接劳复卵肿或缩腹中绞痛便绝死方”、“治人素有劳根，苦作便发，则身百节皮肤，无处不疼痛方”。有关虚劳的描述及治疗，他说：“男女因积劳虚损，或大病后不复常，若四肢沉滞，骨肉疲酸，吸吸少气，行动喘惙，或小腹拘急，腰背强痛，心中虚悸，咽干唇燥，面体少色，或饮食无味，阴阳痿弱，悲忧惨戚，多卧少起，久者积年，轻者才百日，渐至瘦削，五脏气竭，则难可复振。治方用肉桂、芍药、大枣、甘草、生姜、黄芪、人参、饴糖等。”

隋代巢元方总结隋以前历代医家对疲劳病证的诊治经验，并在他的《诸病源候论》中设二章节的虚劳病症候，对每个证候的病因病机进行阐述。他对虚劳候的解释为：“夫虚劳者，五劳、六极、七伤是也。五劳者，一曰志劳，二曰思劳，三曰心劳，四曰忧劳，五曰瘦（疲）劳。六极者，一曰气极，二曰血极，三曰筋极，四曰胃极，五曰肌极，六曰精极。七伤者，一曰阴寒，二曰阴痿，三曰里急，四曰精连连，五曰精少、阴下湿，六曰精清，七曰小便苦数、临事不卒。”巢元方在《诸病源候论》中所列出的七十五个虚劳证候，是我国隋以前对虚劳认识的集大成者。

至唐代，我国中医学对疲劳症候的认识更进一步提高，并积累了许多抗疲劳临床用药经验，使《内经》与《伤寒论》的理论与治疗经验得以在临床中发扬光大。唐代治劳医家主要代表者为孙思邈，他在撰著的《备急千金要方》中以脏腑论虚劳和在他的《千金翼方》中设治五脏虚劳病方剂70余方，使我国疲劳论治理论及临床治疗均成体系。

他在《备急千金要方》中提到的“肝劳、心劳、脾劳、肺劳、肾劳和六腑虚实”等论述是我国传统医学对疲劳认识的精华所在，其理论与治疗经验都是我国传统医学抗疲劳史中最重要的经验与财富。

唐代王焘在他的《外治秘要》中亦立“五脏劳”专论。唐代孙王两位医家，在临床中大量吸取了当时散落在民间的抗疲劳经验，极大地丰富了治疗虚劳的方药内容，为后世留下了宝贵的临床经验。

至宋代，陈言的《三因极一病证方论》有“其如饮食饥饱，叫呼伤气，尽神度量，疲极筋力，为内所因也”的说法。宋徽宗敕编的《圣济总录·虚劳门》中曰：“劳伤之甚，身体疲极。”《圣济总录·五劳证治篇》中又言：“以其尽力谋虑，则肝劳。”许叔微在他撰著的《本事方》和《本事方续集》中强调虚劳之证治从脾肾。同时代的严用和在他的《济生方·五脏门》中设有五脏六腑虚实论治篇，提出了“补脾不如补肾”的治疗原则；此外，他还在《济生方·诸虚门》中明确提出“五劳六极之证，非骨蒸传尸之比，多由不能摄生，始于过用”，不能与“传变不一，积年染疰，甚至灭门”、“若究其根，惟心肺受虫啮”的痨瘵相混淆。从而使虚劳和痨瘵真正区分开来，为我国传统医学抗疲劳事业的发展作出了贡献。

至金元时代，诸医家对劳倦内伤病证的认识更趋成熟，李东垣所著的《脾胃论·脾胃胜衰论》中说：“形体劳役则脾病，病脾则怠惰，嗜卧，四肢不收。饮食不节，劳役所伤，以致脾胃虚弱，乃血所生病。”他在《内外伤辨惑论》中亦说：“复有一节，乘天气大热之时，在于路途中劳役得之，或在田野间劳形得之，复或有身体薄弱，食少劳役过甚。”在《兰室秘藏·劳倦所伤论》中进一步对疲劳与脾的关系进行了论述：“夫喜怒不节，起居不时，有所劳伤，皆损其气，气衰则火旺，火旺则乘其脾土，脾主四肢，故因热天气以动，懒于语言，动作喘乏。”

元代朱震亨在他的《丹溪心法·内伤篇》中说：“内伤者，其源皆由喜怒过度，饮食失节，寒温不适，劳役所伤而然。如受饮食劳倦所伤之病，必气高而喘，怠惰嗜卧，四肢困倦不收，无气以功，亦无气以言。”《丹溪心法·耳聋篇》中亦认为：“劳役伤于血气，淫欲耗其精元，瘦悴力疲，昏昏聩聩，是为劳聋。”

明代薛立斋在《内科摘要·饮食劳倦亏损元气等症》中谈及劳役伤脾说：“一男子每遇劳役，食少胸痞，发热头痛，吐痰作渴，脉浮大，此谓脾胃血虚病也，脾属土，为至阴而生血，故曰阴虚。”薛己在《校注妇人良方·妇人血风劳气方论第三》中说：“妇人血风劳症，因气血素虚，或产后劳伤，四肢酸倦，面黄肌瘦，应调补肝脾气血为主。”

明代张介宾对疲劳研究颇为深入，在他的《景岳全书》中多篇提到劳伤，如《景岳全书·卷十六·虚损篇》说：“劳倦不顾者，多成劳损，或劳于名利，或劳于色欲，或劳于疾劳。”在本篇中又说：“凡劳倦之伤，虽曰在脾，而若此诸劳不同，则凡伤筋伤骨，伤气伤血，伤精伤神，伤皮毛肌肉，则实兼之五脏矣。”在《类经·疾病类》中又说：“凡劳伤之辨，劳者劳其神气，伤者伤其形体，如喜怒思虑伤心，忧怒悲哀则伤肺，是皆劳其神气也。饮食失度则伤脾，起居不慎则伤肝，色欲纵肆则伤肾，是皆伤其形体也。”

在《景岳全著·卷十六·劳倦内伤篇》中又进一步谈及疲劳的成因和治疗中说：“劳倦内伤之证，有因困倦而忽然发热，或怠惰嗜卧，懒于言语，其脉缓而大，或浮或细，而无外邪者，此即时人之所谓劳发也，单宜温补为主。有因积劳饥饱，致伤脾肾，则最易感邪，而病为发热头痛，脉紧恶寒，是即所谓劳力感寒证也。”又说：“脾主四肢，而劳倦过度则脾气伤矣，夫人以脾胃为养生之本，根本既伤，焉有不病?”明代王肯堂在《证治准绳·伤劳倦篇》中对心、肝、脾致疲劳证时说：“夫喜怒不节，起居不时，有所劳伤；皆损其气，气衰则火旺，火旺则乘其脾土，脾主四肢，故困热无气以动，懒于语言，动作喘乏。”又说：“夫劳之为病，其脉浮大。”明代龚廷贤在《寿世保元·内伤篇》中说：“饮食劳倦伤脾则不能生血，故血虚则发热，热则气散血耗而无力，若形体劳役则脾病，脾病则怠惰嗜卧，四肢不收。”

龚廷贤在《寿世保元·补益篇》中又说：“凡应事太繁则伤神，喋谈朗诵，饥而言多则伤气，纵欲想思则伤精，久视郁怒则伤肝，饮食劳倦则伤脾，久行伤筋，久立伤骨，久坐伤肉，此五劳七伤之属也。”

清代李用粹在他撰著的《证治汇补·上窍门》中谈及疲劳时说：“若疲劳过度，精气先虚，四气得以外入，七情得以内伤遂致聋聩耳鸣。”清代张璐在《张氏医通·诸伤门》中说：“七情妄动，形体疲劳，阳火相迫，致血错行，脉洪多热，口干便涩，宜行凉药，若使气虚挟寒，阴阳不相守，血亦妄动，必有虚冷之状。”

清代李用粹在《证治汇补·腰痛外候》中说：“悠悠不止，乏力酸软者，房欲伤肾也。”

清代周学海在《读医随笔·证治类》中说：“疲劳汗出，则气伤津耗，气不足以运血，津不足以载血矣。”清代陈士铎在《辨证奇闻·虚损六》中说：“人有行役劳苦，动作不休，以致筋缩不伸，卧床呻吟不能举步，遍身疼痛，手臂酸麻，人以为痿证之渐也，谁知是损筋之故乎。”又说：“人有久立腿病，更立而行房室，则两足必然无力，久则面黄体瘦，盗汗骨蒸，人以为瘵病也。虽知起伤骨乎，人有用心太过，思虑终宵，以致精神恍惚，语言倦怠，忽忽若有所失，而神无以养。”

纵观先秦两汉至清代一些著名医家对疲劳的论述，足可证明中国传统医学对疲劳认识的漫长历史。

（二）中国传统医学对疲劳的认识

1. 疲劳的病因病机

中国传统医学将疲劳的成因，分为外因和内因两类。外因包括六淫中的风、寒、暑、湿、燥、火等六种外感病邪，亦包括六淫以外的疠气、金刃、车物、虫兽所伤的外伤致病因子。内因主要包括情志方面的喜、怒、忧、思、悲、恐、惊等七情致病因素和饮食、劳逸失度等致病因素。

中国传统医学对于病因的认识，首见于《黄帝内经》，本书清晰地对六淫、七情等致病因子进行了论述。在《灵枢·顺气一日分为四时篇》中首先概括阐述了人体疾病的总体成因：“夫百病之所始生者，必起于燥湿寒暑风雨，阴阳喜怒，食饮居处。”

在《灵枢·百病始生篇》中进一步阐述百病始生的病因病机：“夫百病之始生也，皆生于风雨寒暑，清湿喜怒。喜怒不节则伤脏，风雨则伤上，清湿则伤下。忧思伤心，重寒伤肺，忿怒伤肝；醉以入房，汗出当风伤脾；用力过度，若入房汗出浴，则伤肾。”《素问·移精变气论篇》在谈及为何今人在外因、内因作用下致病时说：“往古人居禽兽之间，动作以避寒，阴居以避暑，内无眷慕之累，外无伸官之形，此恬憺之世，邪不能深入也。当今之世不然，忧患缘其内，苦形伤于外，又失四时之从，逆寒暑之宜，贼风数至，虚邪朝夕，内至五脏骨髓，外伤空窍肌肤。”《灵枢·本神篇》在谈及七情致人内伤时说：“怵惕思虑者则伤神，神伤则恐惧流淫而不止，因悲哀动中者，竭绝而失生，喜乐者，神惮散而不藏，愁忧者，气闭塞而不行，盛怒者，迷惑而不治，恐惧者，神荡惮而不收。”《素问·举痛论篇》在谈及七情气伤、气所致病病机时说：“怒则气上，喜则气缓，悲则气消，恐则气下，寒则气收，灵则气泄，惊则气乱，劳则气耗，思则气结。”《素问·五藏生成篇》在谈及饮食致病病因病机时说：“多食咸，则脉凝泣而变色；多食苦，则皮槁而毛拔；多食辛，则筋急而爪枯；多食酸，则肉胝而唇揭；多食甘，则骨痛而发落；此五味之所伤也。”《素问·生气通天论篇》在谈及五味伤人时进一步说：“是故味过于酸，肝气以津，脾气乃绝。味过于咸，大骨气劳，短肌，心气抑。味过于甘，心气喘满，色黑，肾气不衡。味过于苦，脾气不濡，胃气乃厚。味过于辛，筋脉沮弛，精神乃央。”在谈及酒伤房劳致人病的病因时，《素问·上古天真论篇》明确谈到：“今时之人不然也，以酒为浆，以妄为常，醉以入房，以欲竭其精，以耗散其真，不知持满，不时御神，务快其心，逆于生乐，起居无节，故半百而衰也。”以上所述，《内经》在谈及人体致病病因病机时，虽然未谈及“疲劳”二字，但已直至其地。

疲劳成因颇多，有外因，有内因，也有外、内因合而为之者。在外因中，暑湿风寒均可导致人体疲劳，但又以暑湿为多。内因致成疲劳较外因为多，其中饮食不节、劳力过度、劳神过度、房劳过度、安逸过度以及七情过度等等，均可造成人体疲劳。

传统中医理论认为，外感和内伤所致的疲劳从病因病机、临床症候等方面比较，都是有差别的，特别是从症候上比较亦颇明确。一般外因所致的疲劳，其症候多表现为乏弱无力、酸重软懒怯等，而内伤所致的疲劳则表现为劳倦、困惫、怠惰。但临床上，许多外感和内伤所引起的疲劳症状又有许多相似之处。正如金代李杲在《内外伤辨惑论》所言及的“其内伤饮食不节，或劳役所伤，亦有头痛、项痛、腰痛，与太阳表证微有相似，余皆不同，论中辨之矣”。张介宾在《景岳全书·劳倦内伤》中，认为劳倦之证多见内伤：“劳倦一证，即东垣所谓内伤证也。凡疾病在人，有不因外感而受病于内者，则无非内伤。而东垣乃独以饮食不节、劳役不足之病为内伤，其故何也？盖外感内伤，俱有恶寒发热等证，外感寒热者，即伤寒也；内伤寒热者，即劳倦也。伤寒以外邪有余，多宜攻散；劳倦以内伤不足，多宜温补。”外邪致病出现疲劳症候，暑湿为多见；明代李盛春在《医学研悦·病机要旨卷之五》中说：“逆其时令，以致体倦身热，汗多脉虚，此为静而伤于暑也。”明代周文采在《医方选要·中湿门》中谈到因湿引起的肢体沉重：“中湿之证，其脉多沉缓而微，其证四肢重痛不举。”明代秦昌遇和龚信也在他们医著书中论及外感所致的劳倦。秦昌遇在《症因脉治·腰痛总论》中说：“风湿腰痛之症，发热恶风，自汗身重，腰背重痛。”龚信在《古今医鉴·伤寒》中说：“伤寒头痛发热，恶寒微渴，濈濈然汗出，身作痛，脚腿酸疼，无力沉倦。”外感与内伤致病因子同时作用于人，更易出现身体倦重乏力。

汉代张仲景在《金匮要略·血痹虚劳病脉证并治》中说：“血痹病从何得之？夫尊荣人骨弱肌肤盛，重因疲劳汗出，卧不时动摇，加被微风，遂得之。”外因内因共同为病，病之由小变大矣。隋代巢元方在《诸病源候论·产后余疾候》中，列举了因产所劳伤及脏腑而又加上过早劳役风邪所乘，而致内外因共同作用于人，使病致重：“产后余疾，由产劳伤脏腑，血气不足，日月未满，而起早劳役，虚损不复，为风邪所乘，令气力疲乏，股肉柴瘦。”前已述及，在外邪致成的疲劳病症中，寒热和暑湿较为常见。在论及寒、热方面，有寒热并述，有单论寒（冷）热者。金代李杲在《内外伤辨惑论·辨寒热》中，记述寒与热共同作用于人体的症候：“外伤寒邪之证，……俱有寒热，举世尽将内伤饮食失节，劳役不足之病，作外伤寒邪、表实有余之证，所泻其表，枉死者岂胜言哉！”明代王肯堂、张介宾、龚信等在他们的医著中，在谈及寒因致成人体疲劳时，充分强调外因寒与疲劳的关系，劳与寒可以互作，劳可以引寒为病，寒亦可致劳为伤。王肯堂在《证治准绳》中说：“劳倦所伤虚中有寒，理中丸。”张介宾在《景岳全书·卷八》中说：“凡因辛苦劳倦而病者，多有患头痛，发热恶寒，或骨腿酸疼，或微渴，或无汗，或自汗，脉虽浮大而无力，亦多紧数，此劳感寒之证。”他在《景岳全书·卷八》中又说：“凡劳力感寒一证，人皆以服役辛苦之人为言，而不知凡为名利所牵，有不自揣，以致竭尽心力而患伤寒者，皆其类也。”

热与疲劳、劳倦关系亦密切。因热而致疲劳者，金代李杲、明代秦昌遇、清代俞震在他们的医著中均有论述。李杲在《内外伤辨惑论·辨证与中热颇相似》一节中说：“复有一节，乘天气大热之时，在于路途中劳役得之，或在田野间劳形得之，更或有身体薄弱，食少劳役过甚，又有修善常斋之人，胃气久虚，而因劳役得之者。皆与阳明中热白虎汤证相似，必肌体扪摸之壮热，必燥热闷乱，大恶热，渴而饮水，以劳役过甚之故。”秦昌遇在《症因脉治·外感劳伤》中说：“感热劳伤之因……如远行劳倦，逢大热而渴，则热舍于肾，水不胜火，则骨枯髓虚，而成感热劳伤之症。”俞震在《古今医案·伤寒》中亦说：“一人年四十五，正月间，路途跋涉劳倦，发热，身体略痛而头不痛。自以为外感，而用九味羌活汤三贴，汗出热不退。”

暑与劳共作于人，所致因暑而劳倦者，在明、清古医著中亦有记载。明代张介宾在《景岳大书·暑证》中说：“若夏月于盛暑中，过于劳倦，因而中暑者，其劳倦既以伤脾，暑热又以伤气，此本内伤大虚之候，当专以调补为先，然后察其有火无火，或有邪无邪，而兼治如前可也。”清代陈士铎在《辨证奇闻·内伤门》中说：“人有劳倦中暑，服香薷饮反加虚火炎上，面赤身热，六脉疾数无力，人以为暑火之未消也，谁知是内伤于中气乎，方用顺阴汤。”外邪所致的疲劳症候，其多为外邪与内伤互作，互为感应，所致由外而引内，或由内而引外的特殊病症。此等外邪所致劳倦，临床中应充分注意，详加辨证用药，方能取得优好疗效。此外，劳力过度，即所谓的体劳，筋骨肌肉运动太过所产生的疲劳，亦应为外因劳倦范围。

饮食不节，七情所致的劳神过度、房劳过度，以及体力劳力过度所造成的脏腑损害等，均是疲劳发生的主要原因。导致疲劳的内因常多于外因。内因所致的人体疲劳，关乎人之生命久短。《素问·上古天真论篇》论及饮食神伤、劳倦对人体寿命长短的影响，并阐明饮食、起居、精神、房事是使人体产生劳倦而致成百命之源。在谈及劳形与思想忧患对人健康寿命影响时说：“外不劳形于事，内无思想之患……亦可以百数。”

在饮食所伤的致病原因中，五味太过均是造成人体劳倦的重要原因，《素问·五藏生成篇》在谈及五味太过伤人时进一步说：“是故多食咸，则脉凝泣而变色；多食苦，则皮槁而毛拔；多食辛，则筋急爪枯；多食酸，则肉胝胸而唇揭；多食甘，则骨痛而发落。”《灵枢·五味论篇》在谈及五味人于口，各有所走、各有所病时说：“酸走筋，多食之，令人癃；咸走血，多食之，令人渴；辛走气，多食之，令人洞心；苦走骨，多食之，令人变呕；甘走肉，多食之，令人悗心。”可见在两三千多年前，我国古代医籍对饮食能引起人体出现疲劳病证已有清楚认识。

金代李杲在《兰室秘藏·饮食劳倦门》中说：“今时之人，去圣人久远则不然，饮食失节，起居失宜……推其百病之源，皆因饮食劳倦而伤胃气，元气散解，不能滋荣百脉，灌溉脏腑，卫护周身之所致也。”明代张介宾在《景岳全书·劳倦内伤》中亦说：“凡饥饱劳倦，皆能伤人。盖人以饮食为生，饮食以脾胃为主，今饥饱不时，则胃所气伤矣。又脾主四肢，而劳倦过度，则脾气伤矣。夫人以脾胃为养生之本，根本既伤，焉有不病，而人不知慎，病斯乃矣。故有以劳倦致动虚心而病者，有以饥饿伤中气而病者，或以劳倦之后，加之忍饥，或以忍饥之后，加之劳倦。然而两者之中，则尤以受饥为甚，所以饥时不可临病，饥时不可劳形，饥时不可受寒，饥时不可任性，饥时不可伤精，饥时不可酬应，知此数者，是即却病养生之道也。凡犯此者，岂惟贫贱者为然，而富贵者尤多有之，盖有势不容已，则未免劳心竭力，而邪得乘虚而入者，皆内伤不足之证也。”

在谈及饮食不节损伤脾胃而致疲劳倦怠之症发生机制时，张介宾《景岳全书·脾胃篇》中认为：“盖脾胃之伤于外者，惟劳倦最能伤脾，脾伤则表里相通，而胃受其困者尤甚。脾胃之伤于内者，惟思忧忿怒最为伤心，心伤则母子相关，而化源隔绝者为甚，此脾胃之伤于劳倦情志者，较之饮食寒暑为更多也。”

饮食不节，过饱过饥损伤脾胃均可导致疲劳症。其中食之太过与不及，味之太过和不及都可损伤人体，致成劳倦等疾病。饮食为因所致的疲劳，其病机主要是脾土损伤，不能通达输运水谷精微，气血津液亏乏，脏腑失养而功能必降，又脾主四肢、肌肉，形体气血不足，经脉微虚，肌肉不得濡养，则无力懒动，怠惰嗜卧，疲劳之候发生矣。内伤疲劳之第二病因是劳逸失度。劳逸失度，包括各种原因的过劳，如：劳力过度、劳神过度、房劳过度等，均是人体疲劳的重要原因。

中国传统医学理论认为，人之情感与五脏紧密相连，故情感之太过与不及，均可劳伤脏腑。如《素问·宣明五气篇》说：“心藏神、肺藏魄、肝藏魂、脾藏意、肾藏志。”《灵枢·百病始生篇》说：“喜怒不节则伤脏，脏伤则病起于阴也。”《素问·举痛论篇》在谈及因情志而劳伤人体时说：“怒则气上，喜则气缓，悲则气消，恐则气下，灵则气泄，惊则气乱，劳则气耗，思则气结。”《灵枢·本神篇》在谈到情志劳伤时亦说：“怵惕思虑者则伤神，神伤者恐惧流淫而不止。因悲哀动中者，竭绝而失生；喜乐者，神惮散则不藏；愁忧者，气闭塞而不行；盛怒者，迷惑而不治；恐惧者，神荡惮而不收。”

体劳用力过度所致内脏损伤而产生的疲劳多伤及脾、肾、肝三脏。脾为后天之本，气血生化之源，主四肢肌肉；肾为先天之本，主骨生髓。肝为罢极之官，性条达，主筋。若劳力太过伤及脾、肾、肝三脏，主要表现为四肢肌肉酸痛无力或颤抖，腰酸膝软无力，头晕耳鸣，经筋无力，伸屈困难。若疲劳不能及时诊治或继劳过甚，亦可犯及心肺二脏，出现神昏、吐血、全身衰疲等症状。

过劳伤肾，亦以房劳为甚。房劳过度也是人体内伤疲劳的重要原因之一，肾者先天之本，生命之根，连及命门，若房室不节，或不当入房，均可损肾阴肾阳；久之则命门火衰，使真气受损，精气耗竭，症见腰酸自汗，倦怠遗精，腰膝无力，或阳痿早泄，其脉浮大，体乏疲乏不解矣。房劳是历代古医家诊治劳倦病症所重视的病因病机之一，如《内经》凡所述及劳，必谈房劳。《素问·上古天真论篇》在谈及房劳过度劳损人体，致早衰时说：“今时之人不然也，以酒为浆，以妄为常，醉以入房，以欲竭其精，以耗散其真，不知持满……故半百而衰也。”《素问·痿论篇》说：“思想无穷，所原不得，意淫于外，入房太甚，宗筋驰纵，发为筋痿。筋痿驰纵，下阴不用，二阴为肾之窍官，入房太甚，阴不能用，则肾劳伤也。”宋代杨士瀛在《仁斋直指·劳瘵》中说：“所因少壮之时，醉饱迷房，劳伤心肾，盖心主血，肾主精，精竭血衰，失于调护，而无滋化之源，致生融融之热，……遗精困倦。”明代皇甫中在《明医指掌·内伤》中说：“房劳内伤，强力入房，致伤元气，自汗乏力。”明代沈颋在《病机汇论·不卧多卧门》中说：“如房事劳顿，使勇猛之气渐行衰败，怠惰嗜卧者，此由肾及脾之病。”清代李用粹在《证治汇补·腰痛外候》中说：“悠悠不止，乏力酸软者，房欲伤肾也。”

内伤疲劳除饮食、七情、体劳、房劳外，外伤、疫疾亦可是疲劳的成因。

2. 五脏疲劳症候

传统中医理论认为，五脏均可致劳，可单脏为劳，亦可多脏为劳。单脏致劳，常见有心劳、脾劳、肾劳、肝劳、肺劳之分；多脏致劳，常见的有心脾劳、心肾劳、肝脾劳、脾肾劳、心肝脾劳、心肝肺劳等。

心劳症候为：心神不安，寐少神昏，肢体沉重困顿或怔忡、惊悸或精神恍惚，语言倦怠，忽忽若有所失，腰脚沉重，肢体困惫等。病因病机为：用心太过或思虑终宵或惊恐忧疑，致劳倦伤心，耗气伤血，气虚精陷，营卫俱伤或血液耗亡，血亏肾乏，肝木不滋。寡弱之君，无以自立，故神魂无主，夜不能寐，四肢、腰脚沉重困惫无力。

脾劳症候为：飧泄胀满，肌肉形体日削，怠惰嗜卧，四肢无力，面色萎黄，食亦消瘅或肿满泄痢，或晨起咳嗽，畏风生痰或时时痞闷，不觉饥饱，四肢困倦。病因病机为：凡饥饱、七情、劳倦、房室太过或饥时临病、劳形受寒、任性、伤精、酬应，均能损伤脾胃。脾胃既伤，后天之本缺如，气血生化之源不足，升降失司，气化无力，不能运化精微而制水谷，致清浊不分，聚而不散，而成胀满。或清浊相混，湿困脾阳，致身重肢倦。又脾主四肢肌肉，劳倦过度亦伤脾胃，反之脾胃因劳受损，精微物质不能濡养四肢肌肉，则肌肉形体因此而日削，故怠惰嗜卧，肢体劳乏困倦无力。

肾劳症候为：肾着腰痛，悠悠不止，或乏力酸软，腰以下冷重，身重溲利，口渴面黧，倦怠遗精，或肌体羸瘦，腰膝无力，小便频数，大便滑泄，目眩耳聋，自汗虚喘，阳痿，疲劳虚极。病因病机为：肾者先天之本，生命之根。肾的功能正常有赖于后天濡养，要房劳过度或久病伤肾，或入房不当，汗出如雨；寒暑劳役太过，冷湿身疲，均可伤及肾阴、肾阳。其房劳者耗竭精气，症见力乏虚汗，腰膝酸软无力，身体怠倦，遗精阳痿；病伤者，症见体倦疲乏，腰酸、腰痛，身重。

肝劳症候为：两胁下痛，目睛昏蒙，视物䀮䀮或关格牢涩，筋脉不通，毛悴色夭，或口苦，关节疼痛，筋挛缩，闷烦，疲乏无力。病因病机为：肝为罢极之本，罢者疲也，其性喜条达而恶抑郁。若疲极嗔怒、悲哀烦恼、谋虑惊忧等七情致伤肝脏，或劳役过度，损伤肝脏，致肝阴损伤，耗气伤血，肝阴阳失和，罢极之本失职，筋极力疲而胁痛、目蒙、情疲、力乏、阳痿、劳倦虚热等。

肺劳症候为：咳嗽气喘，短气少气，上喘懒语，语音怯低，四肢无力以动，或胸闷气短，张口呼吸，面灰或赤，形容瘦减，少气懒言，疲倦无力。病因病机为：肺主一身之气，为五脏之长。内伤饮食劳役或因肺病致渐，或因酒色太过，或因打损负重，损伤肺脏致肺脏劳伤，而肺气虚弱，短气少气，上喘懒语，气怯声低。肺之宣肃失司，则咳嗽气喘；肺劳伤而无力主气，则五脏真气不足，脏腑、器官、皮毛、四肢无所养，则懒怯疲劳日增。

劳伤脏腑，一旦一脏受损，也可伤及多个脏腑，或相兼为患，使疲劳尤重。如心脾劳伤，是在心劳君火、相火各行其令，迫火妄行的基础上，又兼有脾胃虚弱、四肢困倦等脾胃症候。

肾心劳伤是在肾劳精竭、血衰、遗痿、乏倦等症候基础上，又兼有心火上炎、神疲精倦等症候。

肝脾劳伤是在肝劳筋力不胜，少腹胁肋郁痛的基础上，又兼有体倦少食、四肢无力等症候。

脾肾劳伤是在脾劳、纳差痞满、体倦肢乏基础上，兼见勇猛之气衰败，怠惰嗜卧，耳鸣自汗，小便自遗等症候。

心肝脾劳伤，是常见的多脏劳伤，其症候为心神烦乱，怔忡不安，胁肋痞满，肢体麻木，饮食迟化，时下完谷，兀兀欲吐等。

心肝肺劳伤，亦是多脏劳伤的一种，其症候为胸满脉速，经筋挛麻，喘息气急，四肢困倦，动则汗出等。

心脾肾劳伤，亦是多脏劳伤的一种，其症候为心神不安，烦乱怔忡，饮食不化，痞满肢乏，腰疼盗汗，遗精困倦，动则心悸、疲乏无力、肢软等症候尤重。

在我国古医籍中，有关疲劳的病因、病机、临床症候及所劳脏腑的论述较多。特别是自唐、宋以来，由于医家对脏腑劳伤的日益重视，临床经验日益丰富，其所论所治亦有不同。

现除脏腑劳伤外，亦有人根据造成疲劳的原因进行分类。如金代李杲在《内外伤辨惑论》中所述的“寒热劳”，明代王肯堂在《证治准绳》中所提到的“寒劳”，唐代王焘在《外台秘要》中所提到的“热劳”，明代陈士铎在《辨证奇闻》中所提到的“暑劳”，明代朱棣在《普济方》中所提到的“气劳”、“冷劳”及“骨蒸劳”等等。

3. 中国传统医学有关疲劳的不同用语含义诠释

在中国古医籍中对疲劳进行描述时，不用疲劳二字，而是用其他词语来表达。我们将我国传统医学自《黄帝内经》始至民国时期169本古医籍进行了查阅，发现有关疲劳的含义、位置、程度等确实用词较多，仅《黄帝内经》中形容和说明疲劳的词语就多达30多个，并在对疲劳的认识方面首开先河。其后历代医家在他们的著作中，也用到不同的词语表述了疲劳的范围、位置、生理、病理意义及其病症的诊断与鉴别诊断等。

现按疲劳劳倦类、困惫怠惰类、乏弱无力类和酸重软懒怯类等分别进行考证诠释。

(1) 疲劳劳倦类

即将中医古籍中凡有疲、劳、倦等字样描述的医学词语均归此类，其常见的医学术语有：疲劳、疲极、疲乏、疲倦、疲弱、神疲、力疲、劳疲、形疲、神劳、形劳等。

疲劳一词系各种疲、劳总称，意指劳苦较重，在中国古医籍中首见于张仲景的《金匮要略·血痹虚劳脉证并治》篇：“血痹病从何得之？夫尊荣之人骨弱肌肤盛，重因疲劳汗出，卧不时动摇，加被微风，遂得之。”其后，清代李用粹和周学海分别在他们撰著的《证治汇补·上窍门》和《读医随笔·证治类》中提出“疲劳过度”和“疲劳汗出”等词语与疲劳之词承接相用。

疲极一词专指疲劳程度非常严重，首见于唐代孙思邈的《备急千金要方·伤寒》一节：“曾有人作事疲极汗出，卧单簟中冷得病，但苦寒倦。”其后，唐代王焘在《外台秘要》中亦指出：“人欲小劳，但莫久劳疲极也，亦不可强所不能堪耳。”至宋代，陈言在《三因极一病证方论》中也用过疲极一词：“饮食过伤，嗜欲无度，叫呼疲极，运动失宜，津液不行，聚为痰饮。”

疲乏、疲弱之词，系指人体疲劳乏困无力或疲惫衰弱。

疲乏一词在中国古医籍中首见于隋代巢元方的《诸病源候论·产后余疾候》：“产后余疾，由产劳伤腑脏，血气不足，日月未满，而起早劳役，虚损不复，为风邪所乘，令气力疲乏，股肉柴瘦。”其后，朝鲜的金礼蒙和清代柳宝诒在他们所著的《医方类聚》和《柳选四家医案》中均提及此语。《医方类聚·诸虚门》说：“威灵仙汤治丈夫元脏风虚，气血劳伤，饮食减少，四肢疲乏，气劣心悸，上热下冷，口苦舌干。”《柳选四家医案·评选爱庐医案》中说：“得食则呕，已延月余，无神疲乏，宛如膈证。”

疲弱一词，见于明代戴原礼的《秘传证治要诀及类方·诸痛门》：“若肾虚腰痛，转侧不能，嗜卧疲弱者，大建中汤加川椒十粒，吞下腰肾圆及生料鹿茸圆之类。”

疲倦一词是对疲劳不同程度的描述。金代张子和和清代陈士铎都在他们的医著中用过此语，其中张子和的《张子和医案拾遗·饮食方》有：“苏郡丞秦水心，初有中气虚寒之症，兼以案牍丛脞，应酬纷扰，遂致疲倦食少，肌表微热，不能治事。”陈士铎在《辨证奇闻》中说：“人有用心过度，心动不宁，以致梦遗者，其症口渴舌干，面红颧赤，眼闭即遗，一夜有遗数次者，疲倦困顿，人以为肾虚之过也，谁知是心虚之故乎……方用静心汤。”

神疲一词，系人脑及精神方面的疲劳，常指用脑过度，精神状态疲倦，首见于明代张介宾的《景岳全书》：“中衰积劳、神疲气怯者多虚。”其后，清代程国彭和王九峰分别在其所撰著的《医学心悟》、《王九峰医案》中用过此语。如程国彭在《医学心悟·妇人门》中所说：“连日不户，劳倦神疲，中气不续，宜服加味八珍汤以助其力。”王九峰在《王九峰医案·心腹痛篇》说：“疟后脾肾两伤，腹痛心慌，神疲食减……拟桂附八味加减。”

力疲一词指体力消耗过度所致力不应事的疲劳，首见于宋代杨士瀛所著的《仁斋直指小儿方论》：“有人暑月深藏不出，因客至于窗下，忽尔倦怠力疲，自作补汤得之反剧，医问其由，连进两服香薷饮作效。”其后，清代李用粹在他所著的《证治汇补》中亦提到：“劳役伤于血气，淫欲耗其真元，憔悴力疲，昏昏愦愦，是谓劳聋。”

劳疲一词，系指各种劳作太过所致的疲劳，与疲劳一词相近，见于清代李用粹所著的《证治汇补》：“血痹者，邪入阴分，若被风吹，骨弱劳疲汗出，卧则摇动，宜当归汤。”

形疲一词，系指因任何过劳所致的形体所表现的疲劳症候，见于清代柳宝诒所著的《柳选四家医案》：“汗畅热解，烦躁已除，脉转细小，形疲体酸，嗜卧而思纳谷矣。”

神劳一词，是指人用脑太过，劳伤精神，但尚未达到神疲程度的疲劳，首见于金代李杲的《兰室秘藏》：“目者，五脏六腑之精，荣卫魂魄之所常营也，神气之所主也，故神劳则魂魄散，志意乱。”之后，明代薛立斋所著的《外科枢要》中亦见有：“一儒者，面白神劳，素畏风寒，饮食喜热，稍多必吞酸作泻，吸气觉冷，便血盗汗。余以为脾肾虚寒，用补中益气汤加炮姜、肉桂五十余剂，八味丸斤许，诸症悉愈。”其后，清代张璐在《张氏医通·杂门》中亦提到：“乃阃克相夫志，力竭神劳所致。”

形劳系指因身体用力太过所致的形体状态疲劳征象，首见于《黄帝内经·上古天真论》：“虚邪贼风避之有时，恬惔虚无，真气从之，精神内守，病安从来。是以志闲而少欲，心安而不惧，形劳而不倦，气从以顺，各从其欲，皆得所愿。”其后，在明代秦昌遇的《病因脉治》和张介宾的《景岳全书》中皆见有形劳之词，如《病因脉治》说：“气虚劳伤之因，或本元素虚，或形劳气散，或思想无穷，神气内夺，气虚劳作之症作矣。”《景岳全书》中说：“故凡有形劳而神不劳者，劳之轻者也，若既劳其神，又劳其形，内外俱劳，则形神俱困，斯其甚矣。”

倦、昏倦、劳倦、困倦、懒倦、慵倦、神倦、烦倦、闷倦、沉倦、软倦等词，亦是疲劳之意。

倦者，疲，劳也。《汉语大词典》将倦释为："疲惫，劳累。"《辞源》释为："疲劳，懈怠，厌倦。"明代朱橚在《普济方》中谈到泻痢时说："下焦则治以轻热药，下甚以重热药，若四肢倦，小便少或不利，大便走，沉困，饮食减，宜谓胃去湿。"明代薛立斋在《外科发挥》中说："一男子素弱，胸患痈，饮食少而倦，以六君子汤加芎、归、黄芪，浓成汁之，更以托里药而愈。"明代李盛春在《医学研悦》中说："伤劳役，必倦形体。"

昏倦一词，指迷惘困倦，倦之较重者，首见于《素问遗篇·本病论篇》："即火运以至之，火运承之降而不下，赤气乃彰，暄热反作。民皆昏倦，夜卧不安，咽干引饮，懊热内烦。"清代王孟英在《王孟英医案》中亦用此词："遽食肥甘，复发壮热，脘闷昏倦。"

劳倦一词在中国古医籍中出处较多，首见于《素问·调经论篇》："帝曰：阴虚生内热奈何？岐伯曰：有所劳倦，形气衰少，谷气不盛，上焦不行，下脘不通，胃气热，热气熏胸中，故内热。"之后，明清医家有多人在医著中应用此词。明代薛立斋在《外科枢要》中曾多处应用此词。如："便痈，属厥阴肝经，内热外寒。或劳倦过度，或劳欲不节，或欲心不遂，或强固其精，或肝经湿热而致。劳倦过度者，补中益气汤；房欲不节者，六味丸料。"又说："一男子，脾胃素弱，或因劳倦，或因入房，肛门即下，肿闷痛甚，用补中益气汤加麦门、五味，兼六味丸而愈。"

明代张介宾在《景岳全书·劳倦内伤篇》说："劳倦内伤之证，有因困倦而忽然发热，或怠惰嗜卧，懒于言语，其脉缓而大或浮或细，而无内外邪者，此即时人之所谓劳发也，单宜温补为主。"

清代李用粹在他的《证治汇补》中谈疾病内因时说："饮食劳倦则伤脾胃。故有劳倦受伤者，有饮食受伤者，有劳倦后继以食伤者，有食伤后加以劳倦者。"

困倦一词，其意亦是疲倦，其多用于脏腑有病所致人体有此症状者。如：金代李杲在他的《脾胃论》中谈及脾胃虚弱而致困倦者曾用此词："更有一辨，食入则困倦，精神昏冒而欲睡者，脾亏弱也。"清代郑寿全在他撰著的《医理真传》中亦讲道："阳虚之脱肛者，由元气衰极，不能约束也。其人必困倦无神，渴必热饮，阴象全见，法宜温中。"

懒倦一词，系指人体散懒困倦，是对疲劳程度的一种描述，见于金代李杲的《内外伤辨惑论》："如头痛有痰、沉重懒倦者，乃太阴痰厥头痛。"清代杨渊在清代秘本医书四种中的《寿山笔记》中阐述小儿慢惊风说："病由吐泻之后，或多延日数，以致神气懒倦，目睛半开，音低，嗜卧，脉象迟数或沉细，古方逐寒荡惊汤大有神效。"

慵倦一词，是对人体懒散困倦的一种描述，明代王肯堂在他撰著的《证治准绳》中对慵倦进行了描述和解释："若四肢慵倦，小便少或不利，大便走，沉困，饮食减少，宜调胃去湿，白术、芍药、茯苓三味，水煎服，白术除脾胃之湿，芍药除胃之湿热，四肢困倦，茯苓能通水道走湿。"清代王九峰在他的《王九峰医案·遗精》中亦说："心旌上摇，火下应，意淫于外，精滑于内。精伤无以化气，气虚无以化神，形神慵倦，肢体无力，阴不敛阳，浮火时升，寐来口燥，间有妄梦，证属阴亏。"

神倦一词，主要描述人体精神方面的困倦。宋代杨士瀛在《仁斋直指·虚劳篇》中说："夫人所以根本此性命者，气与血也，若男若女，气血均有独不保而有之，终日役役，神倦力疲，饥饱越常，喜怒失节，形寒饮冷，纵欲恣情，遂使五脏气血俱虚，此五劳之所从始也。"清代吴尚先在《理瀹骈文·脏腑篇》中说："虽不中邪，病从内生。血为忧煎，气随悲减，令人饮食无味，神倦肌瘦。”

烦倦一词，为烦闷燥忧之意，病在情志。宋代陈师文在《太平惠民和剂局方》中说：“牡蛎散治诸虚不足及新病暴虚，津液不固，体常自汗，夜卧即甚，久而不止，羸瘠枯瘦，心忪惊惕，短气烦倦。”明代朱棣在《普济方·虚劳门》中亦说：“炙肝散治男子五劳七伤，四肢烦倦，上疮，咽喉不利，心胸痞满。”

闷倦一词，指病在情志，或某部位烦闷倦怠之意。宋代杨士瀛在《仁斋直指小儿方论》中曾用此词：“产后崩中，盖是伤酸物，状如鸡肝，脊背闷倦，糯米秦艽汤下，桂枝汤下亦可。”

沉倦一词，指疲劳在四肢某一部位，泛指肢体沉重酸乏。明代朱棣在《普济方》中说：“沉香汤治气劳，心胸不利，日渐羸瘦，四肢沉倦。”龚信在《古今医鉴》中说：“伤寒头痛发热，恶寒微渴，濈濈然汗出，身作痛，脚腿酸痛无力沉倦，脉空浮无力，名曰劳力感寒。”

软倦一词，系对人体疲劳程度及运动感受的一种描述，泛指疲倦无力。明代秦昌遇在《病因脉治》中曾用此词：“湿痰之症，身或热或不热，体重足酸，呕而不渴，胸膈满，时吐痰，身体软倦，此内伤湿痰之症也。”

清代梁玉瑜在《医学问答》中谈及各种证候表现和治法时说：“表有虚证，畏风畏寒，腠理不固，动作汗出，周身软倦。”

殊倦、多倦、好倦、皆倦、热倦、疼倦、瘦倦等词，均系对疲倦的程度、性质、表现等不同情况的形容，也表现了古医家对疲劳的理解深度。

殊倦，意为特别疲倦，见于明代薛立斋的《外科枢要》：“忽寒热作呕，患处作肿，候其脉，浮大鼓指，按之若无，形气殊倦。”清代俞震在《古今医案按》中亦讲到：“左膝肿痛，胸膈痞满，饮食少思，时作呕，头眩痰壅，日晡殊倦。”

多倦，形容人体经常疲倦。宋代陈师文在《太平惠民和剂局方》中说：“剉散治男子，妇人五劳七伤，感冷冒寒气弱体虚，多倦少力。”明代朱棣在《普济方》中也谈及此词：“补骨脂汤治骨虚酸疼，多倦。”

好倦，是指容易生疲倦而言。唐代孙思邈在《备急千金要方》中曾提及此词：“骨虚者，酸痛不安好倦。”

皆倦，皆者全部也，皆倦是指全部描述部位或整体都疲倦。明代朱棣在《普济方》中谈到此词：“芍药汤疗产后虚乏，不思饮食，四肢皆倦，心腹阵痛，补虚治气。”

热倦，指因发热引起疲倦。明代薛立斋在《薛案辨疏》中说：“一儒者两目作痛，服降火去风之药，两目如绯，热倦殊甚。”

疼倦，是因痛而致倦，宋代陈师文在《太平惠民和剂局方》中提到疼倦之词：“大通真丸，治气血劳伤，荣卫不足，肢体疼倦，乍起乍卧，渐成劳损。”

瘦倦，表示人既瘦弱而又疲倦之意。明代薛立斋在他撰著的《校注妇人良方》中用及此词：“一妇人月经不调，两足发热，至年余而身亦热，劳则足腿酸痛。又年余，唇肿裂痛。又半年，唇裂出血，形体瘦倦。”

体倦、身倦、力倦，均用于描述人体体力不足、疲劳倦困之状，亦是古代医家描述人体有疲劳症候的常用之词。在中国汉语词意中，体、身、力三者之倦无明显差异，只是因所描述对象的具体情况不同而用不同词语。

体倦一词，在明代薛立斋的《外科枢要》中多处见用，如“通府张廷用患之，两月余矣。时出白脓，体倦恶寒。”又说：“一男子里急后重，下脓胀痛，后因劳复寒热体倦，用补中益气汤而安。”

身倦，在元代朱丹溪的《朱丹溪医案拾遗·伤寒》中见有此词语：“后身倦不可久坐，不思饮食，用补中益气汤去凉药加神曲、半夏、砂仁。”明代秦昌遇在他的《病因脉治·伤暑咳嗽》中亦提到此词：“伤暑咳嗽之症，身热引饮，内热烦躁，外反恶寒，或身痛口渴，咳嗽身倦，此暑伤肺气之症也。”

明代王肯堂在《证治准绳·卷十三》中提到力倦一词：“其或力倦，自觉气少恶食，此为挟虚证，宜加白术当归身尾，甚者加人参。”之后，清代俞震在《古今医案按·嘈杂》中亦提到此词语：“孙东宿治叶润斋，年近四十，必膈嘈杂，好啖肉，尤好鸡，一日不能缺，缺即身浮力倦，神魂无措。”

倦困一词，亦是指疲劳的程度和自我感觉。明代王肯堂在《证治准绳》中说：“一人久而不敛，神思倦困，脉虚，予欲投以托里，彼以为迂，乃服散肿溃坚汤，半月余果发热，饮食愈少，复求治，投益气养荣汤三月，喜其谨守得以收救。”朱棣在《普济方·诸虚门》中说：“木瓜丸治腰膝无力，四肢倦困，腹肋冷疼，壮筋力，和气血，补暖。”

倦怠一词，系金、明、清时期描述疲劳的常用术语。倦者疲，怠者懈懒也，为人疲劳无力之状也。金代刘完素在《伤寒直格论方》中说：“或中暑、大汗自出、脉虚弱、头痛、口干、倦怠、烦躁、或时恶寒，或畏日气，无问表里，通宜白虎汤。”明代薛立斋在他所著的《外科枢要》和《薛案辨疏》中，多次提及倦怠一词。如《外科枢要·论臁疮》中说：“内热口干，肢体倦怠，或痰涎上升，或口舌生疮，唇脾肾虚热，用六味地黄丸，补中益气汤。”清代李用粹在《证治汇补》中亦说：“湿后伤人，在气血则倦怠。”

倦乏一词，系指疲劳乏力，是疲劳、疲倦程度的描述。朱棣在《普济方》中说：“养气活血丸治产后诸虚不足，劳伤血气，真元内弱，四肢倦乏，肌肉消瘦及脾元虚损。”陈士铎在《辨证奇闻》中说：“肾水无脾土之资生，则肾气更涸，何能分布于筋骨，此精神气力之倦乏也。”柳宝诒在《柳选四家医案·评选环溪草堂医案》中说：“昨宵便惺惺少寐，但少寐则神烦，自觉有不安之象，且屡起更衣，愈觉倦乏不堪耳。”

此外，描述带倦字的疲劳用语还很多，如倦瘦、倦痛、倦殊等等，因语意多有重复，故不一一枚举。

(2) 困惫怠惰类

中国古医著中表示疲劳、疲乏之义的困、惫、怠、惰类有：困惫、困乏、困怠、困薄、困软、困弱、沉困、多困、昏困、神困、羸困、热困；惫、劳惫、倦惫、衰惫、昏惫、神惫、虚惫；怠惰、懈怠、懈惰等。

困惫一词，是对人体有困乏疲倦感的描述，困者困倦、惫者疲乏也。元代朱丹溪在《朱丹溪医案拾遗》中说：“丹溪治一室女，素强健，六月发烦闷，困惫不食，时欲入井，脉沉细数弱，口渐渴。医作暑病治，不效。”之后，陆以湉在《冷庐医话·暑》中说：“暑月之人，元气已自摧残，而劳伤困惫，正藉资扶，乃更饮茶茗，重虚其虚，冷饮则腹痛泄泻，热饮则散表出汗，胃气一虚，不觉暑气透入。”陈士铎在《辨证奇闻·虚损门》中说：“人有用心太过，思虑终宵，以致精神恍惚，语言倦怠，忽忽若有所失，腰脚沉重，肢体困惫，人以为怯症之成也，谁知是劳心以致伤神乎！”

困怠一词，系对人体疲劳乏困部位及疲劳程度的描述，困者疲乏、疲倦，怠者懈慢、惰怠懒动也。金代李杲在《脾胃论·脾胃虚实传变论》中曾用此词："脾胃一伤，五乱互作，其始病遍身壮热，头痛目眩，肢体沉重，四肢不收，怠惰嗜卧，为热所伤，元气不能运行，故四肢困怠如此。"

困乏一词，为中国古医籍描述疲乏、疲倦、劳乏之常用术语，隋、明、清代医家多有论述。隋代巢元方在他的《诸病源候论》中曾用此词话："人盛暑之时，触冒大热，热毒气入脏腑，则令人烦闷郁冒，至于困乏也。"明代王肯堂在《证治准绳》中说："脉弦软或虚大，虚滑微弱，饮食不节，劳伤过度，精神倦怠，四肢困乏，法当补益，补中益气汤，调中益气汤，十全大补汤。"清代傅山在他的《傅青主男女科·女科·调经》中说："妇人有经水过多，行后复行，面色萎黄、身体倦怠而困乏愈甚者，人以为血热有余之故，谁知是血虚而不归经乎!"

困薄、困软、困弱等词，系指疲劳的程度、表现。薄者薄弱，软者无力，弱者少力也。

困薄一词，首见于《素问·生气通天论》："故阳气者，一日而主外，平旦人气生，日中而阳气隆，日西而阳气已虚，气门乃闭。是故暮而收拒，无扰筋骨，无见雾露，反此三时，形乃困薄。"

困软一词，见于清代周学海的《读医随笔·证治类》："窃维临诊以来，每见患寒湿之证，如筋骨疼痛，四肢困软，咳嗽哮喘者，多自言有一股热气，从脐处上冲，绕背入心，或言有热气从脚心上冲少腹，求用凉润滋阴之剂。"

困弱者，弱而疲乏之意。金代李杲在《内外伤辨惑论》中谈及劳役表虚时说："若是劳役所伤，饮食不节，表虚不足之病，必短气气促，上气高喘，懒语，其声困弱而无力，至易见也。"明代王肯堂在《证治准绳》中说："似外感恶风寒证，有因劳役，坐卧阴凉处，后病表虚不任风寒，少气短促，懒言语、困弱无力，此因劳役辛苦，肾中阴火沸腾，后因脱衣或沐浴，歇息于阴凉处，其阴火不行，极虚天阳，被风与阴凉所遏……宜用补中益气汤。"

沉困一词，通常用于描述肢体疲劳。沉者重也，困者乏力也。金代李杲在《脾胃论》记述脾胃胜衰时用此词："怠惰嗜卧有湿，胃虚不能食，或沉困，或泄泻，加苍术。"元代朱丹溪在《丹溪心法·中湿四》中说："脾胃受湿，沉困无力、怠惰好卧。凡肥人沉困怠惰，是湿热，宜苍术、茯苓、滑石。凡肥白之人沉困怠惰，是气虚，宜二术、人参、半夏、草果、厚朴，芍药。凡黑瘦而沉困怠惰者，是热，宜白术、黄芩。"明代皇甫中在《明医指掌》论及泄泻时说："脾虚气弱、阑门元气不足，不能分别水谷，卫生汤。自汗沉困，脉迟久泻，黄芪建中汤。"

多困一词，系用描述人体疲乏、困倦较甚者，多而经常，困而疲乏。宋代陈师文在《太平惠民和剂局方》中谈及参苓白术散的作用时说："参苓白术散治脾胃虚弱，饮食不进，多困少力，中满痞噎，心忪气喘，呕吐泄泻及伤寒咳噫。"金代刘完素在《素问病机气宜保命集·虚损论》中说："若形体瘦弱，无力多困，未知阴阳先损，夏月地黄丸，春秋宜肾气丸，冬月宜八味丸。"明代朱棣在《普济方·脾脏门》中也说到："六君子汤治脾胃虚弱，生风，多困。"

昏困、神困两词，都是描述神志方面的困扰疲劳。昏困指的是神志昏疲而困倦，神困指的是精神萎靡而困倦。宋代陈师文在《太平惠民和剂局方》中曾反复提过昏困一词："金锁正元丹治真气不足，元脏虚弱，四肢倦怠……精神昏困。金钗石斛丸治真气不足……精神昏困。"明代张介宾在《景岳全书·卷十三·瘟疫》篇中说："若时毒虽盛，而外实内虚，脉弱神困，凡诸虚证有据者，必当救里内托，宜参芪托里散，或托里消毒散。"

羸困、热困两词，形容人体在某种因素作用下所产生的疲乏困倦。羸者瘦弱，困者疲惫乏力。宋代陈师文在《太平惠民和剂局方》中亦曾用此词："正元散治下元气虚……少气羸困，一切虚寒，并宜服之。"明代朱棣在《普济方·虚劳门》中说："黄芪汤治虚劳少气，羸困无力，小便频数，不能饮食。"薛己在《女科撮要》中说："大儿妇张氏素怯弱，嘉靖癸卯四月生女，自乳中患疥疮，年余不愈，遂致羸困。"

热困，即因发热而致困倦者。金代李杲在《兰室秘藏》中说："热伤气正谓此也。其人必无气以功而热困，四肢不举，传变诸疾不可胜数。"

惫字在中国古医籍中是形容人体疲劳困乏的常用之词，由惫为主组成的词语很多，单独用惫字记述疲劳也较多见。如宋代杨士瀛在《仁斋直指小儿方论》中说："蒙庄有言：精太用则竭，神太劳则惫，借是可以论病矣。"清代俞震在《古今医案按》中也说："又治一少妇，年十九，因不如意，遂膈满，不食累月，惫甚。"

劳惫、倦惫两词，是人体因劳而致疲惫劳乏和非常疲倦之意。劳者过劳而伤身至疲乏，倦者过力而致极度疲倦乏力。清代张璐在《张氏医通·诸血门》中说："房室劳惫，气竭伤肝而有干血者，四乌鲗骨——藘如丸。"元代朱丹溪在《格致余论》中说："其受伤之气，倦惫之人，何由而平复也？于是定为阴易乏，阴易亢，攻击宜详审，正气须保护，以《局方》为戒哉！"

衰惫一词，泛指人体整体衰弱而产生的疲惫。明代朱棣《普济方·诸虚门》中说："固真丹能养真气，补不足，治下元衰惫，精神减少，常服令人益精髓。"朝鲜金礼蒙在《医方类聚·诸虚门》中亦说："补益紫金丸治形气衰惫，积气上攻，心膈不利，身体羸瘦，饮食无味。"清代张璐在《张氏医通·诸伤门》中说："虚损缘下焦肾气衰惫，无津液滋养百骸，阳气不能四运，脾肺之气不能下输。"

昏惫、神惫两词，是对精神、神志方面疲劳倦惫的描述。昏者昏沉，惫者疲倦，神者神沉，惫者疲倦少神。清代王士雄在《王孟英医案·瘖疹·损》中反复提及此词："偶邀疡科视外患，亦知病因湿热，连进木通等药，脉更细弱，神志昏惫，饮食不进，溲涩愈疼，新之以为难挽矣。其室则苔腻口酸，耳鸣不寐，不饥神惫。访余视之，身热头疼，凛寒胸闷，气冲不寐，神惫音低。"

虚惫一词，是中国古医籍形容因诸虚所致疲劳的常用词语。晋代巢元方在《诸病源候论》中说："燥瘕者，妇人月水下，恶血未尽，其人虚惫。"宋代陈承在《太平惠民和剂局方》中说："皆因肾气虚惫，下元积冷，腰背疼痛，肢体倦怠，面色无光……日渐羸瘦，可与菟丝子，安肾圆，无比山药圆……兼服壮胃药。"

怠惰、懈怠、懈惰、解㑊等词语，是描述人体疲困懒惰、困倦等不适状态的另一类词语。惰者懒惰，怠者疲困，㑊者困倦也。

怠惰一词，首见于《素问·风论篇》："脾风之状，多汗恶风，身体怠惰，四肢不欲动，色薄微黄。"其后，宋代陈言在《三因极一病证方论·七气证治》中说："忧则气聚，思伤脾者，气留而不行，积聚在中脘，不得饮食，腹胀满，四肢怠惰。"清代张璐在《张氏医通·诸伤门》中说："饮食失味，忽肥忽瘦，怠惰嗜卧……调中益气汤。"

懈怠一词，亦首见于《灵枢·海论篇》："髓海不足，则脑转耳鸣，胫酸眩冒，目无所见，懈怠安卧。"

元代朱丹溪在《朱丹溪医案拾遗》中说："一男子，年三十余，因饮酒发热，又兼房劳虚乏，乃服补气血之药。加葛根以解酒毒。微汗出，人反懈怠，热如故，此乃气血虚，不禁葛根之散也。"清代李用粹在《证治汇补·外体门》中说："四肢懈怠，发咳呕沫，上为大寒者，是痹容于脾。"

解堕（懈惰）一词，《素问·上古天真论篇》有云："今五脏皆衰，筋骨解堕，天癸尽矣，故发鬓白，身体重，行步不正，而无子耳。"《素问·示从容论篇》亦有："于此有人，四肢解堕，喘咳血泄……此何物也？四肢解堕，此脾精之不行也。喘咳者，是水气并阳明也。血泄者，脉急血无所行也。"《灵枢·邪气藏府病形》中说："黄帝问于岐伯曰：首面与身形也，属骨连筋，同血合于气耳。天寒则裂地凌冰，其卒寒，或手足懈惰，然而其面不衣，何也？"隋代巢元方在《诸病源候论·妇人杂病诸候》中说："或时少气头眩，身体解堕，苦寒恶风，膀胱胀，月水乍来乍去，不如常度，大小便血下不止。"其后，巢元方又在《诸病源候论·风病诸候》中说："若地下湿，复少霜雪，其山水气蒸，兼值暖，腲退人腠里开，便受风湿。其状，令人懈惰，精神昏愦。"清代李用粹在《证治汇补·内因门》中亦说："阴病胃逆恶心，饮食难化，痰涎白色，四肢懈惰，小便常多，大便溏泄。"

解㑊一词最早见于《黄帝内经》，解字意同懈字，故解㑊亦为困倦乏难之状。《类经·脉色类》对此解释为肢体困倦，筋骨懈怠，肌肉涣散无力："解㑊者，困倦难状之名也。"《素问·刺疟篇》中说："足少阴之疟，令人身体解㑊，寒不甚，热不甚，恶见人，见人心惕惕然，热多汗出甚，刺足少阳。"金代刘完素在《黄帝素问宣明论方》中其例解㑊证说："冬脉太过，肾实精不运，解者缓，㑊疑寒热类也，利肾汤之主，治解㑊春脉动，气痛气乏，不欲言，此为肾元有余矣。"元代朱丹溪在《脉因证治·腰痛》中说："解㑊证，少气不欲言，寒不寒，热不热，壮不壮，停不停，乃精气虚而肾邪实矣。"

（3）乏弱无力类

包括少力、乏力、乏气力、无力、乏弱、力不足；劳乏、气乏、羸乏、力乏、软弱、烦弱、身弱、羸弱等。少力、乏力、乏气力，其意相近，乏者疲乏，少力、乏力、乏气力，即表示人体疲劳主要表现为无力气。

少力一词首见于《素问遗篇·本病论篇》中："太阴不退位，而取寒暑不时，侯昏布作，湿令不去。民病四肢少力，食欲不下，泄注淋满，足胫寒。"清代程鹏程在《急救广生集·急症》中亦说："脚气风湿，虚汗少力，多痛及阴汗。"清代张璐在《张氏医通·诸气门》中亦说："好食茶叶成癖，面黄少力者，用椒红二两，茶叶一两为末，飞罗面炒香，打糊为丸，茶清送下三十丸。"

乏力一词在元代朱丹溪的《朱丹溪医案拾遗·火热》中曾有记述："一人因寒月涉水，又劳苦于久疟，乍安之余，腿腰痛，渐渐浑身痛、胁痛、发热、脉涩。此劳倦乏力也。"明代皇甫中在《明医指掌·内伤》中说："强力入房，致伤元气，自汗乏力，人参养荣汤、十全大补汤。"清代尤怡在《金匮翼·梦遗》中亦说："心肾之外，又有脾精不禁，小便漏浊，手足乏力，腰背酸痛，当用苍术等剂，以敛脾精。"

乏气力与乏力两词无明显差别。唐代王焘在《外台秘要·许仁则小便数多方》中说："许仁则论此病有两种，一者小便多而渴，饮食渐加，肌肉渐减，乏气力，少颜色，此是消渴。"明代朱棣在《普济方·食治门》中亦说："白蜜煎丸补虚羸瘦弱，乏气力。"

无力、乏弱、力不足均指人体力量不足，疲倦无力。

古医著中谈及无力一词者较多，如：宋代王怀隐在《太平圣惠方·卷第七》中说："补肾肾沥汤治肾虚，嘘吸短气，腰背疼痛，体重无力，食少羸弱。"金代李杲在《兰室秘藏·妇人门》中说："到彼诊得掌中寒……四肢无力，上喘气短促，口鼻气皆不调，果有心气不足，脾胃虚弱之证。"明代戴原礼在《秘传证治要诀及类方·妇人们》中亦说："有病后血虚者，……言语无力，面色萎黄，头目昏晕，变生诸疾，芎归汤加羊肉少许，或十全大补汤、四物汤、养荣汤服之。"

乏弱一词在隋代巢元方的《诸病源候论》和明代朱棣的《普济方》中均有记述。巢元方在《诸病源候论·癖病诸候》中说："冷气久乘于脾，脾得湿冰，则不能消谷，故令食不消，使人羸瘦不能食，时泄利，腹内痛，气力乏弱，颜色黧黑是也。"朱棣在《普济方·虚劳门》中说："肉苁蓉丸治虚劳目暗，远视无力，四肢乏弱。"隋代巢元方在《诸病源候论·伤寒病诸候》中谈及力不足一词："妇人伤寒，虽瘥未满百日，气血骨髓未牢实，而合阴阳快者，当时乃未即觉恶，经日则令百节解离，经络缓弱，气血虚，骨髓空竭，便恍恍吸吸，气力不足。"明代朱棣在《普济方·诸虚门》中亦说："太行谐散强中益气，补力不足，长养肌肉，调和百脉。"

劳乏、气乏、羸乏、力乏都是对人体因某种原因所造成的疲倦无力的描述，略有差异。

劳乏一般指疲劳乏力。明代朱棣在《普济方·诸虚门》中谈及此词："第五之忌：作事步行，身体劳乏，荣气不足，卫气未散，以合阴阳，脏气相干，令人气乏，喘息为难，唇口干燥，身体流汗，各不消化，心腹胀满，百处酸疼，起卧不安。"

气乏在朝鲜金礼蒙和清代张璐的医著中均有记述。金礼蒙在《医方类聚·诸虚门》中说："拔粹方双和散……大病之后，虚劳气乏者，此调皆验，温而有补。"张璐在《张氏医通·杂门》中说："烦热气乏不欲言，此肾经虚热有余也，河间用利肾汤大谬。"

羸乏和力乏在宋、金、元、明、清代古医籍中均有记载。宋代陈承在《太平惠民和剂局方·卷之九》中说："四顺理中圆，治新产血气俱伤，五脏暴虚，肢体羸乏，少气多汗。"金代李杲在《医学发明·损其肾者益其精》中说："大补心肾脾胃，一切虚损……肢体倦怠，血气羸乏，小便浑浊。"

元代朱丹溪在《脉因证治·劳》中说："气虚、皮毛焦，津液不通，力乏腹胀，甚则喘息。"明代朱棣在《普济方·产后诸疾门》中说："黄芪汤治产后体虚力乏，四肢羸瘦，不思饮食。"清代柳宝诒在《柳选四家医案·评选继志堂医案》中说："无怪乎脘痞纳少，力乏嗜卧，脉形软弱，有种种脾虚现象。"

软弱、烦弱、身弱、羸弱等是指人体整体或局部的疲乏无力或疲惫衰弱，都是人体缺乏力气的描述。

有关软弱一词，明代张介宾在《景岳全书·传忠录》中说："精髓之耗减，骨主于肾也，四肢之软弱，股肉主于脾也。"清代尤怡在《金匮翼·泄泻》中说："濡泄者，体重软弱，泄下多水，湿自甚也。"梁玉瑜在《医学问答·十二经各种证候的表现和治法如何》

中说："里有脾湿，舌中无苔，色嫩而淡白，右关脉细软而弱。四肢软弱者，脾属肢也，宜五味异功散。"

烦弱与情志有关，明代朱棣在《普济方·伤寒门》中曾提及此词："定志丸治伤寒后。或用心力劳倦，四肢烦弱，心虚惊悸，胸闷短气。"

身弱一词，主要用于描述人体疲乏无力。明代秦昌遇在《症因脉治·脾虚泄泻》中说："脾虚泻之症身弱怯冷，面色萎黄，手足皆冷，四肢倦怠，不思饮食，时时泻薄，此脾虚泻也。"

羸弱一词，主要用于描述人体形体羸瘦，疲乏虚弱。宋代王怀隐在《太平圣惠方·第十四卷》中说："夫伤寒差后，体气羸弱，脏腑犹虚，或每因睡中，遍身汗出，此皆阳气虚，心气弱。"明代周文采在《医方选要·诸虚门》中说到："或为寒暑劳役所伤，或因色欲过度，俱能戕贼真气，以致股体羸弱，腰膝无力，小便频数，大便滑泄，遗精自汗。"

（4）酸重软懒怯类

酸指因劳累过度或感受风寒而引起的人体肌筋酸痛无力，并伴有疲劳感。《汉语词典》解释为：因疲劳或疾病引起的微痛而无力的感觉。酸多体现在人体附有肌筋的关节或滑膜等体表部位，如古医籍中所记载的颈酸、肢酸、肩酸、腰酸、腿酸、胫酸、足酸、酸重、酸疼、酸痛、酸楚等都属此类。酸字在古医籍中最早见于《黄帝内经·刺要论篇》："刺骨无伤髓，髓伤则销铄胻酸，体解亦然不去矣。"汉代张仲景在《金匮要略·水气病脉证并治》中说："太阳病，脉浮而紧，法当骨节疼痛，反不痛，身体反重而酸，其人不渴，汗出即愈，此为风水。"清代《辨证奇闻·虚损门》中说："人有多言伤气，咳嗽吐痰，久则气怯……骨脊拘急，疼痛发酸。"柳宝诒在《柳选四家医案·评选爱庐医案》中说："汗畅热解，烦躁已除，脉转细小，形疲体酸，嗜卧而思纳谷矣。"酸重、酸痛、酸疼、酸楚等都是对酸中有重疼感的描述。宋代杨士瀛在《仁斋直指·虚烦脚气类伤寒》中说："脚气亦传足六经，在太阳则头痛项强，腰背酸重，在阳明则口燥鼻干，恶热谵语。"酸痛一词首见于《素问·长刺节论篇》："病在骨，骨重不可举，骨髓酸痛，寒气至，名曰骨痹。"宋代王怀隐在《太平圣惠方·第六卷》中说："积冷之气传注于内，遂令宿食不消，心腹积聚……手足无力，骨节酸痛，久而不痊，转加羸瘦，故曰冷劳也。"明代秦昌遇在《症因脉治·湿热腰痛》中说："湿热腰痛之症，内热烦热，自汗口渴，二便赤涩，酸痛沉重。"清代王九峰在《王九峰医案·时邪》中说："表邪渐达，里邪渐清，仍然骨痛发热，腰背酸痛，皆缘平素肝肾两亏，刻当扶正祛邪为法。"酸疼一词在汉代张仲景的《金匮要略·血痹虚劳脉证并治》中即有记述："虚劳里急，悸、衄、腹中痛、梦失精、四肢酸疼、手足烦热、咽干口燥，小建中汤主之。"宋代王怀隐在《太平圣惠方·第七卷》中说："夫肾脏者，元气之根，神精所舍，若其气虚弱，则阴气有余，阳气不足，故令人心悬少气，小腹胀急，目视昏暗，耳无所闻，腰脚酸疼。"明代龚廷贤在《万病回春·虚劳》中说："虚怯症者，皆因元气不足，心肾有亏，……腰背酸疼，四肢困倦无力。"酸楚是对酸痛形态的一种描述。清代王九峰在《王九峰医案·时邪》中曾用此词："肝郁中伤，气血失于条畅，月事愆期，肢节酸楚。"

明代朱棣在《普济方·肝脏门》中记述了颈酸："病先发于肝者，头目眩，胁痛支满，一日之脾闭塞不通，身痛体重；二日之胃而胸胀；三日之肾小腹腰脊痛，颈酸。"清代王九峰在《王九峰医案·眩晕》中记述了肢酸：“血虚肝风上扰，头眩肢酸，腰脊时痛，当归养荣加味。”清代王士雄在《王孟英医案·暑》中也记述了肢酸：“人在气交之中，口鼻吸受其气，留而不去，乃成温热暑疫之病。则为发热倦怠，胸闷腹胀，肢酸咽肿。”清代《瘦吟医赘·卷上》中记述了肩酸：“肠痛有腹痛、吊脚、肩酸沉重、肌肤甲错可辨。”明代龚廷贤在《万病回春·带下》中说：“妇人赤白带下，皆因月经不调，房色过度，或产后血虚，胃中湿痰流下，渗入膀胱而带也。腰酸、头晕、眼花，小腹胀痛，四肢无力，困倦而虚，用八物汤加减，吞下止带丸。”傅山在《傅青主女科·种子》中说：“妇人有腰酸背楚，胸满腹胀，倦怠欲卧，百计求嗣不能如愿，人以为腰肾之虚也，谁知是任督之困乎！”张璐在《张氏医通·诸痛门》中说：“腰酸、腰痛尚有寒湿伤损之异，腰酸悉属房劳肾虚，惟有峻补，男子用青娥丸或八味丸加补骨脂、杜仲。……”

腿酸在明代薛立斋的《外科心法·注夏患疮疡》中有记载：“口干倦怠，此中气陷下也。夜间发热，阳气陷于阴分也，午后腿酸足热，阴虚火甚也。”胫酸首见于《素问·骨空论篇》：“淫泺胫酸，不能久立，治少阳之维，在外上五寸。”其后，隋代巢元方在《诸病源候论·热病诸候》中亦谈及胫酸：“肾热病者，先腰痛胫酸，苦渴数饮，身热，热争则项痛而强，胫寒且酸，足下热，不欲言，其项痛淖澹。”清代吴尚先在《理瀹骈文·脏腑》中说：“若真精耗散，疾病即生。如肝精不足，目眩无光。肾精不足，腰痛胫酸是也。”

秦昌遇在《症因脉治·湿痰》中说：“湿痰之症，身或热或不热，体重足酸，呕而不渴，胸膈满，时吐痰，身体软倦。”张璐在《张氏医通·诸伤门》中说：“邪火一退，反觉头眩恶心，骨疼脚酸，神气昏懒，不思饮食，倘不细数而带和缓，急用保元、四君。”柳宝诒在《柳选四家医案·评选静香楼医案》中说：“兹足酸无力，其湿不但在脾，又及肾矣。”

软者无力，中国古医籍用软字描述人体疲乏无力的词语较多，常见的有身软、虚软、肢臂软、腰软、腿软、足脚软等等。清代吴尚先在《理瀹骈文·脏腑》中曾用身软一词：“风伤卫故有汗，表气虚亦多汗，风湿多自汗，暑病多自汗，湿与热合邪，汗出不休而身软。”薛己在《薛案辨疏·元气亏损内伤外感等症》中说：“一产妇，筋挛臂软，肌肉掣动，此气血俱虚而有热，用十全大补汤而痊。”陆以湉在《冷庐医话·暑风》中说：“再兼症或本身痛肢软，即暑风流走肢体，参用防己、秦艽、桑枝一二味可也。”明代秦昌遇在《症因脉治·肝肾虚胀》中说：“肝肾虚胀之症，腰软作痛，痛连季肋，小便常涩，气怯消瘦，小腹冷痛。”清代张璐在《张氏医通·诸痛门》中说：“腰软，湿气袭于少阳经络之中，则为肾着，《金匮要略》用甘姜苓术汤，后世更名为肾着汤，或渗湿汤选用。”清代柳宝诒在《柳选四家医案·评选爱庐医案》中说：“强壮之年，肾阳早已不举，体虽丰腴，腰软不耐久坐，脉弱神疲，纳减足冷，显属肾脏伤残太甚。”李盛春在《医学研悦·暑症》中说：“此症乃夏属阴虚，元气不足，湿热蒸人，暴伤元气，人初感之，即骨乏腿软，精神倦怠，昏睡懒语，其形如醉。”薛立斋在《外科心法·注夏患疮疡》中说：“此火令不慎房劳，亏损肾水，不能制火然也，各曰注夏……夜间热甚，午后腿软，足心热，筋牵痛。”元代朱丹溪在《格致余论·阳有余阴不足论》中说：“今日多有春末夏初，患头痛脚软，食少体热……正世俗所谓注夏病。”明代薛己在《外科枢要·论悬痈》中说：“一儒者小便赤涩，劳则足软肿痛发热，口干舌燥，食少体倦，日晡益甚。”明代皇甫中在《明医指掌·黄疸》中说：“虚黄者，口淡怔忡，耳鸣脚软，怠惰无力，寒热溲白是也。”清代郑寿全在《医法圆通·服药须知》中说：“大凡阳虚阴盛之人，……腰痛膝冷，足软手弱，声低息微，脉时大时劲，或浮或空，或沉或细，种种不一。”吴尚先在《理瀹骈文·脏腑》中说：“老年水火俱亏，肾气虚乏，下元冷惫，腰痛脚软，夜多旋尿……宜兼补。”柳宝诒在《柳选四家医案·评选静香楼医案》中说：“惊悸易泄，腰疼足软，有似虚象，而实因痰火。”此外，古医籍中尚有使用腰酸腿软、腰酸足软、腿酸足软、脚酸足软等词语描述腰腿足疲劳者，意与前所述近同，不一一赘述。

懒怯类词语在中国古医籍中主要用于描述人体的疲倦虚弱无力，其中有懒怯、懒语、懒食等。明代秦昌遇在《症因脉治·气虚喘逆》中说：“气虚喘逆之症身倦懒怯，言语轻微。”李盛春在《医学研说·论望闻问切》中说：“言出懒怯，先轻后重，内伤元气也。”清代江函暾在《奉时旨要·伤寒疑似辨》中说：“若烦热头疼，而脉软体倦，语言懒怯者，虚烦也。”金代李杲在《内外伤辨惑论·辨劳役受病表虚不作表实治之》中说：“若是劳役所伤，饮食不节，表虚不足之病，必短气气促，上气高喘，懒语，其声困弱而无力，至易见也。”明代戴原礼在《秘传证治及类方·诸中门》中说：“又有暑途一证，似中而轻，欲睡懒语，实人香薷饮加黄连一钱，虚人星香饮加香薷一钱。”清代王士雄在《王孟英医案·疑惧》中说：“洪张伯孝廉令第苏仲，乡试中，自以场作不惬于怀，快快数日……懒语音低，神情恍惚。”明代皇甫中在《明医指掌·妇科崩漏三》中说：“先因劳役，脾胃虚损，气短气逆，自汗身热，懒食，大便或泄或秘，体倦无力，崩中不止，当归芍药汤。”薛立斋在《口齿类要·齿痛》中说：“王吏部患齿痛，或用祛风等剂，更加寒热体倦，懒食欲呕，彼以为火盛。余曰：病因元气不足，前药复伤。遂用补中益气加茯苓、半夏，元气复而诸症愈。”此外，中国古医籍中描述身体少力乏懒的词语尚有气力羸、觯少气、乏气等，因其少用，故不一一赘述。

## 三、现代中医学对疲劳的认识

现代中医学对疲劳的认识主要体现在对运动性疲劳和慢性疲劳综合征（chronic fatigue syndrome，简称 CFS）的了解主要有以下两个方面：一是对治疗药物的研究；二是对疲劳症候的认识。

### （一）治疗药物的研究

人们在植物药中寻找治疗疲劳的有效药物。

20 世纪 80 年代以来，我国学者，特别是广大中医药学研究者，开始关注并在各自的工作领域用现代医学科学手段，采用中药单味或配伍，寻找、研制抗运动性疲劳的药物，取得了一定成绩。

1980 年，王本祥等对人参抗疲劳作用进行了研究。实验证明，人参能增强机体耐受力，延长小鼠的游泳时间和跑动时间。

1981 年，苏宝昌等研究了黄精对运动性疲劳的影响，发现黄精对缓解疲劳有一定的作用。

1981 年，司勇等报告了生脉散对运动能力的影响。

1983 年，岑浩望等报告了“多耐”糖浆能提高运动能力。

1984 年，李秋等报告了用中药去疲糖浆治疗过度训练综合征和消除疲劳的疗效观察。李氏认为：过度训练应属于祖国医学“劳倦”的范畴，故据“劳则气耗”及“散者收之”、“衰者补之”、“损者益之”、“劳者温之”的原则确定去疲糖浆（人参、黄芪、灵芝、当归、丹参、鸡血藤、五味子、麦冬、山楂、龙眼肉、枣仁）的组方原则。用本方共治疗 32 例过度训练的运动员，痊愈 9 例，显效 1 例，进步 2 例。

1985 年，姜平等为提高缺氧耐力和抗疲劳，用中草药研制出强壮冲剂 1 号。

1987 年，中国运动医学杂志介绍了在全国运动生化营养研讨会上，欧氏所做的《运动性疲劳和运动康复》发言，总结了我国针对运动性疲劳所开展的理疗、牵引、按摩、体疗、食疗、气功和高压常压氧疗等方法，还介绍了国内外的顺势疗法、心理疗法等在预防和治疗运动性疲劳中所起的作用。

1987 年，赵晔等对冰球运动员服用人参蜂王浆进行了疗效观察。中国冰球拼搏队 18 人，每人每天口服 2 支人参蜂王浆（每支含人参 200mg，蜂王浆 300mg），对照组则不服用。测定服用前后心率、血压、心功能指数、血色素、尿蛋白并记录自我感觉。在每月最后一次大运动量训练后的次晨进行上述指标测定，共测定 3 个月。实验前，实验组与对照组各项指标均无显著差异。服药后与服药前相比，实验组脉搏由安静时 61.6 次/分下降为：第一个月 57.4 次/分，第二个月 55.4 次/分，第三个月 54.6 次/分；舒张压亦呈逐月下降趋势；心功能指数逐月升高，由安静时的 1.85 升高为 2.00、2.11、2.12；血色素由 13.23 升高为 13.86g%、14.19g%、14.68g%，均有显著差异（$P<0.05\sim0.01$）。对照组各项指标虽有变化但不明显。测试指标表明：人参蜂王浆对改善心脏功能、增强造血机能、提高运动能力确有明显作用。

1988 年，李志雍等研制出“振疲丹”，用以恢复运动性疲劳。

中医认为，疲劳的发生，是由于五劳七伤致气血虚弱、脏腑功能失调。脾主四肢肌肉，为后天之本；肾主骨，生髓通脑，为先天之本；心主神明血脉。三者对疲劳的发生发展和恢复至关重要。李氏认为，防治疲劳应从补气健脾、壮阳健肾、养血安神入手，组方为“振疲丹”（党参、黄芪、当归、生地、黄精、元肉、淫羊藿、陈皮）。甘肃女篮 10 名队员，采用随意抽签分为人数相等的服药观察组及不服药对照组在全队接连参加两个阶段比赛（共 16 场）的过程中，投药试用两疗程。在试用前后对队员的自我感觉、身体素质指标（30m、100m、1500m）、晨脉、训后 3 分脉搏、血尿常规、肝功、联合机能试验等进行观察记录。结果两组相比差异显著的指标差数是：晨脉相差 8.4 次/分，血色素相差 2.52，红细胞相差 97.8 万，白细胞相差 4400，黄疸指数相差 1.6，麝浊相差 2，GPT 相差 98.6。

1989 年，张俊明等为增加人体运动相能，研制出“高效强力饮”。

张氏认为，气虚则气短乏力、精神不振而易疲劳。故选用益气助阳药为主制成“高效强力饮”口服液（10ml/支，含鹿茸等生药 10g）。实验组与对照组均在服药前后同期安静状态下，测血压、心率、心功能、功率自行车定量负荷等。服药组一次 20ml，日 3 次，共服药 20 天。结果显示，高效强力饮能提高心收缩力指数，具有强心作用，同时能降低外周阻力及增强肌肉的力量。因此，对提高运动员心脏工作能力有良好作用。

1989 年，谢敏豪等利用流动游泳水槽，对小鼠进行了训练结合用中药补剂强力宝（人参、黑豆、刺五加、附子、肉桂等）的实验。结果表明：①训练使小鼠游泳耐力明显提高，训练与服用中药补剂强力宝相结合，小鼠游泳耐力进一步提高，但短时间（2 周）内的用药效果并不明显；②强力宝能提高小鼠肝糖元含量，促进运动后肝糖元恢复，并通过肝糖元向肌糖元的转化，使运动后肌糖元的含量有所提高；③耐力训练中用强力宝，不仅能使肌肉有氧氧化能力进一步提高，而且还能防止无氧酵能力降低；④强力宝能使肝有氧氧化能力提高。

1989年，王树云等对中药花粉提高小鼠运动能力进行了研究。将锻炼与不锻炼的小白鼠服花粉前后体重、力量及病理、生化等方面的变化进行比较。结果表明：花粉对体重无明显影响，但能促进小白鼠耐力的提高。

1989年，许衡钧等研制出抗疲劳中药“寿星补汁”（山药、首乌、炒白术、干姜等13味中药配制而成），对小鼠游泳和爬杆试验显示了抗疲劳作用，还能提高小鼠耐缺氧能力和抗寒能力。

1990年，金宗濂等用复方生脉饮对运动性疲劳和运动耐力进行了实验研究。金氏等认为：运动性疲劳易伤脾胃，而脾主四肢和肌肉。因此，调补脾胃有助于提高运动能力，消除疲劳。故以生脉散中配以健脾胃、补血行血的药物，组成复方生脉饮，以增强运动能力、加速疲劳的消除。由人参、麦冬、五味子、黄芪、当归、大枣、蜂蜜组成的复方生脉饮对昆明种雄性健康小鼠灌药10天后，有以下作用：加速运动后血乳酸的清除，提高血清乳酸脱氢酶活力；减少运动中血清尿素氮的合成，加速运动后血尿素恢复；提高血红蛋白含量，提高运动耐力。

1991年，常世和等对抗疲劳中药“参宝片”（人参、鹿茸、黄芪等组成）对机体机能的影响进行了研究，表明“参宝片”具有提高运动能力、促进恢复和消除疲劳、增强机体内源性激素分泌等作用。

1991年，彭惠荣等从1991年3月至6月对国家射击集训队员，用补气益精的人参等四味纯中药胶囊制剂进行服药组与安慰剂对照组的初步观察，结果表明：本制剂对消除射击运动员精神疲劳、调节血压、脉搏和提高成绩有良好的作用。

1992年以来，中药配方的运动保健饮料不断出现。据报道均有不同程度的消除运动性疲劳、提高运动能力、增强耐缺氧能力等作用。

1993年，候香玉等利用中药制剂，对运动训练相关的小鼠运动能力及体内自由基防御体系的影响做了实验。候氏等选择$C_{57}$小鼠30只，随机分成4组：对照组，运动组（游泳训练3周），服药组（中药制剂），运动＋服药组。结果显示：①除对照组体重明显增加外，其他三组无明显变化；②和对照组比较，运动＋服药组的肌肉静止耐力和血液红细胞中SOD、GSH-Px的活力都明显增加；③和运动组比较，运动＋服药组的血液红细胞GSH-Px活力显著增加。提示该药能提高机体抗自由基能力，且在预防运动性疲劳、提高运动成绩方面具有协同作用。

1994年，万劲等观察了中医补肾药、补脾药对运动员机能状态及运动能力的影响。万氏等对24名运动员分别服用补肾Ⅰ号口服液（补肾组，药物含仙灵脾、锁阳等），补脾Ⅰ号口服液（补脾组，药物含人参、白术、茯苓、甘草等）及一般含糖口服液（对照组）前后机能状态及运动能力进行综合观察。结果：服药前后，补肾组4mM乳酸阈时功率由188.75±4.61W上升到204.5±9.32W，$P<0.05$；定量荷运动后5分钟，血乳酸值由10.58±0.09mM下降到9.15±1.15mM，$P<0.05$；运动后10分钟血乳酸值由9.38±1.03mM下降到7.85±1.16mM，$P<0.05$；30秒无氧功率峰值由640.88±36.7W上升到673.00±30.4W，$P<0.01$；补脾组血清IgM由88.75±14.48mg/dl（0.888±0.145g/L）上升到137.85±15.17mg/dl（1.379±0.152g/L），$P<0.05$；血红蛋白值由14.79±0.42g%（147.9±4.2g/L）上升到15.26±0.5g%（152.6±5.0g/L），$P<0.05$；说明补

肾Ⅰ号、补脾Ⅰ号口服液对运动员机能状态及运动能力的影响各有特色。

1994年，杨维益等用健脾理气方药对骨骼肌能量代谢影响及其与能量代谢关系进行了观察。杨氏从肌肉能量代谢的角度对脾气虚证进行研究，观察到脾气虚证者肌肉能量来源的三个供能系统（磷酸原系统、有氧氧化系统、糖酵解系统）均出现代谢障碍；再进一步根据中医脾主肌肉，肝主疏泄、主筋、为罢极之本的理论，观察了健脾理气方药对运动大鼠的肌糖元、肝糖元含量以及红细胞中2，3-DPG含量、肝细胞能量值的影响，同时设肾气丸为对照组。结果证实，健脾理气方药具有比肾气丸更好的增强细胞能量代谢的作用，从而发现某些调肝理气药物与补脾益气药物具有良好的改善肌肉能量代谢的作用。因此在抗疲劳组方用药上，突破了原有单纯用补剂的模式。

1994年，孙常义等进行了四君子汤抗骨骼肌疲劳作用的定量细胞化学和电统观察。孙氏等采用细胞化学技术及单细胞定量，对运动疲劳小鼠股四头肌不同类型肌纤维的成分进行分析。实验结果显示：经服四君子汤恢复后的三种肌纤维类型的糖元含量、琥珀酸脱氢酶（SDH）、乳酸脱氢酶（LDH）的活性，均明显高于疲劳组；但超微结构的改变同于线粒体的变化。提示四君子汤对解除骨骼肌的高度疲劳及增强体质具有非常重要的作用。

1994年，高峡等进行了海星提取液对运动人体抗疲劳作用的研究。海星提取液是高氏等以科学方法提取南海深水海洋生物五角海星精制而成的一种南海深水海洋生物保健品。受试者为12名战士，随机分为2组：海星组每人每天服海星提取液5ml（约6g），共13天。对血红蛋白的影响，实验组实验前后有显著差异：17.03±1.26g%（170.3±12.6g/L），18.20±0.72g%（182±7.2g/L），$P<0.05$，而对照组无明显变化；对丙二醛的影响，服药后升高率为19.5%（0.671±0.114μmol/L，0.802±0.105μmol/L，$P>0.05$），而对照组升高率为23.5%，$P<0.05$；受试者主观感觉统计，海星组未感疲劳者占71.8%，而对照组则占53.8%；同时对免疫球蛋白也有一定的影响。研究结果证实，海星提取液对保持有氧运动能力，促进运动后恢复有明显作用，对调节因运动不适应而引起的免疫球蛋白改变也有一定作用。

1995年，宣大吾等用“四仙复原汤”探索对运动性疲劳的预防与治疗。宣氏等拟定的“四仙复原汤”（由灵芝、珍珠、茯苓、枸杞子组成），能明显延长小鼠持续游泳时间，提示该制剂具有良好的抗疲劳能力。

1995年，殷惠等报告了用霸三七、绞股蓝、阿胶等多味中草药配伍抗疲劳效果的实验研究。殷氏等通过对动物的基础实验研究和国家高水平优秀运动员训练实际的应用研究，初步证实，霸三七、绞股蓝、阿胶等多味中草药配伍方剂能明显提高机体有氧和无氧耐力，增强机体对疼痛反应的抑制能力，促进运动性疲劳的消除。在大强度训练期，可有效地降低运动性蛋白尿的阳性率，提高红细胞和血红蛋白均值；在改善睡眠、增进食欲，提高训练效率方面也有明显作用。

1995年，谭建华等观察了梅花鹿胎盘中药复方对机体运动能力的影响。梅花鹿胎盘是大补之品，可补血生精，增强体质。谭氏等制备了以梅花鹿胎盘为主药，辅以适量人参、大枣的中药复方。进行健康青年男子的肌肉耐力等测定。结果显示：在荷重3kg时，对照组食指屈伸次数为22.62±5.09次，给药组为31.75±11.80次（$P<0.05$）；给药组受试人员运动后的血压、心率增加幅度减少，并使血清中与能量代谢等有关的酶（异柠檬

酸脱氢酶，对照组 4.96±0.93U/L，给药组 7.63±2.98U/L）或供能物质（葡萄糖，对照组 3.83±0.95mmol/L，给药组 5.52±1.535mmol/L，$P<0.05$）水平增加，提示该药具有提高机体运动能力的作用。

1995 年，洪涛等对“深海龙”（由海龙、海马、鹿茸、人参、肉苁蓉、当归、枸杞以及另外十几味中药组成的复方中药制剂）的抗疲劳作用及对人体运动能力的影响进行了研究。洪氏对 40 名中长跑运动员进行了历时一个月的大强度训练。其中 20 名服用深海龙，另外 20 名不服药者作为对照组。服药训练前后，分别测试运动员的最大有氧能力和最大无氧能力。结果显示，经过一个月的训练，服药组的最大平均无氧功率、最大有氧功率和最大乳酸值比对照组均有明显提高。服药组训练次日凌晨的运动性蛋白尿和运动性血尿的恢复率明显大于对照组。服药组的睡眠、食欲、训练情绪和运动能力的恢复情况也优于对照组。研究结果表明，深海龙对人体有氧功能和无氧功能具有明显的促进作用，可以加快大强度运动后疲劳的恢复，有很强的抗疲劳作用。

1995 年，罗基化等进行了以新鲜梅花鹿胎盘为主要成分的保健品梅花鹿宫精Ⅱ号对人体生化指标和某些生理功能的观察。罗氏等共检测了 11 项与运动及疲劳有关的生化指标，即肌酸激酶（CK）、肌酸激酶（CK-MB）、乳酸脱氢酶（LDH）、α-羟丁酸脱氢酶（α-HB-DH）、谷草转氨酶（AST）、谷丙转氨酶（AIT）、异柠檬酸脱氢酶（ICDH）、血清葡萄糖（GLU）、谷草转氨酶/谷丙转氨酶（AST/AIT）、肌酸（GRE）、乳酸。结果有 4 项指标出现有意义的变化，AIT 变化为服药 1 天后，给药组 GPT 活性比对照组提高 120.97%（$P<0.01$）；服药 5 天后，给药组 AIT 活性比对组提高 123.96%（$P<0.01$）。ICDH 变化为服药 1 天后，给药组 ICDH 活性比对照组提高 59.01%（$P<0.05$）；服药 5 天后，ICDH 活性比对照组提高 53.83%（$P<0.05$）。CK 的变化为服药 5 天后，给药组 CK 活性比对照组提高 40.78%（$P<0.05$）；GLU 浓度变化为服药 1 天后，给药组比对照组提高 42.07%（$P<0.01$）；服药 5 天后，给药组比对照组提高 43.37%（$P<0.01$）。进一步检测 3 项人体生理指标，即运动后肌肉耐力、运动性血压增幅、运动性心率增幅。结果 3 项指标均显示出有意义的变化。服药 5 天后，给药组拉动肌力计次数比对照组增加 40.36%。服药 1 天后，给药组血压增幅比对照组减少 30.8%；服药 5 天后，给药组血压增幅比对照组减少 48.05%。服药 1 天后，给药组心率增幅比对照组减少 53.42%；服药 5 天后，给药组心率增幅比对照组减少 46.28%。提示梅花鹿宫精Ⅱ号能明显提高人体运动能力。

1996 年，谢敏豪等研究了补肾药对训练者下丘脑 K、垂体 K、性腺轴功能及运动能力的影响。谢氏等对男性普通人和短跑运动员进行训练并配合使用补肾中药“仙灵口服液”（由仙茅、仙灵脾等中药组成）的观察表明，补肾阳（为主）法，可防止运动性下丘脑一垂体一性腺轴功能下降，改善运动能力，加速运动后血乳酸的清除。

1997 年以来，抗疲劳、抗运动性疲劳中草药的研究，已逐渐与一般抗疲劳研究相接合，研究的种类、功能亦多种多样。如凌关庭所介绍的绿禾天然功能饮料、龙珍保健饮料、海胆王片、健男胶囊等。

1998 年，曹建民等研究表明，补脾活血中药可提高血清睾酮水平，并可显著提高肌糖元含量，加速肌糖原恢复，从而提高运动能力。中长跑运动员在较大强度的运动负荷后服用中药饮剂（含黄芪、刺五加、党参、人参、大枣等），能缩短疲劳恢复时间，促进运动成绩的提高。

2000年，鞠建伟等人研究发现，中药“强身液”（人参、黄芪、草决明、麦冬组成）可提高机体抗氧化能力。黄光民等发现，“第2代天成金芝营养液”（在传统醋蛋液的基础上，将其酶解并在低温和无菌条件下增加SOD及山楂、茯苓、枸杞子、菊花等药食两用的传统滋补药材配制而成）经33名运动员服用后，证实能明显消除人体内的自由基，抑制色素在皮肤的沉着，防止血管内壁脂质沉淀，使体液倾向碱性。另外，银杏叶提取物可减轻由运动产生的内源性自由基对小鼠的伤害，具有较强的抗自由基损伤和抗脂质过氧化损伤的作用，是天然的自由基清除剂，能防止和延缓疲劳的发生，提高运动能力。

2001年，余谦等从本与标两个方面分别组方施治，以干涉体力性疲劳的形成和发展，从而达到抗疲劳的效果。从本在于益气助阳，佐以补肾养血；从标在于清热养阴、活血利水。前者主要体现补法，体现该治法的方剂称为“补剂”，由黄芪、鹿茸、当归等8味中药组成；后者主要体现清法，体现该治法的方剂称为“清剂”，由玄参、生地、泽泻等8味中药组成。将补剂和清剂先后分别施用于动物实验和人体试验，获得了较好的效果。

2002年，徐忠端等在求衡的思想指导下，兼顾五脏，研制了含五味子、炙甘草、党参、熟地、牛膝等组成的口服液。经动物及人体实验证实，此药有明显的中枢兴奋作用和提高运动能力的作用。王启荣等进行的动物实验研究发现，理气扶正类中药可以促进运动性疲劳的恢复。

药膳是根据需要在膳食中加进某些药物以达到强身健体，以及治疗或预防某些疾病的目的。2003年，为了提高运动成绩，增进运动员的体质，药膳已开始普遍运用，并取得了较好的效果。药膳一般分为补血药膳、补阳药膳、补气药膳、抗失眠药膳，能在一定程度上加快机体恢复，提高运动员的运动能力。

2004年，除了充分发挥中草药本身的优势外，还通过采用生物工程技术，改进提取技术、增加制剂的有效成分含量，制成效果更好的天然活性物质（如某些多肽或氨基酸）。

综观近些年国内应用中药抗运动性疲劳研究的资料可以看出，多数学者认为：运动性疲劳属中医虚证（如脾虚、肾虚、气虚、阴虚等）范畴。故目前对运动性疲劳通常采用的是补益方法，如补脾、补肾、脾肾双补、补气壮阳或滋阴补血或兼以活血化瘀等。但是应用过程中观察到，单纯使用补益药治疗运动性疲劳，在使疲劳恢复的同时常常有一些副作用。如运动员常感到口舌干燥、胸中憋闷、头重足轻等不良反应；特别是某些补药用量过大，易使心率加速、反应无力等。因为运动性疲劳在消耗有机体能源物质的同时，也使机体内环境和神经、内分泌、免疫等多系统失去平衡；特别是气化的失司，如肝气失于对脏腑、气血、情志等的疏泄，以及不能有效地对疲劳产生的代谢产物进行排泄。近些年来，一些运动医学工作者中西医结合，在发挥中医药优势上进行了有益的尝试。例如：上海体育科研所与上海医科大学中西医结合研究所联合探讨运用中药辨证组方，调节耐力运动员大运动量训练后机体的疲劳；山西体育科研所运用辨证分型与中药配伍治疗过度训练综合征等均取得了一定的成果。

（二）对疲劳证候的认识

《中医症状鉴别诊断学》指出：“疲乏是指精神困倦，肢体懈怠的临床症状”，并认为

“疲乏是临床上极为常见的症状，几乎各种急慢性病症，均可出现不同程度的疲乏”。以疲乏作为主症的常见证候有暑热伤气、脾虚湿困及气血两虚。

在临床上，中医常将患者的疲劳感描述为“疲乏无力”、“倦怠乏力”、“神疲乏力”、“周身无力”、“四肢无力”等。1984年由邓铁涛主编的第五版《中医诊断学》教材中所有证候中，有30处关于疲劳的描述，列表归纳如下：

| 症状名称 | 所见证候 | 机理分析 |
|---|---|---|
| 精神萎靡，身疲乏力 | 虚证（阳气虚证） | 阳失温运与固摄 |
| 疲乏 | 暑淫证候 | 暑病汗多，气随汗泄 |
| 体倦 | 湿淫证候（伤湿） | 湿邪困阻 |
| 四肢懈怠 | 湿淫证候（冒湿） | 湿邪困阻 |
| 神疲乏力 | 七情证候（忧伤） | 忧伤肺脾 |
| 精神困顿，倦怠、嗜卧 | 劳逸所伤（过劳） | 过劳损伤元气 |
| 神疲乏力 | 气虚证 | 元气亏虚，脏腑机能减退 |
| 倦怠 | 气陷证 | 气虚 |
| 身倦乏力 | 气虚血瘀 | 气虚 |
| 乏力 | 气血两虚 | 脾肺气虚 |
| 倦怠乏力 | 气不摄血 | 气虚 |
| 肢体沉重困倦 | 阳水 | 湿渍肢体 |
| 身倦肢困 | 阴水 | 脾虚水湿内渍 |
| 神疲倦怠 | 肺气虚 | 气虚 |
| 肢体倦怠 | 脾气虚 | 脾气不足，肢体失养 |
| 肢体困重 | 脾阳虚 | 水湿内停，流溢肌肤 |
| 乏力，肢体倦怠 | 脾气下陷 | 中气不足 |
| 神疲乏力 | 脾不统血 | 中气不足 |
| 肢体沉重 | 寒湿困脾 | 脾主肌肉，湿性重浊 |
| 肢体困重 | 湿热蕴脾 | 脾主肌肉，湿性重浊困脾 |
| 神疲乏力 | 胃寒 | 中气不足 |
| 精神萎靡 | 肾阳虚 | 阳气不足，心神无力振奋 |
| 神疲 | 肾气不固 | 气虚 |
| 神疲 | 肾不纳气 | 肺气虚，机能活动减退 |
| 神倦乏力 | 心脾两虚 | 气虚机能活动减退 |
| 精神萎靡，朦胧欲睡 | 心肾阳虚 | 阳气衰微，心神失养 |
| 神疲乏力 | 心肺气虚 | 气虚 |
| 疲倦乏力 | 脾肺气虚 | 气虚机能减退 |
| 精神萎靡，但欲寐 | 少阴病证 | 阳气衰微，神气失养 |
| 神倦 | 下焦病证 | 阴精耗竭 |

从上表可看出，躯体疲劳一般被描述为“身疲乏力”或“肢体倦怠”、“肢体困重”等；脑力疲劳一般被描述为“神疲”、“精神萎靡”、“精神困顿”等。一般而言，“疲乏无力”或“神疲乏力”，主要是由于气虚，机能减退所致；如果强调是由于脾气虚所致，则多描述为“肢体倦怠”；如果是由于外感湿邪，困阻气机，或脾失健运，水湿内停，湿渍肌肉所致，则多描述为“肢体沉重”、“困倦”等。

（三）现代中医学对慢性疲劳综合征的认识

1. 慢性疲劳综合征的有关中医理论

慢性疲劳综合征（CFS），是以原因不明的持续或反复发作的虚弱性疲劳为主要特征的症候群。除疲劳外，还可伴有多种躯体及神经精神症状，其表现繁杂，涉及人体多个系统及脏腑器官。中医文献中虽未见有与其发病及表现完全一致的疾病名称的记载，但有些疾病的病因、病机及症状描述与CFS有类似之处，在临床诊治中可作为参考。临床上多根据不同CFS患者的主要临床表现，将其归类为不同的中医病证进行治疗。

如1993～1999年，陈厚忠、刘晓庄、刘红石等在研究CFS情况方面，认为CFS患者的发病与情志不畅有关，且伴有明显的情绪障碍和精神症状，并将其归类为郁证、脏躁。喻方亭、刘晓庄等在分析一部分CFS患者的疲劳及精神神经症状发生于外感之后，认为与张仲景所言“百合病”相似。1997～2000年，田盛、喻方亭、黄晓莺等先后发表文章，认为该病为虚弱性病证，属虚劳范畴。1999年版《中医诊断学》认为：如果患者以情绪障碍（抑郁寡欢或急躁易怒，情绪不稳等）、健忘、注意力不能集中、用脑不能持久，甚至思维困难及睡眠紊乱（失眠或嗜睡）的表现为主，则与中医的“痹症”、“神劳”等类似。另外，根据CFS患者的突出症状，如头痛、关节痛、肌力减弱、头晕、失眠、嗜睡、健忘等，在治疗时还可分别参照“头痛”、“头晕”、“痹证”、“痿证”、“多寐”、“不寐”及“健忘”等中医病证。

目前，有关中医药论治疲劳的文献报道中，对于CFS的称谓有“疲劳综合征”、“疲劳综合征”、“疲劳症”及“疲劳证”等的不同，病名的运用有很大的随意性，不利于临床规范。我们认为，在中医临床研究中，可采用“慢性疲劳综合征”或“慢性疲劳”的名称，以区别于一般的或其他疾病导致的疲劳，并应在今后进行广泛临床调查的基础上，结合中医辨证学理论，再进一步分类，确定其内涵，以便于临床规范及系统治疗。

2. 慢性疲劳综合征的发病原因

自1988年CFS被正式命名以来，国外的很多调查与研究表明，有些CFS患者常于流感后发病，和/或伴有病毒感染的证据（如体内查出相关病毒，和/或出现相应抗体，具有低热畏寒、咽痛、淋巴结肿痛、肌肉酸痛等流感样症状等）；CFS患者发病前较正常对照者存在显著多的生活事件，CFS患者多有过敏史及家庭、遗传倾向等。因此，现代医学认为，CFS的发病与病毒感染、心理社会因素导致的精神应激、不良的生活起居习惯（如脑、体力的超负荷运转，饮食不节制或不规律，睡眠节律紊乱等）及体质等有关，其发生机理涉及免疫与神经内分泌系统的功能失调。根据临床所见，虚弱性疲劳（主要为躯体疲劳）及活动下降为CFS的主要特征，并据中医的阴阳、脏腑、气血学说，按现代中医理论初步概要分析如下：

（1）根据中医古今文献的记载，躯体四肢的活动依赖于肌肉、筋脉及骨骼的正常运转。因此，躯体与四肢的乏力及容易疲劳，与脾、肝、肾三脏有直接的关系。这是因为脾主肌肉及四肢，脾的阳气不足，或脾为湿困，气血化生不足，四肢失养，或湿邪困阻，气机不畅，则表现为四肢乏力、倦怠、酸困；肝主筋，为“罢极之本”，与运动有密切的关系，肝之气血不足，肝失疏泄，筋失所养，筋脉无力，则运动不利，不耐劳作；肾主骨，腰为肾之府，若肾虚，骨失所养，则易出现腰膝酸软，行走无力。

（2）神志虚弱性疲劳（主要为脑疲劳）多表现为记忆力下降、健忘、集中注意力困难、用脑不能持久、甚至思维困难等，脑力的疲劳及抑郁、急躁、焦虑、烦闷等情志改变与失眠、嗜睡等睡眠的紊乱，也是CFS的常见表现。

精神、意识、思维活动的上述异常表现，属中医神（狭义的神）异常的范畴。《素问·宣明五气篇》说：“心藏神，肺藏魄，肝藏魂，脾藏意，肾藏志。”《素问·阴阳应象大论》说：“人有五脏化五气，以生喜怒悲忧恐。”《素问·灵兰秘典论》：“心者，君主之官，神明出焉。”《灵枢·邪客》说：“心者，五脏六腑之大主也，精神之所舍也。”说明人正常的精神、意识、思维活动，是在五脏的共同作用下完成的，心在其中起着重要的作用。《灵枢·本神》说：“所以任物者谓之心，心有所忆谓之意，意之所存谓之志，因志而存变谓之思，因思而远慕谓之虑，因虑而处物谓之智”，“脾藏营，营舍意”，“肾藏精，精舍志”。《素问·阴阳应象大论》说，脾“在志为思”。《素问·灵兰秘典论》曰：“肝者，将军之官，谋虑出焉。”可见，人的认知思维活动主要在心、肝、脾、肾的参与下完成。《三因极一病证方论·健忘证治》曰：“脾主意与思，意者记所往事，思则兼心之所为也……今脾受病，则意舍不清，心神不宁，使人健忘，尽心力思量不来者，是也。……二者通治。”《医方集解·补养之剂》：“人之精与志，皆藏于肾，肾精不足则志气衰，不能上通于心，故迷惑善忘也。”说明心脾不足、肝肾亏虚是引起记忆减退、遇事善忘、不能集中注意力、稍用脑则感到疲劳等脑力衰弱表现的主要原因。心藏神，实邪内扰，或心神失养、神舍不宁，则会出现惊悸、失眠、心中烦闷不安等。肝藏魂、主疏泄、调畅气机，肝气郁滞，情志不畅，神魂不安，则会出现精神抑郁、闷闷不乐、兴趣减少、易激惹及失眠、多梦等症状。因此，《灵枢·本神》曰：“肝气虚则恐，实则怒”，“心气虚则悲，实则笑不休”。《灵枢·寒热病》曰：“阳气盛则瞋目，阴气盛则瞑目。”《素问·通气生天论》：“阳气者，精则养神。”因此，脾虚湿盛，则困倦多寐；阳气虚弱，则乏力嗜卧。如果痰热内扰，或虚火妄动，心肾不交，则可导致不寐多梦等。

（3）CFS患者还可伴有慢性（六个月以上）微热、头痛、咽痛、淋巴结肿痛、肌肉酸痛、游走性关节疼痛等症，多与湿热内阻、气机郁滞、虚火内扰等有关。

3. 慢性疲劳综合征的相关中医证型

对CFS的研究日益受到人们的重视，特别是在国外。然而，对CFS病因和发病机理一直存在争论，从而一直无法为CFS患者寻找到一套有效的治疗药物和方法，使之成为现代医学中的一个“疑难杂症”。中医历来对慢性疑难杂症有独到的诊疗方法，因此为研究慢性疲劳综合征提供了宏拓的前景。如研究CFS，必须弄清CFS属于中医哪一类证候；只有明确证候，才可能进行辨证施治和相关的研究。依据现代医学所报告CFS疾病的临床特点，可初步将CFS的中医证型归纳如下。

（1）内虚外感型：主要表现为神疲乏力，发热，微恶风寒，咽痒不适或略有疼痛，头痛，周身肌肉，关节酸痛，淋巴结肿痛，苔薄或腻，脉浮或濡或缓，或濡数，重取无力，或伴有头脑昏沉，记忆力下降，醒后不解乏等。

(2) 肝郁脾虚型：主要表现为神疲乏力，四肢倦怠，不耐劳作，头部及周身窜痛不适，抑郁寡欢，悲伤欲哭，或急躁易怒，情绪不宁，注意力不能集中，记忆力减退，胸胁满闷，喜长出气，头晕，低热，睡眠不实，纳食不香，腹部胀满，大便溏软或干稀不调，月经不调，舌胖，苔白，脉弦缓无力等。

(3) 脾虚湿困或湿热内蕴型：主要表现为神疲乏力，四肢困重，酸痛不适，头重如蒙，困倦多寐，胸脘痞塞满闷，纳呆溏薄，舌胖，苔白腻，脉濡细。或低热缠绵不解，咽、淋巴结肿痛，苔黄腻，脉濡数等。

(4) 中气不足、清阳不升型：主要表现为神疲乏力，气短懒言，自汗，食后困倦多寐，头晕健忘，身体发热，劳累后发生或加重，食少便溏，舌淡苔薄白，脉细弱等。

(5) 心脾两虚型：主要表现为精神疲倦，四肢无力，劳则加重，神情忧郁，不耐思虑，思维混乱，注意力不能集中，心悸健忘，胸闷气短，多梦易醒，食欲不振，头晕头痛，身痛肢麻，面色不华，舌质淡，脉细弱等。

(6) 脾肾阳虚型：主要表现为精神萎靡，面色苍白，肢软无力，腰膝冷痛，困倦嗜睡，懒言易汗，畏寒肢冷，食少便溏，或遗精阳痿，性欲减退，舌质淡胖有齿痕，苔白，脉沉迟无力等。

(7) 肝肾不足、虚火内扰型：主要表现为形体虚弱，神疲乏力，腰膝足跟酸痛，潮热盗汗，头晕头痛，耳鸣眼涩，心烦易怒，失眠健忘，口干咽痛，淋巴结肿痛，午后颧红，大便干结，遗精早泄，月经不调，舌红，少苔或无苔，脉弦细数等。

(8) 肝脾肾阴虚型：主要表现为筋肌酸痛，乏力，腰膝酸软，面赤口黏，耳鸣目涩，烦躁易怒，失眠健忘，女子月经不调，男子遗精早泄，或五心烦热，舌淡紫，少苔，脉弦数无力等。

(9) 心肺两虚型：神疲无力，咳嗽发热，胸闷气短，动则气喘，脊冷肢热，夜寐多梦，失眠头晕，少气懒言，舌色淡，舌前区红赤，少苔，脉沉细无力或浮大无力。

(10) 心肝脾肾皆虚型：心神不安，胸闷气短，筋急力乏，肉困酸软，倦怠无力，腰膝软痛，精神萎靡，失眠多梦，烦躁易怒，心悸健忘，五心烦热，舌质红，少苔，脉细数或沉数无力。

4. 现代中医在CFS治疗方面的研究与认识

目前，国外对CFS缺乏有效的防治方法。我国主要在CFS的中医诊治方面做了很多有益的探索，且通过中医辨证，CFS的疗效几乎都在80%以上。我国公开发表的运用中药治疗CFS有效的临床报道有30余篇，所采用的方法亦各异。

1990年初，刘晓庄等曾将CFS分为外损型（病初起，患者营卫本虚，中气不足，肌肤腠理不密，邪易乘虚而入，成为外损。用补托法。黄芪、党参、当归补正气，再视感受何邪，分别选药，或投秦艽、佩兰、木瓜清湿热，或投荆芥、防风散风寒）与气虚挟郁型（多见于女性，心神不安，情志受伤，肝气郁结，经络脏腑不得条达，气血津液结聚阻滞，当升者不得升，当降者不得降，当化者不得化，五脏气机不得冲和，形气精血日益萧索，从而产生一系列综合征）。另外，外损型若经失治误治，也可转化为气虚夹郁型，治疗宜顺、宜开，用启脾丸，药用人参、白术、陈皮、青皮、神曲、麦芽、砂仁、厚朴、干姜、甘草。

1994年，朱文举等在文章中论述，CFS多为本虚标实，是由于脾胃功能虚弱，湿热内生，或外感病邪，内外相引，损伤脾胃，湿热内蕴，阻遏气机，内扰心脑。根据脾胃损伤与湿热之邪的孰轻孰重，辨为湿热阻滞型（治宜清热化痰、健脾除湿、醒脑调神，用导痰汤合小陷胸汤加减，药用党参、苍术、黄连、半夏、栝蒌、胆南星、橘红、茯苓、石菖蒲、远志、木香）、脾虚湿阻型（治宜健脾升阳除湿，用升阳益胃汤加减，药用党参、独活、防风、半夏、羌活、黄芪、陈皮、茯苓、柴胡、白芍、白术）、中气不足型（治宜补气健脾调神，用补中益气汤加减，药用黄芪、甘草、党参、当归、陈皮、升麻、柴胡、白术、石菖蒲、远志）。

1995 年，杨益维等通过临床观察，建立中药治疗 CFS 的思路与方法。他认为，CFS 是由于情志内伤、劳役过度、外感时邪，导致肝脾肾气化功能失调。其中关键在于肝气失于对气血的疏泄，从而引起脾肾功能异常，可分为中气不足（补中益气汤等）与肝肾不足（知柏地黄丸等）两型，治疗时均应加调肝理气药物。

1997 年，舒仪琼等曾用补中益气汤治疗 CFS30 例。他们认为，CFS 属中医虚证范畴，与脾的关系最为密切。劳役过度，情志失调，感受外邪而不愈等，均可导致脾胃无气虚弱，运化功能减退，气血生化不足，势必影响四肢肌肉运动，造成能量合成障碍，从而产生四肢乏力、极易疲劳等症状。进一步发展可出现心脾两虚、脾肾两虚、肝脾两虚，宜从脾论治，以补中益气、升阳举陷为要。方用补中益气汤加减（以黄芪、党参、当归、白术、柴胡、陈皮、升麻、炙甘草为基本方）。喻方亭和崔昕等人在文章中写到，日本人将 CFS 分为虚证、中间证及实证。虚证用补中益气汤、柴胡桂枝干姜汤、桂枝加黄芪汤、十全大补汤、人参养荣汤、桂枝人参汤、六君子汤等治疗有效；中间证用柴胡桂枝汤、小柴胡汤或补中益气汤加加味逍遥散等治疗有效；实证用柴胡加龙骨牡蛎汤等治疗有效。

1998 年，杨洪军等用和解法治 CFS。他认为，CFS 可由外感与内伤引起。感于六淫之邪，病在半表半里，则少阳枢机不利；病发内伤七情，影响气机升降则肝失疏泄。无论外感、内伤，均可导致气机郁滞。肝气郁结，不能散精于筋，则筋失所濡，故持续或反复疲劳；肝胆疏泄不利，不能随人体活动，将贮存于体内的血液输出，则筋脉失养，故极易疲劳；人卧气郁依然，因此休息也难缓解疲劳。气郁日久，影响及血，形成血瘀；气郁化火，如此诸邪相兼，遂产生多种伴随症状。起于外者（爆发型），当和解表里，用柴胡桂枝汤加减；起于内者（慢性型），当调和肝脾，用四逆散加减。其前，余幼可等认为：以五脏为纲对疲劳进行辨证论治，治宜扶正补虚兼以祛邪。心力不支所致疲怠，当益气养阴温肾；肝郁血瘀所致疲惫，当调肝活血解毒；脾气下陷所致疲倦，当补气升提化湿；肺气下陷所致疲乏，当益气升举温纳；肾精亏虚所致疲惫，当填精补肾益元。

1998 年，刘红石等用小柴胡汤治疗 CFS36 例。他们认为，CFS 为病毒感染性疾病，其表现与半表半里之少阳证相符。故用小柴胡汤加味（柴胡、黄芩、半夏、党参、生姜、大枣、炙甘草、板蓝根、桂枝）有较好效果。

1998 年，解海宁等用加味升陷汤治疗 CFS23 例。他们认为，本病以气阴不足、清气不升、疏泄失常、阴火内居为多，以升陷汤合一贯煎化裁（生黄芪、升麻、柴胡、桔梗、仙鹤草、生地、枸杞、当归、太子参、南沙参）为基本方随症加减。

1998 年，朱德增等认为 CFS 为虚衰性病症，属虚劳范畴，多因体质虚弱，积劳内伤，形神过耗，渐至元气亏损，脏腑机能衰退，气血生化不足。可用中药与疏导结合（温肾填精、疏导劝释和滋阴清热、移情解忧）的方法进行治疗。另外，曹征等将 CFS 分成心脾两虚与脾肾阳虚两型，运用针灸进行治疗。

1999年，周立东等将CFS归纳为内虚外感（宜补虚托邪，用黄芪、党参、当归、荆芥、防风、秦艽等）、心脾两虚（宜健脾宁心，用补中益气汤、桂枝甘草汤等）、气虚挟瘀（宜用补阳还五汤、启脾丸）及肝肾不足（宜补益肝肾，用知柏地黄丸）四型。张万法等则认为，本病的病因病机以脾气损伤为主，兼损心肾。辨治应先审脾虚气弱之主症（基本方为黄芪、党参、玉竹、黄精、白术、甘草、山药、麦冬、五味子、柴胡、升麻、葛根），再察心肾不足之兼症。临床分为脾虚气陷、心脾两虚及脾肾两虚三型进行治疗。

2000年，秦爱华等将CFS分为四型进行治疗。肝郁气滞型，用柴胡疏肝散加当归、茯苓、白术；心肾阳虚型，用参附汤和苓桂术甘汤；痰饮内阻型，用小半夏汤加味；心肾不交型，用清心莲子饮。

2000年，刘洪等根据CFS的症状特点，将其分为3个亚型进行治疗。以感染为主者，用阿昔洛韦（抗病毒药）；以精神障碍为主者，用逍遥散（疏肝解郁，健脾养血）；以免疫障碍为主者，用六味地黄丸（镇静大脑皮层，调节植物神经功能，增强免疫）。陈厚忠则认为，CFS的发病原因及表现与郁证类似，强调辨证论治，有虚象不能一味补，当配用疏肝解郁和养血调冲法进行治疗。

2000年，唐兴荣等用逍遥散治疗CFS12例。他们认为，本病是由于肝气郁结，经络脏腑不得条达，使气血津液结聚阻滞，形气精血日益消耗，肺脾肾三脏失养所致。故在补养的基础上，应加疏展开启之法。用逍遥散加味进行治疗（柴胡、当归、白芍、白术、茯苓、炙甘草、生姜、薄荷、菟丝子、五爪龙、百合）。

2000年，黄晓莺采用中药治疗CFS38例，认为CFS的病机主要为气血亏虚，脾胃内伤，肝失调达，以益气血、调肝脾为主进行治疗，药用黄芪、党参、白术、当归、熟地黄、茯苓、砂仁、青皮、陈皮、浮小麦、大枣、甘草。

2000年，刘继芬等对CFS的病因病机进行了分析，他们认为，饮食生活不规律，过度劳累，长期的精神心理压力，房事不节等，造成肝、心、脾、肾、脑功能失调，是本病的关键。肝郁气滞、心主失养、脾肾不足，是本病的基本病机。本病证属本实表虚、虚实夹杂，以肝气不舒、心绪不畅为本、为实；以心脾肾诸脏气血阴阳不足为标、为虚。并认为甜梦口服液（枸杞子、熟地黄、黄精、淫羊藿、蚕蛾、黄芪、党参、山药、刺五加、茯苓、半夏、泽泻、陈皮、山楂、砂仁、马钱子）的组方符合CFS的病理。殷恒泽等根据CFS的症状表现分析，认为其病机为气阴两虚，虚火内扰，伴肝之疏泄功能不足，用“三合汤”（由四君子汤、百合地黄汤、逍遥散三方相合而成，主要药物组成为太子参、白术、茯苓、甘草、百合、生地、合欢皮、逍遥丸）治疗。夏明岐等自拟抗疲劳汤（黄芪、白芍、桂枝、甘草、木瓜、当归、鸡血藤、巴戟天、蒲公英、七叶一枝花、紫河车、丹参），并随症加减，治疗时加服六味地黄丸取得疗效。彭昭英等认为，本病主要是由各种因素导致脏腑气血阴阳失调，治疗应强心气、调肝肾、滋阴降火，用参脉注射液静滴加服用知柏地黄丸进行治疗为好。

李贯彻等则认为，本病本质为虚劳、气虚、虚损，用归脾汤加木香、黄精、紫河车、绞股蓝进行治疗为好。

曹元成等曾用百年乐（人参、黄芪等）治疗慢性疲劳综合征。周元成等认为，本病是由于长期忧愁、思虑、劳倦、脑力过度等导致阴阳失衡，出现气阴两虚、经络不通所致。

治宜益气养阴，活血通络。自拟基本方（太子参、黄精、生地、旱莲草、女贞子、白芍、当归、丹参、鸡血藤、丝瓜络、忍冬藤）随症加减。田盛颀认为，本病为气虚、虚损所致，用人参养荣汤治疗。

王克非等曾用自拟抗疲劳散（人参、刺五加、北五味子、茶叶）以补益元气、强壮筋骨而取得疗效。刘宇新等则认为本病以气血两虚为主要表现，用乾隆健身液（具有滋阴补阳、益气养血、壮腰固肾的作用，组成为雄蚕蛾、雄鸡肾、熟地、当归、黄芪、远志）治疗有效。喻方亭等曾遵照张仲景治疗百合病、虚劳病的原则，以百合参汤（百合地黄汤、百合知母汤和酸枣仁汤加人参、沙参、丹参、白茅根）获效。张越林等用自拟扶正祛邪贴（白人参、黄芪、当归、生熟地黄、丹参、苦参、紫草、郁金、茯苓、白术、败酱草、陈皮）外敷脐部，益气升阳、滋阴养血、扶正祛邪以治疗 CFS。

2001 年，王忆黎针对 CFS 的病理学特点，在应诊之时，采用扶正、解毒、调理气机为主的治疗方法，酌用黄精、黄芪、白芍、当归、生地、麦冬、萸肉、玉竹、百合、女贞、旱莲以益气扶正、养阴和血。其中，黄精一味大补气阴，尤宜重用；配以佩兰、川朴、陈皮、茯苓、神曲、砂仁运脾胃，行郁滞；柴胡、秦艽、白花蛇舌草、银花藤、丝瓜络、木瓜疏风散邪，利湿化浊解毒。此外，可随症加减：如虚热酌加地骨皮、银柴胡、知母，失眠加合欢皮、酸枣仁、五味子，头眩加钩藤、菊花。经治多例，均获较佳疗效。

2002 年，师丽岩以针刺及拔罐治疗 CFS 患者 56 例，针刺取穴百会、膻中、中脘、关元、内关、足三里，采用快速进针、缓慢提插捻转手法，使之得气，每穴行气 0.5 分钟后，接通电针治疗仪，选用连续波，施以低频率、低强度的刺激，留针 30 分钟。拔罐选用直径为 3.5 厘米的玻璃火罐，从大椎穴水平至腰阳关穴水平沿督脉及膀胱经自上而下缓慢拔、走罐，反复 5 遍以上，以背部皮肤发红为度。隔日 1 次，6 次为 1 个疗程。治疗结果：显效 44 例，有效 10 例，无效 2 例，总有效率 96.5%。

2003 年，麻婧针对 CFS 脾虚肾虚之病机，补虚与祛邪并举，以健脾补肾为基本治法，在参苓白术散加大补元煎汤的基础上，进行辨证加减治疗。方中以熟地、枸杞子、山萸肉、杜仲滋补肝肾之阴，为君药；以人参、山药、白术、薏苡仁补脾益气，莲子、茯苓、大枣补心养血，共为臣药；以砂仁辛温芳香醒脾，佐四君更能促中州运化，使上下气机贯通；以甘草为使与补药等同用，能缓和补益之力，使作用缓慢而持久。诸药合用，共奏滋补肝肾、健脾益气、解郁安神之功，全方气血同补、阴阳并调、滋而不腻、温而不燥，具“阴平阳秘，精神乃治”之效，正符合慢性疲劳综合征脾、肾、肝、脑等诸脏腑功能失调的病机，因而具有良好疗效。

2004 年，吴萸采用补中益气法治疗 CFS，用于中焦气虚，症见乏力、神疲、虚汗、形倦、肢软、气短懒言，平素易外感，或有纳谷欠馨、腹胀、便秘、内脏下垂，腰背疼痛，脉细苔白，舌质淡者。方中黄芪补气，党参、白术健脾益气，陈皮理气，柴胡升提下陷之元阳。使用本方补而不滞，从而达升提举陷、消除疲劳之目的，常服能增强体质，预防外感。

2005 年，在西医诊断基础上，采用辨病与辨证相结合的方法，运用固定的方药治疗 CFS，也获得较好疗效。如王天芳等用中药复方消疲怡神口服液（由黄芪、枳壳、人参、柴胡、陈皮等组成，规格为每支 10 毫升，相当于每毫升含生药 1 克）每日 3 次，每次 1 支，2 个月为 1 个疗程，治疗 CFS 患者 43 例。经 1 个疗程治疗后，显效 8 例（占

18.60%)，有效29例（占67.44%），无效6例（占13.95%），总有效率为86.05%。张桂才等用升阳益胃汤加减治疗慢性疲劳综合征42例，结果表明，升阳益胃汤加减确能明显改善患者慢性疲劳综合征的症状，且治疗后临床症状比治疗前有比较明显的改善（$P<0.01$）。

2006年以来的研究表明，许多滋补中药均可提高机体免疫功能。如，可促进血液白细胞数量增加的中药有：人参、党参、黄芪、双花、枸杞、山萸肉、灵芝、大枣等；能促进单核巨噬细胞系统功能增加的中药有：人参、白术、当归、夏枯草、黄芪、寄生、牛黄、茯苓等；能促进T细胞数量增加，淋巴细胞转化的中药有：人参、丹参、川芎、灵芝、首乌、苦参、仙灵脾；能对干扰素有诱生作用的中药有：黄芪、红花、冬瓜子、当归、艾叶、天麻、柴胡、地黄等。由此可见，中医药在增强体质、抗疲劳、抗衰老、治疗CFS方面的作用是肯定的。

5. 现代中医药诊治CFS相关问题的认识

(1) 应用中医药诊治CFS必将成为优势

据美国疾病控制中心研究者们的调查，慢性疲劳综合征虽一时危及不到生命，但已严重影响到患者的工作及日常生活，且有逐年增加的趋势。在现代医学对该病的机理认识尚不确切且缺乏有效治疗手段的情况下，应用中医药对CFS进行诊治具有很大优势。近期国内开展的应用中医药对CFS进行治疗已初显成果。

(2) 中医可促进对CFS本质的认识

中西医对病的认识是不完全一致的。1995年，Sharpe发表文章认为，现代医学的症状是指患者对其身体内所发生改变的主观体验；病是指可客观观察到的身体的异常现象。当医生找不到能够解释患者主观体验的客观改变时，这些症状就被认为是医学上不能够解释或功能性的。因此，病的概念一般是以病因和病理确定的。祝世讷等也认为，疾病的本质是器质性的，功能性疾病常预示器质性疾病发生的可能性；功能性疾病的本质，最终会通过器质性的异常而得到揭示。

中医对疾病的认识主要是通过证来概括，对疾病的治疗以辨证论治为特色。中医的证是参考发病的时间、地点、季节及个体特征等体内外环境，对疾病发展到某一阶段的病因、病位、病性及邪正盛衰等的概括。因此，中医对疾病的认识是对患者在各种内外因素影响下机体的生理、病理反应状态的综合概括。Sharpe等认为，对于医学上不能解释的症状，现代医学称之为“不能解释的症候群”、“功能性的躯体症”等。其中“功能性的躯体症”一词使用较多，它是指通过医学上恰当的评定，依据现有定义不能够解释的症状。由于这些症状常见并且经常是持续的，给患者造成很大的痛苦，但现有的治疗对这类患者又基本无效，这对现代医学而言是一个极大的挑战。

对于这一类病症，可在中医理论的指导下，结合舌诊、脉诊等中医独特的诊病手段和辨证方法，从功能病理学角度探索CFS的病因、病机及本质，发挥中医学的特色，弥补现代医学的不足。

(3) 中医有助于寻找防治CFS的有效方法及药物

如前所述，CFS虽然是在1988年才被正式命名，但关于“疲劳”这一病症及其发生机理，在《内经》时代就有丰富的描述；本草与方书中记载有很多能够“益气力”、“长肌肉”、“坚筋骨”、“解劳乏”的药物及方剂；历代中医文献中对与CFS症候群类似的病证不仅早就有认识，还积累了丰富的治疗经验。在治疗方面，除药物外，还有针灸、按摩、推拿、导引等形式多样的中医治疗手段。因此，我们可以借鉴祖国医学宝库中的丰富资料，挖掘及开发防治慢性疲劳综合征的有效方药及手段，将CFS的中医诊治与现代医学的神经一内分泌一免疫网络的调节相结合，促进中医学从更高层的整体水平认识、治疗疾病。

目前现代医学认为，CFS的主要病理机制是存在免疫系统及神经、内分泌系统功能的紊乱。杜明斗等在调解功能反应能力学说中，将人体调节性功能从上而下、从中枢到外周、因果交替、环环相扣的链条称之为“调节性功能链”（regulative functional chains，简称RFC)，如下丘脑一垂体一肾上腺轴就是这种链中的一个片段。研究发现，CFS患者的一些激素水平（如可的松）的基础值与健康对照组无差异，而将相应的一种刺激或负荷（如某神经递质或激素受体的阻断剂等）作用于与此激素有关的上级水平上的某一调节功能，而后去测定功能的激发值，则可显示出病患组的功能水平低于或高于健康对照组。杜氏还将这种不同环节的应答能力，称之为“调节功能环节反应能力”。也就是说，从现代医学来说，有些疾病的本质可能不是器质性的，而是纯功能性的。CFS是一组涉及多器官、多系统的症候群，其本质可能是神经、内分泌、免疫系统中不同调节环节的功能异常变化的综合表现结果，而不一定会出现解剖或是形态方面的器质性病理改变。同时，从现代医学的角度来理解，中药对人体的作用是多靶点、多层次、多方位的，不论“同病同证，不同方药”或“异病异证，同一方药”，均可通过作用于病态链的不同环节，或激发机体神经、内分泌、免疫诸系统不同环节的内在调节机制，而达到殊途同归，治愈疾病的目的。所以，发扬两个医学体系各自的优势，以治疗某些功能性疾患为切入点，通过“调整功能”，寻找中西医研究的结合点，对于赋予中医整体观更高层次的内涵及提高中医临床疗效，具有重要意义。

## 四、现代医学对疲劳的认识

谈及现代医学对疲劳的认识，必然要涉及有关疲劳发生、发展的认识过程以及研究认识过程的两个主要方面：一是现代医学对运动性疲劳的认识过程；二是现代医学对慢性疲劳综合征的认识过程。由此才能谈及现代医学对疲劳的整体认识过程。

### （一）现代医学对运动性疲劳的认识

#### 1. 认识过程

运动性疲劳的认识发展史，比较公认的应从1880年Mosso用指肌力描述研究肌肉重复收缩过程所产生的工作能力变化开始，距今已有一百多年。一百多年来，人们不断探索以解释其发生机制。

1903年，Ceubhob把中枢神经系统看做是疲劳现象产生的部位。

1904年，Loteyko提出局部疲劳感是感觉机构受化学产物刺激的结果。

1914年，Frumerie提出了疲劳可能是关节、肌腱和神经末梢长时间受到刺激的结果。同年，Weber向中枢神经系统知觉反应是产生疲劳的唯一因素的观点提出挑战。他的观察结果表明，人体转换性活动可使运动肌群局部供血量增加，从而可清除由于运动所产生的可导致疲劳发生的代谢产物。

1915年，Mosso根据观察提出，疲劳是细胞内化学变化的衍生物导致机体发生的一种中毒现象。

1924 年，Hill 经过观察试验提出，氢离子浓度升高导致疲劳发生，据此认为“运动性疲劳是体内乳酸堆积的结果”这一解释在运动性疲劳产生机制方面的重要地位。

1961 年，瑞典心理学家 Borg 据心理学原理，制定了疲劳自觉症状测定表。主观评定可采用“体力感知表”（ratings of perceived exertion，RPE），RPE 可使患者对负荷引起的疲劳程度报出级别并进行记录。之后，许多学者对运动试验时的 RPE 与各项客观检查结果（如心率、血压、血乳酸、最大吸氧量等）作了比较，RPE 与心率之间存在较高的相关性（相关系数为 0.80～0.90）。

1978 年，Edwards 将疲劳从起因上分成中枢性疲劳（定位于中枢神经系统）和周围性疲劳（定位于骨骼肌肉或神经肌肉联点部位）。同时期，Brooks 也认为，运动性疲劳多表现为肌肉工作能力降低，其原因可以是周围和中枢的共同作用，很难孤立地加以完成。

随着时间的推移，对运动性疲劳产生机制、研究思路等所提出的不同观点也愈加增多。

1988 年，在加拿大举行的第 7 届国际运动生化会议上，Tibbits 作了一个引人注目的专题报告——“肌细胞膜和疲劳”。他认为，肌细胞膜与肌收缩能力有以下五个方面的关系。①代谢功能：葡萄糖、脂肪酸、乳酸等物质的跨膜运输。②PH 调节：包括 $Cl^-$/$HCO_3^-$、$Na^+$/$H^+$ 交换。③$Ca^{2+}$ 的运输：$Ca^{2+}$-ATP 酶，$Ca^{2+}$ 通道和 $Na^+$/$Ca^{2+}$ 交换。④兴奋性：$K^+$/$Na^+$（通过：$K^+$-$Na^+$-ATP）酶钠通道。⑤某些激素受体的存在部位，接受某些激素的调节。例如，多肽类激素和儿茶酚胺的受体均在肌细胞膜。同期，Edwards 提出了疲劳控制链（神经－肌肉疲劳链，神经－激素、免疫系统和代谢调节疲劳链）和肌肉疲劳的突变（catastrophe）理论（即把运动疲劳的产生归结为细胞的能量消耗，以及兴奋性或活动性衰减过程中肌肉力量急剧下降的综合结果）。其中控制学说的核心是，作为机体在进行运动时所需要从中枢神经系统、脊髓、神经肌肉连结点，以及工作肌各亚细胞结构间存在着与整体机能有关的连结，宛如一条链状的控制链。机体在进行运动时，如果因为某一种或数种因素，使控制链的某一个局部环节中断时，就可能使控制链失去控制而引起疲劳。

1990 年，Kirkemdall 对外周疲劳产生的机理进行了综述，认为外周疲劳的部位和过程包括有：运动神经、神经肌肉接点、肌质网膜、兴奋收缩偶联、代谢产物积累、能量消耗等。

1990 年，许豪文在谈及运动生物化学进展时，从肌细胞及一些亚细胞结构与运动性疲劳的发生、脂代谢和运动性疲劳、自由基的生成和抗氧化剂的应用、运动和钾代谢、激素与疲劳、运动和钙代谢、运动和氨代谢、高能磷酸盐的代谢变化和酸中毒的作用等八个方面进行了综述。

1991 年，成都体育学院提出了机体受多层次（机体外周血液－组织间液－肌组织之间的各梯度系统）的综合性影响而产生疲劳的理论。

1993 年，冯炜权在“运动性疲劳和恢复过程研究的新进展”一文中，着重介绍了 Edwards 所提出的疲劳控制链学说与突变理论（catastrophe theory）。

其后，有关运动性疲劳的研究、报导、文章虽然不断被报道，但所揭示的实质性问题至目前仍尚未见到有重大突破性、开拓性的发现。因此，本节不再赘述。

2. 疲劳相关机制及检测手段

至20世纪90年代末期，国内外所发表的有关运动疲劳产生的机制，虽然说法不一，但有些认识是共同的。即运动性疲劳出现的机体变化较为复杂，涉及物质代谢、神经、内分泌、免疫及心理等各个方面。同时，在检测测定方面亦有了较为相近似的方法。现分别介绍如下。

(1) 产生机制

①中枢性疲劳的生物化学特点

中枢性疲劳发生的解剖部位，从大脑到脊髓运动神经元为止。脑的物质代谢的基本特点，是以糖的氧化占主导地位，呼吸商等于1。激烈运动时大脑皮层运动区的变化较显著，ATP浓度略有降低，ADP浓度略升高；磷酸肌酸的含量有所减少，氧化酶活性升高。仅在极度疲劳时，磷酸肌酸及糖原的含量显著减少，氧化酶活性受抑制，但氧化磷酸化过程P/O比值几乎不变。ATP浓度降低，ADP/ATP比值增大，使神经细胞机能活动降低。

GABA是脑细胞的正常代谢产物，由谷氨酸脱羧基而生成。脑组织中谷氨酸脱羧酶活性较高，GABA生成后再经过脱去氨基，生成琥珀酸后再进入三羧酸循环氧化。在一般状态下，GABA的生成和清除是严格平衡的。当脑组织的氧化琥珀酸的琥珀酸脱氨酶的活性降低时，GABA清除过程减弱，从而在脑细胞中浓度升高，对中枢神经系统产生抑制作用。所以，长时间运动产生严重疲劳时，脑中GABA浓度升高，是由于正常的氧化过程减弱引起的。

动物进行大强度运动达到疲劳时，大脑皮层运动区ATP浓度降低，ADP/ATP浓度比值升高比长时间运动产生疲劳时更明显，而磷肌酸及GABA浓度轻度降低。这似乎可以说明，疲劳的发生与ATP的浓度关系更密切些，是神经细胞的高能磷酸盐代谢变化导致神经细胞机能活动降低所引起。

②周围性疲劳的生物化学特点

神经纤维和肌肉纤维是两种完全不同的组织，它们之间并无直接的原生质联系，而是通过神经肌肉的连结点进行沟通的。神经冲动之所以能够引起肌肉收缩，首先是通过运动神经末梢的去极化改变神经膜的通透性，使钙离子进入末梢内，导致突触小泡的破裂并释放出神经递质乙酰胆碱。乙酰胆碱扩散到终膜与终膜上的乙酰胆碱受体结合，使终膜去极化产生终板电位。当终板电位超过了阈值时，作用于肌膜的通透性发生变化，使肌细胞外的钠离子大量进入膜内形成膜的去极化，产生可以传播的动作电位。通过横管系统将动作电位传播到肌质网终池，引起钙离子的大量释放，肌细胞中钙离子浓度升高，钙与肌钙蛋白分子中的钙结合亚基结合，使抑制亚基离开了肌动蛋白，肌钙蛋白由松弛构象转变为紧凑的构象，原肌球蛋白发生位移，从而解除了对肌动蛋白的抑制。肌动蛋白分子上的肌球蛋白结合位点暴露出来，便与肌球蛋白相互作用形成横桥引起肌肉收缩。当去极化结束后，肌质网通过钙泵将钙离子泵入肌质网后贮存于终池，肌细胞浆中钙离子浓度又明显降低，肌动蛋白和肌球蛋白分离，肌肉就舒张（松弛）。

③神经肌肉联结点（终板）与疲劳的关系

肌肉兴奋也依靠运动终板的除极化过程。乙酰胆碱是调节运动神经末梢及靶器官（肌肉）之间所必需的神经递质。一些学者认为，运动终板是可能发生运动性疲劳的一个解剖部位。特别在用高频率的电流刺激骨骼肌时，可以因为终板的突触前部位释放乙酰胆碱的量不足，而不出现运动终板的除极化过程。有人认为，在进行超大强度的运动（只需 1～5 秒钟便可产生疲劳）如举重时，骨骼肌出现疲劳状态就与运动神经末梢释放乙酰胆碱量过少有密切关系。这种状态被称为突触前衰竭。

④肌细胞膜学说

细胞是生物体的基本结构单位，许多生化反应都是在细胞内进行的。细胞膜又称质膜或原生质膜，是细胞浆与其所在的外环境分隔的半透膜，它能选择性地吸收细胞所需要的营养物质，排除不需要的物质或毒素。所以，细胞的许多机能活动，都是通过细胞膜进行物质交换而实现的，可以说，没有细胞膜的结构和功能的完整性，细胞就不能实现其功能，或许还会死亡。肌细胞膜也同样具有许多极为重要的功能，以保证肌细胞的存活和收缩运动的进行，这对于运动时保证肌肉的收缩功能是必需的。在进行运动时，一旦肌细胞膜的完整性受到破坏或某些重要的功能受到干扰，将必然影响肌肉收缩的输出功率，与运动性疲劳或运动性损伤的发生有着密切的关系。

肌细胞膜的某些变化与运动性疲劳的关系，日趋受到重视。1988 年在加拿大举行的第 7 届国际运动生化会议上，Tibbits 作了引人注目的专题报告，比较详尽阐述了细胞膜的相关化学反应在疲劳发生中的作用。

肌细胞膜形态与功能的变化与运动性疲劳的关系，从 20 世纪 60 年代起许多学者就相继报导。如剧烈的运动，尤其是在进行长时间大强度的运动后，血清中的一些细胞酶，如肌酸激酶、乳酸脱氢酶、谷丙转氨酶、谷草转氨酶、苹果酸脱氢酶、琥珀酸脱氢酶的活性可以出现不同程度的升高，有时升高极为显著，甚至可以超过临床的心肌梗死、急性肝炎或肌病时的水平。所以，一些学者就推测，剧烈运动后血清中一些细胞酶活性升高，是由于肌肉或其他器官中的一些细胞膜的完整性受到破坏而致。

人们对运动时肌细胞膜通透性增大和疲劳产生的内在联系发生了极大的兴趣。其中有价值的发现是，长时间运动过程中，肌细胞内外钾、钠离子浓度的变化与运动性疲劳之间有密切关系。研究结果表明，进行长时间的运动时，肌细胞内钠离子浓度有逐渐升高的趋势，而肌细胞外液中钾离子浓度也有升高的趋势，这可以有力证明肌细胞膜的通透性逐渐增大了。

肌细胞膜为脂质双层结构，主要分为类脂质及蛋白质。膜内外离子浓度有显著的差异，这是由于肌细胞膜对不同离子有不同的通透性。细胞内液中的阳离子主要是钾离子，细胞外液的阳离子主要是钠离子。当肌细胞处于静息状态时，膜对钾离子的通透性是中等程度的，对钠离子的通透性很小，可以忽略不计。随着钾离子的不断外溢，膜外的正电荷不断增多，膜内的负电荷也相应增多，造成膜内为负和膜外为正的极化状态，形成静息膜电位。当终板电位作用于肌细胞膜时，引起膜的通透性发生突然的变化，由静息状态只允许钾离子通过，变成只允许钠离子通过。由于膜外正电荷多而电位高于膜内（电位梯度）及钠离子在膜内外的浓度梯度的双重因素的共同作用下，使钠离子大量透过膜进入细胞浆内，造成膜的去极化。在肌细胞兴奋后，为了使膜内外的离子恢复到原来的浓度以保持继续兴奋的能力，就要依靠肌细胞膜上钠泵的工作把细胞内的钠离子排出膜外并把细胞外的钾离子运回膜内。由于这种离子转运是逆浓度差进行的，需要消耗能量，该能量由 ATP 水解供给。长时间运动过程中肌细胞内钠离子及肌细胞外钾离子的浓度逐渐升高，可以使细胞膜钠泵的工作逐渐变得相对不能满足细胞的内外离子交换的需要。引起钠泵工作效率逐渐降低的可能原因有两种：①肌细胞内 ATP 浓度降低，不能给钠泵（即钠钾-ATP 酶）提供足够的代谢底物。②酶蛋白的活性受到损害。

钠泵的功能受到多种因素的调节。细胞膜内钠离子的浓度及膜外钾离子的浓度，共同调节钠泵的活性。此外，血浆游离脂肪酸、胰岛素、儿茶酚胺和其他一些离子的浓度，也可以对钠泵的活性进行调节。已经证明，肾上腺素浓度过度升高，可以增加肌细胞膜对钾离子的通透性而引起膜的超极化状态，使肌细胞兴奋性减弱；不饱和长链脂肪酸浓度升高，使肌细胞膜钠泵的活性受抑制。

⑤肌质网

肌质网终池，具有贮存钙离子及调节肌细胞浆钙离子浓度的重要作用。这些作用在肌肉收缩和放松过程中，都起关键的调节作用。研究证明，运动时有多种因素可以影响肌质网的机能，进而影响了钙离子的代谢和调节作用。因此，肌质网与运动性疲劳的产生常有密切的关系。

美国维吉尼亚 Williams 博士等综合报道：骨骼肌疲劳经常与运动员的运动能力和工作效率下降有关，这同时也增加了受损伤的可能性。骨骼肌疲劳产生的原因有多方面，越来越多的资料表明，细胞内钙离子交换的改变在骨骼肌疲劳中起主要作用，主要是继发于因肌质网对钙离子的摄取和释放速度的下降。这一假说是基于疲劳过程中力量下降时，肌浆峰钙离子浓度亦下降的事实。此外，直接测量钙离子的摄取和释放，发现骨骼肌疲劳过程中会导致肌质网功能特点方面的固有改变。作者也提出，疲劳导致钙离子交换的变化将是有利的，因它可以降低骨骼肌纤维对能量利用的速度，并且防止对细胞不可逆的损伤。

⑥线粒体

线粒体是细胞进行三羧酸循环及氧化磷酸化的场所。运动时，糖、脂肪、蛋白质作为能量代谢的底物，最终都是在肌细胞线粒体中氧化。运动性疲劳的产生与线粒体的形态和机能之间的关系，也是人们关注的问题。1974 年前苏联学者提出，细胞内 ATP 平衡的破坏，造成了线粒体的膨胀，同时使氧化磷酸化的系数 P/O 比值降低。

⑦肌细胞内脂肪酸的氧化利用

人们对运动时肉毒碱的代谢特点和生物学作用的研究十分重视。通过研究发现，肉毒碱不但是转运脂肪酰辅酶 A 进入线粒体的载体，而且对丙酮酸、支链氨基酸的氧化也起了促进作用。此外，肉毒碱还具有清除细胞内过量长链脂肪酰辅酶 A 的作用，可以缓冲长链脂肪酰辅酶 A 积聚，防止对生物膜稳定性带来的不良影响。在进行长时间运动时，其作用在于大量动员和利用脂肪酸作为氧化代谢的底物，起保护生物膜机能和推迟疲劳出现的作用。研究表明，耐力训练同时增加了体内脂肪水解和脂肪合成的能力，有利于运动时动员脂肪供能及运动后的恢复。但脂肪的过度动员，会引起机体运动能力的下降和疲劳的发生。

⑧自由基与疲劳

自由基是指游离存在且外层轨道带有不成对电子的原子、离子或分子等物质。人体内比较常见的自由基有如下几种：超氧阴离子自由基、羟自由基、氢自由基、活性氧。自由基的生成，逐渐被认为是引起运动性疲劳及其他疲劳的重要原因之一。

⑨激素与疲劳

以往大量的研究证明，在运动过程中，正常的激素调节对于保证运动能力有极其重要的作用，肌糖元的分解、脂肪的动员、血糖浓度的稳定、糖异生作用的实现，无不与激素的调节有着密切的关系。

有关激素在运动性疲劳发生中所引起的作用，目前主要集中在垂体肾上腺皮质系统及交感肾上腺系统。许多学者证明，肾上腺皮质机能不足，常与运动性疲劳的发生有一定的关系。优秀运动员的特征之一，是能持久地保持血液中皮质醇的浓度处于较高水平；运动能力差的运动员，则往往出现血液皮质醇浓度在运动后期下降的现象。在应激持续长久的状态时，海马的重要作用是对下丘脑－垂体－肾上腺皮质轴起保护性抑制作用，防止机体过度紧张。长时间运动的后期，血液中肾上腺皮质激素浓度下降，必然会继发性地又引起肾上腺素浓度下降，从而明显地影响了机体的能量代谢和器官的功能，使运动能力减退，出现疲劳。

⑩氨代谢与疲劳

氨是人体内到处都有的代谢产物，对生理、生化系统产生多种作用。运动时，人体内多个部位氨浓度可能升高，主要来源是工作肌的嘌呤核苷酸循环（PNC）。运动时氨的生成量多少，主要取决于运动强度大小和持续时间长短，氨还可以透过血脑屏障进入中枢神经系统。虽然运动时它的弥散速率有多少还不太清楚，但人们相信激烈运动时氨的大量生成与弥散与运动性疲劳的发生有重要的内在联系，可以表现为周围性疲劳（主要作用于运动器官），也可以表现为中枢性（中枢神经系统）疲劳或两种现象并存。运动时氨代谢与疲劳发生之间的联系，在近几年内受到学术界的普遍关注。

近年来，运动时神经疲劳代谢方面较为细致的工作，是血液色氨酸和支链氨基酸（BCAA）在运动时浓度比值的改变，从而使脑中某些神经递质的前体（苯丙氨酸、酪氨酸和色氨酸）进入脑组织，色氨酸可转变为5-羟色胺（5-HT），5-HT含量升高可导致倦怠、食欲不振、睡眠紊乱等疲劳症状。因此，在营养中提高BCAA的供给量，有助于运动时保持BCAA与色氨酸比值，从而降低5-HT的含量。此外，研究表明，运动致神经疲劳时，脑中氨含量增加。

⑪应激与疲劳

从19世纪后期的Claude Bernard开始，几代人渴求了解应激的本质。美国生理学家Cannon把研究的焦点集中于内环境稳定的生理基础上，其“战斗或逃跑反应”为应激理论的研究打下了坚实的基础。其后，Wolf等观察到胃瘘患者悲哀时，则胃黏膜充血、肿胀，胃酸分泌增多。据此，他们认为可根据不同性质的应激产生不同的生理反应。

目前，已知应激作用所致的神经－内分泌－免疫网络变化与身体长期疲劳状态的发生关系密切。

1987年，Calabrese等发现在应激原作用下，机体交感－肾上腺髓质激素及下丘脑－垂体－肾上腺皮质激素发生变化，同时免疫功能也发生改变。过度或持续的社会心理因素刺激，会破坏机体的平衡状态。社会心理因素引起交感－肾上腺髓质活动及肾上腺素的分泌，其分泌量与情绪紧张的程度呈平行关系，丧恸、慢性应激、抑郁症皆可出现免疫功能下降。应激和抑郁影响免疫系统的机制是下丘脑－垂体－肾上腺轴所调节的神经内分泌物质的释放。

应激原作用于机体通过神经内分泌对免疫功能进行多环节的影响。如电击鼠可引起淋巴细胞反应的抑制；新近丧偶者可抑制淋巴细胞的激活，丧偶后第3周和第6周时，淋巴细胞对小剂量的植物血凝素反应下降，白介素-1、白介素-2的有丝分裂原抗原决定簇识别能力缺陷；1994年，张理义等对参加国家级考试后1周的医学生进行检测，其T淋巴细胞的多克隆增殖反应明显受到抑制。可见，严重的心理社会应激，促使下丘脑及肾上腺释放β-内啡呔、脑啡呔，从而影响免疫功能。免疫细胞上存在着许多神经递质和激素的受体，如淋巴细胞和单核细胞上有糖皮质激素类固醇受体，T、B淋巴细胞上有肾上腺素β受体，这些受体也是应激影响免疫功能的物质基础。总之，应激原作用于神经系统，神经内分泌的变化可直接或间接地影响机体免疫功能，而免疫调节物质对中枢神经系统也具有调节作用。机体在应激状态下，神经、内分泌、免疫网络失调，从而导致疲劳状态的延续、心理承受能力下降等情况的发生。

（2）检测手段

现代医学对人类疲劳的认识，是从运动医学开始的；而且运动性疲劳的发生又关乎运动员竞技的成败，实用性很强。因此，关于运动性疲劳产生的原因机理、检查手段、预防治疗等方面，国内外有很多学者在从各个角度进行探索研究。为了预防和治疗运动疲劳，国内外学者从20世纪80年代起，已逐渐研制出一套比较完整的检测运动性疲劳发生的方法。

①运动后血压测量

检测人体在运动时血管承受压力情况。如运动后血压升高，则发生疲劳几率高。

②肺通气功能测定

检测人体运动时气体交换摄入情况。我国成年男子的肺活量约为3500～4000ml，女子约为2500～3500ml。若以体重计算肺活量，男子约为62ml·kg$^{-1}$体重，女子约为51ml·kg$^{-1}$体重。运动员肺活量一般大于正常人，尤其是划船和游泳运动员肺活量可达到5000ml以上。40岁以上的人肺活量有逐渐降低的趋势。

肺活量只能表示一次呼吸运动的幅度。若显示呼吸功能的动态过程，还需测定呼吸的时间和速度。

时间肺活量比肺活量更能反映肺组织的弹性和呼吸道的畅通能力。健康成人时间肺活量第1s为83%，第2s为96%，第3s为99%，其中以第1s的意义最大。

最大通气量可以全面反映肺的通气贮备能力，一般成年男子约为100～110L·min$^{-1}$，女子约为80L·min$^{-1}$左右，有良好训练的优透运动员可达180～210L·min$^{-1}$以上。

肺活量与运动时人体对运动的承受能力，疲劳的发生时间、程度等有重要关系。

③人体在运动过程中的心率测定

测定基础心率、安静时心率和运动时、运动后恢复期心率，用于评定身体承受的运动强度状态。

④运动时最大吸氧量测定

最大吸摄氧量（maximal oxygen uptake）的同义词有最大耗氧量（maximal oxygen consumption）、最大有氧能力（maximal oxygen capacity）、最大有氧功（maximal oxygen power）等。最大摄氧量可分为绝对最大摄氧量和相对最大摄氧量。绝对值单位表示为升/分（L/min），相对值单位表示为毫升/公斤·分（ml/kg·min）。

最大摄氧量（$VO_2max$）是在心肺功能和全身各器官、系统充分动员的条件下，在单位时间内机体吸收和利用的氧容量。它的意义在于反映人体最大有氧代谢能力，反映心肺功能的转动能力（包括心排量、血红蛋白、毛细血管密度）和肌肉对氧的吸收、利用能力（包括线粒体多少、酶活性)。运动时最大摄氧量与运动疲劳的发生时间及程度关系极为直接。

⑤无氧功率测定

此实验是检验运动时，对疲劳耐受程度的一种方法，提示机体承受疲劳发生的域值。无氧代谢供能的过程主要包括磷酸原系统和糖酵解供能。不同能源物质供能的输出功率不同，表现出的运动能力也不同。无氧功率是指在无氧条件下，最短时间内发挥出最大作用力的能力。人的爆发力如跳跃、冲刺投掷或起跑的能力取决于能量转换的快慢，这种快速的功率与肌肉力量和收缩速度有关，其物质基础与 ATP-CP 系统的能量来源有关。

⑥不同肌群的力量素质评定

肌群力量与运动疲劳的发生密切相关。其中包括上肢力量、腰背部及腹部力量、下肢力量评定。力量素质的评定分为无氧力量耐力和有氧力量耐力，对全身的力量素质进行测定才能够对受试者的综合力量给予评价。受试者在一分钟内，以最快速度肌肉收缩的次数为该受试者的无氧耐力；而将受试者在某一负荷时所能持续的最长时间评定为该受试者的力量耐力。

⑦运动时能量消耗测定

通过检测能量消耗，评估运动疲劳发生的时间、程度和疲劳与能量的关系。人体内的热量来自体内的糖、脂肪、蛋白质三大物质在体内的氧化。三大营养物质在体内氧化时消耗氧，产生二氧化碳。而且，同量的不同营养物质在体内氧化时产生的二氧化碳和所需要的氧是不同的，也就是说，呼吸商（RQ）是不同的。因此，收集运动时的呼出气，分析其中的氧和二氧化碳的百分数，计算出总的耗氧量和二氧化碳的产生量，从而求出呼吸商，并根据呼吸商求出营养物质在体内氧化时所产生的热量。

⑧其他方法

如安静时指标测定，包括反应时、呼吸肌力量耐力、膝反射阈、血压体位反射、皮肤空间阈、闪光融合频率、时间再生法、各种运动实验等方法测定运动性疲劳是否发生。

总之，对运动性疲劳的判断方法较多。因为人体在疲劳发生时，各器官系统功能都下降，且下降的程度和疲劳程度有关。因此，测定运动前后一些生理指标的变化，可以判断出疲劳是否发生、发生时间及程度等。

（3）相关药物

伴随运动性疲劳研究的不断深入，预防、治疗和缓解运动性疲劳的药物在 20 世纪初即已逐渐产生。特别是针对运动员赛场前后增加体力和运动爆发力，且有兴奋作用的药物（兴奋剂）不断出现。

其中包括：①蛋白同化雄性类固醇药物（雄-1-稀二醇、勃拉睾酮、乙基雌烯醇等 40 多种药物）。②内源性蛋白同化雄性类固醇药物（雄烯二醇、双氢睾酮、去甲雄酮等 20 多种药物）。③其他蛋白同化制剂（克仑特罗、折仑诺等多种药物）。④肽类激素和相关物质（促红细胞生成素、生长激素等多种药物）。⑤$\beta_2$-激动剂。⑥有抗雌激素作用的制剂（阿那曲唑、氨鲁米物等数种药物）。⑦利尿剂和其他掩蔽剂（表睾酮、乙酰唑胺、呋塞米等十多种药物）。⑧刺激剂（阿屈非尼、苯丙胺、可卡因、麻黄碱、尼可刹米、士白宁等 60 余种药物）。⑨麻醉剂（丁丙诺啡、吗啡、哌替啶等十余种药物）。⑩大麻类药物。⑪糖皮质类固醇类药物。

（二）现代医学对慢性疲劳综合征的认识

1. 认识过程

现代医学对疲劳认识的第二个方面，就是对慢性疲劳综合征的认识。

19 世纪，类似慢性疲劳综合征的一些疾病逐渐有所报道。从 1860 年到 1910 年，欧洲一群社会中层女性所出现的疲劳失眠、无力等症候，常被冠以“神经衰弱”的诊断。“神经衰弱”的概念，1869 年由 Beard 提出。这个概念可能是慢性疲劳在欧洲最早的概念。在国外对疲劳的认识过程中，许多资料显示出这样一个事实：在第一次世界大战时，慢性疲劳的诸多症候在欧洲和北美较为普遍。

从 1930 年起，慢性疲劳又经历了诸多不同的医学概念。如 1934 年在典型的“脊髓灰质炎”流行后，突然暴发了一组以疲劳为主的症候群，后来被称之为“感染后的神经性肌无力”。

1955 年，伦敦皇家医院又提出了“流行性肌痛性脑炎”（cmyalgicen cephal omyelitis）的诊断。其后又有“冰岛病”（icelandic disease）、“皇家自由疾病”（royal free disease）、“纤维织炎”或“纤维肌痛症”，都逐渐被趋向于统一为慢性疲劳综合征（CFS）诊断。

1964 年，在有疲劳症候的人群中，发现了 EB 病毒引起的单核细胞增多症。后来在美国 Lake Tahoe 地区发生的传染性单核细胞增多症流行后，慢性疲劳综合征又常常被归于“慢性 EB 病毒感染”。

1984 年，慢性疲劳病症在美国西部内华达州大量流行。继美国之后，英国、澳大利亚、日本等国，也相继报道了具有相似表现的一组患者，引起医学界的重视。

1988 年，由美国疾病控制中心（CDC）的流行病学专家和临床医生等组成的专家组，对来自各方面的研究报告进行了比较分析，并在匹兹堡大学召开的会议上正式命名该症候群为慢性疲劳综合征，同时拟定了该疾病的诊断标准。包括：①持续性或反复发作的疲劳，休息后不能缓解，严重时日活动量减少一半以上，同时排除其他慢性临床疾病，包括以往存在的精神性疾病。②低热、咽喉疼痛、颈部或腋下淋巴结肿痛，不能解释的全身肌肉无力、肌痛，以往能耐受的运动后出现、超过 24 小时不能恢复的疲劳、头痛、游走性非炎性关节疼痛和健忘、思维困难、注意力不集中、兴奋过度或忧郁等神经精神症状，以及睡眠紊乱等 11 项次要标准。

然而，这一诊断并不是完美无缺的。在以后的实践中，常常显示出疲劳患者接受了不恰当的临床诊断。CDC 的慢性疲劳综合征监测机构，曾复审了 425 例根据医生最初诊断参与临床评估的患者，随后发现 35.7%的患者为非确定性疲劳。1991 年 3 月，国际健康学会进一步讨论了慢性疲劳综合征的定义，建议对该病的定义标准进行修改。认为慢性疲劳综合征的诊断，应采用自我报告及至少一次医疗机构会诊的联合方式；对临床资料的评估，必须依靠患者自我报告疲劳情况及情绪、睡眠、整体状态和疼痛的标准化方式。1992 年，Hashimo-to 指出，目前的定义虽已成功地排除了其他一些慢性病，如在主要诊断标准第 2 项中，除外了以前存在的精神性疾病，然而纤维肌痛以及抑郁症并不能被排除。而且判定“较发病前患者日常活动平均减少一半”，也是有一定困难的。

1992 年，Lapp 归纳了慢性疲劳综合征的几个基本特征：①疲劳程度多较严重，病程持续几个月以上，休息不能缓解；②流感样症状，如低热、肌痛、非炎性关节痛，每周数次咽刺痛和发痒、颈部或腋窝淋巴结大及触痛、头部重压感，起病突然；③特有的神经精神症状，如记忆力丧失、定向障碍、说话困难、注意力不集中、理解力差，同时伴有睡眠障碍。以上这些临床特点，有助于医生迅速地将一般疲劳与怀疑CFS的患者区别开来。

1994年11月，CDC的Fukada再次修订了CFS的诊断标准，修改后的标准得到国外医学界的认同。①不明原因的持续或反复发作的严重疲劳，持续6个月或以上，充分休息后症状不缓解，活动水平较健康时下降50%。②同时具备下列症状的4条或4条以上，持续存在6个月或6个月以上：A. 记忆力下降或注意力不集中；B. 咽喉炎；C. 颈部或腋窝淋巴结触痛；D. 肌痛；E. 多发性非关节炎性关节疼痛；F. 新出现的头痛；G. 睡眠障碍；H. 劳累后持续不适。③除外症状性慢性疲劳，如甲状腺功能减退、药物副作用所致的医源性疲劳、慢性肝炎等。

但在临床实践中，发现许多CFS患者并不是都有明显的急性发作史。一些学者所接触的患者中，有流感样病史及症状表现者也比较少见。在他们所观察的67例患者中，CFS的发生常与社会、家庭、心理等应激事件密切相关。从证候学观察67例CFS患者中，疲劳无力症候占100%；肩胛上背或颈部肌肉酸痛、沉重不适占100%；烦躁易怒占92.5%；胸闷太急占83.6%；注意力不能集中占80.5%；健忘占86.5%；头痛眩晕占73.1%；男性性功能障碍或下降、女性月经不调占73.1%。所以，CDC所制定的CFS诊断标准仍需进一步完善。

20世纪80年代以来，由于慢性疲劳病例愈加增多，临床症候又表现复杂，且发病原因及机理仍欠清晰。因此，参与研究该病的专家学者也日渐增多。据我们所查寻到的资料，从1988年起到2000年止，有关这一领域报道的资料不下数百篇，所得出的结论都各有所见。为了便于记述，我们从诊断标准、发病原因、发病机理、临床症候，以及治疗等数个方面进行介绍。

2. 慢性疲劳综合征（CFS）的诊断标准

1988年，美国疾病控制中心（CDC）将一组原因不明的、以慢性疲劳为主要特征的症候群正式命名为慢性疲劳综合征（chronic fatigue syndrome，简称CFS）。

为研究方便，美国CDC于当年首次制订了该综合征的诊断标准，其内容由主要诊断及次要诊断标准组成。其中，主要诊断标准中的两项为必备，次要诊断标准中分为症状或病史标准和体征标准。症状或病史标准中又分11项子标准，体征标准中亦包括三项子标准。具备6项以上症状、加2项以上体征标准，或单纯症状超过8项以上者，均可诊断为CFS。

之后，1990年澳大利亚依据本国防治CFS经验制定了三项包括疲劳病史、神经精神功能障碍和病史、体检等内容在内的标准。1991年英国也制定该国CFS诊断标准，其中包括五项大标准和五项子标准。1994年，美国疾病控制中心根据1988年标准在执行中所存在的问题，再次组织专家对其进行了修订，重新制定包括A、B两项大标准和8项子标准在内的新的CFS诊断标准。

从CFS诊断标准的演变中可以看出：①CFS是排除了其他能够解释慢性疲劳的疾病，并以慢性疲劳为核心症状的症候群。②其疲劳性质为新近发生的虚弱性疲劳，病程至少6个月，程度较严重，可使日常活动水平明显下降。③可伴有其他躯体症状，如咽痛、头痛、睡眠紊乱等，以及认知功能的损害（如集中注意力困难、健忘等）与情绪障碍（抑郁、焦虑等）。④由于CFS发病机理不确切，其诊断缺乏实验室客观指标，诊断标准主要由非特异的主观症状构成。因此，临床诊断中需根据患者的病史、体检等，进行一系列的鉴别诊断与排除诊断。⑤由于发病机理不明确，临床上缺乏系统的、有针对性的有效治疗方法，因此CFS的疲劳与上述生理性疲劳不同，其产生是不可预期的，与激烈的体力活动、怀孕、停经、应激、情绪冲突无关，休息及适当的营养不能使其缓解。正常的疲劳通常在几天内可消失，而CFS的疲劳持续至少6个月，甚至几年。另外，地域环境、国情、民族、生活与工作劳动条件等的不尽相同，使CFS的发生及其诊断亦不能完全相同。因此，日本产业疲劳研究会曾对CFS患者进行了相关情况的调查（见下表），亦进一步说明CFS的诊断标准是一项有待于继续研究探讨的课题。

**日本产业疲劳研究会制订的疲劳自觉症状调查表**

| A、身体症状 | B、精神症状 | C、神经感觉症状 |
|---|---|---|
| 1. 头沉重 | 1. 思考问题无头绪 | 1. 头痛 |
| 2. 全身倦怠 | 2. 不想说话 | 2. 肩部酸痛 |
| 3. 脚乏 | 3. 焦躁 | 3. 腰痛 |
| 4. 总打哈欠 | 4. 精神不集中 | 4. 气喘 |
| 5. 精神恍惚 | 5. 对什么事也无兴趣 | 5. 口干 |
| 6. 困倦 | 6. 健忘 | 6. 声音不响亮 |
| 7. 眼皮沉重 | 7. 易办错事 | 7. 头晕 |
| 8. 腿无力 | 8. 无法安静 | 8. 手足震颤 |
| 9. 动作不灵活 | 9. 总提心吊胆 | 9. 眼皮跳动 |
| 10. 想卧床休息 | 10. 没有耐性 | 10. 心情不佳 |

3. 慢性疲劳综合征（CFS）的临床症候

在前节已介绍的有关CFS诊断标准中，关于CFS的临床症候，美国、英国及澳大利亚等国在CFS的诊断标准中已概括其应具备的主要临床症状。但因国情、民族、地域、自然环境、生活、工作、劳动条件等不尽相同，以及慢性疲劳综合征自身疾病所表现特点的多样性、复杂性，使临床资料的整理与表述产生了很多困难。虽然，人们已知慢性疲劳综合征是以虚弱性疲劳为主要特征的症候群，除伴有咽部、关节、头部疼痛，淋巴结肿痛和睡眠紊乱外，不伴其他精神、神志方面的障碍，以及呼吸、消化、生殖、泌尿、内分泌等系统的症状，因此，需要认真询问与分析，以便为正确诊断提供依据。因有关临床症状展示细节在有关章节中专述，故此节不再重复介绍。

4. 慢性疲劳综合征（CFS）的发病原因

在发病原因研究方面，1987年Caligiuri发表文章认为，该病与患者的细胞免疫功能低下有关。如NK细胞（自然杀伤细胞）的数目或活性降低，提示CFS患者的非特异免疫功能低下。此研究引发人们对CFS与免疫之间关系的关注。

1988年，Holmes等认为，自20世纪80年代以来，有关CFS与病毒的关系有很多研究，提示有多种病毒（如EB病毒、柯萨奇病毒、人类疱疹病毒、细小病毒、巨病毒、伯纳病毒等）与CFS有关联，但尚未有一个病毒被明确认为是CFS的致病原因。当然，给病毒感染与CFS之间的关系下结论需要一个很长的过程。但关注这一领域的研究人员在不断增加。

1988年，Wesseley等提出疲劳可能是中枢性的，而非外周性的。受此观点影响，其后一些研究者把研究的焦点集中到该病的神经内分泌领域上。

1990年，Huller等认为，CFS患者白天的疲劳及其他症状可能是由于他们的睡眠异常所致。这使人开始注意研究CFS与睡眠的关系。

1990年，Hickie等在CFS与患者认知功能关系方面进行研究。Hickie等认为，超过50%的病例存在集中力和注意力方面的损害，多于四分之一的患者抱怨有记忆方面的问题。这引发人们对精神因素与CFS之间关系的研究。

随着有关研究的深入及医生对该病的更多认识，很多医生认为该病不能被归为精神类疾患，虽然CFS患者在症状学方面有较高的并发精神性紊乱的比例。但是，1990年Powell及其后的Komarrff研究表明，有20%或以上的CFS患者没有并发精神异常，从而认为CFS患者表现出与重症抑郁个体不同的症状变化、情绪等级（如重症抑郁与CFS的最重要的区别是产生悔罪感、自责及缺乏自重等，而CFS患者不像抑郁症患者那样出现情绪淡漠、无希望感，经常愤怒、渴望想尽一切办法使自己的身体健康）及功能状态。几项客观研究也表明了二者不同。如Demi track等人的研究发现，两者存在不同的HPA轴激活模式。重症抑郁患者多出现该轴的上调，而CFS患者出现下调，表现为中枢促肾上腺皮质激素释放激素（CRH）的产生不足，引起轻度的肾上腺皮质功能不足。

1991～1994年，一些学者在谈及关于慢性疲劳综合征的发生原因时有相当大的争议。Chester认为，很多调查者提示病毒感染、过敏、接触有毒化学物质或杀虫剂及心理社会应激因素等可能是CFS的基本病因学因素。Pawlikowska认为，持续性病毒感染或心理社会应激因素，或者两者的结合是CFS的发病原因。Shafran坚持CFS从本质上讲是精神疾病。由此，人们开始重视遗传因素在CFS发病中的重要性。

关于病毒感染是CFS发病原因的问题，1994～1999年先后有许多报道。这是因为有些CFS患者表现为病情突然发作，有流行趋势，伴有流感样症状，如发热、咽痛、淋巴结肿痛等。早期许多研究认为，CFS是由病毒感染引起的，并将其称为"病毒后疲劳综合征"（postviral fatigue syndrome，简称PVFS）。Shorter把注意力集中到病毒及其标记物的测定上。但这些研究未能发现一致的结果。后来的一些调查结果仍表明，病毒感染与CFS的发生有联系。如Theorell等的调查表明，CFS发病前或疾病最严重之前都有明显的感染。但Alison Heneine mawle等先后研究报道表明，CFS由病毒感染引起的任何证据都是不充分的。因此，不能完全依赖病毒标记物及抗体的测定来诊断CFS。如Evengard等在1999年的研究，不支持伯纳病毒（BOV）在CFS的病机中有作用。

美国CDC在2000年进行了一项病例对照研究，以决定CFS患者与对照组之间的人疱疹病毒（HHV-6A，HHV-6B，或HHV-7）是否有差异。选取了26例CFS患者和56例匹配的非疲劳对照者，用酶联免疫法检测了对HHV-6的血清反应性，全部为阳性，表明上述指标于两组间无显著差异。从该研究来看，没有任何证据可说明活动的或潜在的HHV-6A、HHV-6B、HHV-7感染，或这三者之间的结合与CFS之间有联系。

但也有人从病毒感染与细胞因子及认知功能之间的关系角度推论，病毒感染可导致CFS。如Capuron等认为，病毒感染与认知损害有关。他们运用了一系列神经精神测试，发现出现过流感样症状者，在进行一些特殊记忆任务方面较对照组差，并认为这种缺损可能是由于感染期间释放的细胞因子所导致。1997～1999年，Haydemn·Mewwen关于流感的研究工作提示，急性症状与血中的IL-6的水平相关。大脑的不同结构中存在有细胞因子的受体，并且可以调节下丘脑一垂体一肾上腺轴（HPA）。因此，病毒感染后所致升高的细胞因子，可影响CFS的发病。

1989年和1998年，Komaroff·Noble对以往很多报道所认为的CFS发生与过敏因素有关的问题进行了研究。Komaroff等研究发现，CFS患者中有50%～70%患有遗传性过敏症或过敏性疾病。Noble等调查表明，与对照组相比，CFS患者有较多的过敏性鼻炎及哮喘。这种一致的发现提示，易过敏患者的免疫功能较对照组易于失调。

1994～1998年，Dobbins·Akinoyri·Woodkaren·Steele等对CFS是否与精神应激因素有关进行了研究。因为应激与疾病的关系已日益受到医学界的重视，尤其是精神应激。近年来，国外许多调查发现CFS与应激关系的密切。如CDC在亚特兰大的病例对照研究中发现，CFS病例组中有较多人报告在CFS发作前一年有应激性事件。另外，CDC在New Jersey的两个病例对照研究中，也发现应激为CFS发病的一个重要的危险因素。还有研究表明，CFS发病的危险性，明显与应激源的数目相关，3个或是3个以上的应激源尤其容易导致CFS的发生。Masuda等调查了健康对照组、非CFS慢性疲劳组（慢性疲劳但不满足CFS标准）及CFS组患者的心理行为反应与细胞免疫的功能情况，发现CFS患者相对CFS慢性疲劳组及健康对照者，有较多的生活应激事件，并且不能很好地应对应激，同时其免疫功能也较前两组显著下降。我国王氏等的调查发现，CFS患者发病前的负性生活事件值明显高于对照组，主要表现在家庭生活及工作学习方面。患者的疲劳总分、焦虑分值、抑郁指数与负性生活事件的刺激量成正相关，提示CFS患者临床症状的严重程度，与发病前的生活事件刺激量有密切的关系。De Rijk AE等认为，日常生活中感受到的外界刺激因素的数量大（超载）和质量低（吸引力），是CFS发生的危险因素。

1999年，Farmer、Hickie等对CFS的发生是否与家庭及遗传因素有关进行了研究。Farmer等研究认为，与成年人相比，关于儿童及青少年不明原因的持续性疲劳的研究比较少，但儿童及青少年中的慢性疲劳是很严重的，并被认为是英国学校中缺席最为常见的原因。另外，临床上有这样一种印象，那就是持续性疲劳的发生具有家庭性。Famer等认为，以下3条是值得进一步探讨疲劳的发生是否具有家庭性的理由：①感染有在家庭发生的趋势；②基因因素可能导致易感性；③态度、信念及文化可在家庭中“传导”（如异常疾病行为）。因此，在学龄双胞胎儿童中做了大样本的流行病学调查，探讨疲劳的症状是否具有家庭性。结果提示，儿童的疲劳具有高度的家庭性，并且这种家庭性可能包括基因的作用。无论对于持续一周还是少于一月的疲劳，共同的环境或共同的基因与环境结合的作用，都不能被结论性地排除掉。本研究的缺陷在于是通过问卷形式获得的，疲劳的概念可能不确切。但有一点可以确定，那就是本研究中偏头痛、睡眠困难及心理干扰因素与疲劳有显著相关性。这些症状都被包括在1994年的标准之中。总之，本研究提示，家庭因素值得做进一步的、更详细的探索。Hickie等通过观测双胞胎的研究方法观测精神病痛（抑郁、焦虑）、疲劳与免疫功能（如皮肤的迟发超敏反应）之间的关系。认为当前有关人类的精神神经免疫学结论应该予以修订，个体基因类型、遗传和环境因素均为疲劳的危险因素。Hickie等认为，慢性疲劳是独立于现有的焦虑和抑郁概念之外的一种很严重的病痛，其病因具有独立性，与基因有关。

关于CFS的发生是否与睡眠有关的问题，国外研究此课题的人较多。1992～1997年，Sharpe、Schaefer、Morriss、Krupp、Buchwa、Annsharbley等先后对睡眠与CFS之间的关系进行了研究。

Sharpe等研究发现，CFS患者经常抱怨睡眠质量差及不解乏的睡眠。因此，Huller等认为，CFS患者白天的疲劳及其他症状可能是由于他们的睡眠异常所致。Whelton等关于CFS患者睡眠的研究强调睡眠紊乱在一些CFS患者的病因学方面的作用，但是并没有弄清是否睡眠紊乱具有较广泛的病因学意义。这主要有几个理由：①患者样本是在自我报告睡眠问题的基础上选择的；②具有特殊睡眠紊乱（如阻塞性睡眠性呼吸暂停）的患者被包括在里边；③重症抑郁与焦虑的患者未被剔除，而此类疾病经常被包括在CFS中，并且伴有显著的睡眠紊乱。因此，Ann等研究了20例单纯CFS患者（10男，10女）及与其性别、年龄匹配的对照者。结果发现：①几乎所有的患者都抱怨睡眠质量差，经历了不解乏的睡眠，并且白天打盹。②多导睡眠检查仪的检测表明，CFS患者组在睡眠的连续性（开始及保持睡眠）上有较多的异常；③尽管很多患者白天打盹，但与对照组相比，患者夜间的实际睡眠时间没有差异，但是患者夜里躺在床上试图睡觉的时间明显延长，所以效率就低。④睡眠的异常特征与疲劳及其他症状的严重程度无任何联系。因此，提示CFS患者的睡眠异常与症状之间无因果关系。一种可能性为睡眠紊乱是CFS的一种附带现象（偶发症状）。如果患者已经试图通过延长晚上在床上的时间及白天睡觉来克服疲劳，那么观察到的低效率的睡眠可能就是这种行为的后果。如果患者有入睡困难及夜里醒的现象，服用一些镇静药或在床上多待一会儿，或白天睡一会儿，或许从睡眠保健的角度会有些帮助，但这种干预需要评定。总之，如果排除抑郁、焦虑及发作性睡眠、阻塞性睡眠性呼吸暂停外，本研究结果不支持睡眠异常在CFS的病因学中具有重要性，并认为以往的研究过高地评估了睡眠的重要作用。

2000年，Nawab等对CFS的发生是否与化学因素有关进行了研究。Nawab等的研究表明，CFS对接触化学物质敏感，并且讨论了化学敏感与HPA轴之间的可能关系。在寻找诸多可能引起CFS发生的原因中，1998年Noble等人开始注意到人的身体总体情况与CFS之间的关系。

Noble等人通过对满足CFS标准的抑郁患者，以及相匹配的不满足CFS标准的相应的精神疾患患者发病前的身体健康史作了调查。结果显示，CFS患者存在有显著的肠激惹综合征（IBS）、感染性单核细胞增多样综合征及疱疹，并且有较多的过敏性鼻炎及哮喘；发病前身体健康情况有明显的下降。这些结果提示，总体的健康因素可能参与了一些CFS患者的发病机理。也即是说，在很大比例的CFS患者中，其病因不仅仅与一个简单的躯体系统（如免疫系统）的缺陷有关。这与以往有关CFS患者的家庭健康病史的研究是一致的。

5. 慢性疲劳综合征（CFS）的发病机理

1989年，Wesseley提出疲劳可能是中枢性的，而非外周性的。受此观点影响，研究的焦点开始转移到该病的神经内分泌基础上来，从而开始诸多的相关研究。其中，下丘脑－垂体－肾上腺轴、下丘脑－垂体－性腺轴（HPC）、GH-IGF-I轴（生长激素－胰岛素样生长因子轴）、褪黑激素、5B-内啡肽，免疫系统的体液免疫功能、细胞免疫功能、细胞因子，免疫系统与其他系统之间的关系以及其他系统等，可以企图解释 CFS 的发生机理等。

（1）有关下丘脑－垂体－肾上腺轴的研究情况

CFS 是以严重的源以中枢的躯体及脑力疲劳为特征，相似的临床表现可见于下丘脑－垂体轴功能低下所引起的紊乱。自 1991 年以来很多研究表明，HPA 轴的功能激活减弱为 CFS 患者神经内分泌的基本特征。Demitrack 等人对一群符合 CDC 标准的 CFS 患者的 HPA 轴进行了动态评定，发现 CFS 患者的皮质醇基础水平及尿中 24 小时的游离可的松值，明显低于对照组。在服用促肾上腺皮质激素释放激素（CRH）后，ACTH 的释放是迟钝的（减弱的）。运用不同剂量的 ACTH 刺激可的松（CORT）分泌，发现：①低剂量（0.003μg/Kg）可导致 CFS 患者较强的 CORT 反应。②给予大剂量（1μg/Kg）时，患者可的松的释放减弱。前者说明由于 ACTH 水平的降低，引起肾上腺皮质受体的超敏感性；后者暗示减少的总分泌的储备，再次反应了低水平的神经营养性的 ACTH 和/或肾上腺的萎缩。作者将这些发现解释为一种轻微的中级（中枢性的）肾上腺的不足，可能是由于 CRH 或其他 HPA 轴刺激物的不足引起。Demitrack 等人于 1998 年的研究再次证明，CFS 患者存在有 HPA 轴的活动减弱，部分可能是由于中枢神经系统的驱动功能减弱引起的。1999 年 Scott 等用 CT 检测了一组 HPA 轴功能低下的患者的肾上腺，与健康对照者相比，CFS 患者的左右肾上腺的大小缩小了 50％以上。该研究不仅对阐述病机，且对提供可能的治疗策略有意义。2000 年 Heim 等认为，对当前有关应激研究的概念出现的一个挑战是：许多研究提供了令人信服的证据，那就是在一些与应激有关的状态中，肾上腺的机能是减退的。如创伤后应激失调、健康者生活在慢性应激条件下、CFS、纤维性肌痛、风湿性关节炎等。可能的机理包括 HPA 轴上几个水平上的失调。另外，遗传方面的易感性、以往的应激经历等，可能决定神经内分泌的异常表现。几个研究者就可的松低下的产生及生理学的含义，提出了理论性的概念。该作者基于综述以往的发现，提出在创伤者及慢性应激个体中，可的松的有效性的持续缺乏，可能促使产生与应激有关的一些躯体性紊乱。该病理、生理模型，对于一些经典的精神躯体性疾患的预防、诊断及治疗有重要的意义。

1995～1998 年，Beam 与 Scott 等人在研究中未发现 ACTH 与可的松的基础水平（下午）与健康对照组之间的差异。而 Dimitrack 的研究发现，CFS 患者的 ACTH 水平增高（晚上），分析可能与采样的时间有关。2000 年，Kavelaars 等的研究也未观察到基础值及促肾上腺素皮质激素诱导的可的松、ACTH 于 CFS 及对照组之间有差异。两组间的去甲肾上腺素的基础值相似，但 CFS 患者的肾上腺素值显著高于对照组。

此期间也有很多证据表明，五羟色胺与 ACTH 的释放机制有联系。如 Dinan 与其同事运用五羟色胺（5-HT）的受体阻断剂（ipsapirone），发现 CFS 患者出现由五羟色胺介导的 ACTH 的释放明显减弱。其他一些研究暗示，CFS 患者的五羟色胺在于介导泌乳激素的释放。故一些研究者，如 Bakheit、Cleare、Sharpe 等将 CFS 的发病机理指向五羟色胺系统活动的失调。Cleare 等比较了 CFS、抑郁与健康对照三组患者的 HPA 轴和中枢 5-HT 的功能，基础水平的可的松浓度以抑郁为最高，CFS 为最低，对照组居中，有显著差异；在泌乳激素对选择性的五羟色胺释放剂 D-苯氟拉明的应答中，以抑郁最低，CFS 最高，对照组居中，有显著差异；泌乳激素与可的松应答及可的松的基础值之间，呈极显著的负相关。这些数据确认了抑郁与肾上腺皮质功能亢进症及减低的中枢 5-HT 的神经传递关联，并提示 CFS 可能与肾上腺皮质功能低下症及增加的 5-HT 功能有关联。CFS 与抑郁相反的应答，可能与它们的行为功能障碍的相反模式有关。但也有一些不同的观点，如Yatham等观察了CFS患者与健康对照者泌乳激素与可的松对D-苯氟拉明的应答，发现两组患者的基础值及苯氟拉明所致的激素应答均无差异，CFS患者的抑郁分值与激素应答之间也无差异。该研究结果不支持5-HT在CFS中的作用。另外，色氨酸为5-HT的前体，以结合或游离的方式存在于血中。血浆中游离色氨酸增加，进入脑的色氨酸比例就增加，从而使5-HT的水平相应提高（而5-HT可致中枢疲劳），与疲劳、睡眠有关。中枢疲劳与临床上CFS及术后疲劳有牵连。血浆中游离色氨酸与支链氨基酸（BCAA）比例的增高，可导致从血脑屏障入脑的色氨酸增多。1998年，Castell等人的研究观察到CFS患者运动前，血浆中游离色氨酸的浓度明显高于对照组，但在运动中或运动后无变化。这可能标志患者脑中异常高水平的5-HT使患者处于持续性的疲劳状态。对照组在最大运动后游离色氨酸显著增加，60分钟后恢复到基础线。CFS患者色氨酸浓度在运动中未改变，标志着脑5-HT受体的敏感性增加。因此，有人推测，通过补充BCAA去中和患者增多的游离氨基酸，可改善患者的临床症状。

阿片肽系统不像五羟色胺系统，它对HPA轴的活动主要起抑制作用。如果用了阿片肽的阻断剂后，可了解中枢阿片肽的情况。在阿片肽过度抑制的情况中，运用阻断剂后，就会出现ACTH和/或可的松的释放回弹。同年，Scott等人观察了CFS患者及健康对照者服用阿片肽的阻断剂——纳洛酮后ACTH与CORT的反应，发现ACTH与可的松的基础值无差异，患者的ACTH的释放较对照组明显减弱，而可的松无明显差异。本研究有效地否定了这种可能性，那就是对HPA轴的激活剂反应较弱，不是由于阿片肽的抑制活动增强的结果（也即原来的假设“CFS患者HPA轴活动的减弱，是由于增强的阿片肽的过度抑制的结果”不成立）；并进一步提示，中枢阿片肽可能是减少的，内源性阿片肽及受体的检查（至今还没有在CFS患者中探索过）对于澄清问题可能会有帮助。内源性阿片肽有缓解疼痛的作用，其作用的减小可解释CFS患者出现的肌痛、头痛等症状。总之，本研究中CFS患者出现的垂体－肾上腺激活的异常，不能被过多的中枢阿片肽的抑制所解释。

2000年，Pall等通过研究认为，病毒或细菌的感染导致一种或多种细胞因子（如IL-1β、IL-6、TNF-α及IFN-γ）的分泌增加，使氧化氮合成酶（NOS）增多，氮氧化物水平升高，与超氧化物离子反应，生成大量过氧亚硝酸盐。持续性的过氧亚硝酸盐可降低HPA轴的活性，最终表现为低水平的糖皮质激素（类似的现象在自发性免疫性疾病中也有）。

而Capuron等认为，病毒感染与认知损害有关。在其研究中运用了一系列神经精神测试，发现出现过流感样症状者，在进行一些特殊记忆任务方面较对照组差。作者认为这种缺损可能是由于感染期间释放的细胞因子所导致。大脑的不同结构中存在有细胞因子的受体，并且可以调节下丘脑－垂体－肾上腺轴（HPA），反过来影响CFS的病机。因此，引起一些研究者关于细胞因子在CFS中起中心作用的争议。

（2）有关下丘脑－垂体－性腺轴（HPG）的研究情况

CFS患者可出现神经内分泌的紊乱，多见于女性。因此，有人推测该病可能与生殖腺的类固醇激素异常有关。2000年，Korszun等检测了雌二醇、孕酮、卵泡刺激素（FSH）、黄体生成素（LH），并详细分析了未绝经妇女排卵期LH的情况。结果表明，上述指标于两组之间无明显差异。因此，该研究未发现HPG轴存在有促性腺激素分泌及性激素水平异常的证据。

（3）有关GH-IGF-I轴的研究情况

1996～2000年先后有人对GH-IGF-I轴进行了研究，但结果不一。

1997年，Allain等研究CFS患者在基础水平及用胰岛素致低血糖的下丘脑刺激后，是否出现生长激素－胰岛素样生长因子轴（GH-IGF）的异常变化。通过比较非抑郁的CFS患者与正常对照组之间GH（生长激素）、IGF-I（胰岛素样生长因子-I）、IGF-II（胰岛素样生长因子-II）、IGF（胰岛素样生长因子BP-1）、胰岛素、C-肽的水平。结果表明，CFS患者的IGF-I、IGF-II基础水平削弱，GH对低血糖的应答减低，胰岛素水平较高，IGFBP-1水平较低。本研究提供了有关CFS患者GH-IGF轴异常的初步数据，但还不能明显地看出这些变化是否为CFS基本病理过程的组成部分。2000年，Moorkens研究调查了非肥胖的CFS患者及匹配的对照者的GH、ACTH及可的松对胰岛素致低血糖的反应，夜里的GH、ACTH及可的松的水平，血中IGF-I（胰岛素样生长转化因子）、TSH、泌乳素、游离甲状腺素的浓度。发现CFS患者中GH对胰岛素致低血糖的应答减弱，夜里GH的峰值降低，这些变化未导致IGF-I的差异。CFS患者血中TSH、泌乳素增加，该发现支持CFS患者多巴胺的功能降低。一些初步的研究已表明，CFS患者存在有GH的功能障碍。2000年，Cleare研究观察了CFS患者血中胰岛素样生长因子I、II，24小时尿中GH的分泌、GH功能的动态变化等，结果与对照组均无差异。因此，关于CFS患者GH不足的结论缺乏证据。本研究还运用以前认为有效的低剂量的氢化可的松对患者进行治疗，显示其对以上任何指标及GH的功能只有很小的作用。FM与CFS有很多相似的临床特征，两者存在重叠诊断。有研究表明，FM患者IGF-I的水平较低，并认为GH-IGF-I轴的紊乱可解释肌肉疼痛与睡眠差之间的联系。因此，Buchwald等的研究观察了CFS、CFS-FM、FM患者及正常对照者血清中IGF-I与IGFBP-3的水平，结果发现各组间也无差异。

（4）有关褪黑激素的研究情况

1999年Korszun等通过研究认为，CFS与FM主要发生在妇女，认为两者均出现神经内分泌的异常，并且认为生理节奏的同步紊乱为它们的病因。松果体素与生理节律有关，并且外源性的褪黑激素已被广泛用于CFS与FM患者的治疗。因此，观察了患有CFS与FM的绝经前妇女血中的褪黑激素与可的松的特征及关系，发现FM夜间血浆褪黑激素水平显著高于对照组，但CFS与对照组之间无差异；FM与CFS的可的松与褪黑激素在时间方面的分泌方式与对照组间无差异。其他几项与神经内分泌轴失调有关的疾病出现，伴有血浆褪黑激素水平浓度的升高。褪黑激素水平的升高，可能为对应激导致的下丘脑破坏的易感性增高的标志。本研究数据未显示出褪黑激素可作为FM与CFS患者的替代疗法。

（5）有关β-内啡肽的研究情况

1989年，Prieto等研究了35个CFS患者与25例健康对照者的单核细胞功能，发现85％的患者存在以低水平的吞噬细胞溶解指数、HLA-DR抗原表达减弱等为特征的单核细胞功能障碍。当将患者的单核细胞与阿片肽拮抗剂——纳洛酮一起孵育后，上述有关值显著上升。这些发现不仅提示增高的阿片肽活性通过经典的受体机理作用于CFS患者的单核细胞，也是人类疾病中通过阿片肽调节免疫功能的一个生动的例子，反映了内源性阿片肽涉及CFS的病理机制。1998年，Conti等的研究发现，CFS患者外周血单核细胞中

β-内啡肽的浓度明显低于健康对照者，认为该发现可能反映了以往调查已经报道的有关CFS患者存在慢性免疫活化的状况。外周血单核细胞中β-内啡肽的浓度，似乎是中枢神经系统阿片肽体内平衡的镜子。由此推测，CFS的典型疲劳和虚弱与中枢神经系统低水平的β-内啡肽含量有关。

（6）有关免疫系统与CFS发生关系的研究情况

1994～1995年，Artsmovich-NG和Dadra等的研究表明，多数CFS患者存在与免疫系统功能有关的紊乱，尤其是细胞因子与CFS症状的出现关系密切。因此，有人也将CFS称为“慢性疲劳免疫功能障碍综合征”。这种异常在不同的研究及个体中存在差异。

（7）有关体液免疫功能的研究情况

有关CFS患者免疫球蛋白改变的报道存在着相互矛盾。1994年Artsmovich-NG的报道指出，CFS患者的IgA、IgG、IgM普遍降低，用免疫球蛋白治疗后，症状改善或未改善；同年，Bates的研究则指出，CFS患者的IgG升高。Straus的研究发现，一些CFS患者存在免疫球蛋白的亚类缺陷（IgG1、IgG3），这种缺陷可能与病毒的再活化有关。Natelsoh则报道，CFS患者与对照组之间的IgG亚型无差异。

（8）有关细胞免疫功能的研究情况

1991～1994年，Gupta. Straus. Ojo-Amaize等研究认为，CFS患者在细胞免疫功能方面主要表现为细胞免疫功能的低下。如NK细胞（自然杀伤细胞）的数目或活性的降低，提示CFS患者的非特异性免疫功能低下。U·Tirelli分析，CFS患者NK细胞功能的下降，可能与不成熟亚群的NK细胞优先增殖和激活、调节性细胞因子IFNγ含量减少及遗传因素等有关。Andrew、Straus、Prieto等报道，T细胞的效应细胞功能、淋巴细胞增殖功能、单核细胞吞噬抗原能力下降及T细胞亚群的数目与比值发生改变等一系列的细胞免疫功能的下降，可导致机体的清除能力和应答外来抗原的能力下降，从而使病毒可长期潜伏体内或外来抗原不能被清除。T细胞亚群数目及比值的变化，可进一步通过细胞因子导致细胞免疫和体液免疫功能的改变。

（9）有关细胞因子的研究情况

很多研究表明，CFS患者的细胞因子出现异常变化（升高或下降）。细胞因子的增高是免疫功能激活的标志之一。一个有吸引力、但尚未被证实的假说为：慢性免疫激活状态可导致细胞因子的释放增多，这些细胞因子可扰乱神经递质的功能，从而导致CFS的一系列症状。细胞因子可能是感染因子与CFS症状之间的联结，用细胞因子治疗疾病，可出现周身疲乏无力、肌肉关节酸痛等与CFS患者表现相似的症状。大脑的不同结构中存在有细胞因子的受体，并且可以调节下丘脑—垂体—肾上腺轴（HPA）。从神经变态反应角度考虑，如果病毒感染导致细胞因子的释放增多，可影响中枢神经系统的功能，而出现精神症状及记忆力下降、集中注意力有困难等认知功能的损害。另外，有些细胞因子（如IFNγ，对NK细胞功能和T细胞效应功能有上调作用）水平的下降，可导致细胞免疫功能的下降。上述细胞因子改变所致的临床表现，与CFS患者的表现很相似。因此，人们一直认为细胞因子在CFS的病理中占有很重要的位置。如Gupta等的研究发现，CFS患者血清中TNF-α、IL-6的释放增多，而IL-10的自发与刺激致释放均被抑制。Cannon等于1999年的研究表明，在基础条件下CFS与增高的IL-6分泌有关，并认为细胞因子的失调在CFS的病机中不是一个单一或占主导地位的因素。尽管NK细胞功能的下降对于

CFS不是特异的，但是为目前看到的最为一致的免疫功能改变。NK细胞改变的临床意义仍然不是很清楚，被认为在抗病毒感染中起中心作用。

（10）有关免疫系统与其他系统之间关系的研究情况

2000年以来，人们开始注重研究CFS患者免疫系统的改变与其他系统之间的关系。有人观察了CFS患者神经内分泌介质与免疫系统之间的相互作用，检测了免疫系统对糖皮质激素激动剂地塞米松和$β_2$-肾上腺素的受体激动剂——间羟叔丁肾上腺素的敏感性。地塞米松可抑制患者及健康对照者T细胞的增殖，然而在CFS患者中，地塞米松对T细胞增殖的最大作用显著低于对照组。$β_2$-肾上腺素受体的活动剂抑制肿瘤坏死因子α的产生和增强由单核细胞分泌的IL-10的产生。本研究的数据显示，$β_2$-肾上腺素受体激动剂，对CFS患者上述两种细胞因子的调节作用也减弱，但未观察到基础值及促肾上腺素皮质激素诱导的可的松、ACTH于CFS及对照组之间的差异。两组间去甲肾上腺素的基础值相似，但CFS患者的肾上腺素值显著高于对照组。所以得出：CFS伴随有其免疫系统对神经内分泌系统调节作用的相对抵抗。这些数据提示，应将CFS看成为是一种神经内分泌一免疫交互（交流）不足的疾病。Bounous等则认为，CFS与感染有联系，并且CFS中有很大比例的患者表现出体液与细胞免疫的异常，最一致的表现为淋巴细胞对促细胞分裂剂的应答减弱。作为抗氧化剂的谷胱甘肽（GSH）是允许淋巴细胞表达其完整的潜能，而不被氧化基积累所妨碍的一种基本物。因此。免疫细胞的持久挑战，可导致细胞GSH的削减。由于GSH也是有氧收缩的要素，因此免疫系统与肌肉系统之间，对GSH前体令人不愉快的竞争就会发生。可以想象到，免疫系统对于宿主生存需要有优先权，使得不断减少的GSH前体倾向于免疫系统，从而导致骨骼肌系统不能享有充足的GSH，表现为肌肉的无力。

总之，免疫系统的紊乱是CFS患者的一个突出表现，并且与病毒感染有联系。至于病毒感染与免疫功能之间的关系，可能是感染本身降低和（或）扰乱了免疫性，从而导致了该病的发生；也可能是CFS患者免疫系统的功能改变（妥协、低下），导致了病毒的再活化及反复的感染。Bennett等通过观察研究认为，给病毒感染、免疫功能的改变与CFS之间的关系下结论，需要一个很长的过程。但是，继病毒感染和其他与疲劳有关的应激因素之后，从整体研究上评定免疫、神经内分泌和行为因素的作用，可能是理解CFS的一个有效方法。

（11）有关其他系统的研究情况

2000年以来，通过对CFS产生机理的多样性变化研究结果可以看到，CFS所致的机体变化是多样性的，其病因、病理涉及许多系统。

2000年，Richards等检测了患者与对照组血液中有关氧化应激的指标（如全血数、血沉、正铁血红蛋白、平均红细胞容积、2、3-二磷酸甘油磷酸、平均红细胞容积等），同时完成了有关患者症状的问卷。结果发现，患者的正铁红蛋白、平均红细胞容积和平均红细胞容积明显升高。多元回归分析发现，正铁血红蛋白为区分患者与对照的一个主要成分，并且是与CFS的症状（包括疲劳、肌肉、骨骼症状、疼痛和睡眠紊乱）变化有关的一个主要指标；2、3-二磷酸甘油磷酸与认知症状和睡眠紊乱有关。本研究提示，由于过多的自由基形成导致的氧化应激与CFS的病理有关，并且与症状表现相关联。

同年，Chaudhuri等通过研究认为，CFS患者易被体力或脑力应激诱发的波动的疲劳及其他症状，可能被离子通道的异常所解释。Machale等用SPM技术观察到CFS患者脑部一些区域（如丘脑、苍白球）的灌流增加与抑郁相似，但不完全一样。丘脑的过度活跃可能与 CFS 及抑郁患者对活动的注意力增加有关。

综述有关 CFS 发病机理的研究结果，认为 CFS 可能是由内、外多种因素导致的神经、内分泌、免疫系统紊乱的结果。其主要特征为免疫功能的紊乱和 HPA 轴的激活减弱。其发生机理，可归纳为两条主要的途径：

①机体感染病毒或潜伏在体内的病毒再活化，导致免疫激活，进一步影响到中枢神经系统的功能，使 HPA 等神经内分泌轴的功能发生紊乱。现代研究已表明，免疫系统对中枢神经系统的影响，主要是通过细胞因子。因为这些细胞因子可作用于脑的不同结构，或对 HPA 轴等进行影响，从而使患者出现很多行为的改变。同时，细胞因子可使患者出现疲劳、肌肉关节酸痛等。

②各种应激因素作用于人体，影响到中枢神经系统的功能，使有关神经递质的水平发生改变（如阿片肽减少，5-HT 增多，多巴胺功能低下等），进而使 HPA 轴（表现为 HPA 轴的激活减弱，肾上腺皮质功能低下）、生长激素（表现为功能减弱）、泌乳激素（表现为分泌增多）等神经内分泌的功能发生紊乱，出现相应的行为、精神的改变；神经递质与激素的改变，又可作用于免疫系统，使免疫功能紊乱；免疫功能低下，可继发病毒感染或病毒的再活化等。HPA 轴是维持机体内稳态的基本因素，除有广泛的觉醒作用外，对刺激的耐受性、敏感性及疼痛、记忆、睡眠等有调节作用。垂体－肾上腺激素在中枢的基本作用点为：边缘系统经中脑环路，上行到网状激活系统，参与下丘脑－垂体－肾上腺皮质对情绪和精神的调节作用。CRF 的释放受到 NE 的抑制性调节和胆碱能、5-HT 的兴奋性调节，泌乳激素（PRL）的分泌受生长激素（GH）与 DA 神经的抑制性调节和 5-HT、TRH、内源性阿片肽的促使性调节。各种原因导致其分泌增多，可出现抑郁、精力不足、焦虑及对应激的耐受力减低等。

上述两条途径之间又可相互影响。因此，其作用机制是多向的、复杂的。初步示意图如下：

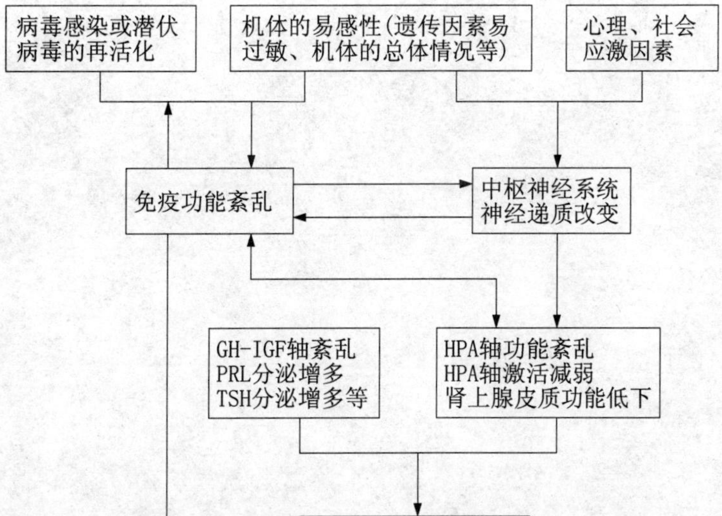

6. 对 CFS 预后及治疗情况的预测

（1）治疗情况

目前，国外对 CFS 的治疗可概括为以下 3 个方面：①运用免疫激发剂、免疫抑制剂、抗抑郁药、催眠剂、镇痛剂、抗组胺药物的对症疗法；②运用维生素 A、C、$B_{12}$ 及辅酶 Q10、硒、锗、锌、铁、镁等矿物质的支持疗法；③认知行为疗法。

1997～2000 年 Allain、Moorkens、Cleara 等研究报道，运用认知行为疗法和阶梯运动取得了成功的治疗。Fulcher 等将无精神紊乱的 CFS 患者的力量、有氧运动能力和效率等与健康安静型对照及抑郁组比，发现 CFS 患者体格较弱，活动能力明显下降，运动中感到费力。较低的运动能力与股四头肌的肌力弱、体格差等有关，一旦体能改善则症状可减轻。因此，体格的代偿失调使 CFS 患者体力丧失。为患者设计用于纠正这种失调的运动（如阶梯运动疗法），可帮助改善患者的体力功能。Price 等通过运用两种类型的认知行为疗法（CBT），认为对门诊的 CFS 患者来说，CBT 疗法是一个有效而可以接受的疗法。

（2）疗效预测

研究表明，CFS 的预后与患者病情轻重及症状特点有关。1995 年 Hill 等通过研究调查发现，严重的 CFS 患者预后是很差的，大多没有症状的改善。

2000 年 Pheley 等通过对平均患病 9 年的 341 名患者作了随访问卷调查。交回问卷的 177 人中，只有 12%的人报告痊愈。发现一开始具有较高水平的身体与社会功能和较低水平的焦虑和强迫症者多报告有痊愈，没有特异的人口学特征与痊愈有联系。这些发现支持以往的研究结果，即从 CFS 中得到完全恢复是很少见的，一开始就诊时疾病程度不太严重者往往预后较好。

总之，国外医学领域对 CFS 的研究仍处在无休止的病因病机讨论阶级。对于 CFS 的治疗，目前尚缺少可靠而有效的疗法。所以，探讨研究应用中国中医药治疗 CFS，是大有前途的。

# 第二章　疲劳与“未病”、“亚健康”

## 第一节　疲劳与“未病”

疲劳有广义与狭义之分。一般而言，人们一看到或听到疲劳两个字，首先想到的是累了、乏了，这个累与乏就是所说的狭义的疲劳，局限于将疲劳作为一种症状的标识。但作为疲劳学研究的主旨，疲劳应是一个广义的概念，这个概念不仅仅局限于作为症状的疲劳，而是判断人们健康与疾病一个演变阶段：在这个过程中，人有各种各样的不适，如无力、食欲差、睡眠不好、周身不适等许许多多的不舒服感觉，当然也可以有疲劳。这个过程可能是人们正常的生理反应，也可能是将要发生某种疾病的前兆。下面将要论述的就是广义的“疲劳”。疲劳与“未病”、“亚健康”的关系也是依此而展开的。

### 一、中医对“未病”的认识

“未病”最早见于《素问·四气调神论》：“圣人不治已病治未病，不治已乱治未乱，此之谓也。夫病已成而后药之，乱已成而后治之，譬犹渴而穿井，斗而铸锥，不亦晚乎！”讲的是中医学“治未病”的重要防治思想。《灵枢·逆顺》亦云：“上工刺其未生者也……故曰：上工治未病，不治已病。”于疾病未生之时进行治疗，实为一种预防思想。亦即应在平素注意保养身体，防止疾病的发生。《素问·四气调神大论》所说“春发陈、秋容平、冬闭藏”和“春夏养阳，秋冬养阴”，就是强调了应摄生保养于患病之先。

保养应注意饮食起居、精神调摄、身体锻炼等方面。因为疾病的发生关系到正气和邪气两方面的因素，正气不足是疾病发生的内在根据，邪气侵犯是疾病发生的重要条件，所以预防疾病的发生也必须从这两方面着手：一是培养正气，提高机体的抗邪能力；二是防止病邪的侵袭。培养正气，应当重视精神调养，加强体育锻炼，生活起居有规律性。保持心情舒畅，精神愉快，有利于气血流通，阴阳和调，则身体健康。正如《素问·上古天真论》云：“恬淡虚无，真气从之，精神内守，病安从来？”经常进行体育锻炼，可促使血脉流通，气机调畅，从而增强体质，预防疾病的发生。饮食有节，五味调和，起居有常，劳逸适当，能保持精力充沛，正气旺盛，则身体健康。此外，还可用药物及人工免疫等方法，培养正气，增强体质，提高抗邪能力，预防某些疾病的发生。总之，注意防范各种不利于健康的因素产生，不要“以酒为浆，以妄为常，醉以入房，以欲竭其精，以耗散其真，不知持满，不时御神，务快其心，逆于生乐，起居无节”（《素问·上古天真论》）。通过以上内养和外防两方面的措施，就可以预防疾病的发生。

另外，治未病还有如下意义。

一是欲病救萌、防微杜渐。《素问·八正神明论》云：“上工救其萌芽。”就是说疾病虽未发生，但已出现某些先兆，或处于萌芽状态时，应采取措施，防微杜渐，从而防止疾病的发生。

二是已病早治、防其传变。疾病发生的初期就及时采取措施，积极治疗，防止疾病的发展与传变。《金匮要略·脏腑经络先后病脉证第一》云：“适中经络，未流传脏腑，即医治之。四肢才觉重滞，即导引、吐纳、针灸、膏摩，勿令九窍闭塞。”此即强调疾病的早期治疗。在疾病初期，一般病位较浅，病情较轻，对正气的损害也不甚严重，故早期治疗可容易治愈。正如《医学源流论》云：“病之始生浅，则易治；久而深入，则难治。”疾病若在早期被治愈，就不会发展、恶化了。若等到病邪盛、病情深重时才治疗，就比较难以治疗了。因为“邪气深入，则邪气与正气相乱，欲攻邪则碍正，欲扶正则助邪，即使邪渐去，而正气已不支矣”。《素问·阴阳应象大论》亦云：“邪风之至，疾如风雨。故善治者治皮毛，其次治肌肤，其次治筋脉，其次治六腑，其次治五脏。治五脏者半死半生也。”所以在诊治疾病时，仅对已发生病变的部位进行治疗是不够的，还必须掌握疾病发展传变的规律，准确预测病邪传变趋向，对可能被影响的部位采取预防措施，以阻止疾病传至该处，终止其发展、传变。《难经·七十七难》云：“所谓治未病者，见肝之病，则知肝当传之与脾，故先实其脾气，无令得受肝之邪，故曰治未病焉。”

三是瘥后调摄、防其复发。治未病还应包括病后调摄，即采取各种措施，防止疾病的复发。疾病初愈，虽然症状消失，但此时邪气未尽，正气未复，气血未定，阴阳未平，必待调理方能渐趋康复。所以在病后可适当用药物巩固疗效，同时配合饮食调养，注意劳逸得当，生活起居有规律，以期早日康复，从而避免疾病的复发。否则，此时若适逢新感病邪，饮食不慎，过于劳累，均可助邪伤正，使正气更虚，余邪复盛，引起疾病复发。如《伤寒论》于六经病篇之后，设有“辨阴阳易差后劳复病脉证并治”，指出伤寒新愈，若起居作劳，或饮食不节，就会发生劳复、食复之变，从而示人疾病初愈，应慎起居、节饮食、勿作劳，做好疾病后期的善后治疗与调理，方能巩固疗效，防止疾病复作，以收全功。所以，病后调摄防疾病复作，亦不失为治未病内容的延伸。也就是说，经过历代学者的观察和研究，“未病”不再是健康的代名词，“未病”也是病已经成为众多医家的共识。

在中国古医籍中，有未病、微病、欲病和萌芽状态之说。对明显病证和健康之间的状态称为微病，即人体已有不适症候，但尚未达到证型诊断标准时的第三状态。《素问·调经论篇》最早提出了“微病”的征象。《内经》在未病、微病的描述基础上，又用萌芽一说解释人体处于已病和未病之间的状态。如《素问·八正神明论篇》说：“上工救其萌芽，必先见三部九候之气，尽调不败而救之。”之后，隋唐时期的杨上善在注解《黄帝内经·太素》时明确解释：“萌芽，未病之病，病之微也。先知三部九候调之，即疗其微，故不败也。”所以有学者指出：未病、萌芽、病之微，并不是人体无病，是人们对已存在的症状没有认识或已潜在的疾病先兆。唐代孙思邈对未病是病给予了明确的解读，在《千金要方·论诊候第四》有这样的名句：“古人善为医者，上医医未病之病，中医医欲病之病，下医医已病之病，若不加心用意，于事混淆，即病者难以救矣。”这已明确了未病是病的说法。

唐代大医家孙思邈是位极重视治未病的医家，他比较科学地将疾病分为“未病”、“欲病”、“已病”三个层次，“上医医未病之病，中医医欲病之病，下医医已病之病”。他反复告诫人们要“消未起之患，治未病之疾，医之于无事之前”。他论治未病主要从养生防病和欲病早治着眼，所著《千金要方》中载有一整套养生延年的方法和措施，很有实用价值。

明末清初医家喻嘉言深谙仲景“治未病”思想的深义，他的著作《医门法律》就是以“未病先防，已病早治”的精神贯穿始终。如《医门法律·中风门》中的人参补气汤便是御外入之风的绸缪之计；又如《医门法律·血痹虚劳篇》中对于男子平人谆谆致戒，是望其有病早治，不要等虚劳病成，强调于虚劳将成未成之时，调荣卫，节嗜欲，积贮渐富，使虚劳难成。清代名医叶天士对于既病防变研究颇深，他在《温热论》中指出：“务在先安未受邪之地。”温病属热证，热偏盛而易出汗，极易伤津耗液，故保津护阴属未雨绸缪、防微杜渐之举，是控制温病发展的积极措施。后来吴鞠通在《温病条辨》中提出保津液和防伤阴，其实与叶氏“务在先安未受邪之地”之意吻合，均体现了治未病的思想。此外，东汉华佗创五禽戏健身法，晋代葛洪强调气功摄生等，注重强身健体以预防疾病的经验也是很可贵的。

## 二、“未病”的分类

未病学发展至今，逐渐完善，概括起来包括四方面内容：即健康、潜病、前病（亦包括微病、不显病等）、传变这四种未病状态。

（一）健康未病态

是指尚未产生病理信息的健康人，亦即人体在没有任何疾病时的健康状态。现代社会，气候的异常变化、生态失衡、环境污染、新型疾病的产生等等，使人体时刻处在各种致病因素的威胁之下。因此，必须通过养生保健措施使机体不受致病因素的折磨和损伤，以长期维持健康状态，最终达到延年益寿、终期天年的目的。实际上，随着人类追求健康的欲望愈来愈强烈，健康也不再仅仅是指躯体的无病与虚弱状态，而是包括躯体、心理和社会在内的和谐状态，这是1948年WHO成立时在宣言中所明确的。所以，要实现健康的目标，就必须科学养生，重视治未病。

（二）潜病未病态

指体内已有潜在病理信息，但尚未有任何临界表现的状态，即病理信息尚处于“潜伏期”，还未达到“显化”的程度。长期以来，人们大多对这种病理信息难以认识或未能认识。随着医学的发展，现代已有一些方法和手段能够对潜病未病态加以识别、诊断及治疗，从而将疾病消灭于萌芽状态。例如，隐性冠心病患者、乙型肝炎病毒携带者（乙肝表面抗原阳性），有时可无任何外在临床表现，但若借助现代医学手段，则可发现其潜在的病变。非致命的原发性心力衰弱，仅有1/4的患者有自觉症状或被医生检查出来，但5年之内，这些患者却有1/3会复发，而且其中有一半是致死性的发作。此外，在许多情况下，人们往往易于感染各种病原体或其他有害因子，但大多数外源性或内源性的感染发生之后，可暂不出现明显的病理效应，而是以慢性积累的方式在体内蓄积，直到邪盛正衰时方可致病。临床多发的癌症即是如此，它可以静止状态存在体内数年之久，与机体的免疫监控系统相对峙，患者并无明显的不适之感。临床出现变态反应者，很可能在其儿童时代就已出现对某一特定物质产生某种变态反应的内因，若此人一生不与这类物质接触，就可以永久处于“健康状态”，然而，假如若干年后恰与此应变原相接触，则必然发生相应的反应，轻者出现轻微的红疹，重者可发生喉头水肿、过敏性休克，甚至导致死亡。

未发病前，此人貌似健康，实质却是不健康的。属于这种潜病未病态者，远不止以上所举之例。如古代扁鹊在齐桓侯身上所“望”到的，就是别的医者并未望出的潜在症状。潜病未病态还有一种较为特殊的类型，即发作性疾病发作之前的缓解期，或静息期所处的状态。此时也可无任何临床表现，但显然与健康人不同，如癫痫的缓解期、支气管哮喘的静息期等。

（三）前病未病态

前病，就是《备急千金要方》中所说的“欲病”。前病未病态是指存在于机体中的病理信息已有所表露，但在临床上尚未明确诊断其病症类型的未病态。此类未病，多为疾病早期刚刚呈现少数先兆症状或体征的小疾小恙状态，尽管目前基本上不影响正常生活及工作，或仅见工作效率稍降低，但不久就可能发展为具有明显症状的疾病。例如，中风是中医学中四大难症之一，相当于现代医学的脑血管意外或脑卒中。本病发病多为急骤，一旦发作则病情重险，若不及时抢救，常会导致死亡。实际上，中风病前并不是完全无症可查，因为无论何种类型的中风，在发病前都要经过一个或长或短的病理演变过程，不可能毫无病象，只是这些现象极其微弱，不易被人们重视而已。从已经获得的经验来看，中风在前病未病态时可见有肢末麻木，或是有头昏，或肌肉微颤等症状，此时若能积极治未病，则可能阻止疾病的发生，反之，若不能及时治疗而任其发展，则必有中风之虞，甚至危及生命。再如，在众多老年性疾病中，糖尿病因其并发症多而难治，预后往往不理想。该病起病隐匿，不易觉察，但若在血糖处于正常与异常的临界时期，或已有患病的高危因素时，即加以防治，则可有效地避免发病。

（四）传变未病态

传变未病态是中医学中“未病”的经典含义之一，指在疾病的发展过程中，身体某一脏器已经出现了明显病变，根据疾病的传变规律及脏腑之间的生理病理关系，病邪可以进一步传入其他脏腑而使之发生病变。在病邪尚固定于某一脏腑而未发生传变时，这种可能出现传变的脏腑未病状态，即被称为传变未病态。如肝病可以传脾，在脾尚未出现病变时，可以通过先“实”脾来控制疾病的发展，这就是中医关于此类未病态的典型思路。而现代医学中的并发症，也是器官系统间相互影响致病的例子。可见，传变未病态与前三类未病态的显著不同在于：前三者是就整体而言，而传变未病态则是针对个体中的脏腑器官、系统的不同层次而言。

总之，未病的表现形式大致可归纳为上述四种未病态，一般所说之“未病”的概念，即指此而言。可见，在多数情况下，人们提到的“未病”是一种广义的未病，它可包括多种未病的形式，尤其是健康未病态和传变未病态，是中、西医学研究早已涉猎的领域，而且已经取得了不少成果和经验。相对来说，对潜病未病态和前病未病态却研究较少，故而总让人感到神秘，使人认不清其真面目。

医学的任务不仅仅是治疗疾病，促进疾病向健康转化，更重要的是防止健康向疾病转化。20 世纪 90 年代由国外首先兴起的“第三状态”研究，以及近年来方兴未艾的“亚健康”理论，均说明病前防治的重要。这也从另一角度说明，许多疾病一旦发展为“已病”，医治就为时已晚，只能作些暂时性的治疗或对症处理而已。比如，乙肝、慢性肾炎、风湿病、支气管哮喘，以及糖尿病、痛风、癌症、血栓病等，至今仍无特效疗法。因此，早期发现、早期诊断、早期治疗，是提高疗效、改善预后的唯一有效的良策。未病学的研究对象是“未病”，但其重点显然应当围绕潜病未病态和前病未病态而展开，并充分利用现代科学技术，以帮助揭示其中的奥秘。

## 三、未病理论的临床价值

《内经》首先提出了未病的各种含义及相应的治未病原则，具有很高的理论价值。不仅如此，《内经》还示范性地将其未病理论应用于防治疾病的临床实践之中，“治其未生，治其未成”都是治其未发，后世还以此延伸而治其未传。现围绕《内经》的相关内容，对未病理论的临床价值作一探讨。

其一，提示治疗健康未病态的基本大法。《内经》中用“譬犹渴而穿井，斗而铸锥”这样非常形象生动的语言，形容病成后药、乱成后治的仓促、被动和无奈，告诫人们在身体健康的时候要居福思祸，及早预防。这也说明，健康未病态治未病的基本大法是：养元避邪，居福思祸。

对于疾病的发生，《内经》强调：“正气存内，邪不可干”，“邪之所凑，其气必虚”。因此，发病与否，主要决定于病邪和正气两方面的力量对比，“邪实正虚”则发病，“正胜邪却”则不病。具体而言，《内经》对健康未病态的治疗，主要也是从养护正气和趋避邪气方面入手。其中，养护正气受老子学说的影响较大，主要表现在崇尚自然，顺应四时阴阳，以及倡导清虚恬淡、无为而治，以期达到“形与神俱，度百岁乃去”的目的。正如《素问·上古天真论篇》所说：“虚邪贼风，避之有时，恬淡虚无，真气从之”，既强调了精神内守，固护正气，又阐明了扶助正气，及早预防的意义。并反复指出养元护正的重要性，如“藏于精者，春不病温”（《素问·金匮真言论》），“阳气者，若天与日，失其所则折寿而不彰”（《素问·生气通天论》）等。那么，如何进行养生呢？《素问·上古天真论》指出：“法于阴阳，和于术数，食欲有节，起居有常，不妄作劳，故能形与神俱，而尽其天年”。在养元的同时，还应注意避邪。当然，《内经》的避邪观不是消极地躲避退让，而是强调主动避邪。如《素问·刺法论》说：“以法刺之，预可平疴。”此外，《内经》中尚有以小金丹方“服十数，无疫干也”的方法，以及“于雨水日后，三浴以药泄汗”之法，均为预防性治疗的治未病方法，开创了药物预防疾病的先例。

其二，提示治疗潜病未病态的基本大法。当人体处于潜病未病态时，因其无形可见，故大多不易被察觉，医者亦难以知道，这给临床治疗带来了很大的困难。但是，《内经》已经给我们提示了此时治未病的基本大法，即未卜先知，未雨绸缪。前已述及，疾病的发生无外邪正两方面。很明显，在影响正气的诸因素中，先天禀赋之阴阳的盛衰、气血的厚薄、脏腑的柔脆等体质差异，无疑占有特殊的地位。这些个体的差异可以影响人对自然环境的适应能力，因而对疾病的易感性也不同。比如《灵枢·阴阳二十五人篇》注意到“木形之人……能春夏不能秋冬，感而病生，足厥阴佗佗然”，“土形之人……能秋冬不能春夏，感而病生，足太阴敦敦然”。如今看来，这些规律是有其实践基础的。影响邪气致病力强弱的诸因素中，《内经》最为重视的是五运六气，认为某些疾病的发作与流行和五运六气关系密切。如《素问·气交变大论》说：“岁金太过，燥气流行，肝木受邪，民病两胁下少腹痛”，“岁木太过，风气流行，脾土受邪，民病飧泄食减”。结合个体体质与五运六气学说，再考虑其他影响正气与邪气的各种原因，就大致可以推测不同类型的个体在何种条件下易于患病，以及易患病邪的种类和性质，从而估计人体潜病出现的时间、性质等，有利于治未病的实施。

其三，提示治疗前病未病态的基本大法。在疾病的早期阶段，一般病情较轻，症状较少，患者少有痛苦，因而往往易被忽视，直至病势已如燎原，方如梦初醒，但却为时已晚，病情大多已较难控制，或需治疗相当长的时间才能缓解和康复。其间，患者不仅痛苦不堪，甚至因此而危及生命。所以，对于这种前病未病态来说，及早发现、及早治疗十分关键，这也是一位医术高超的医生应具有的素质。《素问·八正神明论》指出："正邪者……其中人也微，故莫知其情，莫见其形。上工救其萌芽，必先见三部九候之气，尽调不败而救之，故曰上工。下工救其已成，救其已败。"《内经》注家杨上善认为："萌芽，未病之病，病之微也，先知三部九候调之，即疗其微，故而不败。"《素问·阴阳应象大论》中的论述更为详细："故邪风之至，疾如风雨，故善治者治皮毛，其次治肌肤，其次治筋脉，其次治六腑，其次治五脏。治五脏者，半死半生也。"均说明早期治疗、早遏病邪深入之路的重要性。当然，善治的前提是善诊，必须具有见微知著的本领，才能及早从人体蛛丝马迹的表现中发现病邪的潜在状态，这是治疗前病未病态的关键所在。

中医诊法历来强调望、闻、问、切，如在《内经》中就已经注意到察色的重要性，其云："正邪之中人也微，先见于色"，而察色主要是辨察面色。由于病情及病变的性质不同，各种疾病的早期就可出现不同的"色"，只是早期不甚显著，不注意观察不易发现。一般来说，热病多见赤色，临床根据赤色出现的部位，可以测知热病所在的脏腑部位，从而便于有针对性的治未病。《素问·刺热论篇》有具体论述："肝热病者，左颊先赤。肾热病者，颐先赤。病虽未发，见赤色者刺之，名曰治未病。"至于其他疾病早期色诊的意义，《内经》未作详述。其次，《内经》还十分重视脉诊对前病早期诊断的价值，认识到脉象三部九候在前病阶段已可见明显变化。由于疾病的早期征兆是多方面的，所以在《内经》中还有一些其他内容的描述，如"心热病者，先不乐，数日乃热"，"肝热病者，小便先黄"，"脾热病者，先头重"，"肺热病者，先淅然厥，起毫毛，恶风寒"，"肾病热者，先腰痛，骨酸"等等。对此，后世有不少补充和发展，尤其是明清时期的温病学对此更是有较深入的阐发。

## 四、疲劳与"未病"的关系

疲劳是揭示或可称之为认知"未病"，符合最简单性原则概念的明确标识。在普遍而广泛的"未病"概念中，疲劳则是其中经过综合、分析、加工提炼所抽象获得的最能体现"未病"普遍性的最简单性概念。即，疲劳是最能代表"未病"中前病、潜病、微病和不显病的最精练、最有标志性的病证名称，其依据简述于下。

1. 疲劳能标识"未病"的理论依据

（1）发病层次上的依据：对事物分层次认识是现代科学发展的一个显著特点，这种认识的层次使人们发现生物体在不同层次上都存在着自己特有的规律，疾病的发展过程也具有鲜明的层次性。发病层次论把我们对疾病的认识引向深入，引向本质，引向精华认知，使我们不仅局限在单一的临床层次，而应对临床症状出现之前的各个层次加以认识并提炼出最能概括各层次的精炼结论。疲劳是未病的疾病发展中一个必然层次，是表达"未病"的疾病发展中的初级阶段或明显阶段所必备的症候。其重要意义就在于，在此阶段进行适当的干预，可阻止疾病发展。所以说，对疲劳的及早发现对于诊断、预防"未病"就显得尤为重要了。

（2）现代"中介"理论上的依据：作为科学辩证法的"中介"范畴，实际是指居于或介于矛盾运动过程和阶段之间和之中的、充当矛盾双方自身转化和相互转化的桥梁、纽带和媒介。自然科学中的“中性”，在科学辩证法的哲学中便是“中介”。疲劳是人们都历过的，是人体健康与疾病过程中某种特定的中间环节或阶段，它的发生、发展、演变过程就是“中介理论”所说的“中间阶段”和“中间环节”。疲劳在正常人的生活、工作、运动以及人类疾病中都起到了它的中介作用。也就是说，疲劳作为一种警戒信号，在人类正常生活活动、运动与休息恢复之间，以及在疾病的减轻、康复与加重、甚至死亡之间，起到了它的中介作用。疲劳和未病都是健康和疾病的中间过渡阶段，向何方向演变、如何使这一演变有利于人体健康，也就是我们疲劳学要研究的问题。

(3) 耗散结构理论中的依据：耗散结构理论认为，机体作为一个系统，存在着组织程度降低的趋势。组织程度是机体的有序性。有序性越高，机体的活力越强；有序性降低，即混乱程度增加，则活力减弱。耗散结构理论还认为，健康的生命是一种“非平衡稳态”。生命过程始终充满着生命力和衰亡力的相互作用和不平衡性。平衡就没有了生长、发展，平衡就意味着死亡。引申过来就是：健康是不平衡态，而疾病是某种平衡态。健康始终是一个动态的过程，其中也始终孕育着“疲劳”和“未病”。“疲劳”作为一种能表达“未病”已经存在的标识的一种常态时时刻刻围绕着我们人体。一旦它的程度超过了一定的阈值，就会出现疾病，甚至导致死亡。

2. 防治疲劳是干预未病的前提

疲劳是介于健康与疾病的中间状态，是机体无明显疾病，但是人体却呈现出活力降低，适应力下降并伴随一系列不适症状的状态。在每个人的生活中都会出现这样那样的不适，医生并不能都明确说出你患有何种疾病。一般而言，它的发展趋势主要有两方面：一方面，如果机体长期处于疲劳状态而忽视调理，就可能导致疾病的发生；另一方面，通过合理的干预，就能使机体恢复健康状态。因此，疲劳的防治对于维护身体的健康，及时诊疗未病具有极其重要的意义。

中医学倡导“上工治未病”，十分注重人与自然、环境、社会的和谐统一，注重情志等因素对人的影响，强调整体观念、辨证论治，主张“未病先防”和“天人合一”、“形神统一”、“动静结合”。这些理论恰恰与人类健康观念的变化以及医学模式的转变相适应。因此，中医学“治未病”对于疲劳的防治具有独特优势。

预防是医学的首要原则。中医学在长期的发展过程中形成了较为完整的预防思想和有效的防治原则。中医学“治未病”包括未病先防、既病防变和愈后防复，这也是干预疲劳的基本原则。即一方面，通过养神健体，防止疲劳的发生；另一方面，可以对疲劳早期干预，阻止其向疾病转变，同时对疾病痊愈后进行有效干预，防止复发。

未病先防，即在疾病未发生之前，采取各种措施，抓住具有代表性的疲劳证候，做好各种预防工作，以防止疾病的发生。“正气存内，邪不可干”。中医学既强调在疾病未发生之前应调摄情志、适度劳逸、合理膳食、谨慎起居，倡导气功、太极拳等有益身心健康的健身方法，同时强调可以运用针灸、推拿、药物调养等方法调节机体的生理状态，以达到保健和防病作用。中医学的养生之道不仅能预防疲劳的发生，还可增强体质、提高生活质量与整体健康水平。这对于预防疲劳的发生具有积极的意义。

既病防变，是指早期诊治，并掌握疾病发生发展的规律及传变途径，以防止疾病的发展与传变。由于疲劳是健康与疾病的中间状态，因此，防止其向疾病转变对预防疾病，维护健康具有重要意义。中医学可以在“治未病”思想的指导下，根据证候特点判断疲劳可能的发展方向，并采取积极的预防措施，从而达到阻止其向疾病转变的目的。

愈后防复，是指疾病痊愈后，采取适当的调养方法及干预措施，防止疾病复发。中医学对于急性病愈后防复以及慢性病、疑难病病情缓解后防复或术后提高生活质量均能发挥重要作用。

综上所述，把对疲劳的干预作为发挥中医防治未病的重点优势领域，深入挖掘中医抗疲劳理论，全面开展中医抗疲劳方法和技术的研究，建立疲劳防治的健康保障体系具有重要的战略意义。随着人们生活水平的提高和健康观的变化，医疗模式正由单纯的疾病治疗转变为预防、保健、治疗、康复相结合的模式。20世纪末，全球医学界大讨论的最终结论是：最好的医学不是治好病的医学，而是使人不生病的医学。这也是我们撰写本书的目的所在。

## 第二节　疲劳与“亚健康”

亚健康是20世纪80年代由苏联学者布赫曼所提出的第三状态。即健康是第一种状态；已病是第二种状态；非病、非健康的中间状态称为第三种状态，即亚健康状态。

疲劳与亚健康到底是一个什么样的关系？是医学研究者从不同角度谈及的一个问题，还是两个根本不同的问题；是同一根源的问题，因所涉及的层面不同，内容不尽相同，而发生的两种不同的表述形式，还是各有根源而所表现的症候近似相同的问题；疲劳能否代表亚健康，能不能讲疲劳就是亚健康的主要表现，或称之为必备的、关键的，无其就不称之为亚健康？

总之，到目前为止，疲劳与亚健康的关系，不是能用一句或两句话说得很清楚的问题。疲劳与亚健康状态，是20世纪中期以来，逐渐被人们重视和认为必须予以解决的问题。

据世界卫生组织对一些国家的研究资料表明，目前有约60%的人程度不同地生活在亚健康状态之中。而疲劳又是亚健康状态最多见、最典型的表现。

随着人们对生活质量要求的不断提高，目前以疲劳为主诉就诊的患者在临床中越来越多。近年来国外对以慢性疲劳综合征（CFS）命名的疾病研究越来越具规模，国内的相关研究报道也不断增多。CFS往往为多因素、多器官、多系统功能调节的紊乱所致。医学界学者对该病给予了很大关注。美国疾病控制中心预测，慢性疲劳将成为21世纪影响人类健康的主要问题之一。

### 一、中医对“亚健康”认识

中国古医著中无“亚健康”之说，但现代医学所阐述的亚健康状态时人体所显示的一些症候、体征，中国古医籍中却早有认识。其最早论述记载，应始于两千多年前的《黄帝内经》其中所记述的未病、微病、欲病和萌芽状态，即应是现代医学所言的亚健康。

如：《素问·四气调神大论篇》所说的：“是故圣人不治已病治未病，不治已乱治未乱，此之谓也。”《素问·刺热篇》在论及热病未病征兆时，将未病阐述的更为具体：“肝热病者，左颊先赤；心热病者，颜先赤；脾热病者，鼻先赤；肺热病者，右颊先赤；肾热病者，颐先赤。病虽未发，见赤色者刺之，名曰治未病。”

微病系人体已有不适症候，但尚未达到明显疾病的诊断标准。《素问·调经论篇》在论述神、气、血、形、志有余不足时，提出了“微病”征象：“神有余则笑不休，神不足则悲，气血未并，五藏安定，邪客于形，洒淅起于毫毛，未入于经络也，故命曰神之微。”“气有余则喘咳上气，不足则息利火气。血气未并，五脏安定，皮肤微病，命曰白气微泄。”“形有余则腹胀，泾溲不利，不足则四肢不用。气血未并，五脏安定，肌肉蠕动，命曰微风。”“神之微”、“气微泄”、“微风”都是欲病未病的微病状态，亦是健康与已病之间第三状态。可见，亚健康不是20世纪80年代以后才存在的问题，而是千年前就已存在，并已被古人所认识。

关于萌芽之病一词的解释，隋唐时期的杨上善在注解《黄帝内经·太素》时，讲述更为清晰：“萌芽、未病之病，病之微也。”对未病、微病、萌芽状态之病的治疗，《内经》提出“救其萌芽”，并指出了未病、微病、萌芽之病若失治，则危害深矣。“热病从部所起者，至期而已；其刺之反者，三周而已；重逆则死”。可见我国传统中医学在两千年前，不但已知什么是健康与疾病之间的所谓第三状态，而且还深知所谓的亚健康若不知、不治，其危害会相当深重。这一认识既符合疾病发生、发展变化的客观规律，又符合本书所阐述的“过劳死”所见。

近期国内亚健康状态的成因和表现有许多论述。一般认为，亚健康是指患者不适或感觉痛楚，而相当时期内难以被客观检查所确诊的状况，或已有心脑血管、呼吸、消化及某些内分泌、代谢疾病症状，而检查无确切证据明确诊断，或表现为身体疲乏无力，肌体倦痛、失眠、焦虑等各种生理功能下降或紊乱，记忆力下降，反应迟钝，或冷漠无欲，行为失常，纳差，人际关系不协调，家庭关系不和睦，性功能障碍等。

2002年，王育学在《亚健康——21世纪健康新概念》一书中，列举了103项亚健康的表现，并进行了调查统计。

附表如下：

| 序号 | 项目名称 | 序号 | 项目名称 |
|---|---|---|---|
| 1 | 虚弱 | 2 | 精神不振 |
| 3 | 疲劳 | 4 | 用脑后疲劳 |
| 5 | 活动（劳动）后疲劳 | 6 | 耐力下降（不耐劳作） |
| 7 | 筋疲力尽感 | 8 | 无力 |
| 9 | 四肢乏力 | 10 | 困倦 |
| 11 | 嗜睡 | 12 | 失眠 |
| 13 | 多梦 | 14 | 恶梦惊醒 |
| 15 | 头晕 | 16 | 头昏 |
| 17 | 头重 | 18 | 头痛 |
| 19 | 目眩 | 20 | 注意力难集中 |
| 21 | 记忆力减退 | 22 | 健忘 |
| 23 | 思维效率低 | 24 | 工作效率低 |
| 25 | 生活行为烦乱 | 26 | 情绪不稳定 |

续表

| 序号 | 项目名称 | 序号 | 项目名称 |
|---|---|---|---|
| 27 | 易激动 | 28 | 烦躁 |
| 29 | 易怒 | 30 | 多疑 |
| 31 | 苦恼 | 32 | 不能放松感 |
| 33 | 不愉快感 | 34 | 不安定感 |
| 35 | 紧张 | 36 | 恐惧 |
| 37 | 易惊 | 38 | 孤独 |
| 39 | 压抑感 | 40 | 抑郁 |
| 41 | 焦虑 | 42 | 肌肉酸痛 |
| 43 | 紧束感 | 44 | 沉重感 |
| 45 | 烧灼感 | 46 | 项背酸痛 |
| 47 | 腰膝酸痛 | 48 | 足跟痛 |
| 49 | 心悸（心慌） | 50 | 心跳慢 |
| 51 | 心跳不齐 | 52 | 脸红 |
| 53 | 气短 | 54 | 出汗 |
| 55 | 怕风 | 56 | 易感冒 |
| 57 | 语少声低 | 58 | 手足发凉 |
| 59 | 怕冷 | 60 | 手足心发热 |
| 61 | 震颤 | 62 | 咽部异物感 |
| 63 | 呃逆 | 64 | 太息（大喘一口气） |
| 65 | 食欲减退 | 66 | 胃肠胀气 |
| 67 | 脘腹痛 | 68 | 消化不良 |
| 69 | 腹泻 | 70 | 便秘 |
| 71 | 面部褐斑（色素沉着） | 72 | 面色暗红 |
| 73 | 鼻部红或紫红 | 74 | 口唇色暗 |
| 75 | 齿龈色暗 | 76 | 舌暗或有瘀斑 |
| 77 | 舌下静脉曲张 | 78 | 下肢静脉曲张 |
| 79 | 指甲色暗，凹凸不平 | 80 | 皮肤粗糙 |
| 81 | 皮肤瘙痒 | 82 | 皮肤麻木、蚁行、刺痒感 |
| 83 | 牙齿松动 | 84 | 脱发 |
| 85 | 听力减退 | 86 | 耳鸣 |
| 87 | 尿频尿急 | 88 | 外阴瘙痒 |
| 89 | 性功能（性欲）减退 | 90 | 遗精 |
| 91 | 月经不调 | 92 | 月经有黑紫块 |
| 93 | 痛经 | 94 | 浮肿 |
| 95 | 血压高 | 96 | 血压低 |
| 97 | 血压波动 | 98 | 骨质增生（骨刺） |
| 99 | 骨质疏松 | 100 | 微循环异常 |
| 101 | 症状不断改变 | 102 | 总怀疑自己有病 |
| 103 | 对自己的健康担心 | | |

综上所述，中医的“未病”、“微病”、“萌芽”、“欲病”和现代医学所称之的亚健康，均应为健康与有明确疾病之间的一种状态。尽管目前对亚健康有许多不同的称呼，如次健康、第三状态、灰色状态、病前状态、临床前沿状态、疾病先兆、中间状态、潜在疾病状态等等，但其实质应该说是机体正处在阴阳消长明显失衡，脏腑器官功能已明显失调，气血运化秩序紊乱，机体整体运转能力下降，已步入由病因量向病理质转变。即病已存在，只是有轻有重，有多方面，有单一方面，有机体的、行为的、心理的、感情的、功能的等多个方面或某一方面不适或痛楚，而最多见、最常见、最主要的症候，就是疲劳或劳累。至此，疲劳与亚健康的关系已初露端倪。

## 二、“亚健康”的中医证型

前已述及，已有人将亚健康症候描述至一百余个，而这些症候又多反映在肢体感觉、肢体运动、神经、精神、植物神经调节、内分泌功能、心肾生理功能及消化器官功能等方面。这些方面症候的表现与中医证型相对应，都处于疾病的早期，需进行早期治疗，以防贻误患者生命。而目前所谈及的亚健康，亦是某些疾病早期症状，两者在疾病的发生阶段方面是一致的，且主要症候都是疲劳。

疲劳与中医虚证、虚劳等关系密切。中医理论认为：健康还是病患，这与人体的正气与邪气斗争的胜负有关。正气指的是人体的生理功能对生存环境的适应能力所形成的抵抗疾病病邪的能力。人体的正气基础是气、血、精、津液、神等物质，这些有形及无形物质组合成人体的卫外、卫内功能，在正、邪之气动态涨落中，无时不在抗御着风、寒、暑、湿、燥、火、外伤、虫、疫疠等损伤，消除着喜、怒、忧、思、悲、恐、惊等情感伤害的侵袭，而不使人体致病。若正气不足，即中医所称之的“虚”，则邪至必病。如《素问·通评虚实论篇》所言：“邪气盛则实，精气夺则虚。”精气者，气血、精、津液也。其无论是损伤还是不足，都可导致机体正气与病邪因子相斗争过程的抵御能力下降。

正如《灵枢·百病始生篇》所说：“夫百病之始生也，皆生于风雨寒暑，清湿喜怒。喜怒不节，则伤脏，脏伤则病起阴也；清湿袭虚，则病起于下；风雨袭虚，则病起于上。风雨寒热，不得虚，邪不能独伤人。卒然逢疾风暴雨而不病者，盖无虚，故邪不能独伤人。此必因虚邪之风，与其身形，两虚相得，乃客其形……大病乃成。”可见中医理论所指的“虚”，是指人体尚未患病，即尚无邪气所在，只有机体精气亏损，而致抗病能力低下，缺少对邪气的抵御能力，或表现对病邪斗争无力，正不敌邪，而易产生重大疾病的身体虚衰证候。

虚劳是虚证的进一步加重和长期慢性发展过程，是人体阴阳、气血、脏腑功能下降，或以慢性虚衰性症候表现为主的总称。虚劳已是明显病证，因其主症候是疲劳，易与亚健康相混淆，故在此予以提示。在我国古医籍中，虚劳病名首见于汉代张仲景的《金匮要略》，他在《金匮要略·血痹虚劳病脉证并治》一章，论述了血痹虚劳之症候，提出以脉诊虚劳的方法和虚劳脉象的主要特点，并确立了天雄散、肾气丸、薯蓣丸、大黄䗪虫丸等治疗虚劳的方药。

隋代巢元方在他撰著的《诸病源候论》中专设虚劳病诸候篇，共论七十五候。他在《虚劳病诸候上》中说：“夫虚劳者，五劳、六极、七伤是也。五劳者，一曰志劳，二曰思劳，三曰心劳，四曰忧劳，五曰瘦劳。又肺劳者，短气而面肿，鼻不闻香臭。肝劳者，面目干黄，口苦，精神不守，恐畏不能独卧，目视不明。心劳者，忽忽喜忘，大便苦难，或时鸭溏，口内生疮。脾劳者，舌本苦直，不得咽唾。肾劳者，背难以俯仰，小便不利，色赤黄而有余沥，茎内痛，阴湿，囊生疮，小腹满急。六极者，一曰气极，令人内虚，五脏不足，邪气多，正气少不欲言。二曰血极，令人无颜色，眉发堕落，忽忽喜忘。三曰筋极，令人数转筋，十指爪甲皆痛，苦倦不能久立。四曰胃极，令人酸削，齿苦痛，手足烦疼，不可以立，不欲行动。五曰肌极，令人羸瘦，无润泽，饮食不为肌肤。六曰精极，令人少气噏噏然，内虚，五藏气不足，发毛落，悲伤喜忘。七伤者，一曰阴寒，二曰阴痿，三曰里急，四曰精连连，五曰精少，阴下湿，六曰精清，七曰小便苦数，临事不卒。”可见，五劳、六极、七伤等虚劳症候表现多数与现代所言的“疲劳综合征”所见症候有关，其所描述的嗅觉减退、口苦、神不安定、恐畏、视力模糊、善忘、头脑不清、便秘或时有腹泻、口舌生疮、口咽干、小便难或余沥、阴囊湿；抗病能力下降、脱发、疲倦无力、消瘦、懒动、颜面灰暗无光泽、情感易变，或小便多、阳痿、早泄等都属于疲劳综合征范畴。可见一千四百多年前，我国古代医家对疲劳的认识已达到很高境地。由此见到，疲劳综合征实际上是容纳多种疾病的早期疾病表现。因此，在研究疲劳综合征时，深刻全面理解我国古代医家对疲劳的认识非常重要。

明代张介宾在《景岳全书·虚损》中，对虚劳的病因、症候及治疗亦作了比较精辟的论述：“病之虚损，变态不同，因有五劳七伤，证有营卫脏腑。然总之则人赖以生者，惟此精气，而病为虚损者，亦帷此精气，气虚者，即阳虚也；精虚者，即阴虚也。”此段论述是对《素问·通评虚实论篇》所言的“精气夺则虚”的确切解释。他在《景岳全书·新方八阵》中说：“善补阳者，必于阴中求阳，则阳得阴助而生化无穷；善补阴者，必于阳中求阴，则阴得阳升而泉源不竭。”可见，张景岳对虚劳的论治，为现代研究疲劳的综合治疗原则和方法提出珍贵的借鉴，特别是他的左、右归饮和左、右归丸等补肾方剂，值得我们在研治疲劳综合征过程中，加以理解和参照应用。

中医虚劳病证涉及的范围较广，巢元方在《诸病源候论》中例证 70 余条，可见其广度。凡禀赋不足，后天失养，病久体虚，劳倦内伤，久虚未复等均可致脏腑、气血、津液、阴阳亏损，而所产生的病证即可为虚劳。在诸虚劳病证中，对脾、肾的治疗较为重要。因为人体的虚劳证，不是气虚即是血虚，而后及脏腑。脾者后天之本，肾者先天之本；脾为土，肾属水；土为万物之母，水为万物之源，故诸虚先调和先后天之本，则诸虚皆治。因此，疲劳证从调解脾肾入手，符合临床患者虚劳病证的康复实际。

### 三、疲劳与“亚健康”的关系

目前认为，健康、亚健康、疾病均可产生疲劳症候。故有人将疲劳分为健康性疲劳、亚健康性疲劳和疾病性疲劳三种。

健康性疲劳，常常因某种劳力过度而所生乏累，待休息或适当调整即可使疲劳感觉消除，这是因为人体一时用力太过。健康性疲劳多表现为筋、骨、肌肉酸软、困倦、无力、不适等。

疾病性疲劳，一般认为是病理性疲劳。而亚健康性疲劳，有人认为是健康与疾病之间的疲劳。在临床中观察发现，疾病性疲劳与亚健康性疲劳在症候表现上常难以区分。我们对 2002 年出版的《内科学》进行了乏力、全身不适症状的统计：发现除急性传染病、物理化学中毒性疾病、职业病、寄生虫病、内科急症疾病，以及水、电解质平衡失调等无法描述或医生不能顾及疲劳症候有无，或根本无疲劳症候而无法统计外，余410种疾病中，有201种疾病，其症状描述中有乏力、全身不适等症状，约占可统计病种之49.02%。可见，疲劳症候与疾病的关系密切。亚健康主要症候也有疲劳、乏力，两者如何区别，实属不易。细论之，就其疲劳程度、消除疲劳难易程度而言，两者难于区分；临床中亚健康与某些疾病的其他主诉亦更相似。因此，两者的区别界线是一个模糊概念。从中医角度看，亚健康就是以疲劳为主要表现的病证，不存在第二、第三的问题，而现代医学把其定义为第三状态，其根本是因缺乏诊断某一疾病的确切标准。临床中诸多患者诊治的事实，已证明亚健康应该及早治疗和调理。因此，我们的任务是从临床的角度不断弄清疲劳的病因、病机，找到对因、对症的治疗方法，才能真正解决所谓“亚健康”的问题。

# 第三章　疲劳的诊断与鉴别诊断

人体是一个小宇宙，其内部脏腑器官、气血津液、脉络等等之间的关系与运行规律非常奥妙，可因不同的内外环境、时间、理化因素等，产生各种不同结果。这些结果表现有生理的，有病理的，也有目前还不能完全揭示清楚，或者未被初步统一认识的，难以明确是生理还是病理，还是处于生理与病理之间的状态，这就是目前人们所习惯称的“亚健康”或“疲劳”状态。

在我国传统医学中，自《黄帝内经》起，对疲劳即有所认识。

近几十年来，由于运动医学的兴起，对运动疲劳的研究日益增多。特别是 19 世纪 80 年代以来，由于医学界对慢性疲劳综合征的重视，有关疲劳的概念愈加深入人心，引起人们高度重视。但至目前止，除运动性疲劳和慢性疲劳综合征有了相对规范的诊断标准外，常见、多发的其他各种疲劳的诊断，并没有一个明确标准。

我们认为，目前对疲劳的诊断（不包括运动性疲劳和慢性疲劳综合征）之所以没有一个明确的标准，一是人们对疲劳的危害未有足够的认识；二是疲劳现象很混杂，生理界线难以明确。至目前止，疲劳是病还是生理亏负的一种现象，尚缺乏有效的计量标准。

因此，关于疲劳的诊断问题，本书只能按目前资料和我们的临床体会，暂分为生理性疲劳、症候性疲劳、疾病性疲劳、生产作业性疲劳、运动性疲劳、慢性疲劳综合征、脑疲劳、过劳死等几种类型分别进行介绍。

## 第一节　生理性疲劳的诊断与鉴别诊断

由于劳力工作，大强度运动，或者超个人能力地工作或做一些不熟悉的工作，或心理情绪受到挫折，或噪声侵扰、睡眠不足等，都可以出现生理性疲劳。生理性疲劳表现在身体局部，则有肢体酸痛、胀痛、无力或乏力，运动能力下降；发生在全身则自觉全身乏力、困倦、酸痛、语言无力、视物模糊、听觉不敏感，对脑力劳动厌恶，对所承担的工作完成质量下降，喜坐或躺卧等。生理性疲劳作为一种疲劳类型成立，主要是依据人体远离平衡生物体特性，具有非平衡稳态的时空特性而提出。人作为一个运动着的活体，阴阳升降，熵流涨落，无时不在发生。太过与不及所产生的能量不足均是疲劳发生的基础。所以确立为生理性疲劳，就是考虑到人体这个活体更有精神因素加入的原信息系统，其内部所具有的时空特性，环境与社会特性，生物体自身组织亏减凋亡特性，遗传基因特性，生理节律特性，信息反馈与细微调节特性，自由能量储存与转化特性以及驱动机体产生应激反应的相关物质推动力等等。

这复杂而又有其自身运行规律的系统，在人体遭受内外因素致使衰减冗杂的情况发生时，系统内可能通过其调动储备、应急物质及替补代偿迅速而及时地调整，使超负荷、超耗损、超失常的疲劳状态得以在短时间内通过引入负熵或调动人们调整机制迅速排出不可逆熵，恢复到非平衡稳态（健康状态）。前已述及因为机体的阴阳升降、熵流变化所致的太过与不及所发生的疲劳，是各种疲劳所产生的共有机制，所以称之为是生理性疲劳，就是要以时空特性为限制条件。一般认为，机体的自我调整的生理节律参数多以 24 小时以内的有规律变化为其测量稳态尺标。因此，生理疲劳诊断的一个重要标准，就是上述症状在脱离所处环境，做适当休息和给以充足的睡眠，其症状在 24 小时内即可消失。生理性疲劳可用测量心率、呼吸频率、精神状态、氧气消耗量、肌肉紧张度、体液分泌量、酸碱度、视听功能，以及查测其工作量、作业精度、反应能力、差错或事故率等方法测定。

生理性疲劳与其他疲劳及病症的鉴别，主要依据疲劳发生后迅速恢复为准点。若各种因素所制疲劳发生后，不能在短期休息后调整恢复，则应依据所据疲劳发生的原因、特点、程度、时间等征象而辨证分析诊断为相应疲劳。

## 第二节 症候性疲劳的诊断与鉴别诊断

症候性疲劳是疲劳病症中涵盖内容最广，危害程度最需要细心估测，亦是最易被医务人员和患者自身漠视而延误失治的一种疲劳。

症候，又称病症或证型，还常简称为“证”。它既不是症状，也不是病名，它是中医临床用以概括疾病共性，揭示不同疾病病机特点及差异，能成为一组反映患者在相应时态内所病的原因、性状、部位、范围、动态等多因素信息组合表象，又是未病、前病、潜病、微病、不显病所共有的特征。所以其内既包含现代经典医学内所述的疾病，又包含现代医学所述疾病范畴以外的病患信息。因此，其既具有条理清晰的规范性，又包有难以精确描述的计量的复杂性、模糊性。症候性疲劳即属于此范畴的多数、多因、多层、多位、多变等性质的疲劳。因此，其是日常及医者临床所最多见、最常见的疲劳类型。

因疲劳的成因是多种多样的，有太过性生理疲劳的积累，有不良嗜好，不良习惯、低质量生活条件和机体承受外力强度和心理精神压力太过，或不能有效排除心理精神方面的困扰和一些现代人易患疾病的早期阶段，或已患有某些慢性疑难杂症，尚未被现代医疗仪器和实验检测方法所发现，或根本未引起疲劳者重视，从未就医检查。总之，症候性疲劳是防止机体发生威胁人体生命过程，致各种生命机能消耗衰竭过度所产生的一种保护性反应。亦是人体失去非平衡性稳态，阴阳升降失调，熵流入出涨落紊乱，机体步入多种层面替补和代偿能力丧失的重要表象。这也就提醒人们，产生症候疲劳（即稳态的）时，应及时去除或减低各种致成疲劳因素，终止致劳工作或运动，及时进行针对人们各脏腑器官功能的平衡调解，以免机体受到更严重的损伤。由于疲劳产生的原因多种多样，损害的程度亦有轻重不同，故而临床所表现的症候亦不尽相同。我们在临床中发现此类型疲劳因病因、病机、病势、病位复杂，其表现症状也多种多样，一般常见有如下表现：①乏力、疲倦、肢体酸懒、沉重等，经休息和充足睡眠仍不能消除并有反反复复时轻时重表现；②肩胛上背酸痛，如负重物或伴颈痛；③浅睡眠、短睡眠或失眠多梦易醒；④烦躁易怒、注意力不能集中、健忘、厌烦思考问题；⑤头晕、头痛、耳鸣、脱发；⑥排便困难或腹泻；⑦尿频、夜尿增多；⑧食欲下降、食后腹部胀满；⑨皮肤过早出现色素斑；⑩青、中年人性功能下降、性欲减退，男子阳痿早泄，女子月经不调或过早闭经。临床中，疲劳人群不一定都具备上述各种症状，其中第一条是诊断症候性疲劳的必备条件，其他各条常因致成疲劳的原因、时间、程度而有差异。

症候性疲劳的另一层临床表现包含的是中医已规范的各种证中的疲劳症状表述。如阳虚证的神倦乏力；阴阳两虚证的神疲乏力、精神委顿；阴虚动风证的精神倦怠，邪留阴分的消瘦神疲；气虚证神疲乏力，少气懒言；气陷证的气短乏力，神疲懒言；气血两虚的神疲乏力，少气懒言；气虚发热证的心悸气促，头晕乏力；气不摄血证的神疲乏力，少气懒言；心气虚的神疲倦怠乏力；心阳虚的倦怠乏力；肝胆湿热证的乏力食减；肝血瘀滞证的神疲倦怠；脾气虚证的少气懒言，精神疲乏；脾阳虚证的神疲乏力；脾阴虚证的肢软乏力；痰湿阻肺证的身重肢困；肺气虚证的少气乏力、神疲倦怠；肺阳虚证的喘促神疲；肺气阴两虚证的神疲乏力；肾气虚证的腰膝酸软；肾精不足的足痿无力、腰膝酸软；脾肾阳虚证的腰膝酸软、神疲乏力；肾阴阳两虚证的腰膝酸软、畏寒蜷卧等等。

症候性疲劳的诊断除以主诉为主要依据外，可应用相关的现代医学仪器、实验检测方法进行检测。根据临床所见，对症候性疲劳患者应进行常规心肺功能测定，肺部X片、脑CT、消化系统内窥镜和肝、胆、胰、脾、肾、膀胱、前列腺超声，或CT、核磁等检查。实验室的生化组合检查、凝血系列检查、免疫功能及血尿常规检查，亦都属必须。

从国内外相关报导资料和我们临床中对症候性疲劳人群的观察发现，患有证候性疲劳病症时，虽然经现代医学科学仪器检查及实验室检测，很少发现有重要意义的阳性结果。但高血脂、脂肪肝、血液黏度增加、血压波动、心输出量下降、肺活量、呼吸效能下降、脑血流量较少，以及用中医四诊方法可检测出的，面色灰暗、无光泽，面部色斑增多，眼动缓滞，光亮度差，头发过早花白、稀疏、脱落，手掌鱼际色青或红紫，指甲脆瘪、色淡，舌色淡紫、绛或蓝紫、绛紫、舌苔厚腻、灰白或灰黑、舌边瘀斑瘀点，舌下静脉管径增粗、静脉旁赘生物增多、脉浮大数或沉细无力、沉数无力、沉微无力或弦滑、弦紧、弦迟、弦数等都是证候性疲劳可见的临床表现内容。因疾病而出现的症候性疲劳症状，经检查即可发现其相应阳性结果。

总之，症候性疲劳发生时，虽然现代医疗仪器或实验室检测不能及时发现现代医学所认定的阳性或称病理结果，但认真检测人体各种重要的生理功能，或用中医整体医学理论以四诊手段检测疲劳者时，即可发现诸多有客观阳性指标的结果。对症候性疲劳人群及时进行检测诊断，是提高生存质量、延长生命时间、延年益寿，防止“过劳死”发生的重要方法和必行的措施。

症候性疲劳与其他疲劳及相关疾病的鉴别是极其复杂的。前已述及，由于症候性疲劳所涵盖内容广，具有多因、多层、多位、多变等特性，所以除与生理性疲劳在时空尺度上容易鉴别外，与另外几种疲劳则需要仔细辨别，分析后方可得出初步结论。如与运动性疲劳的鉴别，主要根据其职业、剧烈运动程度和超负荷运动史及肢体、腰部损害等有关运动范畴病因病机相鉴别。与生产作业疲劳相鉴别，主要依据患者所从事的职业特点和思维、运动特性所产生的带有职业习性的疲劳证候进行鉴别。如潜水员反复潜水所造成的肺疲劳，其疲劳症状虽然与症候性疲劳有近似之处，但由于职业所造成的某一器官突出性损伤所致的疲劳与其还是有区别的。又如长期在高粉尘作业环境中所造成的肺疲劳亦是同样，肺损伤缺氧症候突出，容易鉴别。症候性疲劳，一般发病持续时间较慢性疲劳综合征为短，时有时无，常呈间歇性；慢性疲劳综合征一般发病持续时间多在半年以上，常为连续性。症候性疲劳，男女均见，但以男性为多；慢性疲劳综合征则以女性多见。症候性疲劳是以疲劳为主，表现多种多样的不适，其症状亦隐现程度不一，若为疾病则相关症状明显。而慢性疲劳综合征则以类似病毒感染、免疫功能低下、神智精神功能障碍，并常伴身体某些部位痛楚等情形出现，其症状常比较明显，痛苦主诉多多。症候性疲劳一般经典医学仪器与实验室检查很少见有意义的阳性结果；而慢性疲劳综合征，则可在病毒及免疫检测中找到一些佐证。症候性疲劳与疾病性疲劳鉴别，主要依据现代医学各种医疗仪器和实验室检测结果。

症候性疲劳与脑疲劳较易鉴别。症候性疲劳虽然也容含心脑神志方面的一些症候，但脑疲劳是有明显造成脑疲劳的工作生活性质、环境和主要表现以神志精神障碍疲劳为特点的临床症状。故二者容易鉴别。

突发性危证疲劳（过劳死），除生理性疲劳外，各种疲劳都可能是其发生的。但因为症候性疲劳的突发性和常规方法观察的难以准确预测性，使鉴别诊断出现困难。

## 第三节　疾病性疲劳的诊断与鉴别诊断

在现代经典医学中，疾病是对健康的否定。疾病性疲劳就是现代经典医学所阐述的各种疾病在其症状群中存有患者疲劳内容的主诉，亦可以说疲劳是某种疾病所规范的不适或痛苦主诉的症状之一。其在各疾病的表现位置、意义、价值，多与所涉及疾病对人体的损伤程度、部位、性质有关。如某一脏器损害程度较轻，部位又不十分重要，对人体能量的损耗又不大，其疲劳表现可较轻。甚至有一些物理化学性损伤，只表现在与人体生存、能量转换、消耗关系不大的部位，其可无疲劳症状。相反，脏腑器官病变较重，所处位置重要，与人体新陈代谢、吐故纳新、光学反应、酶的催化、应激能力、折旧过程、细胞凋亡、能量产生与消耗过程等关系密切，则疲劳程度重，有时一个小的器官或单位发生微小的变化，即可使人体产生较重的疲劳，如甲状腺结节伴机能亢进，甲状旁腺损伤，肾上腺损害等。

总之，疾病性疲劳应视不同的疾病而进行考虑。如：流行性感冒临床表现中的发热、头痛、关节酸痛、疲乏，风疹的低热乏力，病毒性肝炎的乏力与消化道症状，艾滋病发病期的持续低热、体力衰退，上呼吸道感染的鼻塞、咽痛、全身乏力，阻塞性肺气肿的胸闷、气短、乏力，肺结核的低热、盗汗、乏力，充血性心力衰竭的疲劳、乏力、心悸、呼吸困难，病态窦房结综合征的心悸、胸闷、乏力，心房扑动的头晕、心悸、乏力，二尖瓣关闭不全的乏力、心悸、胸痛、劳力性呼吸困难，房室间隔缺损的心悸、气急、乏力、咳嗽，胃癌的腹痛、泛酸、乏力、纳差、消瘦，暴发性肝功能衰竭的慢性肝病患者极度乏力、黄疸迅速加深，急性肾小球肾炎的发热、疲倦、乏力，慢性肾功能衰竭的乏力、纳差、恶心、呕吐，缺铁性贫血的劳动耐力差，白细胞减少症的头晕、乏力、心悸、低热，嗜酸性粒细胞增多症的乏力、低热，急性白血病的贫血、发热、乏力、嗜睡，慢性粒细胞性白血病的疲倦、乏力、纳差、肝脾肿大，慢性淋巴细胞白血病的疲乏、体力下降、消瘦、低热、贫血，幼淋巴细胞白血病的疲倦、乏力、纳差、体重下降、低热，骨髓增生异常综合征的贫血、乏力和虚弱，骨髓纤维化的疲乏、气短、心悸、消瘦、骨痛，γ一重链病的发热、乏力、贫血及肝脾肿大，过敏性紫癜的倦怠、乏力、低热、纳差、皮肤、关节等症状，结甲并发甲状腺功能亢进症的多汗、乏力、心悸、体重下降，慢性淋巴细胞性甲状腺炎早期症状的乏力、颈部不适感，糖尿病的三多、疲乏、无力、肥胖，糖尿病酮症酸中毒的口渴、多饮、疲乏无力、呼出气体有烂苹果味，低血钾症的肌肉软弱、乏力，系统性红斑狼疮的疲乏无力、发热、体重下降，多肌炎和皮肌炎的乏力、倦怠感或肌压痛，Weber-christiam病的皮损、发热、乏力，结节病的疲乏、无力、食减、发热，血管性痴呆的记忆力减退、疲劳、困倦，多发性硬化首发症状的肢体感觉异常和肢体无力，阿尔茨海默病的记忆力减退、疲劳、计算力减退，垂体腺瘤的肢端肥大、乏力、头痛、关节痛等等。以上所例举人体各系统疾病所引发的疲劳症候，仅为说明疾病中的疲劳症状，若要明确诊断各疾病，需要详细询问患者，并认真体检及做相关仪器、实验室检查，方能明确诊断。

疾病性疲劳需与症候性疲劳、慢性疲劳综合征相鉴别。症候性疲劳，经典医学的常规检查一般很少有阳性诊断结果。慢性疲劳综合征，以疲劳与疼痛、不适为主征，病程长而缺乏更有意义的辅助诊断依据。而其他疾病在一定时域内，其各自所应具有的症状、体征、实验室、仪器检测都可发现有意义的阳性结果。因此，疾病性疲劳的疲劳症候常是其主病症状中的一个不十分引人注意的介点，所患疾病一旦查明，则疲劳之原因亦同时找到。

## 第四节　生产作业性疲劳的诊断与鉴别诊断

生产作业性疲劳（亦可称特殊职业性疲劳）是指人体长期从事某一领域生产作业工作，由于器官、肢体以及全身多部位脏腑器官反复重复性地执行一种环境较固定单调而机械的运动、行为或超负荷强度承受，致使人体精神心理及某一器官或全身脏腑器官的运动工能下降或衰竭所产生的疲劳症状。

其特征如下：①有明显的职业特性，如高空作业、水下作业、地下作业、军业作业等各种工业生产，医药作业，（目前有报告将军事性疲劳作为专项疲劳课题进行研究，我们认为军事作业或执行战斗生产任务，总体上看与一般生产作业的任务特殊、环境有异、作业强度与精神心理承受所造成的生产作业性疲劳特点有异，但军事疲劳性在其广度、力度范围及综合性、复杂性程度颇具自身特色，应该独立研究之，这也是本书以后需要增辅的内容之一）以及其他形形色色带有职业特征的工作作业。②机体某一器官或脏腑，以及全身脏腑和全身脏腑器官长期固定在一定姿势领域范围，并重复性、机械性、单一性完成某一运动动作特性。③具有强度性和作用力的速度性及持续性特点。因生产作业性疲劳种类繁多，范围广阔类别及个体差异颇大，故而其所表现的疲劳症候亦各有不同。如飞行员长期飞行，神经心理方面紧张和高空飞行体力消耗所产生的身体乏力、腰膝酸痛、精神萎倦；潜水员反复深水下作业所出现的呼吸少力，肢体困倦，酸楚沉重；地下作业，如煤矿和其他地下采矿工作，环境暗晦，氧气稀少，体位姿势单一而出现头晕困倦，腰、背、膝部、肌筋、皮肉痛楚困重，喘促无力，严重者步履重负、疲劳难行等。

军事作业是一个复杂艰苦而又超强负荷运动，环境条件多变，机体承受重力强度与精神心理紧张共同交织，常致运动性疲劳和躯体与大脑复合性疲劳。症状具有产业作业性及脑疲劳特点，因此可出现全身无力、汗出、困倦、肢体沉重、酸楚疼痛、活动受限，头晕、头胀、眼花、视听思维能力下降以及食欲减退，口渴饮饮等。如长期从事监视、计算机、显微观察等工作，可以产生头晕、眼花、目涩、视力下降等视疲劳症状；长期从事打字、写字、敲击、剪纸、包装等作业工作者，可出手指麻木、酸痛、无力等肢体疲劳症状；长期从事监听、话务衔接或在高分贝噪音场合作业则可发生头晕、耳鸣、听力下降等听疲劳症状。总之，生产作业性（或称特殊职业性）疲劳，因其所从事的工作种类不同，器官或脏腑工作所遭受的刺激、部位、强度、性质不同，所致的疲劳表现亦有所不同，有的是某一器官局部的，有的是某脏腑，更甚者是多脏腑，因此其症候表现是疲劳及所属器官脏腑功能损伤应出现的症候，前已说明，不再一一赘述。

生产作业性（特殊职业性）疲劳与其他疲劳的鉴别，主要有两点：一是生产作业性疲劳有其明显职业特征，即病因清楚。二是其疲劳症候虽然多种多样，但一般对人体脏腑器官损害都是呈渐进性，疲劳程度是逐渐加重，且有离开致疲场合则疲劳程度逐渐减轻的特点（已造成脏腑器官严重损害成为疾病者不在述内）。所以说，生产作业性疲劳中较轻者，其所表现的症状很难与生理性疲劳及运动性疲劳相鉴别，但职业性特征可以提高其鉴别诊断正确率。

## 第五节　运动性疲劳的诊断与鉴别诊断

运动性疲劳即疲劳是由运动引起。19 世纪以来，由于人类对运动竞技技术的需要与研究愈加重视，使运动所致疲劳的研究亦愈加受人们重视。虽然运动性疲劳致劳原因清楚，在过去的“衰竭”、“堵塞”、“内环境稳态失调”学说基础上，近年来又研究神经体液、自由基生成、钙离子代谢紊乱、脂肪酸的利用、肉毒碱的代谢等与运动性疲劳发生的关系，神经肌肉联结点、肌细胞膜、肌质网等部位所出现的形态或机能变化与运动性疲劳发生的关系，以及 20 世纪 80 年代 Edwards 相继提出的疲劳控制链等被认可，都为运动性疲劳的诊断提供了依据。但由于运动性疲劳发生后，机体的每个系统、器官及至细胞、亚细胞分子水平都发生了变化，而且这种复杂的变化状态又相互影响、相互作用，研究中很难区分出孰主孰次。同时目前疲劳产生的机理学说很多，尚未出现一个比较公认的理论，这种情况也致使运动性疲劳的诊断缺乏统一标准。但运动后所表现的累、疲乏、乏力是共有症状。

运动性疲劳的临床症状表现依次为：肌肉酸痛、失眠多梦、食欲差、胸闷、心烦、思想不集中、厌于思考问题、厌烦训练、渴望休息、嗜睡、四肢沉重无力、头痛、动作不灵活、想发脾气、缺乏耐心、情志抑郁、健忘、全身懒倦、气短、口干口渴、恶心呕吐、汗多等。

陈家旭等在山西榆林某部队侦察连进行为期 4 天的疲劳症状调查，60 名男性战士，平均年龄 20.3 岁，平均身高 171.4cm，平均体重 65.3kg，战士每日徒手跑 5000m 及 400m 障碍赛 1～2 次，自认疲劳分级 RPE（采用 Borg 十级分类法）平均为 5.4（较累）。战士疲劳的临床表现，依频次的多少前 30 位分别为：汗多、饮水量多、喜冷饮、渴望休息、困倦欲睡、肢体酸痛、肌肉酸痛、口渴、四肢沉重无力、虚汗、厌烦训练、喜深吸气、口干、气短、食量减少、不想说话、食欲差、心烦、腰酸痛、胸闷、腰膝酸软、呼吸频率增快、头晕、心慌、想发脾气、口黏、睡时出汗、手足心易出汗、小便短黄、头沉等。

从以上两组症状比较，共同的表现除累、疲乏、无力外还有情绪变化。如心烦、缺乏耐心、情志抑郁等；躯体不适，如肌肉酸痛、四肢沉重无力、厌烦训练、渴望休息等；脾胃症状，如食欲差、食量减少等；津液的损失，如汗多、口渴、饮水多等。由于国内外研究人员对运动性疲劳研究的历时较长，所以在对运动性疲劳的诊断方面，除注意其临床症状外，目前已有诸多方面对运动性疲劳进行检测评定，通常采用的方法是在安静状态、定量负荷和运动疲劳后，对以上指标的变化情况进行分析定性、定量评定。

目前，诊断运动性疲劳所采用的生理学评定方法有：心肺功能测定，如血压、脉搏、每搏输出量、每分输出量、心电图、最大摄氧量、肺活量、呼吸肌力等。如通过血压与脉搏的变化所出现的紧张性不全反应，一般可预示运动员功能不良，或出现早期过度训练疲劳征象。心电图Ⅱ、Ⅲ、avF、$V_5$四个导联的T/R，若T/R之和下降超过50%时，表示心脏已开始出现疲劳。通过肌电图的参数（如积分肌电图、振幅等），可以测量等长收缩中肌肉的张力及疲劳程度；通过脑电图、脑血流图，可以反映运动员疲劳时大脑局部缺氧、缺血情况，并协助判定疲劳程度；通过测定呼吸肌力、膈肌肌电图及膈肌耗氧量、膈肌压力时间指数等，可以反映呼吸肌疲劳和膈肌疲劳的程度。目前，国外以核磁共振和正电子发射计算机断层照像术（PET）的方法研究运动性疲劳。其中，$^{31}$P-NMP可无创伤性连续测定身体手臂、腿部肌肉和大脑中的ATP、CP、Pi、PH等和某些代谢产物的浓度，故可获得从运动开始直至疲劳时，体内物质变化的动态含量。PET也可以进行动态观察，是研究能量代谢新的生物化学方法，也是研究脑局部缺血、神经递质等运动疲劳对比评定的无损伤方法。

运动性疲劳的诊断还可以借助生化指标，如血糖、血乳酸、血红蛋白、无氧阀，以及一些代谢产物在尿中的含量变化等。此外，还可以用各种反应、耐力、反射、时间再生等检测方法协助进行运动性疲劳及疲劳程度的诊断鉴定。

总之，运动性疲劳是运动员这一特殊人群中所表现的疲劳，属应激性失非平衡稳态过程。要及时保护机体免于衰竭，经过休息和恰当治疗使其恢复。但若运动性疲劳未能及时消除便又投入训练或比赛中，即可出现因过度运动所产生的疲劳综合征，此征可导致出现少于两周时间的持续疲倦的过度训练症状。过度训练的症状很不一致，可涉及各个系统和器官：早期以神经系统的表现为最多见，如疲倦感、精神不振、无训练欲望，甚至有厌烦情绪，有的容易激动。大多数人有不同程度的睡眠障碍，如失眠、多梦、易惊醒、早醒、醒后困倦，少数有嗜睡现象；其次有头痛、头晕、记忆力减退，或主诉动作不协调、反应迟钝、工作能力下降等，并有消化系统症状（如食欲不振、恶心等），心血管系统（如胸闷气短、心慌等）方面的症状；客观症状为运动能力下降、恢复期延长，心电图上可出现各种类型的心律不齐，以及ST段的改变等。Lehmann等认为：过度训练是训练和恢复、运动和运动能力、应激和应激耐受之间的失衡，应激包括运动和非运动应激因素。可见，运动性疲劳与过度训练疲劳综合征有区别也有联系。尽管有以上诸多方法诊断运动性疲劳，但其诊断标准迄今仍不明确，还缺乏能反映运动性疲劳的权威性的定量客观指标。目前的诊断尚缺乏特异性，因此使运动性疲劳很难与过度的训练所造成的疲劳综合征相鉴别，值得进一步研究提高和不断完善。运动性疲劳与其他疲劳的鉴别，主要鉴别点为患者有相关运动职业，并有参与运动或有运动伤劳史。而其他疲劳如生理性疲劳亦可因运动太过发生，但在职业及从事运动情况方面应为不同。与其他疲劳的鉴别关键点就是运动职业和运动经历，注意应在运动史、用力过劳方面认真考察。运动是运动性疲劳产生的原因，其疲劳症候虽然有一些与其他类型疲劳相近似，但因其始于运动之后，故而鉴别之线即由此而划定，不再赘述。

## 第六节　慢性疲劳综合征的诊断与鉴别诊断

疲劳是临床上一个常见的、非特异的、涉及范围很广的症状，除涉及广泛、繁多的未病和中医证型外，亦可为多种疾病的主要症状或伴随症状（如系统性红斑狼疮、肝炎、结核、贫血等其他诸多慢性消耗性疾病）。1988 年，美国疾病控制中心（CDC）将一组原因不明的、以慢性疲劳为主要特征的症候群，正式命名为慢性疲劳综合征（chronic fatigue syndrome，简称 CFS），并制订了相应的诊断标准。之后，世界各地出现了很多关于此病的报道。

其实类似 CFS 疾病的研究，早于 19 世纪起就有报道。从 1860 年到大约 1910 年，欧洲一群中层女性被冠以“神经衰弱”的诊断，这大概是慢性疲劳早期概念的先驱，尽管许多接受诊断的患者不能很好地解释疲劳。很多资料也显示出这样一个事实：在第一次世界大战时，慢性疲劳在欧洲和北美洲是一个较为普遍的病症。从 1930 年起，慢性疲劳又经历了以下几个不同的医学概念：早期的“感染后的神经性肌无力”，这可追溯到 1934 年一次典型的脊髓灰质炎流行后，一组以疲劳为主的症候群的突然爆发。其二是慢性 EB 病毒感染。1964 年发现 EB 病毒引起单核细胞增多症以后，慢性疲劳综合征就常常被归于此例。之后，又人有将纤维质炎或纤维肌痛症疾病列于 CFS 诊断范围。

### 一、关于慢性疲劳综合征的诊断

1988 年美国疾病控制中心（CDC）正式命名的慢性疲劳综合征诊断标准。

1. 主要标准

持续性或反复性疲劳或极易疲劳，表现为：

（1）睡眠休息后不能缓解。

（2）严重时，日活动量减少≥50%。

排除其他慢性临床疾病，包括以往存在的精神性疾病。

2. 次要标准

症状或病史持续存在或反复出现≥6 个月。

（1）低热（口表为 37.5℃～38.6℃）或畏寒。

（2）咽喉疼痛。

（3）颈前、后或腋下淋巴结肿痛。

（4）不能解释的全身肌肉无力。

（5）肌肉不适、肌痛。

（6）既往可耐受的运动后，24 小时全身疲劳。

（7）和病前不同的全头痛。

（8）游走性非炎性关节疼痛。

（9）神经精神症状。

① 畏光

② 暂时性视盲

③ 健忘

④ 兴奋过度

⑤ 意识模糊

⑥ 思维困难

⑦ 注意力不集中

⑧ 忧郁

（10）睡眠紊乱。

（11）起病呈急性或亚急性形式。

3. 体征标准

医生检查至少发现两次阴性体征，并持续 1 个月。

（1）低热，口表为 37.6℃～38.6℃，肛表为 37.8℃～38.8℃。

（2）非渗出性咽峡炎。

（3）可触及颈前、后或腋下淋巴结肿大或有压痛（直径＜2cm）。

凡具备两项主要标准；具有 6 项或 6 项以上症状标准加 2 项或 2 项以上体征标准，或具备 8 项以上症状标准即可作出 CFS 诊断。

1991 年 3 月，国际健康学会进一步讨论了 CFS 的定义，认为 CFS 的诊断应用自我报告及至少一次医疗机构会诊的联合方式，对于临床资料的评估，必须依靠患者自我报告疲劳情况及情绪、睡眠、整体状态和疼痛的标准化方式。此次会议对 1988 年 CFS 诊断标准加以了补充。

4. 凡具有下列疾病者，应排除 CFS 的诊断。

（1）精神疾病

①精神病：精神病性抑郁症、躁狂抑郁症、精神分裂症。

②药癖。

（2）确知病因的慢性活动性感染，如慢性乙型或丙型肝炎、艾滋病、结核病和未经适当治疗的莱姆病。

5. 凡在其他方面符合 CDC 标准，又同时有以下疾病者，应诊断为 CFS。

（1）纤维性肌痛。

（2）感染后疲劳，包括急性巨细胞病毒感染、急性传染性单核细胞增多症，以及经适当治疗的莱姆病、布氏杆菌病和急性弓形虫病后的慢性疲劳。

（3）非精神病性抑郁。

（4）躯体不适。

（5）一般性焦虑或恐惧。

以上修正及补充内容，进一步除外了心理疾病患者和扩大了 CFS 的诊断范围。根据 CDC 的 CFS 诊断标准，Komaroff 等于 1991 年汇集 CFS 症状及出现频率，其主要症状表现频率所占比例为：疲劳感（100%），月经前疲劳加重（50%～60%），微热（60%～95%），肌肉痛（20%～95%），睡眠障碍（15%～90%），注意力涣散（50%～85%），抑郁（70%～85%），头痛（35%～85%），头晕（35%～85%），关节痛（40%～50%），咽痛（50%～75%），不安（50%～70%），肌力下降（40%～70%），淋巴结肿痛（30%～40%）等。可见，较高的症状频率主要围绕 CFS 的主症出现，与 CDC 制定的 CFS 诊断标准基本相符。但 Hashimoto 等认为，CFS 的定义虽已满意地排除了其他一些慢性病，如在主要诊断标准第 2 项中除外了以前存在的精神性疾病，然而纤维肌痛及抑郁症却不能被除外，而且对于判定“较发病前患者日常活动平均减少一半”也是有一定困难的。同时，在采用 1988 年 CFS 诊断标准过程中，用各种不同的方法去研究 CFS 人群所得出的与 CFS 相关的结论也往往自相矛盾，无法解释。在临床实践中，疲劳患者常常接受不恰当或过分的临床诊断。CDC 的 CFS 监测机构，曾复审了 425 例根据医生最初诊断参与临床评估的患者，随后发现 37.5%的患者并非确定为慢性疲劳综合征。CFS 的复杂性和多种机能障碍并存，要求临床医生在认识本病时采用一种综合的、多途径的方法研究 CFS 和类似的疾病。以上可见，CFS 的诊断较为繁杂，应用困难。1992 年，Lapp 氏等归纳 CFS 的基本特征，即极度疲劳、流感样症状和精神认知障碍。CFS 有如下几点对诊断和鉴别诊断颇有意义：①疲劳程度多较严重，病程持续几个月以上，休息不能缓解。②流感样症状，如低热、肌痛、非关节炎性关节痛，每周数次咽刺痛和发痒，颈部或腋窝淋巴结肿大及触痛，头部重压感，起病突然。③特有的神经精神症状，如记忆丧失、定向障碍、说话困难、注意力不集中、理解能力差、同时伴有睡眠障碍。以上这些临床特点，有助于医生迅速地将一般疲劳与怀疑 CFS 的患者区别开来。

为了给临床医生提供一种简便易行的综合诊断方法，1994 年 CDC 的 Fukada 等对 CFS 的诊断标准作了修订，并得到国外医学界公认。其内容如下：

1. 不明原因的持续或反复发作的严重疲劳，持续 6 个月或 6 个月以上，充分地休息后症状不缓解，活动水平较健康时下降 50%。

2. 同时具备下列症状的 4 条或 4 条以上，持续存在 6 个月或 6 个月以上。

（1）记忆力下降或注意力不集中。

（2）咽喉炎。

（3）颈部或腋窝淋巴结触痛。

（4）肌痛。

（5）多发性非关节炎性关节疼痛。

（6）新出现的头痛。

（7）睡眠障碍。

（8）劳累后持续不适。

3. 需要除外症状性慢性疲劳

（1）原发病的存在能够解释慢性疲劳，例如未治疗的甲状腺机能减退症、失眠、药物副作用所致医源性疲劳。

（2）临床诊断明确，现有医学条件下治疗困难的一些疾病持续存在引起的慢性疲劳，如乙型肝炎病毒感染者。

(3) 过去或现在主要诊断为精神抑郁性情绪失调或具有忧郁症特征的双极情绪失调、各类精神分裂症、各类妄想症、各类痴呆、神经性厌食或神经性贪食。

(4) 病前两年至今有各种不良嗜好、嗜烟、酗酒等。

(5) 严重肥胖，身材指数=体重 (kg) / 身高(cm) > 45 。

## 二、我国中医学对CFS的诊断认识

慢性疲劳综合征自命名以来，有关其发病、诊断、治疗及预后的报道颇多，尤其是欧美一些国家。但是，由于CFS发病原因的不明确，其诊断尚缺乏特殊意义的检查指标，且诊断过程复杂，需要排除许多类似疾病，因而多年来西医对CFS的研究一直无突破性进展。

CFS是由生物、心理、社会等原因综合所致。因此，在不同的国家，CFS疾病的表现形式或侧重点也不尽相同，即CFS有不同的亚类存在。中医的“证”是通过分析生物、心理、社会和环境等多种因素作用于人体后的一系列表现得出的，能概括患者就诊时主要矛盾的诊断性概念。西医谈到的疾病的亚类与中医的同病异证有相似之处，同一证的人群具有同质性，和类似症候的疾病的表现特点、治则治法基本一致，因而不同证的辨别将为研究带来很大的方便。尤其在西医一味找病因而莫衷一是的情况下，更有必要在传统中医理论的指导下，运用整体观念和辨证理论来认识CFS。在我国中医古籍中，虽然没有与慢性疲劳综合征定义完全相符的病证名称，但就其症状特点来看，涉及郁证、瘀证、痹证、气阴两虚证、心血虚证及脾胃虚弱证等范畴。追溯中医文献与CFS相关疾病的渊源沿革，纳入中医诊断内容，对CFS的不同亚类或其不同的发展阶段，予以不同的辨证，这与CDC在CFS研究大纲中提出的选择不同的参数，对CFS分类研究有殊途同归之意。同时，进一步借鉴现代多元统计学方法，扩大样本量，归纳CFS的辨证雏形，不仅可达到上述分类研究CFS的目的，也将为CFS的诊断与治疗另辟蹊径。

## 三、CFS的检测方法

因为CFS的病因及发病机理至今仍未揭示清楚，且人体一些疾病常与其混杂，难以分辨，因此，此类患者必须要全面而详细的采集病史。包括疲劳发生前有否医学和心理社会事件的发生，有否抑郁或其他精神疾病，有否一些当前医学上不可解释的症状史，有否酒精或其他物质的滥用史，以及用药和饮食情况等。

其次要进行精神状态的检查。确认情绪、智力、记忆和人格特征等有无异常。特别应该注意的是，当前的抑郁或焦虑的症状，自我毁灭性的思想，以及可观察到的如精神运动性迟滞等征象。对于精神或神经异常，需要做一个恰当的精神、心理或神经学的评估。在此基础上要进行全面体检。进行一次最低限量的实验室常规检查，包括全血计数和白细胞分类、红细胞沉降率、血清谷丙转氨酶、总蛋白、白蛋白、球蛋白、碱性磷酸酶、钙、磷、糖、血尿素氮、电解质、肌酸、甲状腺刺激激素、尿分析等。

需要明确的是，上述的检查仅是调查性质的，尚不能进行明确诊断。在实际应用中应注意仍需在上述检查的基础上，根据具体患者的情况做进一步的检查。一些特殊检测对CFS的明确诊断或排除诊断是有益的，如血清学检测EB病毒、轮状病毒、人HIV-6病毒、肠病毒和白色念珠菌，免疫功能检测，影像学研究（包括头部的核磁共振图像扫描和放射扫描）。

Lauren 等研制了疲劳程度量化表（FSS），并运用此量化表评定了多发性硬化（MS）与系统性红斑狼疮（SLE）两个不同临床疾病的疲劳，分析了疲劳与抑郁症状之间的关系，鉴定了可能是某些特殊疾病特性的慢性疲劳特征。通过此表的分析，认为疲劳是 MS 与 SLE 的常见表现，两者的疲劳程度相似，在与健康对照者的鉴别方面有很高的准确度。通过分析患者的结果表明，这两种疾病中的疲劳程度在很大程度上独立于抑郁症状。MS 与 SLE 患者的 CES-D（流行病学抑郁量化表）分数都高，MS 和正常对照者的疲劳程度与 CES-D 分数无相关，而 SLE 的疲劳严重度与抑郁相关。该数据提示，尽管存在重叠，疲劳与抑郁仍是分离的。他们也不支持疲劳在很大程度上可被解释为抑郁的一个简单症状的概念。该结果还提示，MS 与 SLE 的疲劳存在质量特征的差异，如 Moldofsky 和 Komarroff 报道的那样，热可使 MS 的疲劳加重，而凉快可使其减轻；MS 的疲劳可使其别的症状加重，而 SLE 就不存在这种现象，SLE 患者多认为疲劳是他们最主要的症状。

英国皇家医院心理医学研究室 Trudie Chalder 等，为了寻求对慢性疲劳与其他疾病鉴别方法，研制了 FS-14（fatigue scale-14）疲劳测量表，用来测定慢性疲劳症状的严重性，评估临床治疗的变化，以及在流行病学研究中筛选疲劳病例。该量表由 14 个条目组成，每个条目都是一个与疲劳相关的问题。根据其内容与受试者实际情况的符合与否，回答"是"或"否"。14 个条目分别从不同角度反映疲劳的轻重，经组成分分析将 14 个条目分为两类，一类反映躯体疲劳（Physical Fatigue），包括第 1～8 共 8 个条目；一类反映脑力疲劳（Mental Fatigue），包括第 9～14 共 6 个条目。该疲劳量表内容简短，操作简便，容易掌握，具有较好的效率和信度。王天芳等用此表分析了我国慢性疲劳综合征患者与健康对照者的疲劳总分值、躯体疲劳及脑力疲劳分值。结果表明，慢性疲劳综合征患者的各分值明显高于生理性疲劳对照者，运用中药治疗后可得到明显改善。

慢性疲劳作为一个多维的概念，在实际确定鉴别中，不仅要较准确评定其严重程度，而且还要观察有关的其他方面。因此，需要从多个角度评价疲劳。如阿姆斯特丹大学医院设计的 24 条 checklist individual strength（CIS）疲劳问卷包括 4 个亚量化表：疲劳的主观经历、集中注意力、动机及体力活动水平。Ray C. 等人发明的 PFRS 量表，包括 4 个亚量化表：情绪痛苦、认知困难、疲劳及躯体症状。目的是提供一个疾病的严重性及形式的测量。美国精神行为科学研究室 Josoph E 等人在最初研制的 9 条目疲劳严重程度量表的基础上，研究并形成了 29 条目的疲劳评定量表（fatigue assessment instrument, FAI），包括疲劳感的 4 个不同侧面，主要用于评价慢性疲劳的特征及如何将其与生理性疲劳和与疾病相关的疲劳区别开来。该疲劳评定量表按 1～7 级评分，包括四个亚量化表（因子）。因子 1 为疲劳严重程度量表（global fatigue severity subscale），定量地测定疲劳的严重程度；因子 2 为环境特异性疲劳量表（situation-specific fatigue subscale），用以测定疲劳对特异性环境（热、冷、应激等）的敏感性；因子 3 为疲劳影响量表（fatigue consequance subscale），用以测定疲劳的影响，如缺乏耐心、欲望、不能集中注意力；因子 4 为对休息、睡眠的反应量表（responsiveness to rest/sleep），用以测定休息、睡眠对疲劳的减轻程度。FAI 能较准确地从量上评价疲劳的程度及特点。通过将生理性疲劳及各种与疲劳有关的疾病比较，发现 FAI 不仅可将生理性疲劳与患者的疲劳区分开来，而且不同的疾病疲劳特点也不相同。我国王天芳、张翠珍等人，运用此量表初步分析了我国慢性疲劳综合征患者的疲劳特点及中药的疗效。EMA Smets 等人将疲劳作为一个多维的概念，设计了一个自我报告的量表。该问卷由基于不同模式的疲劳表达的 5 个量表组成，每个量化表包括 4 个条目，含以下几个方面：①一般（全身）的疲劳（general fatigue），包括涉及一个人的功能的总体状态；②躯体疲劳（physical fatigue），是指与倦怠感觉有关的躯体的感觉；③减少的活动（reduced activity），是指在活动方面的减少；④减少的动机（reduced motivation），是指缺乏开始任何活动的动机；⑤脑力疲劳（mental fatigue），是指出现如集中注意力困难这样的认知方面的症状。多维量表的应用提供了一个获得疲劳特征的机会，它能够对疲劳反应者的体验给出最充分的描述，并且可以区别人群、时间或与疲劳有关的因素。对于描述性的目的，该量表的应用，将有希望提供一个较好的对慢性疲劳综合征鉴别的概念性理解。在临床实践中，获得一个疲劳的特征有助于鉴别具有一定特殊类型疲劳的不同亚型的患者，并且能够增强计划与评定治疗的能力。如果需要一个短的评定工具时，可以只用一般疲劳的量表或一些简洁的量表。如 Tito R. 等人认为疲劳是癌症患者最常见的症状，由于癌症的流行，疲劳也被报道为最痛苦和最影响日常生活的症状。癌症患者的疲劳与心理干扰、症状的痛苦和降低的功能状态相联系。癌症患者的疲劳可能由疾病本身引起，也可能是由于各种治疗方法（如化疗、放疗、生物疗法或手术）引起。另外，其他与疲劳有关的机理可能包括睡眠紊乱、环境因素、活动水平、营养状况和多种多样的遗传因素。但这些因素如何使癌症患者出现疲劳的机理是不清楚的。尽管疲劳对患者的生活质量有很大影响，但在很多疾病中还不能作为常规被测量。最常见的是疲劳作为测量功能状态或评价情绪或毒性报告出现。通常评定慢性疲劳的方法，是建立在慢性疲劳是一个主观体验的概念的基础上进行的。因此，大多数研究者运用自我报告的量表测量慢性疲劳。

Jan 等认为，CFS 中不仅疲劳为高度非特异，其他常见症状也如此。CFS 患者的症状与临床中的抑郁、慢性神经肌肉性疾患及慢性疼痛均有相当大的重叠。因此，症状具有很小的诊断价值。同时，由于诊断 CFS 缺乏实验室指标及清晰的标准，尚需要其他的评价方法。本研究用多维的方法评价 CFS。CFS 的行为、情绪、社会和认知方面均被测量，主要目的是鉴定它的程度及提供一个描述。虽然多方面的测量（本研究包括疲劳问卷、自我报告的主诉、心理状况、日常功能、回避行为、病因的认识及归属、社会交往、睡眠紊乱）的运用增加了方法上的复杂性，并且造成一个巨大的量表包，然而在 CFS 的研究中，多维评定有很多优势，不仅为患者提供了一个综合评定，临床状况、低下的功能及其他有关过程也被测量了。多维评定在对于鉴别同质的一类或亚类的不明原因的疲劳患者的方法学方面填补了空白。

总之，对于疲劳程度的判定是诊断慢性疲劳的重要依据。以上采用不同方法的量表亦不能准确为疲劳程度确定公认标准，这可能是因为，个体对疲劳反映描述存在差异，以及域值、耐力等因素有关。其要标准化，还有待于临床与研究的不断进步来解决。

## 四、慢性疲劳的鉴别诊断

慢性疲劳综合征与其他一些类型的疲劳鉴别不十分困难，因其病史长，症状多，有环境致病因素，且痛苦精神症状明显，故与生理性、运动性、生产作业性疲劳鉴别比较容易。其与症候疲劳和脑疲劳的鉴别，只要认真分辨亦可明确鉴别。

临床中，慢性疲劳可以出现于多种疾病中；同时 CFS 病因不明，其诊断尚缺乏有特殊意义的检查指标。因而，关于慢性疲劳综合征诊断过程的鉴别诊断较之 CFS 的明确诊断更重要。

临床中有些患者虽然表现有慢性疲劳症候，但不能诊断为 CFS。处于活动期的、可以解释慢性疲劳的内科疾病，如未经治疗的甲状腺功能低下，睡眠性呼吸暂停，发作性睡眠，以及医源性疾患（如药物的副作用）等；过去或现在诊断患有重度抑郁疾患、精神分裂症、妄想症、痴呆、神经性厌食或神经性贪食；慢性疲劳发生前两年或以后的任何时间，有酒精或其他物质的滥用；极度肥胖者，根据体重指数计算公式：体重指数＝体重（公斤）/［身高（米）］$^2$，其≥45 则定为有极度肥胖者。

临床中有些情况虽然表现有慢性疲劳症候，但又存在不能充分解释慢性疲劳的原因，也不能排除 CFS 的诊断。如纤维性肌痛、焦虑性异常、躯体性异常、神经衰弱和多种化学敏感性异常等。仅根据症状诊断，但不能被诊断性检测指标所确定的疾病；或某些疾病已经充分治疗后；或如莱姆氏病或梅毒，在发展为慢性症状性结局之前，已得到了肯定治疗的疾病，若出现慢性疲劳时，均不能排除 CFS 的诊断。

临床中若慢性疲劳病例，出现某项或几项体检结果、实验室检查、影像学检查的异常，不足以提示一种疾病的存在时，也不应排除 CFS 的诊断。

在鉴别诊断过程中，尤其应注意 CFS 与纤维性肌痛、神经精神类综合征的鉴别。

纤维性肌痛，是最近被认识的一种以慢性骨骼肌肌肉疼痛及疲劳为主要表现的疾病。Michael 等所报告的纤维性肌痛诊断标准为：主要标准中的三项必备，加上四项以上次要标准即可诊断。主要标准：①至少三个解剖部位疼痛或僵硬，时间持续≥3 个月；②六个或更多的典型的压痛点；③排除其他能产生相似症状的疾病。次要标准：①全身性疲劳；②慢性头痛；③睡眠紊乱；④神经心理症状；⑤关节肿胀；⑥麻木或刺痛感；⑦肠激惹综合征；⑧与活动、应激及天气变化有关的不同症状。与 CFS 不同的是，纤维性肌痛在诊断标准中肌痛及多个压痛点是必需症状。在 CFS 与纤维肌痛的诊断中，具体诊断为这两者中的哪一种，有时是取决于医生的专业认识，如风湿病或骨科专家则容易将其诊断为纤维性肌痛。

神经精神类综合征也是研究慢性疲劳综合征中常需要认真区别的一种病况。如抑郁性神经症，常表现为严重的疲劳及多种躯体性与精神性症状。然而，分辨是抑郁出现在疲劳之前，还是疲劳出现在抑郁之前，是件很困难的事情，但这种区分对 CFS 的诊断是很重要的，需要认真加以鉴别。Michael 所报告与抑郁有关的症状为：①食欲下降伴随体重下降，或食欲增加伴随体重增加；②失眠或嗜睡；③情绪亢奋或低落；④对日常活动丧失兴趣或性欲下降；⑤缺乏精力或感觉疲劳；⑥自卑感或不恰当的犯罪感；⑦思考或集中注意力的能力减退；⑧经常有厌世或自杀的想法。以上 8 个症状中出现 5 个表明有抑郁；出现 4 个表明可能有抑郁。另外，神经衰弱也与 CFS 的某些症状，如疲劳及情感认知症状有相似或交叉。在 CFS 的研究初期，研究者们曾将二者等同对待，但随着研究的深入，发现尚不能完全等同。神经衰弱是一种精神神经疾病，它的疲劳与各种不愉快的情绪或心情密切相关，是长期心情紧张、烦恼、苦闷、压抑等引起的，休息不能消除这种疲劳；当心情舒畅时，疲劳可减轻及消失。许又新等在神经症研究中认为，神经衰弱性疲劳有如下特点：①具有弥散性，干什么都觉得累；②带有明显的情绪性；③不伴有有欲望和动机的减退，患者常苦于“力不从心”或“心有余而力不足”，有抱负，有追求，不甘心混日子，最典型的是疲劳与精神兴奋二者相结合，患者在感到疲劳的同时，心里想得却很多，欲念十分活跃；④既有体力疲劳又有精神疲劳。

目前已知，慢性疲劳在许多疾病中都作为症候存在，且许多慢性疾病所产生的慢性疲劳症候，确实需要与 CFS 相鉴别，本书将临床中一些需要与 CFS 相鉴别的疾病单列一章，以求澄清，使诊断路线更易施行。

## 第七节 脑疲劳的诊断与鉴别诊断

脑疲劳是指人脑及其所主生理功能发生亏损与不及时所出现的围绕脑的解剖生理特性所发生的一组疲劳症候。脑在人体是一个奇殊脏器，这一点在两三千年前我国传统中医最早医书《黄帝内经》中已有记述。《内经·五藏别论篇》说：“脑髓骨脉胆女子胞，此六者，名曰奇恒之府。”这个奇怪而恒定的脏器，不但有其脏腑自身内外生机通路，并能感受五脏六腑的微著变化。中医理论还认为脑的功能与肾、心关系密切，“肾主骨生髓，脑为髓海”，“心主神明”。现代医学认为，脑的功能主要表现在精神神经系统的功能方面。从中西医两方面所述可以知道，脑疲劳是一个有别于躯体疲劳、五脏六腑疲劳的医学概念，其疲劳的主要表现为认知范畴的疲倦和心理感受障碍及其相应神经系统的功能失调。

从传统中医学中可知，脑是一奇特恒定包容心、肾、肝、胆等脏腑功能的特殊脏器，神明及思维是其主要应纳感知。因此，在人生活中任何的喜、怒、忧、思、悲、恐、惊的太过与不及；现代医学所说注意力过度集中及因事物过度耗费心神、用脑太过等；六欲中色欲、食欲、酒欲、烟欲、生欲、死欲太过［色欲伤肾，髓海耗损太过，脑失营养其功能则衰弱必定早致。食欲过盛，大脑中纤维细胞生长因子增多，可加速脑动脉硬化；若食物不及，大脑能源不足亦可损伤脑功能；饮用甜饮料过多，会降低蛋白质及各种维生素吸收，首先受害是大脑。酒精伤脑，是酒害主要损害部位之一，机理已清故不赘述。吸食毒品（烟欲）伤及人脑神志精神，此证据亦足，不必再述。生欲与死欲太过扰乱人的神志，长此以往必定破坏人脑的气血及熵流变化而致脑疲劳］均可造成大脑认知方面的疲劳。这种大脑疲劳的特点是在不同认知障碍的基础上，常涉及或附带其他相应脏腑器官的功能衰减或丧失。因此，有人把脑疲劳归结为人脑认知＋相关脏腑器官综合性疲劳。这一认识亦符合传统中医所说的喜伤心，怒伤肝，忧伤肺、脾，思伤脾，悲伤肺，恐伤肾，惊伤胆、心。五脏都随不同原因而各伤其所主，但总的伤害都归结于脑。这也是脑疲劳不同于其他脏腑疲劳的特点之一。

脑疲劳的第二个特点是其疲劳的发生与人体所具有的生物节律有关。目前认为，生物节律是人的生命作为自然界物质存在的特征之一，以一定时空特性，按照其物种形成特性与规律，天人变化互应，所呈现的按一定的周期、一定的时空顺序，周而复始地发生着规律性变动现象。人作为生物体，其生物节律表达既有周期性，又存在着振幅、峰幅、均值、相位、同步、失同步、自激节律等多种变化特征。这种活体与时空的有序性，表现为在时间概念方面的日节律、月节律和年律，以及体力周期、情绪周期、智力周期等与人脑疲劳的发生有一定关系。如人在生活中违背昼作夜息的日节律，跨时区高速飞行，夜间工作，长期过夜生活等使人类千万年在自然界所形成的深深镌刻于生命之中的日节律（明暗）周期相位发生变化，同步因子减弱，处于失同步状态，机体心、脑等节律变化规律遭到破坏，从而产生身心疲惫，情绪不稳，头痛，精力不能集中等脑疲劳。

现代研究表明，这与人体内血液成分某些元素及心血管运动功能有关，特别是与人的情绪变化有关。情绪周期也称情绪节律，其周期为28天。德国医学家威尔赫姆认为这是由于雄性细胞作用的结果。中医理论认为，其变化为肝脏所主，肝主疏泄，升已而降，降已而升，升不上为不及，降不下为太过，升降失调是为郁。这种伴随着时间交替所发生的波动变化若稍加外因强度，脑的熵流涨落即发生显性变化，太过与不及的脑疲劳现象随即发生。

岁月催人，时空流逝。人作为生物体，以其自身特性，伴随着日、月、年节律的变化，使位于丘脑视交叉上核（SCN）的组织结构内被称之为震荡器生物钟，可产生节律性震荡信号的起搏器或起搏点也随之发生变化，使脑的稳态结构逐渐被破坏，现实与预言相位变异，同步因子减弱，明暗周期破坏，如老年人发生的睡眠——觉醒周期分裂，情绪急躁与抑郁表现的失控，欲望与消沉值数失衡，思维敏锐性降低等，导致脑疲劳症候日渐增多，程度逐渐加重。这种生物节律改变所映现出的变化，随着人的环境、生活时态及年龄增长而递增，实例随处可见。所以说脑疲劳，除七情六欲所造成者外，不把生物节律考虑在内是不全面的。

脑疲劳的临床表现：头晕、眼花、记忆力下降，注意力不能集中，反应迟钝，思维不敏捷，肢体怠倦、乏力或浅睡、失眠、多梦或伴有头痛、胸痛或纳差、食减，时有恶心、呕吐、听力减退或耳鸣。脑疲劳常伴有脾、肾等脏腑损伤症状，如上述的恶心、呕吐、纳差食减，病及肾的症候有尿频、夜尿增多、性欲减退或性功能衰失等。

脑疲劳诊断除以主诉为依据外，还可借助于脑电图、眼电图、心电图和事件相关电位等检查协助诊断，还可以通过测定睡眠激素或多肽、肾上腺素、儿茶酚胺等，以及心理学方面的鉴定协助诊断。血液黏度检查、血沉检查亦属必须。脑疲劳患者体检时，可发现其表情呆滞、淡漠，常打哈欠，问答对话反应迟钝，眼动滞缓，光亮度差或眼球结膜充血，四肢肌肉张力低下，舌色淡紫舌尖红赤，白苔或白厚腻苔，脉沉细、缓、无力或沉弦等。

脑疲劳与其他疲劳及相关疾病在正常情况下是容易鉴别的。其中与生理性疲劳的鉴别，可通过疲劳的持续时间进行区别。虽然生理性疲劳中亦包含大脑一时的过劳，但经脱离致劳环境和适当休息，脑疲劳症候即可解除，故虽然有神疲无力，注意力不集中但不能诊断为脑劳。与症候性疲劳鉴别较为困难，因脑疲劳长时间得不到合理治疗，或致劳因素反复作用于人体，可致多个脏腑损害及功能障碍而演变为症候性疲劳（此时的脑疲劳与多脏腑疲劳同在）。二者鉴别主要看临床症候是以人脑部神志症状为主，还是其他脏腑症状为主。以脑疲劳症状为主时，即诊断为脑疲劳；要在脑疲劳症状存在同时其他脏腑疲劳更显为多，则应诊断为症候性疲劳。脑疲劳与疾病性疲劳的鉴别主要在神经系统、精神疾病方面，脑疲劳症状主要表现在感知方面，而脑神经功能障碍损害所产生的神经系统阳性体征则无。在与精神方面疾病相鉴别时，脑疲劳症状再重亦无人格及行为障碍，因此二者容易鉴别。

脑疲劳与运动性疲劳的鉴别，两者病因完全不同是其一向既知的鉴别点。脑疲劳与生产作业性（职业性）疲劳鉴别，主要要与长期从事视、听工作而致疲劳的患者相鉴别。二者的鉴别主要在于寻找某一器官症候损伤的突出点，如电话接线员的职业疲劳致听力下降时亦可有头晕、头痛、记忆减退、注意力不集中等症候，但听力下降常是其首发的主要症候，所以鉴别时亦必须注意孰轻孰重，以谁为主。因为生产作业疲劳中，一些伤神、耗费心血的疲劳可以演变成脑疲劳或其症候发生之初就是以脑疲劳症状为主出现的，此种情况鉴别较为困难，应依据具体情况进行诊断。

脑疲劳与慢性疲劳综合征的鉴别既容易而又复杂。说其容易是因为脑疲劳症候较为单纯，其表现多在神志认知范畴，所涉及的一些脾肾症候亦相对较轻，病因多为用脑伤神或人体生物节律失调衰减。而慢性疲劳综合征则主诉症状多，内容广泛复杂，其所属脏腑症候多，痛苦亦较多，且致病因素复杂，时有混沌模糊不清原因存在。说其复杂，就是在一些慢性疲劳综合征中，常是以脑的精神、神志等方面症状为主诉，且有时表现为以脑疲劳为重的特点。但仔细询问检查患者，则发现患者其他脏腑确实存在疲劳，而且症状比较恒定，病期长、痛苦多、疼痛多，一般对症治疗不易见到疗效，这是与脑疲劳不相同的。在仪器和实验室检测及四诊检查中，二者亦有区别。但必须说明脑疲劳是酿成慢性疲劳综合征的原因之一，或者称其是诱发点，在一些慢性疲劳综合征诊断中是客观事实，在鉴别诊断中应予注意。

关于脑疲劳与过劳死的鉴别是比较容易的。用简单的一句话说，单纯性脑疲劳不会发生过劳死，虽然过劳死的前期症状中或多或少有脑疲劳症状的出现，但并不是致成疲劳猝死的主要原因。

## 第八节　过劳死的诊断与鉴别诊断

过劳死（又称疲劳死）是因为人体过度疲劳或超强度劳累所致多脏腑损害，特别是能致成人体突然死亡的脏腑功能完全衰竭所致的猝死。其称呼目前争议较多，本书因其客观存在，暂以目前多数人习惯称呼而定名介绍。

过劳死是因 1987 年日本后生省开始发布有关该病症状的统计，并于 1988 年在国内成立了过劳死预防协会而立名。近 20 年来，由于我国社会经济快速发展，各行各业快节奏、高速率的情况出现，以及信息事业的发展普及，一些社会名人的英年早逝逐渐引起人们对青壮年人突然猝死的警觉和认识。日本后生省所提出的过劳死病症在我国也确有存在。

严格地讲，过劳死是人生命结束已经死亡之后的一个结论性定义。在其结论性定义未出现之前，此诊断名词是不存在的。所以从疾病真实存在出发，谈论过劳死的诊断与鉴别诊断是违背科学定义的。所以，本节所谈及的过劳死的诊断与鉴别诊断，只能是从预防的角度，就其可能发生的原因、病情、病势及其患者猝死后所能追寻到的有关信息等目前已知资料整理为依据，所谈诊断与鉴别诊断也只为综述性，供之后研究参考。

依据目前有关报道资料可知，发生过劳死的原因可能多种多样，但其根本原因是竞争压力日趋严重，工作、劳动强度的快节奏、超负荷。

如日本厚生省所公布的资料，日本每年约有 1 万人的死亡与过劳死有关。目前我国还没有明确的关于过劳死的定义，但有资料表明这种病证在我国确实存在。如上海社会科学院亚健康研究中心科研部副主任张业先介绍，上海70%～75%的人（应该是指从业者）处在亚健康状态。据奚潘良所收集资料提示，目前我国每年大约有60万人发生猝死，且猝死者年轻化趋势比较明显。在年轻化猝死者之中，劳累、生活不规律、昼夜节律紊乱、精神高度紧张者又占较大比例。有学者对我国近几年来死亡的2万多名中高级知识分子作回顾性调查发现，死亡者人均寿命仅达58.2岁，其中死于40～59岁者占56.8%。

猝死也叫突然死亡，或称急死。系指看似健康的人或病情经治疗已好转稳定或正在好转的患者，在很短时间内发生意想不到的来不及救治的非创伤性非医源性非药物毒物性死亡。世界卫生组织（WHO）将猝死的时间定为发病后6小时以内。猝死的高峰常在起病后一小时以内，因此，一些心脏病学专家将发病后一小时内死亡作为猝死的标准。

猝死尽管来势迅猛，但从对过劳死的研究看，其发生前大多数患者是有这样或那样症状性先兆的。我们谈论过劳死，其实质就是揭示其潜在的、不被人们所注意的，或已注意到但得不到足够重视的，或治疗措施不得当的各种能发生过劳猝死的前驱症状或称其为前病、微病、未病、潜病过程中的各种表象。

国内外相关资料表明，发生过劳死的原因，主要是由于生存压力过大，长期长时间从事某些易致疲劳发生的工作，或劳动强度过大及不良的生活方式，心理负担忧虑，恐惧因素长期存在，及易致人猝死的隐性慢性病。这些原因孰轻孰重，哪一个原因是真正致成突然死亡的真凶，其界线很难一笔划定清楚。

过劳死的成因是多因素相互作用、相互荡激、相互失去非平衡稳态的结果。如有调查说猝死的原因多数都由心脏病、脑出血引起，但又有临床资料表明许多已明确诊断为冠心病、高血压、腔隙性脑梗塞的患者，在医生指导下合理用药，注意生活起居、饮食营养，许多人几十年内不但未发生猝死，甚至有的病情还有所减轻。因此我们认为，过劳死的发生是多系统、多因素的，在综合致劳因素作用下，使机体处于未病、微病、潜病状态。心脑血管或其他可以导致猝死的不显性病理过程在综合激荡力量的作用下，突然形成巨涨落造成人体活体性质改变即死亡。

疲劳死是疲劳疾病最惨痛的结局，疲劳死的发生绝不是朝发夕至，亦不是无因而致，其根本致病因素是疲劳的积累，疲劳逐步发展的结果。在疲劳死的病例中，可能有因用力劳作过度或长途跋涉至机体极度衰竭而突然致死者，但大多数酿成疲劳死者，应该是一个较慢或者可称为有一个致死前表象过程。也就是说，在以上所阐述七种疲劳类型中，除生理性疲劳外，其余六种疲劳若任其发展都可能发生疲劳死，但发生率应依次为：症候性疲劳、疾病性疲劳、慢性疲劳综合征、生产作业性（职业性）疲劳、运动性疲劳、脑疲劳。因此，疲劳死发生之前所表现的症候复杂，且很难具体确定哪些症候出现就意味要发生疲劳死。为了解决这个难题，日本过劳死协会曾列出过劳死十大信号，如将军肚、脱发、排泄增加、性能力下降、记忆力减退、做事常后悔、注意力不集中、浅睡眠、头痛、耳鸣等。并有过劳死自测征兆标准，如胸闷、心悸、乏力、头晕、心绞痛、腹胀等。还有人制定出疲劳综合征演变成过劳死的自测方法。也有人提过劳死前兆特点，如极度疲劳感、突发的心悸、心前区痛、头晕胸闷、呼吸困难、面色苍白、大汗淋漓或不明原因的肢体麻木、软弱无力、暂短性视力障碍或事物模糊、语言不清、语言困难或失语、头痛头晕欲倾倒、近期记忆障碍、注意力不能集中、工作效率明显下降等。后者的描述主要都表现在心脑血管范畴。到底怎样确定上述哪一个症状出现或哪一组症状出现就肯定要发生疲劳死呢？因为人是远离平衡的复杂系统，个体的差异性对疲劳承受的阈值无法用一条绳线扯直。但持续性、经休息和一般方法不能解除的疲劳，并在症候表现上有向心、脑、肾等重要脏腑发展及逐渐加重的趋势，患者在生活起居、饮食、嗜好方面又有助于疲劳病势发展的不可逆性行为存在，则过劳死的诊断有很大可能就会成为现实了。总之，过劳死的诊断是具有明显预测性性质。

在临床仪器及实验室检测方面，主要参照症候性疲劳、疾病性疲劳和慢性疲劳综合征等疲劳检测方法进行。在四诊方面，面色灰暗、印堂色青、目无光泽、舌质瘀紫、瘀斑瘀点增多、花树状舌纹和鸟状舌纹显现，苔白黄、厚腻或无光、无苔，脉浮、大数虚或沉、细微无力、结代者应倍加警惕。在鉴别诊断方面，因其是症候预测，除生理疲劳外，各种疲劳症状都是其预测范畴内的指数或参数之一，因此在疲劳范围内鉴别就是自设复杂了。过劳所致的猝死与其他疾病所致猝死的鉴别是十分必要的。因为在致成人类猝死疾病中，不仅是疲劳病症一种。除以上引述出的心脏、脑血管疾病可造成人类猝死外，其他如静脉栓子脱落所致的肺动脉栓塞，重症胰腺炎，失血失液性休克，重要脏器的创伤以及药物、毒物、医源性等等原因所构成的疾病，均可造成人类猝死。至于与心、脑疾病猝死的鉴别，疲劳症候的长期存在与致劳因素不可逆性发生就是其锁点或称为关节点。

**疲劳的测定方法**

| 测定内容 | 测定方法 |
|---|---|
| 呼吸机能 | 呼吸数、呼吸量、呼吸速度、呼吸变化曲线、呼气中 $O_2$ 和 $CO_2$ 浓度、能量代谢等 |
| 循环机能 | 心率、心电图、血压等 |
| 感觉机能 | 触二点辨别阈值、平衡机能、视力、听力、皮肤感等 |
| 神经机能 | 反应时间、闪光融合值、皮肤电反射、色名呼唤、脑电图、眼球运动、注意力检查等 |
| 运动机能 | 握力、背力、肌电图、膝腱反射阈值等 |
| 生化检测 | 血液成分、尿量及成分、发汗量、体温等 |
| 综合性机能 | 自觉疲劳症状、身体动摇度、手指震颤度、体重等 |
| 其　他 | 单位时间工作量、作业频度与强度、作业周期、作业宽裕、动作轨迹、姿势、错误率、废品率、态度、表情、休息效果、问卷调查等 |

同时，在选择测定方法时应注意测定结果要有客观的定量指标，避免凭测定人员主观判定。测定时不能导致被试者出现附加疲劳、注意力分散，以及造成心理负担或不愉快的情绪等。

# 第四章 抗疲劳中药介绍

## 第一节 抗疲劳中药的选择

中国中药学是一个庞大的学科，它从中华民族发生繁衍的过程中产生，伴随着中华民族的科学文化进步而丰博。几千年来，从远古的“神农尝百草”到药石针砭，中药在中华民族与疾病斗争中的应用真是功绩卓著，佳话万千。特别是东汉末年，我国最早的药学著作《神农本草经》的问世，标志着中华民族特有的，在世界上独一无二的古本中药学已牢固屹立，并具其规模。

《神农本草经》以应重卦，而载药365种。公元五世纪，陶弘景将《神农本草经》和汉末佚名作的《名医别录》所载的365种药物，合一益以注释，发展为730种。至唐、宋时期，由于科学文化的进步和广大药物学家的反复应用体会，以本草为内容的药学著作渐多涌现，使我国中药学内容不断宏丰。公元659年由唐代苏敬等撰著的世界上第一部由国家颁布的药典《新修本草》，简称《唐本草》问世，标志着中华民族济世为民的中草药，已成为中华民族优秀文化中的一份瑰宝。《唐本草》共收载药物850种。713～742年，由唐代陈藏器所撰著的《本草拾遗》，刘翰、马志、翟煦撰著的《开宝本草》也先后问世。至五代我国另一部著名药物学《日华子本草》和《蜀本草》由吴越代日华子（一说名大明）和韩保昇集撰，公元1061年宋代苏颂编撰的《本草图经》，1108年宋代唐慎微撰著的《证类本草》等，进一步证明我国中药学在唐宋时代，已成为中华民族科学文化发展壮大的重要领域之一。

公元1590年，我国杰出的医药学家、科学家李时珍深研广学明代以前药学家之经验，亲自跋川蹬山采集药物，虔诚请教，并重视药物的临床作用，通过亲身服药，临床观察及有关实践，“剪繁去复，绳谬补遗”，历时二十七年，撰著成我国划时代的中药学名著《本草纲目》，为我国中药学的发展，并使之走向世界，作出了重要贡献。《本草纲目》共收载药物1892种，收载方剂一万余个。为我国明代以后本草学研究提供了重要条件和研究应用依据。明代以后，我国本草著作日益增多，其所载药物至2005年12月由过去千余种发展至五千七百六十七味（《中药大辞典》2005版）。

在浩如渊海的我国中药宝藏中，如何提分出抗疲劳、延年益寿的有效中药，是本书撰写过程中所遇到一个难题。古语言：“望龙光知古剑，觇宝气辨明珠。”中草药的作用及变化之神明，容不得半点虚假与伪造。

古医家在用药过程中遵循“探赜索隐，穷幽洞微，刻意研精，识其真要，疗疾为民”的用意，就是因为药非他物，用于患者身上，差之毫厘，将失之千里！此言无过之，而我等应时时遵循之，才能使药用所愈，济人益人。

在赞誉索求、刻求真知的诚意下，本书选定《本草纲目》作为“抗疲劳、延年益寿”

中药之标准，并去除有毒性药物，再增补现代药物研究所提及的有“抗疲劳、益气力、延年益寿”的相关药物。

在《本草纲目》1892种药物中，抗疲劳、益气力、延年益寿三种作用同时存在的药物有：石钟乳、石硫黄、甘草、黄芪、人参、玉竹、肉苁蓉、天麻、远志、柴胡、地黄、菟丝子、南烛、山药、大枣、胡麻、葡萄、莲子等十八种。

抗疲劳、延年益寿两种作用同时存在的药物有：铁华粉、云母、五色石、赤石脂、黄精、白术、苍术、狗脊、巴戟、独活、羌活、川芎、蛇床子、丹皮、熟地、牛膝、麦门冬、冬葵子、天门冬、何首乌、白英、紫芝、仙人仗草、泽泻、络石藤（石龙藤）、黄柏、杜仲、漆、楮实、蒲黄、酸枣仁、女贞子、五加皮、枸杞子、肉桂、桑寄生、茯神、牛黄、鹿茸、鹿角胶、茯苓等四十一味中药。

抗疲劳、益气力两种作用同时存在的药物有：阳起石、列当、锁阳、苦菜、淫羊藿、薄荷、甘蓝、覆盆子、土茯苓、石斛、莨菪（天仙子）、天雄、青鱼、龟板、海狗肾等十五味。

有抗疲劳或益气力或延年益寿单独一种作用的药物有：磁石、代赭石、禹余粮、盐、矾、沙参、桔梗、长松、知母、百脉根、仙茅、丹参、防风、升麻、白鲜皮、鬼督邮、龙胆草、细辛、当归、木香、山姜、兰草、荆芥、水苏、菊花、茵陈、青蒿、茺蔚子、续断、漏芦、天各精、龙葵、龙珠、地芦子、王不留行、车前子、蓝、蒺藜、石蕊、麻仁、薏苡仁、黑大豆、饴糖、白苣、零余子、竹荀、青芝、赤芝、黑芝麻、仲思枣、木瓜、榛子、阿月浑子、龙眼肉、忍冬藤、南藤、菖蒲、萍蓬草根、合欢、桑椹、山茱萸、地骨皮、石楠叶、蔓荆子、附子、石龙芮、海松子、秦艽、蜀椒、吴茱萸、苦茶叶、芡实、柏子仁、松脂、苏合香、猪苓、蜂蜜、鲳鱼、石桂鱼、比目鱼、牡蛎、乌骨鸡、雉、羊肉、羊肾、水牛肉、阿胶、麋角等88味药物。

中国古医籍认为人体疲劳多为肾疲劳（脑），因此其论述的具有补肾起阴和补益各种劳伤的药，亦是抗疲劳药物中的主要药物之一。现按《本草纲目》所示，将其列举于下（其中一些药物与前面所介绍的药物有所重复，是一药多种功能之因）：阳起石、甘草、人参、玉竹、肉苁蓉、列当、锁阳、天麻、巴戟、远志、淫羊藿、仙茅、玄参、升麻、蛇床子、补骨脂、牛膝、麦门冬、龙葵、地子、车前子、旱莲草、菟丝子、五味子、蓬蘽子、覆盆子、天门冬、石蕊、韭子、山藻、白环藤、木莲、石楠藤、石斛、黄柏、楮实、山茱萸、女贞子、枸杞子、附子、天雄、蜀椒、吴茱萸、芡实、肉桂、沉香、丁香、茯苓、桑螵蛸、雄蚕蛾、蛤蚧、白鲜、海马、山药、羊肾、鹿茸、鹿角、麋角、海狗肾等59余味药物。

古医籍在治疗五脏疲劳诸多方剂中，作为先天之本的肾（脑）和后天之本的脾记述最多，其次为心、肝、肺疲劳。对于劳力过度或其他外因所致的疲劳亦有介绍，但为次要地位。因此，对于抗疲劳中药的选择与介绍，则有了比较明确的方向。即以《本草纲目》为准，参考其他古本草书籍及古医方著作百余本，选择其中较常见、临床实用而又确有疗效的百余种药物进行介绍，以为临床抗疲劳方剂配伍参考。

在中药药物学中，除本书所选拟介绍的百余种有明显抗疲劳作用药物外，还有许多药物，如活血化瘀药、祛风除湿止痛药、舒肝理气药和胃化食药等，从某种意义上讲都具有一定的抗疲劳作用。本书遵从《本草纲目》，从中选择目前临床常用而又无明显毒性的药物，故上述所谈及相关药物就不一一进行介绍。

为了进一步弄清抗疲劳、延年益寿中草药到底哪些有效，哪些是协同佐使之药，我们选择自汉代《金匮要略》始至民国《医学衷中参西录》有方剂代表性古医籍著作100本，选择有治疗疲劳、益气力、延年益寿词语记录的方剂共1756方，对这些书中所涉及的392味中草药，按《中药大辞典》分类如下。

## 一、抗疲劳药物分类

（一）补气、补血、补阳、滋阴、温里药

1756方中具有上述功效的药共112味。

1. 现临床不用或很少应用药物

松花、饴糖、牛肉、牛乳、牛髓、猪肚、黄雌鸡、鲫鱼、粳米、糯米、秫米、粟米、栗子、面、白糖、红砂糖、白石英、紫石英、生鸡头肉、白马茎、羊肾、雀儿、鹿骨、干葡萄末、黑豆皮、羊肉、猪肝、羊肝、枸杞叶、枸杞花、胡麻膏、松子、秋石、乌鸡子、羊髓、鸡子共36味。

2. 临床常用药

人参、黄芪、山药、甘草、白术、灵芝、白扁豆、大枣、蜂蜜、鹿茸、鹿角、鹿角胶、鹿角霜、麋茸、麋角、麋角霜、巴戟天、仙茅、肉苁蓉、杜仲、锁阳、沙苑子、补骨脂、韭子、核桃仁、益智仁、淫羊藿、续断、菟丝子、楮实、胡芦巴、阳起石、钟乳石、海马、雄蚕蛾、紫河车、蛤蚧、雀卵、海狗肾、白芍、当归、何首乌、熟地黄、龙眼肉、阿胶、鱼鳔、女贞子、天冬、麦冬、石斛、百合、墨旱莲、沙参、枸杞子、桑椹、黄精、玉竹、黑芝麻、胡麻油、鳖甲、龟板、乌鸡、附子、天雄、丁香、小茴香、花椒、干姜、红豆蔻、肉桂、吴茱萸、高良姜、胡椒、荜茇、荜澄茄共74味。

（二）理气、消食、安神、固涩药

1756方中具有上述功效的药物共51味。

1. 现临床不用或很少应用药物

红豆、柑子皮、天仙藤、银朱、金箔、铁精、银箔、小麦、麻黄根、白石脂、禹余粮共11味。

2. 临床常用药

大腹皮、川楝子、乌药、木香、檀香、沉香、香附、橘皮、青皮、枳壳、枳实、橘红、佛手、山楂、麦芽、神曲、莱菔子、龙骨、朱砂、琥珀、磁石、远志、柏子仁、酸枣仁、茯神、乌梅、五味子、五倍子、肉豆蔻、诃子、赤石脂、山茱萸、紫梢花、覆盆子、芡实、金樱子、桑螵蛸、莲子、莲子心、莲须共40味。

（三）化湿、发散、清热、泻下、峻下

1756方中具有上述功效的药物共85味。

1. 现临床不用或很少应用药物

防葵、梨、柿霜、王瓜、石长生、石龙芮、马兰子、马兰花、占斯、棘针、蔷薇、莼菜、紫参、盐、青盐、犀角、腊月猪肪、巴豆霜、商陆共19味。

2. 临床常用药

苍术、厚朴、砂仁、草豆蔻、白豆蔻、草果、藿香、桂枝、麻黄、白芷、防风、羌活、辛夷、细辛、荆芥、紫苏子、葱白、零陵香、藁本、生姜、薄荷、升麻、柴胡、菊花、葛根、蔓荆子、蝉蜕、蕤仁、淡豆豉、石膏、决明子、淡竹叶、知母、青葙子、栀子、天花粉、密蒙花、黄芩、黄连、黄柏、白鲜皮、苦参、秦皮、连翘、忍冬藤、木鳖子、预知子、景天、玄参、生地黄、牡丹皮、赤芍药、槐角、酢浆草、青蒿、地骨皮、胡黄连、白薇、大黄、芒硝、大麻子、郁李仁、牵牛共63味。

（四）祛风湿、利水渗湿、止血凉血、活血化瘀

1756方中具有上述功效的药物共77味。

1. 现临床不用或很少应用药物

松叶、木防己、白防己、柳嫩枝、松脂、金刚藤、黄狗脊骨、黑狗脊骨并髓、虎骨、大豆、大豆黄卷、桃花、细墨、蚕蜕纸、芸台子、干胭脂、苦草、庵闾子、干漆、鬼箭羽、硇砂共21味。

2. 临床常用药

川乌、草乌、威灵仙、独活、木瓜、海桐皮、秦艽、五加皮、狗脊、桑寄生、紫金藤、石楠叶、茯苓、赤茯苓、泽泻、猪苓、薏苡仁、冬葵子、黑豆、川木通、车前子、石韦、地肤子、灯草、滑石、通草、革薢、赤小豆、侧柏叶、白茅根、白及、艾叶、血余炭、卷柏、藕、荷叶、茜草根、川芎、延胡索、没药、乳香、姜黄、酒、丹参、牛膝、红花、泽兰、桃仁、无名异、刘寄奴、自然铜、骨碎补、三棱、穿山甲、莪术、冬瓜仁共56味。

（五）化痰止咳、平喘、平肝息风、开窍

1756方中具有上述功效的药物共44味。

1. 现临床不用或很少应用药物

青矾、麝香叶、桂花、云母、洋金花、荏子、蒺藜花、铁粉、兔肝、天仙子、九节菖蒲共11味。

2. 临床常用药

天南星、贝母、半夏、白前、皂角、昆布、前胡、桔梗、海藻、旋覆花、白附子、白果、百部、杏仁、枇杷叶、桑白皮、款冬花、紫菀、代赭石、石决明、牡蛎、珍珠、蒺藜、天麻、牛黄、白僵蚕、全蝎、地龙、羚羊角、冰片、石菖蒲、安息香、麝香共33味。

1756方中所含药物共279味，有些药物与抗疲劳无关，或有相反作用，如催吐药等未列入其中。按《最新食用药用保健中药管理规定及使用指南》所规定，279味中草药中，既是食品又是药品的药物共70味：山药、甘草、白扁豆、大枣、饴糖、蜂蜜、核桃仁、益智仁、雀卵、龙眼肉、阿胶、鱼鳔、百合、枸杞子、桑椹、黄精、玉竹、黑芝麻、胡麻油、丁香、小茴香、花椒、干姜、肉桂、桂枝、高良姜、胡椒、荷叶、橘皮、山楂、麦芽、莱菔子、乌鸡、酸枣仁、茯神、小杏、乌梅、芡实、肉豆蔻、覆盆子、莲子、莲子心、砂仁、藿香、桃仁、白芷、紫苏子、葱白、生姜、薄荷、菊花、葛根、淡豆豉、淡竹叶、栀子、郁李仁、木瓜、茯苓、赤茯苓、薏苡仁、黑豆、赤小豆、白茅根、桃仁、昆布、桔梗、海藻、白果、杏仁、牡蛎。

可以用于保健食品的药物61味：人参、黄芪、白术、马鹿茸、巴戟、杜仲、补骨脂、韭菜子、淫羊藿、菟丝子、沙苑子、蛤蚧、白芍、当归、何首乌、熟地黄、女贞子、天门冬、石斛、墨旱莲、鳖甲、龟板、胡芦巴、木香、香附、青皮、枳壳、枳实、远志、柏子仁、五味子、山茱萸、苍术、厚朴、白豆蔻、麦门冬、吴茱萸、升麻、荜茇、制大黄、红景天、生地黄、牡丹皮、赤芍、地骨皮、五加皮、泽泻、车前子、白及、川芎、侧柏叶、

丹参、川牛膝、红花、泽兰、骨碎补、川贝母、桑白皮、石决明、蒺藜、天麻。

279 味中，按方中选药出现频率有 70 味药物占比例较大（以所占比例大小为序）：

| 药名 | 频率 | 比例 | 药名 | 频率 | 比例 |
|---|---|---|---|---|---|
| 人参 | 401 | 37% | 肉桂 | 338 | 31% |
| 茯苓 | 313 | 29% | 甘草 | 269 | 27% |
| 牛膝 | 277 | 26% | 附子 | 276 | 26% |
| 熟地黄 | 270 | 25% | 当归 | 247 | 23% |
| 黄芪 | 241 | 22% | 肉苁蓉 | 240 | 22% |
| 五味子 | 236 | 22% | 白术 | 221 | 20% |
| 菟丝子 | 208 | 19% | 巴戟 | 196 | 18% |
| 生姜 | 191 | 18% | 薯蓣 | 191 | 18% |
| 大枣 | 181 | 17% | 远志 | 163 | 15% |
| 木香 | 158 | 15% | 生地黄 | 154 | 14% |
| 石斛 | 147 | 14% | 陈皮 | 141 | 13% |
| 干姜 | 132 | 12% | 补骨脂 | 129 | 12% |
| 沉香 | 123 | 11% | 枸杞子 | 122 | 11% |
| 鹿茸 | 120 | 11% | 杜仲 | 117 | 11% |
| 山茱萸 | 109 | 10% | 白芍 | 109 | 10% |
| 麦门冬 | 104 | 10% | 川芎 | 100 | 9% |
| 茴香 | 98 | 9% | 川椒 | 94 | 9% |
| 柏子仁 | 92 | 9% | 防风 | 86 | 8% |
| 泽泻 | 86 | 8% | 覆盆子 | 82 | 8% |
| 石菖蒲 | 75 | 7% | 天门冬 | 74 | 7% |
| 续断 | 73 | 7% | 柴胡 | 71 | 7% |
| 苍术 | 70 | 6% | 茯神 | 66 | 6% |
| 蛇床子 | 66 | 6% | 半夏 | 63 | 6% |
| 地骨皮 | 63 | 6% | 丁香 | 61 | 6% |
| 龙骨 | 61 | 6% | 诃子 | 57 | 5% |
| 朱砂 | 57 | 5% | 枳壳 | 56 | 5% |
| 酸枣仁 | 52 | 5% | 天雄 | 44 | 4% |
| 莲肉 | 39 | 4% | 知母 | 36 | 3% |
| 吴茱萸 | 35 | 3% | 羌活 | 35 | 3% |
| 赤石脂 | 33 | 3% | 缩砂仁 | 31 | 3% |
| 何首乌 | 30 | 3% | 黄柏 | 29 | 3% |
| 乳香 | 27 | 3% | 升麻 | 21 | 2% |
| 独活 | 21 | 2% | 黄精 | 17 | 2% |
| 黄连 | 17 | 2% | 黄芩 | 17 | 2% |
| 黑芝麻 | 16 | 1% | 牡丹皮 | 13 | 1% |

从1756方中所涉及的279味常见中草药中，可以看出使用的比例较大的前70味药物以补益药数量最多，且使用频率也高。在补益药中又以补气药为主，如补中益气汤、四君子汤、参苓白术散、补益汤、补气汤、黄芪健中汤、人参补气汤等常见补益方中，补气药均占主要地位。

抗疲劳、益气力、延年益寿用药组方的第二个特点就是补阳方剂占的比例亦较大，如常见的金匮肾气丸、右归丸、肉苁蓉散、鹿角丸、菟丝子丸、鹿角散、斑龙丸等具有近似功效的方剂出现频率高。

三是补血方剂亦占一定的比例，常用的方剂如四物汤、归脾汤、当归补血汤、何首乌丸、养肝丸、三阴煎、熟干地散、逍遥散等近似或衍化方剂均有一定的出现率。其他如治疗痹证及有清热、祛湿、温里、理气、消食、化湿、开窍、安神等作用的方剂，亦有不近相同的出现率。

综合上述用方比例所见，方中所用药物主要以补气温阳、养血活血为主，其他类药物在方中虽占一些比例，多为因时因人辨证施治所选用。

## 二、抗疲劳药物功用解析

按中医药理学知识，补益脾肾、补气补血药物可以明确解释其所涉及药物为什么具有抗疲劳、延年益寿作用，其他类药物则在一定条件下辅助补虚助阳药物以纠偏治标、祛邪外出，达到标本兼顾、扶正祛邪、抗疲劳、益年寿之目的。如：

### （一）祛风湿药

无论外湿内湿皆可导致疲劳。因湿而致的疲劳多有身重、体重之症，因此祛风湿药也有抗疲劳作用。在方剂中有与补益类中药配伍的，也有以之为君的，如羌活苍术汤，以羌活、苍术为君，配以防风、独活以增其祛风除湿、燥湿健脾之功，而消除脚膝无力沉重的疲劳症状。

### （二）活血化瘀药

虚证兼夹血瘀的，有因瘀致虚的，有因虚致瘀的，配伍使用活血化瘀药以行瘀滞。如四物汤中的川芎活血行气，调畅气血，使本方补血而不滞血，和血而不伤血，起到抗疲劳作用。

### （三）理气药

对虚而不受补者，可先调理脾胃，适当配合健脾和胃、理气消导之品以资运化，使之补而不滞。另外，补益之品多滋腻及虚证兼有气滞者也多加理气药。如济生归脾汤中之木香，理气醒脾与补气养血药配伍，使之补不碍胃，补而不滞，间接地起到了抗疲劳作用。

### （四）温里药

疲劳及亚健康也有因虚寒或寒邪入里伤及脏腑者，配伍温里药，以温里散寒如人参散中附子、干姜、吴茱萸大辛大热，配伍人参、白术、甘草等补气健脾药，温中散寒，祛除脾胃虚冷，治疗食不消化、四肢无力等症。

### （五）消食药

饮食劳倦损伤脾胃，脾不运化，不能消化水谷而气血不足，症见神疲、腹胀、纳呆等，多于补脾、益气、生血等方中配伍使用消食药，以行脾胃之气，助脾胃消磨水谷。如黄芪白术散在黄芪、人参等补气药中加入神曲以消食和胃，促进饮食的消化吸收，而治面黄食少及困倦等症。

（六）安神药

过劳有劳力、劳神及房劳之分，劳神者伤心脾、气血，症见精神不振、心神不安，神思昏倦，心悸健忘，失眠等心虚之证，多配伍安神药。如保命延龄丸中酸枣仁、柏子仁配伍在补肾健脾药中能补心血，以养心安神共奏生血益气、交通心肾之功。

（七）收涩药

虚证有阳虚自汗、阴虚盗汗等症状，多于补益剂中配伍收涩止汗药。而肾精亏虚或精关不固者，又配伍固精缩尿药；脾虚泄泻证则用涩肠止泻药，以固脱扶正。如鳖甲散在滋阴益气方中加入五味子，并配以有收涩作用的牡蛎以敛阴止汗，共同治疗气阴两虚之盗汗不止、四肢无力等症。

（八）解表药

体虚元气不足又为外邪所侵，多配伍使用解表药，可以表里双解，扶正祛邪兼顾。如人参补气汤中防风、羌活与益气之品相伍能调和营卫而固表止汗，治疗气血不足、卫阳虚弱为风寒所侵，而症见四肢懒倦，自汗无力。

（九）清热药

外邪不解入里化热而伤脏腑，或阴虚而生内热，或热伤元气等证，多于补益剂中配伍清热药以清余邪或除虚热。如六神汤在四物汤中加地骨皮以清除由血虚而造成的发热、怠惰、困倦等症。

（十）化湿药

脾胃损伤不能运化水湿而湿滞中焦，脘腹胀满，多于健脾益气方中配伍使用化湿药，以除湿健脾。如参苓白术散在补中益气、健脾渗湿药中加入缩砂仁以醒脾和胃，行气化湿，使诸药合奏补气渗湿、行气消滞之功，而恢复脾胃的受纳与健运，消除饮食不进、多困少力等症。

（十一）利水渗湿药

多入脾肾二经又都有利尿之功，所以多配伍于补脾、补肾方中，以健脾利水、利尿通淋，用于脾虚水停、肾虚淋浊等症。如六味地黄丸在滋阴补肾药中加入茯苓、泽泻。茯苓淡渗利湿，泽泻利湿泄浊，且防熟地之滋腻，共同治疗肾阴虚引起的腰膝酸软，遗精淋浊等症。

（十二）化痰止咳平喘药

脾脏损伤而不能运化，水湿生痰，影响及肺，失其宣降而咳；或肺阴虚燥咳等证，在治疗上述虚证而兼痰嗽喘咳诸症的补益方中，配以化痰止咳平喘药，标本兼治。如鳖甲汤在滋阴、益气、补血药中加入紫菀、款冬花、贝母、桑白皮等清热润肺、化痰止咳药，可治疗风劳，四肢倦怠，咳唾稠黏，多困少力等症。

上述调查与分析是本书对抗疲劳、延年益寿药物进行选择的第二个原因，亦是本书作为介绍药物的第二条依据。但伴随着科学的进步，新药物和药理功能不断地被揭示，本书所介绍的药物种类、数量必然逐渐显示出其不足和欠缺，这是历史前进中的必然，亦是我们应继续工作的目标和动力。

## 第二节　抗疲劳常用中药介绍

### 001 丁　香

**【常用别名】**公丁香、丁子香、雄丁香。

**【来源】**为桃金娘科植物丁香 *Eugenia caryophyllata* Thunb. 的干燥花蕾。

**【产地】**主产于马来群岛及非洲。我国广东、海南、广西等地有栽培。

**【采集加工】**海南地区在7～8月。一般视花芽后6个月含苞欲放的花蕾便可采收，剪下饱满、绿色微带红色的花蕾，去除花梗晒干。

**【性味】**味辛，性温。归胃、肾、脾、肺经。

**【毒性】**《开宝本草》、《本草纲目》均记载无毒。

**【功能主治】**温中降逆、补肾助阳、散寒止痛。用于脾胃虚寒、呃逆呕吐、食少吐泻、心腹冷痛、肾虚阳痿等症。

《本草纲目》记载其治冷劳反胃。杀酒毒，壮阳，暖腰膝，理元气。

**【现代相关药理研究】**丁香为芳香健胃剂，能刺激胃酸和胃蛋白酶分泌，增强消化能力，促进胆汁分泌。有止痛、抗缺氧、抗凝血、抗突变作用，还有抑菌和抑制某些病毒功能。

**【用法用量】**内服：煎服1.5～5g；或入丸、散。外用适量研末调敷。

**【注意事项】**热病及阴虚内热者禁服。

**【附方】**

1. 暴心气痛

鸡舌香末，酒服一钱。（《肘后方》）

2. 治疗早泄

丁香、细辛各20g，75%乙醇100ml。将两药浸泡于乙醇内半个月即可。使用时，用浸出液涂擦阴茎之龟头部位，经1.5～3.0分钟后即行房事。对精神因素所致的早泄效果较好，单用本方即效。

### 002 八角茴香

**【常用别名】**大茴香、八角、八角香、八角大茴、大料。

**【来源】**为木兰科植物八角茴香 *Illicium verum* Hook. f. 的干燥成熟果实。

**【产地】**野生或栽培，栽培品种甚多。主产广西、云南、福建、广东、贵州等地。

**【采集加工】**春季四月间果实成熟落地拾取，晒干；秋季10～11月采收，置沸水中煮沸，搅拌5～10分钟后，晒干或烘干。

**【性味】**性温，味辛甘。归脾、肾经。

**【毒性】**无毒。

**【功能主治】**温阳，散寒，理气。用于治中寒、呕逆、寒疝腹痛、肾虚腰痛、脚气等症。

《本草纲目》记载其调中止痛，补命门不足，暖丹田。

**【现代相关药理研究】**有抑制革兰氏阳性及阴性细菌作用；茴香脑有升高白细胞作用；并有雌激素活性，能促进肠胃蠕动，缓解腹部疼痛；对呼吸道分泌细胞有刺激作用而促进分泌。

**【用法用量】**内服：煎汤，5～10g；或入丸、散。

**【注意事项】**阴虚火旺者慎用。

**【附方】**

1. 白细胞减少症

用八角茴香果实及叶中提取的主要成分加工制成“升白宁”，口服，每日2次，每次3粒（每粒含生药150mg），空腹服。观察白细胞减少症452例。

结果：治疗肿瘤患者因化疗及放疗所致白细胞减少症，有效率分别为88.5%、87.3%，对原因不明之白细胞减少症亦有一定近期治疗作用。少数患者服药后有口干、恶心、胃部不适等胃肠道反应，无其他明显毒副反应。肝功能不良患者亦可应用。［药学通报，1981，16（5）：311］

2. 食疗方

八角茴香15g，猪肾2只，料酒、精盐、葱段、姜片各适量。

将猪肾去膜皮，臊筋洗净，将八角茴香、精盐装入猪肾内，用线缝合，放入砂锅内，加水适量，放入葱、姜、料酒烧沸，改为小火炖至猪腰熟烂入味，出锅即成。本方适用于肾虚腰痛、阳痿、小便频数、脚气等病症。

## 003 刀 豆

**【常用别名】**挟剑豆、刀豆子、大刀豆、刀巴豆、马刀豆。

**【来源】**为豆科植物刀豆 *Canavalia gladiata*（Jacq.）DC. 和洋刀豆 *C. ensiformis*（L）DC. 的种子。

**【产地】**刀豆产于江苏、湖北、安徽、浙江、四川、广西、北京等地区。

洋刀豆，原产于西印度群岛。我国广东、海南、广西、四川、云南等省区普遍栽培。

**【采集加工】**秋季种子成熟时采收果实，晒干剥取种子。或先剥取种子然后晒干。

**【性味】**味甘，性温。归脾、胃、肾经。

**【毒性】**无毒。

**【功能主治】**温中下气、益肾补阳。用于虚寒呃逆、肾虚腰痛等症。

《本草纲目》记载其温中下气，利胃肠，益肾补元阳。

**【现代相关药理研究】**刀豆球蛋白A是一种植物凝集素，具有强力的促有丝分裂作用，有较好的促淋巴细胞转化反应的作用，通过使用刀豆球蛋白A来活化病态（或老年）时的Ts细胞，这一途径对可望一些自身免疫疾病、移植物排斥反应及恶性肿瘤的防治获得有利前景。

刀豆毒素每日腹腔注射可引起雄性大鼠血浆内黄体生成素和卵泡刺激素水平突然

升高。

**【用法用量】**内服：煎汤，9～15g；或烧存性研末服。

**【注意事项】**胃热者禁服。

**【附方】**

1. 肾虚腰痛

常以猪肾包裹煮熟食用；若与杜仲、续断等同用以补肾强腰，可增加治腰痛的疗效。

2. 食疗方

刀豆100g，猪排骨500g，精盐、料酒、味精、葱段、姜片各适量。

将刀豆去杂洗净。将猪排骨洗净、斩块，放锅内，加入适量水烧沸。放入刀豆煮沸，加入精盐、味精、葱段、姜片、料酒，炖烧至排骨、刀豆熟烂入味，出锅即成。有补肾养血作用。

## 004 人 参

**【常用别名】**人衔、黄参、土精、地精、神草、血参、海腴。

**【来源】**人参为五加科植物人参 *Panax ginseng* C. A. Mey. 的干燥根。栽培者称园参，野生者称野山参。

**【产地】**主产于吉林、黑龙江、辽宁、河北北部地区。以吉林长白山人参质量最佳。

**【采集加工】**人参一般生长6年后采收。收获过早，浆液不足；过迟则芽胞萌发生长要消耗参根营养成分，使人参品质下降，产量减少。采收季节于9～11月参叶变黄至越冬芽长大之前进行。顺行挖出参根，切勿伤根。抖掉泥土，去掉茎叶加工。人参的加工成品主要有：

1. 生晒参　鲜参剪去支根和须根，直接晒干，或用硫黄熏或入沸水内微烫后晒干；支根、须根加工成白参须。

2. 红参　蒸2～3小时，烘干或晒干；支根、须根加工成红参须。

3. 糖参（白参）　鲜参经沸水浸后，顺排扎针，浸入浓糖汁后，晒干或烘干。

4. 野山参　采挖时防止折断支根、须根，保全根系，同上方法加工成生晒参或糖参等。

**【性味】**味甘，性微寒。归肺、脾、心、肾经。

**【毒性】**《本草纲目》载无毒。《别录》载无毒。

**【功能主治】**大补元气，补脾益肺，固脱生津，安神益智。用于劳伤虚损、食少、倦怠、虚咳喘促、自汗暴脱、健忘眩晕、阳痿、消渴、尿频，一切气血津液不足、劳伤过度等症。

《本草纲目》记载补五脏、安精神、定魂魄、开心益智、令人不忘，久服轻身延年。主五劳七伤虚损，止渴生津液，治男女一切虚证，劳倦内伤。

**【现代相关药理研究】**人参对中枢神经系统具有调节作用。大量研究表明，人参对高级神经系统的兴奋过程和抑制过程均有加强作用，以兴奋作用最为明显。人参对提高学习分析能力，改善记忆力，改善神经活动的灵活性，有明显的促进作用。

人参能增强机体对有害因素的抵抗能力，纠正病理状态，在治疗剂量时对正常生理功能无干扰作用。

人参能调节机体免疫功能，对小鼠、大鼠及豚鼠等多种动物网状内皮系统吞噬功能均有明显的激活作用，对各种抗原激活后的动物抗体产生明显的促进作用。人参皂苷对淋巴细胞转化有明显的增强作用。

人参对动物心脏有先兴奋、后抑制的作用，能改善病变心肌功能，减轻实验性心肌损害，并能扩张血管，降低血管阻力，调节血压。实验表明，人参还有抗休克作用。

人参提取物对骨髓造血功能有保护和刺激作用，可使正常和贫血动物的红细胞数、白细胞数和血红蛋白增加，并有抑制血小板凝集的作用。动物实验表明，人参能增强垂体-肾上腺皮质系统功能，能促进男女性腺功能。促进动物动情期的出现及交配时间的延长。

人参能降低血中胆固醇浓度，降低血糖，对动脉粥样硬化有防治作用。

人参具有抗衰老、抗肿瘤、提高机体应激能力等作用。

**【用法用量】**内服：煎汤，3～15g，大剂量者可用至10～50g，亦可研末、熬膏、泡酒；或入丸、散、末，服量为1～3g。

**【注意事项】**实证、热证、正气不虚者忌用。不宜与茶同服。反藜芦。

**【附方】**

人参　怀山药　山萸肉　生龙骨　枸杞　甘草　生地　玄参　白芍

虚劳证属阴虚火旺方

人参　山药　玄参　熟地　生地　天门冬　甘草　枸杞　白芍　赭石　内金

虚证神昏、疲极、短气方

人参　柴胡　知母

1. 四君子汤方

人参　白术　白茯苓　甘草

治疗元气亏损，脾胃虚弱。

2. 十全大补汤方

人参　白术　白茯苓　当归　川芎　白芍　熟地　黄芪　肉桂　寸冬　五味子　甘草

治疗疲劳虚损、伤精伤神、饮食劳倦。

人参　枸杞　山药　五味子　天门冬　寸冬　生地　熟地

人参　菟丝子　桑螵蛸　益智　沙苑子　冬虫夏草　肉苁蓉

日本神户大学石神襄次用人参膏剂治疗精子缺乏症和无精子症29例，连续服用8～12周。

结果：发现24例精子缺乏症中，11例精子数增到每毫升2000；6例精子数每毫升增到至500；有效率达7‰。[抗衰老妙方·科技普及出版社，1985，122]

白求恩医科大学第二临床医学院将人参皂苷，鹿茸提取物，淫羊藿、水蛭浸膏等用现代工艺制成栓剂（白山雄栓）肛门塞药。共治疗阳痿病114例。

结果：显效30例，占32.5%；有效64例，占53.3%；无效17例，占14.2%，总有效率为85.8%。[吉林中医药，1989，(2)：11]

3. 食疗方

(1) 人参黄芪粥

炙黄芪30g，人参3g，粳米100g，白糖适量。

先将黄芪、人参用干净纱布抹去泥灰，切成薄片，用冷水浸泡30分钟。放入砂锅内，将浸泡人参、黄芪的水澄清滤入，再加适量的水，煮沸改为小火煎成浓汁。取汁后，再加水煎二汁，去渣。将两次煎汁合并。

将粳米洗净，放入沸水锅中，煮至半熟放入人参、黄芪煎汁，小火煮30分钟，用白糖调味即成。

黄芪和粳米熬成粥，更增强了两者的补气强志壮身作用，对一切虚弱病症较适宜，更适合于老年人食用，有抗衰老、驻容颜的作用。

（2）多宝人参汤

人参1g，菠萝、鲜桃、蜜柑、梨、莲子各15g，青丝、红丝、瓜条各25g，苹果15g。

将人参放碗内加水和冰糖，上笼蒸4小时。将莲子洗净放盆内，加水、冰糖上笼蒸料取出。将苹果、梨去皮切开去核。青丝、红丝、瓜条用水稍泡一下。桃去皮去核。将蜜柑扒皮去核。将人参、菠萝、苹果、梨、桃、蜜柑、莲子都切成小片。

锅内放入开水，将蒸人参的原汁倒入锅内，再将切好的人参、苹果、莲子等各种小片放入锅内，加冰糖用湿淀粉勾芡，用筷子蘸一滴香蕉精放在锅内，盛在碗里即成。

多宝人参汤重在滋补强壮和延年益寿。可作为年老气阴两虚以及肺胃阴虚等病症的保健食疗菜肴。

（3）人参核桃饮

人参3g，核桃肉3只。

将人参切片，每只核桃肉瓣成两块，放入锅内，加水适量。置武火上烧沸后，用文火熬煮1小时即成。

本方具有补气养血、强肾补脑的功能。适用于喘息、气短、自汗、不能劳累、面色萎黄、形体羸瘦等病症。健康人食之，能增强人体免疫力，乌发固齿，健美长寿。

（4）参苓粥

人参3g，白茯苓15g，粳米100g，姜适量。

先将人参、姜切成薄片。把茯苓捣碎，浸泡30分钟，放入砂锅内，煎取药汁后，滤出加水煎取二汁。将一二次煎汁合并。

将米洗净，放沸水锅煮半熟，加入煎汁，用小火煮30分钟即成。

本方具有滋补强壮、延年益寿、美容悦颜的功能。适用于平素脾肾虚弱之人服用，特别对老年人更为适宜。

（5）人参枸杞酒

人参15g，枸杞子100g，熟地黄30g，白酒2000g，冰糖1000g。

将人参、枸杞、地黄去杂洗净，人参切片后，三药物同装入纱布袋内扎口，放入酒坛中，加入白酒、冰糖，加盖密封，每日搅动一次，浸泡10～15天，至药物色淡味薄，捞出药袋，静置过滤即成。

枸杞子、熟地黄补血养阴；人参补气，借酒之势加强作用，能大补元气，安神固脱，滋肝明目。适用于劳伤虚损、少食倦怠、惊悸健忘、头痛眩晕、阳痿、腰膝酸痛等病症。健康人饮之能增强人体免疫功能，抗病防病，健美长寿（《最新食用药用保健中药管理规定及使用指南》）。

## 005 干　姜

**【常用别名】**白姜、均姜、干生姜。

**【来源】**为姜科植物姜 *Zingiber officinale* Rosc. 的干燥根茎。

**【产地】**全国大部分地区均产。

**【药材性状】**呈不规划的块状，略扁，具指状分枝，长 3～7cm，厚 1～2cm，表面灰棕色或浅黄棕色，粗糙，具纵皱纹及明显的环节。分枝处常有鳞叶残存。质坚实，断面黄白色或灰白色，显粉性和颗粒性，内皮层环纹明显，维管束散在，可见黄白油点，气香特异，味辛辣。

**【采集加工】**10 月下旬至 12 月下旬茎叶枯萎时挖出根茎，去掉茎叶、须根，烘干。干燥后去掉泥沙、粗皮，扬净即成。

**【性味】**味辛，性热。归脾、胃、心、肺经。

**【毒性】**无毒。

**【功能主治】**温中散寒，回阳通脉，温肺化饮。用于心腹冷痛，肢冷脉微，风寒湿痹，阳虚吐衄等病症。

《本草纲目》记载其温中止血，逐风湿痹，寒冷腹痛，治腰肾中疼冷、冷气，开五脏六腑，宣诸络脉，开胃消宿食，虚劳不眠。

**【现代相关药理研究】**干姜能止呕吐，抑制胃酸对应激性溃疡的作用，能明显地镇静和镇痛；干姜能抗凝血，对肾上腺皮质功能有增强作用，能促进肾上腺皮质激素的合成和释放。

**【用法用量】**内服，煎汤 3～7g。

**【注意事项】**阴虚内热、血热妄行者忌服。孕妇慎服。

**【附方】**

1. 通脉四逆汤

附子　干姜　甘草　白芍

用于阳气不能敷布、四肢厥冷，脉沉细微欲绝。(《医方集解》)

2. 朴附丸

厚朴　附子　神曲　干姜

用于脾元虚弱，饮食迟化、食必多伤、胃气虚损。(《和剂局方》)

3. 食疗方

(1) 姜芽炒鸡片

鸡脯肉 200g，姜芽 200g，青椒 50g，鸡蛋清 2 只，精盐、味精、料酒、白糖、醋、胡椒粉、葱段、湿淀粉、猪油、麻油各适量。

将鸡肉用清水洗净，切成片。姜去表皮洗净切薄片。青椒去蒂、籽，洗净切片。

将鸡片放盆内，加入蛋清、精盐、湿淀粉和适量水调匀浆好。将料酒、精盐、胡椒粉、味精、湿淀粉、白糖放入碗中成芡汁。

锅烧热放猪油，油温后放入鸡肉，用筷子搅散，鸡片变白熟透，倒入漏勺沥油，原锅留少许余油，放入姜片、青椒、葱段略煸炒，再放入鸡片，加入芡汁，翻炒均匀，加入少许醋、麻油，出锅装盘。

本方具有健胃补肾、温中散寒的功能。适用于风寒感冒、呕吐、食欲不振、消化不良、虚劳羸瘦、消渴、泄泻、小便频数等病症。《最新食用药用保健中药管理规定及使用指南》

## 006 大 枣

**【常用别名】**红枣、干枣、美枣、良枣。

**【来源】**为鼠李科植物大枣 *Ziziphus jujuba* Mill. 的果实。

**【产地】**主产于我国河北、河南、山东、四川、贵州等地。

**【采集加工】**秋季果实成熟时采收，一般随采随晒或烧至皮软，再行晒干。

**【性味】**味甘，性温。归心、脾、胃经。

**【毒性】**无毒。

**【功能主治】**补气健脾，养血安神，调和营卫，缓和药性。治胃虚食少，气血津液不足，营卫不和，心悸怔忡，强力，补不足气。

《本草纲目》记载其养脾气平胃气，通九窍助十二经。补气少津液，身中不足，久服轻身延年。补五藏，治虚损，坚志强力。

**【现代相关药理研究】**大枣具有催眠及增强睡眠、护肝、增强肌力、抗变态反应等作用，并且有增加血清总蛋白和白蛋白的功能。

**【用法用量】**内服：煎汤，9～15g。外用：适量，研末撒。

**【注意事项】**凡湿盛、痰凝、食滞、虫积等病应慎服或禁服。

**【附方】**

1. 黑地黄丸

苍术　熟地黄　五味子　干姜　枣肉丸

治脾肾不足，房室虚损，形瘦无力，面色青黄。(《医方集解》)

2. 枣汤

大枣　生姜　甘草

治脾胃不和，干呕恶心，腹胁胀满，不美饮食。(《太平惠民和剂局方》)

## 007 山 药

**【常用别名】**山芋、怀山药、薯蓣、玉延、薯蕷等。

**【来源】**为薯蓣科植物薯蓣 *Dioscorea opposita* Thunb. 的根茎。

**【产地】**野生于向阳山坡林边或灌木丛中。我国各地栽培或野生。

**【药材性状】**一种呈圆柱形，弯曲而稍扁，长约 15～30cm，直径为 1.5～6cm，表面黄白色或棕黄色，有明显纵皱及未去尽的栓皮。质较硬，断面白色，颗粒状，粉质。味甘微酸，嚼之发黏，称为毛山药。另一种为光山药，外观呈平滑的圆柱形，长 10～20cm，直径 2～4cm。表面淡黄白色，光滑。质坚硬，不易折断，断面白色，粉质。微甘味酸，嚼之发黏。

**【采集加工】** 霜降后叶黄色时采挖，切去芦头，洗净泥土，用竹片或碗片刮去外皮，晒干或烘干，即为“毛山药”；或选择肥大顺直的毛山药，置清水中，浸至无干心，闷透，然后放在木板上搓揉成圆柱形，将两头切齐，晒干打光，即为“光山药”。

**【性味】** 甘温，性平。归肺、脾、肾经。

**【毒性】** 无毒。

**【功能主治】** 健脾、补肺、固肾、益精。主治脾虚泄泻、久痢、虚劳咳嗽、消渴、遗精、带下、小便频数等病症。

《本草纲目》记载其补中，益气力，长肌肉强。久服耳目聪明，轻身延年。补五劳七伤，补心气不足，益肾气，健脾胃，补益虚损。

**【现代相关药理研究】** 动物实验表明，山药对脾虚模型有预防和治疗作用。能预防和治疗糖尿病。还有滋补、助消化、止咳、祛痰、脱敏等作用。

**【用法用量】** 内服：煎汤，15～30g，大剂量可用至 60～250g；研末，6～10g，入丸、散。

**【注意事项】** 湿盛中满或有积滞者不宜单独使用。实热邪实者忌用。

**【附方】**

1. 六味地黄丸

熟地　山萸肉　干山药　泽泻　茯苓　丹皮

滋阴补肾，用于肾阴亏损、虚火上炎所致的腰酸腿疼、耳鸣眼花，盗汗不眠、头晕目眩，遗精梦泄或足跟疼痛。（《小儿药证直诀》）

2. 肾气丸

干地黄　山药　山茱萸　泽泻　茯苓　丹皮　桂枝　附子炮

温补肾阳，用于肾阳不足所致的腰酸脚软，身半以下常有冷感，小便不利或小便反多。（《金匮要略》）

3. 山药丸

山药 300g　赤石脂煅，100g　肉苁蓉制，400g　山茱萸 100g　熟地黄 100g　巴戟天 100g　泽泻 100g　菟丝子炒，300g　五味子 150g　杜仲炭 300g　茯苓 100g　怀牛膝 100g

以上十二味，粉碎成细粉，兑入炼蜜制丸，每丸重 10g。功能健脾补肾，滋阴壮阳。用于脾肾两虚，食少肌瘦，腰膝酸软，耳鸣目眩，肾虚腰痛。（《临床实用中药辞典》）

4. 食疗方

（1）拔丝山药

山药 500g，白糖 200g，芝麻 10g，淀粉、植物油各适量。

山药洗净，上笼蒸熟去皮，用刀切成菱形块，撒上干淀粉。油锅内下油烧到八成热，将山药块投入油锅，炸到呈金黄色，外脆，即可捞起沥油。

炒锅下清水、白糖，用温水使白糖溶化成浆液，烧至黏性起丝，即撒入芝麻，投入山药块，迅速翻炒，起锅装于涂过油的盆中，食时山药块会拉出糖丝，即成拔丝山药。

山药具有健脾、补肺、固肾、益精的功能，可治肾虚腰痛、滑精梦遗、阳痿等疾病。

（2）蜜汁山药墩

山药 500g，蜂蜜 50g，京糕 50g，香精、淀粉、白糖各适量。

将山药洗净沙泥，刮去外皮，切成八分长的墩，放沸水内焯半熟捞出，用凉水投凉。

京糕切成小块。

锅内放入清水炖烂，捞出立着摆在碗内，上面放京糕片。锅内糖汁加香精，用湿淀粉勾芡，浇在山药上即成。

本方常可作为久病体虚、脾胃虚弱、倦怠气少、食欲不振、久泄久痢、肺虚咳嗽、痰多，以及肾气亏耗、腰痛酸软、下肢痿、消渴、尿频、遗精早泄、带下白浊等病症的滋补食疗佳品食用。

(3) 山药炒肉片

猪瘦肉 150g，鲜山药 250g，料酒、精盐、味精、酱油、葱段、姜片、白糖各适量。

将山药去皮洗净切片。猪肉洗净切片。

将猪肉投入锅中煸炒至水干，加入酱油煸炒一段时间，加入精盐、料酒、葱、姜、白糖、水，继续炒至肉熟。投入山药片，煸炒至药入味，点入味精，推匀即可出锅。

本方功能为补肾益精，润养血脉。适用于脾肾虚弱、肤发枯燥、肺虚燥咳等症。

(4) 山药粥

生淮山药 500g，白糖适量。

将淮山药轧细过筛，放入盆内，调入凉水成糊。锅中放入适量水，烧沸，边搅边下山药粉，烧至熟，加白糖调味即成。

本方具有健脾、补肺、固肾、益精的功能，主治脾虚泄泻、虚劳咳嗽、消渴、遗精、带下、小便频数等病症。

(5) 山药扁豆粥

山药片 30g，白扁豆 15g，粳米 15g，白糖适量。

将粳米淘洗干净，白扁豆去杂洗净，都放入锅内，加水适量，置武火上烧沸，再用文火熬煮至八成熟时，加入山药片、白糖，继续熬煮于熟即成。

本方能补益脾胃，适用于脾胃气阴不足、乏力倦怠、气短少言、饮食乏味、口干欲饮、便溏等病症。(《最新食用药用保健中药管理规定及使用指南》)

## 008 山茱萸

**【常用别名】**蜀酸枣、山萸肉、实枣儿、药枣、鸡足、鼠矢、魃实。

**【来源】**为山茱萸科植物山茱萸 *Cornus officinalis Sieb.* et Zucc. 的干燥成熟果肉。

**【产地】**主产浙江、河南、安徽、陕西、山西，四川亦产。

**【药材性状】**呈不规则的片状或囊状，长 1～1.5cm，宽 0.5～1cm。表面紫红色或紫黑色，皱缩，有光泽，顶端有的具圆形宿萼痕。其部有果柄痕。质柔软，气微，味酸涩、微苦。

**【采集加工】**秋季霜降后，果实变红时采摘，用炭火烘焙至适度，去种子，再晒干，即为山萸肉。

**【性味】**味酸，性微温。归肝、肾经。

**【毒性】**无毒。

**【功能主治】**补益肝肾，收涩固脱。用于腰膝酸痛、眩晕、耳鸣、阳痿、遗精、小便频数。

《本草纲目》记载其安五脏，通九窍，补肾气，兴阳道，坚阴茎，添精髓，止小便利，强阴益精。久服明目，强力长年。

**【现代相关药理研究】**山茱萸能增强体液免疫功能，对金黄色葡萄球菌、志贺氏痢疾杆菌、多种皮肤真菌有抑制作用。动物注射山茱萸后，能增强心肌收缩力，提高心脏效率，扩张外周血管，明显增强泵血功能，改善血流状态，使血压升高，还有降血糖作用。

**【用法用量】**内服：煎汤，6～15g；或入丸、散。

**【注意事项】**素有湿热，小便淋涩者禁用。

**【附方】**

1. 八味丸

生地　山茱萸　山药　白茯苓　牡丹皮　泽泻　肉桂　附子

主治肾脏虚弱，面色黧黑、足冷耳鸣、四肢无力、腰脊疼痛。(《寿世保元》)

2. 右归丸

熟地　山药　山茱萸　枸杞　鹿角胶　菟丝子　杜仲　当归　肉桂　附子

主治真阳不足、劳伤过度，神疲气怯、心跳不宁，或四肢不收等。《景岳全书》

3. 食疗方

(1) 萸肉枣柿饼

山茱萸肉 10g，红枣 30g，柿饼 30g，面粉 100g，白糖适量。

将柿饼去蒂切块，红枣去核，与山茱萸肉共同捣碎，拌匀烘干，研成细粉。将细粉与面粉拌匀，加适量水和糖调和，做成小饼，放入热锅内烙熟即成。

本方具有健脾、滋阴、益肝功能。适用于肝阴不足、虚火上升所致的耳鸣耳聋、口干食少、倦怠懒动、易躁急躁等病症。

(2) 山茱萸核桃猪腰

山茱萸 10g，猪肾 2 只，核桃肉 25g，料酒、精盐、味精、酱油、葱、姜片、花椒、白糖、猪油各适量。

将猪肾一剖两片，片去臊筋，切成腰花。将山茱萸去杂洗净，加适量清水熬一下待用。将核桃肉去膜皮，放入热油锅炸一下捞出待用。

将锅内油烧热，放入花椒，投入腰花、葱、姜、料酒、精盐、酱油、糖，以及煎好的山茱萸和炸好的核桃肉，快速炒，腰花熟入味即可出锅。

本方具有补肾、强腰、固精的功能。用于肾气虚所致的腰酸痛、遗精、眩晕、耳鸣等病症。常食能提高人体抗病能力，延年益寿。

(3) 山萸肉粥

山茱萸肉约 20g，粳米 100g，白糖适量。

先将山茱萸洗净，去核，去粳米同入砂锅煮粥，待粥将熟时，加入白糖稍煮即可。

本方具有补益肝肾、涩精敛汗的功能，适用于肝肾不足、头晕目眩、耳鸣腰酸、遗精、遗尿、小便频数、虚汗不止、肾虚带下等病症。

(4) 山茱萸酒

山茱萸肉 15g，黄酒 500g。

将山茱萸肉去杂，放入盛酒的瓶子里，塞紧浸泡 15 天即成。

黄酒具有散寒、通经、活血的功能，能增强山茱萸肉补肝肾、敛精气的功能。用于治疗肾虚所致腰酸痛、遗精、眩晕、耳鸣等症。还可以作为白细胞减少症患者的食疗用品。(《最新食用药用保健中药管理规定及使用指南》)

## 009 女贞子

**【常用别名】**女贞实、冬青子、鼠梓子、蜡树。

**【来源】**为木犀科植物女贞 *Ligustrum lucidum* Ait. 的成熟果实。

**【产地】**产于浙江、江苏、湖南、福建、广西、四川、湖北、甘肃等地。

**【药材性状】**呈卵形、椭圆形或肾形，长 6～8.5mm，直径 3.5～5.5mm。表面灰色或紫黑色，皱缩不平，基部常有宿萼或果柄残痕。外果皮薄，中果皮稍疏松，内果皮木质，黄棕色，内有种子 1～2 枚。种小，略点肾形。红棕色，两端尖。气芳香，味甘，微苦涩。

**【采集加工】**每年 12 月果实变蓝黑而有白粉时打下，除去梗、叶及杂质，直接晒干或置热水中烫过后晒干。

**【性味】**味甘、苦，性凉。归肝、肾经。

**【毒性】**无毒。

**【功能主治】**滋补肝肾、强阴明目。用于眩晕耳鸣、腰膝酸软、须发早白、目暗不明等。

《本草纲目》记载其补中，安五脏，养精神，强阴，健腰膝，除百病，变白鬓，明目。

**【现代相关药理研究】**有研究表明，女贞子能增强免疫功能，提高血清溶血素抗体活性，升高外周白细胞，并能促进红系造血系统功能，提高网状内皮系统的吞噬能力，并有强力、强心、利尿及保肝作用。

**【用法用量】**内服：水煎，6～15g；或入丸、散。外用：适量，敷膏点眼。

**【注意事项】**脾胃虚寒泄泻及阳虚者禁服。

**【附方】**

1. 二至丸

冬青子　旱莲草

补腰膝、壮筋骨，强阴精、乌鬓发。(《医方集解》)

2. 返老丸

女贞子小黑豆、青盐炙　何首乌

主治百病虚损，益力壮筋骨。(《百病验方》)

3. 女贞子膏

女贞子（酒蒸）400g，制成 100ml 稠膏。功能滋养肝肾，强壮腰膝。用于肝肾两亏，腰膝酸软，耳鸣目眩，须发早白。口服，每次 15g，每日 3 次。(《临床实用中药辞典》)

4. 治疗高脂血症

将女贞子末制成蜜丸，每丸含药 5.3g，每次 1 丸，1 月为 1 个疗程。治疗高脂血症 30 例。

结果：对降低血清胆固醇有效率为 70.6%，最大下降幅度为 2.132mmol/L

(82mg%)；降β-脂蛋白有效率为91.6%，最大下降幅度为5.06g/L（506mg%），经统计学处理，治疗前后有显著性差异。[辽宁中医杂志，1981，(6)：36]

5. 食疗方

(1) 二子炖团鱼

鳖1只（重约1000g），女贞子30g，枸杞子30g，料酒、精盐、味精、酱油、白糖、葱段、姜片、胡椒粉各适量。

将鳖宰杀，洗净，下沸水锅焯至表皮发白起皱，捞出去头、爪、内脏，挖下背壳，刮去表皮，剁成块，洗净。将女贞子去杂洗净，装入纱布袋扎口。将枸杞子去杂洗净。

炖盅放入鳖肉、女贞子、枸杞子、料酒、精盐、酱油、白糖、葱段、姜片和适量水，放入笼内蒸2小时，蒸至鳖肉熟烂入味，出笼拣去药袋、葱、姜，用味精、胡椒粉调味即成。

女贞子、鳖肉、枸杞子三者组成菜肴，滋补肝肾、强阴明目功能加强。用于治疗肝肾阴虚所致腰痛、遗精、头晕、目花等病症。

(2) 女贞桑椹蜜汁

女贞子20g，桑椹20g，旱莲草10g，蜂蜜适量。

将女贞子、桑椹、旱莲草分别去杂洗净，放入砂锅内加水煮煎。煎好后滤出药滓，将汁液放入洗净砂锅内，加入适量蜂蜜煮沸即成。

本方用于治疗肝肾阴虚头晕、目花、发早白、劳伤之症。(《最新食用药用保健中药管理规定及使用指南》)

## 010 小茴香

**【常用别名】** 茴香子、土茴香、野茴香、谷茴香、香子。

**【来源】** 为伞形科植物茴香 *Foeniculum vulgare* Mill. 的干燥成熟果实。

**【产地】** 原产地中海地区。我国内蒙古、山西、黑龙江等地均有栽培。

**【药材性状】** 果实呈细长椭圆形，两端稍尖，长5～8mm，宽约2mm。基部有时带小果柄，顶端有花柱残基。外表黄绿色。果实极易分成2个小分果，分果呈长椭圆形，背面有5条隆起的棱线，结合面略平坦，横切面近五边形，中央灰白色，富油性。气特异芳香，味甘而辛。

**【采集加工】** 8～10月果实呈黄绿色时，割取地上部分，脱粒，扬净，晒干。亦可采摘成熟果实，晒干。

**【性味】** 味辛，性温。归肝、肾、脾、胃经。

**【毒性】** 无毒。

**【功能主治】** 温肾暖肝，散寒，理气和胃。用于小腹冷痛，寒疝腹痛，肾虚腰痛，食少吐泻等。

《本草纲目》记载其健脾，开胃气，温肠。补水脏，治肾气、壮筋骨。

**【现代相关药理研究】** 小茴香对胃肠蠕动有促进作用，对胃液分泌有抑制作用；还有利胆作用，能促进胆汁分泌，其挥发油有促进大鼠肝再生作用。可使气管分泌物增加。小茴香有雌激素样作用。小茴香挥发油对真菌孢子、鸟型结核杆菌、金黄色葡萄球菌有杀灭作用。

**【用法用量】**内服：煎汤，5～15g；或入丸、散。外用：适量，研末调敷或炒热熨敷。

**【注意事项】**阴虚火旺者慎服。

**【附方】**

1. 滋阴大补丸

牛膝　山药　杜仲　山茱萸　巴戟　肉苁蓉　五味子　茯苓　小茴香　远志　石菖蒲　枸杞　熟地

本方补阴和阳，生血益精，润肌肤，强筋骨。(《万氏济世良方》)

2. 食疗方

小茴香卤牛肉

牛肉1000g，小茴香10g，料酒、精盐、桂皮、葱段、姜片、卤汁各适量。

将牛肉洗净切大块，放入锅内，加水适量，烧沸，放入小茴香、桂皮、葱、姜、料酒、精盐、卤汁，改为小火卤至牛肉熟烂入味，出锅切片装盘即成。

小茴香卤牛肉适用于脾胃虚弱，体虚，寒疝腹痛，食欲不振，吐泻等症。(《最新食用药用保健中药管理规定及使用指南》)

## 011 天门冬

**【常用别名】**虋冬、天冬、丝冬、天棘、大当门根。

**【来源】**为百合科植物天门冬 *Asparagus cochinchinensis*（Lour.）Merr. 的干燥块根。

**【产地】**生于海拔1750m以下的山坡、路旁、树林下。分布贵州、广西、四川、浙江、云南等地。陕西、甘肃、安徽、湖北、河南、湖南、江西等地亦产。

**【药材性状】**呈长纺锤形，稍弯曲，中部肥满，两端渐细而钝，长6～12cm，中部直径0.5～2cm。表面黄白色或浅黄棕色，呈油润半透明状，有时有细纵纹或纵沟，干透者质坚硬而脆，未干透者柔软，有黏性，断面蜡质样，黄白色，半透明，中间有不透明的白心，气微，味甘、微苦。

**【采集加工】**采收时割去地上蔓生茎，挖出块根，去掉泥土，用水煮或蒸至皮裂，捞入清水中，趁热剥去外皮，烘干或用硫黄熏蒸。

**【性味】**味甘、苦，性寒。归肺、肾经。

**【毒性】**无毒。

**【功能主治】**养阴清热，润肺滋肾，养肌肤，益气力。主治阴虚发热，喘息气急，虚劳绝伤，咳嗽、吐血、五劳七伤、消渴、便秘。

《本草纲目》记载其强骨髓，清食降火，保定肺气，去寒热，止消渴，润五脏，补五劳七伤，痿蹶嗜卧，久服轻身益气延年。阳事不起，宜常服之。

**【现代相关药理研究】**天门冬有升高白细胞、增强网状内皮系统吞噬功能和延长抗体存在时间的作用，并有抗菌作用。

**【用法用量】**内服：煎汤，8～15g；熬膏；或入丸、散。

**【注意事项】**脾胃虚寒及风寒咳嗽者禁服。

**【附方】**

1. 人参固本丸

天门冬 寸冬 生地黄 熟地黄 人参

主治肾气虚损，久新憔悴、瘦弱虚烦等。(《万氏济世良方》)

2. 大造丸

紫河车 龟板 黄柏 杜仲 牛膝 寸冬 天门冬 生地 党参

主治肾阴亏损、阴虚阳亢，形体消瘦等。

3. 食疗方

(1) 天门冬萝卜汤

萝卜300g，火腿150g，天门冬15g，精盐、味精、葱丝、胡椒粉、鸡汤各适量。

将天门冬切厚片，用2杯水，以中火煎1杯量时，用纱布过滤，留药汁备用。将火腿切成长薄片。将萝卜洗净切丝。

锅内放大碗鸡汤，将火腿肉先下锅煮沸后，放入萝卜丝、天门冬汁，盖锅煮沸后加盐、味精，煮一段时间，盛入碗内放上葱丝、撒上胡椒粉即成。

天门冬配火腿，组成健脾消食、下气宽中、益气血、益皮肤的莱肴。常食能增强精力，使皮肤变得细腻光艳。

(2) 天门冬炖肉

鲜天门冬60g，猪瘦肉500g，精盐、料酒、葱花、姜丝、胡椒粉各适量。

将猪肉洗净，放入沸水锅中焯去血水，捞出切成块状。天门冬洗净泥沙后切片。葱切段，姜切片。

将肉、天门冬、葱、姜、料酒、盐一起入锅，注入适量清水。武火烧沸，撇去浮沫。文火炖至猪肉熟烂。捞出肉块放入碗内，盛入汤，用盐、胡椒粉调味即成。

本方具养阴清热、润肺滋肾的功能。用于治乳汁不通、咽喉肿痛、消渴等症。

(3) 天门冬酒

天门冬100g，适量白酒。

将天门冬洗净，去心切碎，放酒瓶内，加酒至瓶满，盖好摇动酒瓶，浸泡半月即可饮用。

天门冬乘酒势，具有润五脏、和血脉的功能。久服除五劳七伤、延年润肤。(《最新食用药用保健中药管理规定及使用指南》)

## 012 五 加 皮

**【常用别名】**南五加皮、文章草、五花、豺节、白刺等。

**【来源】**为五加科植物细柱五加 *Acanthopanax gracilistylus* W. W. Smith 和无梗五加 *A. sessiliflorus* (Rupr. et Maxim.) Seem. 的根皮。

**【产地】**生于林缘或灌木丛中。分布于华中、华东、东北、华北、西南等地。

**【药材性状】**细柱五加根皮，呈不规则卷筒状，少数呈碎片，长短不一，长约6～15cm，厚约0.1～0.2cm，外表灰黄色，有细纵纹，内表面淡黄或淡黄棕色。体轻，质脆，易折断，断面灰白色，在放大镜下可见多数棕色小油点(树脂道)。气微香，味微苦辛。

无梗五加根皮，圆柱形或切成不规则块片。皮厚0.5～1mm。外表面灰褐色或棕褐色，有纵向皱纹，皮孔色略浅，横向明显隆起。气微香，味淡。

**【采集加工】**夏、秋季采收，挖取根部，除掉须根及杂质，刮皮，抽去木心，晒干或烘干。

**【性味】**味辛、苦、微甘，性温。归肝、肾经。

**【毒性】**《别录》无毒。《本草纲目》无毒。《药性论》有小毒。《四川中药志》无毒。

**【功能主治】**祛风湿，补肝肾，强筋骨，活血脉。主治风寒湿痹，筋骨挛急痿软，腰痛，阳痿，脚弱，体虚瘦弱等。

《本草纲目》记载其益气疗躄，治男子阳痿、囊下湿、小便余沥。补中益精，坚筋骨，强志意，补五劳七伤，久服轻身耐老。

**【现代相关药理研究】**五加根皮煎醇沉液提取物有明显抗炎、镇痛作用。五加乙醇浸膏或总皂苷对疲劳、缺氧及高、低湿等应激刺激有明显保护作用，并可提高细胞免疫功能。五加皮有性激素样作用，能促进副性腺发育。对损伤肝脏DNA合成有明显促进作用。

**【用法用量】**内服：煎汤，6～15g，鲜品加倍；浸酒或入丸、散。外用：适量，煎水熏洗或为末敷。

**【注意事项】**阴虚火旺者慎服。

**【附方】**

1. 五加皮丸

五加皮　地榆

酒浸煮，以滓晒干为丸。

主治风湿痿，壮筋骨、添精补髓，延年益老。《本草纲目》

2. 五补丸

人参　五加皮　五味子　天雄　牛膝　防风　远志　石斛　山药　狗脊各4分　苁蓉　地黄各12分　巴戟6分　茯苓　菟丝子各5分　覆盆子　石龙芮各8分　萆薢　石南　蛇床子　白术各2分　天门冬7分　杜仲6分　鹿茸15分，末丸

主治肾气虚损、五劳七伤、腰脚酸痛、夜卧多梦、房室不举、心腹胀满、小便余沥。久服延年不老。(《备急千金要方》)

## 013 五味子

**【常用别名】**玄及、会及、五梅子。

**【来源】**为木兰科植物五味子 *Schisandra chinensis*（Turcz.）Baill. 或华中五味子 *S. sphenanthera* Rehd. et Wils. 的干燥成熟果实。

**【产地】**北五味子：主产于吉林、辽宁、黑龙江；南五味子：主产于湖北、山西、陕西、河南、云南等地。

**【药材性状】**

1. 北五味子　为不规则类球形扁球形，直径5～8mm。表面紫红色至棕黑色，皱缩，果肉柔软。内含种子1～2粒，肾形，表面黄棕色，平滑，具光泽。种皮硬而脆，较易破

碎，种仁呈钩状，黄白色，半透明，富油性，果肉气弱，味酸，种子破碎后，有香气，味辛、微苦。北五味子果实球形，色紫红，果肉厚，柔软，味酸，质佳。

2. 南五味子　果粒较小，直径3～5mm，不规则形，表面暗红色或棕褐色，果肉较薄，无光泽，内含种子1～2粒，种子较北五味子稍小，表面黄棕色呈颗粒状。气味较北五味子弱。南五味子果实球形，色棕红色，肉薄，枯干，质差。

**【采集加工】**栽种4～5年结果，在8月下旬至10月上旬，果实呈紫红色时，随熟随收，拣出果梗等杂质，晒干或阴干。

**【性味】**味酸，性温。归肺、肾、心经。

**【毒性】**《别录》无毒。《本草纲目》无毒。

**【功能主治】**益气生津，补肾养心，收敛固涩。用于肺虚咳喘、口渴、自汗盗汗、劳伤瘦弱、梦遗滑精、久泻久痢等病证。

《本草纲目》记载其益气治喘咳。壮筋骨，生津止渴，治劳伤羸瘦。补不足，强阴，益男子精，养五脏，生阴中肌，补虚劳令人体悦泽。

**【现代相关药理研究】**五味子对大脑皮层的兴奋和抑制有双向调节作用，对神经系统各级中枢都有兴奋作用，五味子能改善人的智力，提高工作效率，改进工作质量。并有一定的镇痛、安定和解热作用。煎剂对正常动物有明显的呼吸兴奋作用，同时使血压下降，并有明显的祛痰镇咳作用。五味子能增强机体对非特异性刺激的防御能力及细胞免疫功能，能减低药物性肝脏损害，降低丙氨酸氨基转移酶，促进肝糖原异生，又能促使肝糖原分解，并使脑、肝、肌肉中果糖和葡萄糖的磷酸化过程加强，使血糖和血乳酸增加。能促进胆汁分泌，对胃液分泌有调节作用，能促进健康人淋巴母细胞转化，有抑菌和抗病毒作用。

**【用法用量】**内服：水煎，3～9g，敛肺止咳用量宜小，而安神、滋补等用量宜稍大；研末吞服，1～3g；亦入丸、散、膏剂。

**【注意事项】**本品酸涩收敛，容易闭邪。外有表邪，内有实热者忌用；咳嗽初起者禁用。

**【附方】**

1. 生脉散

人参　寸冬　五味子

主治汗出过多，气耗津伤，肢体倦怠，气短懒言，眩晕少神，口干作渴等。(《千金要方》)

2. 五味子汤

五味子　寸冬　黄芪　人参　甘草

主治肾水枯固，口干无力。(《万病验方》)

3. 补益方

菟丝子　五味子　蛇床子

主治五劳七伤，虚羸无气力伤极。(《千金要方》)

4. 食疗方

(1) 五味子鸡蛋

北五味子250g，鸡蛋10只，白糖适量。

先将五味子放锅内，加入适量水煮沸20分钟，放入洗净的鸡蛋，继续煮，煮至鸡蛋熟，捞出鸡蛋剥壳，再放入锅内，加入白糖继续煮，煮20分钟后，出锅即可吃鸡蛋喝汤。

本方具有益气生津、滋肾养心的功能。适用于肺虚咳嗽、心烦失眠、手足心热、遗精、泻痢等病症。

（2）五味子酒

北五味子100g，黄酒100g。

将五味子去杂，放入盛酒的坛子里，封盖，浸泡10日后饮用。

五味子酒具有益气生津、滋肾养心、收敛固涩的功能。用于治肺虚咳嗽、口渴、自汗盗汗、遗精、失眠等症。药借酒势，功能更强，常饮此酒，使身体正气盛，抗病力增强，提高智力，提高工作效率，延年益寿。

（3）五味子冰糖饮

五味子100g，冰糖适量。

将五味子去杂洗净，沥干水分，用开水烫一下，立刻捞出，放在茶碗内。将冰糖放入，用开水冲泡，当茶饮用。

五味子冰糖饮适用于体质虚弱、心气虚所致的心悸，肺气虚咳嗽，肾虚精少、遗精、尿频、胁痛等病症。健康人饮用能补益五脏，强化身体，提高人体防病抗病能力。

（4）五味子蜜饮

五味子500g，蜂蜜1000g。

将五味子去杂洗净，放砂锅中，加4杯水，煎至2杯量时，过滤取汁。将五味子煎汁放洗净的砂锅中，加入蜂蜜，文火煮沸即成。

五味子含有丰富的营养成分，配以补中益气、调胃养脾的蜂蜜，常饮能增强机体防病抗病能力，使人健康益寿。

（5）核桃五味子蜜糊

五味子5g，核桃10枚，蜂蜜适量。

将核桃去壳取核桃仁，去膜皮。五味子去杂洗净。将核桃仁、五味子和适量的蜂蜜共捣成糊状组成。

五味子与补肾固精、温肺定喘、润肠的核桃仁和调胃养脾的蜂蜜相配组成此食品，补肾固精的功能增强。可用治疗肾虚耳鸣、神经衰弱、盗汗、遗精、失眠等症。健康人常食之，能润肤健美，延年益寿。（《最新食用药用保健中药管理规定及使用指南》）

## 014 太子参

**【常用别名】**童参、四叶参、米参。

**【来源】**为石竹科植物孩儿参 *Pseudostellaria heterophylla*（Miq.）Pax ex Pax et Hoffm. 的干燥块根。

**【产地】**分布于东北、华北、西北、华东地区及河南、湖北、湖南等省。

**【药材性状】**块根呈细长条形或长纺锤形，长约2～6cm，直径为3～6mm。表面黄白色，半透明，有细皱纹及须根痕。根头钝圆，多有残存茎基或茎痕，下端渐细。质脆易折断，断面黄色白色而亮，有粉性。气微、味微甘。

【采集加工】6～7月间茎叶大部分枯萎时收获，挖出根部，洗净泥沙，放在100℃沸水锅中焯1～3分钟，捞起，摊晒至干。或不经开水焯，直接晒至七八成干，搓去须根，再晒至干。

【性味】味甘、微苦，性微寒。归脾、肺经。

【毒性】无毒。

【功能主治】益气养阴，润肺生津，健脾。用于肺虚咳嗽，脾虚食少、心悸自汗、精神疲乏。

【现代相关药理研究】太子参对淋巴细胞增殖有明显的刺激作用。

【用法用量】内服：水煎，10～20g。

【注意事项】凡邪实之证禁服。

【附方】

1. 治疗充血性心力衰竭

太子参、丹参、葶苈子、车前子各30g，水煎服，每日1～2剂，症状缓解后2～3日1剂。辅助治疗充血性心力衰竭240例。

结果：显效77例，有效140例，无效6例，死亡17例，总有效率90.2%。[广西中医药，1991，(6)：245]

2. 食疗方

(1) 百合参耳汤

百合15g，太子参15g，银耳10g，白糖适量。太子参质地硬实，须压扁或打碎用，以利于有效成分煎出。

将银耳用温水泡发好，去杂洗净，去掉耳根，撕成小片。将百合、太子参分别去杂洗净。将银耳、太子参、百合放入锅内，加水适量烧沸，加入白糖，改为小火煮至熟透即成。

本方具有滋阴润燥、益气润脾肺功能。用于治疗肺气不足的咳嗽、少食、口干以及阴虚者的补益，亦可作为白细胞减少症的食疗汤菜使用。还具有益气生津、养心安神的功能。常食之，滋壮身体，益智健脑，延年益寿。

(2) 参斛汤

太子参50g，石斛30g，麦冬30g，白糖适量。

将太子参、石斛、麦冬分别洗净，用水浸洗2小时，倒入砂锅，加入适量水，用武火煮沸，改为文火煎煮约1小时，加入白糖烧沸即成。

本方有滋阴养气、清暑宁肺、清脑解热的功能。适用于神疲乏力、口干、盗汗、夏季眩晕、心悸等病症。健康人饮用能树人体正气，轻身延年。(《最新食用药用保健中药管理规定及使用指南》)

## 015 牛　膝

【常用别名】杜牛膝、怀牛膝、红牛膝、百倍、山苋菜。

【来源】牛膝 *Achyranthes bidentata* Bl. 为苋科植物牛膝的根。

【产地】分布在河南、山西、四川、山东、江苏、江西、湖南、湖北、云南、贵州等地。

**【药材性状】**干燥根呈细长圆柱形，有时稍弯曲，上端较粗，下端较细，长约30～90cm，直径约0.5～1cm。表面呈土黄色或淡棕色；有细微的纵皱纹和稀疏的侧根痕。质地坚脆易折断，断面平坦。气特殊，味微甜而涩。

**【采集加工】**冬季茎枯萎时采挖，先割去茎叶，依次将根挖出，剪去芦头，去净泥土和杂质。按根的粗细不同，分级，扎把，晒干，或用硫黄熏数次，将顶端切齐，晒干。

**【性味】**味苦、酸，性平。归肝、肾经。

**【毒性】**无毒。

**【功能主治】**补肝肾，强筋骨，活血通经，引药下行，利尿通淋。用于腰膝骨痛、痿痹；散瘀血，消痈肿；填骨髓、壮阳。

《本草纲目》记载其疗伤中少气，男子阴消，老人失溺。补中续绝，益精利阴气。填骨髓，止白鬓，强筋，治阴痿补肾，久服轻身耐老。

**【现代相关药理研究】**牛膝有镇痛，扩张血管，降血压，促进胆汁分泌，有降低血黏度、降低血糖和血脂作用，并能使细胞免疫及体液免疫增强。

**【用法用量】**内服：煎汤，5～15g；或浸酒；或入丸、散。外用：适量，捣敷；捣汁滴鼻；研末撒入牙缝。补肝肾，强筋骨宜酒炒用；活血通经，利尿通淋，引火下行宜生用。

**【注意事项】**中气下陷、脾虚泄泻、下元不固、月经过多者及孕妇禁服。

**【附方】**

1. 地仙丹

牛膝　苁蓉　附子　川椒　地龙　木鳖子　覆盆子　白附子　菟丝子　赤豆　南星　骨碎补　羌活　何首乌　狗脊　萆薢　防风　乌药　白术　甘草　茯苓　川乌　人参　黄芪

主治补肝肾，养血胜躁去风。(《丹溪心法》)

2. 补阴丸

黄柏　牛膝　人参　香附　白芍　甘草　砂仁

主治补肾阴，益肝阴，益力健脾。(《丹溪心法》)

3. 牛膝丸

牛膝　萆薢　杜仲　白蒺藜　防风　菟丝子　肉苁蓉　官桂

主治肾肝虚损，骨痿不能起床，筋弱不能收持。(《证治准绳》)

## 016 升　麻

**【常用别名】**周麻、鸡骨升麻、鬼脸升麻。

**【来源】**为毛茛科植物大三叶升麻 *Cimicifuga heracleifolia* Kom. 兴安升麻 *C. dahurica*（Turcz.）Maxim. 或升麻 C. foetida L. 的干燥根茎。

**【产地】**主产四川、陕西、黑龙江、吉林、山西、河北、辽宁等地。

**【药材性状】**

1. 川升麻　根茎呈不规则块状，分枝较多，长3～13cm，直径0.7～3.5cm。表面灰棕至暗棕色，有多个圆形空洞状的茎基痕。直径 0.4～1cm，周围及下面须根较多，质坚硬，不易折断，断面不平坦，有裂隙，纤维性，灰黄色，气微弱，味微苦。

2. 北升麻 根茎为横生的不规则长条块状，略弯曲，多分枝成条形结节状，长 6～15cm，直径 1.5～2cm，表面棕褐至黑褐色，上有数个圆洞状茎基。残茎壁的断面有放射状沟纹，下有未去净的细根及根痕，外皮脱落处可见网状纹理。质坚而轻，断面黄白色，片状中空。气微，性较苦。

3. 关升麻 根茎呈不规则长条块状，多分枝成条形结节状，长 5～22cm，直径 2～6cm，表面灰褐至黄褐色，上有数个圆盘状或糟状茎基痕。残茎壁的断面有放射状沟纹，下有未去净的细根及根痕，外皮脱落处可见网。

**【采集加工】** 栽培 4 年后采收。待秋季地上部分枯萎后，挖出根茎，去净泥土，晒至八成干时，用火燎去须根，再晒至全干，撞去表皮及残存须根。

**【性味】** 味甘、辛、微苦，性凉。归肺、脾、胃经。

**【毒性】**《别录》无毒，《本草纲目》无毒。

有报告，人应用大剂量升麻后出现头痛、震颤、四肢强直性收缩，阴茎异常勃起，严重时可发生呼吸困难、谵妄，皮肤接触后充血形成溃疡等。

**【功能主治】** 升阳、发表、解毒、透疹。主治中气下陷，时气疫疠，斑疹不透等。

《本草纲目》记载其解百毒杀百精老物，瘟疫瘴气。补脾胃，安魂定魄。治阳陷眩晕，阴痿足寒。

**【现代相关药理研究】** 升麻有镇痛、镇静、抗惊厥作用。对药物性肝损伤有保护作用，还有减慢心率、降低血压、抗结核作用。

**【用法用量】** 内服：煎汤，3～9g；或入丸、散。外用：适量，研末调敷；或含漱；或淋洗。透疹解表、清热解毒宜生用；升阳举陷宜蜜炙用。

**【注意事项】** 本品有毒，用量不宜过大，以防中毒。上盛下虚、阴虚火旺及麻疹已透发者禁用。

中毒解救方法：早期催吐，洗胃导泻，可口服通用解毒剂，或活性炭末，输液，稀释毒素，并对症处理。

**【附方】**

1. 补中益气汤

黄芪 党参 白术 甘草 陈皮 当归 升麻 柴胡

主治身热有汗，渴喜冷饮，懒言恶食，四肢倦怠，不耐劳作，动则气喘等。（《脾胃论》）

2. 升阳补气汤

厚朴 升麻 羌活 白芍 独活 防风 炙甘草 泽泻 生地 柴胡

主治体虚劳倦，升阳补气。（《证治准绳》）

3. 胃下垂

以 100%胃升液（升麻、黄芪）穴位注射，每次 3ml，以足三里、胃俞和脾俞为主，交替选穴，每日 1 次，6 次后休息 1 日，1 月为 1 个疗程，不超过 3 个疗程，并配合医疗体操。治疗胃下垂 146 例。

结果：总有效率为 96.7%，随访 25 例，效果也好。[湖北中医杂志，1985，(2)：44]

## 017 乌 骨 鸡

**【常用别名】**乌鸡、黑脚鸡、竹丝鸡、药鸡。

**【来源】**乌骨鸡 Gallus gallus domesticus Brisson. 为雉科动物乌骨除去羽毛及内脏的全体。

**【产地】**原产江西泰和县，现各地均有人工饲养。

**【采集加工】**宰杀后去掉羽毛、内脏，取肉或骨骼鲜用。亦可冻存、酒浸贮存，或烘干磨粉备用。

**【性味】**味甘，性平。归肝、肾、脾经。

**【毒性】**无毒。

**【功能主治】**主治虚劳骨蒸羸瘦，消渴，脾虚滑泄等。养阴，补血，健脾。

《本草纲目》记载其补虚劳羸弱，治消渴，益产妇，治一切虚损诸病。

**【现代相关药理研究】**乌骨鸡含天门冬氨酸、精氨酸、色氨酸、赖氨酸、亮氨酸、异亮氨酸、组氨酸、苏氨酸、苯丙氨酸等多种氨基酸，肝和鸡内金中氨基酸含量亦高；鸡肉中含有镁、锰、锌等多种微量元素。

**【用法用量】**内服：煮食；或烧存性研末；或入丸、散。外用：适量。

**【注意事项】**鸡舌黑者，骨肉俱乌，入药更良。

**【附方】**

1. 乌骨鸡丸

人参　当归　白芍　熟地　茯苓　香附　川芎　陈皮　元胡　秦艽　贝母　丹皮　甘草

用黄芪末，拌饭将鸡喂肥、缢死，去毛取出肠秽，好酒洗净，将上述各药入肚内缝定，用酒、醋等分煮鸡烂，捞起烤干为末，鸡汁打糊为丸，梧桐子大，每服 50 丸。

主治妇人虚弱，骨蒸劳热、经水不调、瘦倦无力等。(《万氏济世良方》)

2. 乌鸡煎丸

乌雄鸡一只　乌药　蛇床子　丹皮　人参　白术　黄芪　苍术　海桐皮　肉桂　附子　白芍　莪术　川乌　红花　陈皮　元胡　木香　琥珀　熟地　肉豆蔻　草果

上药共细末，将鸡去毛及肠肚，药放鸡肚中，用好酒一斗煮令干，去鸡骨，焙干为细末，炼蜜为丸，如梧桐子大。

主治妇人胎前气闷，壮热，赤白带下，产后败血攻心等诸般疾患。

3. 本草方

白果　莲肉　江米　胡椒　乌骨鸡一只

将鸡如常洗净，药装入鸡腹煮熟，空心食之。

主治赤白带下，遗精白浊。

## 018 丹 参

**【常用别名】**紫丹参、红根、活血根、赤参、木羊乳、逐马、山参等。

**【来源】**为唇形科植物丹参 *Salvia miltiorrhiza* Bge. 的根及根茎。

**【产地】**主产四川、山西、江苏、河北、安徽、辽宁、河南、湖北、浙江、陕西、福建、山东等地亦产。以四川、河南产者质量最优。

**【药材性状】**

1. 根茎短粗，顶端有时残留茎基。根数条，长圆柱形，略弯曲，有的分枝并具有须状细根。长10～20cm，直径0.3～1cm，表面棕红色或暗棕红色，粗糙，具纵皱纹。老根外皮疏松，多呈紫棕色，常呈鳞片状剥落。质硬而脆，断面疏松，有裂隙或略平整而致密，皮部棕红色，木质部灰黄色或紫褐色，可见黄白色放射状导管束。气微，味微苦涩。

2. 栽培品较粗大肥实，直径0.5～1.5cm。表面红棕色，具纵皱。外皮紧贴不易剥落。质坚实，断面较平整，略呈角质样。

**【采集加工】**待10～11月地上部分枯萎或翌年春季萌发前将全株挖出，除去残茎叶，摊晒，使根软化，抖去泥沙（忌用水洗）及须根，把根捏拢直至晒干。

**【性味】**味苦，性微寒。归心、肝经。

**【毒性】**无毒。

**【功能主治】**活血祛瘀，养血安神，调经止痛，凉血消痈。治疗胸腹刺痛、月经不调、经闭、痛经、心烦不眠、肝脾肿大、心绞痛等。

《本草纲目》记载其养血，去心腹痼疾结气。养神定志、通利关脉，治冷热劳、骨节疼痛、四肢不遂。破宿血，生新血，活血，通心包络。

**【现代相关药理研究】**丹参制剂能使心率减慢，心收缩能力增强，扩张心脏冠脉，改善微循环，促进侧支循环开放，增加冠脉血流。丹参还能降低血压，提高心肌耐缺氧能力，提高对氧的利用，清除自由基。

在改善机体微循环方面，丹参能使微动脉口径扩大，使血流速度及流量均有改善。能降低全血黏度和血清、血浆、纤维蛋白原的黏度，并能显著降低血清胆固醇、三酰甘油、低密度脂蛋白，具有完全性抗凝血作用。因此从活血化瘀、补血养心作用看，丹参能抗疲劳抗衰老补益。

**【用法用量】**内服：煎汤，5～15g，大剂量可用至30g。

**【注意事项】**妇女月经过多及无瘀血者禁用；孕妇慎服。反藜芦。

**【附方】**

1. 丹参丸

丹参　杜仲　牛膝　续断各三两　桂心　干姜各二两

共细末，蜜丸如梧子，服二十丸。

主治腰痛并冷痹。(《千金要方》)

2. 补心丹

人参五钱　玄参四钱　丹参五钱　茯苓四钱　五味子三钱　远志　桔梗各三钱　天冬　麦冬各三钱　当归七钱　柏子仁　枣仁　生地各一两

主治阴亏血少，心悸、失眠、健忘、梦遗、不耐思考、大便干燥、口舌生疮等。(《摄生秘剖》)

3. 清营汤

犀角三钱，水牛角代　生地五钱　玄参三钱　麦冬三钱　丹参二钱　黄连一钱半　银花五钱　连翘三钱　竹叶心一钱主治温邪传营，夜寐不安、烦渴舌赤、时有谵语等。

4. 复方丹参酊

丹参 合欢皮 五味子各100g，制成酊剂

功能养血安神，用于神经衰弱。口服，每次5～10ml，每日2～3次。

5. 舒心冲剂

丹参4000g 北沙参2000g 黄柏2000g 牡蛎2000g 龙骨1000g 蔗糖适量 糊精适量，制成冲剂

功能活血祛瘀，养阴，定悸除烦。用于心悸，怔忡，心烦失眠。口服，每次1袋，每日3次，开水冲服。

6. 丹参丸

丹参500g 五味子500g 酸枣仁500g，炼蜜为丸，每丸重6g

功能安神降压。用于冠心病，高血压，神经衰弱，失眠。口服，温开水送服，每次2丸，每日2次，或睡前服2丸。

7. 丹参注射液

丹参1500g 亚硫酸氢钠2g 氯化钠5g

注射用水适量，制成注射液，每支2ml，相当于丹参1.5g。

功能活血化瘀，通脉养心。用于冠心病，胸闷，心绞痛。肌内注射，每次2～4ml，每日1～2次；静脉注射，每次10ml，用50%葡萄糖注射液20ml稀释后应用，每日1～2次；静脉滴注，每次20～30ml，用5%葡萄糖注射液100～500ml稀释后应用，每日1次。

8. 冠状动脉硬化性心脏病

以丹参60%、葛根30%、玄胡10%为比例制成片剂，口服，4周为1个疗程。治疗冠状动脉硬化性心脏病37例。

结果：总有效率87.5%。丹参注射液（每1ml含生药1g）20ml加入5%葡萄糖500ml中静脉点滴，每日1次，15次为1个疗程。共治疗冠状动脉硬化性心脏病43例，结果心脏排血前时间明显缩短，左心室排血时间明显延长，排血时间/左心室排血时间之比明显缩小。[北京中医，1986，(5)：25。新中医，1993，25（10)：25]

9. 高脂蛋白血症

通脉宁心冲剂（由丹参、川芎、葛根组成）10g，每日3次，口服，5日1个疗程。治疗肺源性心脏病30例。

结果：血清中三酰甘油及血浆中血栓烷$B_2$较治疗前明显降低，对高密度脂蛋白及6-酮一前列腺素F Iα升高不明显。[新药与临床，1994，13（1)：48]

10. 失眠

丹参30g，每日1剂水煎，早晚分2次口服，30日为1个疗程。治疗失眠100例。

结果：治愈25例，显效50例，有效25例，总有效率为100%。[山西医药杂志，1988，(6)：367]

11. 肾病综合征

复方丹参注射液16ml，加入10%葡萄糖液300～500ml中静脉滴注，每日1次，强的松0.6～0.9mg/千克体重/日，清晨顿服，20日为1个疗程，对照组单用强的松治疗。

结果：丹参组22例，总有效率为86.3%；对照组22例，总有效率为68.1%。具有

显著差异。[山西医药杂志，1994，23（1）：49]

12. 食疗方

（1）丹参蜜糖饮

丹参 15g，蜂蜜 30g。

将丹参洗净切片，放入砂锅中加 3 杯清水，煎煮至 2 杯量时，滤去药滓，将药汁放入洗净的砂锅内，加入蜂蜜煮沸即成。

本方用以治疗高血压、慢性肝炎、动脉硬化、冠心病等病。

（2）首乌丹参蜜饮

何首乌 15g，丹参 15g，蜂蜜适量。

将何首乌、丹参放入砂锅内，加入适量水煮煎，煮沸 1 小时，滤出煎汁，调入蜂蜜即成。

首乌丹参蜜饮具有滋阴润燥、补益五脏、通经活络的功能。用于治疗高血压、慢性肝炎、冠心病、动脉硬化等病症。常饮之，能强壮身体，乌须发，泽肤悦色，延缓衰老。（《最新食用药用保健中药管理规定及使用指南》）

## 019 巴戟天

**【常用别名】**巴戟、巴吉天、戟天、兔儿肠、不凋草。

**【来源】**为茜草科植物巴戟天 *Morinda officinalis* How. 的根。

**【产地】**主产广东、广西、福建。每年从广西边贸有一定数量进口。

**【药材性状】**

1. 野生品　呈弯曲的圆柱形连珠状，横裂纹明显，淡棕色或棕褐色，表面粗糙，有明显而较深的皱缩纹。质坚实，断面灰棕色或紫褐色，中央木质心较大。味甘微涩，嚼之有痒舌感。

2. 栽培品　呈扁圆形，略弯曲，直径 0.5～2cm，表面灰黄色，粗糙，具纵纹，外皮横向断裂而露出部分木心，形似连珠。质坚硬，肉质易剥落。断面皮部厚 5～7mm，淡紫色或紫色，宽约为木部（一般为 2～4mm）的两倍，易与木部剥离，木质部齿轮状黄棕色或黄白色。味甘而微涩。

3. 进口品　呈条状弯曲的圆柱形，表面粗糙，横裂明显，灰棕色或棕褐色。质坚实，断面皮部灰棕色，木部较粗。味甘涩，嚼之有痒舌感。

**【采集加工】**秋、冬季采挖，摘下肉质根，洗去泥沙，用木棍轻轻打扁，再晒至全干。

**【性味】**味辛、甘，性微温。归肝、肾经。

**【毒性】**无毒。

**【功能主治】**补肾助阳，强筋壮骨，祛风除湿。用于阳痿、小腹冷痛、小便不禁、子宫虚冷、风寒湿痹、腰膝酸痛等病。

《本草纲目》记载其强筋骨，治阴痿不起。安五脏，补中增志益气，补五劳益精，补血海。

**【现代相关药理研究】**巴戟天具有明显的促进肾上腺皮质激素的作用，并能增强下丘脑－垂体－卵巢的功能活动。能增加小鼠体重，延长持续游泳时间，升高白细胞数。有雄性激素样作用。

**【用法用量】**内服：水煎，6～15g；或入丸、散；或浸酒、熬膏。

**【注意事项】**阴虚火旺及湿热证者禁服。

**【附方】**

1. 内补散

干地黄五分　巴戟天半两　甘草　寸冬　人参　苁蓉　石斛　五味子　桂心　茯苓　附子各一两半　菟丝子　山茱萸各五分　远志半两　地麦五分

上十五味，治下筛。酒服方寸匕，日三，加至三匕。

主治男子五劳六绝，心、脾、肺、肝、肾劳均治。（《千金要方》）（1方寸匕约为2g金石药末，1g草木药末）

2. 薯蓣散

薯蓣　牛膝　菟丝子各一两　苁蓉一两　巴戟天　杜仲　续断各一两　五味子二分　荆实一两　山茱萸一分　茯苓一两　蛇床仁二分

上十二味，治下筛。酒服方寸匕，日二夜一。

本方补丈夫一切病不能具述。服后五夜知觉，十夜力生，十五夜力壮如盛年，二十夜力倍。（《千金要方》）

3. 巴戟丸

良姜六两　紫金藤十六两　巴戟三两　青盐二两　肉桂　吴茱萸各四两

上为末，酒糊为丸。每服二十丸，暖盐酒送下，盐汤亦得，日午、夜卧各一服。

本方补肾脏，暖丹田，兴阳道，减小便，填精益髓，驻颜益肌。治元气虚惫，面目黧黑，口干舌涩，梦想虚惊，眼中冷泪，耳作蝉鸣，腰胯沉重，百节酸痛，项筋紧急，背胛劳倦，阴汗盗汗，四肢无力等。（《太平惠民和剂局方》）

4. 肾病综合征

用巴戟天30g，山茱萸30g，水煎服。治疗21例典型柯兴症候群的儿童肾病综合征患者，收到了较好疗效。[中西医结合杂志，1985，(3)：192]

5. 食疗方

(1) 巴戟苁蓉鸡肠汤

巴戟天15g，肉苁蓉15g，鸡肠2具，料酒、精盐、味精、白糖、葱花、姜丝、植物油各适量。

将巴戟天、肉苁蓉洗净，切段，放入砂锅内，加适量水，煮沸1小时，滤出煎液待用。

将鸡肠剪开，洗净，再用盐揉洗净，下沸水锅焯一下，捞出，切段。油锅烧热，投入葱姜煸香，投入鸡肠煸炒，加入料酒、精盐、白糖炒几下，加入药液煸炒，至鸡肠熟，加入水煮沸，用味精调味即成。

本方用于治疗肾阳虚的阳痿、遗精、遗尿、夜尿多、早泄等病症。

(2) 巴戟菟丝子酒

巴戟天25g，菟丝子25g，白酒500g。

将巴戟天、菟丝子分别去杂洗净，放入盛酒的大瓶中，密封塞，浸泡10日后可服用。

巴戟、菟丝子温补肾阳，治疗肾阳虚所致阳痿、小便频数、夜尿多、头晕，药借酒势功能更强。巴戟天、菟丝子都能增强人体免疫功能，增强正气，健身强神。

(3) 巴戟天狗肉汤

巴戟天9g，肉苁蓉20g，狗肉150g，料酒、精盐、小茴香、葱花、姜丝、植物油各适量。

将巴戟天、肉苁蓉洗净，切段，放入砂锅内，加适量水，煮沸1小时，滤出煎液待用。将狗肉洗净切丝。油锅烧热，下葱、姜煸炒，放入狗肉煸炒，加入料酒、精盐煸炒。倒入药液，放入小茴香，加水适量，煮至狗肉熟，出锅即成。

几物共组成此汤，温肾壮阳功能大增。适用于阳痿、遗精、早泄、腰膝酸软、头晕目眩、夜间尿多等症。(《最新食用药用保健中药管理规定及使用指南》)

## 020 木　耳

**【常用别名】**木纵、木蛾、耳子、黑木耳、水菌、木檽。

**【来源】**为木耳科真菌木耳 *Auricularia auricula*（L. ex Hook.）Underw. [*Tremella auricula* L. ex Hook.] 的子实体。

**【产地】**生于栎、榆、杨、槐等阔叶树腐木上。分布于全国各地。各地有人工栽培。

**【药材性状】**干燥的木耳呈不规则块片，爱卷缩，表面平滑，黑褐色或紫褐色，底面色较淡。质脆易折断，以水浸泡则膨胀，色泽较淡，呈棕褐色，柔润而微透明，表面有滑润的黏液。

**【采集加工】**夏、秋季采收，采摘后放到烘房中烘干，温度由35℃逐渐升高到60℃，直至全干。

**【性味】**味甘，性平。归肝、肾、大肠经。

**【毒性】**《饮膳求原》有毒。《本草纲目》有小毒。《本草求原》有小毒。

**【功能主治】**补气养血，凉血止血，舒筋通络益力。

《本草纲目》记载其益气不饥，轻身强志。

**【现代相关药理研究】**木耳煎剂及木耳多糖有抗凝血、抗血小板聚集及抗血栓形成作用。有增强免疫功能，升白细胞的作用。木耳煎剂有降低血清三酰甘油和血清总胆固醇含量，提高血清高密度脂蛋白胆固醇与总胆固醇比值，降胆固醇作用。木耳多糖有明显降血糖、抗生育、抗癌和抗突变以及延缓衰老等作用。

**【用法用量】**内服：煎汤，3～9g；或浸泡后加冰糖煮服。外用：适量，研末敷。

**【注意事项】**《药性切用》记载大便实者忌。

**【附方】**

治血痢日夜不止方

腹中疞痛，心神烦闷。黑木耳一两，水二大盏，煮木耳令熟，先以盐、醋食木耳尽，后服其汁，日二服。(《圣惠方》)

## 021 玉　竹

**【常用别名】**葳蕤、地节、女草、女萎、委萎、葳参。

**【来源】**为百合科植物玉竹 *Polygonatum odoratum*（Mill.）Druce的根茎。

【产地】生于林下及山坡阴处。产于浙江、湖南、广东、江苏、河南等地，江西、安徽、山东、辽宁、吉林等地亦产。

【药材性状】呈长圆形，略扁，少有分枝，粗细均匀，长 4～18cm，直径 0.3～1.6cm。表面黄白色或淡黄棕色，半透明具纵皱及微隆起的环节，节上残留的白色圆点状须根痕，偶有茎痕。质硬而脆，易折断。断面角质样或显颗粒性，受潮变柔软。味甘而有黏性。

【采集加工】于秋后采挖，将鲜根茎先进行大小分级，放在阳光下曝晒 3～4 天，至外表变软，有黏液渗出时，用竹篓轻轻撞击根毛泥沙，继续晾晒，由白变黄时，用手搓擦或两脚反复踩揉，如此反复数次，至揉软光滑、无硬心、色黄白时，晒干。蒸煮法是将鲜玉竹用蒸笼蒸透，边晒边揉，反复多次，揉至软而透明时，再晒干即成。

【性味】味甘，性平。归胃、肺经。

【毒性】无毒。

【功能主治】养阴、润燥、除烦、止渴。用于热病伤阴、咳嗽烦渴、虚劳发热、消谷易饥、小便频数等病证。

《本草纲目》记载其补中益气，内补不足，去虚劳客热，补五劳七伤虚损。治脾胃虚乏，男子小便频数，失精，一切虚损。

【现代相关药理研究】玉竹煎剂可使外周血管和冠脉扩张，有耐缺氧、强心作用，有降血脂、降血糖及缓解动脉粥样硬化斑块形成的作用，以抗氧化和延长生物寿命作用。还能促进干扰素的生成，有类似肾上腺皮质激素样作用，能抑制结核杆菌生长。

【用法用量】内服：煎汤，6～12g；熬膏、浸酒或入丸、散，适量。

【注意事项】胃部胀满，不喜饮水，痰多，苔厚腻等湿痰盛者忌用。

【附方】

1. 葳丹汤

葳参五钱　丹参二钱五分

不用引，水煎服。

主治男妇虚证，肢体酸软，自汗、盗汗。(《滇南本草》)

2. 肾沥散

羊肾一具　厚朴　五味子　女萎　细辛　芍药　石斛　白蔹　茯苓　干漆　矾石　龙胆　桂心　川芎　苁蓉　蜀椒　白术　牡荆子　菊花　续断　远志　人参　巴戟　黄芪　泽泻　萆薢　石龙芮　黄芩　山茱萸各一两　桔梗二两半　薯蓣　秦艽各二两

上三十二味，治下筛。酒服方寸匕，日三。

主治男子五劳、七伤、八风、十二痹，无有冬夏，悲忧憔悴。(《千金要方》)

3. 玉楂冲剂

玉竹 1000g　山楂 1000g

合并两药煎液，滤过，浓缩，加蔗糖粉、白糊精，混匀，制粒，干燥，分装，每袋重 22g。功能行气散瘀，用于冠心病引起的心绞痛及高脂血症。开水冲服，每次 1 袋，每日 2～3 次。(《临床实用中药辞典》)

4. 玉丹片

丹参 5000g　玉竹 5000g

制成片剂，每片重0.3g。用于神经衰弱。口服，每次6～8片，每日2次。(《临床实用中药辞典》)

5. 高脂血症

玉竹、党参各1.25g，粉碎后制成蜜丸4丸。每日2次，每次2丸。连服45日为1个疗程（此间停服其他降脂药物，饮食如常），停10日再进行第二个疗程。治疗高脂血症55例，资料完整者50例，其中单项血脂高者35名，两项血脂高者12名，三项血脂高者1名。

结果：完全恢复正常者34名（68%），虽有下降趋势但仍未恢复正常者8名（16%），总有效率为84%。药后大部分患者头昏、头痛、心悸、心慌、气短等自觉症状明显好转，食欲有所增长，精神愉快。但也有少数人出现腹胀不适和影响食欲等轻度不良反应。2年后复查，在血脂已恢复正常的34例中，复查后仍正常者26例（76%），回升者8例（24%），说明远期疗效尚可。[辽宁中医杂志，1980，(1)：6]

6. 食疗方

(1) 玉竹粥

玉竹20g（鲜玉竹60g），粳米100g，冰糖适量。

将玉竹洗净、切片，放入砂锅内，加水煎取浓汁，去滓。

将米洗净，连同煎汁放入砂锅内，加入适量水，用大火煮沸，改为小火煮约30分钟成粥，用糖调味即成。

玉竹粥能去脸面皱纹，消老年色素斑，润肤，滋补强壮，延年益寿，是很好的抗衰老、健美食品。还适宜于中老年人平素气阴两虚、疲乏少力、心中烦渴以及面皱者服用。

(2) 玉竹肉饭

粳米1000g，鲜玉竹50g，瘦猪肉300g，青菜250g，料酒、精盐、味精、白糖、葱花、姜末各适量。

将猪肉洗净切片。将青菜去老帮洗净切条。将玉竹洗净切薄片。炒锅烧热，放入猪肉煸炒至水干，加入精盐、料酒、白糖、味精、葱花、姜末，煸炒至肉熟，加入青菜炒至入味。

将米淘洗干净下锅，加入适量水，大火煮沸，加入玉竹，煮至水将熬干，倒入肉菜，改为小火焖煮至饭熟即成。

玉竹肉饭具补中益气的功能，是很好的健美食品。

(3) 玉竹酒

玉竹100g，白酒720g，白糖适量。

将玉竹根洗净切成段，与糖、酒放容器内，密封，放冷暗处。半年后打捞出干物，用纱布过滤，移入另一个容器内即成。

玉竹酒具有补肾填精、消除疲劳的功能。适用虚劳咳嗽、消化不良、腰膝酸痛、小便频数等病症。健康人饮用可消除疲劳、健脾、泽肤美容。(《最新食用药用保健中药管理规定及使用指南》)

## 022 甘　草

**【常用别名】**美草、蜜草、粉草、甜草、蕗草、国老、灵通。

**【来源】**为豆科植物甘草*Glycyrrhiza uralensis* Fisch.、胀果甘草*G. inflata* Bat. 或

光果甘草G. glabra L. 的干燥根及根茎。

**【产地】**甘草以内蒙古产品为主，分东草（即内蒙古东部哲盟、昭盟一带以及东北、河北等地）和西草（即内蒙古伊盟、巴盟及宁夏阿拉善旗一带产者）。陕西、青海、甘肃亦产。新疆产甘草为光果甘草和胀果甘草，其质量次于内蒙古和宁夏产品，但其产量大。

**【药材性状】**根呈圆柱形，长30～120cm，直径0.6～3.3cm。外皮松紧不一，表面红棕色或灰棕色于灰褐色，具显著纵纹、沟纹及细根痕，皮孔横生，微突出，暗黄色。质坚实而重，断面略呈纤维性，黄白色，粉性，有一明显的环纹及放射状纹理，有的有裂隙。根茎呈圆柱形，表面有芽痕，断面中部有髓。气微，味甜而特异。

1. 西草　外皮细紧，有纵纹，色红棕，制坚实，体重，粉性足，断面黄白色。

2. 东草　外皮粗糙，质松，粉性差，断面深黄色。

3. 粉甘草　乱皮者称“粉甘草”，外表平坦，淡黄色，呈刀削痕。

4. 栽培甘草　皮紧，货坚实，较野生品质量，切断面致密，其饮片断面颜色较野生品色浅，呈黄白色。

**【采集加工】**秋季采挖，除去芦头、茎基、枝杈、须根，截成适当长短的段，晒至半干，打成小捆，再晒至全干。

**【性味】**味甘，性平。归脾、胃、肺、心经。

**【毒性】**无毒。

**【功能主治】**益气补脾，解毒润肺，缓急止痛，调和诸药。用于脾胃虚弱，倦怠无力，心悸气短，咳嗽痰多，脘腹疼痛，痈疽疮疡，解药毒及食物中毒。

《本草纲目》记载其坚筋骨，长肌肉，倍气力，补益五脏肾气内伤，令人阴不痿。通九窍，利百脉，益精养气，补脾润肺止咳，解百药毒。

**【现代相关药理研究】**甘草有非特异性的免疫增强和类似盐皮质激素去氧皮质酮作用，以及镇咳祛痰、镇静、抗炎、抗菌、抗病毒、抗过敏作用，对多种药物和毒物有解毒作用，亦有抗消化道溃疡、保肝、促进胰液分泌作用。

**【用法用量】**内服：水煎，2～6g。调和诸药时用量宜小，作为主药用量宜稍大，可用10g左右；用于中毒抢救，用量应更大，可用至30～60g。研末，入丸，散，1～3g。

炙甘草以补中益气较胜；如治疮痈肿毒，外感，肺有实邪咳嗽，解其他药物和食物中毒，宜用生甘草。

**【注意事项】**湿邪内盛而致胸腹胀满、呕吐、水肿者忌服。不宜长期服用。反甘遂、芫花、大戟、海藻。

**【附方】**

1. 补中益气汤

黄芪钱半　人参　甘草炙，一钱　白术　陈皮　当归五分　升麻三分　柴胡三分　姜三片　枣二枚，煎

主治烦劳内伤，身热心烦，头痛恶寒，懒言恶食，一切清阳下陷，中气不足之证。(《脾胃论》)

2. 四君子汤

人参　白术　茯苓二钱　甘草一钱　姜三片　枣二枚，水煎

主治脾虚气弱，腹胀食少，面色萎黄，发语声低，四肢无力等。(《和剂局方》)

3. 四逆汤

甘草二两，炙　干姜一两半　附子一枚，生用，去皮，破八片

上三味，以水三升，煮取一升二合，去滓，分温再服。

主治回阳救逆，病在心脾。四肢逆冷，下利清谷，或呕吐腹痛，脉微细无力。(《伤寒论》)

4. 治疗心律失常

生甘草、炙甘草、泽泻各 30g，每日 1 剂水煎，早晚 2 次分服。有不定时烦躁，自汗，失眠，自觉寒热无常等兼症者，先服桂枝加龙骨牡蛎汤，再服本方。治疗室性早搏 23 例。

结果：均获良效。少则 3 剂，多则不超过 12 剂均症状消失，心电图复查正常。[北京中医学院学报，1983，2：24]

5. 食疗方

(1) 甘草粥

甘草 15g，粳米 50g。

将甘草洗净切段，置入锅内，加水适量，置武火上烧沸，改为文火煎药煮 25 分钟，去滓留汁。将甘草汁倒入淘干净的粳米中并加适量水，置武火上烧沸，用文火熬成粥即成。

甘草粥具有补脾益胃的功能。但注意实证、中满者忌用，高血压、浮肿者慎用。

(2) 甘草莲子饮

净莲子 250g，甘草片 15g，白糖适量。

将莲子、甘草分别洗净，放入锅内，加入适量水，烧沸改为文火煮，煮至莲子熟烂，加入白糖烧沸即成。

本方具有健脾益气的功能。适用于咳嗽、泄泻、遗精、白带、烦躁不安、体虚、乏力等病症。

(3) 甘草解毒汤

甘草 100g，绿豆 150g。

将甘草、绿豆分别洗净，放入砂锅内，加水适量，煮沸 30 分钟，滤出煎汁即成。

绿豆有清热解毒的功能，与甘草共制成此汤，其解毒功能更强，应用于食物及药物中毒、醉酒。(《最新食用药用保健中药管理规定及使用指南》)

## 023 石　斛

**【常用别名】**林兰、杜兰、金钗、黄草。

**【来源】**为兰科植物环草石斛 *Dendrobium loddigesii* Rolfe.、马鞭石斛 *D. fimbriatum Hook. var. oculatum* Hook.、黄草石斛 *D. chrysanthum* Wall.、铁皮石斛 *D. candidum* Wall. ex Lindl. 的新鲜或干燥茎。

**【产地】**

1. 金钗石斛　以广西、广东产者质佳，四川产量大。
2. 黄草石斛　产贵州、广西、台湾等地，以贵州、广西产量为大，台湾、四川所产

质量佳。

3. 环草石斛　主产安徽、广西。

4. 铁皮石斛　主产云南、广西、贵州。

**【采集加工】**一年四季均可采收。鲜用者，除去须根及杂质；干用者，去根洗净，搓去薄膜状叶鞘，晒干或烘干。

**【性味】**味甘、微苦，性微寒。归胃、肺、肾经。

**【毒性】**无毒。

**【功能主治】**养胃生津，滋阴清热，明目强腰，益肾润肺，用于阴伤津亏，口渴食少，病后虚热，虚劳羸瘦，腰脚软弱。

《本草纲目》记载其补五脏、虚劳羸瘦，壮筋骨、暖水脏、强阴益精。厚胃肠、补内绝不足，平胃气，轻身延年。

**【现代相关药理研究】**石斛能促进胃液的分泌，助消化、通便。石斛有一定的解热镇痛作用，可降低心率、血压、减慢呼吸，并对机体免疫功能有促进作用，还能抗衰老，延缓白内障。

**【用法用量】**内服：水煎，6～15g，鲜品加倍；研末，3～6g，入丸、散；或熬膏。

鲜石斛清热力强，热病津伤者宜之；干石斛用于胃虚夹热伤阴者为宜。

**【注意事项】**温热病早期阴未伤者、湿温病未化燥者、脾胃虚寒者均禁服。

**【附方】**

1. 石斛汤

小草　石斛　黄芪　麦门冬　生地　茯苓　玄参各一两　甘草炙，半两

㕮咀，每服四钱，水一盏，姜五片，煎服无时。

主治精实极，眼视不明，齿焦发落，通身虚热，甚而胸中烦闷，夜梦遗精。(《证治准绳》)

2. 抽薪饮

黄芩　石斛　木通　栀子　黄柏各二钱　枳壳钱半　泽泻钱半　甘草三分

水一盅半，煎七分。食远温服。

主治虚热、火炽盛而不宜补者，用此方加减。(《景岳全书》)

## 024 石莲子

**【常用别名】**甜石莲、壳莲子、带皮莲子。

**【来源】**石莲子 *Fructus Nelumbinis Nuciferae* 为睡莲科植物莲 *Nelumbo nucifera* Gaertn. 的成熟果实。

**【采集加工】**10月间莲子成熟，清理池塘时拾取落入淤泥中的莲实，洗净，晒干即得。

**【性味】**味甘、涩、微苦，性平。归脾、肾、心经。

**【毒性】**无毒。

**【功能主治】**补脾胃，止泻痢，开胃止呕，养心肾，涩精气。

《本草纲目》记载其补中养神，交心肾、厚肠胃，固精气，补虚损，强筋骨，益气力。

久服轻身耐老，不饥延年。

**【现代相关药理研究】**石莲有扩张外周血管，降低血管阻力及降压作用。亦有明显抗心律失常、抗心肌缺血作用。石莲子有一定增强免疫力的作用。

**【用法用量】**内服：6～15g，水煎服；亦可研粉服用。

**【注意事项】**入药须去心用。肠燥便秘者不宜；中满痞胀者忌服。

**【附方】**

1. 全蝎观音散

石莲肉　白扁豆　人参各二两半　神曲二两　全蝎　羌活　天麻　防风　木香　白芷　甘草　黄芪各一两　茯苓一两半

上为细末。婴儿一字，二、三岁半钱，四、五岁一钱，用水一盏中半盏，枣子半个或一个，同煎至七分，去滓服，不拘时候。

主治小儿外感风寒，内伤脾胃，呕逆吐泻，不进乳食，渐渐羸弱。（《和剂局方》）（字：以古铜钱抄取药末，钱面共有四字，将药末填去钱面一字之量，即称一字。）

2. 小菟丝子丸

石莲肉二两　菟丝子五两　白茯苓一两　山药二两，内七钱半，打糊

上为细末，用山药糊搜和为丸，如梧桐子大，每服五十丸，温酒或盐汤下，空心服。如脚膝无力，木瓜汤下，晚食前再服。

主治肾气虚损，五劳七伤，少腹拘急，四肢酸痛，面色黧黑，唇口干燥，目暗耳鸣，心悸气短，夜梦惊恐，精神困倦，饮食无味，举动无力等。

3. 食疗方

（1）琥珀莲子

莲子（去心）300g，桂圆肉100g。冰糖、糖桂花为调料。

用温水浸泡莲子并洗净，锅中放清水，倒入莲子，烧沸改用小火，炖约30分钟后捞出。

用一颗桂圆肉包一粒莲子仁，放入锅内，加冰糖烧沸，撇去浮沫，改用小火，炖至熟烂，加入糖桂花即可出锅装碗。

本方用于气血不足、心脾两虚等虚证，起到补中益气，安心养神，补肾固精等作用。

（2）枸杞莲子汤

枸杞子25g，莲子400g。白糖为调料。

将枸杞子用冷水淘洗干净待用。莲子用水浸泡后剥去外皮，取出莲心。

锅加清水，放莲子煮透后，加入适量白糖溶化，加入枸杞子稍煮，出锅装碗即成。

本方用于强壮身体，补益精气，美颜，明目，抗衰老，健身延年。

（3）莲子鸭羹

光鸭1只（约重1500g），莲子仁50粒，藕粉25g，火腿15g，香菇15g，冬笋15g。酱油、精盐、料酒、鸭油为调料。

取鸭肉切片，以料酒、盐搅烂，火腿、香菇、冬笋切丁，莲子仁煨熟。将鸭油烧热，先将火腿、香菇、冬笋丁炒几下，再放入鸭丁炒略熟，调好咸淡。下入莲子仁，注入适量清水同煮5分钟。

藕粉水调浆，倾入锅中成羹，调味即成。

本方用于脾肾两虚引起的食欲不振、消化不良、乏力、腰膝酸软、尿清长等病证患者。健康人食用则精力充沛，记忆力增强，防病抗病。(《中国保健中药》)

## 025 石菖蒲

**【常用别名】**菖蒲、水剑草、剑叶菖蒲、山菖蒲、尧韭、九节菖蒲等。

**【来源】**为天南星科植物石菖蒲 *Acorus tatarinowii* Schott. 的根茎。

**【产地】**分布于黄河以南各省区。

**【药材性状】**干燥根茎略呈圆柱形、稍弯曲，有时分枝，一般长 3～10cm，直径约 0.5～1cm。表面灰黄色、红棕色或棕色，环节紧密，节间长约 3～6mm，有略呈扁三角形的叶痕，左右交互排列，下方具多数圆点状突起的根痕，并有细皱纹，节间有时残留叶基，纤维状，偶有短小细根。质坚硬，难折断，断面纤维性，类白色至淡棕色，可见环状的内皮层，维管束散在，中心部较显著。气芳香，味微辛。

**【采集加工】**早春或冬末挖出根茎，剪去叶片和须根，洗净，晒干，撞去毛须即成。

**【性味】**味辛、苦，性微温。归心、肝、脾经。

**【毒性】**无毒。

**【功能主治】**化痰开窍，化湿行气，祛风利痹，消肿止痛。治痰厥，热病神昏，健忘，气闭耳聋，心胸烦闷，胃痛，腹痛，风寒湿痹，癫痫等病证。

《本草纲目》记载其开心孔，补五脏，通九窍，明耳目，温肠胃，久服轻身不忘，不迷惑，延年，益心智，高志不老。

**【现代相关药理研究】**石菖蒲有镇静、抗惊厥作用，并具有促进体力和智力作用。石菖蒲对气管和肠道平滑肌有解痉作用，能促进消化液分泌，制止胃肠异常发酵等。

**【用法用量】**内服：煎汤，3～6g，鲜品加倍；或入丸、散。外用：煎水洗或研末调敷。

**【注意事项】**阴虚阳亢、汗多、精滑者慎服。

**【附方】**

1. 开心散

远志　人参各四分　茯苓二两　菖蒲一两

上四味，治下筛，饮服方寸匕，日三。治好忘。(《千金方》)

2. 定志小丸

菖蒲　远志各二两　茯苓　人参各三两

上四味末之，蜜丸，饮服如梧子大七丸，日三。

治心气不定，五脏不足，甚者忧愁悲伤不乐，忽忽喜忘等。(《千金方》)

3. 诸食积、气积、血积、鼓胀之类

石菖蒲八两，锉　斑猫四两，去翅足，二味同炒焦黄色，拣去斑猫不用

上用粗布袋盛起，去尽猫毒屑末，并将菖蒲为细末，(丸)如梧桐子大，每服三五十丸，温酒或白汤送下。(《奇效良方》)

## 026 龙眼肉

**【常用别名】**龙眼、比目、荔枝奴、桂圆、益智、蜜脾等。

**【来源】**为无患子科植物龙眼 *Dimocarpus longan* Lour. 的假种皮，桂圆是我国历史上推崇的四大名果之一，自古以来被视为著名滋补佳品。

**【产地】**产于广西、福建、广东、四川等地。

**【药材性状】**

1. 桂圆 干球形，直径 1.2～2cm，外皮黄褐色，具果柄痕，痕处凹陷。果皮粗糙，分布很多的疣状小突起，假种皮棕褐色、半透明，肉质，内有黑褐色种子 1 枚。

2. 龙眼肉 为由顶端纵向裂开的不规则块片，长约 1.5cm，宽 1.5～3.5cm，厚不及 1mm。表面黄棕色，半透明，靠近果皮的一面皱缩不平、粗糙，靠近种皮的一面光亮而有纵皱纹。质柔软而微有黏性，常黏结呈块状。气香，味浓甜而特殊。

**【采集加工】**果实成熟时成串摘下，烘干或晒干，除去果皮，剥取假种皮，晒干。

**【性味】**味甘，性温。归心、脾经。

**【毒性】**无毒。

**【功能主治】**补心脾，益气血，安心神。治虚劳羸弱、失眠、健忘、惊悸、怔忡等病症。

《本草纲目》记载其开胃益脾、补虚长智，久服强魂聪明，轻身不老，通神明。

**【现代相关药理研究】**龙眼肉因含大量营养成分，如糖类、蛋白质、脂肪、维生素、烟酸、钙、磷、铁等，故有滋补强壮和抗应激作用。

**【用法用量】**内服：煎汤，10～15g，大剂量 30～60g；或熬膏、浸酒；或入丸、散。

**【注意事项】**内有痰火及湿壅者慎服。

**【附方】**

1. 归脾汤

龙眼肉 酸枣仁 黄芪 白术 茯神各一两 木香半两 炙甘草二钱半

㕮咀。每服五钱，姜三片，枣一枚，水二盅，煎一盅，温服。(《济生方》)

2. 徐国公仙酒方

兴酽好烧酒一坛，用龙眼去壳二三斤，入酒内浸之。日久则颜色娇红，滋味香美。早晚各随量饮数杯。

本方专补心血，善壮元阳，疗怔忡不寐等疾。悦颜色，助精神，大有补益。(《万病验方》)

3. 食疗方

(1) 桂圆莲子粥

桂圆肉 30g，净莲子 30g，红枣 10 枚，糯米 60g，白糖适量。

将桂圆去杂洗净，莲子用水泡发，红枣去核洗净，糯米淘洗干净。

将莲子、红枣、糯米同入锅，加水适量，煮沸至莲子熟，加入桂圆肉再煮至成粥，加入白糖搅匀即成。

本方具有益心宁神、养心扶中、健脾补胃的功能。适用于阴血亏虚、脾气虚弱而引发的心悸、怔忡、健忘、少气、面黄肌瘦、便溏等病症。

（2）龙眼红枣粥

桂圆肉15g，红枣5枚，粳米100g，白糖适量。

将米、红枣洗净，连同桂圆肉一起放入砂锅内，加适量水，用大火煮沸，改为小火煮30分钟，用糖调味即成。

本方具有开胃悦脾、养心益智、安五脏的功能，常用能延年益寿。亦可作为心慌、失眠、自汗、盗汗患者的食疗用品。凡恶寒发热者忌食。

（3）龙眼百合

桂圆50g，百合100g，白糖适量。

将桂圆去壳，去核，取出肉。百合剥去老皮，掰下鳞片瓣，撕掉筋皮，在凉水中泡约20分钟，捞入沸水锅内稍焯，即放入凉水中。

将桂圆肉和百合放炖盅内，加入白糖，注入适量清水，搅匀。上笼蒸20分钟，出笼即成。

本方具有补中益气、养血滋阴、宁心安神的作用。常用来治疗思虑过度、劳伤心脾、健忘怔忡、虚烦不眠、自汗惊悸、肺燥干咳、劳伤心脾、神志恍惚或产后虚肿病症。

（4）桂圆鸡

鸡1只（约重1500g），桂圆肉100g，酱油、精盐各适量。

鸡宰杀，去毛，去内脏，剁去鸡爪，用沸水下锅煮至八成熟，略渗精盐，撇去泡沫。下桂圆肉、酱油，用文火炖至鸡肉熟烂即成。

本方具有健脾益气的功能。适用于虚劳羸瘦、胃呆纳少、泄泻、消渴、失眠、健忘、惊悸等病症。（《最新食用药用保健中药管理规定及使用指南》）

## 027 仙 茅

**【常用别名】**独茅根、婆罗门参、茅爪子、独脚仙茅、地棕根、仙茅参等。

**【来源】**仙茅 *Curculigo orchioides* Gaertn. 为石蒜科植物仙茅的根茎。

**【产地】**生于林中草地或荒坡上。分布在江苏、福建、广东、浙江、湖南、四川、贵州、云南等地。

**【采集加工】**10月倒苗后至春季发芽前采挖，将根茎全部挖起，抖净泥土，除尽残叶及须根，晒干。

**【性味】**味辛，性温。归肾、肝经。

**【毒性】**《海药本草》有小毒，《开宝本草》有毒，《本草纲目》有毒。

**【功能主治】**温肾壮阳，祛寒除湿。治疗阳痿精冷，小便失禁，崩漏，心腹冷痛，腰脚冷痹等。

《本草纲目》记载其益男子阳道，久服通神强记，助筋骨，益肌肤，长精神，明目，轻身，益颜色。

**【现代相关药理研究】**药理研究显示有镇静、抗惊厥、抗炎、抗菌等作用，又有显著抗疲劳、抗缺氧能力，能促进免疫功能，降血糖，兴奋性机能。

**【用法用量】**内服：煎汤，3～10g；或入丸、散；或浸酒。

**【注意事项】**仙茅性味辛温，阴虚火旺者禁用；仙茅药性猛烈，且有小毒，一般不作补药常服。

**【中毒与解救】**本品服用过量，可引起全身出冷汗，四肢厥逆，麻木，舌肿胀吐露口外，烦躁，继而昏迷等中毒反应。

解救方法：用大黄、玄明粉，水煎服；亦可用三黄汤水煎服。另有用六一散，或绿豆汁、甘草汁解救以上中毒症状。

**【附方】**

1. 仙茅丸

仙茅二斤　糯米泔浸五日，去赤水，夏日浸三日，刮皮，焙干，取一斤　苍术二斤　米泔浸五日，刮皮，焙干，取一斤　枸杞子一斤　车前子十二两　白茯苓　茴香　柏子仁各八两　生地　熟地各四两

上为末，酒煮糊丸如梧子大，每服五十丸，食前温酒下，日二服。

本方壮筋骨，益精神，明目，黑髭须。（《圣济总录》）

2. 长春不老仙丹

仙茅四两　黄精四两　赤何首乌　白何首乌各四两　熟地黄　生地黄各二两　天门冬二两　麦门冬二两　白茯苓二两　苣胜子二两　枸杞子二两　五味子二两　菟丝子二两　覆盆子二两　补骨脂二两　人参二两　嫩鹿茸二两　杜仲二两　怀牛膝二两　当归二两　巴戟二两　肉苁蓉二两　锁阳二两　远志二两　青盐二两　柏子仁二两　小茴香二两　川萆薢二两　山药二两　山茱萸二两　川椒二两

晒干，磨为细末。炼蜜为丸，如梧桐子大。每服三钱，空心，好酒送下，忌三白。治诸虚百损，五劳七伤。滋肾水，养心血，添精髓，壮筋骨，扶元阳，润肌肤，聪耳明目，宁心益智，乌须黑发，固齿牢牙，返老还童，延年益寿，壮阳种子，却病轻身。（《寿世保元》）

## 028 冬虫夏草

**【常用别名】**虫草、冬虫草。

**【来源】**为冬虫夏草菌 *Cordyceps sinensis*（Berk.）Sacc. 麦角菌科真菌冬虫夏草菌的子座及其寄生蝙蝠蛾科昆虫幼体（菌核）的复合体。

**【产地】**分布于四川、青海、西藏、云南、甘肃等省区。

**【药材性状】**冬虫夏草为虫体与菌座相连而成，全长 9～12cm。虫体如三眠老蚕，长约 3～6cm，粗约 0.4～0.7cm。外表呈深黄色，粗糙，背部有各数横皱纹，腹面有足 8 对、位在虫体中部的 4 对明显易见。断面内心充实，白色略发黄。周边显深黄色。菌座自虫体头部生出，呈棒状，弯曲，上部略膨大。表面灰褐色或黑褐色，长可达 4～8cm，径约 0.3cm。折断时内心空虚，粉白色，微臭、味淡。

**【采集加工】**野生虫草于夏至前后，当积雪尚未融化，子座露出雪面时采收，挖出虫体及子座，除去泥土及膜皮，烘干或晒干。人工培养虫草待子座长成后采收，晾干即成。

**【性味】**味甘，性温。归肺、肾经。

**【毒性】**无毒。《本草再新》有小毒。

**【功能主治】**补虚损，保肺气，益肾秘精。用于痰饮咳喘，痨嗽，咯血，自汗盗汗，

阳痿遗精，腰膝酸痛，病后久虚。

**【现代相关药理研究】**冬虫夏草对免疫功能有影响，有促进或调节体液免疫、抑制细胞免疫功能。可调解心率，使心率减慢，心输出量增加，降低血压，兴奋反射性呼吸，可对抗某些药物引发的心律失常，提高耐缺氧能力。

冬虫夏草能降低血清胆固醇，有雄性激素样作用。有减轻急性肾功能损伤，抗衰老、抗突变作用。

**【用法用量】**内服：煎汤，5～10g；或入丸、散；或与鸡、鸭炖服。

**【注意事项】**有表邪者慎用。

**【附方】**

1. 治病后虚损方

冬虫夏草三、五枚，老雄鸭一只，去肚杂，将鸭头劈开，纳药于中，仍以线扎好，酱油酒如常蒸烂食之。(《纲目拾遗》)

2. 心律失常

(1) 口服冬虫夏草胶囊，每次 2 丸（每丸含生药 0.25g)，每日 3 次，疗程 2 周。治心律失常 57 例。

结果：总有效率为 64.9%。[浙江中医学院报，1985，(6)：28]

(2) 用心肝宝胶囊（虫草菌制剂）治心律失常患者 188 例。

结果：总有效率为 74.4%～79.63%，尤其对Ⅱ°、Ⅲ°房室传导阻滞，窦性心动过速，感觉头昏的患者效果显著。[中国医院药学杂志，1992，12 (2)：84]

3. 性功能低下

将虫草装胶囊服，每次 1g，每日 3 次，连用 40 日。共治疗性功能低下 197 例。

结果：虫草菌组 159 例，有效率 64.15%；天然虫草组 38 例，有效率 31.57%。[江西中医药，1985，(5)：46]

4. 慢性肾功能衰竭

口服人工虫草菌，每日 6g，分 2 次服，30 日为 1 个疗程。共治慢性肾功能衰竭 18 例。

结果：肾功能好转率为 44.4%～50%，贫血改善率为 33.3%～38.9%，细胞免疫功能提高者占 50%～80%。[中成药研究，1985，(8)：19]

5. 冬虫夏草胶囊每粒含菌丝 0.25g，口服，每日 3 次，每次 5 丸，连服 3 个月为 1 个疗程。共治乙型肝炎 33 例（包括肝硬化 8 例)。

结果：本品有明显改善肝功能的作用，有效率为 78.56%；对乙肝表面抗原（HBsAg）转阴有一定作用；能显著提高患者血浆白蛋白，抑制 r-球蛋白，对免疫球蛋白似有双相调节作用。[中国中药杂志，1990，(1)：53]

## 029 白 术

**【常用别名】**山蓟、于术、冬白术、术、天蓟、山芥等。

**【来源】**为菊科植物白术 *Atractylodes macrocephala* Koidz. 的干燥根茎。

**【产地】**主产浙江、安徽、湖南、湖北、江西、四川亦产，以浙江产量最大。

**【药材性状】**呈肥厚拳形团块，长 3～13cm，直径 1.5～7cm，表面灰黄色或灰棕色，有不规则的瘤状突起，断续的皱纹和沟纹，并有须根痕，顶端有下陷的圆盘状茎基和芽痕。下部两侧膨大似如芋头，俗称“云头”；向上渐细，或留有一段地上茎，俗称“术腿”。质坚硬，不易折断。生晒术断面淡黄色，中间木部淡黄色或浅棕色，略有菊花纹及分散的棕黄色油点，微显油性。烘术断面较深，角质样，有裂隙。气清香，味甜微辛。嚼之略带黏性。

**【采集加工】**霜降前后，挖取 2～3 年生的根茎，除去须根及茎叶，烘干，称“烘术”，晒干，称“生晒术”。

**【性味】**味苦、甘，性温。归脾、胃经。

**【毒性】**无毒。

**【功能主治】**健脾益气，燥湿和中，利水止汗，安胎。用于脾胃气弱，不思饮食，倦怠少气，虚胀，泄泻，水肿，黄疸，湿痹，小便不利，头晕，自汗，胎气不安等。

《本草纲目》主五劳七伤，补腰膝，止汗除热，消食。除湿益气，和中补阳，消痰逐水。生津止渴，久服轻身延年。

**【现代相关药理研究】**白术对脾胃功能有明显影响作用。白术丙酮提取物对胃液分泌量有抑制作用，可使胃液 PH 值升高，降低胃液酸度，减少胃酸及胃蛋白酶排出量，预防胃黏膜损伤，对胃溃疡有预防和治疗作用。

白术能使肠管自发活动紧张性升高，收缩幅度加大，能调小肠的张弛及输送功能。白术能减少肝细胞变性坏死，促进肝细胞的再生，降酶促进胆汁分泌，对肝损害有保护作用。

白术能增加网状内皮细胞系统的吞噬功能，在白细胞减少时，有升白作用。有促进免疫、升高肾上腺皮质激素功能。有抗氧化，清除自由基，减少自由基对机体损伤的作用。

**【用法用量】**内服：煎汤，3～15g；熬膏或入丸、散。利水消肿、固表止汗、除湿治痹宜生用，健脾和胃宜炒用，健脾止泻宜炒焦用。

**【注意事项】**阴虚内热、津液亏耗者慎服。

**【附方】**

1. 四君子汤

人参　白术　茯苓二钱　甘草一钱　姜三片　枣二枚，煎

治一切阳虚气虚，脾衰肺损，饮食少思，体瘦面黄，皮聚毛落，脉来细软。(《医方集解》)

2. 十四味建中汤

当归　白芍　白术　炙甘草　人参　麦门冬　川芎　肉桂　附子　肉苁蓉　半夏　炙黄芪　茯苓　熟地各等分

上㕮咀，为粗散。每服三钱，水一盏半，生姜三片，大枣一枚，煎至一盏，去滓，食前温服。

治荣卫不足，腑脏俱伤，积劳虚损，形体羸瘠，短气嗜卧，咳嗽喘促，手足多冷，面白脱色，小腹拘急，百节尽疼，夜卧多汗，梦寐悸，小便滑利等。(《和剂局方》)

3. 肝病

白术治疗肝硬化腹水用 30～60g，治迁延性肝炎用 30g，治原发性肝癌用 60～100g。

苔腻或薄，有脾虚湿阻指征者用焦白术；舌光红少津或光剥，是真阴亏损之证，宜用生白术，并随证选方加减配用相应药物，收到了较好疗效。[安徽中医学院学报，1984，(2)：25]

4. 康乐肥儿散

白术炒、山药、鸡内金醋炒、茯苓、山楂各 150g。

以上制成散剂，分装，每瓶重 0.9g。功能化积、健脾、止泻，用于饮食不节，脾胃不和引起的消化不良，便泻，面黄肌瘦，疳积食积。口服，周岁以内，每次 0.45g；1～3 岁，每次 0.9g；3 岁以上，每次 1.8g，每日 2 次。忌生冷油腻之物。

5. 食疗方

(1) 白术羊肚汤

羊肚 1 个，白术 30g，精盐、花椒、羊肉汤各适量。

将羊胃洗净。白术润透洗净切片。净羊胃、白术、花椒、盐同入锅中，注入羊汤共煮，煮至羊胃熟烂，捞出羊胃切丝，放碗中，盛入汤汁，用盐调味即成。

本方具有益脾胃的功能。用于治久病虚弱、不思饮食、消渴、盗汗、泄泻等病症。

(2) 术枣山药饼

白术 200g，大枣 200g，淮山药 200g，白糖适量。

将白术、淮山药分别研为细末。将大枣煮熟取出，去核捣泥。三者混合，用煮大枣的汤调成一定湿度，做成小饼，放锅内烤熟即成。

本方具有健脾胃、止泄泻的功能，用于脾胃气虚所致的泄泻、倦怠少气等症。(《最新食用药用保健中药管理规定及使用指南》)

## 030 白　芍

**【常用别名】**白芍药、金芍药。

**【来源】**为毛茛科植物芍药 *Paeonia lactiflora* Pall. 的干燥根。

**【产地】**主产于浙江，四川、安徽、湖北、贵州、山东、云南、湖南、河南、陕西、甘肃等地亦产。

**【药材性状】**

1. 杭白芍　根直而长，呈圆柱形，两端截齐。长 9～18cm，直径 0.8～2.5cm。外皮棕色，深浅不等。全体有顺纹与根痕。有的有破皮及斑点。体质肥壮的有横岗突出，不肥壮的则有纵向抽沟。质坚体重，不易折断。断面较糙，灰白色或牙白色，中间有菊花纹，似油润，无臭，味酸苦。

2. 川白芍　根较短而多弯曲，有的有疙瘩头，头粗尾细，两端断面不齐，口长 6～15cm，中部直径 0.6～1.5cm。外皮粉红色，光亮无沟纹，有棕色陷下的根痕。质坚体重，断面粉红色细腻光润，中间有菊花纹，无臭，味较浓厚。

3. 亳白芍　条顺直或弯曲。长约 9～15cm，直径 0.6～1.5cm。色白，皮较糙亦不光滑。两头时有红点。质虽坚但较川白芍体轻。断面白色或灰白色，细腻粉性大，中间亦有菊花纹。切片后其粉稍挂手，气味与上两种相同。

**【采集加工】**夏、秋两季采挖，除去地上茎和泥土，洗净，放入开水中煮 5～15 分钟至透心，立即捞出放入冷水中浸泡，用竹刀刮去外皮，晒干或切片晒干。

**【性味】**味苦、酸，性微寒。归肝、脾经。

**【毒性】**无毒。《别录》有小毒。

**【功能主治】**养血柔肝，缓急止痛，敛汗通脉。用于胸腹胁肋疼痛、泻痢、自汗盗汗、阴虚发热、月经不调、崩漏、带下、神经衰弱、平滑肌痉挛。

《本草纲目》除血痹，止痛益气。通血脉，缓中，强五脏，补肾气，泻肝，安脾肺。

**【现代相关药理研究】**白芍有明显镇痛作用，对平滑肌有抑制或解痉作用。芍药苷对应激性溃疡有预防作用，能促进巨噬细胞的吞噬功能；并能扩张冠状血管和肢体血管，能显著提高动物的耐缺氧能力。实验表明，白芍对细胞和体液免疫均有增强作用。白芍的抗菌作用较强，抗菌谱较广。

**【用法用量】**内服：煎汤，5～12g；或入丸、散。大剂量可用15～30g。平肝阳宜生用；养肝柔肝宜炒用。

**【注意事项】**虚寒之证不宜单独使用。反藜芦。

**【附方】**

1. 四物汤

熟地八钱　白芍四钱　当归六钱　川芎一钱，水煎服

主治营血虚弱，妇女经水不调，脐腹作痛，以及崩中漏下等证。(《和剂局方》)

2. 芍药甘草汤

白芍一至二两　甘草三钱，水煎服

主治肝阴不足，肝木乘脾，腹中拘急而痛，或筋脉失养，手足拘挛等证。(《伤寒论》)

3. 建中汤

生姜　芍药　干地黄　甘草　川芎各五两　大枣三十枚

上六味，㕮咀，以水六升，渍一宿，明旦复以水五升合煮，取三升，分三服。

主治五劳七伤，虚羸不足，面目黧黑，手足疼痛，久立腰疼，起则目眩，腹中悬急。(《千金要方》)

4. 治疗老年性疾病

从白芍中提取的白芍总苷制成胶囊，并制备安慰剂胶囊，每粒500mg，每日3次，饭前服，疗程1个月，治疗老年常见多发病40例，并设对照组40例，作双盲对照研究。用药期2组患者均保持针对原有疾病的常规治疗，不应用影响免疫功能的药物。

结果：白芍总苷在增强体质与免疫功能、抗炎止咳、祛痰平喘等方面疗效较明显，且无毒副作用，故在老年性疾病尤其是老年慢性呼吸道疾病的治疗中可作辅助药物。[中国药理学通报，1988，4（5）：314]

5. 治疗不安腿综合征

用白芍、甘草各15g。以水3杯，煮取1杯，去滓，分2次温服。于日暮时服1次，2小时后再服1次。治疗不安腿综合征54例，服2～9剂。

结果：48例痊愈，6例显效，但有反复。[河北中医，1984，(3)：39]

6. 食疗方

(1) 白芍枣仁炒猪心

白芍药15g，炒酸枣仁15g，猪心150g，料酒、精盐、白糖、酱油、葱段、姜片各

适量。

将白芍洗净，与枣仁同装纱布袋中扎口。将猪心洗净切片。

将猪心、药袋、料酒、精盐、白糖、酱油、葱、姜同放入炖盅内，另入适量清水，放入笼内，蒸至猪心熟而入味，出笼拣出药袋、葱、姜，上桌即成。

本方具有养心安神、补心养肝的功能。可用于治疗胸腹疼痛、心神不安、失眠、精神恍惚、神经衰弱等病症。

（2）白芍蛋糕

白芍 20g，面粉 500g，鸡蛋 8 只，白糖适量。

将白芍药放砂锅内水煮成浓汁，滤汁后与搅匀的鸡蛋、面粉、白糖拌匀，摊在蒸笼的蒸布上，用武火蒸约 25 分钟，出笼凉凉，切块即成。

本方具有滋阴、安神、养血的功能。用于神经衰弱、失眠、眩晕、心悸、泻痢腹痛等病证。（《最新食用药用保健中药管理规定及使用指南》）

## 031 白茅根

**【常用别名】**茅根、茅草根、甜草根、地筋、兰根、茹根等。

**【来源】**为禾本科植物白茅 *Imperata cylindrica* Beauv. var. *major* (Nees) C. E. Hubb. 的新鲜根茎。

**【产地】**全国大部分地区均产。

**【药材性状】**呈长圆形，有时分枝，长短不一，通常长 30～60cm，直径 0.2～0.4cm。表面黄白色，节明显稍突起，偶有须根残留，节间长短不等，通常长 1.5～3cm。

**【采集加工】**春、秋季采挖，除去地上部分和鳞片状的叶鞘，洗净，鲜用或扎把晒干。

**【性味】**味甘，性寒。归肺、胃、膀胱经。

**【毒性】**无毒。

**【功能主治】**凉血止血，清热利尿，生津止渴。用于热病烦渴、血热吐血、衄血、尿血、黄疸、水肿、热淋涩痛、肺热咳嗽。

《本草纲目》记载其治劳伤虚羸，补中益气，除瘀血、血闭，疗水肿、黄疸，解酒毒。

**【现代相关药理研究】**白茅根煎剂有利尿作用。动物实验表明白茅根能提高巨噬细胞的吞噬功能。

**【用法用量】**内服：煎汤，9～15g，鲜品 30～60g；或捣汁饮。本品鲜品清热生津力胜，多用于邪热炽盛及口渴者；干品凉血止血，利尿作用好，多用于血热妄行之出血证及淋证、水肿、小便不利者；茅根炭则用于出血证。

**【注意事项】**脾胃虚寒者慎服。

**【附方】**

1. 治反胃上气，食入即吐

茅根　芦根各二两

水四升，煮二升，顿服。（《圣济总录》）

2. 治劳伤溺血

茅根　干姜等分

入蜜一匙，水二冲，煎一冲，日一服。(《本草纲目》)

3. 治疗慢性肾炎蛋白尿

白茅根、鹿角胶为基本方。气虚加芡实；阴虚加地黄、五味子、阿胶；阳虚加补骨脂；湿热重加滑石、鱼腥草。每日1剂，水煎服，1月为1个疗程。共治疗慢性肾炎蛋白尿42例。

结果：显效21例，有效16例，无效5例。[云南医药，1992，13 (4)：20]

4. 治疗乳糜尿

白茅根100g、鱼腥草60g、车前草60g，3味均用鲜品，煎水1000ml，代茶饮。每日1剂。共治疗乳糜尿12例。

结果：治愈6例，好转6例，全部有效。所有病例均在服药100日后见效。[湖南中医杂志，1997，3 (5)：55]

5. 食疗方

(1) 白茅根烧猪肉

鲜茅根150g，瘦猪肉250g，料酒、粗盐、味精、酱油、葱花、姜末各适量。

将茅根去杂洗净截成段。猪肉洗净切丝放碗内，加入料酒、粗盐、味精、酱油、葱花、姜末拌匀稍腌渍一会。

锅烧热，放入肉丝煸炒，加入少量水，炒至肉丝熟透，投入茅根烧至入味即成。

本方具有利尿、消肿、滋阴润燥的功能。适用于消渴、烦热、阴虚咳嗽、体虚乏力、黄疸、水肿、便秘等病症。

(2) 二鲜饮

藕150g，鲜茅根150g，白糖适量。

将藕、白茅根去杂洗净，切碎，一同放入锅内，加水适量，用武火烧沸，改文火煎煮30分钟，滤出煎汁，调入白糖即成。

本方具有凉血、止血、清热、利尿的功能。适用于虚劳咳嗽、肺热喘急、吐血、衄血、烦渴、水肿等病症。(《最新食用药用保健中药管理规定及使用指南》)

## 032 西洋参

**【常用别名】** 西洋人参、洋参、西参、花旗参。

**【来源】** 为五加科植物西洋参 *Panax quinquefolium* L. 的干燥根。

**【产地】** 主产于美国、加拿大，我国亦有大量栽培，近年来产量、质量均有大幅度增长。

**【药材性状】** 全须生晒洋参的主根呈圆柱形或短圆柱形，下部有分枝状支根，有时下部无支根分枝则主根呈圆锥形或纺锤形，长1.5～9cm，直径0.5～3cm；外表淡黄色或土黄色，有密集的细环纹，另有纵皱及少数横长皮孔。根茎已除去或部分残留，圆柱形或扁圆柱形，长0.1～1.3cm，直径0.1～1cm，具1～4cm凹窝状茎痕，不定根有时可见。支根无或2～6个，具须根，上有疣状突起。质硬脆，断面淡黄白色，有棕色或棕黄色环，皮部散有橙红色或红棕色小点，有放射状裂隙。气微香，味苦微甘。

全须生晒洋参如除去支根与不定根则称为生晒洋参，性状与全须生晒洋参相似。

进口西洋参多加工成生晒洋参。表面灰黄色、棕黄色或土黄色，环纹较明显，多无根茎。质坚硬。

**【采集加工】**9月下旬采收，洗净泥土，置室外稍风干，再放进干燥室干燥架上，加温或红外线干燥，开始温度保持21℃～22℃，每日使温度略微增加，最后增加的温度不超过33℃，3周至1个月时间干透，按大、中、小分成各个等级。

**【性味】**味甘、微苦，性微寒。归肺、心、胃经。

**【毒性】**无毒。

**【功能主治】**补气养阴，清火生津，润燥止渴，补虚损。主治气虚阴亏，咽干口渴、烦热、气短、乏力体虚等。

《本草纲目》无记载。

**【现代相关药理研究】**研究表明，西洋参有镇痛、镇静、解热、解痉，又有显著抗疲劳、抗利尿、抗缺氧能力，强壮作用较人参缓和。此外还能降血糖，抗心律失常，影响脂类、蛋白质代谢。

**【用法用量】**内服：水煎，3～6g，入煎剂应另煎，再将煎液与别的药物煎液混合服用；或研末，1～3g，空腹温水冲服；或切片隔水蒸熟，直接嚼食，用量同上。

**【注意事项】**西洋参性偏寒凉，脾胃阳虚、胃有湿浊者忌用，否则易引起腹痛、腹泻症状。

**【附方】**

1. 妊娠得温病兼痰喘

玄参三两　生怀山药两半　当归四钱　西洋参二钱，捣为粗末

将前三味共煎汤一大碗，分多次温饮下。每饮一次送服洋参末少许。(《医学衷中参西录》)

2. 治疗小儿夏季热

西洋参10g、麦冬10g、橄榄1枚（打碎）、大田蛙1只（去肠杂），纳入上3药，水煎服。[大众中医药，1990，(3)：7]

3. 治疗顽固性盗汗

穞豆衣30g、西洋参3g，分别煎煮后兑服，每日1剂。[中西医结合杂志，1990，(1)：14]

4. 食疗方

(1) 西洋参茶

西洋参片4g。

将西洋参片放入杯内，用沸水冲泡，盖好杯稍闷泡，当茶饮用。

西洋参茶具有生津止渴、益肺阳、抗疲劳的功能。适用于口渴、烦热、气短乏力、劳神疲倦、体虚等症。

(2) 西洋参粥

西洋参片5g，粳米150g，白糖适量。

将西洋参放入不锈钢锅内，加水适量煎煮20分钟。将粳米淘洗干净，放入锅内，加水适量煮沸，倒入西洋参共煮，改为小火煮至粥成，加入白糖调匀，出锅即成。

本方具有健脾益胃、生津止渴、补虚损的功能。适用于食欲不振、劳神过度、口渴、

烦热、气短、乏力、体虚等症。(《最新食用药用保健中药管理规定及使用指南》)

## 033 列 当

**【常用别名】**栗当、草苁蓉、独根草、裂马草。

**【来源】**为列当 *Herba orobanches coerulescentis* 科植物列当和黄花列当的全草。

**【产地】**分布于内蒙、新疆、山西、甘肃、宁夏、青海、东北等地。

**【药材性状】**为干燥全草，被有白色柔毛。茎略肥状、肉质，表面呈褐色或暗褐色。有纵行皱缩纹，茎顶端膨大。鳞叶黄棕色。花序暗黄褐色。气微、味微苦。以干燥、茎肉质、粗壮、红褐色者为佳。

**【采集加工】**春、夏季采收，洗去泥沙、杂质，晒成七、八成干，扎成小把，再晒至全干。

**【性味】**味甘，性温。归肾经。

**【毒性】**无毒。

**【功能主治】**补肾阳，强筋骨。治肾虚腰膝冷痛，阳痿、早泄、遗精等。

《本草纲目》治男子五劳七伤，补腰肾。

**【现代相关药理研究】**当有利尿和有显著的强心作用。

**【用法用量】**内服：煎汤，3～9g；或浸酒。外用：煎水洗脚（不拘量）。

**【注意事项】**相火偏旺、大便滑泄、实热便结者禁用。忌铁、铜器。

**【附方】**

1. 治疗阳事不兴

列当二斤

捣筛毕，以好酒一斗浸之，经宿取起，随性日饮之。(《食医心镜》)

2. 治疗肾寒腰痛

列当五两

白酒二斤，装坛内，炖三十分钟。每晚饭后服一盅。(《吉林中药》)

## 034 当 归

**【常用别名】**马尾归、秦归、云归、西当归。

**【来源】**为伞形科植物当归 *Angelica sinensis* (Oliv) Diels. 的干燥根。

**【产地】**主产于甘肃、云南、四川、陕西、湖北、贵州等地亦产。

**【采集加工】**10月下旬挖根，抖净泥土，去掉残留叶柄，待水分稍蒸发后，扎把，用柴火熏烟，使当归上色，至表皮呈赤红色，再用煤火或柴火熏至全干。

**【性味】**味甘、辛、苦，性温。归肝、心、脾经。

**【毒性】**无毒。

**【功能主治】**补血活血，调经止痛，润燥滑肠。用于治疗头晕、目花、乏力以及经血不调、痛经、痿痹、肠燥、便秘、跌扑损伤等病症。

《本草纲目》记载其补五脏虚劳寒热，破恶血、养新血，和血补血，补诸不足；治一切风，一切气，补一切劳。

**【现代相关药理研究】**当归挥发油和阿魏酸能抑制子宫平滑肌收缩。有抗血小板凝聚和抗血栓作用，并能促进血红蛋白及红细胞的生成；有抗心肌缺血、扩张血管和降血脂作用，能改善外周循环；对非特异性和特异性免疫功能都有增强作用。

当归对药物性肝损伤有保护作用，并能促进肝细胞再生和恢复肝脏某些功能。还有镇静、镇痛、抗炎、抗缺氧、抗辐射损伤及抑制某些肿瘤株生长和体外抗菌作用。

**【用法用量】**内服：煎服，5～15g。

一般生用，为加强活血作用则酒炒用。通常补血用当归身，活血用当归尾，和血（补血活血）用全当归。

**【注意事项】**当归性温，热盛出血者禁服；滋腻黏滞、湿盛中满及大便溏泄者慎用。

**【附方】**

1. 补损当归散

泽兰　附子各一分　当归　蜀椒　炙甘草　桂心各三分　川芎六分

上为细末。每服二钱，温酒调下，日三服。忌海藻、菘菜、生葱、猪肉、冷水。

治坠马、落车、被打、伤腕、折臂等。（《和剂局方》）

2. 增损回物汤

当归　川芎　人参　炮姜　炙甘草　白芍各等分

上㕮咀，每服四钱，水一盏，煎至六分，去滓热服。

治妇人气血不足，四肢怠惰，乏气少力。（《易简方》）

3. 当归补血汤

黄芪一两　当归二钱

水煎，空心服。

治伤于劳役，肌热面赤，烦渴引饮，脉大而虚。（《内外伤辨惑论》）

4. 人参养营汤

人参　白术　黄芪　炙甘草　陈皮　桂心　当归各一钱　熟地　五味子　茯苓　远志五分　白芍半钱　加姜、枣煎

治脾肺气虚，荣血不足，惊悸健忘，寝汗发热，食少无味，身倦肌瘦，色枯气短，毛发脱落，小便亦涩。（《医方集解》）

5. 心律失常

25%～50%当归注射液 60～120ml 静脉推注或滴注，每日 1 次，或 150%当归糖浆 20ml 口服，每日 3 次，15 日为 1 个疗程，一般用药 2 个疗程。治疗心律失常 100 例。

结果：对房性、室性、房室交界性早搏者有效，对室性早搏者有效率达 51.4%（36/70），其中对冠心病所致室性早搏疗效达 83.3%（25/30）。对房室及室内传导障碍无效。[中医杂志，1981，(7)：54]

6. 食疗方

（1）当归牛尾汤

牛尾巴 1 条，当归 30g，料酒、精盐、味精、葱、姜、牛肉汤各适量。

将牛尾巴放入温水中浸泡，洗去泥沙，镊尽茸毛，切成段，放入炖盅内，注入适量清水，上笼炖透，取出。

锅中放入牛尾巴、料酒、盐、味精、葱、姜、牛肉汤和洗净的当归，共煮至牛尾巴熟烂，拣去葱、姜，盛入汤盆中即成。

本方具有补血、益肾、强筋骨之功能。适用于肾虚腰痛、阳痿、下肢酸软无力等症。

（2）当归猪胫骨汤

当归20g，猪胫骨500g，精盐、味精、葱花、姜丝各适量。

将当归洗净切段。将猪胫骨洗净。锅中加水适量，放入猪胫骨烧煮，加入当归，煮至骨上肉熟烂，骨中髓油出，加入精盐、味精、葱花、姜丝，煮段时间即可吃肉喝汤。

当归猪胫骨汤具有补肝肾、强筋骨之功能。用于肝肾虚的筋骨酸痛、贫血等症。

（3）当归山猪腰

当归10g，党参10g，山药10g，猪腰500g，精盐、味精、酱油、醋、葱花、姜丝、蒜末、麻油各适量。

将猪腰除去筋膜臊腺，洗净。将当归、党参、山药洗净，装入纱布袋内扎口。

锅内加入适量清水，放入猪腰、药袋，用武火浇沸，改为文火炖熟透，捞出猪腰，切成薄片，放盘内，加入精盐、味精、酱油、醋、葱花、姜丝、蒜末、麻油，吃时拌匀即成。

当归山猪腰具有养血、益气、补肾的功能。适用于气血亏损、心悸、气短、腰酸痛、失眠、自汗等病症。（《最新食用药用保健中药管理规定及使用指南》）

## 035 肉　桂

**【常用别名】**牡桂、大桂、紫桂、玉桂。

**【来源】**为樟科植物肉桂 *Cinnamomum cassia* Presl 干燥干皮及枝皮。即是中药又是著名的中药调味品。

**【产地】**主产广西、广东、福建等地。广西产量最大。越南亦产。

**【药材性状】**

1. 肉桂　呈槽状或卷筒状，长30～40cm，宽3～10cm，厚0.2～0.8cm。外表灰棕色，稍粗糙，有不规则的细纵纹及横向突起的皮孔，有的可见灰白色斑纹，内表面红棕色，略平坦，有细纵纹，划之显油痕。质坚而脆，易折断，断面不平坦，外层棕色较粗糙，内层红棕色油润，两层间有一条黄棕色的线纹。气香浓烈，味甜、辣。

2. 官桂　又名桂通、桂尔通。呈槽状或卷筒状，长30～40cm，直径1.5～3cm，厚0.1～0.3cm。外表面灰棕色，有细皱纹及小裂纹，皮孔椭圆形，偶有突起横纹及灰色花斑，内表面暗红棕色，颗粒状。质硬而脆，断面紫红色或棕红色，可见一条黄棕色线纹（石细胞群带）。气芳香，味甜、辛辣。

3. 企边桂　呈长片状，左右两边向内卷曲，中央略向下凹，长40～50cm，宽4.5～6cm，厚0.3～0.4cm。外表面灰棕色，内表面红棕色，略平坦，指甲划刻现油痕。两端削为斜面露出桂心，长约1cm左右。香气浓烈。其他同官桂。

4. 板桂　又名桂楠。呈板片状，长30～40cm，宽5～10cm，厚0.3～0.6cm，两端切面较粗糙，内表面富油性。其他同企边桂。

5. 进口桂（主产越南）　通常分为高山桂和低山桂两类。药材一般呈两边内卷曲的筒状，中央呈槽状，略向内凹陷，两端皆斜向削去外皮。长 40～50cm，宽 6～8cm，厚 0.5～0.7cm。外表面稍粗糙，具皱纹，有灰白色和黄棕色的斑纹，习称“移皮”，处处可见圆形或半圆形皮孔。内表面棕色至棕褐色，光滑，用指甲刻划可见油痕。有特殊芳香气，味甜、微辛辣。

**【采集加工】**每年 4～5 月、9～10 月份两期采收，采收时选择适龄树种，按一定长度、阔度剥下树皮，置木制的“桂夹”内压制成型，阴干后，弱光下晒干。

**【性味】**味辛、甘，性热。归肾、脾、心、肝经。

**【毒性】**《别录》有小毒。《本草纲目》有小毒。《医学启源》气热、味大辛。

**【功能主治】**补命门助阳，引火归元，除积冷，散寒止痛，暖脾胃，温经通脉。治命门火衰，肢冷脉微，亡阳虚脱，腰膝、脾胃冷痛，经闭痛经等。

《本草纲目》记载其利肝肺气，疗心腹寒热冷疾。坚筋骨、通血脉、补命门不足，益火消阴治寒痹。

**【现代相关药理研究】**肉桂具有抗炎、镇静、镇痛、解表、抗惊厥作用。能增加心脏冠脉流量和脑流量，扩张外周血管。肉桂有抑制血小板聚集、抗凝血酶作用。桂皮油对胃肠有缓和的刺激作用，可促进唾液及胃液分泌，增强消化功能，并能解除胃肠平滑肌痉挛，缓解肠道痉挛性疼痛。此外，尚有抗补体、抗过敏、抗肿瘤和杀真菌作用。

**【用法用量】**内服：煎汤，2～5g，后下；或研末服，1～3g。

**【注意事项】**阴虚火旺、里有实热、血热妄行出血及孕妇忌用。畏赤石脂。

**【附方】**

1. 十全大补汤

人参　肉桂　川芎　地黄　茯苓　白术　炙甘草　黄芪　当归　白芍

上十味，剉为粗末。每服二钱，水一盏、生姜三片、枣子二个，同煎七分，不拘时候温服。

治男子、妇人诸虚不足，五劳七伤，不能进食，久病虚损等。(《和剂局方》)

2. 赞育丹

熟地八两　白术八两　当归　枸杞六两　杜仲　仙芽　巴戟肉　山茱萸　淫羊藿　肉苁蓉　韭子各四两　蛇床子　制附子　肉桂各二两

炼蜜为丸，或加人参、鹿茸更好。治命门火衰，精气虚寒，阳痿精衰，虚寒无子。(《景岳全书》)

3. 食疗方

(1) 肉桂鸡肝

肉桂 10g，鸡肝 200g，料酒、精盐、味精、葱段、姜片各适量。

将肉桂洗净，切块。将鸡肝洗净，一剖四块。将鸡肝、肉桂放入砂锅内，再加入适量水和料酒、精盐、味精、葱段、姜片。武火烧沸，改为文火炖至鸡肝熟透入味，出锅即成。

本方具有温补肾阳、暖脾胃的功能。适用于肾虚腰冷、夜多小便、小儿遗尿等病症。此菜还可作为白细胞减少症患者辅助食疗菜肴使用。

(2) 桂茴羊肉汤

肉桂 5g，小茴香 5g，羊肉 500g，料酒、精盐、味精、酱油、葱段、姜片、白糖各适量。

将羊肉洗净，下沸水锅焯一下，捞出洗净切块，将肉桂、小茴香分别洗净，放纱布袋内扎口。

锅内加入适量清水，放入羊肉、药袋、料酒、精盐、酱油、白糖、葱段、姜片，武火烧沸后，改为文火烧煮，煮至羊肉熟烂，拣去药袋、葱、姜，用味精调味即成。

本方功在温补脾胃、祛寒止痛。用于治疗脾胃虚寒所致腹部隐痛、消化不良以及寒劳虚羸、肾虚阳痿等症。亦可作为白细胞减少患者食疗菜肴。

(3) 桂蜜饮

肉桂 5g，蜂蜜适量。

将肉桂洗净切块，放锅内，加适量水，煎煮 30 分钟，滤去渣，加蜂蜜煮沸即成。

桂蜜饮具补中润燥、暖脾胃、通血脉的功能，是贫血者的滋补良饮。还用于治疗脾虚寒所致的腹部隐痛、消化不良等症。肉桂、蜂蜜都能增强人体免疫功能。(《最新食用药用保健中药管理规定及使用指南》)

## 036 肉 苁 蓉

**【常用别名】** 苁蓉、大芸、寸芸、金笋。

**【来源】** 肉苁蓉 *Cistanche deserticola* Y. C. Ma. 为列当科植物苁蓉的肉质茎。

**【产地】** 分布在新疆、内蒙古、陕西、甘肃、宁夏、青海等地。

**【药材性状】**

1. 甜苁蓉　呈圆柱状而稍扁，一端略细，稍弯曲，长 10～30cm，直径 3～6cm。表面灰棕色或为褐色，密被肥厚的肉质鳞片，呈瓦覆状排列，质坚实，微有韧性，肉质带油性，不易折断，断面棕色，有花白点或裂隙。气微弱，味微甜。

2. 盐苁蓉　形状较不整齐，黑褐色，质较粗，外面带有盐霜，断面黑色，气微，味咸。

**【采集加工】** 4～5 月上旬采挖刚出土的茎，去掉花序或苁蓉头，晾晒于干净沙滩上，1 个月后由黄白色变成肉质棕褐色，即为甜大芸（淡大芸）。秋季采收者因水分大，不易干燥，故将肥大者投入盐湖中，腌 1～3 年，用时洗去盐分，叫盐大芸。

**【性味】** 味甘、咸，性温。归肾、大肠经。

**【毒性】** 无毒。

**【功能主治】** 补肾壮阳，益精血，润肠通便。治男子阳痿，女子不孕，带下，血崩，腰膝冷痛，血枯便秘。

《本草纲目》记载其治五劳七伤，补中，养五脏。益精、益髓，悦颜色，延年，大补壮阳，治妇人血崩。

**【现代相关药理研究】** 肉苁蓉可增强体液和细胞免疫功能，增强单核－巨噬细胞吞噬能力。有降低血压、抗动脉粥样硬化作用；还能调整内分泌，促进代谢，增强记忆，强壮，通便等。亦有一定程度的抗衰老作用。

**【用法用量】** 内服：水煎，10～15g；或入丸、散；或浸酒。

**【注意事项】** 相火偏旺、大便滑泄、实热便结者禁服。

**【附方】**

1. 治五劳六极七伤虚损方

苁蓉　续断　天雄　阳起石　白龙骨各七分　五味子　蛇床子　干地黄　牡蛎　桑寄生　天门冬　白石英各二两　车前子　地肤子　韭子　菟丝子各五分　地骨皮八分

上十七味，治下筛。酒服方寸匕，日三服。（《千金要方》）

2. 苁蓉大补丸

木香　附子　茴香　肉苁蓉　川椒各十两　巴戟　牛膝　白蒺藜　桃仁　黄芪　泽泻　胡芦巴　五味子各五两　槟榔　天麻　桂心　川芎　羌活各二两

上为细末，蜜丸，如梧桐子大。盐酒、盐汤空腹任三、五十丸。

治五脏虚惫，血气不足，白浊遗泄，自汗自利，口苦舌干，四肢羸瘦，妇人诸虚。（《和剂局方》）

3. 治疗老年性多尿症

肉苁蓉 30g、粳米 30g，共煮粥，食服，每日 1 次，连服 1 周。共治疗老年性多尿证 10 例。

结果：尿检恢复正常。［浙江中医杂志，1995，(2)：76］

4. 治疗骨髓纤维化

先拟桑杏汤清宣凉润以清散其微邪，后以淡苁蓉 300g，研粉过筛，每次 5g，每日 3 次。治骨髓纤维化，中医诊为虚劳者 1 例，先后用苁蓉散 3000g，治疗 1 个多月。

结果：血象正常，诸症悉除。［中医杂志，1996，37 (3)：187］

5. 食疗方

(1) 苁蓉山芋羹

肉苁蓉 50g，山芋 50g，羊肉 150g、精盐。

肉苁蓉去皮、用酒去墨汁、切薄片，再将山芋、羊肉洗净切片。

将上三味放锅内，加适量水煮成粥，用盐调味即成。

治正气不足，身体虚弱，阳痿、腰痛、畏寒等病证。

(2) 苁蓉炒羊肾

肉苁蓉 40g，羊肾 1 对。精盐、味精、胡椒粉、素油。

将肉苁蓉洗净切片，放砂锅内，加水适量煮取浓汁。羊肾去膜皮、臊筋，洗净，切成腰花。

油锅烧热，下羊肾爆炒，加入精盐、肉苁蓉汁同炒至熟，加入少许味精、胡椒粉调味，出锅即成。

用于肾虚腰冷，足膝痿软，耳鸣耳聋，阳痿、尿频等证。（《最新食用药用保健中药管理规定及使用指南》）

## 037 阳起石

**【常用别名】**白石、羊起石、石生、阳石。

**【来源】**阳起石 Tremolite 为硅酸盐类角闪石族矿物透闪及其异种透闪石石棉。

**【产地】**常产在火成岩与石灰岩或白云岩之接触带。也常见于结晶质灰岩和白云岩及结晶片岩等变质岩中。分布于山西、河北、河南、山东、湖北等省。

**【采集加工】**采挖后去净泥土，选择浅灰白色或淡绿白色的纤维状或长柱状集合体入药。

**【性味】**味咸，性温。入肾经。

**【毒性】**无毒。

**【功能主治】**温补命门。治下焦虚寒，腰膝痹冷，男子阳痿，女子宫冷。

《本草纲目》记载其疗男子茎头寒，阳痿不起，阴下湿痒。补肾气精乏，命门不足，腰疼膝冷湿痹，子宫久冷，补五劳七伤。

**【现代相关药理研究】**具有增加血中矿物质、兴奋性功能等作用。

**【用法用量】**内服：入丸、散，3～6g。

**【注意事项】**阴虚火旺者忌服。不宜久服。

**【附方】**

1. 治元气虚寒，精滑不禁，大腑溏泄，手足厥冷。

阳起石（煅研）、钟乳粉各等分，酒煮附子末同麦糊丸梧子大。每空心米饮服五十丸。(《济生方》)

2. 阴痿阴汗

阳起石煅为末，每服二钱。盐、酒下。(《普济方》)

3. 固精丸

肉苁蓉　阳起石　鹿茸　赤石脂　巴戟天　韭子　白茯苓　鹿角霜　龙骨　制附子各等分

共细末，酒糊为丸。每服三钱，空心盐汤送下。

治下元虚损，滑精频作，面色белый白，精神欠佳。(《济生方》)

## 038 红景天

**【常用别名】**扫罗玛尔布（藏名）。

**【来源】**红景天 *Herba Rhodiolae* 为景天科值物库页红景天、圣地红景天等的全草和根。

**【产地】**生于海拔 1600～4600m 的高山草地和岩石缝处。分布在西藏、云南；黑龙江、吉林省也有生长。

**【采集加工】**春、秋两季均可采收，以秋季为好，挖出全株，除去地上枯萎茎叶，去净泥土，晒干或在 70℃以下烘干。

**【性味】**味甘、涩，性寒。归肺经。

**【毒性】**尚无报告。

**【功能主治】**具有强壮、清热解毒、止血化瘀的功能。用于年老心衰、体弱疲劳、心悸烦躁、失眠、健忘、糖尿病、肺热、温病、吐血、崩漏。

《本草纲目》无记载。

**【现代相关药理研究】**含红景天甙及其甙元、黄酮类化合物、蛋白质、氨基酸。另含无机元素铁、铝、锌、锰、银、铂、钛、钼等。

【用法用量】内服：煎汤，3～9g。外用：适量，捣敷；或研末调敷。

【注意事项】待研究观察。

【附方】

1. 目前红景天主要用于治疗体虚气弱、神疲乏力等疲劳症状，以及肺热咳嗽，咯血，妇女白带等病症治疗。

2. 食疗方

红景天 6g。

将红景天洗净切片，放入茶杯内，用沸水冲泡，当茶饮用。

红景天茶具有止血化瘀的功能。用于年老心衰、体弱疲劳、心悸烦躁、失眠、健忘、糖尿病。(《最新食用药用保健中药管理规定及使用指南》)

## 039 羊 肾

【常用别名】羊肾子、羊腰子。

【来源】为牛科动物山羊或绵羊的肾脏。

【产地】分布广，全国各地均有饲养，以西北和北部为多。

【采集加工】宰杀后取肾，多鲜用。

【性味】味甘，性温。归肾经。

【毒性】无毒。

【功能主治】补肾，益精。治肾虚劳损，腰脊疼痛，足膝痿弱，耳聋，消渴，阳痿尿频，遗溺等。

《本草纲目》记载其补肾气，虚弱，益精髓，壮阳益胃，止小便，治虚损，盗汗。

【现代相关药理研究】山羊或绵羊的肾每 100g 约含水分 79g，蛋白质 16.3g，脂肪 3.2g，灰分 1.3g，钙 48mg，磷 279mg，铁 11.7mg，硫胺素 0.49mg，核黄素 1.78mg，烟酸 8.2mg，抗坏血酸 7mg，维生素 140 国际单位。

【用法用量】内服：1～2 只，煮食或煎汤；或入丸、散。

【附方】

1. 羊肾苁蓉羹

羊肾一对，去脂膜，细切　肉苁蓉一两，浸酒一宿，去皱皮，细切

上药相和作羹，著葱白、盐、五味末等，一如常法，空腹食之。

治五劳七伤，阳气衰弱，腰脚无力。(《圣惠方》)

2. 肾沥汤

羊肾一具　桂心一两　人参　泽泻　甘草　五味子　防风　川芎　黄芪　地骨皮　当归各二两　茯苓　玄参　芍药　生姜各四两　磁石五两

上十六味，㕮咀，以水一斗五升，先煮肾取一斗，去肾入药，煎取三升，分三服。可常服之。

治虚劳损羸乏，咳逆短气，四肢烦疼，腰背相痛，耳鸣，面黧黯，骨间热，小便赤黄，心悸，目眩，诸虚乏。(《千金要方》)

## 040 麦门冬

**【常用别名】**寸冬、韭叶麦冬。

**【来源】**为百合科植物麦冬 *Ophiopogon japonicus*（Thunb.）Ker-Gawl. 或沿介草 O. bodinieri Le'vl. 的干燥块根。

**【产地】**主产浙江、四川、贵州、云南、广西等地。

**【药材性状】**为呈纺锤形或长圆形，两端略尖，中部充实或略收缩，长 1.5～3cm，直径 3～6mm。表面黄白色或淡黄色，有不规划的细纵纹。未干透时，质较柔软，干后质硬脆，易折断，断面黄白色，角质样，中央有细小中柱。气微，味甘、微苦，嚼之发黏。

**【采集加工】**四川地区于栽培第二年 4 月下旬收获，浙江地区于第三年收获，挖出块根，剪去地上部分及须根，洗净泥土，反复曝晒，堆放，晒干。

**【性味】**味甘、微苦，性微寒。归肺、胃、心经。

**【毒性】**无毒。

**【功能主治】**滋阴润肺，益胃生津，清心除烦。用于治肺燥干咳、吐血、咯血、肺痿、肺痈、虚劳烦热、体劳、消渴、热病津伤、咽干口燥、便秘等。

《本草纲目》记载其治五劳七伤，强阴益精，消谷调中，安魂定魄，保神，止咳，足肺气。久服轻身、明目、不老、美颜色。

**【现代相关药理研究】**麦门冬能显著提高实验动物耐氧能力，增加冠脉流量，对心肌缺血有明显保护作用，并能抗心律失常及改善心肌收缩力；有显著降血糖作用及一定镇静作用；还有抗菌、增强网状内皮系统吞噬能力、升高外周白细胞、促进抗体生成并延长其免疫功能及有清除体内自由基及抗衰老作用。

**【用法用量】**内服：煎汤，6～15g；或熬膏；入丸、散。外用：适量，研末调敷；煎汤涂；或鲜品捣汁搽。

**【注意事项】**虚寒泄泻、湿浊中阻、风寒或寒痰咳喘者禁服。

**【附方】**

1. 生脉散

人参二钱　麦冬三钱　五味子一钱，水煎服

治暑天汗出过多，气耗津伤，肢体倦怠，气短懒言，眩晕少神，口干作渴。(《千金要方》)

2. 麦门冬汤

麦门冬一两　半夏二钱　人参二钱　甘草二钱　粳米三钱　大枣五枚，水煎，温服

治肺胃津虚，咽喉不利，喘咳短气，舌红少苔，脉虚而数。(《金匮要略》)

3. 大山芋丸

白术　麦门冬　白芍　杏仁　防风　川芎各一两半　大豆黄卷　熟地　肉桂　神曲　当归各二两　桔梗　茯苓　柴胡各一两二钱半　干姜七钱半　炙甘草七两　大枣100个　阿胶　人参各一两七钱半　白蔹半两　山芋七两半

上为末，炼蜜与蒸枣同和丸，如弹子大，每服一丸，温酒或米饮化下，嚼服亦得，

食前。

治诸虚百损，五劳七伤，肢体沉重，骨节酸疼，心中烦悸，唇口干燥，面体少色等。

4. 治妇人无乳汁

麦门冬、瞿麦、王不留行各 12g，炮山甲、甘草各 10g，每日 1 剂，连服 3～5 剂。[江苏中医，1983，(4)：63]

5. 治疗小儿夏季热

麦门冬 15g，盐橄榄 1～2 枚，田蛙（亦名田鸡）1 只，先将田蛙洗净去肠杂，将麦门冬、盐橄榄纳入田蛙腹中，外以针线缝牢，加水适量炖汤服，日服 1～2 剂。病程长、体质虚弱者加西洋参炖服；口渴引饮甚者，可服鲜丝瓜皮、大枣煎汤作饮料。治疗小儿夏季热 40 例（体温最低 38℃，最高 39.5℃）。

结果：全部获愈。服药时间最短为 3 日，最长 12 日，体温恢复正常。[神建中医药，1986，(1)：18]

6. 食疗方

(1) 麦冬红枣粥

麦门冬 10g，糯米 100g，红枣 10 枚，白糖、蜂蜜各适量。

将麦门冬、红枣用水洗净。将糯米用水洗后，用水稍浸泡后放入锅内，加入麦门冬、红枣和适量水，煮至熟稠黏。放入白糖、蜂蜜即成。

本方具有健脾胃的作用。有很好益寿、泽肤作用。

(2) 莲子茯苓麦冬糕

莲子 500g，茯苓 500g，麦门冬 500g，白糖、糖桂花各适量。

将莲子去皮、芯，茯苓切片，二者同麦冬一起研成细粉，加入白糖、糖桂花拌匀，做成糕，上笼蒸 20 分钟，出笼即成。

本方适用于脾虚倦怠、泄泻、心神不安、带下、遗精等症。(《最新食用药用保健中药管理规定及使用指南》)

## 041 远　志

**【常用别名】**棘菀、细草、小草根、葽菀。

**【来源】**为远志科植物远志 *Polygala tenuifolia* Willd. 或西伯利亚远志 *P. sibirica* L. 的干燥根。

**【产地】**分布山西、陕西、吉林、河南等地。陕西产者质量最优。

**【药材性状】**呈圆柱开或双卷筒状，稍弯曲，长 2～5cm，直径 2～7mm，厚约 1mm。表皮灰黄色或浅棕色。横皱纹深陷并有裂纹及细小疙瘩状根痕，略呈结节状。质硬脆易折断，断面平坦或粗糙（老根常见），棕黄色。气微辛，味苦，嚼之有刺喉感。

**【采集加工】**春季出苗前挖取根部，除去泥土和杂质，用木棒敲打，使其松软，抽出木心，晒干。

**【性味】**味苦、辛，性温。归心、肺经。

**【毒性】**无毒。

**【功能主治】**安神益智，祛痰止咳，消肿止痛。治心神不安，惊悸失眠、健忘、强志倍力、咳嗽痰多、痈疽发背、乳房肿痛。

《本草纲目》补不足，除邪气，治咳逆。利九窍，益智慧，不忘，强志，倍力。坚壮阳道，久服轻身不老。

**【现代相关药理研究】**远志有镇静、祛痰、降压和抑菌作用。

**【用法用量】**内服：煎汤，3～10g；浸酒或入丸、散。外用：适量，研末酒调敷。

**【注意事项】**阴虚火旺、脾胃虚弱者以及孕妇慎用。用量不宜过大，以免引起呕吐。

**【附方】**

1. 多忘善误

远志末，服之。(《肘后方》)

2. 归脾汤

白术三钱　黄芪六钱　茯神四钱　党参四钱　甘草二钱　木香一钱　远志三钱　枣仁五钱　龙眼肉五钱　当归四钱

出血重证用朝鲜参，加大枣一两，花生衣适量，水煎服。亦可倍其量作蜜丸，每次服三钱。

治心脾亏损，惊悸、怔忡，健忘不寐，体倦食少，以及妇女月经不调，崩中漏下。(《济生方》)

3. 天王补心丹

生地　人参　玄参　丹参　茯苓　桔梗　远志各五钱　酸枣仁　柏子仁　天冬　麦冬　当归　五味子各一两

蜜丸，弹子大，朱砂为衣。临卧，灯心汤下一丸，或噙含化。

治思虑过度，心血不足，怔忡健忘，心口多汗，大便或秘或溏，口舌生疮等症。

4. 轻微脑功能障碍综合征

用菖蒲、远志制成智力糖浆，每次10～15ml，每日3次，口服。治疗轻微脑功能障碍综合征100例。

结果：总有效率90%。[上海中医药杂志，1982，(10)：28]

5. 食疗方

(1) 远志饮

远志5g，白糖适量。

将远志去杂洗净，放砂锅内，加水适量煎煮，滤汁调入白糖饮用。

本方具有安神益志的功能。主治心神不安，惊悸失眠。

(2) 远志石菖蒲饮

远志5g，石菖蒲5g，红糖适量。

将远志、石菖蒲分别去杂洗净，放入砂锅内，加水适量煎煮，滤汁调入红糖服用。

本方具有安神益志的功能。主治心神不安、惊悸失眠、健忘、轻微脑功能障碍综合征、智力发育差等病症。

(3) 远志枣仁莲子羹

远志5g，酸枣仁3g，净莲子25g，白糖适量。

分别将远志、酸枣仁去杂洗净，放砂锅内，加水适量，煎煮滤汁。将煎汁与莲子、白糖同放入砂锅内，煮至莲子熟烂，出锅即成。

本方具有安神的功能。主治心神不安、惊悸失眠。(《最新食用药用保健中药管理规定及使用指南》)

## 042 杜 仲

**【常用别名】**思仙、思仲、扯丝皮、丝连皮、木绵。

**【来源】**为杜仲科植物杜仲 *Eucommia ulmoides* Oliv. 的树皮。

**【产地】**主产贵州、陕西、湖北、四川。此外，云南、江西、湖南、广西、安徽、浙江等地亦产。

**【药材性状】**为呈扁平的板片状或两边稍向内卷的块片，厚2～7mm。外表面淡灰色或灰褐色，未刮净粗皮者可见纵沟或裂纹，具斜方形皮孔，有的可见地衣斑。刮去粗皮者淡棕色而平滑；内表面红紫色或紫褐色，光滑。质脆，易折断，断面有细密银白色富弹性的胶丝相连，一般可达到1cm以上才断。气微，味稍苦，嚼之胶状感。

**【采集加工】**春、秋两季剥取栽植近10年的树皮，趁新鲜刮去粗皮，晒干。或将剥下的树皮用开水烫泡，将皮展开，层层叠放严密，压紧，四周上下用稻草包住，使其发汗，一周后，内皮略呈紫褐色，取出，晒干。

**【性味】**味甘，性温。归肝、肾经。

**【毒性】**无毒。

**【功能主治】**补肝肾，强筋骨，安胎。用于腰背酸疼、足膝痿弱、小便余沥、阴下湿痒、胎漏欲坠、高血压等病证。

《本草纲目》记载其治腰膝痛，补中又益精气，坚筋骨，强志，久服轻身耐老。

**【现代相关药理研究】**杜仲有降压作用，能减少胆固醇的吸收，可使小鼠肝糖原含量显著升高。杜仲还有扩张血管、增强机体免疫，拮抗子宫收缩，镇静、镇痛、抗应激、利尿以及抗衰老等作用。

**【用法用量】**内服：煎服，10～15g。炒用疗效较生用为佳。或入丸、散或浸酒。

**【注意事项】**阴虚火旺者禁服。

**【附方】**

1. 补肾丸

黄柏　龟板　杜仲　牛膝各二两　干姜五钱　五味子一两

为末，姜汁糊丸，或酒糊丸。每服七十丸，盐汤下。

治肾阴虚、腰筋骨软。(《万氏济世良方》)

2. 杜仲酒

炙杜仲二两　独活两半　附子　牛膝各一两　仙灵脾七钱半

上细剉，用于绢袋盛以酒五升，浸，密封，经七日后开，每日取三、二合温服，日三服，未瘥再浸服。

治伤寒后体虚，元脏夹风冷，腰膝疼痛，行履不得。(《证治准绳》)

3. 金刚丸

萆薢　杜仲　苁蓉　菟丝子各等分

上细末，酒煮猪腰子捣和丸，如梧桐子大。每服五、七十丸，空心用温酒送下。

治肾损，骨痿不能起于床。(《证治准绳》)

4. 右归丸

熟地八两　山药四两　山茱萸三两　枸杞四两　鹿角胶四两　菟丝子四两　杜仲四两　当归三两　肉桂二两　制附子二两

细末为丸如弹子大。每嚼服二三丸，以滚白汤送下，其效尤速。

治元阳不足或先天禀衰，或劳伤过度以致命门火衰，神疲气怯，或心跳不宁，或四肢不收等。(《景岳全书》)

5. 青娥丸

胡桃肉三十个　补骨脂　杜仲皮各六两

上为细末，入研药令匀，酒糊丸，如梧桐子大。每服三、五十丸，温酒、盐汤下，空心、食前服。

治肾气虚冷，腰痛如折，起坐艰难，俯仰不利；或劳役过，起坐艰辛者。常服壮筋骨，活血脉，乌髭须，益颜色。(《和剂局方》)

6. 食疗方

(1) 杜仲炖猪肚

杜仲 15g，猪肚 500g，料酒、精盐、味精、白糖、葱段、姜片各适量。

将杜仲洗净切块。将猪肚反复多次洗净，锅内加入猪肚、杜仲、料酒、精盐、味精、白糖、葱段、姜片，再加入适量水，武火烧沸，改为文火炖至猪肚熟烂，捞出猪肚，切片装盘，浇上原汁即成。

本方具有补五脏的功能。用于腰膝酸软、泄泻、消瘦、乏力等症。常食之，益脾胃健身体，少病延年。

(2) 杜仲腰花

杜仲 12g，猪肾 250g，料酒、精盐、味精、酱油、醋、白糖、葱花、姜丝、湿淀粉、猪油各适量。

将猪肾剖两片，去臊筋，洗净，切成腰花。杜仲下砂锅内，加适量水煎熬成药汁。用杜仲煎汁一半，加入料酒、湿淀粉、精盐调拌腰花。用白糖、醋、酱油、淀粉对成芡汁。

油锅烧至八成热，放入葱、姜煸香，投入腰花快炒，倒入对汁和另一半杜仲煎汁，翻炒均匀，起锅即成。

本方具有强肾健腰的作用。适用于肾虚、体弱、腰膝酸软、遗精、耳鸣、小便不利等症。常食之，增强人体抗病能力，强壮身体。

(3) 杜仲炖猪尾

杜仲 30g，猪尾 2 条，料酒、精盐、味精、酱油、白糖、葱段、姜片各适量。

将杜仲洗净切片。将猪尾放沸水锅中烫段时间，取出去毛，洗净。

将猪尾、杜仲放入锅内，加入料酒、精盐、酱油、白糖、葱段、姜片，再加入适量水，武火烧沸，改为文火炖至猪尾熟烂，取出剁段放入盘内，浇上原汁即成。

杜仲炖猪尾有补肾强腰的功能。民间用以治疗肾虚所致腰部酸痛、阳痿、遗精等症。常食之，可强壮身体，健康少病。(《最新食用药用保健中药管理规定及使用指南》)

## 043 苍　术

**【常用别名】**赤术、青术、仙术、茅术。

**【来源】**为菊科植物茅苍术 *Atractylodes lancea*（Thunb.）DC 或北苍术 A. chinensis（DC.）Koidz. 的干燥根茎。

**【产地】**茅苍术主产江苏、湖北、河南、安徽等省，北苍术主产河北、山西、陕西及东北。

**【药材性状】**

1. 茅苍术　根茎不规则连珠状或结节状圆柱形，多弯曲，长 3～10cm，直径 0.7～2cm。表面黄褐色至黑褐色，常可见采收加工烧须根时留下的焦块，具皱纹及横曲纹，上端具残留茎基，质坚实，易折断，断面黄白色或灰白色，散有多数棕红色油点，习称“朱砂点”，暴露稍久，可析出白色毛状结晶，习称“起霜”。香气特异而浓，味微甘辛苦。

2. 北苍术　呈疙瘩状或结节状圆柱形，长 4～9cm，直径 2～4cm。表面黄棕色，质稍疏松，断面黄白色或灰白色，散有棕黄色油点，香气稍弱，味微甘而辛。

**【采集加工】**春、秋两季挖取根茎，除去茎、细根、泥土，晒干，撞去须根或晒至九成干时用火燎掉须根，再晒至全干。

**【性味】**味辛、苦，性温。归脾、胃经。

**【毒性】**无毒。

**【功能主治】**健脾、燥湿、行瘀、解郁。治湿困脾胃、倦怠嗜卧、胸痞腹胀、食欲不振、呕吐泄泻、痰饮、湿肿、肢节酸痛等病证。

《本草纲目》记载其消痰水，暖胃消谷，除恶气，治筋骨软弱。明目，暖水脏，治痿要药。

**【现代相关药理研究】**苍术对应激性溃疡有显著的抑制作用，对因胃黏膜血虚、循环障碍引起的能量不足、黏膜抵抗力减弱所致组织坏死而形成的溃疡，有明显效果。苍术有对抗组胺刺激胃液分泌促进胃肠运动作用。有升高血糖、抗缺氧及保肝作用，能抑制食管癌细胞，对腮腺炎病毒瘤、流感病毒、核型多角体病毒、肺炎支原体、口腔支原体、乙型链球菌和金黄色葡萄球菌、黄曲霉素和其他致病真菌，均有显著的杀灭作用。

**【用法用量】**内服：煎汤，3～10g，熬膏或入丸、散。外用：适量，研末调敷。

风湿在表宜生用，湿困中焦宜炒用。

**【注意事项】**阴虚内热、气虚多汗者禁服。

**【附方】**

1. 交感丹

苍术刮净一斤，分作四分。用酒、醋、米泔、盐汤，各浸七日，晒研。川椒红、小茴香各四两炒研，陈米糊为丸，梧子大。每服四十丸，空心酒下。

本方补虚损，固精气，乌髭鬓。（《圣济总录》）

2. 面黄食少方

苍术一斤　熟地黄半斤　干姜炮，各一两

春秋七钱，夏五钱。为末，糊丸梧子大，每温水下五十丸。

本方治男妇面无血色，食少嗜卧。(《济生拔萃方》)

3. 补脾胃泻阴火升阳汤

黄芪 苍术 甘草 独活一两 升麻八钱 柴胡两半 黄连五钱 黄芩 人参七钱 石膏少许

每服三钱或五钱。

本方治饮食伤胃，劳倦伤脾。(《医方集解》)

4. 食疗方

(1) 苍术烧羊肝

羊肝 150g，苍术 9g，精盐、味精、葱段、姜片、胡椒粉、羊肉汤各适量。

将苍术放入砂锅内，加水适量，煎煮成汁。将羊肝洗净，切片，入沸水锅内焯一下，捞出洗净。

将羊肝、葱、盐、苍术煎汁同入锅中，注入适量羊肉汤，煮至羊肝熟烂，点入味精、胡椒粉，出锅即成。

此菜适用于虚劳羸瘦、目暗昏花、雀目、夜盲等病。

(2) 苍术烧牛肝

牛肝 150g，苍术嫩茎叶 100g，精盐、味精、胡椒粉、葱段、姜片各适量。

将牛肝洗净切片。苍术洗净，入沸水锅焯一下捞出切段。

将牛肝入锅内，注入清水适量，煮沸加入精盐、料酒、酱油、葱段、姜片，烧至牛肝熟透入味，投入苍术烧至入味，加入味精、胡椒粉，出锅即成。

苍术烧牛肝具有补肝、明目的功能。可治疗维生素 A 缺乏引起夜盲症、两目昏花、视物模糊、虚劳瘦弱、体虚乏力等病症。(《最新食用药用保健中药管理规定及使用指南》)

## 044 芡 实

**【常用别名】**水鸡头、鸡头实、鸡头米、鸡头子。

**【来源】**为睡莲科植物芡 *Euryale ferox* Salisb. 的成熟种仁。

**【产地】**主产于江苏、山东、安徽、湖南、湖北、福建、江西、广西、辽宁等地区亦产。

**【药材性状】**未去外种皮的种子为类圆球形，直径 1～1.5cm，表面黄棕色或灰棕色，略平滑，一端有一长椭圆形、浅色的种脐，其近旁有一圆脐状的珠孔，外种皮极紧硬，打碎后，可见内有种仁。内种皮薄膜状，紧贴于胚乳之处，表面呈棕紫色。种仁类圆球形，中央种脐部显暗棕色，有网状花纹，基部白色，已擦去内种皮者，则全体均呈白色，胚乳占种子的极大部分，白色，质坚硬，粉性。胚位于胚乳一端的凹陷处，极小。气无，味带粉性而淡。

**【采集加工】**9～10月间分批采收成熟的果实，用棒击破带刺外皮（宿萼），取出种子，洗去假种皮，阴干。再把种子放在锅内用微火炒，大小分开，磨去或用粉碎机打去种壳，簸净种壳杂质即成。

**【性味】**味甘、涩，性平。归脾、肾经。

**【毒性】**无毒。

**【功能主治】**益肾固精，补脾止泻。治遗精、白浊、带下、小便不禁、大便泄泻。芡实在我国自古作为永葆青春活力、防止未老先衰之良物。

《本草纲目》记载其补中，益肾，止渴，益精气，强志，令耳目聪明。久服轻身，不饥，耐老。

**【现代相关药理研究】**含淀粉、蛋白质、脂肪、糖类、维生素、尼克酸、微量胡萝卜素等。其药理价值尚待揭示。

**【用法用量】**内服：煎汤，10～15g；或入丸、散；亦可适量煮粥食用。

**【注意事项】**大、小便不利者不宜用，食滞不化者慎服。

**【附方】**

1. 水陆二仙丹

金樱膏一斤　芡实一斤。

和丸。盐酒下。

治肾水不足，淫火熏蒸，遗精白浊。(《医方集解》)

2. 玉锁丹

鸡头肉末　莲花蕊末　龙骨　乌梅肉各一两

上件煮，山花糊为丸，如鸡头大。每服一粒，温酒、盐汤任下，空心。(《杨氏家藏方》)

3. 食疗方

(1) 鸡头米羹

芡实米 150g，白糖适量。

将芡实米去杂洗净，放入锅内，加水适量煮沸，改为小火煮至芡实米熟烂，加入白糖调匀即可出锅。

鸡头米羹具有固肾涩精、补脾止泄的功能。适用于肾气不足，小便频多、遗尿、遗精、泄泻、白带等病症。

(2) 茯苓芡实粥

芡实 15g，白茯苓 10g，粳米 50g，白糖适量。

将粳米去杂洗净，茯苓洗净切碎。芡实去杂洗净，放入锅内，加水适量煮沸，放入茯苓粳米煮沸，改为小火煮至粥成，调入白糖，出锅即成。

本方具有健脾胃、固涩精的功能。适用于腰膝酸软、尿频、泄泻、耳鸣、心悸等病症。(《最新食用药用保健中药管理规定及使用指南》)

## 045 牡丹皮

**【常用别名】**丹皮、丹根、牡丹根皮。

**【来源】**为毛茛科植物牡丹 *Paeonia suffruticosa* Andr. 的干燥根皮。

**【产地】**主产于安徽、四川、陕西、湖北、山东等地。

**【药材性状】**

1. 连丹　根皮呈圆筒状，半筒状或破碎的块片，有纵剖开遥裂缝，向内卷曲，长短不一。通常长 3～8cm，厚约 2mm，外表面呈灰褐色或紫棕色，稍粗糙，常带少许泥土，木栓层有的已脱落而露棕红色，可见须根脱落后的根痕及突起的横痕杂乱排列，内表面淡棕色或灰黄色，有明显的纵细纹理及发亮的结晶状物。质硬而脆。折断面不平坦或呈粉质，淡黄色而微红。有特殊香气，味微苦涩，稍有麻舌感。

2. 刮丹　系刮去外皮，表面稍粗糙，有刮痕呈红棕黄色，有多数黑色或棕色疤痕，其他均与上同。

**【采集加工】**一般移栽3～4年后于8月上旬至10月上旬分两次采收。在8月份采收的丹皮，产区称“新货”，水分较多，容易加工，加工后质韧色白，但产量偏低；10月份采收的称“老货”，质地较硬，加工困难，但质量和产量均较高。采收时选晴天，将根部全部刨出，抖去泥土，结合分株，将大、中等粗的根齐基部剪下，加工供药用，细根作繁殖材料。

**【性味】**味苦、辛，性微寒。归心、肝、肾经。

**【毒性】**无毒。

**【功能主治】**清热，凉血，和血，散瘀。治吐衄、阴虚骨蒸潮热、血滞经闭、痛经、痈肿疮毒、跌打伤痛、风湿热痹。

《本草纲目》记载其除客热五劳，劳气头腰痛。和血生血，凉血，治血中伏火。久服轻身益寿。

**【现代相关药理研究】**丹皮有镇静、降温、解热、镇痛、解痉、降压、抗炎、抗变态反应、抗应激、通经、抗菌等作用。

**【用法用量】**内服：煎汤，6～9g；或入丸、散。清营、除蒸、消痈宜生用；凉血、止血宜炒用；活血散瘀宜酒炒用。

**【注意事项】**脾胃虚寒泄泻、妇女月经过多及孕妇禁服。

**【附方】**

1. 牡丹汤

牡丹皮一两半　肉桂一两　木通一两　芍药一两半　鳖甲二两　土瓜根一两半　桃仁一两，汤浸，去皮、尖、双仁，炒

上七味粗捣筛。每五钱匕，水一盏半，煎至一盏，去滓，分温二服，空心、食后下各一。

治妇人骨蒸，经脉不通，渐增瘦弱。《圣济总录》

2. 六味地黄丸

熟地八两　山芋肉四两　山药四两　泽泻三两　茯苓三两　丹皮三两

治肾阴亏损，虚火上炎，腰酸腿疼，小便淋闭或不禁，消渴，耳鸣眼花等。(《小儿药证直诀》)

## 046 何首乌

**【常用别名】**首乌、地精、山精、赤首乌、陈知白、红内消、马肝石等。

**【来源】**为蓼科植物何首乌 *Polygonum multiflorum* Thunb. 的块根。

**【产地】**主产长江流域及西南地区，还有河南等地亦产。

**【药材性状】**呈不规则纺锤形或团块状，长6.5～15cm，直径4～12cm。表面红棕色或红褐色，凹凸不平，有不规则皱纹及纵沟，皮孔横长，两端各有一个明显的根痕，露出纤维状物。质坚实，不易折断。切断面浅红棕色，有粉性，皮部环列异常维管束4～11，形成云锦状花纹，中央形成层环明显，有的呈木心。气微，味微苦涩。

【采集加工】种植3～4年即可收获，在秋季落叶后或早春萌发前采挖。除去茎藤，将根挖出，洗净泥土，大的切成2cm左右的厚片，晒干或烘干。

【性味】制首乌：味甘、涩，性微温，归肝、肾经。生首乌：味甘、苦，性平，归心、肝、大肠经。

【毒性】无毒。

【功能主治】补肝，益肾，养血，祛风。用于肝肾阴亏，发须早白、血虚头晕、腰膝软弱、筋骨酸痛、遗精等病症。

《本草纲目》记载其益血气，黑髭发，悦颜色，久服长筋骨，益精髓，延年不老。

【现代相关药理研究】能促进红细胞的新生和发育，营养脑髓。降血脂，抗动脉粥样硬化。对消除疲劳、提高耐力、改善记忆功能有很好作用，并能促进肠蠕动、通便和抗结核作用。

【用法用量】内服：煎汤，10～20g。外用：适量，煎水洗，研末撒或调涂。养血滋阴，固肾乌发，宜用制何首乌；润肠通便，祛风，截疟，解毒，宜用生何首乌。

【注意事项】何首乌甘润苦泄滑肠，大便溏泄及有湿痰者慎服。

【附方】

1. 七宝美髯丹

赤白何首乌一斤　赤白茯苓一斤，去皮研末，以水淘去筋膜及浮者，取沉者捻块，以人乳十碗浸匀，晒干，研末　牛膝八两，去苗，酒浸一日，同何首乌每七次蒸之，至第九次止，晒干　当归八两，酒浸，晒　补骨脂四两，以黑芝麻炒香，并忌铁器，石臼捣为末

炼蜜和丸弹子大一百五十丸，每日三丸，清晨温酒下，午时姜汤下，卧时盐汤下。其余并丸子大，每日空心酒服一百丸，久服极验。

功效：乌须发，壮筋骨，固精气。(《积善堂经验方》)

2. 何首乌丸

何首乌三斤，用铜刀或竹刀切如棋子大，木杵捣　牛膝去苗、剉，一斤

以黑豆一斗净淘洗，曝干，用甑一所，先以豆铺在甑底，然后薄铺何首乌，又铺豆，又薄铺牛膝。如此重重铺，食药、豆俱尽，安于釜上蒸之，令豆熟为度，去黑豆，取药曝干，又换豆蒸之，如此三遍，去豆取药，候干为末，蒸枣肉和丸，如梧桐子大。每服三十丸，温酒下食前服。

用于补暖五脏，祛逐风冷，利腰膝，强筋骨，黑髭发，驻颜容。(《和剂局方》)

3. 食疗方

(1) 首乌鸡

何首乌50g，净鸡肉500g，净冬笋50g，鲜辣椒100g，料酒、精盐、味精、酱油、淀粉、生油各适量。

将何首乌用砂锅煮好，滤出煎汁待用。将鸡肉洗净，切丁放入碗中，加入料酒、味精、精盐、淀粉上好浆待用。冬笋切丁，鲜椒去蒂、籽，洗净切丁。

油锅烧热，将浆好的鸡丁下油锅氽炸，熟后倒入漏勺待用。锅中留少许底油，加入鸡丁、料酒、精盐、酱油以及首乌汁，快速颠炒，入味后用淀粉勾芡，出锅装盘即成。

本方具有滋肝肾的功能。适用于肝肾阳衰之发须早白、血虚头晕、腰膝软弱、遗精等症。常食之，乌须发，悦颜色，延寿命。

（2）何首乌粥

何首乌50g，粳米100g，红枣5枚。

将何首乌洗净，放入砂锅内，加水煎取汁，去渣，分别洗净，同煎汁放入砂锅内加入适量水，用大火煮沸，改用文火煮约30分钟，加入糖再煮段时间即成。

本方具有滋补肝肾、益精养血的功能，可使发须早白变乌，健美、益寿。食少便溏、阳虚或脾虚患者应当慎用。

（3）首乌山楂饮

何首乌15g，山楂15g，白糖适量。

将何首乌、山楂分别洗净，切片，放入锅内，加适量水煎煮沸1小时，滤出煎汁加白糖搅匀即成。

何首乌、山楂都能增强人体免疫功能。常饮之，树人体正气，减少疾病，强壮身体，乌须发，泽肤悦色，延年益寿。(《最新食用药用保健中药管理规定及使用指南》)

## 047 龟　甲

**【常用别名】**龟板、龟腹甲、龟下甲、龟壳、神屋等。

**【来源】**为龟科动物乌龟 *Chinemys reevesii*（Gray）的腹甲及背甲。将乌龟捕捉后杀死，取其背甲与腹甲称为“血板”；若将乌龟用热水烫死，取背甲与腹甲，去净筋肉晒干，则称为“烫板”。

**【产地】**主产于湖北、湖南、江苏、浙江、安徽、广东、广西等地。

**【药材性状】**背甲与腹甲由甲桥相连，背甲稍长于腹甲。

1. 背甲　呈长椭圆形拱状，前部略窄于后部，外表面棕褐色或黑色，端有颈角板1块，脊背中央有椎角板5块，两侧各有对称肋角板4块，边缘每侧具缘角板11块，尾部具臀角板2块。

2. 腹甲　板片状，近长方椭圆形，外表面淡黄棕至棕色，角板12块，每块具紫褐色放射状纹理，内表面黄白色至灰白色，由12块骨板呈锯齿状嵌接而成。前端较宽，钝圆或平截，后端较狭且内陷，呈“V”字形缺刻。二侧均有呈翼状向斜上方弯曲的甲桥（墙板），由4对肋鳞甲合形成。血板表面光滑，外皮尚存，有时略带血痕；烫板无光泽，皮已脱落。质坚硬，断面外缘为牙白色，坚实，内为乳白色或肉红色，有红棕色。气腥，味微咸。

**【采集加工】**全年均可采收。将捕获的龟杀死，除去筋骨，将龟甲洗净晒干，称“血版”；煮后取龟甲晒干，称“烫版”。

**【性味】**味咸、甘，性微寒。归肝、肾、心经。

**【毒性】**无毒。

**【功能主治】**滋阴潜阳，补肾健骨，补心安神，固经止血。用于阴虚潮热、骨蒸盗汗、头晕目眩、虚风内动、筋骨痿软、心虚健忘。

《本草纲目》记载其益气充智，治劳倦四肢无力，久服轻身不饥。

**【现代相关药理研究】**龟甲对人体子宫均有一定的兴奋作用，也可降低甲状腺素水平；增加血清中免疫球蛋白（IgG）的含量，具有提高细胞免疫及体液免疫功能，以及延缓衰老的作用。对人型结核杆菌有抑制作用。此外，还具有补血、解热、镇静等作用。

**【用法用量】** 内服：煎汤，10～30g，熬膏或入丸、散。外用：适量，烧灰存性，研末掺或油调敷。

**【注意事项】** 脾胃虚寒及孕妇禁服。恶沙参、蜚蠊，畏狗胆。

**【附方】**

1. 龟板二两，酒炙　黄柏七钱半　知母半两　人参三钱　牛膝一两

用于补心、肝、脾、肾阴虚。（《丹溪心法》）

2. 大造丸

紫河车一具　龟板酥炙，四两　黄柏一两　杜仲二两　牛膝二两　麦冬二两　天冬二两　生地六两　党参一两

用于肾阴亏损，阴虚阳亢，骨蒸劳热，咳嗽，形体消瘦等。（《扶寿精方》）

3. 食疗方

（1）龟甲炖乌鸡

龟甲25g，乌鸡1只，料酒、精盐、味精、胡椒粉、葱段、姜片各适量。

将龟甲洗净。将乌鸡杀死，去毛，去内脏、爪尖，洗净，入沸水锅内焯去血污。将乌鸡放入锅内，加水适量，放入龟甲烧沸，加入料酒、精盐、味精、胡椒粉、葱段、姜片，改为小火炖烧至鸡肉熟烂入味，出锅即成。

本方具有滋阴益肾的功能。用于阴虚潮热、骨蒸盗汗、肺虚咳嗽、筋骨痿软。

（2）龟甲炖牛鞭

龟甲20g，牛鞭250g，料酒、精盐、味精、胡椒粉、葱段、姜片、猪油各适量。

将龟甲洗净。将牛鞭剖开洗净，下沸水锅内焯段时间，捞出刮洗干净，用水浸泡，再下沸水锅内焯一下，捞出切条。

锅内加水适量，放入牛鞭、龟甲，烧沸撇去浮沫，放入料酒、精盐、味精、胡椒粉、葱段、姜片、猪油，改为小火炖烧牛鞭熟烂，出锅即成。

本方具有补肾壮阳的功能。适用于筋骨痿软、遗精、阳痿、早泄、尿频、气短乏力等。（《最新食用药用保健中药管理规定及使用指南》）

## 048 沙苑蒺藜

**【常用别名】** 白蒺藜、沙苑子、潼蒺藜、沙蒺藜。

**【来源】** 为豆科植物扁茎黄芪 *Astragalus complanatus* R. Br. 的干燥成熟种子。

**【产地】** 主产陕西、安徽、河北、山西、内蒙古亦产。

**【药材性状】** 呈圆肾形或肾形，两侧压扁，两端钝，长2～2.5mm，宽1.5～2mm，厚约1mm。表面灰绿色或绿褐色，腹面凹陷处有种脐，圆形。质坚硬，不易破碎。破开后可见黄色子叶2片及弯曲的胚根，胚根长约1mm。气微弱，嚼之有豆腥气，味淡。

**【采集加工】** 秋末冬初，当荚果80%以上呈黑色时，割下全草晒干，打出种子，除去杂质，置通风干燥处。

**【性味】** 味甘、微苦，性温。归肝、肾经。

**【毒性】** 无毒。

**【功能主治】** 补肝、益肾、明目、固精。用于肝肾不足，腰膝酸痛、目昏、遗精、早

泄、小便频数、遗尿、尿血、白带等病症。

《本草纲目》记载其补肾，治腰痛、泄精、虚损劳乏。

**【现代相关药理研究】**能提高机体的非特异性和特异性免疫功能，改善血液流变学指标，抑制血小板凝聚，保护肝糖原积累，降脂降酶。能减慢心率，降低血压，增加脑血流量。有抗利尿及抗炎、镇痛、镇静等作用。

**【用法用量】**内服：水煎，6～9g；或入丸、散；或熬膏。益肝明目多生用；补肾固精、缩尿止遗多炒用。

**【注意事项】**本品为温补固涩之品，阴虚火旺及小便不利者忌服；相火偏旺之遗精、膀胱湿热之淋浊带下亦禁服。

**【附方】**

1. 内补鹿茸丸

鹿茸酥炙　菟丝子　蒺藜炒　沙苑蒺藜　肉苁蓉　紫菀　蛇床子　黄芪　桑螵蛸　阳起石　附子炮　官桂各等分

上为细末，蜜丸如桐子大。每服三十丸，食前温酒下。

治劳伤思想，阴阳气虚，益精，止白淫。(《证治准绳》)

2. 金锁固精丸

沙苑蒺藜炒　芡实蒸　莲须各二两　龙骨　酥全虫　牡蛎大段未分，各一两

共为末，莲子粉糊为丸，盐汤下。

治精滑不禁。(《医方集解》)

3. 食疗方

(1) 沙苑子莲子汤

沙苑子12g，莲肉25g，白糖适量。

沙苑子拣洗干净去泥沙。莲肉放入温水中浸泡去掉皮。沙苑子、莲子肉同放入锅煎煮至莲肉熟。去掉沙苑子，用白糖调味即成。

本方具有益肾固精、健脾补肝的功能。适用于肝肾不足、腰膝酸痛、耳鸣目花、遗精、小便频数等病症。

(2) 沙苑子鱼肚汤

沙苑子12g，鱼肚30g，精盐、生油各适量。

将沙苑子去杂洗净，用二层纱布袋装好扎口。鱼肚洗净切碎。砂锅内加适量清水，放入沙苑子、鱼肚同煮沸，再放入精盐、生油烧煮30分钟，饮汤食鱼肚。

本方具有补肾益精、养血明目的功能。民间常用以治疗肾虚遗精、夜多小便、遗尿、肾虚腰痛、老人肾虚耳鸣目花等症。(《最新食用药用保健中药管理规定及使用指南》)

## 049 补骨脂

**【常用别名】**胡韭子、补骨脂、黑故子、胡故子。

**【来源】**为豆科植物补骨脂 *Psoralea corylifolia* L. 的干燥成熟果实。

**【产地】**产于四川、河南、陕西、安徽、湖北、山西、江西、贵州等地。

**【药材性状】**果实呈扁椭圆形或略似肾形，长3～5mm，直径2～4mm，厚约1.5mm，

中央微凹。表面黑棕色，粗糙，具细微网状皱纹及细密腺点，少数果实外有淡棕色的宿萼。果皮薄，与种皮不易分离，剥开后，内有种仁 1 枚，具子叶 2 片，淡棕色至淡黄色棕色，富含油脂。气微香，味苦。

**【采集加工】**秋季果实成熟时，随熟随收，割取果穗，晒干，打出种子，除净杂质。

**【性味】**味辛、苦，性温。归肾、脾经。

**【毒性】**无毒。

**【功能主治】**补肾助阳，纳气平喘，温脾止泻。用于治肾虚冷泻、遗尿、滑精、小便频数、阳痿、腰膝酸痛、虚寒咳嗽，外用治白癜风等病证。

《本草纲目》记载其治五劳七伤，肾冷精流，膝冷囊湿。兴阳事，明耳目，治肾泄，暖丹田，敛精神。

**【现代相关药理研究】**补骨脂有扩张冠状动脉，增加冠脉血流量，增强心肌收缩力，提高心脏功能的作用。补骨脂还能增强免疫，促进骨髓造血，升白细胞，并具有抗衰老、抗肿瘤、抑菌、杀虫等药理作用。

**【用法用量】**内服：水煎，6～15g；或入丸、散。外用：适量，酒浸或酊剂涂患处。

**【注意事项】**本品性质温燥，能伤阴助火，故阴虚火旺及大便秘结者忌服。

**【附方】**

1. 青娥丸

补骨脂四两，炒香　杜仲八两，姜汁炒　胡桃肉十两

共为细末，用蒜四两捣膏和丸，每次服一钱，温酒送下。

治肾虚腰痛，以酸软为主，绵绵不绝，腿膝无力，过劳更甚，卧则减轻，小腹拘急，面色㿠白等。(《和剂局方》)

2. 唐·郑相国补肺肾方

补骨脂十两，酒蒸为末　胡桃肉二十两，去皮烂捣，蜜调如饴

每晨酒服一大匙，不能饮者熟水调。忌芸苔、羊肉。

治虚寒喘嗽，腰脚酸痛。(《医方集解》)

3. 治疗遗尿

补骨脂盐炒，60g　益智仁盐炒，60g

上药研细过筛，分成 6 包，每日早晨用米汤泡服 1 包（成人倍量），6 日为 1 个疗程。共治遗尿 60 例。

结果：均愈，随访 5 年无 1 例复发。[湖南医学杂志，1984，(1)：35]

4. 治疗病态窦房结综合征

口服补骨脂片，生片含生药 1.4g，每次 3～5 片，每日 3 次，1 个月为 1 个疗程。共治病态窦房结综合征 10 例，治疗前平均心率为 42.6 次/分钟，最慢为 30 次/分钟。

结果：治疗后平均心率为 62.6 次/分钟，平均心率提高 20 次/分钟。其中 7 例做了阿托品试验，6 例转为阴性。[中医杂志，1981，(9)：56]

5. 食疗方

(1) 补骨脂爆羊肾

补骨脂 10g，羊肾 250g，料酒、精盐、酱油、葱花、姜丝、植物油各适量。

将补骨脂去杂洗净，放锅内，加水适量，煎沸 40 分钟，去渣，加热浓缩成稠液。

将羊肾洗净，去筋膜臊腺洗净，切成小块腰花，下油爆炒至嫩熟，烹以料酒、酱油、药汁，加入葱花、姜丝、精盐，炒至入味即成。

此菜由补肾壮阳的补骨脂和补肾气、益精髓的羊肾组成，补肾壮阳的功能大增，适用于肾虚劳损，腰脊疼痛、足膝酸软、耳聋、消渴、阳痿、尿频等病症。

（2）补骨脂炒猪腰

补骨脂 10g，猪肾 2 只，料酒、精盐、味精、酱油、白糖、葱花、姜丝、植物油。

将猪肾洗净，去臊腺，切成腰花，放碗内，加入料酒、精盐、味精、酱油、白糖腌渍。将补骨脂去杂洗净，放入砂锅内，加水煮浓汁备用。

油锅烧热，下葱、姜煸炒，投入猪肾爆炒至嫩熟，烹入药汁、料酒、酱油，加入精盐、白糖、味精炒几下，即可出锅。

本方具有补肾壮阳的功能。适用于肾虚久泻或腰痛、遗精、耳鸣、耳聋等病症。

（3）补骨脂酒

补骨脂 30g，白酒 500g。

将补骨脂去杂洗净，放入盛酒的瓶内，封口，浸泡 10 日后，即可取出饮用。

补骨脂酒具有补肾壮阳的功能。适用于疲倦、腰膝冷痛、阳痿、小便频数、遗精等病症。（《最新食用药用保健中药管理规定及使用指南》）

## 050 灵　芝

**【常用别名】**灵芝草、木灵芝、菌灵芝、赤芝。

**【来源】**灵芝 *Ganoderma lucidum*（Leyss. ex Fr.）Karst. 为多孔菌科真菌灵芝、紫芝等的子实体。

**【产地】**产于浙江、四川、江西、湖南、福建、广西等地。

**【采集加工】**秋季采收，除去泥沙及杂质，阴干或晒干。

**【性味】**味甘、微苦，性平。归心、肝、肺经。

**【毒性】**无毒。

**【功能主治】**补益气血，养心安神，健运脾胃。用于虚劳、神经衰弱、失眠、消化不良等病症。

《本草纲目》记载其明目，补肝气，益心气，安神，久服轻身，不老，延年。

**【现代相关药理研究】**灵芝能降低中枢神经系统兴奋性，从而起镇静作用。并能强心、降压，提高耐缺氧能力保护心肌缺血，降血脂，抗动脉硬化作用。亦有保肝、解毒、降血糖及抗放射效应，并对实验性胃溃疡有保护作用。

此外，灵芝还有一定的止咳、祛痰、平喘作用；灵芝多糖能提高机体免疫力，其抗瘤作用亦与此有关。

**【用法用量】**内服：煎汤，3～15g；研末冲服，1.5～3g；或入浸酒、制膏。

**【注意事项】**感冒初起不宜用。

**【附方】**

1. 治积年胃病

木灵芝五分，切碎，用老酒浸泡服用。（《杭州药植志》）

2. 灵芝片

灵芝1000g，取灵芝加水煎煮2次，每次3小时，分次滤过，合并滤液，浓缩成膏。加适量辅料，混匀，干燥，粉碎，过筛，制颗粒，干燥，整粒，加润滑剂，混匀，压制成1000片，包糖衣，每基片重0.25g。功能镇静健胃，提升白细胞。用于神经衰弱，失眠，食欲不振，高原不适应症及白细胞减少症。口服，每日3次，每次3片。

## 051 附 子

**【常用别名】**盐附子、白附片、黑顺片。

**【来源】**附子为毛茛科植物乌头 *Aconitum carmichaeli* Debx. 的旁生块根（子根）加工品。

**【药材性状】**

1. 盐附子　呈圆锥形，长约5～8cm，直径约3～4cm。顶端宽大，中央有凹陷的芽痕，上身肥满，周围生有瘤状隆起的分支，表面灰黑色被盐霜。横切面灰褐色，具不整齐有筋脉或中心有小空隙，其中充满盐霜。无臭，味咸或麻辣。

2. 黑顺片　呈不规则形的纵切片，上宽下窄，周边略翘起，长2.5～4cm，宽1.5～2.5cm，厚约5mm。外皮黑褐色，内部黄色半透明状，油润而有光泽，质硬而脆。无臭。

3. 白附片　形状与黑顺片相同，唯全体均为黄白色半透明状，片较薄，厚约3mm。气味同黑顺片。

**【采集加工】**6月下旬至8月上旬挖出全株，抖去泥沙，摘取子根（附子），去掉须根，立即加工。

1. 浸入食用胆巴的水溶液中，过滤，再加食盐浸泡，直到表面出现大量结晶盐粒（盐霜），质地变硬为止，习称“盐附子”。

2. 浸入食用胆巴的水溶液中数日，连同浸液煮至透心。捞出，水漂，纵切成5mm的厚片，再用水浸漂，用调色液使附片染成浓茶色，取出蒸到出现油面光泽后，烘至半干，再晒干，习称“黑顺片”。

3. 浸入食用胆巴的水溶液中数日，连同浸液煮至透心，捞出，剥去外皮，纵切成3mm的薄片，用水浸漂，取出晒至半干，以硫黄熏后晒干，习称“白附片”。

**【性味】**味辛、甘，性大热。归心、肾、脾经。

**【毒性】**有毒。

**【功能主治】**回阳救逆，补火助阳，温经散寒，除湿止痛。治阴盛格阳，大汗亡阳，吐痢厥逆，心腹冷痛，脾泄冷痢，风寒湿痹等病症。

《本草纲目》记载其温中强阴，坚肌骨，暖脾胃，除脾湿肾寒，补下焦之阳虚，除脏腑沉寒，三阳厥逆。

**【现代相关药理研究】**附子能增强心肌收缩力，加快心率，促进窦房和房室传导，降低血压，增加冠脉流量和心肌耗氧量。临床用于缓慢心律失常，确有增强心肌收缩力，提高心排出量，提高心率，降低外周血管阻力，改善窦房传导功能及结区房室传导功能。

附子有抗心肌缺血、缺氧的作用；对血压的影响，小剂量升压，大剂量先升后降；有抗休克作用；还有抗炎止痛及局部麻醉作用。对细胞免疫功能和体液免疫功能有增强作用。

**【用法用量】**内服：煎汤，3～9g，回阳救逆可用18～30g，宜先煎30～60分钟；或入丸、散。外用：适量，研末调敷。

**【注意事项】**阴虚阳盛、真热假寒者及孕妇忌服。本品毒性较大，生附子不宜内服，内服须经炮制，且宜先煎30～60分钟，使其毒性降低；用量宜从小到大，以免中毒。反半夏、瓜蒌、白蔹、白及、贝母。

**【附方】**

1. 通脉四逆汤

甘草二两，炙　附子大者一枚，生用，去皮，破八片　干姜三两

上三味，以水三升，煮取一升二合，去滓，分温再服。

治少阴病，下利清谷，里寒外热，手足厥逆，脉微欲绝。(《伤寒论》)

2. 参附汤

人参五钱　附子炮，五钱至二两

附子久煎，人参蒸汁或熬，冲服。

治正气大虚，阳虚暴脱，上气喘急，汗出如珠，肢冷脉微者。(《正体类要》)

3. 肾气丸

干地黄八两　山药　山茱萸各四两　泽泻　丹皮　茯苓各三两　桂枝　附子炮，各一两

上八味末之，炼蜜和丸梧桐子大，酒下十五丸，加至二十丸，日再服。

治虚劳腰痛，少腹拘急，小便不利。(《金匮要略》)

4. 三建丹

阳起石火煅通红　附子炮，去皮、脐　钟乳粉各等分

上为细末和匀，用糯米糊为丸，如梧桐子大。每服二十丸至三十丸，米饮送下，食前服。忌豉汁、羊血。

治劳伤虚损，肾经衰竭，肾气不固，精溺遗失，脏腑自利，手足厥冷，或脉理如丝，形肉消脱。《和剂局方》

5. 抢救休克

用30%参附注射液10～20ml加于5%～10%葡萄糖注射液或生理盐水或林格液20ml中静注，必要时每隔0.5～1小时重复1次；或用50～100ml本品加入250～500ml上述液体中静滴。共抢救休克138例。

结果：显效91例，有效32例，无效15例，总有效率89.1%。[中医杂志，1988，29(4)：25]

6. 治疗病态窦房结综合征

每日用附子注射液8～12g(每支2ml，含生药4g)加入5%葡萄糖注射液500ml中静滴，10～20滴/分，2周为1个疗程。共治病态窦房结综合征16例。

结果(1个疗程后)：胸闷14例中，明显改善13例；胸痛6例中，明显改善5例；心悸13例中，明显改善11例；气急6例均明显改善；头晕15例中，明显改善12例；晕厥5例均未再发作，平卧心率和活动后心率均较治前明显增加($P<0.01$)。治疗中，2例于滴药后出现口干和全身发热反应，但均可耐受；2例发生心悸不适，减慢滴速后改善；未发现室性心律失常等并发症。提示附子能提高与改善内源性窦房结功能，此作用不被阿

托品与心得安所阻滞。[上海医学，1983，6（9）：509]

**【中毒与解救】** 附子（包括乌头）中毒甚为常见，其原因常与用量过大、煎煮时间过短、炮制不妥及药物品种、机体对药物的反应等因素有关。含毒成分主要为多种生物碱，其中以乌头碱毒性最强，内服0.2mg即可中毒，3～4mg即可致死。其中毒原理主要是刺激神经系统，先兴奋，后抑制，最后多因呼吸或心肌麻痹而死亡。死亡多发生在中毒后3～4小时之内。中毒症状可概括为麻、颤、乱、竭四大特征。麻即麻木，可先见舌麻，相继出现口麻、面麻，最后可至全身肢体皆麻木；颤即颤抖，中毒者出现麻木感后，继则出现唇、舌、肢体颤动以致言语不清，不能行立；乱即心乱，出现心律失常，胸闷，烦躁不安，甚则抽搐；竭即衰竭，呼吸或心律衰竭，表面为呼吸慢弱，神志昏迷，四肢厥冷，脉微欲绝，血压下降，心音微弱。麻、颤、乱、竭四大特征亦是中毒轻重与预后的征兆。单纯“麻”者，表示中毒尚轻；若并见“颤”、“乱”之症者，意味着中毒严重；“乱”、“竭”之证同时出现者，则是中毒危重、预后不良的象征。

解救方法：中毒早期，可服1∶5000高锰酸钾溶液，用2%食盐清液或浓茶反复洗胃，使用催吐剂或导泻剂，并静注高渗葡萄糖或葡萄糖生理盐水，维持体液，促进毒物排泄。药物可先用阿托品，每4小时肌注1次，严重患者可酌情增大剂量，缩短用药时间；如用阿托品后仍不效，根据具体症情可选用利多卡因、普鲁卡因酰胺或异丙基肾上腺素等。中药可用绿豆200g，甘草100g，水煎服，助其解毒；心律失常者，用苦参20g，甘草10g，水煎服。

## 052 刺 五 加

**【常用别名】** 刺拐棒、刺木棒、老虎镣子。

**【来源】** 为五加科植物刺五加 *Acanthopanax senticosus*（Rupr. et Maxim.）Harms的根及根茎或茎叶。

**【产地】** 产于辽宁、吉林、黑龙江、河北、陕西等地。

**【药材性状】** 根茎呈不规则圆柱形，直径1.4～4.2cm。根呈圆柱形，多扭曲，长3.5～12cm，直径0.3～1.5cm。表面灰褐色或黑褐色，粗糙有细纵沟及皱纹，皮较薄，有的剥落，剥落处呈灰黄色，质硬，断面黄白色，纤维性。有特异香气，味微辛，稍苦涩。

**【采集加工】** 9月下旬至10月中旬，采挖根、根茎，去掉泥土，切成30～40cm长，晒干后捆成小把。

**【性味】** 味辛、微苦，性温。归脾、肾、心经。

**【毒性】** 无毒。

**【功能主治】** 益气健脾，补肾安神，祛风除湿。用于脾肾阳虚、体虚乏力、食欲不振、腰膝酸痛、失眠多梦等病症。

《本草纲目》无明确记载。

**【现代相关药理研究】** 刺五加有良好的抗疲劳作用，较人参还要显著，对中枢神经有明显的镇静作用，并能明显提高耐缺氧能力。能增强机体非特异性免疫功能，促进抗体生成；并能调节内分泌功能紊乱，参与肾上腺皮质激素及血糖的调节；刺激性腺和肾上腺的分泌功能，还有抗炎、扩张血管、增加冠脉流量、降血压等作用。

**【用法用量】**内服：水煎，6～15g；或研末，2～5g；亦入丸、散。

**【注意事项】**实热证及阴虚火旺者慎服。

**【附方】**

1. 治糖尿病

刺五加、泽泻、葛根制成片剂，每片含生药1.11g。每次服5～7片，每日3次，30日为1个疗程。治疗糖尿病24例，治疗1～2个疗程。

结果：显效9例，有效9例，无效6例。[中医杂志，1983，(9)：25]

2. 治疗高脂血症

刺五加、香薷制成合剂，每次15ml，每日2次，连服10日。治疗高脂血症31例。

结果：血清β-脂蛋白含量降低32.6%，高密度脂蛋白－胆固醇含量升高16.3%。[中西医结合杂志，1990，(3)：155]

3. 食疗方

(1) 刺五加炖鸡

刺五加30g，母鸡1只（净重约1000g），料酒、精盐、味精、葱段、姜片各适量。

将母鸡宰杀，去毛、内脏、爪尖，洗净，入沸水锅内焯一下，捞出洗净，将刺五加去杂洗净，放入鸡腹内。将鸡放入锅内，加水适量煮沸，放入料酒、精盐、味精、葱、姜，改为小火炖至鸡肉熟烂，出锅即成。

本方具有补肾益精的功能。适用于中老年人四肢痿弱、步履沉重，腰膝酸痛，性功能低下者食用。

(2) 刺五加茶

刺五加30g，红糖适量。

将刺五加洗净，切段，放砂锅内，加入3杯水，煎30分钟，将药汁倒入杯中，分四次用红糖调味饮用。

刺五加茶是很好的强壮身体、延年益寿饮料。(《最新食用药用保健中药管理规定及使用指南》)

## 053 刺蒺藜

**【常用别名】**蒺藜子、白蒺藜子、硬蒺藜。

**【来源】**为蒺藜科植物蒺藜 *Tribulus terrestris* L. 和大花蒺藜 *Tribulus cistoides* L. 的果实。

**【产地】**分布于海南、云南、四川、陕西、山东、河南等地。

**【药材性状】**蒺藜由5个分果瓣组成，呈放射状排列，直径7～12mm。商品常裂为单一的分果瓣，分果瓣呈斧状，长3～6mm；背部黄绿色，隆起，有纵棱及多数小刺，并有对称的长刺和短刺各1对，两侧面粗糙，有网纹，灰白色。质坚硬。无臭，味苦、辛。

大花蒺藜分果瓣背部只有1对强大针刺，分果含种子4～5粒。

**【采集加工】**8～9月果实由绿色变成黄白色，大部分已成熟时，割取全株，晒几天，脱粒，再晒干。

**【性味】**味苦、辛，性平。归肝经。

【毒性】《别录》无毒。《药性论》有小毒。

【功能主治】平肝解郁，祛风明目。用于头痛，身痒，目赤肿翳，胸满，乳难等。《本草纲目》记载其补肾，治腰痛泄精，虚损劳乏。

【现代相关药理研究】刺蒺藜有降血压和抗心肌缺血作用。刺蒺藜所含呋甾醇二糖苷类，动物实验证明有性强壮作用，男性患者应用可增加性欲，改善和延长勃起时间，增加精子的数目和运动；对女性可改善卵巢功能，对性欲缺乏和不孕症有效。蒺藜还可预防更年期综合征，有延缓衰老的作用。

【用法用量】内服：煎汤，6～9g；或入丸、散。外用：适量，煎水洗；或研末调敷。

【注意事项】血虚气弱者及孕妇慎服。

【附方】

1. 煨肾丸

牛膝　萆薢　杜仲炒　白蒺藜　防风　菟丝子酒浸　肉苁蓉酒浸　胡芦巴　补骨脂酒炒，各等分　官桂减半

上为细末，将猪腰子制如食法，捣烂，炼蜜和丸杵，如梧桐子大。每服五七十丸，空心用温酒送下。

治肾肝损及脾，完谷不化，治腰痛不起，甚效。(《证治准绳》)

2. 安肾丸

肉桂　川乌炮，各十六两　桃仁麸炒　白蒺藜炒　巴戟　山药　茯苓　肉苁蓉酒浸，炙　石斛　萆薢　白术　补骨脂各四十八两

上为末，炼蜜为丸，如梧桐子大。每服三十丸，温酒或盐汤送下，空心，食前服。

治肾经久积阴寒，膀胱虚冷，下元虚惫，腰腿痛，夜梦遗精，恍惚多惊，面无光泽，大便溏泄，小便滑数，精神不爽，事多健忘等。《和剂局方》

3. 治疗冠心病心绞痛

蒺藜皂苷胶囊（即心舒胶囊）或片，分为两个剂量组，一组口服 0.1g（2 粒或 2 片），另一组口服 0.15g（3 粒或 3 片），饭后服用，连服 2 周为 1 个疗程，疗程间不间断。共治疗冠心病心绞痛 406 例，其中并发高血压者 72 例，糖尿病者 2 例。

结果（1～2 个疗程）：心绞痛症状缓解者 334 例，总有效率为 82.3%，显著高于对照组疗效（67.2%）。心电图观察，显著改善者 41 例，改善 173 例，总有效率为 52.7%，无改变 192 例，对照组总有效率 35.8%，两组比较，差别有显著性意义（$P<0.05$）。[中西医结合杂志，1990，10（2）：85]

## 054 狗　脊

【常用别名】金毛狗脊、金狗脊、黄狗头、老猴毛。

【来源】狗脊为蚌壳蕨科植物金毛狗脊 *Cibotium barometz*（L.）J. Sm 的根茎及毛茸。

【产地】分布于西南地区及浙江、江西、福建、台湾、湖南、广东、广西、海南等省区。

【药材性状】根茎呈不规则的长块状，长约 8～18cm，直径 3～7cm。外附光亮的金黄色柔毛，上部有几个棕红色木质的叶柄，中部及下部丛生多数棕黑色细根，质坚硬，难折

断。气无，味淡，微涩。狗脊片呈不规则长形，圆形或长椭圆形。纵切片长约 6～20cm，厚 2～5cm，边缘均不整齐。

**【采集加工】**秋、冬季采挖根茎，除去泥沙，干燥，或削去硬根、叶柄及毛茸，切厚片干燥，为“生狗脊片”；水煮或蒸后，晒至六七成干，切厚片晒干，为“熟狗脊片”。

**【性味】**味苦、甘，性温。归肝、肾经。

**【毒性】**无毒。

**【功能主治】**强腰膝，祛风湿，利关节。治腰背酸疼，膝痛脚弱，寒湿固痹，失溺，尿频，遗精，白带等病证。

《本草纲目》记载其强肝肾，续筋骨。治风虚，脚软，补益男子。

**【现代相关药理研究】**金毛狗脊根茎含淀粉约 30%，根茎的柔毛含鞣质及色素。

**【用法用量】**内服：煎汤，10～15g；或浸酒。外用：适量，鲜品捣烂敷。

**【注意事项】**肾虚有热，小便不利或短涩黄赤，口苦舌干者，均禁服。

**【附方】**

1. 狗脊丸

狗脊二两　萆薢二两，剉　菟丝子一两，酒浸三日，曝干，别捣

上药捣罗为末，炼蜜和丸，如梧桐子大。

每日空心及晚食前服三十丸，以萆薢渍酒二七日，取此酒下药。

治五种腰痛，利脚膝。（《圣惠方》）

2. 治风湿骨痛，腰膝无力

金毛狗脊六钱　香樟根　马鞭草各四钱　杜仲　续断各五钱　铁脚威灵仙三钱　红牛膝二钱

泡酒服。（《贵州草药》）

## 055 泽　泻

**【常用别名】**水泻、及泻、禹孙、泽芝等。

**【来源】**为泽泻科植物泽泻 *Alisma orientalis*（Sam.）Juzep. 的干燥块茎。

**【产地】**我国各省区均有分布。主产福建、四川、江西、广东等地。

**【药材性状】**

1. 建泽泻　呈椭圆形或长圆形，如鸡蛋状而稍短。个大小不等，一般长约 3～10cm，直径约 2～3cm。表面黄白色。全体附有细根痕，稍刺手，有的则光滑。有许多蜂窝状小凹点及凸起的小疙瘩。质坚实较重。断面浅黄白色，细腻而有粉性；有的有黄筋。无臭，味甘微苦。

2. 川泽泻　形状和建泽泻相似，唯个较小，皮较粗糙，下端四周多有瘤状突起，粉性小，质轻松。气味与建泽泻相同。

**【采集加工】**冬季采挖，除去茎叶、须根，削去粗皮，洗净，烘干，或装入竹筐中撞去须根及粗皮，晒干。

**【性味】**味甘、淡，性寒。归肾、膀胱经。

**【毒性】**无毒。

**【功能主治】**利水渗湿，泄热通淋，降血脂。治小便不利、热淋涩痛、水肿胀满、泄泻、痰饮眩晕、遗精等。

《本草纲目》记载其养五脏，益气力，宣通水道。久服耳目聪明，不饥延年，轻身，面生光泽。

**【现代相关药理研究】**泽泻有利尿作用，可使尿量及尿中钠、氯、钾和尿素的排泄量增加。泽泻有显著降血糖及抗动脉粥样硬化的作用，并能改善肝脏的脂肪代谢而有抗脂肪肝作用。能显著扩张冠状动脉，增加冠脉流量；还有减肥、抗炎等作用。

**【用法用量】**内服：煎汤，3～10g；或入丸、散。

**【注意事项】**肾虚精滑无湿热者禁服。

**【附方】**

1. 泽泻汤

泽泻五两　白术二两

上二味，以水二升，煮取一升，分温服。

治心下有支饮，其人苦冒眩。（《金匮要略》）

2. 泽泻汤

泽泻半两　桂枝去粗皮，三分　白术　白茯苓去黑皮　甘草炙，锉，各一两　牛膝酒浸，切，焙　干姜炮，各半两　杜仲去粗皮，锉，炒，三分

上八味，粗捣筛。每服三钱匕，水一盏，煎至七分，去渣，空心，日午、夜卧温服。

治五种腰痛。（《圣济总录》）

3. 治疗高脂血症

泽泻浸膏片（每片相当于生药3g）每次口服3片，每日3次，1月为1个疗程；或泽泻15g，白术6g，水煎服，每日1剂，分2次服。治疗高脂血症30例。

结果：胆固醇高者21例，有效率85.7%，平均下降值为50.13mg%；三酰甘油高者26例，有效率80.8%，平均下降值为49.21mg%。[中医药研究，1998，(4)：28]

4. 治疗内耳眩晕症

泽泻、白术各60g，加水500ml，煎至100ml，每日1剂，12日为1个疗程，服药期间停服其他药物。共治疗内耳眩晕症92例。

结果：临床治愈51例，显效33例，无效8例，总有效率为91.3%。[陕西中医，1989，10（12）：534]

5. 治疗相火妄动型遗精

泽泻10～12g，水煎服，早、晚各服1次。治疗遗精（相火妄动型）14例。

结果：均获速效而愈。[中医杂志，1983，(5)：15]

6. 治疗糖尿病

泽泻、葛根、刺五加各等量。制成片剂，每片重0.307g，约含生药1.11g。每日3次，每次5～7片，于饭前1小时内服，30日为1个疗程。治疗糖尿病24例。

结果：显效（尿糖多次复查阴性，空腹血糖正常，症状消失）9例，有效9例，无效6例，总有效率为75%。[中医杂志，1983，(9)：25]

7. 食疗方

泽泻20g，鹌鹑300g，料酒、精盐、味精、葱段、姜片各适量。

将鹌鹑闷杀，去毛、内脏、爪尖，洗净，入沸水锅内焯去血污，捞出洗净。将泽泻切片。

将鹌鹑放入锅内加水适量，放入泽泻、料酒、精盐、味精、葱段、姜片，烧沸后，改为小火炖烧至鹌鹑肉熟烂入味，出锅即成。

本方具有补虚弱、利小便、清湿热的功能。主治身体虚弱、腰膝酸软、小便不利、热淋涩痛、水肿胀满、泄泻、遗精。(《最新食用药用保健中药管理规定及使用指南》)

## 056 南烛子

**【常用别名】**乌饭果、乌饭子。

**【来源】**南烛子 *Fructus Vaccinii Braeteati* 为杜鹃花科植物乌饭树的果实。

**【产地】**广布于长江以南各省区。

**【药材性状】**干燥果实，球形，直径4～5mm。表面暗赤褐色，略有细皱纹，具宿萼，萼筒钟状，先端5浅裂，裂片三角形，约包被果实2/3以上，顶端具黄色点状的花柱痕迹，基部常有果柄。味酸而稍甜。

**【采集加工】**8～9月间果实成熟后采摘，晒干；南烛叶8～9月间采收，拣净杂质，晒干；南烛根全年可采挖，鲜用或切片晒干。

**【性味】**味酸、甘，性平。归肝、肾、脾经。

**【毒性】**无毒。

**【功能主治】**益肾固精强筋，明目止血。治久泄梦遗，赤白带下。

《本草纲目》记载其强筋骨益气力，固精驻颜。

**【现代相关药理研究】**果实含糖类、苹果酸、枸橼酸、滑石酸等。

**【用法用量】**内服：煎汤，9～19g；或入丸剂。

## 057 枸杞子

**【常用别名】**苟起子、甜菜子、枸杞果、狗奶子、津枸杞、枸杞豆。

**【来源】**为茄科植物宁夏枸杞 *Lycium barbarum* L. 的干燥成熟果实。

**【产地】**主产宁夏中宁、中卫、银川。内蒙古乌拉特前旗、土默特左旗，新疆、陕西靖边及甘肃等地亦产。

**【药材性状】**呈纺锤形或椭圆形，长1.5～2cm，直径4～8mm。表面鲜红色或暗红色，陈久者紫红色，具不规则皱纹，略有光泽。一端有白色的果柄痕，另一端有小凸状花柱痕迹。质柔软而滋润。内藏种子多数，黄色，扁平似肾脏形。气微，味甜，微酸苦，嚼之唾液呈红黄色。

**【采集加工】**6～11月果实陆续成熟，分批采收，摊放在芦苇上，阴晾至皮皱，然后曝晒至果实起硬，果肉柔软时去果柄，再晒干。

**【性味】**味甘，性平。入肝、肾经。

**【毒性】**无毒。

**【功能主治】**滋肝，补肾，润肺，明目。用于肝肾阴亏，腰膝酸软、头晕目眩、目昏多泪、虚劳咳嗽、消渴、遗精等病症。

《本草纲目》记载其坚筋骨，耐老，除风，祛虚劳，补精气，主心病，滋肾，润肺，明目。

**【现代相关药理研究】**枸杞子有增强免疫功能、延缓衰老的作用。枸杞子提取液可明显抑制小鼠肝过氧化脂质生成，并使血中谷肽过氧化物酶活力和红细胞超氧化物歧化酶活力增高。枸杞子有抗肿瘤、抗突变物质和抗御、阻断致突变作用。枸杞子能降低血中胆固醇，对肝脂质过氧化损伤亦有保护作用。枸杞对造血系统功能有促进作用，可使白细胞增多并有降血糖作用。

**【用法用量】**内服：煎汤，5～15g；或入丸、散、膏、酒剂。

**【注意事项】**脾虚便溏者慎服。

**【附方】**

1. 壮神丸

枸杞子一斤，用无灰好酒浸一宿，控干，分四份：一份以川椒一两半（炒干去椒）。余三份，分别以小茴香、好芝麻、青盐各一两，拌炒如前，俱用纸摊净地上出火气，拣净，外加白术（炒），当归身（酒洗），白茯苓、家菊花各一两，共末。炼蜜丸如梧桐子大，每空心（空腹）淡盐汤或酒下五、七十丸。

服此扶阳，益精，壮神。（《万病验方》）

2. 治劳伤并理风气

枸杞子半斤（细切），大晚米二合，砂器中煮粥，五味、葱、白豉调和，食之。（《万病验方》）

3. 五子益肾养心丸

甘枸杞子四两　柏子仁二两　覆盆子二两　楮实子炒，二两　沙苑蒺藜子微炒，二两　生地黄八两　山茱萸四两　怀山药四两　白茯苓三两　牡丹皮三两　泽泻三两

上共十一味，为细末，用蜜八两，入斑龙胶先炼，次入浮小麦粉四两、芡实粉四两水调，亦入胶蜜同炼熟，和药再杵千余下，为如梧桐子大。

每服百丸，淡盐汤下。用于大补元气，培填虚损。（《寿世保元》）

4. 治疗原发性肝癌

用枸杞多糖，每次口服 50mg，早、晚各 1 次，疗程 2 个月以上。共治疗原发肝癌 20 例。

结果：能增加食欲，改善睡眠，精神好转，并能改善免疫功能低下状态，延长生存期，平均存活期达 11 个月。同时还能减少化疗后引起的毒、副反应。[中药药理与临床，1990，(6)：38]

5. 治疗高脂血症

饭后 30 分钟口服由枸杞子、女贞子、红糖制成的降脂冲剂，每日 2 次，每次 1 包，4～6 周为 1 个疗程，共治疗高脂血症 406 例，伴高血压、糖尿病、冠心病等并发症者，可同时服用原治疗药物。服药后血总胆固醇及三酰甘油下降＞20mg、β-脂蛋白下降＞50mg 者为有效，否则视为无效。

结果：本品对各种高脂血症均有显著疗效（$P<0.001$），其降三酰甘油及β-脂蛋白疗效与安妥明相似，降胆固醇的疗效优于安妥明，且无安妥明的诸多副作用。[中国中药杂志，1991，16 (6)：372]

6. 观察对老年人免疫功能的影响

用宁夏枸杞子提取物制成的胶囊（每粒25mg）口服，每次2粒，日服2次，4周为1个疗程，服用2个疗程。共观察60岁以上的老人30例。

结果：服药前细胞免疫值低于平均值的老年人，在服药第四周即有效果，于第八周效果更为突出，85%以上的老年人在服药后睡眠及食欲均有明显改善，其中体力增强和感冒次数减少者占29%～58%，30%的男性老人夜尿次数减少。[中药药理与临床，1988，(2)：43]

7. 食疗方

(1) 枸杞炖羊肉

羊腿肉500g，枸杞20g，料酒、精盐、味精、葱段、姜片、生油、羊肉汤各适量。

羊肉整理干净，整块入开水锅内煮透，放在冷水内洗净血沫，切成3cm长的方块。

锅烧热，下羊肉，姜片煸炒，烹入料酒炝锅，炒透后，将羊肉同姜片一起倒入大砂锅内，放入枸杞、羊肉汤、盐、葱烧开，撇尽浮沫，加盖，用小火炖，待羊肉炖烂，拣出葱、姜，放入味精调味即成。

本方具有益精明目、补肾强筋的功能。适用于阳痿、早泄、女子月经不调、年老体弱、腰膝酸软等病症，健康人食用可树立人体正气，美容，明目，抗衰老。

(2) 枸杞肉汤

猪瘦肉250g，枸杞子15g，精盐、葱、姜、料酒、胡椒粉、猪油、肉汤各适量。

将枸杞子去杂洗净。葱切段，姜切片。猪肉洗净切丝。

锅中猪油烧热，放入肉丝、葱、姜、料酒、盐煸炒，注入清水，放入枸杞子煮至肉熟烂。用盐、胡椒粉调味即成。

本方属滋补强壮的菜肴，常食可治疗肝肾不足、精血亏虚的病症。尤其对老年人最为适宜，长服可延年益寿，并可以治疗消渴等病。

(3) 枸杞粥

枸杞子10g，粳米100g，冰糖适量。

粳米洗净，放锅中加适量水，大火煮沸，放入去杂洗净的枸杞子和冰糖，再沸，改为小火煮至成粥。

枸杞子粥对老年人精力衰减、形状瘦弱、须发早白者更为适宜，是很好的抗衰老健美食品。

(4) 枸杞酒

枸杞子150g，鲜生地2000g，白酒5kg。

将枸杞子洗净，放酒坛内加酒浸泡5～7天，再将鲜生地洗净，切碎捣烂，用纱布绞挤汁液，放入酒中，密封1月，即可服用。

本方具有滋补肝肾、益精养血的功能。适用于老人精力衰减、形体瘦弱、须发早白者饮用。(《最新食用药用保健中药管理规定及使用指南》)

## 058 茯　苓

**【常用别名】**茯兔、松薯、松苓、云苓、茯灵、松腴。

**【来源】**为真菌门多孔菌科植物茯苓 *Poria cocos*（Schw.）Wolf. 的干燥菌核。

【产地】主产云南、安徽、湖北、河南、吉林、浙江等地。

【药材性状】

1. 茯苓个　呈类球形、椭圆形或不规则的块状，大小不一。外皮薄而粗糙，棕褐色或黑褐色，有明显隆起的皱纹。体重，质坚实，不易破裂，断面不平，呈颗粒状，现棱角，有的具裂隙或中间抱有松根。断面外层淡棕色，内部白色，少数淡红色。无臭，味淡，嚼之黏牙。

2. 茯苓皮　为削下的茯苓外皮，多为长条形，形状大小不一。外面棕褐色至黑褐色，内面白色或淡棕色，体软质松，略具弹性。

3. 赤茯苓　为大小不一的方块或碎块，均为淡红色或淡棕色。

4. 白茯苓　为大小不一的方块或碎块，均呈白色。

【采集加工】野生茯苓常在7月至次年3月到松林中采挖；人工栽培茯苓于接种后第二年8月～10月采挖。采挖后除去泥沙，堆放在室内盖上稻草“发汗”，使水分析出，取出放在阴凉处。使苓皮皱后削去外皮，干燥，称为“茯苓个”；去皮后切片，为“茯苓片”；切成方块或长方形块者为“茯苓块”；中间夹有松根者为“茯神”；皮为“茯苓皮”；去皮后，有的内部显淡红色者为“赤茯苓”；切去赤茯苓后的白色部分为“白茯苓”。

【性味】味甘、淡，性平。归心、肺、脾、肾经。

【毒性】无毒。

【功能主治】具有补脑强身、渗湿利水、益脾和胃的功能。用于小便不利、水肿、痰饮咳逆、泄泻、遗精、惊悸、健忘等。

《本草纲目》记载其止渴、利小便，除湿。伐肾邪，长阴，益气力，保神气，补五劳七伤，久服安魂养神，不饥延年。

【现代相关药理研究】茯苓有利尿作用，其利尿机制可能与影响肾小管对$Na^+$的重吸收有关，而非钾盐所致。

茯苓有提高机体免疫功能的作用，茯苓还有一定的保肝、抗溃疡、镇静、增强心肌收缩力、抗菌等作用。

【用法用量】内服：煎汤，9～15g；或入丸、散。

【注意事项】虚寒滑精、气虚下陷者慎服。

【附方】

1. 无比山药丸

赤石脂　茯苓各一两　山药三两　苁蓉四两，酒浸　巴戟　牛膝酒浸　泽泻一两　山萸肉一两　五味子二两　杜仲炒　菟丝子　熟地各三两

上为末，炼蜜丸，梧子大，每服五十丸，空心（空腹）温酒下。

治诸虚百损，五劳七伤，肌体消瘦，肤燥脉弱。（《丹溪心法》）

2. 四倍散

白茯苓二两　人参二两　诃子煨，去核，半两　白术四两

上为末。每一大钱，水一盏，姜三片，枣一个，煎六分，空心温服。

治大人，小儿脾气不顺，补虚进食。（《和剂局方》）

3. 八味丸

牡丹皮　白茯苓　泽泻各三两　熟干地黄八两　山茱萸　山药各四两　附子炮　肉桂各

二两

上为末，炼蜜丸，如梧桐子大，每服十五丸至二十五丸，温酒下，空心，食前，日二服。

治肾气虚乏，下元冷惫，夜多旋溺，脚膝缓弱，肢体倦怠，面色黧黑，不思饮食。久服壮元阳，益精髓，活血驻颜，强志轻身。(《和剂局方》)

4. 食疗方

(1) 茯苓银耳鸽蛋

茯苓20g，银耳50g，鸽蛋20只，料酒、味精、精盐、湿淀粉、鸡汤、鸡油、猪油各适量。

将茯苓研磨成细粉。银耳用温水泡发，去杂洗净。鸽蛋洗净，放入冷水锅内煮熟捞出去壳。

锅烧热放油，加鸡汤、鸽蛋、银耳、料酒、精盐、味精、茯苓粉，煮至银耳熟烂，用湿淀粉勾稀芡，淋上鸡油即成。

本方具有滋补强壮的功能。适用于体虚气阴两亏，或产后虚弱、阴血不足、体虚、心悸、眩晕、失眠、健忘、水肿、小便水利、腰酸乏力、气怯食少等病症。

(2) 茯苓粥

白茯苓20g，粳米100g，白糖适量。

将白茯苓洗净、捣碎，将粳米洗净。同放入锅中，加入适量水，用大火煮沸，加入白糖，改用小火煮约30分钟，煮至成粥即可出锅。

茯苓与补中益气、健脾和胃的粳米煮成粥，是适合老人长期食用的理想药粥。

(3) 茯苓包子

面粉500g，猪肉250g，茯苓20g，料酒、精盐、味精、白糖、胡椒粉、姜末、麻油、鸡汤各适量。

将茯苓用温水浸泡，切成3mm厚的块，从这些块中选色白结实者，改切成3mm长、2mm宽的茯苓块备用。将其余茯苓块放入砂锅中，加水1杯，煎取浓汁约1/4杯，用纱布过滤备用。将猪肉洗净，剁成肉泥，加料酒、精盐、味精、姜末、白糖、胡椒粉拌匀。加适量鸡汤和一半的茯苓煎汁，搅拌成稀糊状，滴上麻油即成茯苓包子肉馅。

将面粉用剩下的一半茯苓煎汁和水和成面团，揉匀搓长条，揪成面剂。擀成包子面皮，包馅在收口处上茯苓1小块，嵌于包子正中，上笼蒸熟即成。

本方适用于体虚瘦弱、气短乏力、痰咳、健忘等病症。

## 059 茶　叶

**【常用别名】**苦茶、茗、茶芽、槚、腊茶、荈。

**【来源】**为山茶科植物茶 *Camellia sinensis* 的嫩叶或嫩芽。

**【产地】**原产我国，长江流域及以南各地盛行栽培。

**【采集加工】**4～6月采春茶及夏茶。一般红、绿茶采摘是1芽1～2叶；粗老茶以芽4～5叶。加工方法因茶叶种类的不同有差异，可分为全发酵、半发酵、不发酵3大类。绿茶，即鲜叶采摘后，经杀青、揉捻、干燥而成。绿茶加工后用香花熏制成花茶。红茶，即鲜叶经凋萎、揉捻、发酵、干燥而成。还可以加工成茶砖。

**【性味】**味苦、甘，性凉。归心、肺、胃、肾经。

**【毒性】**无毒。

**【功能主治】**清头目，提精神，除烦渴，消食，化痰，利尿，解毒。治头痛，目昏，多睡善寐，心烦口渴，食积痰滞等。

《本草纲目》记载其利小便，去痰热，止渴。治多睡不醒，令人少睡，有力，悦志。

**【现代相关药理研究】**茶叶中所含茶碱和咖啡碱对中枢神经系统有强大的兴奋作用，小剂量能兴奋大脑皮层，使人感到睡意减少，疲劳减轻，思维更加清晰和敏捷，工作效率提高；剂量增大时能产生紧张、焦虑烦躁、失眠、震颤、感觉高度敏感等中枢兴奋作用；再增大剂量可引起惊厥。咖啡碱与茶碱还能引起恶心呕吐，浓度大时，可产生催吐作用。

此外，尚有直接兴奋心脏作用，可治疗高胆固醇症，抗动脉硬化，预防血栓疾病，抗衰老，抗炎，抗过敏，利尿，增强免疫功能等。

**【用法用量】**内服：煎汤，3～10g；泡茶或入丸、散。外用：适量，研末调敷或煎汤洗。

**【注意事项】**脾胃虚寒者慎服；失眠及习惯性便秘者禁服；服人参、土茯苓及含铁药物者禁服；服使君子饮茶易致呃；过量易致呕吐、失眠。

**【附方】**

1. 姜茶散

干姜炮为末，二钱匕　好茶末一钱匕

上二味，以上一盏，先煎茶末令热，即调干姜末服之。

治霍乱后，烦躁卧不安。(《圣济总录》)

2. 食积方

茶2g　山楂10g　麦芽10g　莱菔子15g　陈皮10g　淡竹叶10g　芦根10g

水煎，日二服用。

治心烦口渴，饮食不化，食少疲惫等。

## 060 韭菜子

**【常用别名】**韭子。

**【来源】**为百合科植物韭菜 *Allium tuberosum* Rottl. 的干燥成熟种子。

**【产地】**全国各地均产。

**【采集加工】**抽茎开花后，经30日左右，种子陆续成熟，种壳变黑，种子变硬时，分期分批用剪刀剪下花茎，扎成小把，放通风处晾干，脱粒，晒干。

**【性味】**味辛、甘，性温。归肝、肾经。

**【毒性】**无毒。

**【功能主治】**补肝肾，暖腰膝，壮阳，固精。用于肾虚阳痿、腰膝酸软、遗精、尿频、尿浊、带下清稀。

《本草纲目》记载其暖腰膝，补肝及命门，治小便频数，遗尿，诸劳泄，女子白淫白带。

**【现代相关药理研究】**有健胃，杀灭肠道内细菌，清理肠道作用。

**【用法用量】**内服：水煎，5～10g；或入丸、散。

**【注意事项】**阴虚火旺者忌服。

**【附方】**

1. 治虚劳溺精

新韭子二升，十月霜后摘之，好酒八合，渍一宿，捣一万杵，平旦温酒服方寸匕，日再服之。(《外台秘要》)

2. 韭菜子粥

新鲜韭菜60g，韭菜子10g，粳米100g，盐适量。

将韭菜去杂洗净，切小段。将韭菜子去杂研细末。将粳米洗净，放锅内，加水适量煮沸，加入韭菜、韭菜子末煮至成粥，用盐调味即成。

本方具有温补肾阳的功能。用于治疗腰膝虚冷和肾虚所致的遗精、遗尿。(《最新食用药用保健中药管理规定及使用指南》)

## 061 哈士蟆油

**【常用别名】**哈什蟆油、哈蚂油、田鸡油。

**【来源】**为蛙科动物中国林蛙 *Oviductus Ranae* 或黑龙江林蛙雌性的干燥输卵管。

**【产地】**分布于黑龙江、吉林、辽宁、内蒙古、河北、山西、陕西、甘肃、青海、新疆、山东、江苏、四川、西藏等省区。

**【采集加工】**选肥大的雌蛙，用麻绳从口部穿起，挂于露天风干。干燥后，用热水浸润，立即捞起，放麻袋中闷一夜，次日剖开腹皮，将输卵管轻轻取出，去净卵子及其内脏，置通风处阴干。

**【药材性状】**干燥品为不规则弯曲，相互重叠的厚块，略呈卵形，长约1.5～2cm，厚约1.5～3mm。外表黄白色，显脂肪样光泽，偶有带灰白色薄膜状的干皮，手摸之有滑腻感，遇水可膨胀至10～15倍。气特殊，味微甘，嚼之黏滑。以块大，肥厚，黄白色，有光泽，不带皮膜，无血筋及卵子者为佳。

**【性味】**味甘、咸，性平。归肺、肾经。

**【毒性】**无毒。

**【功能主治】**补肾益精，化精填髓，补虚，养阴润肺。治病后、产后虚弱，肺痨咳嗽，吐血、盗汗。民间用作强壮剂。

《本草纲目》中描述田鸡、山蛤有解劳作用，但无林蛙记载。

**【现代相关药理研究】**哈士蟆输卵管有强壮作用，能显著延长小鼠的游泳时间及耐高温能力，并有较强的抑制血小板聚集活性及降低血脂的作用。

**【用法用量】**内服：炖汤，5～15g；或入丸剂。

**【注意事项】**外感初起及纳少、便溏者慎用。

**【附方】**

1. 治病后失调和盗汗无力

哈士蟆油、党参、阿胶、白术、黄芪。为丸服。(《四川中药志》)

2. 食疗方

（1）哈士蟆油适量，清水浸泡后加冰糖炖服。治病后体虚、无力、神经衰弱，心悸失眠。

（2）哈士蟆油适量，白木耳适量加白糖蒸服，治痨嗽吐血，潮热盗汗，产后无乳等。

## 062 蚂蚁

**【常用别名】**蚁、蚍蜉、马蚁、玄驹。

**【来源】**蚂蚁为蚁科动物丝光褐林蚁及拟黑多翅蚁等多种无毒蚂蚁的全体。

**【产地】**拟黑多翅蚁分布于广西、云南省区。丝光褐林蚁分布于全国各地。

**【采集加工】**采收时间应在蚁群大部分归巢、数量集中时采收，用布袋连蚂蚁带土带走，然后过筛而取蚁置于60℃水中迅速处死（水温高于60℃时，蚁酸等有效成分会大量挥发），晾干。

**【性味】**味咸、酸，性平。归肝、肾经。

**【毒性】**无毒。

**【功能主治】**舒筋通络，补肾益精，解毒消肿。用于乙型肝炎，免疫功能低下，风湿，强壮等病症治疗。

《本草纲目》无特殊记载。

**【现代相关药理研究】**蚂蚁有镇痛、抗炎和免疫双相调解作用，临床上可用于肿瘤、乙肝、衰老等免疫低下疾病治疗，亦可用于免疫功能亢进的类风湿性关节炎等疾病治疗。蚂蚁能显著提高耐力，延缓衰老，并能增强性功能，还具有保肝降酶作用。

**【用法用量】**内服：研末，2～5g；或入丸剂；或浸酒饮。外用：适量，捣烂涂敷。

**【附方】**

1. 治疗痹症（自拟方）

蚂蚁　桑枝　威灵仙　独活　伸筋草　当归　赤芍　地龙

本方祛风利湿，活血通络。

2. 治疗阳痿、性功能障碍（自拟方）

蚂蚁　山药　菟丝子　枸杞子　淫羊藿　熟地　仙灵脾

本方补益肾精，壮阳益力。

## 063 骨碎补

**【常用别名】**猴姜、毛姜、石毛姜、爬岩姜、石菴，石岩姜、申姜。

**【来源】**为水龙骨科植物槲蕨 *Drynaria fortunei*（Kunze）J. Sm 或中华槲蕨 D. baronii（Chrise）的干燥根茎。

**【产地】**主产中南、西南等地。

**【药材性状】**

1. 槲蕨的根状茎　呈扁平长条状，多弯曲，有分枝，长5～15cm，宽1～1.5cm，厚0.2～0.5cm。表面密被深棕色至暗棕色的小鳞片，柔软如毛，经火燎者呈棕褐色或暗褐色，两侧及上表面均有凸起或凹下的圆形叶痕，少数有叶柄残基及须根残留。体轻，质脆，易折断，断面红棕色，维管束呈黄色点状，排列成环。无臭，味涩。

2. 中华槲蕨　干燥根茎较直而细长，分枝少，长5～17cm，宽0.6～1cm，表面小鳞片黄棕色，易脱落后呈黄色至淡棕色，质较硬，断面黄色。

**【采集加工】**全年均可采挖，除去泥沙，干燥，或燎去毛状鳞片，干燥。

**【性味】**味苦，性温。归肝、肾经。

**【毒性】**无毒。

**【功能主治】**补肾壮骨，活血止痛。用于肾虚腰痛、足膝痿软、耳鸣耳聋、牙痛、久泄、遗尿、阑尾炎、跌打骨折、斑秃。

《本草纲目》记载其补伤折，治风血疼痛，五劳六极，足手不收。治耳鸣及肾虚久泄。

**【现代相关药理研究】**骨碎补有强心作用，对高血脂的血清胆固醇及三酰甘油的增高有预防和治疗作用，并能使主动脉壁粥样硬化斑块形成减轻。具有抑制链霉素的耳毒性作用。

**【用法用量】**内服：煎汤，10～20g；或入丸、散。外用：适量，捣敷或研末调敷；或浸酒搽。

**【注意事项】**阴虚及无瘀血者慎用。

**【附方】**

1. 巴戟丸

五味子　巴戟去心　苁蓉　人参　菟丝子　熟地　覆盆子　白术　益智炒　骨碎补去毛　茴香各一两　白龙骨二钱半　牡蛎炒，二钱

上为末，蜜丸梧子大，服五十丸，空心盐汤下。

治肾肝俱虚，收敛精气，补益真阳，充肌肤，进食止汗。(《丹溪心法》)

2. 治肾虚耳鸣耳聋，并齿牙浮动，疼痛难忍。

骨碎补四两　怀熟地　山茱萸　茯苓各二两　牡丹皮一两五钱，俱酒炒　泽泻八钱，盐水炒

共为末，炼蜜丸，每服五钱，食前白汤送下。(《本草汇言》)

3. 骨碎补猪肾

骨碎补碎末9g，鲜猪肾1个，精盐、姜片、花椒、葱段各适量。

将猪肾切成两半，去臊筋，洗净。将骨碎补碎末撒入猪肾内，合拢猪肾，用线捆紧，放入砂锅内，加水适量，放入适量的精盐、姜片、花椒、葱段，将猪肾煨熟，饮汤食肉。

本方具有健脾气、温肾阳的功能。用于脾肾阳虚、久泻不愈、小便清冷、腰酸、浮肿、遗尿、遗精等病症。

## 064 绞股蓝

**【常用别名】**七叶胆、小苦药。

**【来源】**为葫芦科植物绞股蓝 *Gynostemma pentaphyllum*（Thunb.）Makino. 的干燥全草。

**【产地】**我国秦巴山区盛产绞股蓝最为名贵，有“秦巴人参”的美名。广西大瑶山有种绞股蓝，所含成分均高于国内各地的绞股蓝，故有“绞股蓝之王”的美称，是近几年名

声大振的药物之一。

**【药材性状】**茎纤细，表面棕色或暗棕色，具纵沟，被稀疏毛茸，茎卷须2裂或不裂。叶鸟足状，5～7枚，少数9枚，叶柄长2～7cm。湿润展开后，小叶膜质，侧生小叶，叶片呈卵状长圆形或披针形，中央小叶较大，长3～12cm，先端渐小，基部楔形，表面深绿色，背面淡绿色，两面被粗毛。边缘有锯齿。常可见到球形果实，直径0.5cm。具草香气，味苦。

**【采集加工】**每年夏、秋两季可采收3～4次，洗净，晒干。

**【性味】**味苦、微甘，性凉。归肺、脾、肾经。

**【功能主治】**清热，补虚，解毒。用于治疗失眠、支气管炎、食欲不振、偏头痛、各种癌症、气虚体弱等病症。

**【毒性】**无毒。

**【现代相关药理研究】**现代医学研究认为，绞股蓝具有延长细胞寿命，增强免疫功能，抑制肝脏中过氧化脂质的作用，从而能抗衰老；提高机体的应变能力，有抗疲劳作用；并可使血清中的中性脂肪和总胆固醇水平降低，抑制血清谷丙转氨酶升高；并具有雌性雄性激素样作用。同时绞股蓝还有显著的镇静、催眠、抗紧张作用。专家认为，绞股蓝对肺癌、肝癌、子宫颈癌、黑色素瘤细胞增殖有明显抑制作用。

**【用法用量】**内服：煎汤，15～30g；研末，3～6g；或泡茶饮。外用：适量，捣烂绞汁涂擦患处。

**【注意事项】**阴虚火旺者慎用。

**【附方】**

1. 治疗白细胞减少

服用绞股蓝口服液，每次2支（每支含绞股蓝人参皂苷20mg），日服3次，15日为1个疗程，连服2个疗程。

结果：有效率93.3%。[中医杂志，1990，(10) 38]

2. 治疗高脂血症

服用绞股蓝口服液每次20ml，日服3次，疗程为1～3个月。共治疗高脂血症60例。

结果：有效率为86.7%。[中西医结合杂志，1990，10 (9)：166]

3. 食疗方

(1) 绞股蓝茶

干绞股蓝嫩茎叶4g。

将绞股蓝放入杯中，冲入沸水浸泡，当茶饮用。

本方适用于失眠、食欲不振、支气管炎、偏头痛、癌症等症。常饮用可延年益寿。

(2) 绞股蓝炒肉片

嫩绞股蓝茎叶250g，猪肉100g，料酒、精盐、葱花、姜丝、味精、酱油各适量。

将绞股蓝去杂洗净切段。猪肉洗净切片，下热锅煸炒，烹入酱油煸炒，加入葱、姜、料酒、精盐和适量水，炒至肉丝熟烂。投入绞股蓝煸炒，炒至入味，用精盐、味精调味，出锅即成。

本方具有补气生津、润肺止咳的功能。适用于体虚、气短乏力、食欲不振、咳嗽、癌症、便秘等症。

(3) 绞股蓝炒鸡丝

嫩绞股蓝茎叶 200g，鸡肉 150g，料酒、精盐、味精、葱花、姜丝、植物油各适量。

将绞股蓝去杂洗净切段，鸡肉洗净切丝。油锅烧热，下葱、姜煸香，放入鸡丝煸炒，加入适量水、精盐、料酒，炒至鸡肉熟烂。投入绞股蓝炒至入味，点入味精，出锅即成。

本方具有补中益气、补肾润肺的功能。适用于体虚瘦弱、腰膝酸软、失眠、咳嗽、支气管炎、各种癌症、小便频数等症。(《最新食用药用保健中药管理规定及使用指南》)

## 065 莲　子

**【常用别名】** 莲实、莲蓬子、莲肉。

**【来源】** 为睡莲科植物莲 *Nelumbo nucifera* Gaertn. 的干燥成熟种子。

**【产地】** 主产于湖南、湖北、福建、江苏、浙江等地。

**【采集加工】** 莲子成熟时，莲蓬呈青褐色，孔格部分带黑色，莲子呈灰黄色。用钩钩住果梗，一一采摘，一般均加工成通心白莲子，采收莲子后，当天立即剥去果皮和种皮。通出蓬心（胚芽），即将去皮去心莲子投放于强烈阳光下晒干；如天气阴雨，则需立即移放 40℃左右的文火下烘干，直到充分干燥发脆时为止。如不能迅速烘干，则易变色，甚至发霉，应注意防止。

**【性味】** 味甘、涩，性平。归脾、肾、心经。

**【毒性】** 无毒。

**【功能主治】** 补脾止泻，益肾固精，养心安神，益气力。用于夜寐多梦，神疲无力，遗精，淋浊，久痢虚泻，妇人崩漏带下。

《本草纲目》记载其补中养神，益气力，久服轻身耐老延年。固精气，强筋骨，补虚损，令人强健。

**【现代相关药理研究】** 莲子含糖类、蛋白质、脂肪、钙、磷、铁。脂肪中脂肪酸主要有肉豆蔻酸、棕榈酸、油酸、亚油酸、亚麻酸。

**【用法用量】** 内服：煎汤，6～15g；或入丸、散。

**【注意事项】** 中满痞胀、大便燥结者禁服。

**【附方】**

1. 参苓白术散

莲子肉去皮　薏苡仁　缩砂仁　桔梗炒，各一斤　白扁豆姜汁浸，去皮，微炒，一斤半　白茯苓　人参去芦　甘草炒　白术　山药各二斤

上为细末。每服二钱，枣汤调下，小儿量岁数加减服。

治脾胃虚弱，饮食不进，多困少力，中满痞噎，心忪气喘等。久服养气育神，醒脾悦色，顺正辟邪。(《和剂局方》)

2. 食疗方

(1) 莲实粥

莲实半两（去皮心），糯米三合。先以水煮莲子令熟，漉出。次入糯米煮粥极熟，入莲子搅匀，熟食之。

功效：益聪明，补中，强志。(《万病验方》)

（2）莲子羹

莲子仁 250g，冰糖、水淀粉各适量。

将加工好的莲子仁放温水泡胀，入不锈钢锅中文火慢煮，煮熟后，加冰糖调和，用水淀粉勾芡、煮沸，盛入碗中即成。

本方具有养心、益肾、补脾、抗衰老的功能。常用于年老体弱、多梦失眠、慢性腹泻、夜间多尿，以及心神不安、心悸怔忡等病症。

（3）琥珀莲子

莲子（去心）300g，桂圆肉 100g，冰糖、糖桂花各适量。

用温水浸泡莲子并洗净，不锈钢锅中放清水，倒入莲子，烧沸改用小火，炖约 30 分钟后捞出。

用一颗桂圆肉包一粒莲子仁，放入锅内，加冰糖烧沸，撇去浮沫，改用小火炖至熟烂，加入糖桂花即可出锅装碗。

本方功能在补中益气，养心安神，常可作为气血不足、心脾两虚等虚证的食疗品食用，亦可作为病后、年老、产后体虚的辅助保健菜肴。

（4）枸杞莲子汤

枸杞子 25g，莲子 400g，白糖适量。

将枸杞子用冷水淘洗干净待用。莲子用开水浸泡后剥去外皮，取出莲心。锅内清水，放莲子煮透后，加入适量白糖溶化，放入枸杞子稍煮，出锅装碗即成。

本方常食能美容，乌发，明目，健身延年。

（5）八宝莲子羹

熟莲子 50g，白果 25g，熟栗子 25g，橘饼 25g，苹果 25g，香蕉 25g，橘子 25g，蜜枣 25g，白糖、湿淀粉各适量。

将白果、栗子、香蕉、苹果、橘饼、橘子、蜜枣均切成同莲子大小相仿的丁，锅中放清水，加入主料物品和白糖烧沸后用湿淀粉勾芡，待白果熟即可盛入大汤碗内。

此菜以补中益气的莲子、栗子、蜜枣，配滋阴润肺、养胃津的苹果、香蕉、橘子、银杏等干鲜果经烹制而成，为我国有名的滋补强壮、健身延年的保健菜肴，常食能养容润肤，延年益寿。(《最新食用药用保健中药管理规定及使用指南》)

## 066 原蚕蛾

**【常用别名】**蚕蛾、晚蚕蛾。

**【来源】**为蚕蛾科动物家蚕蛾 *Bombyx mori* L. 雄虫的全体。

**【产地】**分布很广，我国多数地区均有饲养。

**【采集加工】**夏季取雄性蚕蛾，以沸水烫死，晒干。

**【性味】**味咸、甘，性温。归肝、肾经。

**【毒性】**《别录》有小毒。《纲目》有小毒。

**【功能主治】**补肝益肾，壮阳涩精。用于阳痿、遗精、筋软、创伤。

《本草纲目》记载其益精气，强阴道，止泄精尿血，暖水脏。

**【现代相关药理研究】**蚕蛾含蛋白质及游离氨基酸，后者约有 20 种之多，并含有青荧光物质，还含细胞色素C。

【用法用量】内服：入丸、散，6～15g，壮阳起痿用量可增大至30g。外用：适量，研末外撒。

【注意事项】阴虚有火者忌之。

【附方】

1. 治阴痿

原蚕蛾（未连者）二升，去头、翅、足，炒为末，蜜丸梧子大，每夜服一丸。(《千金方》)

2. 治遗精白浊

晚蚕蛾焙干，去翅、足。为末，泛丸，绿豆大。每服四十丸，淡盐汤下。(《本草纲目》)

## 067 柴　胡

【常用别名】茈胡、山菜、茹草、柴草、地熏。

【来源】为伞形科植物柴胡 *Bupleurum chinensie* DC. 或狭叶柴胡 *Bupleurum Scorzonerifolium* Willd. 的根。

【产地】分布于东北、华北、西北、华东及湖北、四川等省区。

【采集加工】春、秋两季采挖，除去茎叶及泥沙，干燥。

【性味】味苦，性微寒。归肝、胆经。

【毒性】无毒。

【功能主治】和解表里，疏肝解郁，升举阳气。用于寒热往来，五劳七伤，胸满胁痛，口苦目眩，劳乏羸瘦等。

《本草纲目》记载其补五劳七伤，益气力，推陈致新。治劳乏羸瘦，除虚劳，散肌热，添精髓，明目益精，平肝胆、三焦、包络相火。

【现代相关药理研究】柴胡有较明显的解热、镇静、抗惊厥、镇痛、镇咳作用。柴胡皂苷的抗炎强度与强的松龙相似，抗肉芽肿增生作用比抗渗出作用强。柴胡对肝损害有明显的保护作用，并有利胆、降血脂作用，对机体体液免疫和细胞免疫功能有增强作用。

【用法用量】内服：煎汤，3～10g；或入丸、散。

退热宜生用，量较大；退虚热，鳖血拌炒；疏肝宜醋炒，用中等量；升提宜生用，量宜少。

【注意事项】真阴亏损、肝阳上亢及肝风内动者慎服。

【附方】

1. 逍遥散

柴胡三钱　当归四钱　白芍五钱　茯苓四钱　白术三钱　甘草一钱

加生姜、薄荷，水煎服。

用于肝脾郁结，头晕目眩，乳房作胀，两胁作痛，神疲食少，月经不调等证。(《和剂局方》)

2. 柴胡疏肝散

柴胡三钱　白芍四钱　枳壳三钱　甘草一钱　香附四钱　川芎二钱

水煎服。

用于肝气郁结，胁肋疼痛，神疲，痛经等症。(《景岳全书》)

3. 补中益气汤

黄芪七钱　党参五钱　白术三钱　甘草二钱　陈皮三钱　当归四钱　升麻二钱　柴胡二钱

水煎服。

用于食不知味，懒言恶食，四肢倦怠，动则气喘或身热有汗，或脱肛、子宫脱垂等病症。(《脾胃论》)

4. 治疗高脂血症

用干柴胡、罗汉果（调味用）混合水煎两次，每次煎 2 小时以上，煎出液过滤澄清浓缩，制成降脂合剂，每次口服 20ml（相当于柴胡 3g），每日 3 次，3 周为 1 个疗程。治疗高脂血症 86 例。

结果：对降三酰甘油有较好效果，平均降低 1.06±0.132mmol/L，下降率为 39.7%，对降胆固醇效果不显。[中医杂志，1998，(2)：62]

## 068 党　参

**【常用别名】**上党参、黄参、狮头参、潞党、东党、纹党、川党等。

**【来源】**为桔梗科植物党参 *Codonopsis pilosula*（Franch.）Nannf.、素花党参 *C. pilosula* Nannf. *var. modesta*（Nannf.）L. T. Shen 或川党参 *C. tangshen* Oliv 的干燥根。

**【产地】**党参主产辽宁、吉林、黑龙江、四川、甘肃、陕西、内蒙古等地。潞党主产山西及各地所引种者，其原植物与东党均系党参品种。

**【药材性状】**

1. 党参　呈长圆柱形，稍弯曲，长 10～35cm，直径 0.4～2cm。表面黄白色至黄棕色或灰棕色，根头部有多数疣状突起的茎痕及芽，习称“狮子盘头”。每个茎痕的顶端呈凹下的圆点状；根头下有致密环状横纹，向下渐稀疏，有的达全长的一半。栽培品环状横纹少或无；全体有纵皱纹及散在的横长皮孔，支根断落处常有黑褐色胶状物。质稍硬或略带韧性，断面稍平坦，有裂隙或放射状纹理，皮部淡黄白色至淡棕色，木部淡黄色，有香气，味微甜。

2. 西党　香气较浓，糖多，表面灰褐色或灰棕色，顶端有“狮子盘头”。皮松肉紧，质坚体松，有弹性，气味特异，味甘甜浓厚，嚼之无渣。

3. 东党　形似西党但较少，表面灰黄或黄色。其他与西党相同。

4. 潞党　表面灰褐色或黄白色，有横向棕色皮孔。皮细嫩，质坚韧，肉性较大，味微甜，但不及西党浓厚。

**【采集加工】**9～10 月采收，将根挖出，洗净，晒 4～6 小时，揉搓使根充实，扎成小把，放于凉爽干燥处风干。或趁鲜切片，晒干。党参根药材称“东党”、“潞党”、“素花党”。

**【性味】**味甘，性平。归脾、肺经。

**【毒性】**无毒。

**【功能主治】** 健脾补肺，益气生津。用于脾胃虚弱、气血两亏、体倦无力、食少、口渴、久泻、脱肛等病症。

《本草纲目》记载其补中缓中，治男妇一切虚证，劳倦内伤。

**【现代相关药理研究】** 党参能增强机体应激能力，提高对缺氧及高温的耐受性；能增加机体免疫功能，并有延缓衰老作用，能提高人血中超氧化物歧化酶（SOD）的活动，增强清除自由基的能力，还有提高记忆力的作用。

党参煎剂对胃黏膜损伤有明显的保护作用，能降低胃液分泌量，降低胃液酸度，减少总酸排出量，抑制胃蛋白酶活性，增强胃黏膜屏障保护作用，促进溃疡愈合。

党参能使细胞数及血红蛋白量增加，显著降低血浆 $TXA_2$ 的代谢产物 $TXB_2$ 含量；党参粗提物对心血管系统各个器官均有一定的调节作用，能显著增加心输出量，改善心功能。

党参大剂量煎剂口服，可使血糖升高，若剂量减少，则对血糖无明显影响，对胰岛素引起的低血糖有拮抗作用。

**【用法用量】** 内服：水煎，6～15g；或入丸、散；或熬膏。

生津、养血多生用；补脾胃多米、土或麸炒；补肺气多蜜炙用。

**【注意事项】** 实证、热证等无气虚证状者忌服。

**【附方】**

1. 上党参膏

党参一斤，软甜者，切片　沙参半斤，切片　桂圆肉四两

水煎浓汁，滴水成珠，用磁器盛贮。每用酒一杯，空心滚水冲服，冲入煎药即可。

本方治疗清肺金，补元气，开声音，助筋力。（《得配本草》）

2. 参苓白术散

党参五钱　白术三钱　茯苓四钱　甘草一钱　山药五钱　白扁豆四钱　莲子肉五钱　桔梗二钱　陈皮四钱　薏苡仁八钱　缩砂仁三钱

细末为散，开水冲服，亦可作汤剂。

本方治疗脾胃虚弱，饮食不消，胸痞脘闷，或吐或泻，四肢无力，形体消瘦。（《和剂局方》）

3. 参芪冲剂

党参 500g，黄芪 500g，共加水煎煮，合并滤液，浓缩成清膏，加入乙醇，使含乙醇量达 60%，静置，滤过，回收乙醇，浓缩成相对密度为 1.40 的稠膏，取稠膏 1 份，加蔗糖粉 6 份，制成棕黄色颗粒，每包重 10g。功能补益元气，用于气虚体弱，四肢无力。开水冲服，每次 1 包，每日 2 次。

4. 治小儿自汗症

每日用党参 30g，黄芪 20g。水煎成 50ml，分 3 次服，1 岁以内减半。[江苏中医，1988，(9)：25]

5. 食疗方

(1) 参归炖鸡

母鸡 1 只（约重 1500g），党参 30g，当归 15g，料酒、精盐、葱段、姜块各适量。

将鸡宰杀后褪毛，从裆部剖开，去掉内脏。将当归、党参、葱、姜、料酒、盐放入鸡

腹中，放入锅中，加水后武火浇沸，文火炖，炖烂即成。

本汤菜具有益气、补血、补虚之功能，适用于久病体衰、贫血、食欲不振等患者食用，尤适用于妇女月经不调之人食用。

(2) 党参粥

党参 50g，粳米 100g，红糖适量。

将党参洗净切片。粳米淘洗干净，晒干后，用锅炒黄。

将党参和炒黄粳米同放锅里，加适量水煎煮 50 分钟，加入红糖，稍煮即成。

本方具有补气、益气、养血、健脾的功能。适用于中气虚弱、病后体虚、食欲不振、消化不良、慢性胃炎、胃及十二指肠溃疡等病症。

(3) 益元汤

党参 30g，麦门冬 10g，北五味子 6g，红枣 12 枚，冰糖适量。

将党参、麦门冬、北五味子、红枣分别去杂洗净，都放入砂锅内，加适量冰糖及水，小火煮至浓汤，分数次饮用。

本方具有补脾和胃、益气生津的功能，对心血管系统病症有一定疗效，是中老年人很好的延年疗病饮料。

(4) 党参红枣茶

党参 25g，红枣 10 枚。

将党参、红枣洗净，放砂锅内加适量水煮汤代茶饮。

二者煮汤代茶，对脾胃虚弱、气血两亏等病有一定的疗效。(《最新食用药用保健中药管理规定及使用指南》)

## 069 海 马

**【常用别名】**水马、鰕姑、马头鱼、龙落子鱼。

**【来源】**为海龙科动物线纹海马、三斑海马、刺海马、大海马等多种海马除去内脏的全体。

**【产地】**分布于我国东海及南海区域，三斑海马在我国浙江、福建、广东沿海已有人工繁殖。

**【采集加工】**一年四季均可捕捉，捕后去内脏，洗净，晒干。或除去外部灰黑色膜及内脏，将尾部盘卷，晒干。

**【性味】**味甘、咸，性温。归肾、肝经。

**【毒性】**无毒。

**【功能主治】**补肾壮阳，活血散肿，用于阳虚、阳痿、遗尿、虚喘、疔疮肿毒等。

《本草纲目》记载其暖水脏，壮阳道，消瘕块，治疗疮肿毒。

**【现代相关药理研究】**动物实验表明，海马对雌性动物和雄性动物均有性激素样作用。大海马能显著增强小鼠耐缺氧能力，对小鼠体内 B 型单胺氧化酶有明显抑制作用，使过氧化脂质含量显著减少，并能显著增强小鼠体内超氧化物歧化酶的活性，显示其有一定的延缓衰老的作用。

**【用法用量】**内服：煎汤，3～9g；研末，1～1.5g。外用：适量，研末掺或调敷；或制成膏药。

**【注意事项】**孕妇及阴虚阳亢者禁服。

**【附方】**

1. 木香汤

木香一两 海马子一对，雌者黄色，雄者青色 大黄炒，锉 青橘皮汤浸，去白，焙 白牵牛炒，各二两 巴豆四十丸粒

上六味，以童子小便浸青橘皮软，裹巴豆，以线系定，入小便内再浸七日，取出，麸炒黄，去巴豆，只使青皮并余药粗捣筛。每服二钱匕，水一盏，煎三、五沸，去渣，临睡温服。

治远年虚实积聚瘕块。(《圣济总录》)

2. 海马拔毒散

海马炙黄，一对 穿山甲黄土炒 朱砂 水银各一钱 雄黄三钱 龙脑 麝香各少许

上为末。入水银研不见星，每以少许点之。一日一点，毒自出也。(《秘传外科》)

## 070 海 龙

**【常用别名】**水雁、海蛇。

**【来源】**为海龙科动物刁海龙、拟海龙、尖海龙等多种海龙的全体或除去皮膜及内脏的全体。

**【产地】**分布我国南海及东海近陆海域。

**【采集加工】**全年均可捕捉，一般在夏、秋季捕捉，捕后，除去外面皮膜和内脏，洗净，晒干。

**【性味】**味甘、咸，性温。归肝、肾经。

**【毒性】**无毒。

**【功能主治】**补肾壮阳、散结消肿，用于阳痿不育。

《本草纲目》无明确记载。

**【现代相关药理研究】**海龙浸剂可使实验动物离体子宫兴奋，收缩加强，频率加快，其作用较温和持久；各类海龙的乙醇提取物均能不同程度增加小鼠精子数和精子成活率，其中刁海龙、拟海龙作用显著，均显示其具有性激素样作用。

海龙胶能明显增加小鼠胸腺重量，显著升高小鼠白细胞数量；拟海龙提取物对正常人外周血淋巴细胞具有增殖作用。

**【用法用量】**内服：煎汤，5～9g；或研末，1.5～3g。外用：适量，研末敷；或煅炭研末撒。

**【注意事项】**孕妇阴虚火旺，有外感者均禁服。

**【附方】**

治肾不纳气，虚喘无力（自拟方）

党参10g 海龙10g 胡桃肉10g 寸冬15g 桔梗10g 肉苁蓉15g 前胡10g 甘草5g

水煎服，一日一付，早、晚分服。

## 071 海 参

【常用别名】海鼠。

【来源】为刺参科动物刺参或其他种海参的全体。

【产地】多分布于我国黄海、渤海区，东海亦产。

【采集加工】海参捕得后，除去内脏，洗净腔内泥沙，入适当的盐水烧煮约1小时，捞起放冷，经曝晒或烘焙至八、九成干时，再入蓬叶液中略煮，至颜色转黑时，取出晒干。

【性味】味咸，性温。入心、肾二经。

【毒性】无毒。

【功能主治】补肾益精，养血润燥。治精血亏损，虚弱劳怯，阳痿，梦遗，小便频数，肠燥便艰。

《本草纲目》无明确记载。

【现代相关药理研究】食用干海参含粗蛋白质55.51%，粗脂肪1.85%，灰分21.09%。每公斤干海参含碘6000μg。

【用法用量】内服：煎汤，煮食或入丸剂，适量。

【注意事项】泻痢遗滑之人忌之。

【附方】

1. 海参丸

海参一斤　全当归酒炒　巴戟肉　牛膝盐水炒　补骨脂　龟板　鹿角胶烊化　枸杞子各四两　羊肾去筋生打，十对　杜仲盐水炒　菟丝子各八两　胡桃肉一百个　猪脊髓十条，去筋

共研细末，鹿角胶和丸。每服四钱，温酒送下。治腰痛，梦遗，泄精。(《中国医药大辞典》)

2. 虚火燥结

海参、木耳（切烂），入猪大肠煮食。(《药性考》)

3. 滋补抗衰老

海参一只，豆酱少许，空腹食用。

## 072 海狗肾

【常用别名】腽肭脐。

【来源】海狗肾为海狗科动物海狗 *Callorhimus ursinus* Linnaeus 和海豹科动物斑海豹 *Phoca vitulina* Linnaeus 的阴茎和睾丸。

【产地】分布于北太平洋，偶见我国黄海及东海海域。

【药材性状】一般所用进口海狗肾（品种未定）为海狗干燥的阴茎及睾丸。其阴茎呈长圆柱形，前端较细，长28～32cm，干缩有不规则的纵沟及凹槽，有一条纵向的筋。外表黄棕色或黄色，杂有褐色斑块。后端有一长圆形、干瘪的囊状物约4cm×3cm，或有黄褐色毛。睾丸二枚，扁长圆形，棕褐色，半透明，各有一条细长的输精管与阴茎末端相连。输精管黄色，半透明，通常缠绕在阴茎上，附睾皱缩，附在睾丸的一侧，乳黄色。以

形粗长、质油润、半透明、无腥臭者为佳。国产海狗肾（即海豹的阴茎及睾丸）在形态上与上种近似。

**【采集加工】**春季捕捉雄兽，割取阴茎和睾丸，置阴凉处风干。

海狗、斑海豹均为国家二级保护动物，禁止滥捕。

**【性味】**味咸，性热。归肝、肾经。

**【毒性】**无毒。

**【功能主治】**温肾壮阳，益精补髓。治五劳七伤，虚损少力，阳痿精衰，腰膝痿弱。

《本草纲目》记载其补中益肾气，暖腰膝，助阳气，破癥结。治五劳七伤，阴痿少力，肾虚背膊劳闷，面黑精冷。

**【现代相关药理研究】**斑海豹、海狗阴茎、睾丸主要含有雄性激素甾酮类成分。

**【用法用量】**内服：煎汤，3～9g；或浸酒。

**【注意事项】**阴虚火旺、骨蒸劳嗽及脾虚寒湿者均忌服。

**【附方】**

1. 腽肭脐丸

腽肭脐一对，慢火煮令熟　硇砂研飞，二两　精羊肉熟切碎烂，研　羊髓取汁，各一斤　沉香　神曲炒，各四两

上六味，用无灰好酒一斗，同于银器内，慢火熬成膏，候冷入下列药药。

阳起石用浆水煮一日，细研飞过，焙干用　人参去芦　补骨脂酒炒　钟乳粉炼成者　巴戟去心　川芎　肉豆蔻去壳　紫苏子炒　枳壳去瓤，麸炒　木香　荜澄茄　胡芦巴炒　天麻　青皮去白　丁香　茴香炒，各二两　肉桂　槟榔　蒺藜子炒　大腹子各二两半　山药一两半　苁蓉洗，切片，焙，四两　白豆蔻去壳，一两　大附子炮，去皮、脐，用青盐半斤，浆水一斗五升煮，候水尽，切，焙干，八两

上述药物，各依法修事，捣罗为末，入前膏内搜成剂，于臼内捣千余杵，丸如梧桐子大。每服二十丸，空心，温酒下，盐汤亦得。

功用：补虚壮气，暖背祛邪，益精髓，调脾胃，进饮食，悦颜色。治五劳七伤，真气虚惫，脐腹冷痛，肢体酸痛，腰背拘急，脚膝缓弱，面色黧黑，肌肉消瘦，目暗耳鸣，时有余沥，房室不举等。(《和剂局方》)

2. 腽肭脐丸

腽肭脐一对，酒蒸熟，打和后药　天雄炮，去皮　附子炮，去皮、脐　川乌炮，去皮　尖阳起石煅　钟乳粉各二两　鹿茸酒蒸，一两　独体朱砂研极细　人参　沉香不见火，别研

上为细末，用腽肭脐膏入少酒，臼内杵，和为丸，如桐子大。

每服七十丸，空心盐酒、盐汤任下。

治五劳七伤，真阳衰惫，脐腹冷痛，肢体酸疼，腰背拘急，脚膝缓弱，面色黧黑，肌肉消瘦，目眩耳鸣，口苦舌干，饮食无味，小便滑数等。(《济生方》)

## 073 益智仁

**【常用别名】**益知子、益智、摘艼子。

**【来源】**为姜科植物益智 *Alpinia oxphylla* Miq. 的干燥成熟果实，又名益智子。

**【产地】**主产于海南、广东、广西、云南、福建等地。

【药材性状】呈椭圆形，两端略尖，长 1.2～2cm，直径 1～1.3cm。表面棕色或灰棕色，有纵向凹凸不平的突起，棱线 13～20 条，顶端有花被残基，基部常残存果柄。果皮薄而稍韧，与种子紧贴，种子集结成团，中有隔膜将种子团分为 3 瓣，每瓣有种子 6～11 粒。种子呈不规则的扁圆形，略有线棱，直径约 3mm，表面灰褐色或灰黄色，外被淡棕色膜质的假种子；质硬，胚乳白色。有特异香气，味辛、微苦。

【采集加工】野生品于 4～5 月，栽培品于栽植 2～3 年后，5～6 月当果实呈褐色、果皮茸毛减少时采收，去果柄，晒干。

【性味】味辛，性温。归脾、胃、肾经。

【毒性】无毒。

【功能主治】温脾止泻摄涎，暖肾固精缩尿。主治脾胃虚寒，呕吐、泄泻、腹中冷痛、口多唾液、肾虚遗尿、尿频、遗精、白浊。

《本草纲目》记载其治遗精虚漏、小便余沥，益气，安神，补不足。

【现代相关药理研究】益智果实的甲醇提取物，对豚鼠左心房具有强大的正性肌力作用，且有一定抗疲劳作用。

【用法用量】内服：煎汤，3～9g；或入丸、散。

【注意事项】阴虚火旺或湿热所致遗精、尿频、崩漏等症禁服。

【附方】

1. 缩泉丸

乌药　益智仁等分

上为末，酒煮山药末糊丸，桐子大。每服七十丸，盐汤或末饮下。(《妇人良方》)

2. 食疗方

(1) 益智仁炖猪肉

益智仁 10g，补骨脂 10g，猪瘦肉 200g，精盐、料酒、味精、葱段、姜片各适量。

将补骨脂、益智仁分别去杂洗净，放入砂锅内，加水适量，煎煮好滤出煎汁。将猪肉洗净切块，下热锅煸炒，烹入料酒，加水适量，大火烧沸后，放入精盐、葱段、姜片、补骨脂和益智仁煎汁，改为小火炖至猪肉熟烂，调入味精，出锅即成。

本方具有缩尿固精的功能。主治肾虚遗尿、尿频、遗精、白浊。

(2) 益智仁炖猪小肚

益智仁 10g，猪小肚 2 个，精盐、料酒、味精、葱段、姜片各适量。

将猪小肚多次用清水洗净，放入沸水锅内焯一下，捞出洗净，放锅内，加入适量水、精盐、料酒、味精、葱段、姜片和益智仁，大火烧沸后，改为小火炖至猪小肚熟烂入味，捞出切条，吃小肚喝汤。

本方具有暖肾、缩尿、固精的功能。主治肾虚遗尿、尿频、遗精、白浊。(《最新食用药用保健中药管理规定及使用指南》)

## 074 桑椹子

【常用别名】葚、桑实、黑椹、桑枣、桑粒、桑果。

【来源】为桑科植物桑 *Morus alba* L. 的果穗。

【产地】全国大部分地区均产。主产四川、江苏、安徽、辽宁等地。

【药材性状】果穗由多数小瘦果集合而成，呈长圆形，长1～2cm，直径0.5～0.8cm，黄棕黄色，棕红色至暗紫色，有短果序梗。小瘦果卵圆形，稍扁，长约2mm，宽约1mm，外具肉质花被片4枚，果实边缘有棱线，果皮薄。种皮淡黄色，油质。气微，味微酸而甜。

【采集加工】4～6月当果穗变红时采收，晒干或蒸后晒干。

【性味】味甘、酸，性寒。归肝、肾经。

【毒性】无毒。

【功能主治】滋阴养血、生津润肠。用于肝肾阴亏，消渴，便秘，目暗，耳鸣，关节不利等病证。

《本草纲目》记载其利五脏，安魂镇神，令人聪明，不老；解酒毒，利水气消肿。

【现代相关药理研究】有增强免疫，激发淋巴细胞转化的作用。

【用法用量】内服：水煎，10～15g；或酿酒；或熬膏。

【注意事项】因其有滋阴生津润肠之力，故脾胃虚寒而大便溏薄者忌服。

【附方】

1. 治心肾衰弱不寐

鲜桑椹1～2两，水适量煎服。(《闽南民间草药》)

2. 桑椹酒

桑心皮切，以水二斗，煮汁一斗，入桑椹再煮，取五升以糯饭五升，酿酒饮。治水肿胀满，虚竭还胀。(《普济方》)

3. 食疗方

(1) 桑椹枸杞饮

桑椹30g，枸杞子9g，大枣15枚，红糖适量。

将桑椹、大枣、枸杞子分别用清水洗净，放锅内，加水适量，煮沸后改为文火煎煮。加入红糖煮约1小时即成。

本方具有滋补肝肾的功能。适用于头昏眼花、耳鸣、遗精、消渴、便秘等病症。健康人食之乌发明目，精力充沛，延年益寿。

(2) 桑椹糖

桑椹200g，白糖500g。

将白糖放在不锈钢锅中，加水适量，用文火煎熬至稠时，加入桑椹末，调匀，继续煎熬至能挑起成丝状时，倒入涂有熟菜油的搪瓷盘内，凉凉，用刀划成小块食用。

桑椹糖具有滋肝肾、滋阴清热的功能，适用于目花、发白、头晕、便秘、消渴、心烦不眠等病症。健康人食用精神焕发，脑力不衰。

(3) 桑椹蜜饮

桑椹50g，蜂蜜适量。

将桑椹去杂洗净，放入锅内，加水适量，煮沸1小时，滤渣，煎汁继续煮，加入蜂蜜煮沸即成。

本方具有滋补强壮、补肝益肾的功能。适用于慢性肝炎肝功异常、肺燥咳嗽、肠燥便秘、热渴、两目昏花等病症。健康人食用可聪耳目，健康长寿。(《最新食用药用保健中药

管理规定及使用指南》)

## 075 桑螵蛸

**【常用别名】**螵蛸、螵蛸、螳螂子、螳螂壳、桑蛸、赖尿郎等。

**【来源】**为螳螂科昆虫大刀螂、南方刀螂等的卵鞘。

**【产地】**分布于我国南方各省。

**【药材性状】**

1. 团螵蛸　略呈圆柱形或者类圆形，长 2.5～4cm，宽 2～3cm，由多数膜状薄层叠成，表面浅黄褐色或黄褐色，上面有不很明显的隆起带，底面平坦，或有附着在植物茎上而形成的凹痕沟。体轻，质松，有韧性。断面可见许多放射状排列的小室，室内各有一细小椭圆形的卵，呈黄棕色，有光泽。气微腥，味微咸。

2. 长螵蛸　略呈长条形，长 2.5～5cm，厚约 1cm。一端较长，一端较细而长。表面灰黄色，有斜向纹理，上面呈凸面状，有带状隆起，隆起带两侧各有一浅沟，呈褐色或灰褐色。底面平坦或凹入。质坚而脆。

3. 黑螵蛸　略呈平行四边形，长 2～3.5cm，宽 1～1.5cm，厚 1～1.5cm。表面褐色，有斜向纹理，上面呈凸面状，并有带状隆起，近尾端微向上翘，质坚而韧。

**【采集加工】**每年秋季至翌年春季在树上采集卵鞘，蒸 30～40 分钟，以杀死其中虫卵，晒干或烘干。

**【性味】**味甘、咸，性平。归肝、肾、膀胱经。

**【毒性】**无毒。

**【功能主治】**固精缩尿，补肾壮阳。用于遗精，尿浊，小便频数，遗尿，赤白带下，阳痿，早泄。

《本草纲目》记载其疗男子虚损，五脏气微，梦寐失精遗溺，久服益气养神。

**【现代相关药理研究】**广腹螳螂桑螵蛸，含蛋白质、脂肪、柠檬酸钙，在黏胶腺含原儿茶酸的苷。小刀螂桑螵蛸，含蛋白质、脂肪及精纤维。

**【用法用量】**内服：煎汤，5～10g；研末，3～5g；或入丸、散。

**【注意事项】**阴虚火旺或膀胱有湿热者慎服。

**【附方】**

1. 桑螵蛸散

桑螵蛸　远志　菖蒲　龙骨　人参　茯神　当归　龟甲醋炙，各一两

为末。夜卧，人参汤调下二钱。

用于心气不足，肾虚不固，小便频数，心神恍惚，健忘及遗尿等病证。(《本草衍义》)

2. 内补丸

鹿茸　菟丝子　沙蒺藜　紫菀茸　黄芪　肉桂　桑螵蛸　肉苁蓉　制附子　茯苓　白蒺藜各等分

研末，蜜丸，如绿豆大，每服二十丸，空心服。

用于肾阳衰微，白带清稀，久病不止，腰痛如折，小便频数，面色苍白，精神疲乏等病证。(《女科切要》)

3. 治小儿遗尿

(1) 每次取桑螵蛸12枚（约8g），炒炭存性，研成细末，糖水送服，每日2次，7日为1个疗程。共治小儿遗尿23例。

结果：显效4例，有效15例，无效4例。2～3个疗程效果明显，愈后复发较少。[中药通报，1986，(7)：60]

(2) 用桑螵蛸配益智仁、黄芪、山药，按15：15：10：10比例，共烘干研末，每次3g，每日2次，冲服或吞服。共观察小儿遗尿51例。

结果：除2例未能追踪到结果外，余均治愈，治愈时间最短2日，最长7日，一般3～4日。[黑龙江中医药，1990，(1)：23]

## 076 淫羊藿

**【常用别名】**仙灵脾、黄连祖、千两金、三角莲、放杖草、弃杖草、干鸡筋、三枝九叶草等。

**【来源】**为小檗科植物淫羊藿 *Epimedium brevicornum* Maxim.、箭叶淫羊藿 *E. sagittatum*（Sieb. et Zucc.）Maxim.、柔毛淫羊藿 *E. pubescens* Maxim.、巫山淫羊藿 *E. wushanense* T. S. Ying.、朝鲜淫羊藿 *E. koreanum* Nakai 的干燥地上部分。

**【药材性状】**

1. 淫羊藿　茎呈细圆柱形，长约20cm，表面黄绿色或淡黄色，具光泽。茎生叶对生，二回三出复叶；小叶片卵圆形，长3～8cm，宽2～6cm，先端渐尖，顶生小叶基部心形，两侧小叶较小，偏心形，外侧较大，呈耳状，边缘具黄色刺毛状细锯齿；上表面黄绿色，下表面灰绿色，主脉7～9条，基部有稀疏长毛，细脉两面突起，网脉明显；小叶柄长1～5cm。叶片近革质。无臭，味微苦。

2. 箭叶淫羊藿　一回三出复叶，小叶长卵形至卵状披针形，长4～12cm，宽2.5～5cm，先端渐尖，两侧小叶基部明显偏斜，外侧呈箭形。下表面疏被粗短伏毛或近无毛。叶片革质。

3. 朝鲜淫羊藿　小叶较长，长4～10cm，宽3.5～7cm，先端长尖，叶片较薄。

**【采集加工】**夏、秋季采收，割取茎叶，除去粗梗及杂质，晒干或阴干。

**【性味】**味辛、甘，性温。归肝、肾经。

**【毒性】**无毒。日本产淫羊藿能使蛙的瞳孔扩大，使小鼠随意运动增加、反射机能亢进，往往发生轻度痉挛，遂至呼吸停止而死，心脏于呼吸停止后一定时间内持续搏动。(《中药大辞典》)

**【功能主治】**补肾壮阳，强筋健骨，祛风除湿。用于阳痿不举、小便淋沥、筋骨拘急、半身不遂、腰膝无力、风湿痹痛、四肢麻木等病症。

《本草纲目》记载其治阴痿、益气力，强志，坚筋骨，中年健忘，四肢不仁。补腰膝，强心力。

**【现代相关药理研究】**具有雄性激素样作用。能提高机体免疫功能。特别是对肾虚患者免疫功能低下有改善作用。能扩张外周血管，改善微循环，增加血流量，增加冠脉流量。对脊髓灰质炎病毒及其他肠道病毒有抑制作用，并具有抗缺氧、镇静、抗惊厥及镇咳、祛痰作用。

**【用法用量】**内服：水煎，3～9g，大剂量可用至15g；或入丸、散；或浸酒、熬膏。

**【注意事项】**虚阳易举、梦遗不止、尿赤口干、阳强不痿者忌之。

**【附方】**

1. 固精健阳酒

淫羊藿洗净细挫，用羊脂拌炒过，每修事一斤，用羊脂四两为度 仙茅用米泔水浸去赤汁尽，黑豆拌蒸烂 南五加皮酒洗净，各四两

㕮咀。用绢袋盛，悬入无灰酒一中坛内，三七日后取饮。早晚一二杯，殊效。(《万病验方》)

2. 赞育丹

熟地八两 白术八两 当归 枸杞各六两 杜仲酒炒 仙茅酒蒸一日 巴戟肉甘草汤炒 山茱萸 淫羊藿羊脂拌炒 肉苁蓉酒洗去甲 韭子炒黄，各四两 蛇床子微炒 附子制 肉桂各二两

上炼蜜丸服。或加人参、鹿茸（亦炒），治阳痿精衰、虚寒无子等证。(《景岳全书》)

3. 食疗方

(1) 淫羊藿猪肝

淫羊藿10g，猪肝250g，料酒、精盐、白糖、味精、葱花、姜丝、猪油各适量。

将淫羊藿洗净，放砂锅内，加水2杯，煮沸至半杯水量，滤出煎汁待用，将猪肝洗净切片。

油锅烧热，下葱、姜煸香，投入猪肝煸炒，加入料酒、精盐、白糖、淫羊藿煎汁，煸炒至猪肝熟而入味。用味精调味即可出锅食用。

本菜具有补肝肾、祛风湿的功能。适用于阳痿、风湿痹痛、腰膝无力、面色萎黄、贫血、目花等病症。

(2) 淫羊藿酒

淫羊藿100g，白酒500g。

将淫羊藿洗净切碎，装入纱布袋内扎口，放入盛酒的坛内，浸泡，密封盖，10日后可饮用。

本方酒适用于阳痿不举、小便淋沥、筋骨挛急、半身不遂、腰膝无力、风湿痹痛等病症。阴虚而阳举易动者忌饮。(《最新食用药用保健中药管理规定及使用指南》)

## 077 续 断

**【常用别名】**接骨、山萝卜、川萝卜根、川断。

**【来源】**为川续断科植物川续断 *Dipsacus asperoides* C. Y. cheng et T. M. Ai. 的根。

**【产地】**分布于湖北、四川、云南、贵州等省区。

**【药材性状】**干燥根呈长圆柱形，向下渐细，或稍弯曲，长7～10cm，直径1～1.5cm。表面灰褐色或黄褐色，有扭曲的纵皱及浅沟纹，皮孔横裂，并有少数根痕，质硬而脆，易折断。断面不平坦，微带角质性，皮部褐色，宽度约为木部的一半，形成层略呈红棕色，木部淡褐色或灰绿色，维管束呈放射状排列，微显暗绿色，气微香，味苦、甜

而涩。

**【采集加工】**在霜冻前采挖，将全根挖起，除去泥土，用火烘烤或晒干。

**【性味】**味苦、辛，性温。归肝、肾经。

**【毒性】**无毒。

**【功能主治】**补肝肾，强筋骨，通关节，和血脉，止血安胎。治腰背酸痛，足膝无力，胎漏，崩漏，带下，遗精，跌打损伤，金疮，疮肿等。

《本草纲目》记载其止痛，生肌，续筋骨，通宣血脉，助气，补五劳七伤，久服益气力。

**【现代相关药理研究】**浸膏和总生物碱对冷血动物和温血动物的在体或离体心脏均有明显的正性肌力作用，且能显著降低动脉压和平滑肌的紧张度。

**【用法用量】**内服：煎汤，6～15g；或入丸、散。外用：适量，鲜品捣敷。

**【注意事项】**气郁者慎用。

**【附方】**

1. 续断丸

续断二两　补骨脂　牛膝　木瓜　萆薢　杜仲各一两

上为细末，炼蜜为丸，梧桐子大。空心，无灰酒下五十丸。

治腰痛并脚酸腿软。（《扶寿精方》）

2. 续断散

续断　牛膝去芦，酒浸

上为细末，温酒调下二钱，食前服。（《魏氏家藏方》）

## 078 菊　花

**【常用别名】**节华、女节、金精、甘菊、真菊、金蕊、药菊等。

**【来源】**为菊科植物菊 *Chrysanthemum morifolium* Ramat. 的干燥头状花序。

**【产地】**白菊花以地名不同分别有：主产安徽亳州、涡阳及河南商丘者称“亳菊”；产于河南武陟、博爱者称“怀菊”；产四川中江者称“川菊”；产于山东济宁者为“济菊”；产于河北安国者为“祁菊”；产于安徽歙县、浙江德清者为“贡菊”；产安徽滁县者为“滁菊”，品质最佳；产湖南平江者为“平江菊”；产浙江嘉兴、桐乡、吴兴、海宁者系“黄菊”、“杭菊”。

**【药材性状】**

1. 亳菊　倒圆锥形或圆筒形，有时稍压扁呈扇状。直径1.5～3cm，多离散。总苞由3～4层苞片组成，苞片卵形或椭圆形，黄绿色或绿褐色，外被柔毛，边缘膜质。花托半球形。舌状花在外方，数层。雌性，类白色或淡黄色，劲直，上举，纵向折缩，散生金黄色腺点，管状花多数，两性，位于中央，常为舌状花所隐藏，黄色，顶端5裂。瘦果不发育，无冠毛。体轻质柔润，干时松脆。气清香，味甘，微苦。

2. 滁菊　呈不规则球形或扁球形，直径1.5～2.5cm，舌状花白色，不规则扭曲，内卷，边缘皱缩，有时可见淡褐色腺点。管状花大多隐藏。

3. 贡菊　呈扁球形或不规则球形，直径1.5～2.5cm，舌状花白色或类白色，斜升，上部反折，边缘稍内而皱缩，通常无腺点；管状花少，多外露。

4. 杭菊　呈碟形或扁球形，直径2.5～4cm，常数个相连，舌状花类白色或黄色，平展或微折叠，彼此黏结，通常无腺点，管状花较多，外露。

5. 药菊　呈圆盘形或扁扇形。

**【采集加工】** 秋末冬初花盛开时，分批采收已开放的花。不同产地和不同商品的规格、采收加工方法不同。亳菊先将花枝剪下，阴干后再剪取花头；滁菊剪下花头后，用硫黄熏蒸，再晒至半干，筛成球形，再晒干；贡菊直接由新鲜花头烘干；杭菊摘取花头后，蒸3～5分钟后再晒干。

**【性味】** 味辛、甘、苦，性微寒。归肺、肝经。

**【毒性】** 无毒。

**【功能主治】** 疏风清热，平肝明目，解毒消肿。用于头痛、眩晕、目赤、心胸烦热、疔疮、肿毒、肝气不足等病证。

《本草纲目》记载其安肠胃，利五脉，调四肢，治肝气不足。久服利血气，轻身，耐老，延年。

**【现代相关药理研究】** 菊花不仅是一种神经强壮剂，而且还可增强毛细血管抵抗力，改善冠脉血流量，增强心肌收缩力，并且有降压、抗菌、消炎等作用。

**【用法用量】** 内服：煎汤，5～10g；泡茶或入丸、散。

**【注意事项】** 本品寒凉，气虚胃寒、食少泄泻者慎服。

**【附方】**

1. 菊睛丸

甘菊花四两　巴戟去心，一两　苁蓉酒浸，去皮，炒，切，焙，二两　枸杞子三两

上为细末，炼蜜丸，如梧桐子大。每服三十至五十丸，温酒或盐汤下，空心食前服。

治肝肾不足，眼目昏暗。（《和剂局方》）

2. 治疗眩晕

菊花、乌梅、山楂各1.5g，白糖50g，水煎服（将白糖放入煎好的药液中服用）。治疗各种原因引起的眩晕50例。

结果：痊愈45例，无效5例，总有效率为90%。[四川中医，1991，9（3）：35]

3. 食疗方

（1）菊花溜鱼片

鲜白菊花50g，净鱼肉250g，鲜豌豆苗50g，鸡蛋清1只，料酒、精盐、味精、胡椒粉、湿淀粉、姜末、猪油、鸡汤各适量。

将菊花、豌豆苗分别洗净，鱼肉片成鱼片放入碗内，加入精盐、味精、料酒、鸡蛋清、湿淀粉拌匀。另取一碗放入精盐、味精、胡椒粉、料酒、湿淀粉、鸡汤拌匀成芡汁。

锅内放猪油，烧至五成熟时，入鱼片滑透捞出，锅内留少量余油，入姜末煸香，倒入芡汁，再放入鱼片、菊花、豌豆苗，翻炒后，出锅即成。

本方具有益脾胃、除烦热的功能。适用于胸中烦热、消渴、目赤、食欲不振、消化不良、体虚、乏力、水肿等病症。

（2）菊花炒鸡片

嫩鸡肉800g，菊花瓣50g，鸡蛋清3只，料酒、精盐、味精、白糖、胡椒粉、葱花、

姜丝、湿淀粉、玉米粉、麻油、豆油各适量。

将菊花用冷水轻轻洗净。鸡肉洗净，切成薄片，放碗内，加入鸡蛋清、精盐、料酒、胡椒粉、玉米粉同调拌匀。将盐、白糖、味精、胡椒粉、麻油放另一碗内兑成汁。

油锅烧至五成热，放入鸡肉片滑透，捞出沥油。锅内留余油烧热，下入葱、姜煸香，放入鸡肉片，烹入料酒，倒入兑好的汁翻炒几下，投入菊花瓣，翻炒均匀即可出锅。

本方具有疏风清热、补脾明目的功能。适用于头痛、眩晕、目赤、心胸烦热、体虚瘦弱、食欲不佳、消化不良、消渴等病症。

(3) 菊花爆里脊

鲜白菊花 100g，猪里脊 250g，豌苗 50g，鸡蛋清 2 只，料酒、精盐、味精、胡椒粉、葱花、姜末、淀粉、鸡汤、猪油各适量。

将菊花、豌豆苗分别洗净。里脊肉洗净切丝，放入锅内，加鸡蛋清、精盐、味精、淀粉拌匀。另取一碗，放入料酒、味精、胡椒粉、淀粉、鸡汤搅拌成芡汁。

锅内加油，烧至六成热时下肉丝滑透捞出，锅内留少许底油，下葱姜煸香，放入肉丝、菊花、豌豆苗，倒入芡汁，翻炒几下，出锅即成。

本方具有滋阴润燥、疏风清热的功能。适用于阴虚咳嗽、体虚、乏力、消渴、目赤、烦热等病症。

(4) 菊花茶

绿茶 6g，白菊花 6g。

将白菊花洗净，与绿茶同放入杯中，冲入开水浸泡即成。

菊花茶具有清热解暑的功能，适用头痛、眩晕、目赤、心闷烦热、两目昏花、消化不良、暑热等病症，是防暑降温的好饮料。

(5) 菊花酒

白菊花 15g，白酒适量。

将白菊花去杂洗净，沥去水分，放入酒瓶中，注入白酒，封盖，浸泡 15 天左右即成。

菊花酒有延年、防发白的作用。(《最新食用药用保健中药管理规定及使用指南》)

## 079 鹿 角

**【常用别名】** 马鹿角、梅花鹿角。

**【来源】** 为鹿科动物马鹿 *Cervus elaphus* Linnacus 与梅花鹿 *Cervus nippon* Temminck 已骨化的角或锯茸后翌年春季脱落的角基，分别习称“马鹿角”、“梅花鹿角”、“鹿角脱盘”。

**【产地】** 分布于东北、西北、内蒙古、华南、华北等地区。目前以饲养为主，野生较少。

**【药材性状】**

1. 花鹿角　为梅花鹿老角，呈分枝状，三岔或四岔，长约 30～50cm，左右两枝对称。主枝稍向后弯曲，直径 2.5～4.5cm；分枝向两高伸张，枝端渐细。基部有盘状突起，习称“珍珠盘”。表面黄棕色，枝端浅黄白色，无毛，有光泽，具疣状突起，习称“骨钉”，并有纵棱。质硬。断面周围白色，中央灰色，并有细蜂窝状小孔。气无，味微咸。以质坚、全体有骨钉、光泽者佳。

2. 马鹿角　为马鹿的老角。形与花鹿角相似，每枝多为3～6盆。全长50～60cm，直径3～6cm。表面灰褐色或灰黄色，骨钉不显著，基部有珍珠盘。骨质坚硬，断面外围白色层极厚，中央多灰黑色，有的微呈红色，具粗蜂窝状孔。气无，味微咸，以粗壮坚实、无枯朽者为佳。

**【采集加工】**一般于冬季或早春将角连脑骨一起砍下，或自基部锯下，洗净，风干，称“砍角”；或在春末拾取自然脱落者，称“退角”。

**【性味】**味咸，性温。归肾、肝经。

**【毒性】**无毒。

**【功能主治】**补肾温阳，益精养血，活血消肿。用于骨弱无力，瘀血作痛，虚劳内伤，腰脊疼痛，疮疡毒肿。

《本草纲目》记载其除少腹血痛、腰脊痛，益气，轻身，强骨髓，补阳道绝伤。

**【现代相关药理研究】**鹿角可增加心脏的搏出量，增加小鼠巨噬细胞能力和促进T细胞的增殖能力。鹿花盘提取物和鹿花盘多肽对小鼠乳腺增生具有抑制作用。

**【用法用量】**内服：煎汤，5～10g；研末，每次1～3g；或入丸、散。外用：适量，磨汁涂、研末撒或调敷。熟用偏于补肾益精；生用偏于散血消肿。

**【注意事项】**阴虚火旺忌用。

**【附方】**

1. 鹿角丸

鹿角二两　川牛膝去芦，酒浸，焙，一两半

上为细末，炼蜜为丸，如梧桐子大。每服七十丸，空心盐汤送下。

治骨虚极，面肿垢黑，脊痛不能久立，气衰发落齿槁，腰脊痛，甚则喜唾。（《济生方》）

2. 服鹿角法

鹿角骨十两　生附子三两，去皮脐，为末

每服二钱，空心遇酒下。

本方令人少睡，益气力，通神明。（《本草纲目》）

3. 鹿角丸

鹿角　石斛　山药　人参　防风　白马茎　干地黄　菟丝子　蛇床子各五分　杜仲　泽泻　山茱萸　赤石脂　干姜各四分　牛膝　五味子　巴戟天各六分　苁蓉七分　远志　石龙芮各三分　天雄二分

上为细末。酒服如梧子三十丸，日二，忌米醋。

本方补虚损，治五劳七伤。（《千金要方》）

4. 百补酒

鹿角120g，知母40g，党参30g，炒山药、炙黄芪、茯苓、芡实、枸杞子、菟丝子、金樱子肉、熟地黄各24g，牛膝18g，天冬24g，麦冬12g，楮实子24g，黄柏12g，山茱萸、五味子、龙眼肉各6g，白酒6000g，制成7000g补酒，本品含醇量应为35%～40%。

本方补气血，益肝肾，填精髓。用于身体虚弱，腰膝无力，头昏目眩，遗精多汗。口服，每次30～60ml，日服2次。（《临床实用中药辞典》）

## 080 鹿茸

**【常用别名】** 斑龙珠。

**【来源】** 为鹿科动物梅花鹿、马鹿的雄鹿尚未骨化密生茸毛的幼角。

**【产地】** 分布于东北、西北、内蒙古、华北、西南地。

**【药材性状】**

1. 花鹿茸　又名黄毛茸、花茸，为梅花鹿的幼角。

(1) 锯茸：全体呈圆柱形，多具1～2枝。具1分枝者，习称“二杠”，其主枝习称“大挺”，挺高14～20cm，锯口直径约3cm，离锯口3cm处分枝，分枝长10～15cm，直径较主枝略细。外皮红棕色或棕色，多光润，表面布有红黄色或棕黄色致密的茸毛，上端较密，下部较稀，分岔间具一条灰色筋脉，皮茸紧贴。体轻，锯口洁白，有细蜂窝，外围无骨质。气微腥，味微咸。具2分枝者，习称“三岔”，大挺长24～30cm，直径较细，多不圆，略呈弯弓形，微向后偏，先端略尖，下部多有纵棱线（称“起筋”）及突起的疙瘩（称“骴”或“钉”），皮红黄色，毛稀而较粗。二茬茸和头茬茸相似，但挺长而不圆，或下粗上细，下部有纵棱筋，毛较粗糙，体较重，无腥味。

(2) 砍茸：即带有脑骨的茸，亦分二杠、三岔的规格，与锯茸同，脑骨前端平齐，后端有一对弧形的骨，习称“虎牙”，脑骨洁白无残肉，外附脑皮，皮上密生茸毛。花鹿茸均以粗大、挺圆、顶端丰满、质嫩、毛细、皮色红棕、油润光亮者为佳。挺细瘦，下部起筋，毛粗糙，体重者质次。

2. 马鹿茸　又名青毛茸。为马鹿茸的幼角。形状比花鹿茸粗大，分枝亦较多，侧枝一个者习称“门”，二个称“莲花”，三个称“三岔”，四个称“四岔”，或更多。其中以莲花、三岔、四岔为主。东北产的“门”，大挺长23～27cm，直径3cm许。皮灰黑色，毛青灰色或灰黄色，细而光亮，质嫩，断面外皮较厚，灰黑色，中央米黄色，有较细的蜂窝眼，微有腥气，味微咸。莲花大挺长，18～33cm，下部有棱线，而质不老，断面蜂眼稍大。三岔质较老，皮色深。四岔毛粗而稀，挺下部具棱线及疙瘩，分岔顶端多显露光头，习称“捻头”。砍茸则脑骨较薄，色灰白，毛灰褐色，雨茸间距离较花鹿茸为宽。西北产的多为砍茸，长30～100cm。挺多不圆，顶端圆扁不一，表面有棱，分岔较长且弯曲。毛灰色或黑灰色而粗长，锯面色较深，上端紫红色，中段以下灰红色，下部灰白色，常见骨质。有腥臭气，味咸。马鹿茸均以茸体饱满、体轻、下部无棱线、断面蜂窝状，组织致密、米黄色者为佳。茸体干瘪、毛粗不全、体较重、下部起筋、断面灰红色者质次。茸体大部分毛已脱掉，显灰白色，或下部隆起疙瘩状，内部灰白色，体重已成骨化者不可做鹿茸入药。

**【采集加工】** 梅花鹿茸每年可采收两茬。头茬茸包括“二杠锯茸”和“三杈锯茸”。另外有少量的“二杠砍茸”和“三杈砍茸”。砍茸是将鹿杀死取下连同头骨的鹿茸，价格昂贵。鹿茸的加工方法传统为水煮法，近年来研究出微波及远红外线法，加工产品分为带血茸和排血茸两种。

马鹿茸比梅花鹿茸大，一般都加工成带血茸。

**【性味】**味甘、咸，性温。归肝、肾经。

**【毒性】**无毒。

**【功能主治】**壮肾阳，益精血，强筋骨，托疮毒。用于虚劳羸瘦，精神倦乏，眩晕，耳聋，目暗，腰膝酸痛，阳痿，子宫虚冷，崩漏，带下。

《本草纲目》记载其益气强志，生齿不老。疗虚劳，羸瘦，四肢酸疼，腰脊痛。补男子腰肾虚冷，脚膝无力，女人崩中漏血，赤白带下。生精补髓，养血益阳，强筋健骨，治一切虚损。

**【现代相关药理研究】**鹿茸含激素，鹿茸精含雄性激素及少量女性卵泡激素，总氨基酸含量达50.13%，有甘氨酸、赖氨酸、精氨酸等17种以上。

能增强性功能及促进性器官发育，能促进发育生长。能提高机体的工作能力，减轻疲劳，对神经系统有镇静、镇痛及益智作用。能改善睡眠和食欲，以及改善蛋白质代谢障碍和改善能量代谢，增加肾脏利尿功能。能使红细胞、血色素及网织红细胞数增加。中等剂量的鹿茸能引起心跳、心率加快，每分输出量增加，对已疲劳心脏的作用更明显。能增强免疫功能，促进创伤愈合，亦具有抗衰老作用。

**【用法用量】**内服：研粉冲服，1～3g，每日3次分服；入丸、散剂，随方配制。

**【注意事项】**阴虚阳亢、血分有热及肺有痰热者禁服。服用本品宜从小量开始，缓缓增加，不宜骤用大量，以免阳升风动，头晕目赤，或伤阴动血。

**【附方】**

1. 鹿茸大补汤

鹿茸　黄芪蜜炙　当归酒浸　茯苓　苁蓉酒浸　杜仲炒去绿，各二两　人参　白芍药　肉桂　石斛酒浸，蒸，焙　附子炮　五味子　半夏　白术煨，各一两半　甘草半两　熟干地黄酒蒸，焙，三两

上㕮咀，每服四钱，姜三片、枣一个、水一盏，煎七分，空心热服。

治男子，妇人诸虚不足，产后血气耗伤，一切虚损。(《和剂局方》)

2. 鹿茸四斤丸

肉苁蓉酒浸　天麻　鹿茸燎去毛，酥炙　菟丝子酒浸，通饮，别研细　熟地黄　牛膝酒浸　杜仲酒浸　木瓜干，各等分

上为末，蜜丸如梧桐子大。每服五十丸，温酒、米汤食前下。

治肝肾虚热淫于内，致筋骨痿弱，不自胜持，起居须人，足不任地，惊恐战掉，潮热时作，饮食无味，不生气力，诸虚不足。(《和剂局方》)

3. 治疗房室传导阻滞

每例患者每日肌内注射鹿茸精注射液1次，每次2ml，25～30日为1个疗程。连续注射25日5例，注射30日15例。其中Ⅱ度房室传导阻滞（A-VB）以上的心肌患者加用青霉素80万单位肌内注射，每日2次；冠心病房颤伴Ⅱ度A-VB加用消心痛10mg，每日3次，丹参片2片，每日3次口服。

结果：显效率60%，有效率25%，无效率15%，总有效率为85%，心电图恢复正常时间最快3日，最慢29日，一般为15日。[浙江医学，1998，10（1）：22]

## 081 鹿角胶

**【常用别名】**白胶、鹿胶。

**【来源】**为鹿科动物梅花鹿 *Cervus nippon* Temminck 或马鹿 *C. elaphus* Linnaeus 的角煎熬而成的胶块。

**【产地】**参见“鹿茸”条。

**【药材性状】**呈方片状，长宽各 2～3cm，厚约 5mm。表面呈棕色，光滑，显红棕色半透明。一侧有黄白色多孔性的薄层，系冷却时浮面的泡沫干燥而成。质坚而脆，断面玻璃状。气无，味微甘。以切面整齐、平滑、棕黄色、半透明、无腥臭气者为佳。

**【采集加工】**先将鹿角锯成小段，置水中浸漂，每日搅动并换水 1～2 次，漂至水清，取出，置容器中熬取胶液，至角质酥融易碎时为止。将胶液过滤，用文火浓缩，取出，冷凝后，切成小块，即成。或用热压熬胶法，将小段鹿角或劈碎洗净，置高压灭菌锅内加水煮 18 小时取出，再放入普通锅内煎煮提取，每 3～4 小时换 1 次水，48 小时后即可提尽胶质，合并提取液，趁热过滤，文火浓缩收水成胶，置胶槽中自然冷凝，取出阴干。

**【性味】**味甘，性温。归肝、肾经。

**【毒性】**无毒。

**【功能主治】**补益精血、安胎止血，治肾气不足，虚劳羸瘦，腰痛，阴疽，男子阳痿，滑精，妇女子宫虚冷，崩漏，带下。

《本草纲目》记载其补中益气，轻身延年。补虚劳，长肌，益髓，悦颜色。

**【现代相关药理研究】**与鹿角功能近似。

**【用法用量】**内服：开水或黄酒烊化，每次 3g，日服 9g；或入丸、散、膏。

**【注意事项】**阴虚阳亢者忌服。

**【附方】**

1. 斑龙丸

鹿角胶　鹿角霜　菟丝子　柏子仁　熟地黄等分

上为末，酒化胶为丸。一方加补骨脂；一方加鹿茸、肉苁蓉、阳起石、附子、黄芪、当归、枣仁（炒）、辰砂，亦名斑龙丸。

治虚损、理百病、驻颜益寿。（《医方集解》）

2. 虚劳尿精方

白胶二两，炙为末，酒二升和，温服。（《外台秘要》）

3. 鹿角胶煎方

鹿角胶三两，捣碎，炒令黄燥，捣罗为末　牛乳一升　白蜜一合　牛酥一合　生姜汁一合

上五味，先煎乳，欲热，即下胶，消讫，次下姜汁，次下蜜，唯须缓入，煎十余沸，倾于瓷器中，仍数数搅，勿令酥浮于上，待凝，以竹刀割为小片。每食后，细细含咽之。

治五劳七伤，身无润泽，腰脊疼痛，四肢沉重，久服填骨髓，好颜色，祛风气，润鬓发。（《圣惠方》）

## 082 黄 精

**【常用别名】**野生姜、山生姜、玉竹黄精、龙衔、太阳草、黄芝、鹿竹等。

**【来源】**为百合科植物黄精 *Polygonatum sibiricum* Redoute、多花黄精 *P. cytonema* Hua. 或滇黄精 *P. kingianum* Coll. et Hemsl. 的干燥根茎。

**【产地】**黄精主产河北、内蒙古、陕西、湖北、四川等地。多花黄精主产贵州、湖南、云南、安徽、浙江等地。滇黄精主产贵州、广西、云南等地。

**【药材性状】**

1. 鸡头黄精　呈结节状圆柱形或不规则的圆锥形，常有分枝，头大尾累，形似鸡头，长 3～10cm，直径 0.5～1.5cm。表面黄白色至黄棕色，半透明，全体有细皱纹及稍隆起呈波状的环纹，地上茎痕呈圆盘装状，中心常凹陷，根痕多呈点状突起。质硬而韧，不易折断，断面淡黄棕色或淡棕色，稍带角质，并有多数黄白色点筋脉（维管束）。气微，味甜，有黏性。

2. 姜形黄精　呈长条结节块状，分枝粗短，形似生姜，长 2～18cm，宽 2～4cm，厚 1～2.5cm。常数个块状结节相连。表面较粗糙，有明显疣状突起的须根痕。茎痕呈凹陷的圆盘状。

3. 大黄精　呈肥厚块状或串珠状，长达 10cm 以上，宽 3～6cm，厚 2～3cm，每一结节有茎痕，茎痕呈凹陷的圆盘状，周围凹入，中部突出。

**【采集加工】**春、秋两季采挖野生品；栽培品栽后 3～4 年秋季地上部枯萎后采收，挖出根状茎，除去须根，蒸 10～20 分钟后取出，晾晒，边晒边揉至全干。

**【性味】**味甘，性平。归脾、肺、肾经。

**【毒性】**无毒。

**【功能主治】**养阴润肺，补脾益气，滋肾填精。用于虚损热寒、肺痨咳血、脾胃虚弱、倦怠无力、食欲不振、口干、筋骨软弱、风湿疼痛等病症。

《本草纲目》记载其补中益气，安五脏，轻身延年。补五劳七伤，助筋骨，耐寒暑，益脾胃，润心肺，驻颜，补诸虚。

**【现代相关药理研究】**黄精能增加冠脉流量，降低血脂，减轻冠状动脉硬化程度，还有降压作用，黄精浸膏对肾上腺素引起的血糖过高呈显著抑制作用，其甲醇提取物具有抑制肝糖酵解的功能。黄精煎剂具有显著的抗结核杆菌作用。能提高机体免疫功能和促进 DNA、RNA 及蛋白质的合成，其多糖类提取物有促进淋巴细胞转化作用，以降低血浆环磷腺苷（CAMP）含量。此外，黄精还具有抑制肾上腺皮质的作用和抗衰老作用，以及提高耐缺氧能力及止血作用。

**【用法用量】**内服：水煎，10～15g，鲜品 30～60g，熬膏；或入丸、散。外用：适量，煎汤洗，熬膏涂，或浸酒搽。

**【注意事项】**体质虚寒兼有泄泻以及痰湿痞满气滞者禁服。

**【附方】**

1. 枸杞丸

黄精、枸杞子等分

捣作饼，日干为末，炼蜜丸梧桐子大。每汤下五十丸。用于补虚补精气。(《奇效良方》)

治脾胃虚弱，体倦无力，黄精、党参、淮山药各一两，蒸鸡食。(《湖南农村常用中草药手册》)

2. 保镇丹田二精丸

黄精去皮　枸杞子各二斤

各八、九月间采取。先用清水洗黄精净，控干细锉，与枸杞子相和，杵拌合匀，作饼阴干，再捣罗为细末，炼蜜丸如梧子大，每服三十五丸，空心食前温酒下。

用于助气固精，补镇丹田，活血驻颜。(《万病验方》)

3. 万病黄精丸

黄精十斤，净洗　天门冬去心，俱蒸令烂熟　白蜜各三斤

和匀，于石臼内捣一万杵。再分为四剂，每一剂再捣一万杵，过烂取出，丸如桐子大。每三丸温酒下，日三，不拘时服。用于延年益气力。(《万病验方》)

4. 治疗白细胞减少症

用浙江产黄精，洗净，加水煎熬去渣，加糖，制成100%糖浆（每毫升含黄精1g），成人每次10ml，每日3次，4周为1个疗程。共治白细胞减少症40例。

结果：显效11例（白细胞计数比服药前增加2000以上，头晕乏力等症状明显好转）；有效18例（白细胞增加1000以上，症状好转）；无效11例（白细胞增加不到1000，症状无改善），总有效率为72.5%。多数病例白细胞在用药2周后开始增加。对药物所致白细胞减少者，在不停原服用药的情况下疗效显著。少数病例服药后轻微腹胀，改饭后服药即可消除。[中西医结合杂志，1989，9 (2)：102]

5. 治疗低血压

黄精30g，党参30g，炙甘草10g，水煎顿服，每日1剂，治疗贫血性、感染性、直立性、原因不明性低血压10例。

结果：均获近期治愈，但远期疗效欠佳。[中级医刊，1981，(12)：31]

6. 食疗方

(1) 黄精鸡

黄精100g，鸡1只（重约1500g），料酒、精盐、味精、白糖、葱段、姜片各适量。

将黄精洗净切段，将鸡宰杀，去毛、内脏、爪，洗净，下沸水锅焯去血水，捞出用清水洗净。

锅内放鸡、黄精和适量水，加入料酒、精盐、味精、白糖、葱段、姜片，武火烧沸，改为文火炖烧，至鸡肉熟烂，拣去黄精、葱、姜，出锅即成。

本方具有补中益气、润肺补肾的功能。适用于体倦乏力、虚弱羸瘦、胃呆食少、肺痨咳血、筋骨软弱、风湿疼痛等病症。

(2) 延年酒

黄精100g，苍术120g，天门冬90g，松叶180g，枸杞子150g，白酒4kg，蜂蜜适量。

分别将黄精、苍术、天门冬、松叶、枸杞去杂洗净，再将黄精、苍术、天门冬切片，置于瓷坛内，加白酒盖严，置水于锅内，使水淹至酒坛的4/5左右。炖煮至酒沸，用竹竿搅拌一次，兑入蜂蜜，继续炖至酒花迅速集中时离火。用油蜡纸密封，放置3～4月即可服用。每日2次，每次15ml。

本方适宜于中老年人须发早白、视物昏花、风湿痹症、四肢麻木、腰膝酸软等病症，有益寿延年的作用。

## 083 菟丝子

**【常用别名】**菟丝实、吐丝子、黄藤子、龙须子、豆须子、黄萝子、玉女、金线草等。

**【来源】**为旋花科植物菟丝子 *Cuscuta chinensis* Lam. 的干燥成熟种子。

**【产地】**全国各地均产。主产于北方各省区。

**【药材性状】**呈类圆形或卵圆形，直径1～5mm，表面灰棕色或黄棕色，微粗糙，扩大镜观察表面有细密深色的小点，一端有微凹的线形种脐，质坚硬。用开水浸泡，表面有黏性，加热煮至种皮破裂时露出白色卷旋状的胚，形如吐丝。无臭，味微苦、涩。

**【采集加工】**秋季果实成熟时，同被缠绕的植物（寄生）一齐采割，晒干，打下种子，去净杂质备用。

**【性味】**味辛、甘，性平。归肝、肾、脾经。

**【毒性】**无毒。

**【功能主治】**补益肾精，养肝明目，固胎止泻。用于补不足，益气力，治腰膝酸痛，遗精，消渴，尿有余沥，目暗。

《本草纲目》记载其续绝伤，补不足。益气力，养肌强阴，坚筋骨，轻身延年。

**【现代相关药理研究】**菟丝子有增强性腺功能的作用。能改善缺血心脏的血流动力学，减慢心率。可降低血压，缩小脾容积。

**【用法用量】**内服：水煎，6～15g；或入丸、散，3～6g。外用：适量，炒研调服。

**【注意事项】**本品虽为平补之药，但仍偏补阳，故阴虚火旺，大便燥结，小便短赤者不宜服。

**【附方】**

1. 菟丝子丸

菟丝子二两　五味子一两　煅牡蛎二两　苁蓉二两　制附子一两　鸡内金五钱　鹿茸一两　桑螵蛸一两　益智仁一两　乌药一两　山药一两

共细末，酒精为丸，如梧子大，每服七十丸，食前盐汤送下。

治肾气不足，神疲怯寒，形体衰弱，头晕腰酸，两足无力，小便淋漓不断。（《济生方》）

2. 鹿角菟丝子

鹿角霜一两　菟丝子五钱　牡蛎五钱　白术三钱　杜仲六钱　莲须五钱　银杏五钱　芡实五钱

水煎服。

治肾虚不固，白带清稀，久下不止，面色苍白，精神疲乏，形寒肢冷，头晕目眩，心悸气短，腰痛如折，小便频数。（《经验方》）

3. 小菟丝子丸

石莲肉二两　菟丝子酒浸，研，五两　白茯苓焙，一两　山药二两，内七分打糊

上为细末，用山药糊搜和为丸，如梧桐子大。

治肾气虚损，五劳七伤，少腹拘急，四肢酸疼，面色黧黑，唇口干燥，目暗耳鸣，饮食无味，举动乏力等。（《和剂局方》）

4. 食疗方

(1) 菟丝枸杞乳鸽

菟丝子15g，枸杞子15g，乳鸽2只，料酒、精盐、味精、白糖、葱段、姜片各适量。

将菟丝子、枸杞去杂洗净，装入纱布袋内，扎口。将乳鸽淹死，去毛、内脏，下沸水锅焯段时间，去血水，捞出。

锅内放乳鸽、药袋各适量水，加入料酒、精盐、味精、白糖、葱、姜，武火烧沸，改为文火炖至鸽肉熟烂，捞去药袋、葱、姜，出锅即成。

三物同适用于消渴、腰膝酸痛、阴虚头晕、遗精、两目昏花、视力下降、夜盲、迎风流泪等病症。

(2) 菟丝子粥

菟丝子30g，粳米100g，白糖适量。

将菟丝子洗净后捣碎，放入砂锅内，加水煎取浓汁，去渣。加入洗净的粳米和适量水，用大火煮沸，后改用小火煮约30分钟。待粥将成时加入白糖，稍煮即成。

用菟丝子同粳米煮粥，能增强补脾胃的作用。对于肝肾胃不足、体弱虚衰的中老年人，常吃此粥，能补益强壮，养生延年。

(3) 菟丝五味子酒

菟丝子30g，五味子30g，黄酒500g。

将菟丝子、五味子去杂洗净，沥干水，同放入盛酒的瓶子内，密封盖，摇晃，浸泡10日后可饮用。

本方具有补益肝肾、养心安神、收敛精气的功能。用于治疗肝肾虚的腰痛、头晕、目花、遗精、失眠、神经衰弱等病症。(《最新食用药用保健中药管理规定及使用指南》)

## 084 黄 芪

**【常用别名】**黄耆、绵黄芪、绵芪、王孙、百木、戴糁、戴椹、箭芪等。

**【来源】**为豆科植物蒙古黄芪 *Astragalus membranaceus* Bunge var. *mongholicus* (Bunge) P. K. Hsiao或膜荚黄芪 *A. membranaceus* (Fisch.) Bunge的干燥根。

**【产地】**主产于黑龙江、山西、内蒙古、甘肃、陕西、河北等地。

**【药材性状】**呈圆柱形，极少有分枝，上粗下细，长10～90cm，直径1～3.5cm。表面灰黄色或淡褐色，有纵皱纹及横长皮孔，栓皮易剥落，露出黄白色皮部，有时可见黄白色网状纤维束，质硬略韧、断面纤维性，并显粉性，皮部黄白色，木部淡黄色，有菊花心，显放射状纹理及裂隙。气微，味微甜。嚼之有豆腥气。

**【采集加工】**秋季9～11月或春季冬芽萌动前采挖，除去地上部分，切下芦头，抖净泥沙，晒至半干，堆积1～2日再晒，直至晒干，剪去侧根及须根，扎成小把。

**【性味】**味甘，性温。归肺、脾经。

**【毒性】**无毒。

**【功能主治】**补气升阳，固表止汗，利水消肿，托疮生肌。用于自汗、盗汗、血痹、浮肿、痈疽不溃或溃久不敛等病症。炙用治内伤劳倦，脾虚泄泻，脱肛，气虚血脱及一切气衰血虚之证。

《本草纲目》记载其补丈夫虚损，五劳羸瘦，止渴，益气，助气壮筋骨，长肉补血。

**【现代相关药理研究】**黄芪能显著提高机体非特异性免疫、体液免疫、细胞免疫功能，提高自然杀伤细胞的活性，促进诱生干扰素，能降低红细胞免疫黏附抑制因子的活性，提高增强因子的活性，提高红细胞表面$C_{3b}$受体清除致病性循环免疫复合物的能力。黄芪增强机体免疫力的功能可与丙种胎盘球蛋白相媲美。

有抗衰老作用，能预防老年性动脉硬化，改善肺功能；提高超氧化物歧化酶的活性；对血糖有双向调节作用。蒙古黄芪总黄酮、总皂苷、总多糖在黄嘌呤/黄嘌呤氧化酶体系有清除氧自由基的作用。

能增加贫血者的红细胞和血红蛋白，促进白细胞和血小板减少者恢复正常，并能提高或恢复红细胞的功能；对心肌细胞有保护作用，减轻受损伤程度，明显改善病毒性心肌炎患者心功能状态。

有利尿作用，能减少尿蛋白量，减轻肾脏病变。还能提高对缺氧及一些化学有害物质的耐受性，有抗突变作用，能加强学习和记忆功能，以及抑制胃液分泌，减少胃酸，抗溃疡。

**【用法用量】**内服：水煎，10～15g，大剂量可用至30～60g。

**【注意事项】**表实邪盛、内有积滞、痈疽初起或溃后热毒尚盛等实证，以及阴虚阳亢者，均须慎服。

**【附方】**

1. 补中益气汤

黄芪七钱　党参五钱　白术三钱　甘草二钱　陈皮三钱　当归四钱　升麻二钱　柴胡二钱

水煎服。若作蜜丸，剂量宜加大。

治身热有汗，渴喜热饮，食不知味，懒于语言，四肢倦怠，不耐劳动，动则气喘。脱肛，子宫脱垂等病证。（《脾胃论》）

2. 长春酒方

黄芪蜜炒　人参　白术去芦　白茯苓　当归　川芎　白芍　熟地黄　官桂　橘红　南星　半夏姜炒　苍术　米泔水浸　厚朴姜炒　砂仁　草果仁　青皮　槟榔　丁香　木香　沉香　藿香　木瓜　石斛　五味子　杜仲　白豆蔻　薏苡仁　枇杷叶　桑白皮蜜炙　神曲炒　麦芽炒　甘草炙

上各件制了，净秤三钱，等分作二十包。每日一包，用生绢袋盛，浸一斗酒内，春七、夏三、秋五、冬十日。每日清晨一杯。

大补气血，壮筋骨，和脾胃胸膈，进饮食，祛痰涎，行滞气，消酒食，除寒湿。（《寿世保元》）

3. 黄芪建中汤

黄芪　肉桂去粗皮，各三两　甘草炙，二两　白芍药六两

上为粗散，每服三钱，水一盏半，入生姜三、四片，大枣一枚，同煎一中盏，滤去渣，空心食前。

治男子诸虚不足，小腹急痛，胁肋腹胀，脐下虚满，胸中烦悸，面色萎黄，唇口干燥，少力身重，胸满短气，腰背强痛，骨肉疼痛，行动喘乏，不能饮食，或因劳伤过度，或因病后不复，并宜服之。（《和剂局方》）

4. 黄芪六一汤

黄芪去芦，蜜炙，六两　甘草炙，一两

上㕮咀，每二钱，水一盏、枣一枚，煎至七分，去渣，温服，不拘时。

治男子、妇人诸虚不足，肢体劳倦，胸中烦悸，时常焦渴，唇口干燥，面色萎黄，不能饮食。(《和剂局方》)

5. 黄芪汤

黄芪　芍药　桂心　麦门冬各三两　五味子　甘草　当归　细辛　人参各一两　大枣二十枚　前胡六两　茯苓四两　生姜　半夏各八两

上十四味，㕮咀，以水一斗四升，煮取三升。每服八合，日二服。

治虚劳不足，四肢烦疼，不欲食，食即胀，汗出。(《千金要方》)

6. 食疗方

(1) 黄芪蒸鸡

嫩母鸡 1 只，黄芪 30g，料酒、葱、姜、胡椒粉、精盐、清汤各适量。

鸡宰杀后去毛，剁去爪，剖去内脏，洗后先入沸水锅中焯至皮伸，再用凉水冲洗，沥干水备用。黄芪用清水冲洗后，立即切成 6～7cm 长段，每段再对剖成两半，整齐地装入鸡腹腔内。葱、姜洗净后切节、片待用。

将鸡放入炖盅内，加入葱、姜、料酒、清汤、盐，用棉纸封口，上笼用武火蒸至肉熟烂。出笼后加入胡椒粉调味即可。

本方补气血、益肺肾，能治虚损、疗羸瘦。适用于一切虚弱之人食用。健康人食之能护肝，健脾益肾。

(2) 黄芪粥

黄芪 60g，粳米 60g，红糖适量。

将黄芪洗净切片，放锅内，加水适量，煎熬取汁。将粳米淘洗干净，连同黄芪煎汁一起放入锅内，加水适量，置武火上烧沸，改为文火煮成粥，加入红糖调匀即成。

本方具有健脾胃、益元气、利水肿的功能。适用于食欲不振、消化不良、慢性腹泻、体虚自汗、浮肿、慢性肝炎、肾炎、劳倦内伤等病症。

(3) 芪杞炖乳鸽

黄芪 30g，枸杞 30g，乳鸽 1 只，料酒、精盐、味精、姜片、鸡清汤、鸡油各适量。

将乳鸽宰杀，去毛、内脏，斩脚爪，洗净，放入沸水中焯去血污，捞出洗净斩块放炖盅内。

将黄芪、枸杞分别洗净，放入炖盅内。将料酒、盐、味精、姜片、鸡清汤同放炖盅内，上笼蒸至肉熟烂，取出笼，拣去姜、黄芪，淋上鸡油即成。

本方具有补气壮阳、固表止汗、解毒祛风之功用，适用于中气虚弱、体倦乏力、表虚自汗及痈疽疮疡久不愈合之人食用。民间常用作病后调补之食品。阳痿、遗精等性神经功能低下患者食之有治疗作用。

(4) 黄芪鹌鹑

黄芪 8g，鹌鹑 8 只，精盐、味精、胡椒粉、料酒、葱、姜、鸡汤各适量。

黄芪用湿布擦净，切成薄片。鹌鹑宰杀后褪毛，去爪，除去内脏。冲洗干净后放入开水内氽约 1 分钟，然后将黄芪放入鹌鹑腹内。葱切小段，姜切片。

将鹌鹑、葱、姜、料酒、盐、胡椒粉、鸡汤一并放入砂锅内，放火上炖，直至鹌鹑炖烂，拣出黄芪、葱、姜，放入味精即成。

本方具有补脾益气利水的功能。适用于脾胃虚弱，食少倦怠、浮肿、痈疽等症。（《最新食用药用保健中药管理规定及使用指南》）

## 085 蛇床子

**【常用别名】**蛇米、蛇珠、蛇床仁、蛇床实、蛇粟。

**【来源】**为伞形科植物蛇床 *Cnidium monnieri*（L.）Cusson 的成熟果实。

**【产地】**我国大部分省区均有分布。

**【采集加工】**夏、秋季果实成熟时采收，摘下果实或割取地上部分晒干，打落果实，筛净或簸去杂质。

**【性味】**味辛、苦，性温。归脾、肾经。

**【毒性】**《别录》无毒。《药性论》有小毒。

**【功能主治】**温肾壮阳，燥湿杀虫，祛风止痒。用于男子阳痿、阴囊湿痒，女子带下阴痒、子宫寒冷不孕，风湿痹痛等。

《本草纲目》记载其暖丈夫阳气、女子阴气，治腰胯酸痛，除痹气，利关节，大益阳事，久服轻身好颜色。

**【现代相关药理研究】**有类似激素样作用，能延长小鼠出现动情期。对流感病毒有明显抑制作用，对新城病毒有一定抑制作用。

**【用法用量】**内服：水煎，3～10g。外用：15～30g，煎汤外洗；或适量研末外掺；或制成油膏、软膏、栓剂外用。

**【注意事项】**下焦有湿热或相火妄动及精气不固者忌服。

**【附方】**

1. 补虚方

蛇床子　细辛　天雄　大黄　杜仲　柏子仁　菟丝子　茯苓　防风　萆薢　菖蒲　泽泻各四两　栝楼根三分　桂心　苁蓉　山药　山茱萸　蜀椒　石韦　白术各三分　远志　牛膝各六分

上二十二味，末之，蜜丸如梧子。酒服十五丸，日再，渐加至五十丸。

治虚劳不起，囊下痒，汗出，小便淋沥，茎中数痛，精气衰，不能久立，起则目眩等。（《千金要方》）

2. 治五劳七伤、虚羸无气力伤极方

菟丝子　五味子各二两　蛇床子一两

上三味，末之，蜜丸如梧子，一服三丸，日三。（《千金要方》）

## 086 啤酒花

**【常用别名】**忽布、香蛇麻花、野酒花。

**【来源】**为大麻科植物啤酒花 *Humulus lupulus* L. 的未成熟带花果穗。

**【产地】**新疆北部有野生，东北和华北以及山东等省区有栽培。

**【采集加工】**夏、秋季当果穗呈绿色而略带黄时采收，晒干或烘干，烘干时温度不得超过45℃。

**【性味】**味苦，性微凉。归肝、胃经。

**【毒性】**无毒。

**【功能主治】**健胃消食，利尿安神，抗痨解毒。用于消化不良，不思饮食，癔病，失眠无力，结核等病证。

《本草纲目》未见相关明确记载。

**【现代相关药理研究】**啤酒花具有较强的雌性激素样作用，并具有镇静催眠和对平滑肌解痉作用。

**【用法用量】**内服：煎汤，3～9g。

**【附方】**

1. 用于消化不良，胸腹胀满

啤酒花配伍枳壳、木香、炒山楂、神曲等理气消食药同用。

2. 用于失眠

啤酒花与酸枣仁、合欢花、远志等药同用，以加强安神宁心作用。

## 087 蛤　蚧

**【常用别名】**蛤解、蛤蟹、大壁虎。

**【来源】**为壁虎科动物蛤蚧 *Gekko gecko* Linnaeus. 除去内脏的干燥体。

**【产地】**主产于广西、广东、云南、贵州、福建等地。

**【药材性状】**全体呈扁片状，头部及躯干部长13～18cm，腹背部宽6～9cm，尾长6～14cm。头稍扁，略呈三角形，两眼多凹陷成窟窿，无眼睑，吻鳞不切鼻孔，口内角质齿密生于颚的边缘，无大齿。背部灰黑色或银灰色，有黄白色或绿色斑点（进口蛤蚧多为砖红色斑点）散在。脊椎骨及两侧肋骨突起，四足均有五趾，除第一趾外，均具爪，趾底面具吸盘。尾细长而结实，扁圆形，有不甚明显的银灰色环带数条。全身密被类圆形微有光泽细鳞。质坚韧，气腥，味微咸。

**【采集加工】**全年均可捕捉。

1. 主要捕捉方法如下：①光照法。在晚间趁蛤蚧出外觅食时，用灯火照射，蛤蚧见光立即不动，即可捕捉。②引触法。用小竹竿伸向石缝或大树洞中引触，乘其来咬，迅速拉出（因蛤蚧咬物不放），放入笼中。③针刺法。在竹竿头上札一铁针，趁蛤蚧夜出刺之。

2. 加工　将捕捉的蛤蚧击毙，剖开腹部，除去内脏，将血液抹平，不可水洗，用竹片撑开，使蛤蚧身体及四肢顺直，用白色纸条缠尾使与竹片紧密附贴，以防尾部脱落，然后用微火焙干，两只合成一对即得。

**【性味】**味咸，性平。归肺、肾经。

**【毒性】**有小毒。

**【功能主治】**益肾补肺，定喘止嗽。用于虚劳、肺痿、喘咳、咯血、消渴、阳痿等病症。

《本草纲目》记载其补肺气、益精血，定喘止嗽，疗肺痈消渴，助阳道。

**【现代相关药理研究】**蛤蚧有雄激素样作用，并有类雌激素样的作用。能增强机体的免疫功能，尚能抗高温、耐低温及耐缺氧。能显著提高自由基代谢酶的活性及GSH的含量，同时显著降低LPO含量，具有抗衰老作用。还具有解痉平喘、抗炎、降血糖等药理作用。

**【用法用量】**内服：水煎3～6g；研末，1～1.5g，入丸、散。

**【注意事项】**外感风寒咳嗽及阴虚火旺者禁服。

**【附方】**

1. 人参蛤蚧散

蛤蚧一对，洗去腥气，酥炙黄色 杏仁五两，炒，去皮尖 甘草炙，五两 人参 茯苓 贝母 桑白皮各二两

共为细末，每日服二次，每次吞服二、三分。

治肺虚有热，久病咳嗽，肺气上逆，喘息，咳唾脓血，胸中烦热，身体羸瘦等病症。(《卫生宝鉴》)

2. 治疗计划生育术后综合征

用金蚧片（金樱子、蛤蚧、淫羊藿），每日口服3次，每次4～6片，5日为1个疗程，一般服用1～2个疗程。共治肾阳虚及计划生育术后症候群319例。

结果：总有效率为93.1%。多数患者服药3～5日即有显著疗效，并基本上无毒、副作用。[中成药研究，1986，(5)：28]

3. 蛤蚧酒

蛤蚧1对，白酒1000g。

将蛤蚧去头、足、鳞，洗净，放入盛酒的容器内封好口，浸泡7日即可饮用，每次1小杯。

蛤蚧酒具有补肺益肾的功能。用于治疗肾阳虚的阳痿、咳嗽、慢性支气管炎等症。(《最新食用药用保健中药管理规定及使用指南》)

## 088 葛 根

**【常用别名】**甘葛、粉葛、黄葛藤根、葛条根、干葛等。

**【来源】**为豆科植物野葛 *Pueraria lobata*（Willd.）Ohwi 或甘葛藤 P. thomsonii Benth. 的干燥根。

**【产地】**主产山西、山东、湖南、河南、浙江、四川等地。野葛主产北方各省；甘葛根产南方各省，主产广西，系栽培。

**【药材性状】**

1. 野葛根 呈纵切的长方形厚片（长5～35cm，宽0.5～1cm）或小方块，外皮棕色，有纵皱纹，粗糙，切面黄白色，纹理不明显，质韧，切面粗糙，纤维性强，无臭，味微甜。

2. 粉葛根 呈圆柱形、类纺锤形或半圆柱形，有的为纵切或斜切的厚片，大小不一，表面黄白色或淡棕色，未去皮的呈灰棕色，横切面可见由纤维形成的同心性环纹，纵切面

可见由纤维形成的数条纵沟，体重，纤维性较弱，有的呈棉毛状，质硬，富粉性。

**【采集加工】**春、秋季采挖，洗净，除去外皮，切成斜片，用盐水、白矾水或淘米水浸泡，再用硫黄熏后晒干。

**【性味】**味甘、辛，性平。归脾、胃经。

**【毒性】**无毒。

**【功能主治】**发表解肌，透疹，解热生津，升阳止泻。用于外感发热、头痛、项强、口渴、消渴、麻疹不透、热痢、泄泻、高血压等病症。

《本草纲目》记载其治消渴，起阴气，解诸毒，开胃下食，解酒毒，散郁火。

**【现代相关药理研究】**葛根能改善冠状动脉循环，使冠状动脉扩张，阻力下降，冠脉流量增加；能对抗垂体后叶素引起的冠状动脉痉挛，降低心脏耗氧量，并能抗心律失常。葛根素对正常脑微循环或局部用去甲肾上腺素引起的脑微循环障碍均有明显改善作用，主要表现为增加微血管运动振幅，提高局部微血管流量。葛根煎剂有一定降压作用。葛根煎剂及葛根素有降血糖、降血脂和抗血小板聚集作用。葛根有益智作用，对东莨菪碱、乙醇或二氧化碳所致学习记忆障碍有明显保护作用。此外，尚有抗缺氧、抗氧化作用。葛根异黄酮可能具女性激素样作用。

**【用法用量】**内服：煎汤，4.5～9g；或捣汁。外用：适量，捣敷。

**【注意事项】**脾胃虚寒者注意用量。

**【附方】**

1. 葛根汤

葛根四两　麻黄三两，去节　桂枝二两，去皮　生姜三片，切　甘草二两，炙　芍药二两　大枣十二枚，擘

上七味，以水一斗，先煮麻黄，葛根减二升，去白沫，纳诸药，煮取三升，去渣，温服一升，覆取微似汗。

治太阳病，项背强肌，无汗恶风。(《伤寒论》)

2. 用于冠心病

葛根素 4～5mg/kg，用注射用水稀释至 50ml 静脉注射，约 4 小时后再按 4～5mg/kg 加入 5%葡萄糖注射液 500ml 内，日间 12 小时维持静滴，共 6 日。据临床对 30 例冠心病的治疗观察，表明用药后心肌耗氧指数减低，对限制心肌梗塞范围有效。[中华心血管杂志，1985，(3)：175]

3. 治疗高血压病

每日用葛根 30g，槐米 15g，茺蔚子 15g，煎汤 500ml，早、晚各服 250ml，或泡水当茶饮。连服 1 月为 1 个疗程。治疗原发性高血压 50 例，其中Ⅰ期 20 例，Ⅱ期 7 例，Ⅲ期 3 例。

结果：血压下降至正常范围，临床症状改善，维持 1 年以上者 9 例，维持半年以上者 6 例，维持 3 个月以上者 8 例；服药期间血压下降，症状有不同程度缓解 19 例，无效 8 例，总有效率 84%。[湖北中医杂志，1985，(1)：27]

4. 用于心律失常

首剂以葛根素 200mg 加入 50%葡萄糖注射液 20ml 内，于 10 分钟内静脉推注，1～7 日（第一日在静推后 4 小时开始）以葛根 500mg 加入 10%葡萄糖注射中静滴，每日 1 次，

治疗心律失常 32 例。

结果：有效率为 60%。[山东中医杂志，1985，(6)：27]

5. 治疗椎基底动脉供血不足

每次口服葛根素片（每片含 50mg）2 片，每日 3 次，2 周为 1 个疗程。治疗椎基动脉供血不足 23 例。

结果：显效 9 例，有效 13 例，无效 1 例，总有效率 95.6%。[武汉医药情报通讯，1998，4（4）：6]

6. 治疗视网膜动脉阻塞

每次用葛根素注射液 50mg 肌内注射，每日 2 次，或每次 200～400mg，加入 5%或 10%葡萄糖液 500ml 内静滴，每日 1 次，20 日为 1 个疗程。治疗视网膜动脉阻塞 26 例（26 只眼），治疗前的对数视力为 2.84±1.86，视力中位数为数指，经过平均 35.4 日的治疗后，对数视力达到 3.74±1.41，视力中位数为 0.1，有显著差异性。[中国中医眼科杂志，1993，3（1）：19]

7. 食疗方

（1）葛根粥

葛根 20g，粳米 100g，白糖适量。

将葛根洗净切片，放锅内，加水适量煎煮，滤出煎汁待用。将粳米去杂洗净，放锅内，加水适量煮沸，倒入葛根煎汁，共煮成粥，调入白糖，出锅即成。

葛根粥具有健脾胃的功能。适用于外感发热、食欲不振、头痛、口渴、痢疾、泄泻等症。

（2）葛根麦仁粥

葛根 26g，小麦仁 100g。

将葛根洗净切片，放锅内，加水煎煮，滤出煎汁待用。将小麦仁去杂洗净，放入锅内，加水适量煮沸，倒入煎汁，改为小火煮成粥，出锅即成。

葛根麦仁粥具有除烦止渴、降脂的功能。适用于糖尿病、神志不安、烦热、泄泻、高血压等症。

（3）葛根小米粥

葛根 20g，小米 100g。

将葛根洗净切片，放入锅内加水煎煮，滤出煎汁待用。将小米去杂洗净，放入锅内，加水适量煮沸，倒入煎汁，改为小火煮至成粥，出锅即成。

葛根小米粥具有健脾胃、除消渴的功能。适用于糖尿病、反胃呕吐、泄泻、高血压、外感发热等症。（《最新食用药用保健中药管理规定及使用指南》）

## 089 黑芝麻

**【常用别名】**黑脂麻、胡麻、油麻、乌麻子、苣胜、狗虱等。

**【来源】**为胡麻科植物芝麻 *Sesamum indicum* L. 干燥成熟的黑色种子。

**【产地】**主产于山东、河南、湖北、四川、安徽、江西、河北等地。

**【药材性状】**呈扁卵圆形，一端钝圆，另一端尖，长约 3mm，宽约 2mm，表面黑色，平滑或有网状皱纹。种皮薄，纸质，内有薄膜状，胚乳，子叶 2 枚，白色，富油性。气微，味甘，有油香气。

**【采集加工】**秋季果实成熟时采割植株，捆成小把，顶端向上，晒干，打下种子，除去杂质，再晒干。

**【性味】**味甘，性平。归肝、脾、肾经。

**【毒性】**无毒。

**【功能主治】**补益肝肾，养血益精，润肠通便。用于肝肾不足、虚风眩晕、风痹、瘫痪、便秘、须发早白、妇人乳少等病证。

《本草纲目》记载其治虚羸，补五内，坚筋骨，长肌肉，益气力。填髓脑，明耳目，耐饥渴，久服轻身不老。

**【现代相关药理研究】**黑芝麻可降低血糖，增加肝脏及肌肉中糖原含量，但大量则降低糖原含量。黑芝麻粉有延缓衰老作用。

**【用法用量】**内服：煎汤，9～15g；或入丸、散。外用：适量，煎水洗浴或捣敷。

**【注意事项】**便溏者禁服。

**【附方】**

1. 服食苣胜法

苣胜九蒸九曝，收贮。每服二合，汤浸布裹，挼去皮再研，水滤汁煎饮，和粳米粥食之。

治五脏虚损，益气力，坚筋骨。(《本草纲目》)

2. 苣胜酒

苣胜子二升熬　薏苡仁二升　干地黄半斤，切

上以绢袋贮，无灰酒一斗渍之，勿令泄气，满五六日。空心温服一二盏，尤益。

治老人风虚痹弱，四肢无力，腰膝疼痛。(《寿亲养老新书》)

3. 食疗方

(1) 芝麻粥

黑芝麻 25g，粳米 100g，红糖适量。

将芝麻去杂洗净，放入锅中炒熟，取出凉凉，研成粉屑。将粳米淘洗干净，放入锅内，加入适量水煮沸，加入芝麻屑，改为小火煮成粥。

芝麻粥适用于脾胃虚弱、须发早白、乳少等症。

(2) 芝麻汤丸

水磨糯米粉 500g，黑芝麻 100g，白糖适量。

将芝麻去杂洗净，放锅中用文火炒熟，趁热擀成细末，加白糖拌匀成芝麻馅。将糯米粉和匀，摘成小块，包芝麻馅成汤丸。下汤水锅中煮熟，捞出装碗，加上少许煮汤即成。

芝麻汤丸适用于体虚乏力、食欲不振、须发早白等。

(3) 芝麻馅饼

黑芝麻 100g，面粉 500g，红糖适量。

将芝麻去杂洗净，下锅炒香，凉凉后擀成屑，加红糖拌匀成馅。将面粉加水和酵头，调成面团，放置段时间，面发酵后，用食碱调酸度，揉匀，分成一个个面剂，擀成面包，包入芝麻馅，做成小饼坯，放炉内烤熟，出炉即成。

芝麻馅饼能填精，益髓，补血，润肠胃。常食之能强壮身体，减少疾病，健美长寿。

（4）桑椹芝麻糕

桑椹30g，黑芝麻60g，糯米粉700g，粳米粉300g，白糖适量。

将桑椹洗净，放锅加水煎煮，煮好滤出药汁待用。将黑芝麻去杂洗净，放锅内文火炒香，出锅。

用桑椹煎汁，和适量水和匀糯米粉，加白糖，揉成面团做成糕，每块糕面撒上黑芝麻，上笼蒸20分钟，出锅即成。

本方具有滋肝肾、健脾胃、补血液的功能。适用于腰膝酸软、头发早白、体虚、消渴、食欲不振、便秘等病症。（《最新食用药用保健中药管理规定及使用指南》）

## 090 锁阳

**【常用别名】**不老药、地毛球、黄骨狼、锁严子。

**【来源】**为锁阳 *Cynomorium songaricum* Rupr. 科植物锁阳的肉质茎。

**【产地】**分布于新疆、青海、甘肃、内蒙古、陕西等省区。

**【药材性状】**干燥全草，呈扁圆柱形或一端略细，长8～21cm，直径2～5cm。表面呈红棕色或深棕色，皱缩不平，形成粗大的纵沟或不规则的凹陷，有时可见三角形鳞片和部分花序存在。质坚硬，不易折断，断面略呈颗粒性，棕色而柔润。气微香，味微苦而涩。锁阳片为横切或斜切成厚约1cm左右的片段。以肥大、色红、坚实、断面粉性，不显筋脉者为佳。

**【采集加工】**春、秋季采收，挖出后，除去花序、泥沙杂质，切段，晒干。

**【性味】**味甘，性温。归肾、肝、大肠经。

**【毒性】**无毒。

**【功能主治】**补肾壮阳，益精血，润肠通便。用于阳痿、血枯便秘，腰膝痿弱无力，神经衰弱等病证。

《本草纲目》记载其大补阴气，益精血，润燥养筋，治痿弱。

**【现代相关药理研究】**锁阳可使阳虚动物脾脏的重量明显增加，中性粒细胞数增加，有促进体液免疫功能。还能抗缺氧和抗血小板聚集。

**【用法用量】**内服：水煎，5～15g；或入丸、散。

**【注意事项】**阴虚火旺、脾虚泄泻及实热便秘者禁服。长期食用，亦可致便秘。

**【附方】**

1. 锁阳丸

龟板炙　知母酒炒　黄柏酒炒，各一两　虎骨炙　牛膝酒浸　杜仲姜炒　锁阳酒浸，五钱　补骨脂　续断酒浸，各二钱半　当归　地黄各三钱

上为末，酒糊丸梧子大，服五十丸。

治命门火衰，滋阴益血，补虚益力。（《丹溪心法》）

2. 治肾虚遗精，阳痿。

锁阳　龙骨　苁蓉　桑螵蛸　茯苓各等分

共研末，炼蜜为丸，每服三钱，早晚各一次。（《宁夏中草药手册》）

3. 治疗慢性原发性血小板减少性紫癜

锁阳、黄芪、肉桂各20g，水煎服，每日2次，儿童减半。共治疗慢性原发性血小板减少性紫癜35例。

结果：显效6例（血小板恢复正常，无出血3个月以上），有效19例（血小板恢复到$50\times10^9$/升或较原水平升至$30\times10^9$/升以上），进步8例（血小板有所上升，出血改善2周以上），无效2例，总有效率为94.3%。[辽宁中医杂志，1984，13（10）：15]

## 091 蒲 黄

**【常用别名】**蒲厘花粉、蒲棒花粉、蒲花、蒲草黄。

**【来源】**为香蒲科植物狭叶香蒲、宽叶香蒲、东方香蒲等的花粉。

**【产地】**狭叶香蒲分布于东北、华北、华东、河南、湖北、四川、云南、陕西、甘肃、青海等省区。宽叶香蒲分布于东北、华北、西北及陕西、新疆、河南等省区。东方香薄分布于东北、华北、华东及陕西、湖南、广东、贵州、云南等省区。

**【药材性状】**鲜黄色细小花粉。质轻松，遇风易飞扬，黏手而不成团，入水则飘浮水面。无臭无味。以色鲜黄、光滑、纯净者为佳。

**【采集加工】**6～7月花期，待雄花花粉成熟，用手把雄花勒下，晒干搓碎，用细筛去杂质。

**【性味】**味甘、微辛，性平。归肝、心、脾经。

**【毒性】**无毒。

**【功能主治】**凉血，止血，活血散瘀。生用治腹痛，跌打血瘀作痛；炒黑止血。外用治重舌，口疮，阴下湿痒。

《本草纲目》记载其下乳汁，止泄精。凉血、活血，消瘀血，止心腹诸痛。久服轻身益气力，延年。

**【现代相关药理研究】**蒲黄花粉对心血管系统有调节作用，能增加冠脉流量，改善微循环和心肌缺血状况。蒲黄有显著的降血脂作用，以及抗炎和抗渗出作用。对细胞和体液免疫功能有抑制作用。蒲黄还能提高机体运动能力，改善记忆功能，延缓衰老等。

**【用法用量】**内服：煎汤，5～10g，包煎；或入丸、散。外用：适量，研末撒或调涂。散瘀止痛多生用，止血炒用，血瘀出血生熟各半。

**【注意事项】**孕妇慎服。

**【附方】**

1. 治关节疼痛

蒲黄八两　熟附子一两

为末，每服一钱，凉水下，日一。（《肘后方》）

2. 失笑散

五灵脂　蒲黄等分

共细末为散，每次服三钱，开水送服。

治产后头晕，目眩眼花，不能坐起或心下满闷，恶心呕吐，小腹疼痛拒按等。（《和剂局方》）

3. 治疗冠心病

单用生蒲黄内服治疗冠心病轻度心绞痛，经 2 个月的观察，可取得 89%缓解心绞痛的效果，并有 84%改善心电图，58%降低血压和 60%、94%降低血总胆固醇和三酰甘油。若气滞血瘀症状明显，则加红花、莪术、降香、党参等；若气血亏虚显著者，则加黄芪、党参、当归、莪术，效果更为明显。[湖南医药杂志，1982，(3)：6]

## 092 蜂蜜

**【常用别名】**食蜜、白蜜、白沙蜜、蜜糖。

**【来源】**为节肢动物门蜜蜂科昆虫中华蜜蜂 *Apis cerana* Fabricius 或意大利蜜蜂 *A. mellifera* Linnaeus 所酿的蜜。

**【产地】**全国大部分地区均产。

**【药材性状】**为稠厚液体，白色至淡黄色（白蜜），或橘黄色至琥珀色（黄蜜）。用木棒挑起时蜜汁下流如丝状不断，且盘曲如折叠状，新鲜半透明，贮放稍久即成不透明，并有白色颗粒状结晶（葡萄糖）析出，气香，味极甜。

**【采集加工】**春、夏、秋三季采收，先将蜂巢割下，置于布袋中，将蜜挤出。新式取蜜法是将人工蜂巢取出，置于离心机内，把蜜摇出过滤，除去蜂蜡和碎片及他杂质。

**【性味】**味甘，性平（炼后微温）。归脾、肺、大肠经。

**【毒性】**无毒。

**【功能主治】**补虚缓急，润肺止咳，润肠通便，解毒疗疮。用于肺燥咳嗽、肠燥便秘、脾虚胃弱、胃脘疼痛、口疮、水火烫伤等病症。临床应用证明，蜂蜜有助于胃和十二指肠的溃疡愈合，是贫血者及孕产妇的滋补良药，对高血压、冠心病、动脉硬化、肝病、糖尿病、肺病、眼病、痢疾、便秘等有很好的疗效。蜂蜜滋补强壮，加强正气，增强人体免疫功能，用于早衰、体弱补益，“久服强志轻身延年”。

《本草纲目》记载其和营卫，润脏腑，通三焦，调脾胃，安五脏，补诸不足。益气补中，止痛解毒，和百药。久服强志轻身，面如花红，不饥不老，延年。

**【现代相关药理研究】**蜂蜜能增加人体体液免疫功能，降血糖和血压，营养心肌，改善心肌代谢过程，调节心脏功能并使其正常化。能调节神经系统功能，改善患者睡眠，提高脑力和体力活动能力。蜂蜜有缓泻作用，能显著缩短排便时间，并能调节胃酸分泌；可以多种形式解乌头毒，并能对抗四氯化碳对肝脏的损害。蜂蜜还有抗菌、解毒作用。

**【用法用量】**内服：开水冲服，15～30g；或入丸剂、膏剂。外用：适量，涂敷患处。

**【注意事项】**本品味甘质滋腻，能助湿滞气，令人中满，故痰湿内蕴所致的中满痞胀、呕吐及痰浊咳喘等症均应忌用；大便溏薄或肠滑泄泻者亦不宜应用。

**【附方】**

1. 蜜煎导方

食蜜七合

上一味。于铜器内，微火煎，当须凝作饴状，搅之勿令焦箸，欲可丸，并手捻作挺，令头锐，大如指，长二寸许，当热时急作，冷则硬。以内谷道中，以手急抱，欲大便时乃去之。

治阳明病，自汗出，若发汗、小便自利者，此为津液内竭，虽硬不可攻之，当须自欲大便，宜蜜煎导而通之。(《伤寒论》)

2. 治疗胃、十二指肠溃疡

蜂蜜 60g，0.5%盐酸普鲁卡因 40ml，制成蜂奴合剂，每次口服 100ml，每日 3 次，30 日为 1 个疗程。治疗胃、十二指肠溃疡 23 例。

结果：痊愈 21 例，无效 2 例。[中药现代临床应用手册，学苑出版社，1993，217]

3. 治疗肠梗阻

鲜生姜 60g 捣汁，蜂蜜 60g 调匀，分 4 次口服，每小时 1 次，服药后 6 小时内不能饮水进食。治疗急性肠梗阻 153 例。

结果：治愈 151 例，2 例因蛔虫引起转入手术。[中药现代临床应用手册，学苑出版社，1993，381]

4. 食疗方

取纯净的蜂蜜用文火熬炼，过滤去沫，即为炼蜜。每 100g 生蜂蜜经炼煮后，一般得到炼蜜 80g。

(1) 蜂蜜饮

蜂蜜 25g。

将蜂蜜放于杯内，冲入开水，搅匀服用。

每日服蜂蜜饮，有助于胃及十二指肠溃疡愈合。因蜂蜜中含多量的矿物质，故又是贫血、体弱的婴幼儿及孕产妇滋补良药。蜂蜜饮还可防治心脏病、动脉硬化、肝病硬化、肝脏疾病、神经衰弱等多种疾病。

(2) 蜂蜜花生米

花生米 500g，蜂蜜 15g，白砂糖、淀粉、精盐、植物油各适量。

将花生米去杂洗净去皮。锅中放蜂蜜和适量水，放入花生米翻拌，直至花生米均匀裹上蜂蜜糖衣。慢慢撒入白砂糖淀粉混合物，翻拌至混合粉包附在花生米上。

油锅烧热，投入附有蜂蜜、糖、面粉的花生米，炸酥即捞出，冷却即成。

本方具有滋补身体、抗病防病、益智健脑、泽肤健美、延年益寿的作用。

(3) 蜂蜜豆浆

豆浆 1 杯，蜂蜜、白糖各适量。

将豆浆煮沸，加入蜂蜜、白糖适量，搅匀即可饮用。

蜂蜜豆浆有补虚润燥、清肺化痰的功能，很适宜于心血管系统病症的患者饮用，久饮可延年益寿。(《最新食用药用保健中药管理规定及使用指南》)

## 093 酸枣仁

**【常用别名】**枣仁、酸枣核。

**【来源】**为鼠李科植物酸枣 *Ziziphus jujuba* Mill. var. spinosa (Bunge) Hu ex H. F. Chou 的干燥成熟种子。

**【产地】**分布于辽宁、内蒙古、河北、山西、陕西、甘肃、河南、山东、安徽、江苏、湖北、四川等省区。

**【药材性状】**呈扁圆形或扁形或扁椭圆形，长5～9mm，宽5～7mm，厚约3mm，表面紫红色或紫褐色，平滑有光泽，有时显裂纹。一面较平坦，中央有一条隆起的线纹；另一面微隆起，边缘略薄。质坚硬，剖开后内有种仁，淡色，带油腻性。气微，味微苦。

**【采集加工】**9～10月果实成熟时，摘下浸泡1夜，除去果肉，碾破核壳，取出酸枣仁，晒干。

**【性味】**味甘，性平。归心、肝经。

**【毒性】**无毒。

**【功能主治】**宁心安神，养肝敛汗。用于治虚烦不眠、惊悸怔忡、烦渴、虚汗、敛汗生津、体虚多病症。

《本草纲目》记载其补中益肝气，坚筋骨，助阴气，治烦心不得眠。久服安五脏，轻身延年。

**【现代相关药理研究】**酸枣仁有抗干扰、镇静催眠作用。酸枣仁煎剂有镇痛作用。酸枣仁总皂苷能显著降低正常饲养大鼠的胆固醇总量和低密度脂蛋白胆固醇，显著升高高密度脂蛋白胆固醇和高密度脂蛋白胆固醇第二亚组分。酸枣仁总皂苷能提高小鼠耐缺氧力。

酸枣仁醇提物单用或与五味子合用，均能提高烫伤小鼠的存活率，延长存活时间。

此外，酸枣仁对子宫有兴奋作用，且能增强体力，提高学习和记忆功能。

**【用法用量】**内服：煎汤，6～15g；研末，每次3～5g；或入丸、散。

**【注意事项】**有实邪及滑泄者慎服。

**【附方】**

1. 平补镇心丹

酸枣仁去皮，隔纸炒，二钱半　车前子去土，碾破　白茯苓去皮　五味子去枝、梗　肉桂去粗皮，不见火　麦门冬去心　茯神去皮，各一两二钱半　天门冬去心　龙齿　熟地黄洗，酒蒸　山药姜汁制，各一两半　人参去芦，半两　朱砂细研为衣，半两　远志去心　甘草炙，一两半

上为末，炼蜜丸，如梧桐子大。每服三十丸，空心，饭饮下，温酒亦得，加至五十丸。

治丈夫、妇人心气不足，志意不定，神情恍惚，夜多异梦，忪悸烦惊，四肢倦怠，足胫酸疼，睡卧不稳等。(《和剂局方》)

2. 宁志膏

酸枣仁微炒，去皮　人参各一两　辰砂研细，水飞，半两　乳香以乳钵坐水盆中研，一分

上四味，研和停，炼蜜丸如弹子大。每服一粒，温酒化下，枣汤亦得，空心临卧服。治心脏亏虚，神志不守，恐怖惊惕，常多恍惚，易于健忘，睡卧不宁，梦涉危险，一切心疾。(《和剂局方》)

3. 酸枣仁汤

茯苓三钱　甘草一钱　知母四钱　川芎一钱　酸枣仁五钱

水煎服。

治营血不足，心神失养，阴虚阳亢，虚烦不眠。(《金匮要略》)

4. 治疗失眠

以酸枣仁、延胡索为主药制成的复方酸枣仁安神胶囊，每次服1粒（重0.5g，相当原生药5g)，睡前半小时温开水吞服，连服3日为1个疗程，一般1～2个疗程。治疗失

眠症 172 例。

结果：有效率为 84.15%，优于朱砂安神丸（有效率 67.06%），与安眠酮（有效率 81.61%）作用相仿。[中西医结合杂志，1989，9（2）：85]

5. 治疗半夜子时发病

酸枣仁 30g，生甘草 10g。水煎 1 杯，夜间 10 点顿服。治疗半夜时发病的多种虚性疾病 105 例。

结果：用药后 1～3 日病愈者 6 例，显效者 4 例。[山东中医杂志，1988，(1)：17]

6. 食疗方

（1）酸枣仁粥

酸枣仁 30g，粳米 50g，红糖适量。

先将酸枣仁捣碎，用纱布袋包扎，粳米淘洗干净。将纱布袋和粳米放入锅内，加水适量，煮到米烂汤稠，停火取出纱布袋不用，在粥内加入红糖。焖 5 分钟即可出锅。

本方具有补心安神的功能。适用于心脾两虚的心烦不眠、惊悸多梦、体虚多汗、津少口渴病症，是安神催眠的好食品。

（2）龙眼枣仁饮

龙眼肉 12g，炒枣仁 12g，芡实 15g，白糖适量。

炒枣仁捣碎，用纱布袋装，芡实加水适量煮半小时后，加入龙眼和炒枣仁，再煮半小时，取出枣仁，加适量白糖搅匀，出锅即成。

本方具有养血安神、益肾固精的功能。适用于心阴血虚而肾精不固引起的心悸、失眠、健忘、神倦、小便频数、遗精等病症。

（3）酸枣仁蜜饮

酸枣仁 25g，蜂蜜 50g。

将酸枣仁去杂洗净，放入锅内，加水适量，煮沸 1 小时，加入蜂蜜搅匀，煮沸即成。

本方具有养肝、益肺、宁心的功能。适用于虚烦不眠、惊悸、消渴、肺燥干咳、虚劳久咳等病症。(《最新食用药用保健中药管理规定及使用指南》)

## 094 鲜地黄

**【常用别名】**生地黄、鲜生地。

**【来源】**为玄参科植物地黄 *Rehmannia glutinosa*（Gaertn.）Libosch. 的鲜或干燥块根。

**【产地】**产于河南、浙江、江苏、河北、湖南、四川、山西、山东、陕西等地。

**【药材性状】**

1. 鲜地黄　呈纺锤形或条形，长 8～24cm，直径 2～9cm。外皮薄，表面浅红棕色，具弯曲的纵皱纹、横长皮孔及不规则疤痕。肉质，易断，断面皮部淡黄色，可见橘红色油点，木部黄白色，导管呈放射状排列，气微，味微甜、微苦。

2. 生地黄　多呈不规则的团块或为圆形，中间膨大，两端稍细，长 6～12cm，直径 3～6cm。有的细小，长条状，稍扁而扭曲，表面棕黑色或棕灰色，极皱缩，具不规则的横曲纹。体重，质较软而韧，不易折断，断面棕黑色或乌黑色，有光泽，具黏性。无臭，味微甜。

**【采集加工】**栽培品于当年10月上旬至11月上旬刨收，野生品于春、秋两季采挖，除去茎苗，按根状茎大小分开，将大者放火炕上，盖以麻袋，缓缓烘培，使内部逐渐干燥而颜色变黑，焙至八成干时，用手搓捻，使成圆形即为生地黄，或称生地、干地黄、干生地。若用鲜地黄，则于挖出后乘鲜贮藏于沙土中即可。

**【性味】**味甘、苦，性寒。归心、肝、肾经。

**【毒性】**无毒。

**【功能主治】**清热凉血，养阴生津。用于热伤风、阴虚内热、骨蒸劳热、内热消渴、舌绛烦渴、发斑发疹、吐血、衄血、咽喉肿痛等病证。

《本草纲目》记载其补五脏内伤不足，通血脉、强筋骨、益气力。凉血、生血、补肾水真阴，主男子五劳七伤，女子伤中胞漏下血。

**【现代相关药理研究】**生地黄对人的淋巴细胞转化有促进作用。对抗连续服用地塞米松后血浆皮质酮的下降，并防止肾上腺皮质萎缩。生地黄尚有加快造血干细胞、骨髓粒系造血祖细胞的增殖、分化作用。

**【用法用量】**内服：煎汤，10～30g；捣汁或熬膏。外用：适量，捣敷或捣汁涂。

**【注意事项】**胃虚食少、脾虚有湿者慎服。

**【附方】**

1. 治虚劳，阴阳失度，伤筋损脉，嘘吸短气，腰脊如折等

生地黄　萆薢　枣肉　桂心　杜仲　麦门冬各一斤

上六味，㕮咀，以酒一斗五升，渍三宿，出曝干，复渍，如此候酒尽取干，治下筛。食后酒服方寸匕，日三。（《千金要方》）

2. 地黄汤

生地黄　赤茯苓　玄参　石菖蒲　人参　黄芪　远志肉甘草煮　炙甘草各一两

㕮咀，每服四钱，水一盏，姜五片，煎服无时。

治肾劳实热，腹胀耳聋。（《证治准绳》）

3. 治男女虚损，或大病后，或积劳后，四体沉滞，骨肉酸痛，呼吸少气，或小腹拘急，腰背强痛，咽干唇燥或饮食无味，多卧少起，渐至消瘦等

生地黄二斤　面一斤

捣烂，炒干，为末。每空心酒服方寸匕，日三服。（《肘后方》）

4. 食疗方

（1）生地粥

生地30g，粳米60g，白糖适量。

将生地洗净切片。粳米去杂淘洗干净。锅内加水适量，加入粳米、生地，武火烧沸，加入白糖，改为火烧煮成粥。

生地粥功在滋阴养血，补脾骨，适用于血虚及肺肾阴虚，腰膝痿弱，劳咳骨蒸等症。

（2）地黄酒

生地50g，白酒500g。

将生地去杂洗净，用水润湿变软，切片，放入酒瓶中，封盖15天左右即成。每次饮10ml。

地黄酒具有补虚弱、壮筋骨、通血脉等功能。治腰痛，泽肤，延年益寿。

(3) 地黄苣胜酒

干地黄60g，黑芝麻50g，薏苡仁30g，白酒1000g。

将地黄洗净切片，黑芝麻、薏苡仁去杂洗净，三者同放入酒坛内，搅匀，密封盖好，10日后可饮用。

本方功在强筋益骨，逐散风湿。适用于肝肾不足，筋骨失养，以及因风湿痹阻而引起的脚膝无力、筋挛急痛等症。

(4) 地黄甜鸡

生地黄25g，母鸡1只，桂圆肉30g，大枣5枚，饴糖150g，白糖适量。

将母鸡宰杀后去毛，洗净后由背部颈骨部至尾部，掏出内脏，剁去爪、翅尖，再洗净血水，入沸水锅内略焯片刻，捞出待用。

将生地洗净后切成约0.5cm见方的颗粒，桂圆肉撕碎与生地混合均匀，再掺入饴糖调拌后塞入鸡腹内，将鸡腹向下置中，大枣去核置入炖盅内，灌入半汤，封口后上笼蒸。上笼后约蒸2～3小时，待鸡熟烂，取出加白糖调味即成。

本方具有补虚损、益气血、凉血生津、安神健胃之功用。适用于气血虚损、兼有血热伤津之人食用。

(5) 地黄羊肉汤

生地30g，当归30g，羊肉250g，精盐、花椒、葱、姜、羊肉汤各适量。

将地黄润透，洗净切片，当归洗净切片。葱切段、姜切片。

羊肉洗净切片，将羊肉、姜葱入锅加油煸炒，加入花椒和适量羊肉汤煮沸，文火炖至羊肉熟烂，用盐调味即成。

本方具有益气补虚、温中暖下的功能，适用于病后体虚、产后虚弱、自汗、宫冷、崩漏等症。地黄、当归都能增强人体免疫功能。常食之，树人体正气，减少疾病，强壮身体。(《最新食用药用保健中药管理规定及使用指南》)

## 095 熟地黄

**【常用别名】**熟地。

**【来源】**为玄参科植物地黄 *Rehmannia glutinosa*（Gaertn.）Libosch. et Mey. 的块根，经加工蒸晒而成。

**【产地】**见“鲜地黄”条。

**【药材性状】**不规则的块状，内外均呈漆黑色，有光泽，外表皱缩不平。断面滋润，中心部往往可看到光亮的油脂状块，黏性大，质柔软。味甜。

**【采集加工】**

1. 将洗净的干地黄放罐内或其他容器内，加适量水坐水锅内，蒸至表面黑润，取出，晒至近干，切片后再晒至全干。

2. 将洗净的干地黄，加黄酒50%拌匀，放罐内或其他容器内，封严，坐水锅内，加热蒸至酒被吸尽，取出晒至外皮稍干，放缸内或其他器皿中贮藏。

**【性味】**味甘，性温。归肝、肾经。

**【毒性】**无。

**【功能主治】**补血滋阴，益精填髓。治血虚萎黄、眩晕心悸、月经不调、潮热盗汗、遗精阳痿、腰膝酸软、耳鸣耳聋、头目昏花、须发早白、消渴、便秘等病证。

《本草纲目》记载填骨髓，长肌肉，生精血，益真阴，通血脉。补气血，生精血，补五脏，内伤不足，女子伤中胞漏，经候不调。

**【现代相关药理研究】**熟地黄水煎剂可促进贫血动物红细胞、血红蛋白恢复，加快多能造血干细胞、骨髓红系造血祖细胞的增殖、分化作用。熟地黄能显著抑制肝脏出血性坏死及单纯性坏死；对高脂食物引起的高脂血症、脂肪肝及大鼠内毒素引起的肝静脉出血症，均有抑制血栓形成的作用。酒熟地黄及蒸熟地黄有显著的降压作用，收缩压和舒张压均显著下降，并能改善高血压引起的失眠、头痛、头晕、手足麻木等症状；同时对心率也有一定影响，多表现为心率减慢；对高血压引起的心肌劳损、左室高压以及心肌供血不足均有一定改善作用。

熟地黄可增强谷胱甘肽地氧化物酶的活性，使过氧化脂质降低。

**【用法用量】**内服：煎汤，10～30g；或入丸、散；或熬膏、浸酒。

**【注意事项】**脾胃虚弱、气滞痰多、腹满便溏者禁服。

**【附方】**

1. 治虚劳困乏

地黄一石，取汁。酒三斗，搅匀煎收。日服。(《必效方》)

2. 右归丸

大怀熟八两　山药炒，四两　山茱萸微炒，三两　枸杞微炒，四两　鹿角胶炒珠，四两　菟丝子制，四两　杜仲姜汤炒，四两　当归三两，便溏勿用　肉桂二两，渐可加至四两　制附子自二两渐可加至五、六两

上先将净熟地蒸烂，杵膏，加炼蜜丸，桐子大，或丸如弹子大，每嚼服二三丸。以滚白汤送下。

治元阳不足或先天禀衰，或劳伤过度，以致命门火衰。而饮食少进，怯寒畏冷，神疲气怯，或四肢不收等。(《景岳全书》)

3. 归肾丸

熟地八两　山药四两　山萸肉四两　茯苓四两　当归三两　枸杞四两　杜仲盐水炒，四两　菟丝子制，四两

炼蜜同熟地膏为丸，桐子大。每服百余丸，饥时或滚水或淡盐汤送下。

治肾水真阴不足，精衰血少，腰酸脚软，形容憔悴，遗泄阳衰等证。(《景岳全书》)

4. 万病丸

熟干地黄切，焙　当归去苗，切，焙，各等分

上为细末后，炼蜜和丸梧桐子大，每服二三十粒，食前白汤下。

治诸虚不足，腹胁疼痛，失血少气，不欲饮食，以及妇人月事不调等症。(《鸡峰普济方》)

5. 治疗早搏

用熟地30～60g，五味子15～30g，治疗早搏18例。心气虚加党参、黄芪；阳虚加附子、桂枝；血瘀加当归、川芎、丹参、三七；痰浊加瓜蒌、半夏等。

结果：显效 6 例（33.3%），有效 9 例（50%），无效 3 例（16.7%），总有效率为 83.3%。[四川中医，1987，(12)：25]

6. 食疗方

(1) 熟地乌骨鸡

熟地黄 250g，饴糖 250g，乌骨鸡 1 只。

将熟地洗净切条，与饴糖拌匀，将入宰杀整理洗净好的乌骨鸡腹内，上笼蒸熟服用。

本方具有补益强身、滋补肝肾的功能。用于遗精、白浊、带下、月经不调、潮热、消瘦、腹泻。

(2) 熟地枸杞酒

熟地 60g，枸杞子 60g，黄酒 100g。

将枸杞子去杂洗净，与熟地同放入盛酒的坛内摇晃，密封 10 日后可饮用。

本方补益肝肾，用于肝肾虚所致的脱发、健忘、不孕等病症。(《最新食用药用保健中药管理规定及使用指南》)

## 096 墨旱莲

**【常用别名】**莲子草、旱莲草、墨草、水旱莲。

**【来源】**为菊科植物鳢肠 *Eclipta prostrata* L. 的干燥全草。

**【产地】**主产湖北、江苏、湖南、江西、广东、云南、福建、山东等地。

**【药材性状】**茎圆柱形，常折断，长短不等，长可达 30cm，直径 2～7mm。表面绿棕色或墨绿色，被白色短毛，具节，节上具对生叶，叶腋间有小枝，顶端有头状花序，质脆易折断，中央有白色疏松的髓。叶常皱缩、卷曲或已碎落，棕绿色至墨绿色，上下表面均被白色短毛，质脆易碎。总花梗细长，约 2～3cm。未开放的头状花序直径约 0.4～1cm，外具苞片 2 轮，花梗及苞片上均被毛。头状花序多已成果实。瘦果长卵形而扁，棕绿色至黑棕色，两侧具棱，中央突起。气微弱，味涩。

**【采集加工】**夏、秋季割取全草，洗净泥土，除去杂草，阴干或晒干。鲜用可随采随用。

**【性味】**味甘、酸，性凉。归肝、肾经。

**【毒性】**无毒。

**【功能主治】**补益肝肾，凉血止血。治肝肾不足、头晕目眩、须发早白、吐血、咯血、衄血、便血、血痢、崩漏等病证。

《本草纲目》记载其乌髭发，益肾阴，止血，排脓。

**【现代相关药理研究】**墨旱莲对金黄色葡萄球菌、伤寒杆菌、宋氏痢疾杆菌、绿脓杆菌有抑菌作用。墨旱莲对四氯化碳造成的肝损伤均有保护作用。墨旱莲能明显增强非特异性免疫和细胞免疫功能，对体液免疫似无影响。墨旱莲有抗缺氧作用，增加心脏冠脉血流量。墨旱莲叶粉敷于出血处，并稍加压迫，有良好的止血效果；水提取物亦有显著止血作用。

**【用法用量】**内服：煎汤，9～30g；熬膏、捣汁或入丸、散。外用：适量，捣敷；研末熬或捣绒塞鼻。

**【注意事项】**脾肾虚寒者慎服。

**【附方】**

1. 二至丸

冬青子（即女贞实，冬至日采）不拘多少，阴干，蜜酒拌蒸，过一夜，粗袋擦去皮，晒干为末，瓦瓶收贮，旱莲草（夏至日采）不拘多少，捣汁熬膏，和前药为丸。临卧酒服。

功效：补腰膝，壮筋骨，强阴肾，乌髭发。（《医方集解》）

2. 旱莲散

旱莲草一两半　麻姑饼三两　升麻　青盐各三两半　诃子连核二十个　皂角三挺　晚蚕沙二两

上为末，薄醋面糊丸弹子大，晒干入泥瓶中，火煨令烟出存性，取出研末。日用揩牙。

功效：乌髭固牙。（《本草纲目》）

3. 治疗冠心病、心绞痛

用旱莲草浸膏口服，每日2次，每次15g（含生药30g），1月为1个疗程。治疗观察冠心病心绞痛30例。

结果：显效15例（50%），改善14例（46.7%），无效1例。临床观察还发现旱莲草对头晕、背痛、心悸气短等亦有效，对束支传导阻滞者无效。[天津医药，1986，14（8）：490]

4. 旱莲草白果

旱莲草15g，白果14粒，冰糖30g。

将旱莲草洗净，放入砂锅内，加水适量煎煮，滤出煎汁。将白果去壳、心，洗净，放入锅内，加入旱莲草煎汁煮沸，加入冰糖，改为小火煮至白果熟烂，出锅即成。

本方具有滋阴补肾的功能，用于治疗白带、梦遗。（《最新食用药用保健中药管理规定及使用指南》）

## 097 薏苡仁

**【常用别名】**薏珠子、回回米、薏米、苡仁。

**【来源】**为禾本科植物薏苡 *Coix lacryma-jobi* L. var. ma-yuen（Roman et）Stapf 的种仁。

**【产地】**主产于福建、江苏、河北、辽宁等地，四川、江西、湖南、湖北、广东、广西、贵州、云南、陕西、浙江等地亦产。

**【药材性状】**干燥种仁呈圆球形或椭圆球形，基部较宽而略平，顶端钝圆，长5～7mm，宽3～5mm。表面白色或黄白色，光滑或有不明显纵纹，有时残留黄褐色外皮，侧面有1条深而宽的纵沟，沟底粗糙、褐色，基部凹入，其中有淡棕色点状痕（种脐）。质坚硬，剖开后，内部白色，有粉性。无臭，味甘淡。

**【采集加工】**9～10月，当茎叶变枯黄、80%果实呈浅褐色或黄色成熟时，连茎秆割下，用打谷机脱粒，晒干，除去杂质，扬去空壳，筛净。然后用碾米机碾去外壳和种皮，再筛净，晒干即成商品。

**【性味】** 味甘、淡，性微寒。归脾、胃、肺经。

**【毒性】** 无毒。

**【功能主治】** 利水渗湿，健脾益胃，除痹舒筋，排脓消肿。治泄泻、湿痹、筋脉拘挛、水肿、脚气、痈疽等病证。

《本草纲目》记载其除筋骨中邪气不仁，治筋急拘挛，不可屈伸。利胃肠，消水肿，补肺，清热，久服轻身益气。

**【现代相关药理研究】** 薏苡仁能减少肌肉挛缩，能阻止或降低横纹肌之收缩作用（非神经肌接头部位），缩短和减轻其疲劳程度。薏苡仁还有兴奋心脏，降低血糖，增强机体体液免疫，镇痛、解热、抗炎等作用。

**【用法用量】** 内服：煎汤，10～30g；或入丸、散；亦可作羹、煮粥饭食用。健脾益胃宜炒用；利水渗湿、清热排脓、舒筋除痹宜生用。

**【注意事项】** 本品力缓，宜多服久服，方显其功。脾虚无湿、大便燥结者及孕妇慎服。

**【附方】**

1. 治风湿痹气，肢体痿痹，腰背酸疼

薏苡仁一斤　真桑寄生　当归　川续断　苍术米泔水浸，炒，各四两

分作十六剂，水煎服。(《广济方》)

2. 治疗化脓性阑尾炎

薏苡仁 100g，炮附子、败酱草各 30g，加水 1000ml，先煎附子 30 分钟后入余药，煎取药液 500ml，再加水 500ml 煎取药液 300ml，并于药渣中加水 500ml，煎取药液 200ml，合并 3 次药液，每次服 200ml，隔 2 小时服 1 次，7～15 剂为 1 个疗程。治疗化脓性阑尾炎 25 例。

结果：治愈 21 例，显效 2 例，无效 2 例，总有效率 92%，平均服药 8.2 剂。[北京中医杂志，1987，(5)：32]

3. 食疗方

(1) 薏苡仁粥

薏苡仁 50g，粳米 100g，白糖适量。

将薏苡仁去杂洗净，放锅中加适量水，煮段时间，投入淘洗净的粳米，煮沸后改为小火煎成粥。

本方具有补益、健脾、利湿的功能。此粥有减肥、防晒、益寿的作用。

(2) 薏米杏仁粥

薏苡仁 50g，杏仁 10g，冰糖屑适量。

将杏仁去皮、心。薏苡仁洗净，同下入锅，加水适量，武火烧沸，改为文火煮，加入冰糖屑，煮至熟烂，即可出锅。

本方具有健脾祛湿、除痰通痹的功能。适用于咳嗽痰多、四肢无力、体虚、水肿、脚气、泄泻、白带等病症。

(3) 薏米莲子粥

薏苡仁 30g，莲子仁 30g，冰糖屑、糖桂花各适量。

将薏苡仁、莲子仁洗净，放入锅内，加水适量，置武火烧沸，文火熬煮至半熟，加入

冰糖屑、糖桂花，煮至熟即可出锅。

本方具有健脾、祛湿、养心、清热的功能。适用于食欲不佳、消化不良、心悸、烦躁失眠、泄泻、白带等病症。

（4）珠玉二宝粥

山药100g，薏苡仁100g，白糖适量。

将山药去皮，洗净，切小块，将薏苡仁去杂洗净。将薏苡仁放入砂锅内，加适量的水，煮至烂熟，放入山药块，煮成粥。用白糖调味即成。

本粥由健脾、补肺、固肾、益精的山药和薏苡仁组成，健脾、补肺的作用增强，有明显的减肥、润肤延年的作用，是很好的抗衰老、健美食品。

（5）薏苡仁酒

薏苡仁粉100g，适量白酒（或果酒）。

将薏米粉装入酒瓶内，加入酒至瓶满，盖好后摇动酒瓶，使薏米粉均匀散形，泡约10天即可饮用。

薏苡仁酒有祛风湿、强筋骨、健脾胃的功能，久服能延年。（《最新食用药用保健中药管理及使用指南》）

## 098 薄　荷

**【常用别名】**蕃荷菜、升阳菜、南薄荷、仁丹草、菝蔺等。

**【来源】**为唇形科植物薄荷 *Mentha canadensis* L. 的干燥地上部分。

**【产地】**主产于江苏、江西、浙江，全国各地均有分布。

**【药材性状】**茎呈方柱形，有对生分枝，长15～40cm，直径0.2～0.4cm。表面紫棕色或淡绿色；质脆，断面白色，髓部中空，叶对生，有短柄；叶片皱缩卷曲。轮伞花序腋生。揉搓后有特殊清凉香气，味辛凉。

**【采集加工】**每年可采收2次，一般头刀收割在7月，二刀收割在10月，收割后摊晒2日，稍干后扎成小把，再晒干或阴干。如晒至半干，即可蒸馏得薄荷油。

**【性味】**味辛，性凉。归肺、肝经。

**【毒性】**无毒。

**【功能主治】**疏散风热，清利头目，利咽透疹，疏肝解郁。用于外感风热引起的头痛、目赤、咽喉肿痛，以及食滞气胀，口疮等。

《本草纲目》记载其治心腹胀满，宿食不消，下气。辟邪毒，除劳气。疗阴阳毒，伤寒头痛，小儿风涎，发汗，大解劳乏。

**【现代相关药理研究】**薄荷或薄荷油少量内服有兴奋中枢神经的作用，通过末梢神经使皮肤毛细血管扩张，促进汗腺分泌，增加散热，有发汗解热作用。左旋薄荷酮有较强镇痛作用，其强度与氨基比林相当。薄荷对四氯化碳所致肝损伤有一定保护作用，并有显著的利胆作用。薄荷醇能促进呼吸道分泌，降低其黏稠度，而使痰液易于排泄。薄荷对多种细菌、病毒、真菌有良好的抑制作用，并有抗炎作用。薄荷醇有促进透皮吸收作用。

**【用法用量】**内服：煎汤，3～6g；或入丸、散。外用：适量，捣汁或煎汁涂。

**【注意事项】**本品含挥发油，久煎易使有效成分挥发，故应后下。

【附方】

1. 清上化痰，利咽膈，治风热

薄荷末炼蜜丸，如芡子大，每噙一丸。白砂糖和之亦可。（《简便单方》）

2. 逍遥散

甘草微炙赤，半两　当归去苗，剉，微炒　茯苓去皮，白者　白芍药　白术　柴胡去苗，各一两

上为粗末。每服二钱，水一大盏、烧生姜一块切碎、薄荷少许，同煎至七分，去渣热服，不拘时候。

治血虚劳倦，五心烦热，肢体疼痛，头目昏重，心忪颊赤，减食嗜卧，月水不调等。（《和剂局方》）

3. 薄荷煎丸

龙脑薄荷取叶十斤　防风去苗　川芎各三十两　缩砂仁五两　桔梗五十两　甘草炙，四十两

上为末，炼蜜为丸，每两作三十丸。每服一丸，细嚼，茶、酒任下。

治遍身麻痹，百节酸痛，鼻塞脑痛，语迟聋重，项背拘急，皮肤瘙痒等。（《和剂局方》）

4. 治疗荨麻疹

薄荷、苦参各 30g，加入 60%酒精 600ml，浸泡 1 周，过滤成 500ml，加入樟脑酚 10g 即成。每日外搽患处 5～6 次。用上药治疗丘疹性荨麻疹 61 例。

结果：痊愈 56 例，显效 5 例，总有效率为 100%。[四川中医，1988，(8)：42]

5. 食疗方

(1) 薄荷酒

薄荷 50g，白酒 750g，白糖适量。

把薄荷叶用水冲洗，沥干水，放入纱布袋，放入容器内，加糖，酒密封，1 个月后捞出薄荷叶即可饮用。

薄荷酒具有助消化、健胃的功能，适用于食欲不振、消化不良、疲劳倦乏、食滞气胀等病症。

(2) 薄荷饮

嫩薄荷叶 4g，甘草 4g，白糖适量。

先将薄荷叶和甘草同放锅内，加水煮沸几分钟后过滤留汤，加糖即成。

本方具有清热解毒、止咳平喘的功能，是理想的防暑饮料。还适用于咽喉肿痛、外感风热、目赤、劳倦发热、食欲不佳、肺痿咳嗽、心悸等病症。

(3) 薄荷莲子

莲子 150g，干薄荷叶 3g，桂花、冰糖各适量。

莲子去皮去心，干薄荷洗净，用适量清水煮沸，待薄荷味入汤后，捞出薄荷不用，汤汁备用。莲子放入锅内，加水煮沸，待莲子熟透（不要煮开了花），小火煮沸一会即可。

本方具有补肾健脾、养心安神的功能。适用于心悸失眠，肾虚遗精、尿频，外感风热头痛、目赤、咽痛等病症。（《最新食用药用保健中药管理规定及使用指南》）

## 099 覆盆子

**【常用别名】**覆盆、乌藨子、小托盘、牛奶果、陵藁等。

**【来源】**为蔷薇科植物掌叶覆盆子 *Rubus chingii* Hu 的干燥未成熟果实。

**【产地】**主产浙江、湖北、福建、四川、陕西、安徽，以浙江、湖北产量最大。

**【药材性状】**多数小核果聚合而成，全体呈圆锥形或扁圆锥形，高 0.6～1.3cm，直径 0.5～1.2cm。表面黄绿色或淡棕色，顶端钝圆，基部中心凹入。宿萼棕褐色，下有果梗痕。小果易剥落，每个小果呈半月形，背面密被灰白色绒毛，两侧有明显的网纹，腹部有突起的棱线。体轻，质硬。气微，味微酸涩。

**【采集加工】**6～8 月间果实已饱满，呈绿色或未熟时采收，将摘下的果实拣净梗、叶，用沸水烫 1～2 分钟，取出置烈日下晒干。

**【性味】**味甘、酸，性微温。归肝、肾经。

**【毒性】**无毒。

**【功能主治】**补肝益肾，固精缩尿，明目。治阳痿、遗精、遗尿、小便频数、虚劳、目暗等。

《本草纲目》记载其益气轻身，令发不白。补虚续绝，疗痨损风虚，强阴健阳。悦泽肌肤，安和五脏，温中益力，令人好颜色。

**【现代相关药理研究】**动物实验表明，覆盆子似有雌激素样作用。

**【用法用量】**内服：煎汤，5～10g；或入丸、散；亦可浸酒或熬膏。

**【注意事项】**阴虚火旺、小便频数者禁服。

**【附方】**

1. 治阳事不起

覆盆子，酒浸，焙研为末，每日酒服三钱。(《濒湖集简方》)

2. 五子衍宗丸

枸杞子八两　菟丝子八两，酒蒸，捣饼　五味子二两，研碎　覆盆子四两，酒洗，去目　车前子二两，扬净

上药，俱择精新者，焙晒干，共为细末，炼蜜为丸，梧桐子大。每服，空心九十丸，上床时服五十丸，百沸汤或盐汤送下，冬月用温酒送下。

用于填精补髓，滋肾阴虚，治不育症。(《摄生众妙方》)

3. 覆盆子丸

覆盆子十二分　苁蓉　巴戟天　白龙骨　五味子　鹿茸　茯苓　天雄　续断　山药　白石英各十分　干地黄八分　菟丝子十二分　蛇床子五分　远志　干姜各六分

上十六味，末之，蜜丸如梧子。酒服十五丸，日再，细细加至三十丸。慎生冷，除臭。

治五劳七伤羸瘦，补益令人充健。(《千金要方》)

4. 食疗方

(1) 覆盆子饮

覆盆子 15g，白糖适量。

将覆盆子去杂洗净，放入锅内，加水适量，煮沸约 20 分钟以上，加入白糖煮段时间，出锅滤出液汁，作茶饮用。

本方具有补肾助阳、缩小便、明目的功能。适用于阳痿、遗尿、虚劳、小便频数、目赤、两目昏花等病症。

（2）覆盆子蜜饮

覆盆子15g，蜂蜜5g。

将覆盆子去杂洗净，放入锅内，加水适量，煮沸约20分钟以上，加入蜂蜜煮沸，出锅作茶饮用。

本方具有补中润燥、补肾固精、缩小便、明目的功能。用于虚劳咳嗽、肺燥干咳、两目昏花、目赤、阳痿、遗精、小便频数、目暗等病症。（《最新食用药用保健中药管理规定及使用指南》）

# 第五章　中国古医籍中抗疲劳的方剂介绍

中国中医学的发展历经数千年，应用中草药组成的方剂真称得起是数量万千，且内容博大而精深。自公元三世纪初，汉代张仲景以博学、博识、高才、高悟、神妙、精深之医术撰成《伤寒论》，立 397 法，组 113 方，开创了自上古神农、黄帝、岐伯、伯高、雷公、少俞、少师、仲文，以及中世的长桑、扁鹊，汉代公乘阳庆及仓公等我国古代对中国传统医学的发生、发展、壮大有杰出贡献先师以来，有古医籍方剂记载之先河。我国现存最早的《黄帝内经》开创了中国中医理论立法、处方、用药之准则，但无具体方药记载。因此，研究我国中医学中有医著记载方剂的著作应从汉代张仲景的《伤寒论》和《金匮要略》开始。

从公元三世纪初至中华人民共和国成立时止，在历时约 1700 余年的历史进程中，中国历代医家、方药家在继承古代医学经验的基础上，创立中药方剂数万首。以《普济方》为例，十五世纪初由明代朱棣、滕硕、刘醇等编著的《普济方》就收载了明初以前，中国古医籍处方和民间单方、验方达 61739 首，可见中国医药学的博大精深。本书以收集抗疲劳、益气力、延年益寿方剂为目的，共查阅自张仲景之《伤寒论》、《金匮要略》始（公元三世纪初）至民国 1934 年由张锡纯编著的《医学衷中参西录》止的中医药古医书籍 100 余部，查检出有关抗疲劳、益气力、延年益寿方剂 1756 首。

在查找上述方剂的过程中，我们不以自己对药物的药性分析来确立入载方剂，而是严格遵照原著中有明确抗疲劳、益气力、延年益寿等文字记载内容作为本书入选方剂的指标，以完全真实地反映原历史，并为之后的继承与研究提供较为可靠的依据。

我们在查找方剂过程中，一些方剂似有引用重复，但仔细考究其加减和君、臣、佐、使、药物用量之变化，以及各医家依据自身临床经验对雷同方剂中一些药物的不同炮炙方法，发现一些方剂方名虽同，甚至所用药物名称皆同，但用药剂量、炮炙方法的不同，也可能会产生不同的疗效。所以，本着尊重事实、着眼发展、仔细求真的思想，对不同时代的同一方剂，凡采用了不同用药量，以及增减了某些药物，或采用不同的炮炙方法和用法者，我们都视为独立方剂予以确认。

中医方剂有文字记载已近两千年，无文字记载的民间单方、验方可能要追溯至数千年以前。在如此漫长的历史长河中，继承与发展、创新与重复始终贯穿其全过程。对中国古医籍中方剂的理解和运用效果，首先表现的是你对古方剂的继承程度，因为在学习中国中医学过程中，首先应该继承，没有继承就根本谈不上发展与提高。空中楼阁、无源之水、无本之木是学习和发展我国中医学之大忌。

本章抗疲劳、益气力、延年益寿的古医籍方剂介绍以年代为序，在近 130 余部古医籍中，重点选择数十部做以介绍。然而我们在查寻古医籍方剂的过程中，发现一些书籍中所记载的补虚、强益脾肾方剂，其所用药物具有明显的抗疲劳、益气力、延年益寿作用，但作者本人在其著作中并没有提及抗疲劳、益气力和延年益寿等相关词语，因此该方不予收录。如此，有近40余本（部）书籍属无抗疲劳、益气力、延年益寿方剂记载，余84部（本）在书中，选择性地进行介绍。

## 第一节　汉、晋、唐时代抗疲劳方剂介绍（100首）

汉、晋、唐时代，抗疲劳、延年益寿方剂主要包括：汉代张仲景《金匮要略》方剂2首；晋代葛洪《肘后方》方剂6首；唐代孙思邈《千金要方》35首，《千金翼方》30首；唐代王焘《外台秘要》27首。

### 一、《金匮要略》

公元三世纪，汉代张仲景所著的《金匮要略》中有抗疲劳、延年益寿作用方剂5首，本书选2首方剂进行介绍。

（一）侯氏黑散

治大风四肢烦重，心中恶寒不足者。

菊花四十分　白术十分　细辛三分　茯苓三分　牡蛎三分　桔梗八分　防风十分　人参三分　矾石三分　黄芩五分　当归三分　干姜三分　川芎三分　桂枝三分

上十四味，杵为散，酒服方寸匕，日一服，初服二十日，温酒调服，禁鱼肉大蒜，常宜冷食，六十日止，即药积在腹中不下也。热食即下矣，冷食自能助药力。

方说：四肢烦重，为中医疲劳症候描述术语之一。本方系治疗因风寒湿痹病而造成的有疲劳症候的病证。

（二）小建中汤

治虚劳里急，悸、衄，腹中痛，梦失精，四肢酸疼，手足烦热，咽干口燥。

桂枝三两，去皮　甘草二两，炙　大枣十二枚　芍药六两　生姜三两　胶饴一升

上六味，以水七升，煮取三升，去滓，内胶饴，更上微火消解，温服一升，日三服。

方说：四肢酸疼亦为中医疲劳症候描述语之一。本方系治疗因虚劳内伤所致的有疲劳症候的病证。

### 二、《肘后方》

公元三世纪，晋代葛洪所撰著的《肘后方》有抗疲劳、延年益寿方剂9首，本书选6首方剂进行介绍。

凡男女因积劳虚损，或大病后不复常，若四体沉滞，骨肉疼酸，呼吸少气，行动喘惙，或小腹拘急，腰背强痛，心中虚悸，咽干唇燥，面体少色，或饮食无味，阴阳痿弱，悲忧惨戚，多卧少起，久者积年，轻者才百日，渐至瘦削，五脏气竭，则难可复振。治之汤方。

（一）甘草二两　桂心三两　芍药四两　生姜五两，无者亦可用干姜　大枣二七枚

以水九升，煮取三升，去滓，内饴八两，分三服，间日复作一剂。复可将诸丸散耳，

黄芪加二两，人参二两，为佳。若患痰满及溏泄，可除饴耳。

（二）又方

乌雌鸡一头，治如食法，以生地黄一斤（切），饴糖二升，纳腹内，急缚，铜器贮甑中，蒸五升米久，须臾取出。食肉、饮汁，勿啖盐，三月三度作之。

（三）又方

甘草一两　白术四两　麦门冬四两　牡蛎二两　大枣二十枚　阿胶三两

水八升，煮取二升，分再服。

（四）又方

黄芪　枸杞根白皮　生姜各三两　甘草　麦门冬　桂各二两　生米三合

水九升，煮取三升，分四服。

方说：四肢沉滞为中医疲劳症候所描述的术语之一。本方所治疗的系因男女积劳虚损及大病所致具疲劳证候的病证。

（五）治丈夫腰膝积冷痛或顽麻无力

菟丝子洗，秤，一两　牛膝一两

同浸于银器内，用酒过药一寸，五日，曝干，为末，将原浸酒入少醇酒作糊，搜和丸，如梧桐子大，空心酒下二十丸。

方说：腰膝冷痛、顽麻无力，亦为中医疲劳症候描述的术语之一。本方治疗因肾虚寒所致的疲劳。

（六）治饱食便卧，得谷劳病，令人四肢烦重，嘿嘿欲卧，食毕辄甚方

大麦蘖一升　椒一两，熬　干姜三两

捣末，服方寸匕，日三四服。

方说：四肢烦重、嘿嘿欲卧，亦为中医疲劳症候描述的术语之一。本方治疗因食积伤及脾胃所致的疲劳。

## 三、《千金要方》

公元七世纪，唐代孙思邈著成《千金要方》一书，书中有抗疲劳、延年益寿方剂64首，本书选35首方剂介绍。

（一）小五石泽兰丸

治妇人劳冷虚损，饮食减少，而无光色，腹中冷痛，经候不调，吸吸小气，无力，补益温中方。

钟乳　紫石英　矾石各一两半　白石英　赤石脂　当归　甘草各四十二铢　石膏　阳起石　干姜各二两　泽兰二两六铢　苁蓉　龙骨　桂心各二两半　白术　芍药　厚朴　人参　蜀椒　山茱萸各三十铢　柏子仁　藁本各一两　芜荑十八铢（汉二十四铢为一两，十六两为一斤）

上二十三味，为末，蜜和丸如梧子大。酒服二十丸，加至三十丸，日三。

方说：呼吸少气、无力是中医疲劳症候描述的术语之一。本方治疗妇人因劳伤寒冷所致虚损引起的有明显疲劳症候的病证。

（二）干姜丸

治妇人寒热羸瘦，酸消怠惰，胸中支满，肩背脊重痛，腹里坚满积聚，或痛不可忍，引腰、小腹痛，四肢烦疼，手足厥逆，寒至肘膝，或烦满，手足虚热，恶心，涎唾喜出，

每爱咸酸甜苦之物，身体或如鸡皮，月经不通，大小便苦难，食不生肌。

干姜　川芎　茯苓　硝石　杏仁　水蛭　虻虫　桃仁　蛴螬　䗪虫各一两　柴胡　芍药　人参　大黄　蜀椒　当归各二两

上十六味，为末，蜜和丸如梧子。空心饮下三丸，不知加至十丸。

方说：酸消怠惰、四肢烦疼均为中医疲劳症描述的常用术语。本方用于治疗寒瘀、阴虚所致的有疲劳症候的病证。

（三）丹参煮散方

治筋实极，则两脚下满，满而痛，不得远行，脚心如割，筋断折，痛不可忍。

丹参三两　川芎　杜仲　续断　地骨皮各二两　当归　通草　干地黄　麦门冬　升麻　禹余粮　麻黄各一两十八铢　牛膝二两六铢　生姜切，炒取焦干　牡蛎各二两　甘草　桂心各一两六铢

上十七味，治下筛，为粗散，以绢袋子盛散二方寸匕，以井花水二升煮，数动袋子，煮取一升，顿服，日二。

方说：肝主筋，筋实极，则四肢疲劳如折，不得远行。

（四）地黄煎方

治筋实极，手足爪甲或青、或黄、或黑乌黑黯，四肢筋急，烦满。

生地黄汁三升　生葛汁　生玄参汁各一升　大黄　升麻各二两　栀子仁　麻黄　犀角各三两　石膏五两　芍药四两

上十味，㕮咀，以水三升煮七物，取二升，去滓，下地黄汁，煎一两沸，次下葛汁等，煎取三升，分三服，日再。

方说：肝主筋，其华在爪，肝劳则筋极，四肢不得伸舒，疲劳因成也。

（五）牛髓丸

通治百病，虚瘠羸乏等方。

牛髓　羊髓　白蜜　酥　枣膏各一升　茯苓　麦门冬　川芎　桂心　当归　甘草　羌活各二十铢　干姜　干地黄各二十六铢　人参　五味子　防风各一两　细辛十八铢　白术四十二铢

上十九味，切捣十四味，再筛，别研，枣膏和散，次与诸髓、蜜和散，搅令相得，内铜钵中，于釜汤中铫之，取堪为丸。酒服丸如梧子大三十丸，稍加至四十丸，日再服。

方说：羸乏者亦是中医用于描述疲劳症候的术语之一。本方用于治疗心虚所致的虚瘠羸乏之病证。

（六）大补心汤

治虚损不足，心气弱悸，或时妄语，四肢损变气力，颜色不荣方。

黄芩　附子各一两　甘草　茯苓　桂心各三两　石膏　半夏　远志各四两　生姜六两　大枣二十枚　饴糖一斤　干地黄　阿胶　麦门冬各三两

上十四味，㕮咀，以水一斗五升，煮取五升，分四服，汤成下糖。

方说：心虚脉速则四肢无气力、颜色不荣，疲劳证现也。

（七）补之方

治腹胀善噫，食则欲呕，泄澼溏下，口干，四肢重，好怒，不欲闻人声，忘误，喉痹。

黄连一两　禹余粮二两　白术三两　大麻子五两　干姜三两　桑白皮八两　大枣二十枚

上七味，㕮咀，以水一斗二升，煮取二升，分四服。

方说：脾主四肢，脾胃俱虚，湿满为患，则四肢重而劳乏。重亦是中医用于描述疲劳症候的术语之一。

（八）大黄芪酒方

治肉极虚寒，为脾风，阴动伤寒，体重怠惰，四肢不欲举，关节疼痛，不嗜饮食，虚极所致。

黄芪　桂心　巴戟天　石斛　泽泻　茯苓　柏子仁　干姜　蜀椒各三两　防风　独活　人参各二两　天雄　芍药　附子　乌头　茵芋　半夏　细辛　白术　黄芩　栝楼根　山茱萸各一两

上二十三味，㕮咀，绢袋贮，以清酒三斗渍之，秋冬七日，春夏三日。初服三合，渐渐加，微痹为度，日再。

方说：体重怠惰、四肢不欲举为疲劳之明显症候，脾虚极，肌肉四肢无所主，则疲劳怠惰也。

（九）半夏汤方

治肺劳虚寒，心腹冷，气逆游气，胸胁气满，从胸达背痛，忧气往来，呕逆，饮食即吐，虚乏不足。

半夏一升　生姜一斤　桂心四两　甘草　厚朴各二两　人参　橘皮　麦门冬各三两

上八味，㕮咀，以水一斗，煮取四升，去滓，分四服，腹痛加当归二两。

方说：虚乏不足，亦是中医用于描述疲劳症候的术语。本方用于治疗肺劳虚寒所致的病证。

（十）钟乳散

治气极虚寒，阴畏阳气，昼瘥暮甚，气短息寒。亦治百病，令人丁强，能食饮，去风冷方。

钟乳别研　干姜　桔梗　茯苓　细辛　桂心　附子　人参各一两六铢　白术一两　防风　牡蛎　栝楼根各二两半

上十二味，治下筛。以酒服方寸匕，日三，渐加至二匕。五十以上可数服，得力乃止。

方说：丁强者，有力气也，令人丁强是抗疲劳的重要方法。本方治疗气极虚寒所致阳气不足，用于抗疲劳。

（十一）黄芪汤方

治气极虚寒，皮毛焦，泽液不通，虚劳百病，气力损乏。

黄芪四两　人参　白术　桂心各二两　大枣十枚　附子三十铢　生姜八两

上七味，㕮咀，以水八升，煮取三升，去滓，分四服。（一方不用附子）

方说：气力损乏则致疲劳也。虚劳百病的通症是气力损乏不足。

（十二）阳气顿绝方

治肾气虚寒，阳痿，腰脊痛，身重缓弱，言音混浊。

生干地黄五升　苁蓉　白术　巴戟天　麦门冬　茯苓　甘草　牛膝　五味子　杜仲各八两　车前子　干姜各五两

上十二味，治下筛。食后酒服方寸匕，日三服。

方说：肾气虚寒致身重缓弱、疲劳气绝，用温阳补气方药治疗，是中医抗疲劳方法之一。

（十三）韭子丸

治房室过度，精泄自出不禁，腰背不得屈伸，食不生肌，两脚苦弱。

韭子一升　甘草　桂心　紫石英　禹余粮　远志　山茱萸　当归　天雄　紫菀　薯蓣　天门冬　细辛　茯苓　菖蒲　僵蚕　人参　杜仲　白术　干姜　川芎　附子　石斛各一两半　苁蓉　黄芪　菟丝子　干地黄　蛇床子各二两　干漆四两　牛髓四两　大枣五十枚

上三十一味，末之，牛髓合白蜜、枣膏合捣三千杵。空腹服如梧子大十五丸，日再，可加至二十丸。

方说：腰脊不得屈伸、两脚苦弱乃肾精虚极之疲劳症候。本方所用补益精气法是抗肾精虚极所致疲劳症候的方法之一。

（十四）虎骨酒方

治骨虚酸疼不安，好倦，主膀胱寒。

虎骨一具，通炙取黄焦汁尽，碎之如雀头，酿米三石，曲四斗，水三石，如常酿酒法。所以加水、曲者，其骨消曲而饮水，所以加之也。酒熟封头五十日，开饮之。

方说：倦者疲劳也，肾主骨生髓，骨虚酸痛，好倦，用虎骨酒治之，为解肾虚寒痹。

（十五）治虚劳冷，骨节疼痛无力方

豉二升　地黄八斤

上二味，再遍蒸，曝干，为散。食后以酒一升，进二方寸匕，日再服之，亦治虚热。

方说：无力为疲乏也，肾虚骨疼虚劳无力，是中医疲劳症候之一。

（十六）远志散

治心热，健忘，补心气，强力益志。

远志去心　黄连去须，各八两　菖蒲三两　白茯苓去黑皮，一两半　人参一两半

上为散。食后，酒调方寸匕，日二夜一。

方说：强力益志为抗脑疲劳主要用药方法之一。

（十七）龟甲散

治善忘，开心智，强力益志。

龟甲炙　龙骨一方用木通不用龙骨　远志去心　菖蒲各半两

上为散。酒服方寸匕，日三。常服令人大聪明。一方，食后水服。

方说：脑疲劳，归肾、心二脏所属，肾心二脏气血充足，则人有力而志聪。

（十八）琥珀散

治虚劳百病，除阴痿精力不足，大小便不利如淋状，脑门受寒，气结在关元，强行阴阳，精少余沥，腰脊痛，四肢重，咽干口燥，食无常味，乏气力，远视恍恍，惊悸不安，五脏虚劳，上气满闷方。

琥珀研　芜菁子　胡麻子　车前子　蛇床子　菟丝子　枸杞子　菴蕳子　麦门冬一升　橘皮　肉苁蓉　松脂　牡蛎各四两　松子　柏子　荏子各三升　桂心　石韦　石斛　滑石　茯苓　川芎　人参　杜蘅　续断　远志　当归　牛膝　牡丹各三两　通草十四分

上三十味，各治下筛，合捣二千杵，盛以韦囊，先食服方寸匕，日三夜一，用牛羊乳汁煎令熟，长服令人强性轻体，益气消谷能食，耐寒暑，百病除。久服老而更少，发白更

黑，齿落重生。

方说：肾虚乏力古章程，补益方法各不同，强性轻体是目的，延年益寿酌量行。

（十九）苁蓉散

主轻身益气强骨，补髓不足，能使阴气强盛方。

肉苁蓉　五味子　远志　甘草各一斤　生地黄三十斤，取汁　慎火草二升，切　楮子　干漆各二升

上八味，以地黄汁浸一宿，出曝干，复渍，令汁尽为散，空腹，酒服方寸匕，日三服，三十日力倍常。

方说：肾虚则无力、骨软，用方至力倍常则疲劳去矣。

（二十）治男子阴气衰，腰背痛，苦寒，茎消少精，小便余沥出，失精，囊下湿痒，虚乏，服此令人充实、肌肤肥悦方

巴戟天　菟丝子　杜仲　桑螵蛸　石斛

上五味，等分，治下筛，酒服方寸匕，日一，常服佳。

（二十一）又方

薯蓣　巴戟天　山茱萸　丹参　人参各五分　蛇床子　五味子各四分　天雄　细辛各三分　桂心二分　干地黄七分

上十一味，治下筛，酒服方寸匕，日二夜一。

（二十二）又方

五味子　蛇床子各二两　续断　牛膝各三两　车前子　苁蓉各四两

上六味，治下筛，酒服方寸匕，日二。

方说：男子肾虚劳乏，是疲劳常见病因。用不同方药治疗阴气衰，是中医需久远深入之课题。

（二十三）苁蓉补益方

补虚益阳。治阳气不足，阴囊湿痒，尿有余沥，漏泄虚损，云为不起方。

苁蓉　续断各八分　蛇床子九分　五味子　天雄　薯蓣各七分　远志六分　干地黄　巴戟天各五分

上九味，治下筛，酒服方寸匕，日三。

方说：醉饱后或疲极之余，而合阴阳，伤及阳气，致更疲劳。此方是治该病证的用方之一。

（二十四）枸杞煎

补虚羸，久服轻身不老，神验方。

九月十日，取生湿枸杞子一升，清酒六升，煮五六沸，出取熟研，滤取汁，令其子极净，曝令干，捣末，和前汁，微火煎令可丸，酒服二方寸匕，日二，加至三匕，亦可丸，服三十丸。

方说：延年益寿，方药法甚多，此为之一。

（二十五）大黄芪酒

治肉极虚寒为脾风，阴动伤寒，体怠惰，四肢不欲举，关节疼痛，不嗜饮食，虚极所致方。

黄芪　桂心　巴戟天　石斛　泽泻　茯苓　柏子仁　干姜　蜀椒各三两　防风　独活

人参各二两　天雄　芍药　附子　乌头　茵芋　栝楼根　山茱萸　半夏　细辛　白术　黄芩各一两

上二十三味，㕮咀，绢袋贮，以清酒三斗渍之，秋冬七日，春夏三日，初服三合，渐渐加，微痹为度，日再。

方说：脾主肌肉、四肢，脾因虚寒致病伤及肉，极必怠惰、四肢无力。

（二十六）钟乳散

治气极虚寒，阴畏阳气，昼瘥暮甚，气短息寒，亦治百病，令人力强，能饮食，去风冷方。

钟乳别研　干姜　桔梗　茯苓　细辛　桂心　附子　人参各一两六铢　白术一两　防风　栝蒌根　牡蛎各二两半

上十二味，治下筛，酒服方寸匕，日三，渐加至二匕。五十以上可数服，得力乃止。

方说：钟乳散壮阳气以抑阴寒，阳盛则力强也。

（二十七）黄芪汤

治气极虚寒，皮毛焦，津液不通，虚劳百病，气力损乏方。

黄芪四两　人参　白术　桂心各二两　生姜八两　大枣十枚　附子三十铢

上七味，㕮咀，以水八升，煮取三升，去滓，分四服。

方说：气力损乏即是疲劳症候。黄芪汤治虚寒气极虚劳病，是诸方法之一。

（二十八）治五劳六极，虚羸心惊，尫弱多魇忘汤方

茯苓四两　甘草　芍药　桂心　干姜各三两　大枣五枚　远志　人参各二两

上八味，㕮咀，以水八升，煮取三升，分三服。

方说：虚羸尫弱是中医用于描述疲劳症候的术语。本方为治五劳六极所致疲劳的方药之一。

（二十九）肾沥汤

治虚劳损羸乏，咳逆短气，四肢烦疼，腰背相引痛，耳鸣，面黧黯，骨间热，小便赤黄，心悸目眩，诸虚乏方。

羊肾一具　桂心一两　人参　泽泻　五味子　甘草　防风　川芎　地骨皮　黄芪　当归各二两　茯苓　玄参　芍药　生姜各四两　磁石五两

上十六味，㕮咀，以水一斗五升，先煮肾，取一斗，去肾入药，煎取三升，分三服，可常服之。

（三十）又方

羊肾生，一具，切，去脂，以水一斗六升，煮取一斗三升　大枣二十枚　桑白皮六两　五味子　黄芪　苁蓉　防风　巴戟天　秦艽　泽泻　人参　桂心　薯蓣　丹参　远志　茯苓　细辛　牛膝各三两　石斛　生姜各五两　杜仲　磁石各八两

上二十二味，㕮咀，内肾汁中，煮取三升，分三服，相去如人行五里，再服。

方说：羸乏是中医用于描述疲劳症候的术语之一。本方治肾虚所致病证，对因对症方面有特点。

（三十一）石斛散

治大风四肢不收，不能自反覆，两肩疼痛，身重胫急，筋肿不能行，时寒时热，足腨如刀刺痛，身不能自任，此皆得之饮酒，中大风，露卧湿地，寒从下入，腰以下冷，不足

无气，子精虚，众脉寒，阴下湿，茎消令人不乐，恍惚时悲，此方除风，轻身益气，明目强阴，令人有子，补不足方。

石斛十分 牛膝二分 附子 杜仲各四分 柏子仁 石龙芮 芍药 松脂 云母粉 山茱萸 泽泻 萆薢 菟丝子 防风 细辛 桂心各三分

上十六味，治下筛，酒服方寸匕，日再。阴不起，倍菟丝子、杜仲；腹中痛，倍芍药；膝中痛，倍牛膝；背痛，倍萆薢；腰中风，倍防风；少气倍柏子仁；蹶不能行，倍泽泻；随病所在，倍三分。亦可为丸，以枣膏丸，如梧子，酒服七丸。

方说：本方系治疗肝寒、肾冷所致的四肢不收、不能自反覆、身重胫急等疲劳病证。

（三十二）钟乳散

治五劳七伤，虚羸无气力伤极方。

钟乳六两，无问粗细，以白净无赤黄黑为上，铜铛中可盛三二斗，并取粟粗糠二合许，内铛中煮五六沸，乃内乳煮，水欲减又添如故，一晬时出，以暖水净淘之，曝干，玉硾研，不作声止，重密绢水下澄取用 鹿角白者 白马茎别捣 硫黄别研 石斛 铁精 人参 磁石 桂心 僵蚕各一两 蛇床仁三两

上十一味，为末，以枣膏和捣三千杵，酒服三十丸，如梧子，日再慎房室，以及生、冷、酢、滑、鸡、猪、鱼、陈败。

方说：五劳七伤致虚羸无气力是疲劳之极。

（三十三）五补丸

治肾气虚损，五劳七伤，腰脚酸疼，肢节苦痛，目暗𥇀𥇀，心中喜忘，恍惚不定，夜卧多梦，觉则口干，食不得味，心常不乐，多有恚怒，房室不举，心腹胀满，四体疼痛，口吐酸水，小腹冷气，尿有余沥，大便不利，方悉主之。久服延年不老，四时勿绝，一年万病除愈之方。

杜仲 巴戟天六分 人参 五加皮 五味子 天雄 牛膝 防风 远志 石斛 薯蓣 狗脊各四分 干地黄 苁蓉各十二分 鹿茸十五分 菟丝子 茯苓各五分 覆盆子 石龙芮八分 萆薢 蛇床子 石南 白术各三分 天门冬七分

上二十四味，为末，蜜丸，如梧子，酒服十丸，日三。

方说：补益先天之本肾、后天之本脾是抗脾肾疲劳、延年益寿之本。

（三十四）明目益精，长志倍力，久服长生耐老方

远志 茯苓 细辛 菟丝子 木兰 续断 人参 菖蒲 龙骨 当归 川芎 茯神各五分

上十二味，末蜜丸，如梧子，服七丸至十丸，日二夜一，满三年益智。

方说：倍力气是抗疲劳的主要目的。

（三十五）治五劳七伤，虚羸无气力，伤极方

菟丝子 五味子各二两 蛇床子一两

上三味，为末，蜜丸如梧子，每服十丸，日三服，禁如常法。

方说：肾劳伤极则虚羸无气力，无气力即劳乏之至也。

## 四、《千金翼方》

公元682年，唐代孙思邈撰成《千金翼方》，书中有抗五脏疲劳、延年益寿方剂64首，本书选30首进行介绍。

（一）泻肝汤

主肝气不足，目暗，四肢沉重方。

人参　半夏洗　白术各三两　生姜六两，切　细辛一两　茯苓　黄芩　前胡　桂心　甘草炙，各二两

上一十味，㕮咀，以水八升，煮取三升，分三服。三五日后，次服后汤方：

茯苓三两　吴茱萸一两　大枣三十枚，擘　桃仁去皮尖及双仁者　人参　防风　乌头炮，去皮　柏子仁　橘皮　桂心　甘草炙，各二两

上一十一味，㕮咀，以水一斗，煮取二升半，分三服。

方说：肝主筋，肝气虚，筋失所养则四肢沉重，疲劳矣。

（二）平肺汤

主肺气虚竭不足，乏气，胸中干，口中碎干方。

麻黄去节　橘皮各二两　小麦一升

上三味，㕮咀，以水五升，煮取一升半，分再服。

方说：肺主呼吸，肺气虚劳，竭而不足，则乏气无力，疲劳矣。

（三）温脾丸

主胃气弱，大腹冷则下痢，小腹热即小便难，腹满，喘气虚乏，干呕不得食，温中消谷，治脾益气方。

法曲　小麦蘖各五合　吴茱萸三合　枳实三枚，炙　人参　桔梗　麦门冬去心　干姜　附子炮，去皮　细辛各二两　桂心　厚朴炙　当归　茯苓　甘草炙，各三两

上一十五味，捣筛为末，炼蜜和丸，如梧子，空腹，饮服七丸，日三。亦可加大黄二两。

方说：虚乏即疲劳也，脾胃气虚，冷则下痢，热则小便难，气之用也。

（四）泻肾汤

主男女诸虚不足，肾气乏方。

硝石　矾石各八分

上二味，捣筛为散，以粳米粥汁一升，内一方寸匕，搅令和调顿服之，日三，不知稍增。

方说：肾虚则疲乏少力。本方亦有泻母及子之功效。

（五）大建中汤

主五劳七伤，小肠急，脐下彭亨，两胁胀满，腰脊相引，鼻口干燥，目暗䀮䀮，愦愦不乐，胸中气逆，不下食饮，茎中策然痛，小便赤黄，尿有余沥，梦与鬼神交通失精，惊恐虚乏方。

人参　龙骨　泽泻　黄芪各三两　大枣二十枚　芍药四两　远志去心　甘草炙，各三两　生姜切　饴糖各八两

上一十味，㕮咀，以水一斗，煮取二升半，去滓，内饴糖令消，一服八合，相去如行十里久。

方说：虚乏，疲劳也。心脾劳伤，用大建中汤是得宜之法。

（六）地黄酒酥

令人发白更黑，齿落更生，髓脑满实，还年却老，走及奔马，久服有子方。

粗肥地黄十石，切捣取汁三石　麻子一石捣作末，以地黄汁研取汁二石七斗　杏仁一石，去皮尖、两仁者，捣作末，以麻子汁研取汁二石五斗　曲末三斗

上四味，以地黄等汁浸曲七日，候沸，以米三石分作三分，投下馈一度。以药汁五斗和馈酿酒，如家酝酒法。三日一投，九日三投，熟讫，密封三七日。酥在酒上，其酥色如金。以物接取，可得大升九升酥。然后下篘取酒，封之，其糟令服药人食之，令人肥悦，百病除愈。食糟尽，乃服药酒及酥。一服酒一升一匙酥，温酒和服之。惟得吃白饭芜菁。忌生冷、酢、滑、猪、鸡、鱼、蒜。其地黄滓曝使干，更以酒三升和地黄滓捣之，曝干，作饼服之。

方说：走及奔马，有力也，有力则疲劳无矣。

（七）济神丸方

茯神　茯苓　桂心　干姜各四两　菖蒲　远志去心　细辛　白术　人参各三两　甘草二两，炙　枣膏八两

上一十一味，皆捣筛，炼蜜和，更捣万杵。每含一丸如弹丸，有津咽之尽，更含之。若食生冷，宿食不消，增一丸。积聚、结气、呕逆、心腹绞痛、口干、胀、酢咽、吐呕皆含之。绝谷者服之学仙；道士含之益心力，神验。

方说：增心力是抗疲劳重要内容，因心主血、主神明。

（八）地黄方

生地黄五十斤

上一味，捣之，以水三升绞取汁，澄去滓，微火上煎减半。即纳好白蜜五升、枣脂一升，搅令相得乃止。每服鸡子大一枚，日三服。令人肥，美色。

（九）又方

上一味，以醇酒二斗浸经三宿，出曝令干。又浸酒中直令酒尽。又取甘草、巴戟天、厚朴、干漆、覆盆子各一斤，各捣下筛和之，饭后酒服方寸匕，日三服，加至二匕。使人老者还少，强力无病延年。

方说：此方强力延年，应服之得法。

（十）华佗云母丸

云母粉　石钟乳炼　白石英　肉苁蓉　石膏　天门冬去心　人参　续断　菖蒲　菌桂　泽泻　秦艽　紫芝　五加皮　鹿茸　地肤子　薯蓣　石斛　杜仲炙　桑上寄生　细辛　干地黄　荆花　柏叶　赤箭　酸枣仁　五味子　牛膝　菊花　远志去心　萆薢　茜根　巴戟天　赤石脂　地黄花　枸杞　桑螵蛸　菴蕳子　茯苓　天雄炮，去皮　山茱萸　白术　菟丝子　松实　黄芪　麦门冬去心　柏子仁　荠子　冬瓜子　蛇床子　决明子　菥蓂子　车前子

上五十三味，皆用真新好者，并等分，随人多少，捣下细筛，炼白蜜和丸如梧子，先食服十丸，可至二十丸，日三。药无所忌，当勤相续不得废缺。百日满愈疾，久服延年益寿，身体轻强，耳目聪明，流通荣卫，补养五脏，调和六腑，颜色充壮，不知衰老。茜根当洗去土，阴干，地黄、荆花至时多采曝干。欲用时相接，取二石许，乃佳也。吾尝服一两剂大得力，皆家贫不济乃止。又时无药足，缺十五味，仍得服之。此药大有气力，常须预求，使足服而勿缺。又香美易服，不比诸药。

方说：有力气即无疲劳。此方药味虽多但调配得法，能除肾心虚伤劳损所致的疲劳，

并延年益寿。

（十一）不老延年方

雷丸　防风　柏子仁

上三味，等分，捣筛为散，酒服方寸匕，日三。六十以上人亦可服二匕。久服，延年益精补脑，年未六十太盛勿服。

方说：雷丸延年，值得探研。

（十二）乌麻方

纯黑乌麻及旃檀色者，任多少与水拌令润，勿使太湿，蒸令气遍即下。曝干再蒸，往返九蒸。曝干，捣，去皮作末。空肚水若酒服二方寸匕，日二服，渐渐不饥绝谷。久服百病不生，常服延年不老，耐寒暑。

方说：服食法多为古人之亲验，应为参考。

（十三）蜜饵

主补虚，瘦乏气力方。

白蜜二升　腊月猪脂肪一升　胡麻油半升　干地黄末一升

上四味，合和，以铜器重釜煎，令可丸下之。服如梧桐子三丸，日三，稍加，以知为度，久服充益寿。

方说：此方益气力、延年益寿，对虚羸瘦弱者有益。

（十四）猪肚补虚羸乏气力方

肥大猪肚一具，洗，如食法　人参一两　椒一两，汗　干姜一两半　葱白七两，细切　粳米半升，熟煮

上六味，下筛，合和相得，纳猪肚中缝合，勿令泄气，以水一斗半，微火煮令烂熟，空腹食之。兼少与饭，一顿令尽。可服四、五剂，极良。

方说：此方食药同用，补益脾胃，益气增力。

（十五）牛乳方

钟乳一斤，上者，细研之如粉　人参三两　甘草五两，炙　干地黄三两　黄芪三两　杜仲三两，炙　苁蓉六两　茯苓五两　麦门冬四两，去心　薯蓣六两　石斛二两

上一十一味，捣筛为散，以水五升，先煮粟，采七升为粥，内散七两，搅令匀，和少冷水，牛渴，饮之令足，不足，更饮水，日一。余时患渴，可饮清水，平旦取牛乳服之，生熟任意。牛须三岁以上七岁以下纯黄色者为上，余色者为下。其乳常令犊子饮之，若犊子不饮者，其乳动气不堪服也。其乳牛净洁养之，洗刷饱饲须如法，用心看之。慎蒜、猪、鱼、生冷、陈臭等物。

方说：论曰：牛乳性平，补血脉，益心，长肌肉，令人身体康强，润泽，面目光悦，志气不衰，故为人子者，须供之以为常食。一日勿缺，常使恣意充足为度也。此物胜肉远矣。

（十六）疗大虚羸困极方

取大中水猪肪一大升，内葱折一茎，煎令葱黄止，候冷暖，如人体空腹，平旦顿服之令尽。暖盖覆卧，至日晡后乃食白粥稠糜，过三日后服补药，其方如下。

羊肝一具，细切　羊脊骨膑肉一条，细切　曲末半升　枸杞根十斤，切，以水三大斗，煮取一大斗，去滓

上四味，合和，下葱白、豉汁调和羹法，煎之如稠糖，空腹饱食之三服。时慎食如上。

方说：羸困，疲劳也。本方为食补肺脾肾三脏之虚所致的疲劳。

（十七）彭祖延年柏子仁丸

柏子仁五合　蛇床子　菟丝子　覆盆子各半升　石斛　巴戟天各二两半　杜仲炙　茯苓　天门冬去心　远志各三两，去心　天雄一两，炮，去皮　续断　桂心各一两半　菖蒲　泽泻　薯蓣　人参　干地黄　山茱萸各二两　五味子五两　钟乳三两，成炼者　肉苁蓉六两

上二十二味，捣筛炼蜜和丸，如桐子大。先食服二十丸，稍加至三十丸。先斋五日，乃服药。服后二十日，齿垢稍去，白如银；四十日面悦泽；六十日瞳子黑白分明，尿无遗沥；八十日四肢偏润，白发更黑，腰背不痛；一百五十日意气如少年。药尽一剂，药力周至，乃入房内。忌猪、鱼、生冷、酢滑。

方说：肾主骨、生髓，脑为髓海，心主神明，补益二脏则强记延年。

（十八）茯苓三斤　白蜡二斤　大麻油三升　松脂三斤

上四味，微火先煎油三沸，入松脂令烊，次入蜡，蜡烊，入茯苓，熟搅成丸乃止。服如李核大一丸，日再。一年延年，千岁不饥。

（十九）又方

茯苓二斤　云母粉二斤　天门冬粉二斤　羊脂五斤　麻油三斤　蜜五斤　白蜡三斤　松脂十斤，白者

上八味，内铜器中，微火上煎令相得，下火烽令凝紫色乃止。欲绝谷，先作五肉稻粮食五日，乃少食。三日后丸此药，大如弹丸。日三服，一日九丸，不饥，饥则食此止。却百二十日复食九丸，却三岁，复食九丸，却十二年，复食九丸。如此寿无极。可兼食枣脯。饮水无苦，还下药，取消石一升，葵子一升。以水三升，煮取一升，日三，服八合，亦可一升。药下，乃食一合米粥，日三。三日后，日中三合。

（二十）辟谷延年千岁方

松脂　天门冬去心　茯苓　蜡蜜各一升

上五味，以酒五升，先煎蜜、蜡三沸，内羊脂三沸，内茯苓三沸，内天门冬相和，服三丸如李子，养色还白，以杏仁一升内之为良。

（二十一）又方

松脂十斤　松实三斤　柏实三斤　菊花五升

上四味，下筛，蜜和服如梧子三十丸，分为三服。一百日以上，不复饥。服之一年，百岁如三十四者，久服寿同天地。

（二十二）松子丸

松子味甘酸，益精神脑。久服延年不老，百岁以上，颜色更少，令人身轻悦泽方。

松子、菊花等分，以松脂若蜜丸服如梧子十丸，日三，可至二十丸。亦可散服二方寸匕，日三。功能与前同。

（二十三）白术方

白术二十五斤

上一味，㕮咀，以东流水两石五斗石津器中渍之，二十日去滓，内汁大盆中。夜候流星过时，抄己姓名置盆中，如是五夜，汁当变如血。取以渍油，如家酝法。酒熟取清，任性饮之。十日万病除；百日白发返黑，齿落更生，百有光泽。久服长年。

方说：古人之服食，多为健康延年益寿而设，方法诸多，有一定深研价值。

（二十四）灵飞散方

云母粉一斤　茯苓八两　钟乳七两　柏仁七两　桂心七两　人参七两　白术四两　续断七两　菊花十五两　干地黄十二两

上一十味，捣筛，以生天门冬十九斤，取汁溲药，著铜器中蒸之。一石二斗黍米下。出曝干捣筛，先食服方寸匕，日一服，三日力倍，五日血脉充盛，七日身轻，十日面色悦泽，十五日行及奔马，三十日夜视有光，七十日头发尽，故齿皆去。更取上药，白蜜和捣二百杵，丸如梧子大，皆映彻如水精珠。欲令发齿时生者，日服七丸，三日即生。若发未白不落者，且可服散如前法；已白者，饵药至七年乃落。入山日服七丸，则绝谷不饥。

方说：有力则无疲劳，行及奔马则五脏功能旺盛。此方所述之神妙令人欲试，但长期服石类药物过多，对人体脏腑能否产生负面影响，尚需进一步研究。

（二十五）泻肝汤

主肝气不足，目暗，四肢沉重方。

人参　半夏洗　白术各三两　生姜六两，切　细辛一两　茯苓　黄芩　前胡　桂心　甘草炙，各二两

上一十味，㕮咀，以水八升，煮取三升，分三服，三、五日后，次服后汤方。

茯苓三两　吴茱萸一两　大枣三十枚，擘　桃仁去皮、尖及双仁者　人参　防风　乌头炮，去皮　柏子仁　橘皮　桂心　甘草炙，各二两

上一十味，㕮咀，以水一斗煮二升半，分三服。

方说：肝主筋，肝气不足，筋失所养，四肢无力伸屈则疲劳沉重。

（二十六）平肺汤

主肺气虚竭，不足乏气，胸中干，口中辟干方。

麻黄去节　橘皮各二两　小麦一升

上三味，㕮咀，以水五升，煮取一升半，分再服。

方说：肺疲劳则虚竭不足乏气。

（二十七）补脾汤

主不欲食，留腹中，或上或下，烦闷，得食辄呕欲吐，吐已即胀满不消，噫腥臭，发热，四肢肿而苦下身重，不能自胜方。

麻子仁三合　禹余粮二两　桑根白皮一斤　大枣一百枚，擘　黄连　干姜　白术　甘草炙，各三两

上八味，㕮咀，以水一斗煮取半，去滓，得二升九合，日一服，三日令尽。老小任意加减。

（二十八）建脾汤

主脾气不调，使人身重如石，欲食即呕，四肢酸削不收方。

生地黄　黄芪　芍药　甘草各一两，炙　生姜二两　白蜜一升

上六味，㕮咀，以水九升，煮取三升，去滓内蜜，搅令微沸，服八合，日三夜一。

方说：脾主四肢肌肉，脾气虚水湿不得运化，则四肢肿而身重，不能自胜。

（二十九）琥珀散

主虚劳百病，阴痿精清，力不足，大小便不利如淋，脑间寒气，结在关元，强行阴

阳，精少余沥，治腰脊痛，四肢重，咽干口燥，饮食无味，乏气少力，远视䀮，惊悸不安，五脏气虚，上气闷满方。

琥珀二两 石韦 干姜 滑石 牡丹皮 茯苓 川芎 石斛 续断 当归 人参 远志去心 桂心各三两 苁蓉 千岁松脂 牡蒙 橘皮各四两 松子 柏子仁 荏子各三升 车前子 菟丝子 菴蕳子各一升 枸杞子一两 牛膝三两 通草十四两 胡麻子 芜菁子 蛇床子 麦门冬各一升，去心

上三十味，各异捣，合捣两千杵，重绢下合和，盛以苇囊，先食服方寸匕，日三夜一。用牛羊乳煎令熟，长服令人志性强、轻身益气力、消谷能食、耐寒暑、百病除愈。久服老而更少，发白更黑，齿落更生矣。

方说：脾肾同时疲劳则力不足，四肢重，乏气少力。此方补益脾肾并安心神，延年益寿。

（三十）三仁九子丸

主五劳七伤补益方。

酸枣仁 柏子仁 薏苡仁 蛇床子 枸杞子 五味子 菟丝子 菊花子 菴蕳子 蔓荆子 地肤子 乌麻子 干地黄 薯蓣 桂心

上十五味，各二两，加苁蓉二两，捣筛为末，炼蜜和丸如梧子，酒服二十丸，日二。大主肾虚劳。

方说：三仁九子丸补肾抗疲劳，治五劳七伤。

## 五、《外台秘要》

公元752年，唐代王焘撰成《外台秘要》一书，书中涉及抗疲劳、延年益寿方剂100余首，本书介绍27首如下。

（一）《广济》疗瘫痪风及诸风，手足不随、腰脚无力方

驴皮胶五两，炙，令微起

上一味，先煮葱豉粥一升，别贮。又香淡豉二合，以水一升，煮豉去滓，纳胶更煮六、七沸，胶烊如饧。顿服之，及暖吃前葱豉粥，任意多少。如吃令人呕逆，顿服三、四剂即止，风并瘥。忌热面、炙猪肉、鱼、蒜。

方说：驴皮胶疗诸风所致腰脚无力之疲劳，是药食同补法。

（二）《古今录验》独活葛根汤

疗中柔风，身体疼痛，四肢缓弱，欲不随。产后中柔风，亦用此方：

羌活 桂心 干地黄 葛根 芍药各三两 生姜六两 麻黄去节 甘草炙，各二两

上八味，切，以清酒三升，水五升，煮取三升，温服五合，日三。忌生葱、芜荑、海藻、菘菜。

方说：四肢缓弱是中医描述疲劳的术语之一，此方用羌活、桂心等疗风痹所致的疲劳。

（三）《古今录验》曾青丸

疗久寒积聚，留饮宿食，天行伤寒者，服之二十日愈。久服令人延年益寿。殷仲堪云：扁鹊曾青丸，疗久癖积聚，留饮宿食，天行伤寒，咳逆消渴。随病所在，久病羸瘦，老小宜服药，或吐或下或汗出方：

曾青二分　寒水石三分　朴硝二分　茯苓三分　大黄三分　附子三分，炮　巴豆二分，去心皮，熬

上七味各异捣，下筛，巴豆、硝相合，捣六千杵，次纳附子捣相得，次纳茯苓捣相得，次纳大黄捣相得，次纳曾青捣相得，次纳寒水石捣相得，次纳蜜和捣千杵。大人服大豆二丸。小儿五岁以下如麻子一丸。二、三岁儿如黍米一丸。如服药以薄粉粥清下，当覆卧令汗出。吐下气发作，服二丸；霍乱服三丸；泄痢不止，服一丸，可至二丸。一方用曾青三分。忌猪肉、冷水、芦笋、大醋。

方说：用清净六腑法使人延年益寿应是诸疗法之一。

（四）槟榔子丸

主腹内痃癖气满，胸背痛，不能食，日渐羸瘦，四肢无力，时时心惊方。

槟榔子六分　桔梗四分　当归四分　人参五分　桂心四分　前胡四分　橘皮三分　厚朴三分，炙　白术四分　甘草五分，炙　乌头四分，炮　干姜四分　茯神四分　鳖甲五分，炙　大黄四分　龙齿六分，炙

上十六味，捣筛，蜜和为丸如梧子大。服十丸，饮汁下，日二服。加至十五、二十丸，酒下亦得。忌海藻、菘菜、猪肉、桃李、雀肉、大醋、苋菜、生葱等。

方说：疲劳因素诸多，是百病百症之显见者。此方治腹内痃癖所致的四肢无力疲劳。

（五）范汪大行谐散

主强中益气，补力不足，长养肌肉，通和百脉，调利机关，轻身润泽，安定五脏，强识不忘方。

白防己二两　菴茼子五两　猪苓七两　六安石斛二两　占斯四两，一名良无极　钟乳五两，研　苁蓉七两　麦门冬二两，去心　茯苓五两　牡丹皮七两　地肤子五两　泽泻二两　桂心五两　甘草五两，炙　白术七两　胡麻三升，熬令香　当归五两　覆盆子五两　蔷薇五两　牛膝三两　八角附子三两，炮

上二十一味，捣筛，蜜一升，生地黄汁三斤，取汁合令相和，微煎，以和前药，丸如桐子大，曝干，以酒汤饮下三十丸。又和，曝干以作散，服方匕。方云作散，即恐不得丸。忌猪肉、冷水、海藻、菘菜、生葱、酢物、胡荽、桃李、雀肉等。

方说：通调脾胃、补中益气是抗疲劳补力不足的主要方法之一。

（六）《延年》薯蓣酒

主头风眩，不能食，补益气力方。

薯蓣　白术　五味子碎　丹参各八两　防风十两　山茱萸二升，碎　人参二两　生姜屑，六两

上八味切，以绢袋盛，酒二斗五升，浸五日。温服七合，日二，稍加。忌桃李、雀肉等。

方说：补益脾肾，增长气力，是抗疲劳重要方法。

（七）《必效》练中丸

主癖虚热，两胁下癖痛，恶不能食，四肢酸弱，口干，唾涕稠黏，眼涩。头时时痛，并气衡背膊，虚肿，大小便涩，小腹痛，热冲头，发落耳鸣，弥至健忘。服十日许，记事如少时，无禁忌方。

大黄一斤　朴硝十两，练　芍药八两　桂心四两

上四味，捣筛，蜜和为丸如梧子。平旦酒服二十丸，日再，稍加至三十丸，以利为度，能积服弥佳。纵利不虚人，神良。忌生葱。

方说：清洁六腑法亦是抗疲劳方法之一，值得重视。

（八）《古今录验》气痞丸

疗寒气痞积，取结不通，绕脐切痛，腹中胀满，胸逼满。风入脏，忧恚所积，用力不节，筋脉伤，羸瘦，不能食饮。此药令人强，嗜食益气力。

乌头二分，炮　甘草二分，炙　葶苈子二分，熬　大黄二分　川芎二分　芍药二分　甘皮二分，炙

上七味，下筛，蜜和丸如梧子。一服三丸，日再，不知渐至五丸、七丸。一方桂心二分，去甘皮。忌海藻、菘菜、猪肉、冷水等。

方说：中医抗疲劳方法多多，其意深奥。此方用温泻敛肝法，补益脾胃，益气力，值得加深研究。

（九）《延年》桃奴汤

主伏连鬼气，发即四肢无力，日渐黄瘦，乍好乍恶，不能食方。

桃奴　茯苓各三两　鬼箭羽　芍药　人参　橘皮各二两　生姜四两　槟榔七枚　麝香一分，别研

上九味，切，以水九升，煮取二升七合，去滓，纳麝香。温分为三服，如行八、九里久。忌大醋、生冷、五辛。

方说：桃奴抗疲劳，意在心肾，提升正气。

（十）《延年》蒺藜子丸

疗热风冲头面，痒如虫行身上，时有风疹出，除风热消疹，兼补益，坚筋骨，倍气力，充实方。

蒺藜子六分　黄芪　独活　白芷　防风　薯蓣各三分　枳实炙　人参　黄连各四分　葳蕤　地骨白皮各二分　桂心一分

上十二味，捣筛，蜜和为丸如梧子。一服十丸，酒下，日二服，加至十五丸。中间欲服水煎及黄连丸，并无妨。忌猪肉、生葱。

方说：风热至劳，责于肺肾。此方用蒺藜子，除风热消疹，坚筋骨，倍气力是肺、肝、肾三脏同治方剂。

（十一）《删繁》人参补肾汤方

疗肾劳虚寒，关格塞，腰背强直，饮食减少，日日气力羸。

人参　甘草炙　桂心　橘皮　茯苓各三两　杜仲　白术各四两　生姜五两　羊肾一具，去膏，四破　猪肾一具，去膏，四破　薤白切，一升

上十一味，切，以水三斗，煮取六升，去滓，分为六服，昼四夜二服，覆头眠。忌海藻、菘菜、生葱、酢物、桃李、雀肉等。

方说：力羸者，疲劳也。本方用补肾法抗疲劳是诸法之本。

（十二）五膈丸方

疗肉极虚寒。四肢怠惰，或咳，胁下坚满痛，饮食不嗜，欲举不能，手足厥冷，忧恚思虑。

人参十分　附子炮　干姜各三分　远志二分，去心　桂心　椒汗　麦门冬去心　甘草炙，各五

分　细辛四分

上九味，捣筛，蜜和丸如弹子大。取一丸著喉中，稍稍咽之，觉胸中热，药势尽又服，日三夜一。亦可丸如梧子十丸酒服。忌猪肉、冷水、海藻、菘菜、生葱、生菜。

方说：脾胃虚寒、四肢怠惰之疲劳，用湿热药治疗是诸法之一。

（十三）深师黄芪汤

疗丈夫虚劳风冷少损，或大病后未平复而早萦劳，腰背强直，脚中疼弱，利诸不足方。

黄芪二两　远志二两，去心　麦门冬二两，去心　茯苓二两　生姜二两　人参三两　甘草三两，炙　半夏二两，洗　当归一两　前胡二两　橘皮二两　蜀椒一两，汗　芍药二两　乌头三枚，炮　大枣二十枚　桂心二两

上十六味，切，以水一斗二升，煮取三升，分三服，增减量性服之。忌羊肉、饧、海藻、菘菜、生葱、生菜、猪肉、冷水、酢物等。

方说：脚中弱痛是虚劳风冷所致的疲劳症候之一。

（十四）深师黄芪汤

疗虚乏，四肢沉重，或口干吸吸少气，小便利，诸不足方。

黄芪三两　茯苓二两　桂心二两　芍药二两　甘草一两　半夏三两，洗　生姜五两　当归一两　大枣三十枚　人参二两　桑螵蛸二十枚，熬，两片破

上十一味切，以水一斗，煮取四升，分服一升。忌海藻、菘菜、羊肉、饧、生葱、大醋。

方说：本方是补益脾胃抗疲劳法。

（十五）《广济》黄芪丸方

疗风毒发即眼睛疼，脚肿，中指疼连肘边，牵心里闷，两肋胀，少气力，喘气急欲绝，不能食。

黄芪　黄连各七分　防风　甘草炙，五分　五加皮　白鲜皮　枳实炙，各四分　升麻　车前子　苦参炙　麦门冬去心　葶苈子熬　苣胜各六分

上十三味，捣筛，蜜和丸如梧子。空腹以酒浸大豆下二十丸，渐加至三十丸，日二服，不知增之。忌海藻、菘菜、猪肉、冷水、热面、炙肉、荞麦。

方说：本方治心脾两脏伤所致的疲劳。

（十六）《删繁》牛髓补虚寒丸方

疗脾劳虚损消瘦，四肢不举，毛悴色夭。

牛髓　鹿髓　羊髓　白蜜　酥枣肉研为脂，各一升　人参四分　生地黄十斤，切，酒二升，渍三宿，出曝还纳酒中，取尽，曝干　桂心　茯苓各四分　干姜　白术　川芎各五分　甘草六分

上十四味，捣筛，纳五髓中，微火煎，搅可为丸如梧子。初服三十丸，加至四十丸为剂，日再服，温清酒进之。忌海藻、菘菜、生葱、芜荑、桃李、雀肉、醋。

（十七）人参消食八味等散方

疗脾虚劳寒，饮食不消，劳倦气胀噫满，忧恚不解。

人参　茯苓　陈麦曲熬　麦蘖熬　白术　吴茱萸　厚朴炙　槟榔炙，各八分，合子用

上药捣筛为散，食后服方寸匕，日再服，清酒进之。忌酢物、桃李、雀肉等。

方说：以上两方均治脾疲劳。

（十八）《古今录验》调中汤

疗虚劳，补益气力方。

麦门冬半两　干枣一两　茯苓半两　甘草半两，炙　桂心半两　当归半两　芍药半两

上七味，切，以水八升，煮取三升，去滓，分服一升，日三。

方说：此方疗虚劳，补益气力，意在心脾。

（十九）崔氏地黄酒

疗虚羸，令人充悦益气力，轻身明目方。

生地黄肥大者，一石二斗，捣，以生布绞取汁四斗四升　杏仁一斗，去尖皮、双仁，熬，捣末　大麻子一斗，捣末　糯米一石，曝干，簸择　上曲一斗五升，曝干，细剉

上五味，先以地黄汁四斗四升，浸曲候发，炊米二斗做饭，冷暖如人肌，酘曲汁中和之。候饭消，更炊米一斗做饭，酘如前法。又取杏仁、麻子末各一升二合半，和饭搅之，酘曲汁中，待饭消，依前炊米饭一斗，以杏仁、麻子末各一升二合半，一如前法酘之。凡如此可八酘讫，待酒发定封泥之，二七日压取清，每温饮一升，渐加至二升，日再服。令人能食，久饮之，去万病，妇人服之更佳。无子者，令人有子。忌芜荑。

方说：此方疗虚羸、益气力、抗疲劳，组方值得进一步研究。

（二十）《延年》钟乳散

主补虚劳，益气力，消食，强腰脚无比方。

钟乳粉二分　防风一分　人参一分　细辛半分　桂心二铢　干姜一铢

上六味，为散，分作三贴，每日温酒服一贴，食时服，进食不用过饱，亦不得饥，日一服。常饮酒令体中醺醺，若热烦，以冷水洗手面即定。不用热食，亦不得大冷。忌生葱、生菜。

方说：此方抗肾疲劳。

（二十一）薯蓣丸方

疗虚羸无比。

薯蓣二两　苁蓉四两　牛膝二两　菟丝子二两，酒渍　杜仲二两　五味子十分　泽泻二两　干地黄三两　巴戟天二两　茯神三两，本方作茯苓　山茱萸二两　赤石脂二两

上十二味，捣筛，以蜜和丸如梧子。食前以酒下二十丸至三十丸，日再夜一服。无所忌，唯禁大醋、芜荑、蒜、陈臭物。服之七日，令人健，四体润泽，唇口赤，手足暖，面有光泽，消食，身体安和，音声清明，是其验。十日后，日长肌肉。其药通中入脑，鼻必酸疼，不可怪。若欲求大肥，加燉煌石膏二两。若失性健忘，加远志一两。少津液加柏子仁一两。一月，许即充足。

方说：虚羸无比是中医描述疲劳的常用术语之一。此方从肾脾论治，其效可知矣。

（二十二）《古今录验》通命丸

疗虚劳百病，七伤六极，少气羸弱，不能饮食方。

茯苓六分　甘草六分，炙　杏仁六分，去皮，尖熬　牛膝七分　黄芩五分　阿胶三分，炙　防风四分　干天门冬六分，去心　芍药六分　大黄六分　当归六分　干姜六分　干地黄七分　人参六分　桂心三分　干漆四分，熬　紫菀五分　白术四分　苁蓉五分　吴茱萸三分　蜀椒三分，汗　石斛三分

上二十二味，捣筛，以枣膏、蜜相拌和作丸，食前服七丸，日三，不知渐增，以知为

度。病剧者，夜更一服。忌芜荑、鲤鱼、生葱、海藻、菘菜、桃李、雀肉、醋等。

方说：补益先天之本和后天之本，是抗疲劳之根本。

（二十三）《经心录》钟乳散

疗伤损，虚乏少气，虚劳百病，令人丁壮，能食，去风冷方。

钟乳粉用五分　附子五分，炮　白术十四分　防风十分　牡蛎十分，熬　栝楼十分　干姜五分　桔梗五分　茯苓五分　细辛五分　桂心五分　人参五分

上十二味，捣筛为散，以酒服方寸匕，日二，渐加至二匕。忌食生菜、生葱、猪肉、冷水、桃李、雀肉、大醋。

方说：抗疲劳方药诸多，且配伍各有特点，需加深研究。

（二十四）地黄煎中加补益镇心强志力方

鹿茸八分，炙　人参六分　枸杞子十二分　茯神六分　干姜三分　桂心三分　远志二分，去心

上七味，捣筛细末，取前地黄煎一升，内药臼中和捣令匀，丸如梧子大。每食前酒下三十丸，日再服。忌生葱、大醋。

方说：补益镇心强志力，为抗心肾疲劳内容。

（二十五）枸杞子煎方

是西河女子神秘有验，千金不传，又名神丹煎，服者去万病。通知神理，安五脏，延年长生，并主妇人久无子、冷病。有能常服大益人，好颜色，年如十五时方。

枸杞子三升　杏仁一升，去皮，尖研　生地黄研，取汁三升　人参十分　茯苓十分　天门冬半斤，捣汁，干者末亦得　白蜜五升　牛髓一具，无亦得　酥五升

右九味，各别依法料理，失煎汁等如稀饧，纳诸药煎候如神膏，入水不散即成。一服两匙，酒和服之。忌鲤鱼、酢物。

方说：此方除人参外，均可用作服食药物，补肾益脾润肺、延年有效。

（二十六）茯苓散

不避寒暑，但能久服，长生延年，老而更壮。

茯苓　钟乳研　云母粉　石斛　菖蒲　柏子仁　菟丝子　续断　杜仲　天门冬去心　牛膝　五味子　泽泻　远志去心　甘菊花　蛇床子　薯蓣　山茱萸　天雄炮　石韦去毛　干地黄　苁蓉并等分

上二十二味，捣筛为散，以酒服方寸匕，日再，二十日知，三十日病悉愈，百日以上体气康强。长服，八十、九十老公还如童子。忌酢物、羊肉、饧、鲤鱼、猪肉、芜荑等。

方说：延年益寿，老而更壮，是抗疲劳的一项重要内容。

（二十七）甘草丸

主安养五脏，长肌肉，调经脉，下气，补脾胃，益精神，令人能食，强健倍力方。

甘草四两，炙　人参二两　白术二两　芍药二两　黄芪二两　远志二两，去心　麦蘖二两，熬令黄

上七味，捣筛为散，以枣膏和蜜搅调和药，令成丸。食后少时，以酒或饮任下五丸如梧子，渐加至七丸，日再服，长服勿绝，尽即更合，非止一剂即停，多分两恐难尽又坏，分两少服尽，更常得新药服。服忌海藻、菘菜、桃李、雀肉。

方说：补益脾胃法是抗疲劳增力气的重要方法之一。

## 第二节 宋、金、元时代抗疲劳方剂介绍（510首）

宋、金、元时代抗疲劳、延年益寿方剂主要包括：宋代王怀隐《太平圣惠方》89首；宋代王衮《博济方》16首；宋代杨子健《万全护命方》3首；宋代太医局的《和剂局方》34首；宋代赵佶敕《圣济总录》41首；宋代陈承等的《增广太平惠民和剂局方》23首；宋代钱乙《小儿药证直诀》3首；金代刘完素《宣明论》4首；宋代陈无择《三因极一病证方论》15首；宋代杨炎的《杨氏家藏方》8首；宋代朱端章《卫生家宝方》8首；宋代王璆《百一选方》4首和《是斋医方》3首；金代张从正《儒门事亲》2首；金代李杲《内外伤辨惑论》1首和《脾胃论》7首；宋代严用和《严氏济生方》22首；宋代王幼孙《简易方》15首；宋代杨士瀛《仁斋直指方》4首；宋代许叔微《普济本事方》7首；宋代朱佐《朱氏集验方》和《类编朱氏集验医方》21首；宋代陈自明《管见大全良方》1首；金代李东垣《兰室秘藏》15首；宋代佚名著《急救仙方》1首；元代继洪《澹寮集验方》6首；元代罗天益《卫生宝鉴》10首；宋代陈直、元邹铉《寿宗养老新书》37首；元代杜思敬《十便良方》4首和《济生拔粹方》12首；元代王东野《王氏普济方》1首；元代孙允贤《医方大成》3首；元代沙图穆苏《瑞竹堂方》11首；元代许国桢《御药院方》38首；元代危亦林《世医得效方》38首；元代孙允贤《南北经验方》1首。

### 一、《太平圣惠方》

公元978年，宋代王怀隐等著成《太平圣惠方》于公元992年刊出。该书中有抗疲劳、延年益寿方剂339首，本书摘录89首，介绍如下。

（一）治肝虚寒，面色青黄，胸胁胀满，筋脉不利，背膊酸疼，羸瘦无力，补肝柏子仁丸方

柏子仁一两　黄芪一两，锉　白茯苓一两　楮实一两　覆盆子一两　五味子一两　附子一两，炮，裂，去皮脐　石斛一两，去根　酸枣仁一两，微炒　鹿茸一两，去毛，涂酥炙令黄　桂心一两　白术一两　沉香一两　枳实一两，麸炒令黄　熟干地黄一两

上药捣细罗为末，炼蜜和捣二三百杵，为丸如梧桐子大，每服三十丸，以温酒下，空心及晚食前服。忌生冷油腻。

方说：肝主筋，肝虚寒，筋失所养，则无力，疲劳也。

（二）治肝脏不足，两胁胀满，筋脉拘急，不得喘息，四肢少力，眼目不利，宜服防风散方

防风三分，去芦头　细辛三分　白茯苓三分　柏子仁三分　桃仁三分，汤浸，去皮尖双仁，麸炒微黄　山茱萸三分　甘草一分，炙微赤，锉　蔓荆子半两　枳壳半两，麸炒微黄，去瓤

上药捣粗罗为散，每服三钱，水一中盏，入枣三枚，同煎至六分，去滓，不计时候，温服。

方说：肾水不足，肝失所养，虚则四肢少力。

（三）治肝中风，致筋脉舒缓，举脚不知高下，目多冷泪，肢节无力，宜服枸杞子

散方

枸杞子一两　薯蓣一两　牛膝一两，去苗　天麻一两　萆薢一两　茯神三分　羚羊角屑三分　川芎三分　茵芋三分　防风三分，去芦头　生干地黄三分

上药捣筛为散，每服三钱，以水一中盏，入生姜半分，煎至六分，去滓，不计时候，温服。

（四）赤箭丸方

治肝脏中风，攻手足，缓弱无力，口眼㖞斜，精神不定，行步艰难。

赤箭半两　天雄半两，炮裂，去皮脐　犀角屑半两　天南星半两，炮裂　白花蛇肉半两，酥拌微炒　独活半两　防风半两，去芦头　川芎半两　白附子半两，炮裂　川升麻半两　白术半两　白僵蚕半两，微炒　桑螵蛸半两，微炒　当归半两，锉，微炒　细辛半两　酸枣仁半两，微炒　萆薢半两　牛黄一分，研　朱砂一分，细研　麝香一分，研　龙脑一分，研

上药捣罗为末，研入牛黄等令匀，炼蜜和捣二三百杵，丸如梧桐子大，每服不计时候，以豆淋酒下二十丸。忌湿面、猪肉、羊血、毒鱼等。

（五）羚羊角散方

治肝风，筋脉拘挛，目暗，四肢无力，疼痛。

羚羊角屑半两　石南三分　羌活半两　防风半两，去芦头　丹参半两　黄芪半两，锉　茯神三分　沙参半两，去芦头　白术半两　川芎半两　麻黄三分，去根节　天雄三分，炮裂，去皮脐　赤芍药半两　当归半两，锉，微炒　漏芦半两　茵芋三分　酸枣仁三分，微炒　虎胫骨一两，涂酥炙令黄　桂心三分　人参半两，去芦头　白蒺藜三分，微炒，去刺　五加皮半两　赤箭三分　细辛半两　地骨皮半两　蔓荆子半两

上药捣细罗为散，每服不计时候，温酒调下一钱。忌鸡、猪、鱼、蒜等。

方说：上3方都治肝中风而引起的四肢无力，但由于病情轻重和所现症候差别而选用不同用方。

（六）薏苡仁散方

治肝脏风毒流注，筋脉抽掣，急痛，头目眩闷，四肢无力。

薏苡仁一两　羌活一两　防风一两，去芦头　汉防己一两　桑根白皮一两，锉　桂心一两　天麻一两　赤茯苓一两　川芎一两　酸枣仁一两，微炒　当归一两，锉，微炒　甘草半两，炙微赤，锉

上药捣筛为散，每服三钱，以水一中盏，入生姜半分，煎至六分，去滓，不计时候，温服。忌生冷、猪、鸡肉、毒鱼、湿面。

（七）豆淋酒煎侧子丸方

治肝脏风毒，流注脚膝，筋脉疼痛，以及四肢缓弱无力。

黑豆一升，炒令熟，入酒五升，煎二三十沸，滤去滓，煎令稠　侧子三分，炮裂，去皮脐　石南半两　牛膝半两，去苗　防风半两，去芦头　石斛半两，去根，锉　肉桂半两，去皴皮　萆薢半两，锉　麻黄半两，去根节　羌活半两　海桐皮半两，锉　赤茯苓半两　茵芋半两　独活半两　天麻半两　当归半两，锉，微炒　乌蛇半两，酒浸去皮骨，炙令微黄

上药捣细罗为散，以黑豆煎，和捣一二百杵，丸如梧桐子大，每于食前温酒下三十丸，忌猪肉、毒鱼等。

方说：上二方治肝脏风毒所引起的筋脉抽掣、疼痛而产生四肢缓弱无力性疲劳，此亦是肝疲劳的一种表现。

（八）鳖甲丸方

治胆虚不得睡，四肢无力。

鳖甲一两半，涂醋炙令黄，去裙襕 酸枣仁一两，微炒 羌活一两 黄芪一两，锉 牛膝一两，去苗 人参一两，去芦头 五味子一两

上药捣罗为末，炼蜜和捣一、二百杵，丸如梧桐子大，不计时候，以暖酒下二十丸。忌苋菜。

方说：胆虚不得眠，亦可致成疲劳。

（九）茯神散方

治心脏中风，语涩昏闷，四肢沉重，精神不守。

茯神一两 羌活一两 蔓荆子三分 龙齿一两 人参三分，去芦头 薏苡仁三分 防风三分，去芦头 赤芍药半两 麦门冬一两，去心 远志三分，去心 犀角屑三分 麻黄一两，去根节 甘草半两，炙微赤，锉

上药捣筛为散，每服四钱，以水一中盏，入生姜半分，煎至六分，去滓，不计时候，温服。

（十）犀角散方

治心脏中风，语涩昏昧，四肢不利，翕翕发热，胸中烦悸。

犀角屑三分 防风三分，去芦头 沙参三分，去芦头 羌活三分 甘菊花三分 麻黄三分，去根节 羚羊角屑三分 茯神三分 远志三分，去心 杏仁三分，汤浸，去皮尖双仁，麸炒微黄 白鲜皮三分 人参三分，去芦头 柴胡三分，去芦头 麦门冬三分，去心 甘草一分，炙微赤，锉

上药捣筛为散，每服四钱，以水一中盏，入生姜半分，煎至六分，去滓，不计时候，温服。

方说：上述二方治心脏中风所引起的四肢沉重不利等疲劳症候。

（十一）补脾人参散方

治脾虚身重如石，四肢不举，食少无力，腹胀肠鸣，神思昏闷。

人参一两，去芦头 石斛三分，去根 黄芪三分，锉 桔梗三分，去芦头 白术三分 附子半两，炮裂，去皮脐 桂心半两 白茯苓半两 陈橘皮三分，汤浸，去白瓤，焙 丁香半两 草豆蔻半两，去皮

上药捣筛为散，每服三钱，以水一中盏，入生姜半分、枣三枚，煎至六分，去滓，不计时候，稍热服。忌生冷、油腻、湿面。

（十二）补脾散方

治脾气虚，大肠下泄，腹痛，不思饮食，四肢少力。

诃黎勒半两，煨，用皮 草豆蔻三分，去皮 陈橘皮半两，汤浸，去白瓤，焙 附子三分，炮裂，去皮脐 甘草一分，炙微赤，锉 木香半两 当归三分，锉，微炒 缩砂三分，去皮 厚朴三分，去粗皮，涂生姜汁，炙令香熟

上药捣筛为散，每服三钱，以水一中盏，入生姜半分、枣三枚，煎至六分，去滓，不计时候，稍热服。

（十三）补脾肉豆蔻丸方

治脾气虚，心腹胀满，胸膈不利，食即欲呕，水谷不消，或时下利，四肢无力。

肉豆蔻一两，去皮 附子一两，炮裂，去皮脐 白术三分 石斛一两，去根 肉桂一两半，去粗皮

丁香半两　荜茇三分　椒红三分，微炒　诃黎勒二两，煨，用皮　缩砂三分，去皮　人参三分，去芦头　当归半两，锉，微炒　高良姜三分，锉　木香半两　厚朴一两半，去粗皮，涂生姜汁，炙令香熟

上药捣细罗为末，以生姜汁煮枣肉，相和为丸，如梧桐子大，每服食前，以温酒下三十丸。

（十四）补脾黄芪丸方

治脾虚，肌肉消瘦，面色萎黄，心腹胀满，水谷不化，饮食无味，四肢少力，或时自利。

黄芪一两，锉　石斛一两，去根　五味子三分　肉桂一两半，去粗皮　附子一两，炮裂，去皮脐　肉苁蓉一两，以酒浸，去皱皮　诃梨勒二两，煨，用皮　益智子一两，去皮　白术一两　当归三分，锉，微炒　人参一两，去芦头　白豆蔻三分，去皮　丁香半两　沉香三分　高良姜三分，锉　厚朴一两半，去粗皮，涂生姜汁，炙令香熟　吴茱萸半两，汤浸七遍，炒　枳实三分，麸炒微黄

上药捣细罗为末，煮枣肉和捣三五百杵，为丸如梧桐子大，每服食前，以温酒下三十丸。

（十五）补脾神曲丸方

治脾虚，心腹胀满，食少无力。

神曲一两，炒微黄　附子一两，炮裂，去皮脐　诃黎勒二两，煨，用皮　厚朴二两，去粗皮，涂生姜汁，炙令香熟　荜茇一两　丁香半两　白豆蔻一两，去皮　白术一两　人参一两，去芦头　荜澄茄半两　沉香半两　陈橘皮三分，汤浸，去白瓤，微炒

上药捣细罗为末，以酒煮枣肉，和捣二三百杵，为丸如梧桐子大，每服食前，以生姜汤下二十丸。

方说：脾主四肢肌肉，为后天之本，脾虚食少，或水谷不化，后天之能源缺乏，必导致四肢少力或无力等疲劳症候发生。

（十六）黄芪散方

治脾气不足，腹胁胀满，四肢无力，少思饮食。

黄芪一两，锉　附子一两，炮裂，去皮脐　诃黎勒一两半，煨，用皮　人参一两，去芦头　白术一两　五味子半两　白茯苓一两　丁香半两　枳实半两，麸炒微黄

上药捣筛为散，每服三钱，水一中盏，入生姜半分、枣三枚，煎至六分，去滓，食前稍热服。忌生冷、油腻、湿面。

（十七）白术散方

治脾气不足，心腹胀满，不欲饮食，若食则气滞体重，四肢无力。

白术一两　诃黎勒二两，煨，用皮　丁香三分　人参一两，去芦头　草豆蔻三分，去皮　黄芪三分，锉　附子三分，炮裂，去皮脐　白茯苓三分　荜澄茄三两　麦蘖三分，微炒　沉香三分　陈橘皮三分，汤浸，去白瓤，微炒　木香三分　枳实半两，麸炒微黄　甘草半两，炙令赤，锉

上药捣筛为散，每服三钱，水一中盏，入生姜半分、枣三枚，煎至六分，去滓，不计时候温服。忌生冷、油腻、湿面。

（十八）厚朴散方

治脾气不足，心腹胀痛，喜噫吞酸，食则欲呕，四肢少力。

厚朴一两，去粗皮，涂生姜汁，炙令香熟　肉桂一两，去粗皮　当归半两，锉，微炒　人参半两，去芦头　丁香半两　白术半两　白豆蔻半两，去皮　吴茱萸一分，汤浸七，炒令微黄　诃黎勒一两，煨，用

皮 高良姜半两 陈橘皮半两，汤浸，去白瓤，微炒

上药捣筛为散，每服三钱，水一中盏，入生姜半分、枣三枚，煎至六分，去滓，不计时候温服。忌生冷、油腻、湿面、黏食。

（十九）白豆蔻丸方

治脾气不足，体重胸满，腹胁虚胀，食少无力，水谷不消，或时自利。

白豆蔻一两，去皮 诃黎勒二两，煨，用皮 黄芪一两，锉 沉香一两 附子一两，炮裂，去皮脐 白术一两 人参一两，去芦头 肉桂一两半，去粗皮 木香一两 枳实一两，麸炒微黄 厚朴二两，去皮，涂生姜汁，炙令香熟

上药捣细罗为末，以酒煮面糊和丸，如梧桐子大，每服以温酒下三十丸，空心及晚食前服。忌生冷、油腻、黏食。

方说：脾主运化，脾气不足，运化功能失职，所致腹胀满或吞酸欲呕致四肢无力等疲劳症候发生。

（二十）吴茱萸散方

治脾胃虚冷，水谷不化，心腹疼痛，四肢无力，少思饮食。

吴茱萸半两，汤浸七遍，焙干，微炒 当归三分，锉，微炒 干姜三分，炮裂，锉 厚朴二两，去粗皮，涂生姜汁，炙令香熟 桂心半两 枳实半两，麸炒微黄 人参三分，去芦头 甘草半两，炙微赤，锉 麦蘖一两，微炒

上药捣筛为散，每服三钱，以水一中盏，入枣三枚，煎至六分，去滓，食前稍热服之。

（二十一）荜澄茄散方

治脾胃虚冷，食即欲呕，心腹胀闷，水谷不消，四肢无力。

荜澄茄半两 木香半两 白豆蔻半两，去皮 白术半两 槟榔半两 草豆蔻半两，去皮 诃黎勒皮半两 肉豆蔻半两，去壳 枳壳半两，麸炒微黄，去瓤 白茯苓半两 干姜半两，炮裂 桂心三分 丁香半两 陈橘皮半两，汤浸，去白瓤，微炒 甘草半两，炙微赤，锉 厚朴一两，削去粗皮，涂生姜汁，炙令香熟

上药捣筛为散，每服三钱，以水一中盏，入生姜半分、枣三枚，煎至六分，去滓，食前稍热服。

（二十二）人参散方

治脾胃虚冷，食不消化，腹胁气胀，不思饮食，四肢少力。

人参一两，去芦头 附子一两，炮裂，去皮脐 神曲一两，微炒令黄 白术三分 麦蘖一两，炒微黄 吴茱萸半两，汤浸七遍，焙干，微炒 厚朴一两半，去粗皮，涂生姜汁，炙令香熟 干姜半两，炮裂，锉 陈橘皮一两半，汤浸，去白瓤，焙 甘草一分，炙微赤，锉 草豆蔻一两，去皮

上药捣筛为散，每服三钱，以水一中盏，入枣三枚，煎至六分，去滓，不计时候稍热服。

（二十三）丁香散方

治脾胃虚冷气，宿食不消，吃物无味，四肢少力。

丁香半两 桂心三分 白豆蔻一两，去皮 干姜半两，炮裂，锉 陈橘皮一两，汤浸，去白瓤，焙 甘草一分，炙微赤，锉 厚朴二两，去粗皮，涂生姜汁，炙令香熟 白术三分

上药捣筛为散，每服三钱，以水一中盏，入枣三枚，煎至六分，去滓，食前稍热服。

方说：脾之运化有赖于脾阳温煦护养，若脾胃虚冷，水谷不化，营养不能敷布，肌肉四肢则疲劳无力矣。

（二十四）补肺白石英散方

治肺气虚，恶寒咳嗽，鼻有清涕，喘息气微，四肢少力。

白石英一两，细研如粉　五味子一两　麦门冬三分，去心　干姜半两，炮裂，锉　白茯苓一两　附子一两，炮裂，去皮脐　甘草半两，炙微赤，锉　桂心一两　阿胶一两，捣碎，炒令黄燥　人参一两，去芦头　陈橘皮一两，汤浸，去白瓤，焙

上药捣粗罗为散，每服三钱，以水一中盏，入枣三枚，煎至六分，去滓，不计时候温服。忌生冷、油腻等。

（二十五）补肺阿胶散方

肺脏气虚，胸中短气，咳嗽声微，四肢少力。

阿胶一两，捣碎，炒令黄燥　薯蓣一两　人参一两，去芦头　五味子一两　麦门冬一两，去心，焙　干姜半两，炮裂，锉　杏仁三分，汤浸，去皮尖双仁，麸炒微黄　白术一两　桂心三分

上药捣细罗为散，每服不计时候，以粥饮调下一钱。

（二十六）补肺黄芪散方

治肺脏气虚无力，手脚颤掉，吃食减少。

黄芪一两，锉　人参一两，去芦头　茯神一两　麦门冬一两，去心　白术三分　五味子一两　桂心一两　熟干地黄一两　陈橘皮一两，汤浸，去白瓤，焙　当归三分，锉，微炒　甘草半两，炙微赤，锉　白芍药三分　牛膝三分，去苗

上药捣筛为散，每服三钱，以水一中盏，入生姜半分、枣三枚，煎至六分，去滓，不计时候温服。

方说：肺疲劳之气虚可致短气声微、四肢无力等，上述3首方剂，因肺疲劳症候不同而组方有所不同。

（二十七）补肾石斛散方

治肾气虚，腰胯脚膝无力，小腹急痛，四肢酸疼，手足逆冷，面色萎黑，虚弱不足。

石斛一两，去根，锉　当归半两，锉，微炒　人参半两，去芦头　杜仲一两，去粗皮，微炙，锉　五味子半两　附子一两，炮裂，去皮脐　熟干地黄一两　白茯苓三分　沉香一两　黄芪半两，锉　白芍药三分　牛膝三分，去苗　棘刺半两　桂心半两　防风半两，去芦头　肉苁蓉一两，酒浸一宿，刮去皱皮，炙令干　萆薢一两，锉　磁石三两，捣碎，水淘去赤汁

上药捣粗罗为散，每服四钱，以水一中盏，入生姜半分、枣子三枚，煎至六分，去滓，不计时候，稍热服。

（二十八）补肾腽肭脐丸方

治肾脏气虚，肌肤羸瘦，面色黧黑，脚膝无力，小便滑数。

腽肭脐一两，微炙　补骨脂一两，微炒　牛膝三分，去苗　天雄一两，炮裂，去皮脐　白茯苓一两　桑螵蛸一两，微炙　楮实一两半，水淘去浮者，晒干，微炒　五味子一两　石斛一两，去根　覆盆子一两　桂心一两半　菟丝子一两半，酒浸三，曝干，别杵为末　糜茸一两，去毛，涂酥，炙微黄　巴戟一两　熟干地黄一两半　肉苁蓉二两半，酒浸一宿，刮去皱皮，炙干　磁石一两，烧醋淬七遍，捣碎细研，水飞过

上药捣罗为末，炼蜜和捣三五百杵，丸如梧桐子大，每日空心及晚食前，以温酒下三十丸。

（二十九）补肾巴戟丸方

治肾脏气虚，胸中短气，腹胁腰脚疼痛，志意不乐，视听不明，肌肤消瘦，体重无力。

巴戟一两　石斛半两，去根，锉　鹿茸一两，去毛，涂酥，炙微黄　当归三分，锉，微炒　白石英三分，细研，水飞过　石韦三分，去毛　石长生三分　桂心一两　天雄一两，炮裂，去皮脐　远志三分，去心　菟丝子一两，酒浸三宿，曝干　白茯苓三分　钟乳粉一两　肉苁蓉一两，酒浸一宿，刮去皱皮，炙干　五味子三分　牛膝三分，去苗　蛇床子三分　牡蛎一两，烧为粉　柏子仁一两

方说：气者阳也，肾气虚则肾阳功能不足，脚膝无力，疲劳至也。

（三十）补肾肾沥汤方

治肾脏久虚，体瘦骨疼，腰痛足冷，视听不利，食少无力。

磁石五两，烧，醋淬七遍，捣碎，以帛包之　肉苁蓉一两，酒浸，去皴皮，微炙　黄芪一两，锉　人参一两，去芦头　白茯苓一两　川芎一两　肉桂一两，去皴皮　菖蒲一两　当归一两，锉，微炒　熟干地黄一两　石斛一两，去根　覆盆子一两　干姜一两，炮裂，锉　附子一两，炮裂，去皮脐　五味子一两

上药捣筛为散，每服五钱，水一大盏，以羊肾一对，切去脂膜，每与磁石包子同煎至五分，去滓，空心及晚食前温服。

（三十一）补肾肉苁蓉丸方

治肾脏久虚，面色萎黑，足冷耳鸣，四肢羸瘦，脚膝缓弱，小便滑数。

肉苁蓉二两，酒浸，去皱皮，微炙　磁石一两，烧，醋淬七遍，捣碎细研，水飞过　熟干地黄二两　山茱萸三分　桂心一两　附子一两，炮裂，去皮脐　薯蓣三分　牛膝一两，去苗　石南三分　白茯苓三分　泽泻三分　黄芪三分，锉　鹿茸二两，去毛，涂酥，炙令微黄　五味子三分　石斛一两，去根，锉　覆盆子三分　远志三分，去心　补骨脂一两，微炒　萆薢三分，锉　巴戟三分　杜仲一两，去粗皮，炙微黄，锉　菟丝子二两，酒浸三日，曝干，别杵为末　白龙骨一两

上药捣罗为末，炼蜜和捣三五百杵，丸如梧桐子大，每服空心以温酒下三十丸，晚食前再服。

方说：久虚必伤阳致阴，阴阳俱虚，则脚膝无力矣。

（三十二）天雄散方

治肾脏虚损，腰膝无力，阳气萎弱。

天雄一两，炮裂，去皮脐　蛇床子一两　远志一两，去心　菟丝子一两，酒浸三日，曝干，别杵为末　肉苁蓉一两，酒浸一日，刮去皱皮，炙干　五味子一两　麋茸一两，去毛，涂酥，炙微黄　巴戟一两　杜仲一两，去粗皮，炙微黄，锉

上药捣细罗为散，每服食前，以温酒调下二钱。

（三十三）肉苁蓉散方

治肾脏虚损，精气衰竭，阳道萎弱。

肉苁蓉二两，酒浸一日，刮去皱皮，炙干　菟丝子一两半，酒浸三宿，曝干，别杵　钟乳粉二两　蛇床子一两　远志一两，去心　续断一两　天雄一两，炮裂，去皮脐　鹿茸二两，去毛，涂酥，炙微黄　石龙芮一两

上药捣细罗为散，每服食前，以温酒调下二钱。

（三十四）肾脏虚损，精气不足，腰脚酸疼，羸瘦无力，阳道萎弱，宜服此方

麋茸一两，去毛，涂酥，炙微黄　巴戟一两　天雄一两，炮裂，去皮脐　五味子一两　蛇床子一两　石斛一两，去根，锉　肉苁蓉一两，酒浸一日，刮去皴皮，炙令干　菟丝子一两，酒浸三宿，曝干，别杵为末　牛膝一两，去苗　远志一两，去心　雄蚕蛾半两，微炒　石龙芮三分

上药捣细罗为散，每服食前，以温酒调下二钱。

（三十五）助阳补虚硫黄散方

治肾脏衰乏，阳气萎弱，腰脚无力。

硫黄一两，细研，水飞过　白石英一两，细研，水飞过　白马茎一两，涂酥，炙微黄　鹿茸一两，去毛，涂酥，炙微黄　远志一两，去心　菟丝子一两，酒浸三宿，曝干，别杵为末　天雄一两，炮裂，去皮脐　雄蚕蛾一两，微炒　女萎一两　蛇床子一两　五味子一两　石南一两

上药捣细罗为散，每服二钱，空心及晚食前，以温酒调服。

（三十六）菟丝子丸方

治肾脏虚损，肌体羸瘦，腰脚无力，志意昏沉，阳气萎弱，小便滑数。

菟丝子二两，酒浸三宿，曝干，别杵为末　肉苁蓉一两，酒浸一宿，刮去皱皮，炙干　蛇床子一两　钟乳粉一两　牡蛎一两，烧为粉　天雄一两，炮裂，去皮脐　远志一两，去心　桂心一两　鹿药一两　五味子一两　杜仲一两，去粗皮，炙微黄，锉　鹿茸一两，去毛，涂酥，炙令微黄　车前子一两　石斛一两半，去根，锉　雄蚕蛾一两，微炒　石龙芮一两　雄鸡肝一两，微炙　腽肭脐一两，酒洗，微炙

上药捣罗为末，炼蜜和捣三、五百杵，丸如梧桐子大，每服食前，以温酒下三十丸。

方说：肾阳虚，阳气萎弱，弱极伤阴。上述五方通过助阳益阴而抗肾疲劳。

（三十七）含化丹砂方

治风镇心辟惊，除邪，久服悦泽颜色，充益肌肤，返老轻身，延年益气。

朱砂一两，细研，水飞过　马牙消一两　硝石半两

上药同研如面，入一小瓷瓶子中盛，以油蜡纸三重，固济瓶口，重汤中煮，常令如鱼眼沸，水耗即添热水，至夜亦如白日，不得歇火，三七日满，开瓶子，其二硝并在瓶子四面，收取，治热毒风，镇心神，任服也。其朱砂在瓶中心，取出细研，合子中盛，固济养之，一日便以一斤火煅之，令通赤，候冷开取之，细研，每一两砂，煮枣肉和丸，作三百六十丸，每日含化一丸，咽津。如要多合，但依分两酌度为妙也。忌羊血、咸水。

（三十八）钟乳丸

补益脏腑，悦泽颜色，聪耳明目，轻身益力。

钟乳粉三分　巴戟二两　牛膝二两，去苗　甘菊花二两　石斛二两，去根，锉　续断二两　防风二两，去芦头　枸杞子二两　羌活二两　桂心二两　覆盆子二两　云母粉二两　熟干地黄三两　磁石三两，烧，醋淬七遍，捣碎细研，水飞过

上药捣罗为末，入钟乳、磁石、云母粉等，研令匀，炼蜜和捣三、五百杵，丸如梧桐子大，每日空心以温水下三十丸。

（三十九）雄黄丸

补益筋血，延年驻颜，益颜色，壮志气，久服可以无疾，身轻骨健，耳目聪明，其功难以备载。

雄黄二两　磁石二两　朱砂二两　硫黄二两　牛黄一两，细研　麝香半两，细研

上药前四味，各于乳体内细研，水飞过，于净瓷器中贮之，欲修合时，须五月五日，

收采青艾嫩者，约一担已来，择取，用水净洗，木臼中烂捣，于净布中绞取汁，可五升已来，先泥一炉，至银锅以慢火煎令成膏，斟酌稀稠得所，即先下磁石，搅令匀，次下朱砂，又搅令匀，次下雄黄，又搅令匀，良久，去锅下火，即下硫黄，又搅令匀，次下牛黄，又搅令匀，次麝香，须细意熟搅，要药味匀，候可丸即丸，如绿豆大，每日空心以温酒下五丸。忌羊血。

（四十）硫黄丸

暖下元，治风冷，益精髓，悦颜色，久服轻身倍力，耐寒暑，壮筋骨。

硫黄四两，酒煮令黑色，细研　雄雀儿五十只，取肉，研　天雄四两，去皮脐　阿魏二两，面裹煨，令面熟为度　硇砂二两，细研　桂心二两　远志三两，去心　菟丝子二合半，酒浸三日，曝干，别捣为末　晚蚕砂二合半，醋浸一日，曝干

上药捣罗末，入研令药匀，炼蜜和捣三、五百杵，丸如梧桐子大，空心，盐汤或温酒下二十丸，无问老少，及女人无孕，并得服之。

（四十一）天雄丸方

补暖元脏，添益精气，利腰脚，强筋力。

天雄二两，炮裂，去皮脐　肉苁蓉二两，酒浸一宿，刮去皱皮，炙干　白马茎二两，涂酥，炙令黄　雄蚕蛾一两，隔纸微炒　雀卵四十九枚　菟丝子一两，酒浸三日，曝干，别捣为末

上药捣罗为末，以雀卵并少炼蜜和丸，如梧桐子大，每日空心以温酒下十丸，渐加至二十丸。

（四十二）神效磁石丸方

补暖水脏，强益气力，明耳目，利腰脚。

磁石十两，大火烧令赤，投于醋中淬之七度，细研水飞，以好酒一升煎如饧　肉苁蓉二两，酒浸一宿，刮去皱皮，炙干　木香二两　补骨脂二两，微炒　槟榔二两　肉豆蔻二两，去壳　蛇床子二两

上药捣罗为末，与磁石煎相和，丸如梧桐子大，每日空心以温酒下二十丸。

（四十三）云母丸

补益脏腑，轻身耐老，变白，明目强力，益精，悦泽颜色，壮健筋骨，精神爽明，不复有病。

云母粉五两　白茯苓四两　钟乳粉二两　柏子仁三两　人参三两，去芦头　继断三两　桂心二两　甘菊花五两　生干地黄四两

上药捣筛为散，取天门冬七斤，捣绞取汁，搜诸药，用黍米五斗下蒸之，令米熟，取药曝干，捣罗为末，炼蜜和，更捣三、五百杵，丸如梧桐子大，每日空心以温酒下三十丸。

（四十四）肉苁蓉丸方

暖水脏，壮筋骨，益精气，利腰脚，聪耳明目，强志倍力，悦泽颜色，充益肌肤。

肉苁蓉一两，酒浸一宿，刮去皱皮，炙干　附子一两，炮裂，去皮脐　巴戟一两　茴香子一两　石斛一两，去根，锉　补骨脂一两　川椒三分，去目及闭口者，微炒去汗　桂心一两　麋茸一两，去毛，涂酥炙微黄　木香三分　牛膝一两，去苗　五味子一两　泽泻一两　槟榔一两　丁香三分　黄芪三分，锉　熟干地黄一两　人参三分，去芦头　诃黎勒皮三分　山茱萸三分　白术三分　干姜三分，炮裂，锉　朱砂一两，细研，水飞过　麝香半两，细研

上药捣罗为末，研令匀，炼蜜和捣一千杵，丸如梧桐子大，每日空心以温酒下三

十丸。

（四十五）覆盆子丸

治五劳七伤，强力益气，补虚损，壮腰脚，安五脏，驻颜色，神效。

覆盆子　薯蓣　石斛去根，锉　熟干地黄　阳起石酒煮半日，细研，水飞过　桂心　巴戟　牛膝去苗　肉苁蓉酒浸一宿，刮去皱皮，炙干　菟丝子酒浸三日，曝干，别捣为末　蛇床子　山茱萸　枸杞子　五味子　人参去芦头　赤石脂　泽泻　鹿茸去毛，涂酥，炙令微黄　白茯苓　远志去心，以上各一两

上药捣罗为末，炼蜜和捣五七百杵，丸如梧桐子大，每日空心以温酒下二十丸，渐加至三十丸。

（四十六）枸杞子丸

补虚损，益颜色，久服轻身不老，强力倍志，养精气，壮筋骨。

枸杞子二两　熟干地黄　人参去芦头　茯神　附子炮裂，去皮脐　覆盆子　五味子　薯蓣　菟丝子酒浸三日，曝干，别捣为末　肉苁蓉酒浸一宿，刮去皱皮，炙干　石斛去根，锉　山茱萸　桂心　以上各一两

上药捣罗为末，炼蜜和捣五七百杵，丸如梧桐子大，每日空心以温酒下三十丸，渐加至四十丸。

（四十七）石斛丸

治脾肾久虚，腰脚不利，肌肤羸弱，宜服此强筋骨，悦颜色，耐寒暑，倍气力。

石斛二两，去根，锉　牛膝去苗　山茱萸　续断　肉苁蓉酒浸一宿，刮去皴皮，炙干　沉香　钟乳粉　桂心　熟干地黄　白茯苓　泽泻　黄芪锉　菟丝子酒浸三日，曝干，别捣为末　蛇床子　薯蓣　附子炮裂，去皮脐　鹿茸去毛，涂酥，炙令微黄　巴戟　杜仲去粗皮，炙微黄，锉　补骨脂微炒

上药各一两，捣罗为末，炼蜜和捣三五百杵，丸如梧桐子大，每日空心及晚食前，以温酒下三十丸。

（四十八）石斛丸方

补虚损，利腰膝，暖水脏，祛风冷，强气力，悦颜色，四时宜服。

石斛二两，去根，锉　蛇床子一两　牛膝一两，去苗　桂心一两　菟丝子二两，酒浸三日，曝干，别捣为末　肉苁蓉二两，酒浸一宿，刮去皱皮，炙干　人参一两，去芦头　鹿茸一两，去毛，涂酥，炙令微黄　熟干地黄二两　杜仲一两，去粗皮，炙微风，锉　木香一两　薯蓣一两　白茯苓二两　附子二两，炮裂，去皮脐　巴戟一两　防风一两，去芦头　钟乳粉二两　干漆一两，捣碎，炒令烟出　泽泻一两　山茱萸一两　覆盆子一两　补骨脂二两，微炒　五味子一两　石龙芮一两　槟榔一两

上药捣罗为末，炼蜜和捣五七百杵，丸如梧桐子大，每日空心及晚食前，以温酒下三十丸。

（四十九）石斛丸方

补虚损，壮腰膝，暖水脏，止小便滑数，久服好颜色，强志倍力，耐寒暑，填精髓，令人肥健。

石斛二两，去根，锉　肉苁蓉一两，酒浸一宿，刮去皱皮，炙干　菟丝子一两，酒浸三宿，曝干，别捣为末　牛膝一两，去根，锉　熟干地黄一两　杜仲一两，去皴皮，炙微黄，锉　泽泻一两　枸杞子一两　山茱萸一两　桂心一两　白茯苓一两　补骨脂一两，微炒　覆盆子

共细末，炼蜜为丸，每丸一钱重，每日早晚各一丸，空心服用。

（五十）韭子丸方

治下元虚惫，惊悸梦泄，腰脚无力，肌体羸瘦，颜色萎弱，饮食减少。

韭子一两，微炒令香　鹿茸一两，去毛，涂酥炙令微黄　石斛三分，去根，锉　柏子仁三分　肉苁蓉一两，酒浸一宿，刮去皴皮，炙干　桂心三分，去皮　牛膝三分，去苗　泽泻三分　川椒三分，去目及闭口者，微炒去汗　远志三分，去心　附子一两，炮裂，去皮脐　蛇床子半两　川芎半两　五味子半两　枳壳半两，麸炒微黄，去瓤　白术三分　薯蓣三分　巴戟三分　干姜半两，炮裂，锉　黄芪三分，锉　楮实一两，水淘去浮者，晒干，微炒　狗脊三分，去毛　杜仲三分，去粗皮，炙微黄，锉　覆盆子三分

上药捣罗为末，炼蜜和捣三五百杵，丸如梧桐子大，每日空心以温酒下三十丸，渐加至四十丸为度。

（五十一）补骨脂丸

治脏腑久冷，腰膝疼痛，脾胃虚弱，荣卫不调，四肢无力，补中强志，助力充肌。

补骨脂一两，微炒　阳起石二两，酒煮半日，细研，水飞过　巴戟　附子炮裂，去皮脐　石斛去根，锉　肉苁蓉酒浸一宿，刮去皱皮，干炙　覆盆子　天麻　独活　菟丝子酒浸三日，干，别捣为末　柏子仁　山茱萸　安息香入胡桃仁捣熟　桂心　朱砂细研，水飞过　龙骨　木香　枸杞子　槟榔　牛膝　蛇床子以上各一两　麝香半两，细研

上药捣罗为末，入研令药匀，炼蜜和捣三五百杵，丸如梧桐子大，每日空心以温酒下三十丸。

（五十二）补骨脂丸方

补虚损，强筋力，暖腰膝，逐冷气。

补骨脂二两，微炒　桂心二两　缩砂一两，去皮　附子二两，炮裂，去皮脐　木香二两　安息香二两，以酒熬成膏　鹿角胶二两，捣，炒令黄燥

上药捣罗为末，炼蜜并安息香膏相和，捣二三百杵，丸如梧桐子大，每日空心以温酒下三十丸。

（五十三）薯蓣丸

治男子五劳七伤，久虚损，羸瘦，腰脚无力，颜色萎瘁，下元衰惫，脾胃气寒，饮食无味，诸虚不足。

薯蓣二两　石斛去根，锉　牛膝去苗　鹿茸去毛，涂酥炙令微黄　肉苁蓉酒浸一宿，刮去皱皮，炙干　茯神　五味子　续断　巴戟　附子炮裂，去皮脐　山茱萸　人参去芦头　桂心　熟干地黄　泽泻　杜仲去粗皮，炙微黄，锉　蛇床子　远志去心　菟丝子酒浸三日，曝干，别捣为末　覆盆子以上各一两

上药捣罗为末，炼蜜和捣三五百杵，丸如梧桐子大，每日空心以温酒下三十丸，渐加至四十丸。

（五十四）薯蓣丸方

治风虚、益颜色，令人肥健，气力强壮。

薯蓣二两　肉苁蓉二两，酒浸一宿，刮去皱皮，炙干　菟丝子酒浸三日，曝干，别捣为末　牛膝一两，去苗　五味子一两　熟干地黄二两　泽泻一两　山茱萸一两　白茯苓一两　附子二两，炮裂，去皮脐　赤石脂二两　巴戟一两　柏子仁一两　桂心一两　人参一两，去芦头　白术一两　干姜一两，炮裂，锉

上药捣罗为末，炼蜜和捣三五百杵，丸如梧桐子大，每日空心以温酒下十丸，加至四十丸。

（五十五）薯蓣丸方

补暖脏腑，强壮腰脚，益气倍力，令颜色悦泽。

薯蓣一两　远志三分，去心　白茯苓三分　人参三分，去芦头　肉苁蓉一两，酒浸一宿，刮支皴皮，炙干　山茱萸三分　附子一两，炮裂，去皮脐　五味子三分　钟乳粉一两　牛膝三分，去苗　蛇床子三分　黄芪三分，锉　萆薢三分，锉　车前子三分　石斛一两，去根　桂心三分　天门冬三分，去心　熟干地黄一两　覆盆子三分　菟丝子三分，酒浸三日，晒干，别捣为末　鹿茸一两，去毛，涂酥炙令黄

上药捣罗为末，炼蜜和捣三五百杵，丸如梧桐子大，每日空心以温酒下三十丸，渐加至四十丸，晚食前再服。

（五十六）腽肭脐丸方

治肾脏风虚冷气，温脾胃，思饮食，安心志，强气力，利腰脚，补虚损。

腽肭脐一两，酒刷，炙微黄　鹿茸一两，去毛，涂酥炙微黄　肉苁蓉一两，酒浸一宿，刮去皱皮，炙干　菟丝子一两，酒浸三日，曝干，别捣为末　阳起石一两，酒煮半日，细研，水飞过　附子一两，炮裂，去皮脐　茴香子一两　桂心三分　山茱萸三分　独活三分　天麻三分　干蝎三分，微炒　人参三分，去芦头　石斛一两，去根，锉　川芎一两　木香一两　补骨脂一两，微炒　白术三分　荜茇三分　熟干地黄一两　牛膝三分，去苗　远志一两，去心　铁粉一两，细研　槟榔一两　朱砂一两，细研，水飞过　麝香半两，细研

上药捣罗为末，入研令药匀，炼蜜和捣五七百杵，丸如梧桐子大，每日空心及晚食前，以温酒下三十丸。

（五十七）腽肭脐丸方

补益丹田，固济水脏，宁神益智，明目驻颜，壮腰膝，充肌肤，补虚冷，安脏腑。

腽肭脐一两，酒刷炙微黄　荜澄茄一两　附子一两，炮裂，去皮脐　泽泻三分　川芎三分　沉香一两　石龙芮三分　肉豆蔻三分，去壳　牛膝一两，去苗　蛇床子三分　薯蓣一两　覆盆子一两　巴戟三分　槟榔一两　桂心一两　木香一两　麝香一两，细研　白术三分　远志三分，去心　石斛一两，去根，锉　补骨脂一两，微炒　山茱萸三分　肉苁蓉一两，酒浸一宿，刮去皱皮，炙干　母丁香半两

上药捣罗为末，入麝香，研令匀，炼蜜和捣三五百杵，丸如梧桐子大，每日空心以温酒下三十丸，渐加至四十丸。

（五十八）补骨脂丸方

治男子五劳七伤，久虚积冷，腰胯疼痛，行动无力，脾胃不调，或时自泻，肾气乏弱，梦泄盗汗，终日恍惚，经常不乐，风温外伤，阳道衰绝，久服强力壮气，轻身明目，补填精髓，润泽颜色。

补骨脂五两，微炒　雄雀儿粪二两，头尖者是　熟干地黄三两　木香三两　安息香一两，以胡桃人捣熟　硫黄二两，细研，水飞过

上药捣罗为末，入研令匀，炼蜜并安息香同和，捣三五百杵，丸如梧桐子大，每日空心，以温酒下三十丸。

（五十九）萆薢丸

治风冷，壮腰膝，暖脏腑，利血脉，补脾肾，益气力。

萆薢锉　牛膝去苗　杜仲去粗皮，炙微黄，锉　酸枣仁微炒　柏子仁　防风去芦头　天麻　肉苁蓉酒浸一宿，刮去皱皮，炙干　桂心　补骨脂微炒　附子炮裂，去皮脐　五味子　磁石烧，醋溢淬七遍，捣碎，细研，水飞过　鹿茸去毛，涂酥炙令微黄　熟干地黄　石斛去根，锉　巴戟以上各一两

上药捣罗为末，磁石研令匀，炼蜜和捣二三百杵，丸如梧子大，每日空心以温酒下三十丸。

（六十）巴戟丸方

治下元虚冷，颜色萎黄，肌肤羸，腰无力。

巴戟　鹿茸去毛，涂酥，炙微黄　蛇床子　远志　薯蓣　熟干地黄　山茱萸　附子炮裂，去皮脐　补骨脂微炒　菟丝子粉　肉苁蓉酒浸三宿，刮去皱皮，炙令干　白茯苓　桂心　硫黄细研，水飞过，以上各一两

上药捣罗为末，入硫黄，研令匀，炼蜜和捣二三百杵，丸如梧桐子大，每日空心温酒下三十丸，渐加至四十丸。

（六十一）巴戟丸方

治下元虚惫，脐腹疼痛，小便滑数，颜色萎黄，手足常冷，饮食无味，四肢少力。

巴戟　硫黄细研，水飞过　桂心　补骨脂微炒　附子炮裂，去皮脐　胡芦巴微炒　川椒红微炒　硇砂细研　肉苁蓉酒浸一宿，刮去皱皮，炙干　吴茱萸汤浸七遍，焙干，微炒　木香以上各一两

上药捣罗为末，入研令药匀，以羊肾三对，切去筋膜，好酒三升，熬令稠烂，研和诸药末，捣二三百杵，丸如梧桐子大，每日空心以温酒下三十丸。

（六十二）黄芪丸

补虚乏，长肌肉，调中助力，美颜色，益精志，利腰膝。

黄芪二两，锉　熟地黄二两　覆盆子　牛膝去苗　石斛去根，锉　泽泻　附子炮裂，去皮脐　鹿茸去毛，涂酥炙微黄　山茱萸　五味子　桂心　人参去芦头　沉香　肉苁蓉酒浸一宿，刮去皱皮，炙干，以上各一两

上药捣罗为末，炼蜜和捣二三百杵，丸如梧桐子大，每日空心及晚食前，以温酒下三十丸。

（六十三）黄芪丸方

补虚养气，益精壮血，久服安神定志，长肌肉，美颜色。

黄芪锉　覆盆子　牛膝去苗　薯蓣　五味子　天门冬去心　人参去芦头　白茯苓　牡丹　泽泻　附子炮裂，去皮脐　鹿角胶捣碎，炒令黄燥　山茱萸　肉苁蓉酒浸一宿，刮去皱皮，炙干　熟干地黄

上药各一两，捣罗为末，炼蜜和捣二三百杵，丸如梧桐子大，每日空心以温酒下三十丸，渐加至四十丸。

（六十四）黄芪丸方

益肾气，强骨髓，治风气，补虚乏。

黄芪一两，锉　熟干地黄一两　天门冬一两半，去心，焙　石斛一两，去根，锉　桂心三分　五味子三分　白术三分　防风三分，去芦头　巴戟一两　薯蓣三分　山茱萸三分　远志三分，去心　人参三分，去芦头　白茯苓三分　枳壳三分，麸炒微黄，去瓤　枸杞子三分　肉苁蓉一两，酒浸一宿，刮去皱皮，炙干　菟丝子一两，酒浸三日，曝干，别捣为末

上药捣罗为末，炼蜜和捣三五百杵，丸如梧桐子大，每日空心以温酒下三十丸，晚食前再服，渐加至四十丸。

（六十五）黄芪丸方

治男子五劳七伤，风虚羸瘦，腰疼膝冷，阴盛阳虚，身力衰残，夜梦遗泄，久服令人

五脏内实，肌肤外充，面色红光，返老为少。

黄芪锉　人参去芦头　石斛去根，锉　桂心　肉苁蓉酒浸一宿，刮去皱皮，炙干　鹿茸去毛，涂酥，炙令微黄　菟丝子酒浸三日，曝干，别捣为末　阳起石酒煮半日，细研，水飞过　熟干地黄　杜仲去粗皮，炙微黄，锉　钟乳粉　白茯苓　狗脊　赤石脂细研　山茱萸　薯蓣　附子炮裂，去皮脐　五味子　蛇床子　萆薢锉　巴戟　白术　续断　泽泻

上药各一两，捣罗为末，入阳起石，研令匀，炼蜜和捣五七百杵，丸如梧桐子大，每日空腹以温酒下三十丸，晚食前再服，渐加至五十丸。

（六十六）鹿茸丸方

暖脏腑，壮腰膝，补下元，养精气，久服美颜色，长肌肉，补诸虚损，四时宜常服。

鹿茸二两，去毛，涂酥炙微黄　磁石二两，烧，醋淬七遍，细研，水飞过　熟干地黄　白茯苓　肉苁蓉酒浸一宿，刮去皱皮，炙干　菟丝子酒浸三日，曝干，别捣为末　人参去芦头　附子炮裂，去皮脐　薯蓣　远志去心　牛膝去苗　杜仲去粗皮，炙微黄，锉　巴戟　续断　五味子　山茱萸　泽泻　桂心　补骨脂　蛇床子以上各一两

上药捣罗为末，入磁石，研令匀，炼蜜和捣五七百杵，丸如梧桐子大，每日空心以温酒下三十丸，看老人以意加减。

（六十七）鹿茸丸方

补暖下元，强筋骨，益精髓，壮腰膝，祛风利气，美颜色。

鹿茸一两，去毛，涂酥炙微黄　肉苁蓉一两，酒浸一宿，刮去皱皮，炙干　菟丝子一两，酒浸三日，晒干，别捣为末　巴戟一两　人参去芦头　白茯苓　五味子　萆薢锉　桂心　黄芪锉　续断　远志去心　木香　薯蓣　泽泻　熟干地黄　石斛去根，锉　覆盆子　蛇床子　天雄一两，炮裂，去皮脐　白蒺藜微炒，去刺　附子炮裂，去皮脐　柏子仁　牡丹　防风去芦头，以上各半两

上药捣罗为末，炼蜜和捣三五百杵，丸如梧桐子大，每日空心温酒及盐汤下三十丸，渐加至四十丸。

（六十八）鹿茸丸方

治下元冷惫，风虚劳损，补益脏腑，强壮腰脚。

鹿茸二两，去毛，涂酥炙微黄　牛膝二两，去苗　巴戟一两　补骨脂二两，微炒　龙骨一两　附子二两，炮裂，去皮脐　干漆一两，捣碎，炒令烟出　熟干地黄二两　桂心一两　肉苁蓉二两，酒浸一宿，刮去皱皮，炙干　菟丝子二两，酒浸三日，曝干，别捣为末　阳起石二两，酒煮半日，细研，水飞过

上药捣罗为末，入阳起石，研令匀，炼蜜和捣三五百杵，丸如梧桐子大，每日空心以温酒下三十丸，渐加至四十丸。

（六十九）麋茸丸方

补虚劳，倍筋力，除脾胃冷气，充肌肤，益颜色，补暖。

麋茸二两，去毛，涂酥炙微黄　肉苁蓉二两，酒浸一宿，刮去皱皮，炙干　菟丝子二两，酒浸三日，曝干，别捣为末　薯蓣一两　石斛一两，去枝，锉　桂心一两　熟干地黄二两　巴戟一两　牛膝一两，去苗　山茱萸一两　枸杞子一两　五味子一两　人参一两，去芦头　赤石脂一两　柏子仁一两　泽泻一两　白茯苓一两　远志一两，去心

上药捣罗为末，炼蜜和捣三五百杵，丸如梧桐子大，每日空心以温酒下四十丸。

（七十）麋茸丸方

治下元虚冷，五劳七伤，阳气衰弱，腰脚无力，虚劳羸损。

麋茸三两，去毛，涂酥炙微黄　雄蚕蛾隔纸微炒　桂心　桑螵蛸微炒　远志去心　菟丝子酒浸三日，曝干，别捣为末　阳起石酒煮半日，细研，水飞过　肉苁蓉酒浸一宿，刮去皱皮，炙干　钟乳粉　山茱萸　附子炮裂，去皮脐　蛇床子　黄芪锉。以上各一两

上药捣罗为末，入阳起石等，研令匀，炼蜜和捣三五百杵，丸如梧桐子大，每日空心及晚食前，以温酒下三十丸。

（七十一）麋角丸方

补暖下元，治积冷气，令人强壮，益颜色。

麋角屑五两，酥拌，炒微黄　硫黄二两，细研，水飞过　腽肭脐二两，酒刷，炙微黄　木香三两　肉苁蓉三两，酒浸一宿，刮去皱皮，炙干　补骨脂三两，微炒

上药捣罗为末，入硫黄，同研令匀，以无灰酒一斗，于银锅内，先入药末一半已来，煎令稠，和上件药末，捣二三百杵，丸如梧桐子大，每日空心以温酒下三十丸。

（七十二）麋角丸方

补益藏腑，固济下元，填精髓，强气力。

麋角屑五两，以酥拌，炒令微黄　菟丝子三两，酒浸三日，曝干，别捣为末　肉苁蓉一两，酒浸一宿，刮去皱皮，炙干　桂心二两　附子二两，炮裂，去皮脐　干姜一两，炮裂，锉　钟乳粉二两　薯蓣一两　石斛二两，去根，锉　巴戟一两　牛膝一两，去苗

上药捣罗为末，炼蜜和捣五七百杵，丸如梧桐子大，每日空心以温酒下四十丸，晚食前再服。

（七十三）麋角丸方

治五脏虚损，腰脚疼痛，久服益肌肤，填骨髓，好颜色，耐寒暑，祛风破气，髭鬓润黑。

麋角屑一斤，以酥拌炒微黄　熟干地黄三两　巴戟　黄芪锉　牛膝去苗　人参去芦头　独活　萆薢锉　白茯苓　桂心　肉苁蓉酒浸一宿，刮去皱皮，炙干　附子炮裂，去皮脐　泽泻　续断　川芎　槟榔　防风去芦头　当归锉，微炒　麋角胶捣碎，炒令黄燥　白蒺藜微炒，去刺

上药各一两，捣罗为末，以生地黄汁一大盏、酒一大盏，相和，入酥半合，煎成膏，和诸药末，若硬，即用炼了蜜同和，捣五七百杵，丸如梧桐子大，每日空心以温酒三十丸，加四十丸。

（七十四）麋角丸方

补暖下焦，治风虚，壮筋力。

麋角屑三两，酥拌，微炒　巴戟二两　肉豆蔻二两，去壳　当归一两，锉，微炒　槟榔二两　干姜一两，炮裂，锉　硫黄一两，细研，水飞过

上药捣罗为末，入硫黄，同研令匀，炼蜜和捣三五百杵，丸如梧桐子大，每日空心以温酒下三十丸。

（七十五）麋角丸方

补暖下元，壮腰膝，治虚冷气。

麋角屑一斤，入牛乳拌令匀，用银器内盛，封闭，以大麦六斗盖覆，蒸一复时　肉苁蓉二两，酒浸一宿，刮去皱皮，炙干　茴香子二两　桂心二两　荜茇二两　木香二两　附子二两，炮裂，去皮脐　柏子仁二两　肉豆蔻二两，去壳　槟榔三两

上药捣罗为末，炼蜜和丸，如梧桐子大，每日空心以温酒下三十丸。

(七十六) 地黄丸

暖肾脏，补虚损，益颜色，壮筋骨。

熟干地黄八两　泽泻三两　白茯苓三两　牡丹三两　桂心二两　附子一两，炮裂，去皮脐　山茱萸四两　薯蓣四两

上药捣罗为末，炼蜜和捣三五百杵，丸如梧桐子大，每日空心以温酒下四十丸，渐加至五十丸。

(七十七) 地黄丸方

补骨髓，益颜色，充肌肤，耐寒暑，久服强志力，延年益老。

生干地黄五两　川椒二两，去目及闭口者，微出汗　杏仁三两，汤浸，去皮尖双仁，童子小便浸三宿，麸炒微黄　附子二两，炮裂，去皮脐　牛膝二两，去苗　鹿角胶二两，捣碎，炒令黄燥　菟丝子二两，酒浸三日，曝干，别捣为末　肉苁蓉三两，酒浸一宿，刮去皱皮，炙干

上药捣罗为末，炼蜜和捣三五百杵，丸如梧桐子大，每日空心以温酒下四十丸。

(七十八) 地黄丸方

还精补髓，驻颜却老，治虚损，安脏腑，暖下元，壮腰膝。

生地黄净洗，细切，一斗，以好酒一斗浸之，经宿即漉出，晒干，却入酒中浸，又曝，以酒尽为度，曝干　干漆二两，捣碎，炒令烟出　桂心二两　肉苁蓉二两，浸七宿，刮去皱皮，炙干　蛇床子二两　菟丝子三两，酒浸三日，曝干，别捣为末　远志三两，去心　人参三两，去芦头　牛膝二两，去苗　石斛二两，去根锉　补骨脂二两，微炒

上药捣罗为末，炼蜜和捣三五百杵，丸如梧桐子大，每日空心及晚食前，以盐汤下三十丸。

(七十九) 熟地黄丸方

治下元虚冷，腰脚无力，益颜色，黑髭鬓，补虚损。

熟干地黄三两　牛膝去苗　远志去心　巴戟　石斛去根，锉　桂心　车前子　菟丝子酒浸三日，曝干，别捣为末　覆盆子　天门冬去心，焙　何首乌　白茯苓　黄芪锉　鹿茸去毛，涂酥，炙微黄　附子炮裂，去皮脐　沉香以上各一两

上药捣罗为末，炼蜜和捣三五百杵，丸如梧桐子大，每日空心以温酒下五十丸。

(八十) 地黄煎丸方

补暖脏腑，久服轻身，益颜色，强志力，补虚损。

生地黄五斤，肥好者　苣胜子三两，微炒　牛膝二两，去苗　威灵仙二两　生黄精三斤，以上二味，净洗，于木臼中烂捣绞取汁，旋更入酒三升，于银锅中，以慢火熬成煎　鹿角胶二两，捣碎，炒令黄燥　桂心二两　附子三两，炮裂，去皮脐　干漆二两，捣碎，炒令烟出　补骨脂三两，微炒

上药捣罗为末，入地黄、黄精煎中，和捣五七百杵，丸如梧桐子大，每日空心以温酒下三十丸，晚食前再服。

(八十一) 地黄煎丸方

补益驻颜，长服黑髭发，填骨髓，令人耐老。

生地黄五斤，捣绞取汁，入蜜半斤，以慢火熬成煎　熟干地黄半斤　牛膝五两，去苗　杏仁半斤，汤浸，去皮尖，麸炒微黄，研如膏　诃黎勒皮五两

上药捣罗为末，以地黄煎和，更捣一二千杵，丸如梧桐子大，每日空心以温酒下五十丸，晚食前再服。

方说：肾者先天之本也，补肾强肾法是中医抗疲劳诸多方法之首要。强筋骨，增力气，美颜色，润肌肤，神清志充，延年益寿，是人不疲劳的征象。故本书选《圣惠方》中抗肾疲劳、补肾、强肾45方，列举于上，供抗疲劳研究者参考。

（八十二）防风散方

治肝脏风劳，两胁虚满，筋脉拘急，不得喘息，四肢烦疼，头目不利，体多青色。

防风一两，去芦头　细辛一两　赤茯苓一两　柏子仁一两　桃仁一两，汤浸，去皮尖双仁，麸炒微黄　桂心一两　枳实半两，麸炒微黄　赤芍药一两　山茱萸二两　甘草半两，炙微炙，锉　酸枣仁二两，微炒　鳖甲二两，涂醋炙令黄，去裙襕

上药捣粗罗为散，每服三钱，以水一中盏，入生姜半分，煎至六分，去滓，食前温服。

（八十三）远志散方

治心虚，劳损羸瘦，四肢无力，心神昏闷。除寒热，利腰脚，充肌肤，益气力。

远志一两，去心　白术一两　肉桂一两半，去皱皮　人参一两，去芦头　鳖甲一两半，涂醋炙令黄，去裙襕　天门冬一两半，去心，焙　杜仲一两，去粗皮，微炙令黄，锉　川椒一两，去目及闭口者，微炒去汗　牛膝一两，去苗　白茯苓一两　薯蓣一两　山茱萸一两　柏子仁一两　生干地黄一两　石斛一两，去根，锉　黄芪三分，锉　甘草半两，炙微赤，锉

上药捣细罗为散，每服一钱，以温酒调下，空心及晚食前服。忌鲤鱼、苋菜。

（八十四）拌肝散方

治脾劳虚冷，大肠滑泄，不思饮食，口舌生疮，四肢无力，日渐羸弱。

茵陈一两　犀角屑半两　石斛半两，去根，锉　白术三分　赤芍药半两　柴胡三分，去苗　缩砂半两，去皮　人参三分，去芦头　桔梗三分，去芦头　防风半两，去芦头　肉桂三分，去皱皮　白芜荑仁半两　肉豆蔻半两，去壳

上药捣细罗为散，用猪肝一叶，净去筋膜，不洗，薄切作片子，葱白三茎，细切，入散五钱，重重掺在肝上，用湿纸五七重裹，以慢火煨令熟，空心食，尽后饮暖酒半盏。

（八十五）厚朴丸方

治脾劳，脏腑虚冷，不思饮食，呕逆，四肢少力，腹胁胀痛。

厚朴二两，去粗皮，涂生姜汁炙令香熟　白茯苓三分　人参三分，去芦头　鳖甲二两，涂醋，炙令黄，去裙襕　诃黎勒二两，煨黎，用皮　木香半两　陈橘皮半两，汤浸，去白瓤，焙　附子半两，炮裂，去皮脐　吴茱萸半两，汤浸七遍，焙干，微炒　苍术三分　干姜一分，炮裂，锉　麦蘖三分，微炒令黄　京三棱半两，炮，锉　益智子半两　当归三分　黄芪一两，锉　槟榔半两

上药捣罗为末，炼蜜和三五百杵，丸如梧桐子大，每服空心，以粥饮下二十丸，晚食前再服。忌苋菜。

（八十六）天灵盖散方

治肺劳羸瘦，四肢无力，每日晚即烦热颊赤，痰嗽不利，骨节多疼，或乍寒乍热。

天灵盖一两，涂醋炙令黄　鳖甲一两，涂醋炙令黄，去裙襕　柴胡一两半，去苗　诃黎勒一两半，煨，用皮　桂心一两半　栀子仁一两　人参一两，去芦头　赤茯苓一两半　贝母一两，煨令黄　桃仁二两，汤浸，去皮尖双仁，麸炒微黄　麦门冬一两半，去心　地骨皮一两　生干地黄二两　槟榔半两　黄芪一两，锉

上药捣筛为散，每服五钱，以童子小便及水和一小盏，入葱白一茎、生姜半分，煎至

一盏，去滓，食前温服。

（八十七）柴胡散方

治肺劳，胸膈壅滞，痰嗽不止，四肢无力，少思饮食。

柴胡一两，去苗　白术三分　木香半两　紫菀三分，洗去苗土　赤茯苓三分　赤芍药一两　鳖甲一两半，涂醋炙令黄，去裙襕　半夏三分，汤洗七遍，去滑　杏仁三分，汤浸，去皮尖双仁，麸炒微黄　人参三分，去芦头　前胡三分，去芦头　诃黎勒一两半，煨，用皮　枳壳三分，麸炒微黄，去瓤　枇杷叶半两，拭去毛，炙微黄　甘草一分，炙微赤，锉

上药捣粗罗为散，每服三钱，以水一中盏，入生姜半分，煎至六分，去滓，不计时候温服。忌饴糖、羊肉、苋菜。

（八十八）地黄煎丸方

治肾脏劳损，添精补髓，益气养神，驻颜，调血脉，令人轻健。

生地黄五十斤，拣择好者，洗，捣取汁　无灰酒三斗，以上二味于银锅中慢火熬成膏，入后药　肉苁蓉三两，酒浸一宿，刮去皱皮，炙干　枸杞子二两　巴戟二两　薯蓣二两　鹿茸二两，去毛，涂酥炙令微黄　山茱萸　五味子　茯神　续断　补骨脂微炒　远志去心　蛇床子　附子炮裂，去皮脐　石斛去根，锉　覆盆子　黄芪锉　川芎　木香　桂心　牛膝去苗　菟丝子酒浸一宿，焙干，别捣为末　人参去芦头　沉香以上各一两半

上药捣罗为末，入煎后，用木杵臼捣五七百杵，丸如梧桐子大，每日空心及晚食前，以温酒下四十丸。

（八十九）菟丝子丸方

治肾虚劳损，腰疼少力，补益驻颜。

菟丝子三两，酒浸三日，曝干，别捣　车前子二两　鹿茸二两，去毛，涂酥炙令微黄　肉苁蓉二两，酒浸一宿，刮去皱皮，炙干　桂心二两　杜仲三两，去粗皮，炙令黄，锉　熟干地黄五两　附子二两，炮裂，去皮脐　牛膝二两，去苗

上药捣罗为末，炼蜜和捣二三百杵，丸如梧桐子大，每服空心及晚食前，以温酒下三十丸。

方说：《圣惠方》将肝、心、脾、肺、肾疲劳之治方单列，为免重复，特选其中8方，供抗疲劳研究参考。

## 二、《博济方》

公元1047年，宋代王衮著成《博济方》，其中有关抗疲劳、延年益寿24方，现选16方介绍如下。

（一）骨碎补丸

治风虚攻疰，遍身筋骨疼痛，坐卧不能，饮食减少，行步无力，元气耗损。

威灵仙　草乌头各半两　白附子　荆芥各一两　牛膝一两　自然铜醋内淬，半两　半夏汤洗七遍，半两　苁蓉一两，酒浸，切作片，焙　没药一分　地龙一分，去土　缩砂半两，去皮　骨碎补半两，去毛

上十二味，同捣为末，酒煮糊为丸如桐子大。每服五十丸，临卧空心茶、酒任下。服至十日，觉皮肤间微微行之，是药效。妇人以醋汤，或当归酒下。

方说：此方用于治疗夏日风虚、筋骨疼痛所致的疲劳症候。

（二）草还丹

治风顺气，调利三焦，明耳目，益真元，壮筋骨，驻颜容，保生延寿。

仙茅　川羌活　紫花白术　防风去头　金毛狗脊去毛　茯苓去皮，以上各一两　九节石菖蒲　干姜　白牵牛各一两半　威灵仙二钱　何首乌　苍术各一两

上十二味，各要新好者，洗泽净，焙干，并生用。细杵为末，以白生砂蜜和为剂。再入臼，杵三千下，炼熟丸，如桐子大。每服十五丸至二十丸，冷水下，不嚼。妇人月事不通，红花酒下，半月见效。

方说：本方通过治风顺气、调利三焦达到壮筋骨延年益寿之目的。

（三）牛膝煎丸

大治下元气虚，冷气流注，脚膝无力，行步不能，状如软风，补益真元。

川乌头五两，逐日三度换水，浸令透软，去皮脐，细切，用好酒三升，渐渐下熬成膏，更细研　木瓜三个，下面剜去，取瓤核，将好艾先熟杵为末，入在木瓜内，填实，蒸熟，细研如泥止　海桐皮　牛膝去芦　羌活去芦　巴戟　苁蓉各一两半　青盐细研　青橘皮去白　舶上茴香　金毛狗脊去毛　萆薢各二两

上十味，焙干，杵罗为末，以前二味膏搅和令匀，相度莫令硬，丸如桐子大。每日空心温酒或盐汤下三十丸，勿嚼。

方说：下元气虚，乃肾肝二脏虚损劳伤，可致脚膝无力、行步不能。

（四）牛膝海桐皮煎丸

治肾脏风并肾俞气时有上攻，耳目头面背膊，以及流注手臂腰脚，筋络顽麻疼痛，或时无力，耳作蝉鸣，以至重听。大壮筋骨，补元气。

牛膝半斤　海桐皮半斤，二味细锉，杵为末，用好酒五升，于银石器内，熬成膏　附子二两，炮，去皮脐　赤箭一两　川乌头二两，炮，去皮脐　川苦楝一两　五加皮一两　虎脑骨四两，涂酥，炙令黄色　大黄二两半　桃仁二两，去皮尖，以麸炒黄色　赤芍药一两　肉桂一两，去皮　当归一两　麻黄一两，去根节　地龙一两，去土，微炒　川芎二两　木香　独活　没药研　乳香研　防风去芦　骨碎补　麒麟竭　舶上茴香　沉香　干蝎　天南星生用，各一两　麝香半两，研　硇砂半两，研，飞过

上二十九味修事净，同为末，再研令匀细，后入前膏内，和匀，再杵二三千下，丸如梧桐子大。每日空心温酒或咸汤下十丸。忌生冷、油腻、毒物等。

方说：肾风、肾气乃肾阴阳失衡、水不养木所致征象。本方用补肾益肝、疏通经络法治疗其所产生的疲劳症候。

（五）天雄沉香煎丸

治下元积冷，伤惫，阳事不能，筋骨无力，或成下堕，以及小肠气痛，并肾脏风毒攻疰，脾胃不和，腰脚沉重。

天雄四两，生用　防风二两，生用　紫黑小豆二两，净拭，生用　汉椒四两　附子四两，生用　草乌头四两，生用　牛膝二两　沉香　天麻各二两，生用，以上九味，以无灰酒一斗，于银锅内，慢火煨，不得令大沸，酒尽为度，焙令干　官桂三两，去皮　肉苁蓉三两，酒浸，去土，炙熟　紫巴戟二两，去心　丁香　木香　羌活　干姜各一两

上十六味，同杵为末，炼蜜丸如桐子大。每日空心温酒下二十丸，加至三十丸。此药兼明耳目，雄气海，驻颜色。

方说：腰脚沉重，是中医用于描述疲劳症候的常用术语之一。

（六）紫金丹

治肾脏风，上攻下疰，虚肿疼痛，补暖丹田，大进饮食，以及疗妇人血风、血气流注，筋骨疼痛或发寒热，口苦舌干，四肢烦倦，血海久虚，兼化痰涎。

黑附子半两，炮，去皮脐　丁香半两　硇砂半两　缩砂去皮，半两　当归半两　天南星半两，炮　半夏半两　肉豆蔻五个　自然铜一两，火煅，于醋内淬七遍　木香半两　青葙子半两　防葵半两　朱砂半两　水银一分

上十四味，先将水银、朱砂、硇砂三味同细研，余即一处为细末，和匀，以醋面糊为丸，如梧桐子大。薄荷茶下十丸，或薄荷酒下亦可，日二服。

方说：四肢烦倦，亦是中医用于描述疲劳症候的术语之一，本方意在治肾。

（七）鹿茸丸

治虚劳伤惫，腰脚疼痛少力，精神不爽，饮食减退，驻颜益气。

附子一两，炮，去皮脐　鹿茸二两，去毛，涂酥，炙微黄　苁蓉一两，酒浸一宿，去皮，炙干　巴戟一两，去心　防风三分，去芦　当归一两　羌活三分　桂心三分，去皮　萆薢三分，锉　酸枣仁三分，微炒　牛膝一两，去苗　木香三分　白蒺藜三分，去刺，微炒　石斛一两，去根，锉　补骨脂一两，微炒　白茯苓一两，去皮　桃仁一两，汤浸，去皮尖双仁，麸炒微黄

上十七味，同为细末，炼蜜为丸，如梧桐子大。每日空心及晚食前，以温酒下二十丸。

方说：本方用于治疗肾、脾、心诸脏因虚劳伤惫引起的疲劳。

（八）神效喝起散

治丈夫、女人背脾劳倦，肢节酸疼，多困少力，饮食无味，面黄体瘦，或发寒热。

鳖甲净洗，醋炙令黄　柴胡去苗　秦艽　牡丹皮　附子炮，去皮脐，各等分

上五味，同为末，每服三钱。用獖猪石子一个，去筋膜，以葱白一寸，椒末一钱，同研如糊，入碗与药相和。用童子小便一小盏，煎三五沸，入药末，搅匀。盏盖子盖之，放温服。

方说：本方用于治疗肾、脾两脏虚损引起的疲劳。

（九）羌活煮散

治风劳攻疰，四肢背胛酸疼，上焦虚热，心胸躁闷，面无颜色，四肢昏沉，多困少力，元脏虚惫，腰脚沉重，日渐羸瘦，冷气时攻肠胁，痔胁胀满，酒后痰唾稠多。

羌活二两　荆芥二两，去梗　附子二两，去皮脐　秦艽二两，去芦　人参一两　麻黄二两，去节　茯苓一两，去皮　牛膝二两，酒浸一宿　白蒺藜二两，酒浸一宿，焙　沉香一两　牡丹皮一两　当归一两　半夏一两，姜汁浸一宿　汉防己　官桂各一两，去皮　甘草一两　鹿茸酥炙　萆薢一两，姜汁浸

上十八味，同捣为末。每服二钱，水一盏、枣二枚、葱白一寸，煎至七分，温服。空心、午前、临卧各一服。忌动风物。

方说：夏季风劳，多责于脾，并及于肾、肝多脏。风湿痹症所致疲劳，症候多矣。

（十）沉香鳖甲煮散

治脾肾风，劳气攻疰，背膊四肢烦倦，百骨节酸疼，吃食减少，心胸不快，涕唾稠黏，多困少力，面色黑黄，肌肤瘦瘁。

沉香　木香　人参　黄芪　牛膝去苗　茯苓　紫巴戟去心　当归　秦艽去芦　柴胡去芦　荆芥各半两　半夏生姜汁浸二宿，炒令黄色，半两　桂心一两，不得近火，去皮　附子一两，炮，去皮脐

羌活三分　干地黄三分　干蝎一分，生　鳖甲一两，醋炙令黄　肉豆蔻四枚，去壳

上件洗净、焙干，杵罗为末。每服二钱，用水一大盏、葱白二寸、姜三片、枣二枚，同煎七分。空心、夜卧、日午食前各一服。忌毒物。

方说：病与上方近同，但方有所异，乃因症候有不同矣。

（十一）柴胡膏

治五劳七伤，肢体烦倦，日渐消瘦，行步稍难，饮食不进。

柴胡半两，去芦　红芍药一两一分　蒺藜根一两一分　青橘皮　川附子炮　吴茱萸　陈橘皮各半两　青木香一分　乌鸡一只，净去骨、皮毛、肠肚，唯择肉

上八味为末，入乌鸡肉内，再杵成膏，于瓷器内收贮。每食前，用盐酒一盏、膏一匙头调服。常令患人有酒容，仅服两日，便见效验。

方说：肢体烦倦是中医描述疲劳术语之一。

（十二）如智散

治五心虚烦，夜多盗汗，面色黄瘁，四肢少力，多困少睡，饮食不进。

萎蕤　川芎　青橘皮去白　肉桂去皮　当归去须　木鳖子　羌活　秦艽　柴胡去苗　乌梅　黄芪以上各一两　甘草如五心发热，即减半两，无，用一两

上同杵为末。每服一钱，水一盏，入青蒿头子七枚，同煎至七分，去滓温服。若冬月无青蒿，以姜枣代煎之。

方说：本方治疗阴虚所致的疲劳。

（十三）地骨皮散

治骨蒸壮热，肌肉减瘦，多困少力，夜多盗汗。

地骨皮水洗　秦艽水净洗　柴胡去芦　枳壳去白，麸炒香熟用　知母生用　当归去芦　鳖甲去裙襕，醋炙令黄色

上各等分为末。每服二大钱，水一大盏、桃柳枝头各七个、姜三片、乌梅一个，同煎至七分，去滓温服。每日空心、临卧各一服。

方说：治意同上。

（十四）柴胡散

治荣卫不顺，体热黄瘦，筋骨疼痛，多困少力，饮食进退。

柴胡去芦，二两　鳖甲二两，醋浸一宿，炙令黄　甘草　知母各一两　秦艽一两半

上五味，杵为末，每服二钱，水八分盏、枣二枚，煎六分，热服。

方说：方意基本同上。

（十五）椒朴丸

治脾胃虚乏，伏积冷气，吃食不消，多困羸瘦，面黄口淡，不思饮食。

梓州厚朴去皮，用十两，以姜汁炙令香，细锉　川椒拣净，十两　盐花十两　黑附子二两，炮，去皮脐，锉碎

上以水十碗，于银石器内，以文武火熬，候水尽为度。焙干，同研为末，炼蜜并糯米粉同为糊，和丸如梧桐子大。每服二十丸至三十丸，空心温酒下。如大肠滑泻，生姜米饮下。

方说：多困羸瘦亦是中医用于描述疲劳的术语。本方用于治疗脾胃虚乏积冷所引起的疲劳。

（十六）茯神丸

治心肺壅热，口苦舌干，涕唾稠黏，胸膈烦闷，不思饮食，肢体倦怠，或发烦热，状似骨蒸。

茯苓二两，去皮、木 柴胡一两半，去苗 黄芪一两半 桔梗 鳖甲二两，醋炙，令黄 人参 白前各一两 枳壳一两半，炙，去白 生干地黄二两 赤芍药一两半

上十味，杵为细末，炼蜜为丸，如梧桐子大。每食后，生姜汤下十丸，临时更加减服。

方说：热病伤阴，亦有疲劳症候。

## 三、《万全护命方》

公元十一世纪，北宋代杨子健著撰《万全护命方》。本书选其中有关抗疲劳、延年益寿方剂 3 首，作以介绍。

（一）治肾脏虚冷，腰膝无力，自觉浑身沉重，懒行步，无精神，气弱，小便余沥方

萆薢 杜仲 续断 牛膝 石斛 狗脊去毛 当归 五味子 川芎 苁蓉 茯苓 附子火炮，去皮 独活 菟丝子 甘草 细辛 木香 官桂各一分

上细杵，罗为末，炼蜜丸如梧桐子大，早期空心盐酒、盐汤任下三十丸。

（二）治肾脏风虚，腰膝冷痹，眼生黑花，耳内虚鸣，四肢不举，饮食减少，面色青黑方

官桂生用 附子炮，去皮脐 防风 独活 补骨脂炒 牛膝 萆薢 当归 川芎 山茱萸 石斛 续断 细辛 木香 巴戟去心，各一分

上细杵，罗为末，炼蜜和丸如梧桐子大。空心盐汤、盐酒下四十丸。

（三）五味子丸

治肾脏虚冷，腹胁疼痛，胀满非时，足冷阴痿，行步无力。

五味子 续断 牛膝酒浸，切，焙 附子炮裂，去皮脐 桂去粗皮 杜仲去粗皮，炙，剉 茴香子炒 白茯苓去黑皮 川芎 当归切，焙 山芋 槟榔剉，一方无槟榔用木瓜 吴茱萸汤洗，焙，炒 细辛去苗叶 青橘皮汤浸去白，焙，各一两

上为末，酒煮面糊丸如梧桐子大。每服二十丸至三十丸，空心盐汤下。

方说：肾脏虚冷、风虚所致的肾虚，四肢无力是疲劳的诸症候之一。

## 四、《和剂局方》

公元 1078 年，宋代太医局编著成《和剂局方》，是宋代太医局所属药局的一种成药处方配本，亦称《太平惠民和剂局方》。书中载有抗疲劳、延年益寿方剂 87 首，本书摘录 34 首方剂介绍如下。

（一）菟丝子丸

治肾气虚损，五劳七伤，少腹拘急，四肢酸疼，面色黧黑，唇口干燥，目暗耳鸣，心忪气短，夜梦惊恐，精神困倦，喜怒无常，悲忧不乐，饮食无味，举动乏力，心腹胀满，脚膝痿缓，小便滑数，房室不举，股内湿痒，水道涩痛，小便出血，时有余沥，并宜服之。久服填骨髓，续绝伤，补五脏，去万病，明视听，益颜色，轻身延年，聪耳明目。

菟丝子净洗，酒浸，一两 石斛去根，三分 熟干地黄三分 白茯苓去皮，三分 牛膝酒浸一宿，

焙干，三分　山茱萸三分　五味子半两　泽泻一两　鹿茸去毛，酥炙，一两　续断三分　桑螵蛸酒浸，炒，半两　覆盆子去枝叶并萼，半两　防风去苗，三分　杜仲去粗皮，炒，三分　石龙芮去土，一两　肉苁蓉酒浸，切，焙，三分　肉桂去粗皮，一两　补骨脂去毛，酒炒，三分　附子炮去皮脐，一两　荜澄茄三分　巴戟去心，三分　沉香锉，三分　川芎半两　茴香炒，三分

上为细末，以酒煮面糊为丸，如梧桐子大，每服三十丸，温酒或盐汤下，空心服，如脚膝无力，木瓜汤下，晚食前再服。

（二）金钗石斛丸

治真气不足，元脏虚弱，头昏面肿，目暗耳鸣，四肢疲倦，百节酸疼，脚下隐痛，步履艰难，肌体羸瘦，面色黄黑，鬓发脱落，头皮肿痒，精神昏困，手足多冷，心胸痞闷，绕脐刺痛，膝胫酸疼，不能久立，腰背拘急，不得俯仰，两胁胀满，水谷不消，腹痛气刺，发歇无时，心悬噫醋，呕逆恶心，口苦咽干，吃食无味，恍惚多忘，气促喘乏，夜梦惊恐，心忪盗汗，小便滑数，或水道涩痛，一切元脏虚冷之疾，并能治之。常服补五脏，和血脉，驻颜色，润发，进食肥肌，大壮筋骨。

川椒去目，微炒出汗，四两　苍术去浮皮，十六两　羌活去芦头，八两　川乌头炮，去皮脐，八两　赤小豆八两　地龙去土，炒四两　乌药十六两　青盐二两　马蔺子醋炒，八两　金铃子麸炒，八两　胡芦巴炒，四两　茴香炒，八两　巴戟天去心，四两　石斛去根，八两

上为细末，酒煮面糊为丸，如梧桐子大，每服二十丸，温酒下，或盐汤亦得，空心食前服之。

（三）小安肾丸

治肾气虚乏，下元冷惫，夜多旋溺，肢体倦怠，渐觉羸瘦，腰膝沉重，嗜卧少力，精神昏愦，耳作蝉鸣，面无颜色，泄泻肠鸣，眼目昏暗，牙齿蛀痛，并皆治之。

香附子　川乌　川楝子

以上各一斤，用盐四两，水四升同煮，候干，锉，焙。

茴香十二两　熟干地黄八两　川椒去目，及闭口者，微炒出汗，四两

上六味为细末，酒糊为丸，如梧桐子大，每服二十丸至三十丸，空心卧服，盐汤、盐酒任下，常服补虚损、益下元。

（四）玉霜丸

治真气虚惫，下焦伤竭，脐腹弦急，腰脚软痛，精神困倦，面色枯槁，或亡血盗汗，遗沥失精，大便自利，小便滑数，肌肉消瘦，阳事不举。久服续骨联筋，秘精坚髓，延年保命，却老还童，安魂定魄，换肌秘气，轻身壮阳，益寿驻世。

天雄十两，长大者，以酒浸七日了，掘一地坑，以半秤炭火烧坑通赤，速去炭火令净，以醋二升泼于地坑内，候干，趁热，便投天雄在内，以盆合土拥之，经宿取出，去皮脐　白龙骨一斤，黏舌者，细研如粉，以水飞过三度，日中晒干，用黑豆一斗，蒸一伏时，以夹绢袋盛，日晒干　磁石醋淬七次，更多为妙，二两　朱砂飞研，二两　牡蛎火煅，捣为粉，三两　紫梢花三两，如无，以木贼代之　家韭子微炒，五两　菟丝子五两，酒浸一伏时，蒸过晒干，杵罗为末，去轻浮者　鹿茸半两，用鹿茸连顶骨者，先燎去毛令净，约三寸以来截断，酒浸一伏时，慢火炙令脆　泽泻净洗，酒浸一宿，炙干，二两　牛膝去苗，酒浸，焙干，二两　石斛去根，炙，二两　茴香炒，一两　肉苁蓉去粗皮，洗净，酒浸一宿，炙干，二两　肉桂去粗皮，一两　巴戟穿心者，二两

上十六味，捣罗为细末，炼酒、蜜各半和丸，如梧桐子大，每服三十丸，空心晚食前温酒下。常服补真气，壮阳道。

（五）二至丸补肾

补腰膝，壮筋骨，强阴肾，乌髭发。价廉而功大。

冬青子即女贞实。冬至日采，不拘多少，阴干，蜜酒拌蒸，过一夜，粗袋擦去皮，晒干为末，瓦瓶收贮。或先熬旱莲膏旋配用　旱莲草夏至日采，不拘多少，捣汁熬膏，和前药为丸

临卧，酒服。一方加桑椹干为丸或桑椹熬膏和入。

方说：此足少阴药也。女贞甘平，少阴之精，隆冬不凋，其色青黑，益肝补肾；旱莲甘寒，汁黑入肾补精。故能益下而荣上、强阴而黑发也。

（六）小菟丝子丸

治肾气虚损，五劳七伤，少腹拘急，四肢酸疼，面色黧黑，唇口干燥，目暗耳鸣，心忪气短，夜梦惊恐，精神困倦，喜怒无常，悲忧不乐，饮食无味，举动乏力，心腹胀满，脚膝痿缓，小便滑数，房室不举，股内湿痒，水道涩痛，小便出血，时有遗沥，并宜服之。久服填骨髓，续绝伤，补五脏，去万病，明视听，益颜色，轻身延年，聪耳明目。

石莲肉二两　菟丝子酒浸，焙，研为末，五两　白茯苓焙，一两　山药二两，内七钱半打糊

上为细末，用山药糊搜和为丸，如梧桐子大，每服五十丸，温酒或盐汤下，空心服，如脚膝无力，木瓜汤下，晚食前再服。

（七）沉香鹿茸丸

治真气不足，下元冷惫，脐腹绞痛，胁肋虚胀，脚膝缓弱，腰背拘急，肢体倦怠，面无精光，唇口干燥，目暗耳鸣，心忪气短，夜多异梦，昼少精神，喜怒无时，悲忧不乐，虚烦盗汗，饮食无味，举动乏力，夜梦鬼交，遗泄失精，小便滑数，时有余沥，阴间湿痒，阳事不兴，并宜服之。

沉香一两　附子炮，去皮脐，四两　巴戟去心，二两　鹿茸燎去毛，酒浸，炙，三两　熟干地黄净洗，酒洒，蒸焙，六两　菟丝子酒浸，研焙，五两

上药为细末，入麝香一钱半，别研入，和匀，炼蜜为丸，如梧桐子大，每服四、五十粒，好酒或盐汤空心吞下。常服养真气，益精髓，明视听，悦色驻颜。

（八）椒附丸

补虚壮气，温和五脏，治下经不足，内挟积冷，脐腹弦急，痛引腰背，四肢倦怠，面色黧黑，唇口干燥，目暗耳鸣，心忪短气，夜多异梦，昼少精神，时有盗汗，小便滑数，遗沥白浊，脚漆缓弱，举动乏力，心腹胀满，不进饮食，并宜服之。

附子炮，去皮脐，半两　槟榔半两　陈皮去白，一两　牵牛微炒，一两　五味子一两　川椒去目，炒出汗，半两　石菖蒲一两　干姜炮，一两

上剉碎，以好米醋于瓷器内，用文武火煮，令干，焙为细末，醋煮面糊为丸，如梧桐子大。每服三十丸，盐酒或盐汤空心、食前吞下。妇人血海冷，当归酒下。泄泻，饭饮下。冷痢，姜汤下。赤痢，甘草汤下。极暖下元，治肾气亏乏，及疗腰疼。

（九）金液丹

固真气，暖丹田，坚筋骨，壮阳道，除久寒痼冷，补劳伤虚损。治男子腰肾久冷，心腹积聚，胁下冷癖，腹中诸虫，失精遗溺，形羸力劣，脚膝疼弱，冷风顽痹，上气衄血，咳逆寒热，霍乱转筋，虚滑不利。又治痔瘘湿䘌生疮，下血不止。以及妇人血结寒热，阴蚀疽痔。

硫黄净拣去砂石，十两，研细飞过，用瓷盒子盛，以水和赤石脂封口，以盐泥固济，晒干，地内先埋一小罐

子，盛水令满，安盒子在上，用泥固济讫，慢火养七日七夜，候足，加顶火一斤煅，候冷取出，研为细末

上药末一两，用蒸饼一两，汤浸，握去水，搜为丸，如梧桐子大。每服三十丸，多至百丸，温米饮下，空心服之。又治伤寒阴证，身冷脉微，手足厥逆，或吐或利，或自汗自止，或小便不禁，不拘丸数，宜并服之。得身热脉出为度。

（十）八味丸

治肾气虚乏，下元冷惫，脐腹疼痛，夜多旋溺，脚膝缓弱，肢体倦怠，面色黧黑，不思饮食。又治脚气上冲，少腹不仁，以及虚劳不足，渴欲饮水，腰重疼痛，少腹拘急，小便不利；或男子消渴，小便反多；妇人转胞，小便不通，并宜服之。

牡丹皮　白茯苓　泽泻各三两　熟干地黄八两　山茱萸　山药各四两　附子炮，去皮、脐　肉桂去粗皮，各二两

上为末，炼蜜丸，如梧桐子大。每服十五丸至二十五丸，温酒下，空心，食前，日二服。久服壮元阳，益精髓，活血驻颜，强志轻身。

（十一）三仙丹

又名长寿丸。治肾经虚寒，元气损弱，神衰力怯，目暗耳聋。常服补实下经，温养脾胃，壮气搜风，驻颜活血，增筋力，乌髭须。

川乌头一两，生，去皮，锉作骰子块，用盐半两，同炒黄色，去盐　苍术二两，米泔浸一宿，刮去皮，切碎，取葱白一握，同炒黄色，去葱　茴香拣净，秤三两，炒令香透

上为细末，酒煮面糊丸，如梧桐子大，每服五、七十丸，空心，温酒、盐汤任下。

方说：《和剂局方》治肾虚诸方因肾虚病因、症候、证型不同而立法处方亦不同。本书列举12方，供研究与应用参考。

（十二）十全大补汤

治男子、妇人诸虚不足，五劳七伤，不进饮食，久病虚损，时发潮热，气攻骨脊，拘急疼痛，夜梦遗精，面色萎黄，脚膝无力，一切病后气不如旧，忧愁思虑伤动血气，喘嗽中满，脾肾气弱，五心烦闷，并皆治之。此药性温不热，平补有效，养气育神，醒脾止渴，顺正辟邪，温暖脾肾，其效不可具述。

人参　肉桂去粗皮，不见火　川芎　地黄酒洗，蒸，焙　茯苓焙　白术焙　甘草炙　黄芪去芦　川当归洗，去芦　白芍药各等分

上十味，剉为粗末。每服二大钱，水一盏，生姜三片，枣子二个，同煎至七分，不拘时候温服。

（十三）何首乌丸

补暖腑脏，祛逐风冷，利腰膝，强筋骨，黑髭发，驻颜容。

何首乌三斤，用铜刀或竹刀切如棋子大，水杵臼捣　牛膝去苗，锉，一斤

上药以黑豆一斗，净淘洗，曝干，用甑一所，先以豆薄铺在甑底，然后薄铺何首乌，又铺豆，又薄铺牛膝，如此重重铺，令药豆俱尽，安于釜上蒸之，令豆熟为度，去黑豆，取药曝干，又换豆蒸之，如此三遍，去豆取药，候干为末，蒸枣肉和丸，如梧桐子大，每服三十丸，温酒下，食前服。忌萝卜、葱、蒜。此方性温无毒，久服轻身，延年不老。

（十四）上丹

养五脏，补不足，固真元，调二气，和荣卫，保神守中，久服轻身耐老，健力美食，明目，降心火，交肾水，益精气，男子绝阳，庶事不兴，女子绝阴，不能妊娠，腰膝重

痛，筋骨衰败，面色黧黑，心劳志昏，寤寐恍惚，烦愦多倦，余沥梦遗，膀胱邪热，五劳七伤，肌肉羸瘦，上热下冷，难任补药，服之半月，阴阳自和，容色肌肉光润悦泽，开心意，安魂魄，消饮食，养胃气。

蛇床子二两　百部根酒浸一宿，二两　菟丝子酒浸，别研，二两　五味子半斤　杜仲炒断丝　白茯苓　防风去叉者　肉苁蓉酒浸　巴戟去心　山药　远志去心　枸杞子二两　柏子仁别研，各二两

上为末，蜜丸，如梧桐子大，食前温酒、盐汤任下三十圆，春煎干枣汤，夏加五味子四两，四季月加苁蓉六两，秋加枸杞子六两，冬加远志六两。

（十五）黄芪六一汤

治男子、妇人诸虚不足，肢体劳倦，胸中烦悸，时常焦渴，唇口干燥，面色萎黄，不能饮食，或先渴而欲发疮疖，或病痈疽而后渴者，尤宜服此。常服平补气血，安和脏腑。

黄芪去芦，蜜炙，六两　甘草炙，一两

上㕮咀，每服二钱，水一盏，枣一枚，同煎至七分，去滓，温服，不拘时候。

（十六）秦艽鳖甲散

治男子、妇人气血劳伤，四肢倦怠，肌体消弱，骨节烦疼，头昏颊赤，肢体枯槁，面色萎黄，唇焦口干，五心烦热，痰涎咳嗽，腰背引痛，乍起乍卧，梦寐不宁，神情恍惚，时有盗汗，口苦无味，不美饮食；以及治山岚瘴气，寒热往来，并能治之。

荆芥去梗　贝母去心　天仙藤　前胡去芦　青皮去白　柴胡去芦　甘草炙　陈皮去白　秦艽去芦，洗　鳖甲去裙，醋炙，各一两　干葛二两，焙　白芷　肉桂去粗皮　羌活各半两

上为细末。每服二钱，水一盏，生姜三片，同煎至八分，稍热服，不拘时候，酒调亦得。常服养气血，调荣卫，解倦怠。

（十七）沉香鳖甲散

治男子、妇人五劳七伤，气血虚损，腰背拘急，手足沉重，百节酸疼，面色黑黄，肢体倦怠，行动喘乏，胸膈不快，咳嗽痰涎，夜多异梦，盗汗失精，嗜卧少力，肌肉瘦瘁，不思饮食，日渐羸弱。一切劳伤，诸虚百损，并能治之。

干蝎二钱半　沉香不见火　人参去芦　木香不见火　巴戟去心　牛膝去芦，酒浸　黄芪去芦　白茯苓焙　柴胡　荆芥去梗　半夏姜汁浸二宿，炒　川当归去芦　秦艽去芦，各半两　附子炮，去皮、脐　肉桂去粗皮　鳖甲醋浸，去裙，炙黄，各一两　羌活　熟干地黄净洗，酒洒，蒸，焙，各七钱半　肉豆蔻四个

上为细末。每服二钱，水一盏，葱白二寸，生姜三片，枣子二枚，擘破，同煎至七分，空心，食前。

（十八）黄芪鳖甲散

治虚劳客热，肌肉消瘦，四肢倦怠，五心烦热，口燥咽干，颊赤心忪，日晚潮热，夜有盗汗，胸胁不利，减食多渴，咳唾稠黏，时有脓血。

人参　肉桂去粗皮　苦梗各一两六钱半　生干地黄洗，焙干，三两三钱　半夏煮　紫菀去芦　知母　赤芍药　黄芪　甘草爁　桑白皮各二两半　天门冬去心，焙　鳖甲去裙，醋炙，各五两　秦艽去芦　白茯苓焙　地骨皮去土　柴胡去芦，各三两三钱

上剉为粗末。每服二大钱，水一盏，煎至七分，去滓温服，食后。

（十九）人参黄芪散

治虚劳客热，肌肉消瘦，四肢倦怠，五心烦热，口燥咽干，颊赤心忪，日晚潮热，夜

有盗汗，胸胁不利，减食多渴，咳唾稠黏，时有脓血。

天门冬去心，三十两　半夏汤洗七次，去滑，用生姜汁制，十五两　桑白皮锉，炒，十五两　鳖甲去裙，醋炙，一两　知母十五两　紫菀十五两　生干地黄二十两　秦艽去土，二十两　人参去芦，十两　白茯苓去皮，二十两　黄芪十五两　赤芍药十五两　柴胡去苗，二十两　地骨皮去土，二十两　甘草爁，十五两　桔梗十两

上为粗末，每服二大钱，以水一盏，煎至七分，去滓，温服，食后。

方说：以上四方治虚劳伤阴之疲劳证。

（二十）黑地黄丸

治脾肾不足，房室虚损，形瘦无力，面色青黄，此脾肾两伤之证。亦治血虚久痔，气不摄血则妄行，湿热下流则成痔。洁古曰："此治血虚久痔之圣药。"

苍术油浸　熟地黄一斤　五味子半斤　干姜春冬一两，秋七钱，夏五钱

枣肉丸，米饮或酒下。

方说：此足太阴、少阴药也。喻嘉言曰："此方以苍术为君，地黄为臣，五味子为佐，干姜为使；治脾肾两脏之虚，而去脾湿、除肾燥，两擅其长，超超元著，视后人之脾肾双补，药味庞杂者，相去不已远耶。"

（二十一）思仙续断丸

治脾肾风虚，毒气流注，腿膝酸疼，艰于步履，小便遗沥，大便后重。此药补五脏内伤，调中益精凉血，坚强筋骨，益智轻身耐老。

川乌炮，去皮脐，二两　杜仲去粗皮，姜汁浸，炒丝断，二两　防风去芦，叉，二两　牛膝洗，去芦，酒浸一宿，焙，四两　续断六两　木瓜去瓤，三两　薏苡仁炒，四两　萆薢六两

上为细末，醋糊丸，每服三十至五十丸，空心食前，温酒、盐汤任下。

（二十二）茴香丸

治丈夫元脏久虚，冷气攻冲，脐腹绞痛，腰背拘急，面色萎黄，饮食减少，以及膀胱、小肠气痛，并肾脏风毒，头面虚浮，目暗耳鸣，脚膝少力，肿痛生疮。妇人血脏虚冷，食减少力，肢体疼痛，并宜服之。久服补虚损，除风冷，壮筋骨，明耳目。

威灵仙洗，去土，三两　川楝子麸炒，三两　川乌炮，去皮脐，三两　乌药系杜乌药，去土，五两　川椒去目及闭口者，微炒出汗，二两　地龙去土，炒，七两　赤小豆八两　陈皮去白，三两　萆薢三两　茴香炒，八两　防风去苗，三两

上为细末，以酒煮面糊为丸，如梧桐子大，每服空心及晚食前，温酒下二十丸，盐汤亦得。小肠气痛，炒生姜、茴香酒下。脚转筋，木瓜汤下。妇人血脏虚冷，温醋汤下。脐腹绞痛，滑泄冷痢，浓煎艾汤下。

方说：《和剂局方》中治脾肾不足，风虚、久虚所引起的疲劳症候处方较多，本书选三首方剂，供研究与临床应用参考。

（二十三）北亭丸

治脾元气弱，久积阴冷，心腹胁肋胀满刺痛，面色青黄，肌体瘦弱，怠惰嗜卧，食少多伤，噫气吞酸，哕逆恶心，腹中虚鸣，大便泄利，胸膈痞塞，食饮不下，呕哕霍乱，体冷转筋，以及五膈五噎，痃癖瘕聚，翻胃吐食，久痛久痢，并皆治之。

缩砂仁　胡椒　肉桂去粗皮　厚朴去粗皮，姜汁炙　附子炮，去皮、脐　川芎　当归去芦，剉碎　陈皮去白　干姜炮　甘草炙，各四两　青盐别研　北亭即硇砂也，醋淘去砂石，别研，各二两　白术别

研，三两　五味子拣，一两半　阿魏醋化，去砂石，半两

上为末，用银、石锅，内入好酒，醋五升，白沙蜜一十两，先下北亭、阿魏、青盐三味，并好头面一升，同煎稠黏，便下药末半斤以来，更煎如稀面糊，渐渐入药末煎得所，离火取出，更以干药末和搜成剂，更捣一千杵，丸如梧桐子大。每服十五丸，微嚼破，用生姜盐汤下，温酒亦得，空心服之。忌羊血、豉汁。

（二十四）橘皮煎丸

治久虚积冷，心腹疼痛，呕吐痰水，饮食减少，胁肋虚满，脐腹弦急，大肠虚滑，小便利数，肌肤瘦悴，面色萎黄，肢体怠惰，腰膝缓弱。以及治痃癖积聚，上气咳嗽，久疟久利，肠风痔瘘。妇人血海虚冷，赤白带下，久无子息，并宜服之。

当归去芦，先焙　萆薢　厚朴去粗皮，姜汁制　肉苁蓉酒浸，微炙，切，焙干　肉桂去粗皮　附子炮，去皮、脐　巴戟去心　阳起石酒浸，焙干，研如粉　石斛去根　牛膝去芦，酒浸　杜仲去皮，姜汁炙　吴茱萸水淘去浮者，焙干　鹿茸茄子者，燎去毛，劈开，酒浸，炙干　干姜炮　菟丝子酒浸，焙，捣　三棱煨熟，趁热捣碎，各三两　甘草炙，一两　陈橘皮净洗，焙，为末，十五两

上为细末，用酒五升，于银、石器内，将橘皮末煎熬如饧，却将诸药末入在内，一处搅和搜匀，仍入臼内，捣五百杵，丸如梧桐子大。每服二十丸，空心温酒下，盐汤亦得。

（二十五）温脾散

治脾胃气不和，腹胁虚胀，不欲乳食，困倦无力，壮热憎寒，并皆疗之。

诃黎勒皮炮　人参各三分　甘草炙，一分　白术　木香　茯苓去皮　藿香去梗　陈皮去白　黄芪　桔梗各半两

上件捣罗为散。三岁儿每服一钱，水一盏，入生姜钱子大片，淮枣一枚，同煎至五分，去滓，温服，不计时候，量儿大小加减。

方说：脾胃虚弱，久虚冷和脾胃不和是疲劳诸病因最常见者，本书介绍3首方剂，供研究与临床应用参考。

（二十六）黄芪丸

治丈夫肾脏风虚，上攻头面，虚浮，耳内蝉声，头目昏眩，项背拘急，下注腰脚，脚膝生疮，行步艰难，脚下隐疼，不能踏地，筋脉拘挛，不得屈伸，四肢少力，百节酸痛，腰腿冷痛，小便滑数，及瘫缓风痹，遍身顽麻。又疗妇人血风，肢体痒痛，脚膝缓弱，起坐艰难，并宜服之。

黄芪一两　杜蒺藜炒，去刺，一两　茴香炒，一两　川楝子一两　川乌炮，去皮脐，一两　赤小豆一两　地龙去土，炒，一两　乌药二两　防风去芦、叉，一两

上为细末，酒煮面糊为丸，如梧桐子大，每服十五丸，温酒、盐汤亦得，妇人醋汤下，空心服。

（二十七）石南丸

治风毒，脚弱少力，脚重疼痹，脚肿生疮，脚下隐痛，不能踏地，脚膝筋挛，不能屈伸，项背腰脊拘急不快，风毒上攻，头面浮肿，或生细疮，出黄赤汁，或手臂少力，或口舌生疮，牙龈宣烂，齿摇发落，耳中蝉声，头眩气促，心腹胀闷，小便时涩，大便或难。

赤芍药二两　五加皮三两　萆薢四两　当归去芦，二两　麻黄去根节，二两　陈皮去白，二两　独活去芦，四两　杏仁去皮、尖、双仁，麸炒赤，二两　薏苡仁二两　牵牛子炒，二两　石南叶二两　木瓜四两　大腹皮连子用，二两　川芎二两　杜仲锉，炒，四两　牛膝去苗，三两　赤小豆二两

上为细末，以酒浸蒸饼为丸，如梧桐子大，每服十丸至十五、二十丸，木瓜汤下，早起、日中、临卧各一服。常服补益元气，令人筋骨壮健，耳目聪明。妇人血气，亦可服之，不拘时候。

方说：风虚、风毒所致疲劳，是疲劳诸症候中之少见者。本书选2首方剂，供研究与临床应用参考。

（二十八）平补镇心丹

治丈夫、妇人心气不足，志意不定，神情恍惚，夜多异梦，忪悸烦郁，以及肾气伤败，血少气多，四肢倦怠，足胫酸疼，睡卧不稳，梦寐遗精，时有白浊，渐至羸瘦。

酸枣仁去皮，隔纸炒，二钱半　车前子去土，碾破　白茯苓去皮　五味子去枝、梗　肉桂去粗皮，不见火　麦门冬去心　茯神去皮，各一两二钱半　天门冬去心　龙齿　熟地黄洗，酒蒸　山药姜汁制，各一两半　人参去芦，半两　朱砂细研为衣，半两　远志去心　甘草炙，一两半

上为末，炼蜜丸，如梧桐子大。每服三十丸，空心，饭饮下，温酒亦得，加至五十丸。常服益精髓，养气血，悦色驻颜。

方说：本方治心气不足，心劳及肾之疲劳证。

（二十九）豆蔻汤

治一切冷气，心腹胀满，胸膈痞滞，哕逆呕吐，泄泻虚滑，水谷不消，困倦少力，不思饮食。

丁香枝杖七斤　甘草炒，十一斤　白面炒，六斤　肉豆蔻面裹，煨，八斤

上炒盐十三斤同为末。每服一钱，沸汤点服，食前。

方说：本方治因胃肠冷滞所引起的疲劳症候。

（三十）川楝散

治膀胱小肠气痛，脐下撮疼，上冲心腹，面色萎黄，脚下隐痛，四肢倦怠，不思饮食，夜多旋溺，外肾瘙痒。

川楝子蒸，去皮核，四两　胡芦巴酒浸，炒，三两　附子炮，去皮脐，一两半　补骨脂炒，四两　茴香炒，四两　干姜炮，一两

上为细末。每服二钱，空心食前，热酒调下。

方说：膀胱小肠气痛引起的疲劳症候，是疲劳症候中的少见者。

（三十一）磨积丸

治小儿脏腑怯弱，内受积冷，胁肋胀痛，呕吐痰逆，肠鸣泄泻，日夜频并，四肢困倦，面无颜色，肌肉消瘦，不进饮食，以及疳气羸瘦，肚大青筋，口干烦渴，小便白浊，食不生肌，或发虚肿，寒热往来，或因食甘肥，虫动作痛，叫哭合眼，并能治之。

干漆炒　丁香各一两　青皮去白　京三棱炮，各六两　蓬茂半斤

上为细末，水糊为丸，如粟米大。每二岁儿可服五丸，淡姜汤吞下，不拘时候，更量岁数、虚实，加减与之。

（三十二）小驻车丸

治小儿冷热不调，或乳哺失节，泄泻不止，或下痢鲜血，或赤多白少，腹痛后重，肠胃虚滑，便数频并，减食困倦，一切泻痢，并宜服之。

当归去芦，二两　诃子炮，去核，一两　干姜炮　黄连去须，各三分

上为细末，用阿胶一两三分，水煎成汁，搜和为丸，如粟米大。每一岁儿服十粒至二

十、三十粒，温饭饮下，随乳亦得，更量岁数加减与服。

（三十三）益黄散

治小儿脾胃虚弱，腹痛泄痢，不思乳食，呕吐不止，困乏神懒，心胁膨胀，颜色青黄，恹恹不醒。

丁香四钱，不见火　陈皮去白，二两　甘草炒　诃子炮，去核　青皮去白，各一两

上为细末，每服一大钱，水七分盏，煎至五六分，食前进，量大小加减与服。此药极有神效，不可尽述。

（三十四）钱氏白术散

治小儿脾胃久虚，呕吐泄泻，频并不止，津液枯竭，烦渴多燥，但欲饮水，乳食不进，羸困少力，因而失治，变成风痫，不问阴阳虚实，并宜服之。

人参　白术不见火　木香不见火　白茯苓去黑皮　藿香去土、梗　甘草炙，各一两　干葛剉，二两

上为粗末。每服一钱，水一小盏，煎至半盏，去滓，通口服，不拘时，更量儿大小加减。渴甚者并煎，任意饮之。

方说：治疗小儿诸疾引起疲劳症候之方以汉以来均少见，本书列举 4 首方剂，供研究与临床应用参考。

## 五、《圣济总录》

公元 1111～1117 年（宋政和年间），由赵佶敕编著的《圣济总录》中有抗疲劳延年益寿方剂 92 首，本书选择 41 首方剂介绍如下。

（一）羊肾丸

脾劳，脏腑滑泄，夜多盗汗，腹虚鸣，困倦少力。

羊肾　艾叶糯米粥拌，焙干，末，五钱　木香　肉蔻　苁蓉一两　丁香五钱

枣肉丸，酒下。

（二）茴香子丸

脾劳，肌肤瘦瘁，面色焦黄，四肢无力，脚膝疼痛，大便不调，或风劳上攻，头眩目暗，肌体沉重，昏愦嗜卧，皆宜急服。

茴香子　附子　川椒　牛膝　苁蓉　青盐　巴戟天二两

共末，羊肾三对，煮研，蜜丸，酒下。

（三）补气黄芪汤

肺劳，饮食减少，气虚无力，手足颤掉，面浮喘嗽。

黄芪　白术　人参　五味　麦冬　熟地　茯神　陈皮　阿胶　桂一两　牛膝　白芍　当归三分　炙甘草五钱

用姜枣水煎。

（四）羊肾汤

肾劳虚损，寒热耳鸣，好睡善欠，腰脚痿弱。

羊肾一对　白术　白茯苓　磁石　黄芪　干姜一两　桂三分

水煮肾汁煎五钱。

（五）木香丸

治冷劳，便利不调，腹胀呕逆，困乏少力。

广木香　附子　肉豆蔻　干姜　陈皮去白，炒　麦门冬　郁李仁一两　熟艾　鳖甲醋炙　柴胡　陈曲炒，二两　紫朴姜炒，三两　钟乳粉　桂心五钱

共末，用雄猪肚一具，去脂膜，细切，入好米醋三升，煮极烂，研细入末，捣丸梧子大，空心温酒、米饮任下二十丸。

（六）猪肝丸

治冷劳，腹痛不利，面色萎黄，四肢无力。

雄猪肝一具，去脂切片，入米醋三升煮肝　紫朴姜汁炒　干姜炒黑　陈皮去白，炒　川连一两　枯白矾　柴胡二两　附子　桂心五钱

共末，将肝烂捣如泥，入白面五匙，沸汤煎三五沸，和肝末同捣丸梧子大，空心酒下十丸，日二。

（七）蛤蚧丸

治热劳，烦躁面赤，口干唇燥，骨节酸疼，盗汗，咳嗽痰壅，力乏气促。

蛤蚧酥慢炙　人参　黄芪蜜炙　麦冬　胡黄连　甘草　地骨皮　知母盐酒炒　柴胡　怀生地　鳖甲醋炒炙　紫菀　桑白皮五钱　细辛　杏仁去皮尖，炒，研，一分

共末，入蜜杵丸小豆大，空心米饮下二十丸，临卧再下三十丸。

（八）沉香汤

治气劳，心胸不利，日渐消瘦，四肢沉倦无力，饮食无味，骨节疼痛，小便赤涩，荣卫不和。

沉香　川芎　桂心　槟榔　川归　干姜五钱　人参　草豆蔻　枳实　白茯苓　前胡　黄芪三分　柴胡　诃勒皮　附子　甘草　五味子一两　半夏姜汁炙，二两

生姜、大枣水煎三钱，空心温服，日二。

（九）青蒿饮

治急劳，烦躁壮热，四肢无力，酸疼。

青蒿三两　山栀　甘草五钱　地骨皮一两　桃枝心　柳枝心各二两

乌梅水煎三钱，空心温服。

（十）柴胡汤

治虚劳，荣卫不和，潮热盗汗，面黄萎瘦，四肢骨节疼痛，多困少力，饮食少。

柴胡　知母　甘草　鳖甲醋炙，一两　秦艽两半

大枣水煎三钱，空心温服，日二。

（十一）鳖甲猪肚丸

治虚劳潮热，唇红颊赤，呼吸气粗，口干，盗汗，大小便秘涩，饮食减少，困乏。

鳖甲九肋，醋炙　柴胡　广木香　青蒿　怀生地一两　川连炒，二两　青皮去白炒，五钱

共末，用雄猪肚一具，去脂，用盐揉洗净，入末药于肚内，扎定蒸极烂，入石臼中捣千杵，丸梧子大，空心饮下二三十丸，日二。

（十二）秦艽丸

治寒热虚劳，四肢无力，面色枯悴。

秦艽二两　黄芪　桂心　白芷　柴胡　鳖甲　肉豆蔻　桔梗一两　人参　荆芥穗　麦冬　甘草　川归　海桐皮　白芍　熟地　枳壳　木香　沉香　枣仁　槟榔五钱

姜水煎三钱，空心温服。

（十三）前胡汤

治虚劳，荣卫不和，寒热消瘦，肢体烦疼，头目昏眩，饮食无味，多困少力。

前胡　人参　羌活　独活　枳壳　柴胡　桔梗炒　鳖甲一两　甘草五两　石膏　旋覆花两半

水煎三钱，温服。

（十四）麻黄根汤

治虚劳盗汗不止，四肢困乏无力。

麻黄根　牡蛎童便淬　黄芪各等分

水煎三钱，入葱白三寸，温服。

（十五）鹿茸丸

治虚劳，肾气虚乏，失精，腰脚无力，小便数。

鹿茸　补骨脂二两　附子　牛膝　桑螵蛸　杜仲盐酒炒　山药　菟丝子　桂心　黄芪　肉苁蓉酒煮　怀熟地　远志一两　白龙骨　泽泻　黑干姜　防风　牡蛎童便淬，三分

共末，入蜜杵丸梧子大，空心酒下二三十丸，日二。

方说：《圣济总录》治五脏疲劳，冷劳、热劳、气劳、急劳、虚劳等方药较多。本书选以上 15 首方剂作以介绍，供研究与临床应用参考。

（十六）磁石丸

治肾经虚惫，四肢无力，体面少色，恶风寒，手足冷，骨节痛，耳内蝉鸣。

磁石醋淬七次，研　附子　桂心　补骨脂　肉苁蓉一两　巴戟天去心　续断　人参　白茯苓　柴胡　黄芪　山药　紫朴姜汁炒　木香　牛膝酒浸　远志甘草水浸　川椒炒，一两　羊肾一对，去筋膜，盐水煮　槟榔一枚　桃仁去皮尖，炒

共末，入蜜杵丸，梧子大，空心酒下二三十丸，日二。

（十七）鹿茸丸

治男子肾脏虚损，腰脚弱，气不足，体烦倦，面色黑，小便数。

鹿茸一对，酒浸，去毛，炙　附子　牛膝　人参　木香　巴戟天　天雄　肉苁蓉酒浸，去甲　五味子　川椒　羌活　桑螵蛸　菟丝子　胡芦巴　红豆蔻　山药　沉香　肉豆蔻　楮实子　怀熟地　白蒺藜　桂心　白茯苓　没药各一两

共末，入蜜杵丸，梧子大，酒下二十丸，日二。

（十八）五味子丸

治肾虚损，精神衰竭，阳道痿弱，腰脚无力。

五味子　菟丝子　鹿茸去毛，炙　巴戟天　杜仲　肉苁蓉一两

共末，入蜜杵丸，梧子大，酒下二三十丸，日二。

（十九）助阳丸

治肾虚损，阳气痿弱无力，志意不快，小便数。

附子　人参　鹿茸去毛，炙　菟丝子　肉苁蓉　钟乳粉　黄芪　原蚕蛾一两

共末，入蜜杵丸，梧子大，酒下二十丸，日二。

方说：本书选《圣济总录》中治疗肾脏虚损方剂 4 首供参考。

（二十）沉香汤方

治谷劳身重，食已好卧，困倦嗜眠。

沉香锉 白檀香锉，各二两 干姜炮，二钱 白茯苓去黑皮 甘草炙 肉豆蔻去壳，炮 人参 木香各一两

上八味，粗捣筛，每服二钱匕，水一盏，煎至七分，去滓，不拘时温服。

（二十一）木香汤方

治谷劳身重，食已困倦嗜眠。

木香 人参 附子炮裂，去皮脐 甘草炙 白茯苓去黑皮，各二两 草豆蔻去皮，半两 干姜炮，一分 陈曲炒 麦蘖炒，各一两

上九味，锉如麻豆，每服二钱匕，水一盏，煎至七分，不拘时候，去滓温服。

（二十二）京三棱汤方

治谷劳体重，四肢烦倦，食已便卧。

京三棱煨，锉，五两 陈曲炒 麦蘖炒 木香 肉豆蔻去壳，炮 槟榔 干姜炮 甘草炙 杏仁汤去皮尖双仁，麸炒，研 厚朴去粗皮，生姜汁炙，各一两

上一十味，粗捣筛，每服三钱匕，水一盏，煎七分，不拘时，去滓温服。

（二十三）白豆蔻丸方

治谷劳体重，食已好卧。

白豆蔻去皮，一两半 枳壳去瓤，麸炒，半斤 陈橘皮汤浸，去白，切炒 诃黎勒煨，去核 桂去粗皮 当归切，焙，各一两

上六味，捣罗为末，用浆水煮枣，去皮烂研，丸如梧桐子大，每服二十丸至三十丸，生姜汤下，不拘时。

（二十四）木香汤方

治谷劳身重，少力多困。

木香 陈橘皮去白，焙 人参 陈曲炒 甘草炙，各三分 大枣去核，焙，五十枚 厚朴去粗皮，生姜汁炙 麦蘖炒 蓬莪术煨，各一两

上九味，粗捣筛，每服三钱匕，水一盏，煎至八分，去滓温服，不计时候。

（二十五）分气丸方

治谷劳嗜卧，身体烦重。

京三棱煨，锉 蓬莪术煨，锉 青橘皮锉，用巴豆半两打破同炒黄，去巴豆不用，各五两 胡椒半两 阿魏一两，醋面作饼，炙干

上五味，同为细末，醋煮面糊为丸，如梧桐子大，每服二十丸，陈橘皮汤下，日三。

（二十六）丁沉丸方

治谷劳嗜卧，四肢怠惰。

木香锉 陈橘皮汤浸，去白，焙 诃黎勒煨熟，取皮，各一两 木香 丁香各半两 肉豆蔻去壳，炮，二枚

上六味，捣罗为末，炼蜜和丸，如弹子大，陈米饮或生姜盐汤，嚼下一丸，不拘时。

（二十七）槟榔散方

治谷劳身重，四肢少力，食已好卧，昏愦。

槟榔半两 人参 白茯苓去黑皮，各一两 木香 陈橘皮汤浸，去白，炒 五味子 甘草炙，各一两

上七味，捣罗为细散，每服二钱匕，沸汤点服，不拘时。

方说：《圣济总录》设谷劳一门，谷劳所致的好卧困倦、困倦嗜眠、四肢烦倦、体重好卧、少力多困、身体烦重、四肢怠惰、四肢少力等都是中医描述疲劳症候的术语。治谷劳方剂虽然多种，但意均在消除谷劳而对因对症有所不同矣。

（二十八）地黄散方

治骨髓虚冷，疼痛无力。

生地黄八斤，洗，锉　豉二升

上二味，同于甑上炊两次，曝干为散，每服二钱匕，温酒调下，不拘时。

（二十九）芍药虎骨散方

治骨髓虚冷，疼痛倦怠。

芍药一斤　生地黄五斤，洗　虎骨四两

上三味，㕮咀，以清酒一斗，渍三宿，曝干，复入酒中，渍一宿，曝干，再渍再曝，酒尽即止，曝干捣罗为散，每服二钱匕，温酒调下，不拘时。

（三十）又方

秦艽去苗土，半两　甘草炙，锉　前胡去芦头　柴胡去苗，各一两

上四味，粗捣筛，每服三钱匕，水一盏，煎至七分，去滓，温服食前。

方说：肾生骨髓，骨髓者，肾气之余，其气虚，则骨弱酸疼，倦而无力。

（三十一）牛髓丸方

治心虚为通百病，虚瘠羸乏。

牛髓　羊髓　白蜜酥　枣膏各一升　茯苓　麦门冬　川芎　桂心　当归去芦头　甘草　羌活各一两一分　干姜　干地黄各一两半　人参　五味子　防风各一两　细辛三分　白术一两三分

上十九味，先捣十四味为末，取上五味，铜石器内熬令消，次入前药末，同熬如膏，取出，可即做丸，如梧桐子大，温酒下三十丸。

（三十二）茯神丸方

治心脏虚热，惊悸心忪，虚乏气短，睡卧不安。

茯神去木，二两　人参　麦门冬去心，焙　龙齿　防风去叉　云母粉各一两半　犀角镑　黄芩去黑心　薏苡仁各二两

上九味，捣罗为末，炼蜜丸，如绿豆大，每服食后，米饮下十五丸至二十丸。

（三十三）人参远志丸方

治思虑过多，心气不安，惊悸恍惚，烦倦，神思不清。

人参　远志去心　黄芪薄切　酸枣仁各一两　桂去粗皮　桔梗去芦头，炒　丹砂别研，各半两　天门冬去心，焙　菖蒲　白茯苓去黑皮，各一两半

上十味为细末，炼蜜丸，如梧桐子大，每服十五丸至二十丸，米饮下，不拘时。

方说：心气虚，气血衰少，神舍不安，多恐不宁，致心力疲劳，出现羸乏、虚乏、气短、烦倦等疲劳症候。

（三十四）石菖蒲丸方

平补诸虚，久服轻身延年，活血益气，润泽肌体。

石菖蒲九节者佳，一两半　柏子仁　杜仲去粗皮，炙，锉　百部　山芋　甘草炙，锉　五味子炒　贝母去心　丹参各一两　人参　防风去叉　白茯苓去黑皮　茯神去木，各一两半　生干地黄焙　麦门冬去心，焙，各二两　远志去心，半两

上一十六味，捣罗为末，炼蜜和丸，如弹子大，每服一丸，空心食前，熟水嚼下，日三。

（三十五）延年丸方

平补五脏，治百病。

菟丝子酒浸七日，炒黄，三两　枸杞子去梗　覆盆子去萼　车前子酒浸　巴戟天去心　远志去心　生干地黄　细辛去苗叶　白术炒　菖蒲锉　何首乌去黑皮　地骨皮　牛膝酒浸一宿　续断　菊花去梗、萼，各一两半

上一十五味，除菊花外，以温水和酒少许，洗过焙干，杵罗为末，炼蜜丸，如梧桐子大，每日空心，常服三十丸。丈夫盐汤下，妇人醋汤下，午食前，更一服。服至十服，其人病，有发时，是药动病本，功应也。

（三十六）四金丸方

平补五脏，壮筋骨，益颜色，美饮食。

肉苁蓉酒浸一宿，焙　牛膝酒浸一宿，焙　天麻　青盐细研，各三两

上四味，除盐外，捣罗为末，与盐和匀，用木瓜一枚，除心，蒸烂去皮，入臼中，与四味药同捣，丸如梧桐子大，若干，少少入酒丸，每服五十丸，空心，夜卧暖酒吞下。

方说：延年益寿、身体康健是抗疲劳之目的。《圣济总录》采用平补法，补益五脏，产生寿年康健之作用，值得抗疲劳临床研究进行应用参考。

（三十七）菖蒲丸方

治脏真衰惫，面色萎黄，牙齿疏落，眼目昏暗，腰脚酸疼，四肢困乏，口苦舌干，久服延年益寿，补益精气，壮腰脚，和荣卫。

菖蒲九节，叶细如剑脊者，八月取根阴干，不限多少，米泔浸，鞕竹刀刮去黑皮，约一斤，以淘洗黑豆一斗，分一半，铺甑中，次安菖蒲，即将一半豆铺覆，炊之良久，将釜水仍甑中，俟过漉熟，去豆，取菖蒲用

上取菖蒲，薄切，焙干，捣罗为末，水浸炊饼和丸，如梧桐子大，每服三十丸，空心，温酒或盐汤下，稍加丸数。

（三十八）茴香乌药丸方

治脏真衰耗，气羸力乏，胁肋虚胀，痞满喘急，肠鸣腹痛，头昏多倦，膝胫酸疼，肢体怠惰，饮食无味。

茴香子炒，四两　乌药锉，半斤　石斛去根，四两　胡芦巴炒　巴戟天去心，各二两　乌头炮裂，去皮脐　羌活去芦头　枳实炮，去皮，各四两　苍术去黑皮，半斤　地龙去土，二两　青盐一两　蜀椒去目并闭口，炒出汗，二两　马蔺花醋拌炒　赤小豆各四两

上一十四味，捣罗为末，酒煮面糊丸。

方说：肾为先天之本，脾为后天之本，脏真衰惫，是肾脾之疲劳也。

（三十九）附子丸方

治元脏气衰，风虚劳冷，腰脚无力，筋骨疼痛，日加痿瘁，饮食不化，脾泄泻痢，面无颜色，以及治伤寒头痛。

附子炮裂，去皮脐，四两　硇砂半两，用浆水半升，同附子慢火煎干　沉香一两　蒺藜子微炒，去角，三两

上四味，捣罗为末，炼蜜和丸，梧桐子大，每服二十丸，空心，温酒下，如不饮酒，即以盐汤下，渐加丸数，久服。

（四十）草四神煎方

补真元，壮腰膝，进饮食，秘精益气。

苁蓉半斤，细切，以酒烂煮，细研为膏，次将下三味，都为细末，入此膏中，研令匀 巴戟天去心，炒 补骨脂炒 附子炮裂，去皮脐 胡桃仁各二两 杏仁汤去皮尖、双仁，炒 桃仁汤去皮尖、双仁，各一两

上七味，先将桃、杏、胡桃仁三味同细研，次用白蜜一斤，滤过，于银器内炼熟，入煎药一处和如膏，每服一小弹子大，以热酒化下，日进二服。

（四十一）楮实丸方

补元脏，壮筋骨，疗积冷，以及一切气疾，令人轻健。

楮实半升，去白，微炒 鹿茸去毛，酥火 附子炮裂，去皮脐 牛膝去苗，酒浸两宿，切，焙 巴戟天去心 石斛去根，各四两 干姜炮 桂心去粗皮，各二两

上八味，捣罗为末，枣肉和杵千余下，丸如梧桐子大，每服三十丸，盐汤或温酒下。

方说：五脏真元均指肾也。肾不虚则腰脚有力，筋骨强壮，无疲劳矣。

## 六、《和剂局方》附录

公元十二世纪初，宋代陈承、裴宗元、陈师文编著《增广太平惠民和剂局方》。本书为《太平惠民和剂局方》一书的附录部分，其内容与正文多有重复，但君、臣、佐、使用药序列及制法有变化，故仍做介绍。现将其有关抗疲劳、延年益寿方药23首介绍如下。

（一）腽肭脐丸

补虚壮气，暖背祛邪，益精髓，调脾胃，进饮食，悦颜色。治五劳七伤，真气虚惫，脐腹冷痛，肢体酸疼，腰背拘急，脚膝缓弱，面色黧黑，肌肉消瘦，目暗耳鸣，口苦舌干，腹中虚鸣，胁下刺痛，饮食无味，心常惨戚，夜多异梦，昼少精神，小便滑数，时有余沥，房室不举，或梦交通，以及一切风虚痼冷，并宜服之。

腽肭脐一对，慢火酒炙，令熟 沉香 神曲炒，各四两 精羊肉一斤，熟细切碎，烂研 羊髓取汁，一斤 硇砂二两，飞过 无灰酒一斗，同上六味，于银器内慢火熬成膏，放冷，入下药 巴戟去心 肉豆蔻去壳，炮 木香怀制 丁香 人参去芦头 补骨脂酒炒 天麻去心 川芎 枳壳去瓤，麸炒 胡芦巴炒 钟乳炼，成粉 青皮去白 茴香舶上者，炒 紫苏子炒 阳起石用浆水煮一日，细研，飞过，焙干 荜澄茄各二两 山药一两半 肉苁蓉四两净洗，切片子，焙干 蒺藜子炒 肉桂去粗皮 大腹子 槟榔各二两半 白豆蔻去壳，一两 大附子半斤，炮，去皮、脐，用青盐半斤，浆水一斗五升煮，候水尽，切，焙干

上药各依法修事，捣罗为细末，入前膏内搜成剂，于臼内捣千余杵，为丸如梧桐子大。每服二十丸，空心，温酒下，盐汤亦得。

（二）玉霜丸

治真气虚惫，下焦伤竭，脐腹弦急，腰脚软痛，精神困倦，面色枯槁，或亡血盗汗，遗沥失精，大便自利，小便滑数，肌肉消瘦，阳事不举。久服续骨联筋，秘精坚髓，延年保命，却老还童，安魂定魄，换肌秘气，轻身壮阳，益寿驻世。

白龙骨一斤，黏舌者。细捣罗后，研如粉，以水飞过三度了，日中晒干，用黑豆一斗，内蒸一伏时，以夹绢袋盛，晒干 牡蛎火煅，捣成粉 紫梢花如无，以木贼代之，各三两 牛膝去苗，酒浸，炙干称 磁石醋液七度，更多为妙 紫巴戟穿心者 泽泻洗，酒浸一宿，炙干 石斛去根，炙 朱砂研飞 肉苁蓉去皱皮，洗，酒浸一宿，炙干，各二两 茴香舶上者。微炒 肉桂去粗皮，各一两 菟丝子酒浸一伏时，蒸时，晒，

杵，罗为末，去轻浮者　家韭子微炒，各五两　鹿茸半两，用连顶骨者。先燎去毛令净，约三寸以来截断，酒浸一伏时，慢火炙，令脆　天雄十两，长大者。以酒浸七日了，掘一地坑，以半称炭火烧坑通赤，速去炭火令净，以醋二升沃于地坑内，候干，乘热便投天雄在内，以盆合，土拥之，经宿后取出，去皮、脐

上十六味，捣罗为细末，炼酒、蜜各半和丸，如梧桐子大。每服三十丸，空心，晚食前，温酒下。常服补真气，壮筋骨，壮阳道。

（三）菟丝子丸

治肾气虚损，五劳七伤，少腹拘急，四肢酸疼，面色黧黑，唇口干燥，目暗耳鸣，心忪气短，夜梦惊恐，精神困倦，喜怒无常，悲忧不乐，饮食无味，举动乏力，心腹胀满，脚膝痿缓，小便滑数，房室不举，股内湿痒，水道涩痛，小便出血，时有余沥，并宜服之。久服填骨髓，续绝伤，补五脏，去万病，明视听，益颜色，轻身延年，聪耳明目。

菟丝子净洗，酒浸　鹿茸酥炙，去毛，锉　肉桂去粗皮　附子炮，去皮、脐　巴戟去心　防风去苗、叉　杜仲去粗皮，锉，炒　茴香炒　沉香　白茯苓去皮　牛膝酒浸一宿，焙干　石斛去根　续断　山茱萸去核　补骨脂去毛，酒浸，炒　熟干地黄酒蒸　荜澄茄各三分　桑螵蛸酒浸，炒　五味子　覆盆子去枝、叶、萼　川芎各半两　龙齿三分　远志去苗、心，半两　黑豆煮

上为细末，以酒煮面糊为丸，如梧桐子大。每服二十丸，温酒或盐汤下，空心服。如脚膝无力，木瓜汤下，晚食前再服。

（四）茴香丸

治丈夫元脏久虚，冷气攻冲，脐腹绞痛，腰背拘急，面色萎黄，饮食减少，以及膀胱、小肠气痛，并肾脏风毒，头面虚浮，目暗耳鸣，脚膝少力，肿痛生疮。妇人血脏虚冷，食减少力，肢体疼痛，并宜服之。久服补虚损，除风冷，壮筋骨，明耳目。

威灵仙洗，去土　防风去苗　川乌头炮，去皮、脐　陈皮去白　川楝子去皮，麸炒　萆薢各三两　乌药系杜乌药。锉，去土，五两　赤小豆　茴香炒，各八两　地龙炒，去土，一两　川椒去目及闭口者，微炒出汗，二两

上为细末，以酒煮面糊为丸，如梧桐子大。每服空心，及晚食前，温酒下二十丸，盐汤亦得。小肠气痛，炒生姜、茴香酒下；脚转筋，木瓜汤下；妇人血脏虚冷，温醋汤下；脐腹绞痛，滑泄冷痢，浓煎艾汤下。

（五）小安肾丸

治肾气虚乏，下元冷惫，夜多旋溺，肢体倦怠，渐觉羸瘦，腰膝沉重，嗜卧少力，精神昏愦，耳作蝉鸣，面无颜色，泄泻肠鸣，眼目昏暗，牙齿蛀痛，并皆治之。

香附子　川楝子　川乌各一斤，用盐四两，水四升，同煮，候干，锉，焙　茴香十二两　熟干地黄八两　川椒去目及闭口者，微炒出汗，四两

上六味，为细末，酒糊为丸，如梧桐子大。每服二十丸至三十丸。空心临卧，盐汤或盐酒任下。常服补虚损，益下元。

方说：肾疲劳，真元虚惫、肾气虚损、下元拘急、脚膝少力是诸疲劳之首，历代抗疲劳方药，首为抗肾疲劳，肾强则能延年益寿，身壮、精神气爽无病矣。但肾劳因病因、病机、病势、症候等不同，其立法处方药物炮炙方法亦不同，举例上述各方，应灵活参考应用。

（六）大山蓣丸

治诸虚百损，五劳七伤，肢体沉疼，骨节酸疼，心中烦悸，唇口干燥，面体少色，情思不乐，咳嗽喘乏，伤血动气，夜多异梦，盗汗失精，腰背强痛，脐腹弦急，嗜卧少起，

喜惊多忘，饮食减少，肌肉瘦瘁。又治风虚，头目眩晕，心神不宁，以及病后气不复常，渐成劳损。久服补诸不足，愈风气百疾。

山蓣七两半　甘草炙，七两　川芎　杏仁酒浸，去皮，麸炒黄　麦门冬去心　防风去芦、叉　白芍药　白术各一两半　白茯苓去皮　柴胡去芦　桔梗各一两二钱半　神曲炒　熟干地黄　当归去芦，洗，焙，酒制　大豆黄卷炒　肉桂去皮，各二两半　阿胶炒　人参各一两七钱半　白蔹　干姜各七钱半　大枣一百个，蒸熟，去皮、核

上二十一味，同为细末，炼蜜与蒸枣同和为丸，如弹子大。每服一丸，温酒或米饮化下，嚼服亦得，食前。常服养真气，益精补髓，活血驻颜。

（七）十四味建中汤

治荣卫不足，腑脏俱伤，积劳虚损，形体羸瘠，短气嗜卧，寒热头痛，咳嗽喘促，吐呕痰沫，手足多冷，面白脱色，小腹拘急，百节尽疼，夜卧汗多，梦寐惊悸，小便滑利，大便频数，失血虚极，心忪面黑，脾肾久虚，饮食失亏。

白芍药锉　白术锉，洗　肉苁蓉洗，去泥，酒浸一宿，焙干　麦门冬去心　甘草炙　熟地黄洗，去土，酒蒸一宿，焙干　白茯苓去皮　川芎洗净　半夏汤洗七次　肉桂去粗皮　人参去芦　黄芪炙　当归洗去芦，酒浸，焙　附子炮，去皮、脐

上等分，㕮咀为粗散。每服三钱，水一盏半，生姜三片，枣子一枚，煎至一盏，去滓，食前温服。

（八）黄芪建中汤

治男子、女人诸虚不足，小腹急痛，胁肋䐜胀，脐下虚满，胸中烦悸，面色萎黄，唇口干燥，少力身重，胸满短气，腰背强痛，骨肉酸疼，行动喘乏，不能饮食，或因劳伤过度，或因病后不复，并宜服之。

白芍药六两　肉桂去粗皮　黄芪去芦，各三两　甘草炙，锉，二两

上为粗散。每服三钱，水一盏半，入生姜三、四片，大枣一枚，同煎至一中盏，滤去滓，入饧少许，再煎令溶，稍热服，空心食前。

（九）十全大补汤

治男子、妇人诸虚不足，五劳七伤，不进饮食，久病虚损，时发潮热，气攻骨脊，拘急疼痛，夜梦遗精，面色萎黄，脚膝无力，一切病后气不如旧，忧愁思虑，伤动血气，喘嗽中满，脾肾气弱，五心烦闷，并皆治之。此药性温不热，平补有效，养气育神，醒脾止渴，顺正辟邪，温暖脾肾，其效不可具述。

白茯苓焙　白术焙　人参去芦　熟干地黄洗，酒蒸，焙　白芍药　粉草炙　黄芪去芦　肉桂去粗皮，不见火　川当归去芦，洗　川芎各等分

上十味，锉为粗散。每服二大钱，水一盏，生姜三片，枣子二个，同煎至七分，不拘时候，温服。此药补虚损，大有神效。

（十）双和汤

治男子、妇人五劳、六极、七伤，心肾俱虚，精血气少，遂成虚劳。百骸枯瘁，四肢倦怠，寒热往来，咳嗽咽干，行动喘乏，面色萎黄，略有所触，易成他疾。或伤于冷，则宿食不消，脾疼腹痛，泻痢吐逆；或伤于热，则头旋眼晕，痰涎气促，五心烦热；或因饥饱动作，喜怒惊恐，病随而至，或虚胀而不思食，或多食而不生肌肉，心烦则虚汗盗汗，一切虚劳不敢服燥药者，并宜服之。常服调中养气，益血育神，和胃进食，补虚损。

白芍药七两半　黄芪去芦，蜜炙　当归洗，去芦，酒制　熟地黄净洗，酒蒸　川芎去芦，各三两　甘草炙　肉桂去粗皮，不见火，各二两二钱半

上为细末，每服二钱，水一盏半，生姜三片，枣子一枚，煎至六分，空心，食前服。忌生冷、果子等物。

方说：虚者，则疲劳成矣。上述5方为补诸虚不足之抗疲劳用方，参考之。

（十一）上丹

养五脏，补不足，固真元，调二气，和荣卫，保神守中。久服轻身耐老，健力，美食，明目，降心火，交肾水，益精气。男子绝阳，庶事不兴。女子绝阴，不能妊娠。腰膝重痛，筋骨衰败，面色黧黑，心劳志昏，寤寐恍惚，烦愦多倦，余沥梦遗，膀胱邪热，五劳七伤，肌肉羸瘦，上热下冷，难任补药。服之半月，阴阳自和，容色肌肉，光润悦泽。开心意，安魂魄，消饮食，养胃气。

五味子半斤　肉苁蓉酒浸　巴戟去心　百部酒浸一宿，焙　蛇床子　白茯苓去皮　远志去心　山药　枸杞子　柏子仁别研　防风去叉　杜仲炒断丝　菟丝子酒浸，焙干，各二两

上为末，蜜丸，如梧桐子大。食前温酒、盐汤任下三十丸。春，煎干枣汤；夏，加五味子四两；四季月，加苁蓉六两；秋，加枸杞子六两；冬，加远志六两。

（十二）鹿茸四斤丸

治肝肾虚热淫于内，致筋骨痿弱，不自胜持，起居须人，足不任地，惊恐战掉，潮热时作，饮食无味，不生气力，诸虚不足。

肉苁蓉酒浸　熟地黄　牛膝酒浸　鹿茸燎去毛，酥炙　木瓜干　菟丝子酒浸通软，别研细　杜仲酒浸　天麻各等分

上为末，蜜丸，如梧桐子大。每服五十丸，温酒、米汤，食前下。

（十三）玄兔丹

治三消渴利神药。常服禁遗精，止白浊，延年驻色。

菟丝子酒浸通软，乘湿研，焙干，别取末，十两　白茯苓　干莲肉各三两　五味子酒浸，别为末，称七两

上为末，别研干山药末六两，将所浸酒余者添酒煮糊，搜和得所，捣数千杵，丸如梧桐子大。每服五十丸，米汤下，空心食前服。

（十四）石南丸

治风毒，脚弱少力，脚重疼痹，脚肿生疮，脚下隐痛，不能踏地，脚膝筋挛，不能屈伸，项背腰脊拘急不快，风毒上攻，头面浮肿，或生细疮，出黄赤汁，或手臂少力，或口舌生疮，牙龈宣烂，齿摇发落，耳中蝉声，头眩气促，心腹胀闷，小便时涩，大便或难。

石南叶　当归去芦　薏苡仁　川芎　赤芍药　麻黄去根、节　陈橘皮去白　牵牛子炒　赤小豆　大腹皮连子用　杏仁去皮、尖及双仁，麸炒黄赤色，各二两　五加皮　牛膝去苗，各二两　木瓜　独活去芦　杜仲锉，炒　草薢各四两

上为细末，以酒浸，蒸饼为丸，如梧桐子大。每服十丸至十五、二十丸，木瓜汤下，早起、日中、临卧各一服。常服补益元气，令人筋骨壮健，耳目聪明。妇人血气，亦可服之。不拘时候。

（十五）思仙续断丸

治脾肾风虚，毒气流注，腿膝酸疼，艰于步履，小便遗沥，大便后重。此药补五脏内

伤，调中益精凉血，坚强筋骨，益智轻身，延年耐老。

防风去芦、叉 川乌头炮、去皮、脐 杜仲各二两，去粗皮，姜汁制，炒断丝 木瓜三两，去瓤 薏苡仁炒 牛膝各四两，洗，去芦，好酒浸宿，焙 续断 萆薢各六两

上为细末，醋糊丸。每服三十至五十丸，空心，食前，温酒、盐汤任下。

方说：风毒为病，由肾引起者，则为肾疲劳一部分，及时用方药清除风毒是延年益寿的方法之一。

（十六）川楝散

治膀胱小肠气痛，脐下撮疼，上冲心腹，面色萎黄，脚下隐痛，四肢倦怠，不思饮食，夜多旋溺，外肾瘙痒。

川楝子蒸，去皮、核 补骨脂炒 茴香炒，各四两 干姜一两，炮 胡芦巴三两，酒炒 附子一两半，炮，去皮，脐

上为细末。每服二钱，空心，食前，热酒调下。

（十七）椒附圆

补虚壮气，温和五脏。治下经不足，内挟积冷，脐腹弦急，痛引腰背，四肢倦怠，面色黧黑，唇口干燥，目暗耳鸣，心忪短气，夜多异梦，昼少精神，时有盗汗，小便滑数，遗沥白浊，脚膝缓弱，举动乏力，心腹胀满，不进饮食，并宜服之。极暖下元，治肾气虚乏，疗腰疼。

五味子 陈皮去白 牵牛微炒 干姜炮 石菖蒲各一两 附子炮，去皮、脐 川椒去目，炒出汗 槟榔各半两

上八味，锉碎，以好米醋于瓷器内用文武火煮，令干，焙为细末，醋煮面糊为丸，如梧桐子大。每服三十丸，盐酒或盐汤空心食前吞下。妇人血海冷，当归酒下；泄泻，饭饮下；冷痢，姜汤下；赤痢，甘草汤下。

（十八）木瓜丸

治肾经虚弱，腰膝沉重，腿脚肿痒，疰破生疮，脚心隐痛，筋脉拘挛，或腰膝缓弱，步履艰难，举动喘促，面色黧黑，大小便秘涩，饮食减少，无问新久，并宜服之。

狗脊去毛，六两 木瓜去瓤 大艾各四两，去梗，糯米糊调成饼，焙干，为末 苁蓉去芦，酒浸，制 天麻去芦 当归酒浸，制 牛膝洗，去土，酒浸一宿 萆薢各二两

上为细末，炼蜜为丸，如梧桐子大。每服二十丸，渐加至三十丸，空心，食前，温酒吞下，盐汤亦得。

方说：补虚温阳是壮水滋木的有效方法。肾疲及肝则肝肾同时出现疲劳症候，不治急则及脾及心矣。

（十九）平补镇心丹

治丈夫、妇人心气不足，志意不定，神情恍惚，夜多异梦，忪悸烦郁，以及肾气伤败，血少气多，四肢倦怠，足胫酸疼，睡卧不稳，梦寐遗精，时有白浊，渐至羸瘦。

山药洗净，姜汁制，炒 天门冬去心 熟地黄洗，酒蒸 远志去心 甘草炙 龙齿各一两半 麦门冬去心 五味子去梗、皮 肉桂去粗皮，不见火 茯神去皮、木 白茯苓去皮 车前子去沙土，碾破，各一两二钱半 人参去芦，五钱 朱砂细研，半两，为衣 酸枣仁去皮，隔纸微炒，二钱半

上为细末，炼蜜丸，如梧桐子大。每服三十丸，空心，饭饮下，温酒亦得，加至五十丸。常服益精髓，养气血，悦色驻颜。

方说：心血不足，水火不济则心肾疲劳必同时出现。平补镇心丹，主要治心疲劳，但同时抗肾疲劳。

（二十）人参黄芪散

治虚劳客热，肌肉消瘦，四肢倦怠，五心烦热，口燥咽干，颊赤心忪，日晚潮热，夜有盗汗，胸胁不利，减食多渴，咳唾稠黏，时有脓血。

赤芍药 紫菀 知母 黄芪 桑白皮锉，炒 甘草炒 半夏汤洗七次，去滑，用生姜汁制，各十五两 人参去芦 桔梗各十两 地骨皮去土 生干地黄 秦艽去土 白茯苓去皮 柴胡去苗，各二十两 鳖甲去裙，醋炙，一两 天门冬去心，三十两

上为粗末。每服二大钱，以水一盏，煎至七分，去滓温服，食后。

（二十一）秦艽鳖甲散

治男子、妇人气血劳伤，四肢倦怠，肌体消弱，骨节烦疼，头昏颊赤，肢体枯槁，面色萎黄，唇焦口干，五心烦热，痰涎咳嗽，腰背引痛，乍起乍卧，梦寐不宁，神情恍惚，时有盗汗，口苦无味，不美饮食。及治山岚瘴气，寒热往来，并能治之。

天仙藤 前胡去芦 秦艽去芦，洗 鳖甲醋浸，去裙，炙酥 陈皮去白 贝母去心 柴胡去芦，洗 荆芥去梗 青皮去白 甘草爁，各一两 干葛二两，焙 肉桂去粗皮，不见火 羌活 白芷各半两

上为细末。每服二钱，水一盏、生姜三片，同煎至八分，稍热服，不拘时候服，酒调亦得。常服养气血、调荣卫、解倦怠。

（二十二）沉香鳖甲散

治男子、妇人五劳七伤，气血虚损，腰背拘急，手足沉重，百节酸疼，面色黑黄，肢体倦怠，行动喘乏，胸膈不快，咳嗽痰涎，夜多异梦，盗汗失精，嗜卧少力，肌肉瘦瘁，不思饮食，日渐羸弱，一切劳伤，诸虚百损，并皆治之。

白茯苓焙 沉香不见火 人参去芦 巴戟去心 川当归去芦，洗 牛膝去芦，酒浸 秦艽去芦，洗 木香不见火 绵黄芪去芦 柴胡去芦 半夏姜汁浸二宿，焙，炒令黄色 荆芥去梗，各半两 附子炮，去皮、脐 鳖甲醋浸，去裙，炙酥 肉桂去粗皮，各一两 肉豆蔻四个 全蝎二钱半 熟干地黄净洗，酒蒸，焙 羌活各七钱半

上件为细末。每服二钱，水一盏、葱白二寸、生姜三片、枣子二枚（擘破），同煎至七分，空心，食前服。

（二十三）黄芪鳖甲散

治虚劳客热，肌肉消瘦，四肢倦怠，五心烦热，口燥咽干，颊赤心忪，日晚潮热，夜有盗汗，胸胁不利，减食多渴，咳唾稠黏，时有脓血。

桑白皮炙 半夏煮 黄芪蜜炙 知母去芦，焙 赤芍药洗 甘草爁 紫菀去芦，各二两半 秦艽去芦 白茯苓焙 生干地黄洗，焙干 地骨皮去土 柴胡洗，各三两三钱 苦桔梗 肉桂去粗皮，不见火 人参各一两六钱半 鳖甲醋浸，去裙，炙酥 天门冬各五两，去心，焙

上锉为粗末。每服二大钱，水一盏，煎至七分，去滓，食后温服。

方说：上4方在《太平惠民和剂局方》重复出现，但君、臣药味有变化，故仍做介绍，此亦为抗虚劳客热引起疲劳症候。

## 七、《小儿药证直诀》

公元1119年，宋代钱乙著成《小儿药证直诀》，书中有关抗疲劳方剂4首，摘录3首

方剂于下。

（一）涂囟法

治脾胃久虚，呕吐泄泻，频作不止，精液苦竭，烦渴躁，但欲饮水，乳食不进，羸瘦困劣，因而失治，变成惊痫，不论阴阳虚实，并宜服。

麝香一字　薄荷叶半字　蝎尾半钱，去毒，为末，一作半字　蜈蚣末　青黛末，各一字

上同研，用熟枣肉剂为膏，新绵上涂匀，贴囟上，四方可出一指许，火上炙手频熨，百日内外小儿，可用此。

（二）柴胡饮子

治小儿行迟，小儿伤抱，脚纤细无力，行止不得，或骨热疳劳，肌肉消瘦。

柴胡　鳖甲米醋涂，炙　知母　桔梗　枳壳面炒，去瓤　元参　升麻

以年龄定量，水煎服。

（三）白术散

治脾胃久虚，呕吐泄泻，频作不止，精液苦竭，烦渴躁，但欲饮水，乳食不进，羸瘦困劣，因而失治，变成惊痫，不论阴阳虚实，并宜服。

人参二钱五分　白茯苓五钱　白术五钱，炒　藿香叶五钱　木香二钱　甘草一钱　葛根五钱，渴者加至一两

上㕮咀，每服三钱，水煎，热甚发渴，去木香。

方说：困劣、脚纤细无力都是描述小儿因疾病引起的疲劳症候，处方因病因病症不同而异矣。

## 八、《宣明论》

公元1172年，金代刘完素著成《宣明论》，书中有抗疲劳、延年益寿4首方剂，现摘录于下。

（一）白术黄芪散

治心烦，自汗，四肢痿劣，饮食减少，肌瘦昏昧。

白术　黄芪　当归　黄芩去皮　芍药以上各半两　石膏　甘草各二两，炙　寒水石　茯苓各一两　官桂一分　人参　川芎各三分

上为末，每服三钱，水一盏，煎至六分，去滓，温服，一日三服。

（二）防风当归饮子

治脾肾真阴虚损，肝心风热郁甚，阳胜阴衰，邪气上逆，上实下虚，怯弱不耐，或表热而身热恶寒，或里热而燥热烦渴，或筋脉拘急，肢体倦怠；或肌肉跳动，心忪惊悸。

当归　大黄　柴胡　人参　黄芩　甘草炙　芍药各一两　滑石六两

上药，每服三钱至五钱，水一大盏、生姜三片，同煎至七分，去滓，温服。

（三）双芝丸

治补精气，填骨髓，壮筋骨，助五脏，调六腑，久服驻颜不老。

熟干地黄焙，取末　石斛酥炙　五味子焙　黄芪锉　肉苁蓉酒浸　牛膝酒浸　菟丝子酒浸三日，淘，炒　杜仲蜜水浸，炮　麋鹿角霜半斤　沉香三钱　麝香二钱　白茯苓去皮　人参　覆盆子　干山药　木瓜　天麻酒浸　秦艽以上各一两　薏苡仁二两，炒

上为末，炼蜜为丸，如桐子大，每服二十丸至三四十丸，温酒下，盐汤、米饮亦可。

凡年五十以上，加入黑附子以青盐汤蘸炮、鹿角一大对，去顶三指、硫黄半斤，浑用，以水同煮，常令微沸，勿大急甚，水耗只旋添温水，须用水以备添也，炼令角胶汗出尽，其角如霜，以手捻如腻粉，乃盛之取用，勿令污著也。

（四）内固丹

治诸补养肾气，调和脾脏，寿高者常服筋骨劲健，浑如壮士。

肉苁蓉酒浸　茴香炒，一两　补骨脂　胡芦巴炒　巴戟去心　黑附子炮　川楝子　胡桃仁各四两，面炒

上为末，研桃仁为膏，余药末和匀，酒面糊为丸，如桐子大，每服十丸至三十丸，温酒、盐汤下，食前，虚者加至五七十丸。此药明目、补元乌发、进美食。

方说：四肢痿劣、肢体倦怠，皆疲劳症候。壮筋骨、延年益寿是抗疲劳之目的。4 方方药不同，其治疗用意亦不同，供参考之。

## 九、《三因极一病证方论》

公元 1174 年，宋代陈无择著成《三因极一病证方论》，书中有抗疲劳、延年益寿方剂 25 首，本书摘录 15 首方剂，介绍如下。

（一）藿香养胃汤

治胃虚不食，四肢痿弱，行立不能，皆由阳明虚，宗筋无所养，遂成痿躄。

藿香　白术　白茯苓　神曲炒　乌药去木　缩砂仁　薏苡仁炒　半夏曲　人参各半两　荜澄茄　甘草炙，各三钱半

上为粗末。每服四钱，水一盏半、生姜五片、枣二枚，同煎七分，去滓，不以时服。

（二）麋角丸

治五痿皮缓毛瘁，血脉枯槁，肌肉薄着，筋骨羸弱，饮食不滋，庶事不兴，四肢无力，爪枯发落，眼昏唇燥，疲惫不能支持。

麋角镑，一斤，酒浸一宿　熟地黄四两　大附子生，去皮脐，一两半

上用大麦米二升，以一半藉底，一半在上，以二布巾隔覆，炊一日，取出药与麦，别焙干为末。以浸药酒，添清酒煮麦粉为糊，搜和得所，杵三千下，丸如梧子大。每服五十丸，温酒、米汤任下，食前服。

（三）参香散

治心气不宁，诸虚百损，肢体沉重，情思不乐，夜多异梦，盗汗失精，恐怖，烦悸，喜怒无时，口干咽燥，渴欲饮水，饮食减少，肌肉瘦瘁，渐成劳瘵。常服补精血，调心气，进饮食，安神守中，功效不可尽述。

人参　黄芪　白茯苓　白术　山药　莲肉去心，各一两　缩砂仁　乌药　橘红　干姜炮，各半两　甘草炙，三分　南木香　丁香　檀香各一分　沉香二钱

上为粗末，每服四钱，水一大盏、姜三片、枣子一个，煎七分，去滓食前服。一法，有炮熟附子半两。

（四）加味四斤丸

治肝肾脏虚，热淫于内，致筋骨痿弱，不自胜持。起居须人，足不任地，惊恐战掉，潮热时作，饮食无味，不生气力，诸虚不足。

苁蓉酒浸　牛膝酒浸　天麻　木瓜干　鹿茸燎去毛，切，酥炙　熟地黄　菟丝子酒浸通软，别

研细　五味子酒浸，各等分

上为末，蜜丸如梧子大。每服五十丸，温酒、米汤，食前下。

（五）羊肉丸

治真阳耗竭，下元伤惫，耳轮焦枯，面色黧黑，腰重脚弱，阳事不兴，常服，壮元阳，补真气，益精驻颜。

补骨脂炒　胡芦巴炒　茴香炒　川楝炒　续断　附子炮，去皮脐　茯苓各三两　桃仁麸炒，去皮尖，别研　杏仁同上法炒　山药炒，各二两

上为末。精羊肉四两，酒煮研细，入面煮糊，丸如梧子大，盐汤、温酒，空心任下三五十丸。

（六）小丹

补劳益血，去风冷百病，诸虚不足，老人精枯神耗，女子绝伤断绪。久服益寿延年，安宁神志魂魄，流滋气血脉络，开益智慧，释散风湿，耳目聪明，筋力强壮，肌肤悦泽，气宇泰定。

熟地黄　肉苁蓉酒浸，各六两　五味子　菟丝子酒浸，各五两　柏子仁别研　天门冬去心　蛇床子炒　覆盆子　巴戟去心　石斛各三两　续断　泽泻　人参　山药　远志去心，炒焦　山茱萸　菖蒲　桂心　白茯苓　杜仲剉，炒丝断，各二两　天雄炮，去皮脐，一两　炼成钟乳粉扶衰三两，续老二两，常调一两，气完则删去

上为末，蜜丸，如梧子大。食前酒服三十丸至五十丸。忌五辛、生葱、芜荑、饧、鲤。虚人多起，去钟乳，倍地黄；多忘，倍远志、茯苓；少气神虚，倍覆盆子；欲光泽，倍柏子仁；风虚，倍天雄；虚寒，倍桂心；小便赤浊，三倍茯苓，一倍泽泻；吐逆，倍人参。

（七）菟丝子丸

治肾气虚损，五劳七伤，小腹拘急，四肢酸疼，面色黧黑，唇口干燥，目暗耳鸣，心忪气短，夜梦惊恐，精神困倦，喜怒无常，悲忧不乐，饮食无味，举动乏力，心腹胀满，腰膝缓弱，小便滑数，房室不举，股内湿痒，水道涩痛，小便出血，时有遗沥。

菟丝子酒浸　桂心不焙　鹿茸去毛，切，酥炙　附子炮，去皮脐　泽泻　石龙芮去土，各一两　苁蓉酒浸　杜仲去皮，切，姜汁制，炒丝断　茯苓　熟地黄　巴戟去心　山茱萸　荜澄茄　沉香　茴香炒　补骨脂炒　石斛　牛膝酒浸　续断　川芎　五味子　覆盆子　桑螵蛸酒浸，炒，各半两

上为末，酒糊丸如梧子大，每服三十丸，温酒、汤任下。脚膝无力，木瓜汤下；淋闭，木通汤下。

（八）大山芋丸

治诸虚百损，五劳七伤，肢体沉重，骨节酸疼，心中烦悸，唇口干燥，面体少色，情思不乐，咳嗽喘乏，伤血伤气，夜多异梦，盗汗失精，腰背强痛，脐腹弦急，嗜卧少起，善惊多忘，饮食减少，肌肉瘦瘁。又治风虚，头目眩晕，心神不宁，以及病后气不复常，渐成劳损。久服补不足，愈风气百病。

山芋七两半　当归　桂心　神曲炒　熟地黄　大豆卷各二两半　甘草　人参一两七钱　川芎　芍药　白术　麦门冬去心　杏仁麸炒去皮，各一两半　柴胡　白茯苓　桔梗各一两一分　阿胶麸炒，一两七钱半　干姜炮，三分　白蔹半两　防风去叉，一两半　枣一百个，炊，去皮核

上为末。蜜丸与枣肉同和，丸如弹子大，每服一丸，温酒、米汤任嚼下。加琥珀一

两、远志（去心，炒）二两、茯苓二两半，即是养心丹。虚劳，遗泄白浊，加龙骨二两。

（九）茯苓补心汤

治心虚寒病，苦悸恐不乐，心腹痛，难以言，心寒恍惚，喜悲愁恚怒，衄血，面黄，烦闷，五心热渴，独语不觉，咽喉痛，舌本强，冷汗出，善忘恐走，以及治妇人怀妊，恶阻吐呕，眩晕，四肢怠惰，全不纳食。

白茯苓　人参　前胡　半夏汤洗七次，去滑　川芎各三分　橘皮　枳壳麸炒，去穰　紫苏　桔梗　甘草炙　干姜各半两　当归一两三分　白芍药二两　熟地黄一两半

上剉散，每服四大钱，水盏半、姜五片、枣一枚，煎七分，去滓，食前服。

（十）补脾汤

治脾虚寒病，泄泻腹满，气逆呕吐，心烦不得卧，肠鸣虚胀，饮食不消，劳倦虚羸，喜噫，四肢逆冷，多卧少起，情意不乐。

人参　茯苓　草果去皮　干姜炮，各一两　麦蘖炒　甘草炙，各一两半　厚朴去皮，姜制炒　橘皮《钤方》净　白术各三分

上为剉散，每服四钱，水一盏半（《钤方》一盏），煎七分，去滓，食前服。

（十一）温肾散

治肾虚寒，阴痿，腰脊痛，身重缓弱，足腰不可以按，语音混浊，阳气顿绝。

熟干地黄一斤　苁蓉酒浸　麦门冬去心　牛膝酒浸　五味子　巴戟去心　甘草炙，各八两　茯神去木　干姜炮，各五两　杜仲去粗皮，锉，姜汁淹，炒丝断，三两

上为末，每服二钱，温酒调下，空心，日二三服。

（十二）大黄芪汤

治肉虚极，体重怠惰，四肢不欲举，关节疼痛，不嗜饮食，食则咳，咳则右胁下痛，际引背及肩，不可转动。

黄芪　桂心　巴戟去心　石斛酒浸　泽泻　茯苓　干姜炮，各三两　防风　独活　人参各二两　天雄炮，去皮脐　芍药　附子炮，去皮脐　半夏汤洗七次　细辛去苗　白术　黄芩　栝楼根各一两

上剉散，每服四钱，水二盏、生姜七片，煎七分，去滓，食前服。

（十三）钟乳散

治气虚极，皮毛焦，津液不通，力乏腹胀，甚则喘急，气短息塞，昼瘥夜甚。

炼成钟乳别研　干姜炮　桔梗　茯苓　附子炮，去皮脐　细辛去苗　桂心　人参各一两一分　白术一两　防风　牡蛎煅　栝楼根各二两半

上为末，每服二大钱，温酒调下，食前。

（十四）人参厚朴汤

治肺劳虚寒，心腹冷，气逆游气，胸胁气满，从胸达背痛，呕逆，饮食即吐，虚乏不足。

人参　厚朴姜制炒　甘草炙，各二两　桂心四两　半夏汤洗，五两　橘皮　麦门冬去心，各三两

上锉散，每服四钱，水两盏、姜七片，去滓，食前服。腹痛加当归。

（十五）加味四斤丸

治肾脏肝虚，热淫于内，致筋骨痿弱，不自胜持，起居须人，足不任地，惊恐战掉，潮热时作，饮食无味，不生气力，诸虚不足。

苁蓉酒浸　牛膝酒浸　木瓜干　菟丝子酒浸，通软，别研细　鹿茸燎去毛，切，酥炙　熟地黄　天麻　五味子酒浸，各等分

上为末，蜜丸，如梧桐子大，每服五十丸，温酒、米汤食前下。一法不用五味子，有杜仲。

方说：《三因极一病证方论》中有关抗疲劳、延年益寿方剂，涉及脾胃虚弱、五痿、心里不守、肝肾脏虚、补益劳损等范围，用方可能与其以前著作各近相似，但用意体会不尽相同，故仍按作者原意介绍，供参考。

## 十、《杨氏家藏方》

公元1178年，宋代杨炎著撰《杨氏家藏方》，本书介绍其中方剂8首。

（一）神曲补中丸

治脾胃虚寒，饮食迟化，胸膈痞闷，腹胁胀满，口苦无味，恶心咽酸，倦怠嗜卧，滑泄下利。

神曲五两，炒　干姜三两，炮　川椒炒出汗，去目，三两

上件同为细末，别用神曲末三两，煮糊和为丸，如梧桐子大。每服五十丸，温米饮下，食前。

（二）大腑泄泻方

治脾脏虚冷，宿食不消，轻吃些物后便吐酸水，面黄，少气力。

厚朴　黄橘皮各半两　枇杷叶去毛　防风　川芎　吴茱萸　肉豆蔻　独活　甘草炮，各一分　干姜三铢　半夏二铢

上细杵，罗为末，每服二钱匕，水一盏，煎取八分，去滓吃。

（三）三黄丸

治伤羊肉、湿面、辛辣滋味之物。

黄芩二两　黄连去须，酒洗，一两　大黄湿纸裹煨，一两

上为极细末，汤浸蒸饼为丸，如绿豆一倍大。每服五七十丸至百丸，白汤下，临时量所伤多少加减服之。

方说：脾主四肢、肌肉，脾胃虚寒，运化失职，精微物质不能达于四末，肌肉无力则倦怠嗜卧，面黄少力气。

（四）琥珀丸

宁神养志，安睡，固精血，悦泽颜色，滋益荣卫。

人参去芦头，一斤，切碎，水二升银锅内熬，去水一升，滤过，取人参汁再熬，成膏和众药　附子一枚，重八钱，炮，去皮脐　远志汤浸，去心　沉香　龙骨飞过　琥珀别研，上五味各一两　巴戟汤过，去心　防风去芦头　半夏曲　莲子心　紫石英研细，飞过　白茯苓去皮　石菖蒲　茯神去木　熟干地黄洗焙　柏子仁　乳香别研　麦门冬去心　牡蛎火煅，取粉　辰砂细研，飞过　酸枣仁炒，以上十五味各半两　安息香酒煮，去滓石，熬成膏

上件为细末，次入辰砂、乳香、琥珀、安息香膏子、人参膏子，和丸如梧桐子大。每服五十丸，日午及临卧，温熟水送下。

（五）保命延龄丸

能安神养气，补填骨髓，起弱扶衰，润泽肌肤，聪明耳目，久服黑髭发，牢牙齿，能

夜读诗书，心力不倦。

苣胜子 补骨脂酒浸一宿，焙 牛膝 甘菊花 天门冬去心 菟丝子酒浸一宿，湿杵作饼，火焙，再杵 枸杞子 人参去芦头 肉苁蓉酒浸一宿，切焙 白茯苓去皮 巴戟去心，生用 酸枣仁 柏子仁 山药 覆盆子 五味子 楮实 天雄炮去皮尖，以上十八味，各一两 肉桂去粗皮，四两 生干地黄切细，新瓦上炒，令干燥

上为末，蜜丸如梧桐子大，每服七丸至十丸，日二夜一，满三年益智延年。

方说：通过宁神养志、固精血、泽颜益卫法而达延年益寿，这是杨氏立法处方之用意。

（六）固真丸

治诸虚不足。常服补益五脏，接助真阳，润泽肌肤，强壮筋骨。

川乌头盐炒黄色，去盐 熟干地黄洗，焙 秦艽各二两 肉桂去皮 茴香酒浸，炒 威灵仙 仙灵脾 山药 五味子炒，各一两（《医方集成》各二两） 萆薢 附子炮，去皮脐 白茯苓去皮 当归洗，焙 牛膝酒浸一宿 石菖蒲各半两

上为末，炼蜜和杵千余下，丸如梧桐子大，每服五十丸，空心，温酒、盐汤任下。

（七）二至丸

补虚损，生精血，去风湿，壮筋骨。

鹿角镑细，以真酥一两，无灰酒一升，煮干，慢火炒令干 苍耳酒浸一宿，炒，焙 麋角镑细，以真酥二两，米醋一升，煮干，慢火炒干，三味各半斤 当归五两，酒浸一宿，焙干 山药 白茯苓去皮 黄芪蜜炙，各四两 人参去芦 沉香 沙苑蒺藜去土，洗，焙 远志去心 肉苁蓉酒浸一宿，焙干，各二两 附子炮，去皮脐，一两

上为末，用酒三升，糯米三合，煮烂和杵，丸如梧桐子，每服五十丸，温酒、盐汤，空心任下。

（八）八仙丸

疗元脏气虚，头昏面肿，目暗耳鸣，四肢疲倦，步履艰难，肢节麻木，肌体羸瘦，肩背拘急，两胁胀满，水谷不消，吃食无味，恍惚多忘，精神不清。

肉苁蓉 牛膝 天麻去苗 木瓜去子，各四两，并用酒浸三日，焙干 当归洗，焙，二两 附子二两，炮，去皮脐（《医方大成》、《袖珍》方三两） 鹿茸一两，火去毛，酥炙 麝香一分，别研

上为末，炼蜜丸，如梧桐子大，每服五十丸，空心，温酒送下。

方说：杨氏补虚抗疲劳用药自有特色，值得进一步研究探讨。

## 十一、《卫生家宝方》

公元 1184 年，宋代朱端章撰著《卫生家宝方》，本书选择有抗疲劳、延年益寿的方剂 8 首，介绍如下。

（一）琼方既济丸

治为事健忘，神志不安，梦寐惊悸，不思饮食，肾水无所滋养，腰重脚弱，行履少力，精神恍惚，小便频数。常服益心气，补丹田。妇人常服有子。

白茯苓 补骨脂各一斤

上为细末，酒糊为丸，如梧桐子大。空心食前，温酒、米饮下三、四十丸。

（二）滋养丸

大能助心气，益颜色。

远志二两，去心　人参一两，去芦　白茯苓三两　山药五两　柏子仁二两　石菖蒲五钱　熟地黄四两　天门冬三两　麦门冬三两　龙骨一两，另研

上为细末，炼蜜为丸，如梧桐子大，每服三十丸，温酒、盐汤下，食前服。

（三）大黄芪散

主治劳倦，补虚，益颜色，填骨髓。

黄芪生，细剉　款冬花焙　牛膝去头，酒浸一宿，焙　柴胡去芦，洗　秦艽生　青橘皮去白，炒　茴香舶上者，炒　木香水调面裹，炮，忌伤火，以上炼净，各五钱　贝母大者七个，汤炮七次　杜仲酒浸一宿，劈开渗尽，炙色黄　肉桂去皮，不见火　穿心巴戟有心者，生用　甘草炙黄　萆薢　石斛以上各一分　附子大者重七钱，炮制，去皮脐

上十六味，精细洗焙为末，每服二钱，水一盏、生姜三片、枣一枚，同煎至七分，倾向盏内，以碗盖出汁，去滓，温服，日进三服，忌生冷、油面、炙煿，空心，食前服。

方说：肾主骨生髓，脑为髓海，心主血、主神明。肾水、心血不足，脑失滋养，则健忘不安、梦寐惊悸、血色淡暗、劳倦、腰重脚弱、行履少力，疲劳致矣。

（四）正脾散

调脾养胃顺气，治倦怠腹痛，进饮食。此药治大酒后数圊如痢、气泻脾疼等疾，不可具述。凡岭外瘴疟，若能空腹一服，永无所苦。

枳实　大苍术一斤，米泔浸一宿，去皮，薄切，焙干，秤　粉草二两　南木香一两，不见火　桂心一两，去粗皮，不见火　吴白芷一两　粉姜一两　益智仁一两　陈橘皮二两，去瓤　荆南茴香一两

上为细末。每服一大钱，水一中盏、紫苏二叶或枣子一个，同煎至七分，入盐少许，通口吃，食前，日三服。如大便壅秘，则食后时以青木香丸服，得脏腑气快为妙。

（五）进食丸

治脾胃久虚，饮食减少，肠滑或痢，肢体乏力，精神疲劣，并宜服之。

肉豆蔻仁一钱　厚朴五钱，去粗皮　丁香一钱　木香一钱　荜澄茄一钱　良姜五钱，微炒　五味子一钱　生姜三两，去皮，切作小块子

上件以前药味碾为粗末，入切生姜同再拌碾。或杵成膏，取出，入密器内罨一宿，次日取出焙干，碾为细末，煮粟稠粥为丸，如梧桐子大。每服三五十丸，煎生姜橘皮汤，或米饮下，早晚食前服之，日进三服。

（六）草果厚朴丸

治脾胃虚弱，全不思饮食，腹痛滑泄，肠胃怯薄，关节不通。此药去湿厚肠胃，固元脏，大进饮食，充饥肤，去酒毒。

厚朴一两五钱，削去粗皮，洗，切，水煮数十沸，晒干，杵细，以姜等分，研细拌和，腌两宿，焙干，入后药　陈皮一两，汤浸一日，干，秤，不去白　干姜五钱，炮　草果子一两，纸裹，水浸炮，令香熟，去皮，秤　白术五钱，洗，剉，麸炒　诃黎勒一两，纸裹，水湿煨干，取肉秤　桂半两，去粗皮，每一两取半两净　缩砂仁一两，去壳，汤泡洗，再去膜，秤

上为细末，水煮面糊为丸，如梧桐子大，每服五六十丸，空心食前白汤下。

（七）磬脾丸

治脾气虚弱，四肢倦怠，面色萎黄，饮食减少。常服补气益脾元，实脏腑，长肌肉，驻颜色，令百病不生。

陈皮四两，去瓤，别为末　白面一两五钱　青盐四两　南木香一两，不见火　益智仁一两　青皮

一两，去白，焙干，秤　京三棱一两，炮　蓬莪术一两，炮　粉草一两　茴香一两，拣去枝梗

上件先将青盐细研，同陈橘皮末以水调作稀糊，慢火上煎，搅数沸入白面熬成膏，和前件药捣千下，丸如梧桐子大。每服三、四十丸，食前，盐汤、温暖酒、米饮任吞下。

（八）和中散

补脾胃，解劳倦，退热止呕，消痰进食，轻健四肢。

人参一两，去芦　白茯苓一两，去皮　白术一两　黄芪一两，去芦　甘草半两，微炒　白扁豆半两，姜汁浸一宿，蒸过去皮，焙干，微炒　木香一分，煨　藿香叶半两，去梗　缩砂仁半两　半夏一两，汤洗七次

上为细末，每服二大钱，水一盏、姜五片、枣一枚（去核），煎至六分，稍热服，不计时候。

方说：用调脾养胃顺气法治倦怠、乏力劳倦等，是治疗脾疲劳方法之一。

## 十二、《百一选方》

公元1196年，宋代王璆著撰《百一选方》一书。本书选其中有关抗疲劳、延年益寿的方剂4首，介绍如下。

（一）丁香煮散

治脾胃伤冷，中脘痞滞，胃口宿寒，停痰留饮，气积不散，心腹大痛，胁肋膨胀，泄利水谷，呕逆恶心，不渴，上虚，食欲不下，肢体疲怠，自汗不止，阳气暴脱，以及翻胃吐食，咳嗽中满，脏腑虚滑，久新沉寒痼冷。

丁香不见火　川姜炮　甘草炙　附子炮，去皮脐，一作川乌　陈皮去白，焙　青皮去白，焙　益智仁去皮　良姜炮，去芦　红豆以上各一两　胡椒半两

上为细末。每服三大钱，水一盏半，入生姜三片，入盐少许，煎七分，去滓，带热空心食前服。滓再煎，病退即止。一方无红豆。

（二）雄朱丹

治宿寒痼冷，饮食呕逆，久则羸弱，变为痨瘵。

朱砂　雄黄各二两

以上用沙合一个，先以牡丹皮二两，内外熏黄，入药于内，以酽醋和腊茶作饼，盖定合口，以赤石脂固济合缝，又用赤石脂泥裹合子一重，再用黄泥筋又裹一重，先以草火烧令干，次以炭火五斤，渐渐添至一秤，候火力稍消，取出，掘地坑一尺，埋一宿，去火毒，取出，研入后药。

附子炮，别为末　胡椒　官桂　赤石脂　木香　沉香　荜茇　丁香　白术各一两　乳香半两，与赤石脂同研细

上为末，入前药，研匀，以清酒二升，三分熬去二分，入附子末，煮糊，丸如梧桐子，每服十丸，空心温酒、盐汤任下。

（三）八味理中丸

治脾胃虚弱，胸膈痞胀，腹满时痛，体身重，四肢不举，呕吐痰水，肠鸣泄泻，食饮不化。

白术四两　川姜　缩砂仁　麦芽各二两　人参　神曲　白茯苓各一两　甘草炙，一两

上为细末，炼蜜丸。每服分作十丸，姜汤空心嚼下，或加半夏曲一两，入盐点服亦

得，名八味理中汤。理中汤乃养生要药，缓急便得，箧中常贮，不可无之。其丸者得蜜而润，入脾为快，温补为宜。若以荡涤寒邪、祛逐冷积则汤为捷，且免蜜之滞脾也。

（四）参苓半脾丸

治脾胃虚弱，胸膈痞闷，胁肋胀满，心腹刺痛，反胃吐食，口苦吞酸，胸满短气，肢体怠惰，面色萎黄。及中焦痞不任攻击，脏腑虚寒不受峻补，或因病气衰，食不复常；禀受怯弱，不能饮食。及久病泄痢，肠胃虚滑，并宜服之。

人参　白术　茯苓去皮　肉桂去粗皮，不见火　缩砂仁去皮　干姜　胡椒　麦芽　神曲　山药　白扁豆炒

上等分为末，炼蜜丸如弹子大。每服一丸，细嚼，白汤下，温酒亦得，空心食前。常服育神养气，和脾补胃，进美饮食。

方说：肢体疲怠、羸弱、四肢不举是脾胃冷伤、腑气不通所致的疲劳症候之一，可用温热理气、消食、化积法治疗。

## 十三、《是斋医方》

公元 1196 年，宋代王璆著成《是斋医方》。书中载方 1000 余首，本书选有关抗疲劳、延年益寿方剂 3 首，介绍如下。

（一）玉蕊丹

治元阳虚惫，脐腹冷痛，面黄体瘦，口淡无味，精神恍惚，多困少力，腰膝酸疼，饮食减少，膀胱小肠久积气疾，脾元滑泄，神奇之甚。

南木香三分　蝎梢　舶上茴香　舶上硫黄生，研细　阳起石煅　硇砂以汤化去土，飞令极净，各半两　黑附子一两　白矾一分，生

上八味，一处为末，入酒煮，糊丸如梧桐子大，每服空心、日午下十丸，以齿嚼破，温酒下。小肠膀胱疝气发疼，用绵灰二钱，温酒下十五丸；阴阳二毒，《伤寒》甘草汤下二十丸；泻痢虚滑不止，腹内撮疼，煎艾汤下十丸；妇人赤白带下，没药汤下五丸；脾胃虚弱，米谷不化，温酒下十五丸，二十丸亦得。

（二）麋角鹿茸丸

治真阳不足，脾肾虚寒，下焦伤惫，脐腹疼痛，两胁胀满，手足麻痹，目视茫茫，遗泄失精，精神不爽，阳事虚弱，小便滑数，气虚肠鸣，大便自利，耳内常聋。久服益脾丸，壮肾气，助真阳，补虚损，散寒湿，养气滋血脉，留形驻世。

鹿角饼子　鹿角霜各半斤　九节菖蒲　钟乳　覆盆子　石斛　蛇床子酒煮，炒香　当归洗　肉桂去皮　金铃子去核，酒浸　山药　泽泻　柏子仁研细，令入　续断　附子炮，去皮，以地黄汁煮，焙干　山茱萸取皮　萆薢去须，蜜水涂炙，各二两　杜仲三两，麸炒丝断　天雄去皮　白茯苓　五味子净洗　人参去芦　槟榔　胡芦巴酒浸，焙　麝香别研（少量）　细辛各一两　补骨脂酒浸，炒香　远志去心　天门冬去心　牛膝酒浸　胡桃去皮，研，令入　巴戟酒浸，炒　苁蓉洗，酒浸，焙干　熟干地黄净，洗，焙　茴香炒　菟丝子酒浸，蒸三次，研，各四两　防风一两

上件，如法修治，捣罗为末，用酒煮面糊为丸，如梧桐子大，每服三十丸、四十丸，渐加至五六十丸，空心温酒或盐汤吞下。

（三）既济丹

升降水火，育神益血，久服延年，令人不老。

嫩鹿茸三两，酥炙 牛膝酒浸一宿 肉苁蓉酒浸一宿 熟干地黄酒浸，蒸 当归去芦，酒浸一宿 柏子仁别研，入 枸杞子酒浸一宿 酸枣仁微炒，别研 沉香别碾 山药炒 远志用甘草半两煮，去甘草不用 茯神各一两半 附子二两半，炮，去皮脐

上焙干，为细末，枣肉丸，如梧桐子大，每服五、六十丸，空心食前，温酒、盐汤下。

方说：补益元阳、升降水火法，均系抗疲劳、延年益寿的主要方法之一，肾阳充足，水火相济，脾胃调和则疲劳何生，寿命自长矣。

## 十四、《儒门事亲》

公元 1228 年，金代张从正撰著《儒门事亲》。本书选有关抗疲劳方剂 2 首，介绍如下。

（一）茯苓饼子

白茯苓四两，为末 头白面一二两

上同调水煎，饼面稀调，以黄煿代油蜡成煎饼，蜡可用三两，饱食一顿，便绝食，至三日觉难受。三日后，气力渐生，熟果芝麻汤，米饮凉水，微用些，小润肠胃，无令涸竭。开食时，用葵菜汤并米饮稀粥，少少服之。

（二）保命丹

人参五两 麻子仁二两，炒，去皮 干地黄 瓜蒌子炒 菟丝子酒浸，以上各二两 生地黄 干大枣各三两 大豆 黄卷一升，煮，去沫 黑附子一两生用，一两炮，去皮用之 白茯苓 茯神 地骨皮去粗皮 蔓荆子煮熟用 杏仁去皮尖用 麦门冬炒，去心用 地肤子蒸七遍 黍米作粉 粳米作粉 白糯米作粉 天门冬去心 车前子蒸 侧柏叶煮三遍，以上各二两五钱

上同为细末，各拣选精粹者，腊月内合者妙，他时不可合，日月交蚀不可合。

又将药末用蜡一斤半，滤去滓，白蜜一斤，共二斤半，一处溶开、和匀，入臼杵二千下，微入酥油，丸如梧桐子大。每服十丸，服至五日。如来日服药，隔宿先吃糯米一顿，粳米、白面皆可，次日空心，用糯米粥饮送下。

方说：抗疲劳中服食法很多，药食同用，服食后颜采日增，气力加倍，值得在抗疲劳、延年益寿研究与临床应用中加以探讨。

## 十五、《内外伤辨惑论》

公元 1247 年，金代李杲撰著《内外伤辨惑论》，书中主要论述由于饮食劳倦所致的疾病，其中补中益气汤尤为主方，现介绍如下。

补中益气汤

黄芪劳役病热甚者一钱 甘草炙，以上各五分 人参去芦 升麻 柴胡 橘皮 当归身酒洗 白术以上各三分

上件㕮咀，都作一服，水二盏，煎至一盏，去滓，早饭后温服。如伤之重者，二服而愈，量轻重治之。

## 十六、《脾胃论》

公元 1249 年，金代李东垣撰著《脾胃论》一书，书中有抗疲劳、延年益寿方剂 13

首，本书选方剂 7 首介绍如下。

（一）羌活胜湿汤

羌活　独活以上各一钱　甘草炙　藁本　防风以上各五分　蔓荆子三分　川芎二分

上件㕮咀，都作一服，水二盏，煎至一盏，去粗，温服，食后。

如身重，腰沉沉然，乃经中有湿热也，更加黄柏一钱、附子半钱、苍术二钱。

如腿脚沉重无力者，加酒洗汉防已半钱，轻则附子，重则川乌头少许，以为引用而行经也。

方说：湿热重则肌疲劳，用羌活胜湿汤治疗足太阳经湿热引起的疲劳，是治疗疾病疲劳的诸方法之一。

（二）补中益气汤

黄芪病甚、劳役热者一钱　甘草以上各五分，炙　人参去芦，三分，有嗽去之

以上三味，除湿热烦热之圣药也。

当归身二分，酒焙干，或日干，以和血脉　橘皮不去白，二分或三分，以导滞气，又能益元气，得诸甘药乃可，若独用泻脾胃　升麻二分或三分，引胃气上腾而复其本位，便是行春升之令　柴胡二分或三分，引清气，行少阳之气上升　白术三分，除胃中热，利腰脐间血

上件药㕮咀，都作一服，水二盏，煎至一盏，量气弱气盛而斟酌水盏大小，去粗，食远，稍热服。如伤之重者，不过二服而愈，若病日久者，以权立加减法治之。

上一方加减，是饮食劳倦，喜怒不节，始病热中，则可用之；若未传为寒中，则不可用也。盖甘酸适足益其病尔，如黄芪、人参、甘草、芍药、五味子之类也。

方说：补中益气汤是抗疲劳、健身益力的重要方剂，至明代此方已用之广泛，抗疲劳效果突出，病例多矣。

（三）黄芪人参汤

治脾胃虚弱，必上焦之气不足，遇夏天气热盛，损伤元气，怠惰嗜卧，四肢不收，精神不足，两脚痿软。口不知味，目中溜火，而视物䀮䀮无所见。小便频数，大便难而结秘。胃脘当心而痛，两胁痛或急缩。脐下周围，如绳束之急，甚则如刀刺，腹难舒伸。胸中闭塞，时显呕哕，或有痰嗽，口多白沫，舌强。腰、背、胛眼皆痛，头痛时作。食不下，或食入即饱，全不思食。自汗尤甚。

黄芪一钱，如自汗过多，更加一钱　升麻六分　人参去芦　橘皮不去白　麦门冬去心　苍术无汗更加五分　白术以上各五分　黄柏酒洗，以救水之源　炒曲以上各三分　当归身酒洗　炙甘草以上各二分　五味子九个

上件同㕮咀，都作一服，水二盏，煎至一盏，去渣，稍热服，食远或空心服之。忌酒、湿面、大料物之类，以及过食冷物。

方说：黄芪人参汤用于治疗脾胃虚弱之气机伤损而引起的怠惰嗜卧，四肢不收，精神不足，两脚痿软等疲劳症候，是金元以后抗脾胃疲劳的重要方剂。

（四）调中益气汤

治四肢满闷，肢节烦疼，难以屈伸，身体沉重，烦心不安，忽肥忽瘦，四肢懒倦，口失滋味，腹难舒伸，大小便清利而数，或上饮下便，或大便涩滞不行，一二日一见，夏月飧泄，米谷不化，或便后见血、见白脓，胸满短气，耳鸣耳聋，目中流火，视物昏花，努肉红丝，热壅头目，不得安卧，嗜卧无力，不思饮食。

黄芪一钱　人参去芦头，有嗽者去之　甘草　苍术以上各五分　柴胡一味为上气不足，胃气与脾气下溜，乃补上气，从阴引阳也　橘皮如腹中气不得运转，更加一分　升麻以上各二分　木香一分或二分

上件剉麻豆大，都作一服，水二大盏，煎至一盏，去粗，带热，宿食消尽服之。宁心绝思，药必神效，盖病在四肢血脉，空腹在旦是也。

方说：四肢懒倦，身体沉重，嗜卧无力都是脾胃虚挟湿证所致的疲劳症候。

（五）升阳除湿汤

治脾胃虚弱，不思饮食，肠鸣腹痛，泄泻无度，小便黄，四肢困弱。

甘草　大麦糵面如胃寒腹鸣者加　陈皮　猪苓以上各三分　泽泻　益智仁　半夏　防风　神曲　升麻　柴胡　羌活以上各五分　苍术一钱

上㕮咀，作一服，水三大盏、生姜三片、枣二枚，同煎至一盏，去粗，空心服。

（六）益胃汤

治头闷，劳动则微痛，不喜饮食，四肢怠惰，燥热短气，口不知味，肠鸣，大便微溏黄色，身体昏闷，口干不喜食冷。

黄芪　甘草　半夏以上各二分　黄芩　柴胡　人参　益智仁　白术以上各三分　当归梢　陈皮　升麻以上各五分　苍术一钱五分

上㕮咀，作一服，水二分大盏，煎至一盏，去粗，稍热服，食前。忌饮食失节，生冷、硬物、酒、湿面。

（七）生姜和中汤

治食不下，口干虚渴，四肢困倦。

生甘草　炙甘草以上各一分　酒黄芩　柴胡　橘皮以上各二分　升麻三分　人参　葛根　藁本　白术以上各五分　羌活七分　苍术一钱　生黄芩二钱

上㕮咀，作一服，水二盏、生姜五片、枣二枚（劈开），同煎至一盏，去粗，稍热服之，食前。

方说：脾胃虚弱，湿胜则有四肢怠惰、困弱或困倦等疲劳症候。上述3方均系针对脾胃病，但不同病因病症所产生的疲劳症候应用的方剂不同。

## 十七、《严氏济生方》

公元1253年，宋代严用和撰著《严氏济生方》，书中有抗疲劳、延年益寿方剂23首，现选其中22首介绍如下。

（一）白术汤

治脾劳虚寒，呕吐不食，腹痛泄泻，胸满喜噫，多卧少起，情思不乐，肠鸣体倦。

白术　人参　草果仁　干姜炮　厚朴姜制，炒　肉豆蔻面裹，煨　橘皮去白　木香不见火　麦糵炒，各一两　甘草炙，半两

上㕮咀，每服四钱，水一盏半，生姜五片，枣子一枚，煎至七分，去滓温服，食前。

（二）温肺汤

治肺劳虚寒，心腹冷气，胸胁逆满，气从胸达背痛，饮食即吐，虚乏不足。

人参　钟乳粉　半夏汤泡七次　桂心不见火，《钤方》肉桂　橘红　干姜炮，各一两　木香不见火　甘草炙，各半两

上㕮咀，每服四钱，水一盏半（《钤方》一盏），姜五片，煎至七分，去滓温服，不拘

时候。

方说：脾劳虚寒，肺劳虚冷，可致多卧体倦和虚乏不足等疲劳症候。

（三）五加皮汤

治筋实极，干咳则两胁下痛，不可转动，脚下满，不得远行，脚心痛不可忍，手足爪甲青黑，四肢筋急，烦满。

羌活去芦　羚羊角镑　赤芍药　防风去芦　五加皮洗　秦艽去芦　枳实去穰，麸炒　甘草炙，各半两

上㕮咀，每服四钱，水一盏半，姜五片，煎至八分，去滓温服，不拘时候。

（四）木瓜散

治筋虚极，好悲思，脚手拘挛，伸动缩急，腹内转痛，十指甲痛，数转筋，甚则舌卷囊缩，唇青，面色苍白，不得饮食。

木瓜去穰　虎胫骨酥炙　五加皮洗　当归去芦，酒浸　桑寄生　酸枣仁炒，去壳　人参　柏子仁炒　黄芪去芦，各一两　甘草炙，半两

上㕮咀，每服四钱，水一盏半，姜五片，煎至七分，去滓温服，不拘时候。

方说：肝主筋，筋实极和筋虚极所致的脚下满不得远行和脚手拘挛、伸动缩急都是肝疲劳症候。

（五）沉附汤

治上盛下虚，气不升降，阴阳不和，胸膈痞满，饮食不进，肢节痛倦。

附子炮，去皮脐，一两　沉香锉，半两

上㕮咀，分作三服，水二盏，生姜十片，煎至八分，去滓，食前温服。

（六）芪附汤

治气虚阳弱，虚汗不止，肢体倦怠。

黄芪去芦，蜜炙　附子炮，去皮脐，等分

上㕮咀，每服四钱，水二盏，生姜十片，煎至八分，去滓，食前温服，不拘时候。

方说：阴阳不和，气虚阳弱，功能减退所造成的肢节痛倦，肢体倦怠，亦是疲劳诸症候之一。

（七）十补丸

治肾脏虚弱，面色黧黑，足冷足肿，耳鸣耳聋，肢体羸瘦，足膝软弱，小便不利，腰脊疼痛，但是肾虚之证，皆可服之。

附子炮，去皮脐　五味子各二两　山茱萸取肉　山药锉，炒　牡丹皮去木　鹿茸去毛，酒蒸　熟地黄洗，酒蒸　肉桂去皮，不见火　白茯苓去皮　泽泻各一两

上为细末，炼蜜为丸，如梧桐子大，每服七十丸，空心，盐酒、盐汤任下。

（八）鹿茸丸

治肾虚少气，腹胀腰痛，小腹急痛，手足逆冷，饮食减少，面色黧黑，百节疼痛，日渐无力。

川牛膝去芦，酒浸　鹿茸去毛，酒浸　五味子各二两　石斛去根　菟丝子淘净，酒浸　棘刺　杜仲去皮，锉，炒　川巴戟去心　山药锉，炒　阳起石煅　附子炮，去皮脐　川楝子取肉，炒　磁石煅　官桂不见火　泽泻各一两　沉香别研，半两

上为细末，酒糊为丸，如梧桐子大，每服七十丸，空心，盐酒、盐汤任下。

(九)腽肭脐丸

治五劳七伤，真阳衰惫，脐腹冷痛，肢体酸疼，腰背拘急，脚膝缓弱，面色黧黑，肌肉消瘦，目眩耳鸣，口苦舌干，饮食无味，腹中虚鸣，胁下刺痛，心常惨戚，夜多异梦，昼少精神，小便滑数，大肠溏泄，时有遗沥，阳事不举，凡是风虚痼冷，皆宜服之。

腽肭脐一对，用酒蒸熟，打和后药　天雄炮，去皮　附子炮，去皮脐　川乌炮，去皮尖　阳起石煅　钟乳粉各二两　独体朱砂研极细　人参　沉香不见火，别研　鹿茸酒蒸，各一两

上为细末，用腽肭脐膏，入少酒，入臼内杵和为丸，如梧桐子大，每服七十丸，空心，用盐酒、盐汤任下。

(十)阳起石丸

治肾脏虚损，阳气全乏。

阳起石煅　韭子炒　肉苁蓉酒浸　青盐别研　菟丝子水淘净，酒蒸，焙，别研　鹿茸酒蒸　钟乳粉　沉香别研，不见火　原蚕蛾酒炙　山茱萸取肉，各半两　桑螵蛸酒炙　山药锉，炒，各半两

上为细末，酒糊为丸，如梧桐子大，每服七十丸，空心，盐酒、盐汤任下。

方说：肾脏虚弱，肾虚少气，肾脏虚损，真阳衰惫，都是肾阴阳两虚证候。其所出现的足膝软弱，日渐无力，脚膝缓弱，阳气全乏都是中医描述肾疲劳的常用术语。

(十一)进食散

治脾胃虚寒，或食生冷，或饮食不节，或因思虑，伤动冲和之气，胸膈痞塞，腹胀怠惰，全不进食，痰逆恶心，大便溏泄。

半夏曲　肉豆蔻面裹，煨　草果仁　高良姜剉，炒　麦蘖炒　附子炮，去皮　丁香　厚朴去皮，姜汁炒　陈皮去白，各一两　人参去芦　青皮去白　甘草炙，各半两

上㕮咀，每服四钱，水一盏半(《永类钤方》一盏)。生姜五片，枣子一枚，煎至七分，去滓，温服，不拘时候。

(十二)壮脾丸

治脾胃虚寒，饮食不进，心腹胀满，四肢无力，吐逆，食不消，或手足浮肿，脏腑溏泄。

豮猪肚一枚，洗净，用造酒大曲四两，同剉，厚朴二两、茴香一两入在肚内，以线缝定，外用葱、椒、酒煮烂，取大曲、茴香、厚朴焙干和后药　肉豆蔻面裹，煨　禹余粮煅，研极细　缩砂仁　麦蘖炒　神曲锉，炒　橘红　附子炮，去皮脐　白术各一两　木香不见火　丁香各半两

上为细末，用猪肚杵和千百下，丸如梧桐子大，每服五十丸，用米饮送下，不拘时候。

方说：脾主肌肉四肢，脾胃虚寒，食少腹胀，四肢肌肉无所濡养，必导致其怠惰，无力等疲劳症候发生。

(十三)芡实丸

治思虑伤心，疲劳伤肾，心肾不交，精元不固，面少颜色，惊悸健忘，梦寐不安，小便赤涩，遗精白浊，足胫酸疼，耳聋目昏，口干脚弱。

芡实蒸，去壳　莲花须各二两　茯神去木　山茱萸取肉　龙骨生用　五味子　枸杞子　熟地黄酒蒸，焙　韭子炒　肉苁蓉酒浸　川牛膝去芦，酒浸，焙　紫石英煅七次，各一两

上为细末，酒煮山药糊为丸，如梧桐子大，每服七十丸，空心，盐酒、盐汤任下。

方说：心肾疲劳所导致心肾不交，惊悸，脚弱足疼，是抗疲劳研究与临床应用的诸方

法之一。

（十四）双补丸

治真精不足，肾水涸燥，咽干多渴，耳鸣头晕，目视昏花，面色黧黑，腰背疼痛，脚膝酸弱，服僭药不得者。

菟丝子淘，酒蒸，擂，二两　五味子一两

上为细末，炼蜜为丸，如梧桐子大，每服七十丸，空心食前，用盐酒、盐汤任下。

（十五）鹿菟丸

治法同前。

生鹿角镑，一两　菟丝子淘，酒蒸，擂，二两

上为细末，酒糊为丸，如梧桐子大，每服七十丸，空心食前，用盐酒、盐汤任下。

方说：补真精不足所致肾疲劳，是抗疲劳研究与临床应用主要方法之一。

（十六）参附汤

治真阳不足，上气喘急，自汗、盗汗，气短头晕，凡是阳虚气弱之证，并宜服之。

人参半两　附子炮，去皮脐，一两

上㕮咀，分作三服，水二盏，生姜十片，煎至八分，去滓，食前温服。

方说：阳虚气弱，即肾疲劳也。

（十七）茸附汤

治精血俱虚，荣卫耗损，潮热自汗，怔忡惊悸，肢体倦乏、凡是一切虚弱之证，皆宜服之。

鹿茸去毛，酒蒸，一两　附子炮，去皮脐，一两

上㕮咀，分作四服，水二盏，生姜十片，煎至八分，去滓，食前温服。

（十八）黑丸

瑞竹堂方名黑丸子。治精血耗竭，面色黧黑，耳聋目昏，口干多渴，腰痛脚弱，小便白浊，上燥下寒，不受峻补。

鹿茸酒蒸（《得效方》一两，燎去毛）　当归去芦，酒浸（《得效方》二两，酒浸）

上等分，为细末，煮乌梅膏为丸，如梧桐子大，每服五十丸，空心用米饮下（《得效方》温酒送下）。

方说：心主血，肾主精，心肾二脏劳，必致怔忡、惊悸、肢体倦乏、腰痛脚弱等疲劳症候发生。

（十九）秘精丸

治下虚胞寒，小便白浊，或如米泔，或若凝脂，腰重少力。

牡蛎煅　菟丝子酒浸，蒸，焙，别研　龙骨生用　五味子　韭子炒　白茯苓去皮　白石脂煅　桑螵蛸酒炙，各等分

上为细末，酒糊为丸，如梧桐子大，每服七十丸，空心，盐酒、盐汤任下。

（二十）鹿血丸

治诸虚百损，精血俱耗，血少不能养筋，精虚不能实骨，筋骨痿弱，面色黧黑，耳鸣气短，目视昏花，腰背疼痛，足膝酸弱，步履艰难，小便白浊，或小便频数，凡是一切虚弱之证，悉能治疗，妇人虚弱，亦宜服之。

桑上寄生二两　川续断锉，酒润　鹿茸去毛，酒蒸　麋茸去毛，酒蒸　鹿角镑　麋角镑　附子

炮，去皮　川乌炮，去皮　钟乳粉　阳起石煅　川巴戟捶，去心　沉香不见火　川牛膝去芦，酒浸　川萆薢各一两　菟丝子淘，酒蒸，擂，焙　五味子各二两　宣木瓜二枚，去皮瓤，蒸烂　椒红去目及闭口者，微炒出汗，取红，半两

上为细末，刺鹿血，乘热搜和，杵干百下，丸如梧桐子大，每服百丸，空心食前，用盐酒、盐汤任下，妇人用淡醋汤下。

方说：腰重少力、足膝酸弱都是肾疲劳之症候。

（二十一）紫菀汤

治气虚极，皮毛焦，津液不通，四肢无力，或喘急短气。

紫菀茸洗　干姜炮　黄芪去芦　人参　五味子　钟乳粉　杏仁去皮尖，麸炒　甘草炙，各等分

上㕮咀，每服四钱，水一盏半，生姜五片，枣子一枚，煎至七分，去滓温服，不拘时候。

方说：此方治肺心疲劳。

（二十二）黄犬肉丸

治真精衰惫，脐腹冷痛，小便频数，头晕耳鸣，足胫酸冷，步履无力，腰背拘痛，水谷不消，饮食无味，肌肉瘦悴，遗泄失精。

磁石三两，煅，水飞　川乌炮，去皮尖　附子炮，去皮脐　桑寄生　鹿茸燎去毛，酒蒸　麋茸同上制　仙茅酒浸　肉苁蓉酒浸，切，焙　川巴戟去心　胡芦巴炒，各二两　沉香别研　青盐别研　阳起石煅，研极细　龙骨生用　虎胫骨酥炙　覆盆子酒浸，各一两

上为细末，用犬肉二斤，以酒、葱、茴香煮烂，杵和为丸，如梧桐子大，每服七十丸，空心，盐酒、盐汤下。

方说：此方治肾脾疲劳。

## 十八、《简易方》

公元 1256 年，宋代王幼孙撰著《简易方》，现选其中有抗疲劳、延年益寿方剂 15 首，介绍如下。

（一）《和剂》秘传降气汤

饮食过度，致伤脾胃，酒色无节，耗散肾元，水土交攻，阴阳关隔，遂使气不升降，上热下虚：上热则头目昏眩，咽喉干燥，痰实呕逆，胸膈不快，饮食无味；下虚则脐腹冷痛，大便闭涩，里急后重，腰脚无力。若治以凉，则脾气怯弱，肠鸣下利，治以温，则上焦壅热，口舌生疮。脚气上攻，久利不瘥，并宜先进此药，然后却以所方药治之，其效尤速。

桑白皮二两，锉炒　枳壳汤浸，去穰，麸炒　柴胡去芦　甘草炒　陈皮炒，各一两　五加皮酒浸半日，炒黄　黄花根皮是也　骨碎补火燎，去毛，砂锉　地骨皮炒黄　桔梗炒黄　诃子炮，取肉，炒　草果仁炒黄　半夏为末，姜汁作饼，再碎炒，各半两

上㕮咀，以碗盛，饮甑上蒸一伏时，倾出，摊令冷，收之，每服三钱，紫苏三叶、姜钱三片、水一盏，煎至七分，食后通口服。痰嗽加半夏曲；心肺虚加人参、茯苓；上膈热加黄芩；下部虚剧加炮附子少许，多用生姜煎。

（二）《究原方》双补丸

治一切虚损，五劳七伤，面色黧黑，唇口干燥，发渴，目暗耳鸣，心忪气短，食少神

倦，夜梦惊恐，四肢酸疼，寒热盗汗，小腹拘急，小便滑数，妇人诸疾，并宜服之。常服既济水火，益气安神。

鹿角霜三两　熟地黄洗，再蒸　沉香　菟丝子酒浸，蒸研，焙　覆盆子去枝蒂　白茯苓去皮　人参去芦　宣木瓜　薏苡仁炒　黄芪炙　苁蓉洗，酒浸　五味子去枝，炒　石斛去根，炒　当归去芦，酒浸　泽泻切块再蒸，各一两　麝香一钱，别研　朱砂半两，别研为衣

上细末，炼蜜为丸梧子大，每五、七十丸，空心，盐汤下。

（三）《家藏方》鹿茸丸

治真元虚惫，五弱七伤，面色黧黑，唇口干燥，目暗耳鸣，心忪气短，精神昏倦，喜怒无常，饮食无味，四肢酸疼，举动乏力，小腹拘急，小便滑数，或时出血。

熟地黄洗，焙，五两　山药三两　杜仲炒断丝，一两半　鹿茸烧去毛，酒浸，炙　五味子　附子炮，去皮脐　肉苁蓉酒浸一宿　牛膝酒浸一宿，各一两

上细末，面糊丸梧子大，每三十丸，温酒、盐汤任下。

（四）上丹

养五脏，补不足，秘固真元，调二气，和荣卫，保神守中。久服轻身耐老，健力能食，明目，降心火，交肾水，益精气。男子绝阳，庶事不堪，女子绝阴，不能妊娠，腰膝重痛，筋骨衰败，面色黧黑，心劳志昏，寤寐恍惚，烦愦多倦，余沥梦遗，膀胱邪热，五劳七伤，肌肉羸瘁，上热下冷，难任补药。服之半月，使阴阳自和，颜色肌肉，光润悦泽，开心意，安魂魄，消饮食，养胃气。

五味子半斤　百部酒浸一夕，焙　菟丝子酒浸，别研　肉苁蓉酒浸　杜仲锉，炒，断丝　巴戟去心　远志去心　枸杞子　防风去叉　白茯苓去皮　蛇床子炒　山药　柏子仁别研，各二两

上末，蜜丸，梧子大，食前，温酒、盐汤任下三十丸，春煎干枣汤，夏加五味子四两，季月加苁蓉六两，秋加枸杞子六两，冬加远志六两。

（五）中丹

补百损，体劣少气，善惊昏愦，上焦客热，中脘冷痰，不能多食，心腹弦满，脾胃气衰，精血妄行，容色枯悴。

黄芪　白芍药　当归　白茯苓　人参　桂心各二两　川椒炒出汗　熟附子　黄芩各一两，为末，姜汁和作饼

上末，粟米饮搜和得所，捣千杵，丸如梧子大，酒饮任下三五十丸，食前服。

（六）小丹

补劳益血，去风冷百病，诸虚不足，老人精枯神耗，女子绝伤断绪。久服益寿延年，安宁神志魂魄，流滋气血脉络，开益智慧，释散风湿，耳目聪明，筋力强壮，肌肤悦泽，气宇泰定。

肉苁蓉酒浸　熟地黄各六两　五味子　菟丝子酒浸，各五两　柏子仁别研　天门冬去心　蛇床子炒　覆盆子　巴戟去心　石斛各三两　续断　泽泻　人参　山药　远志去心，炒　山茱萸　菖蒲去毛　桂心　杜仲锉，炒断丝　白茯苓各二两　天雄炮，去皮脐，一两　炼成钟乳粉扶衰用三两，统老用一两，常调用一两，气实则除去

上末，蜜丸，梧桐子大，食前，酒服三十丸至五十丸，忌五辛、芜荑、饧鲤，虚人多起，去钟乳，倍地黄；多忘，倍远志、茯苓；少气神虚，倍覆盆子；欲容色光泽，倍柏子仁；风虚寒，倍桂心；小便赤浊，三倍茯苓，一倍泽泻；吐逆，倍加人参；风虚，倍

天雄。

（七）《诜诜书》凝真丹

治丈夫三丹不凝结，致真气不固，精清精滑，饮食不美，四肢怠惰，昏困嗜卧。

益智仁二两，用饼饽药，搜面裹煨令面焦，去面不用

上细末，每少许，搐鼻内，久用清涕自止。

（八）金液丹

固真气，暖丹田，坚筋骨，壮阳道，除久寒痼冷，补虚损劳伤，治男子腰肾久冷，心腹积聚，胁下冷癖，腹中诸虫，失精遗尿，形羸力劣，脚膝疼弱，冷风顽痹，上气衄血，咳逆寒热，霍乱转筋，虚滑下利，伤寒阴证，身冷脉微，手足厥逆，或吐或利，或自汗不止，小便不禁，不拘丸数并服，身热脉出为度，痔漏湿䘌生疮，下血不止，妇人血结寒热，阴蚀疽痔。

硫黄一十两，先飞，拣去砂石，研为细末，用磁合盛，以水和赤石脂封口，盐泥固济，曝干，地内先埋一小罐子，盛水令满，去安合子在上，再用泥固济干，以慢火养七日七夜，候足，加顶火一通，煅候火尽，灰冷，却取出，研为末。

上药末一两，对蒸饼一两，汤浸，握去水后搜和丸，如梧子大，每三十丸，至一百丸，米饮空心服。

（九）《究原方》心肾方

理水火不既济，恍惚多忘，心忪盗汗，夜梦惊恐，目暗耳鸣，悲忧不乐，腰膝缓弱，四肢酸疼，小便数而赤浊，精滑梦遗，常服养心神，补气血，生津液，进饮食，安神定志。

牛膝去苗，酒浸　熟地黄洗，再蒸　苁蓉酒浸，各二两　鹿茸燎去毛，好酒涂炙　附子炮，去皮脐　五味子去枝　人参去芦　远志去苗，甘草水浸，捶去骨　黄芪蜜炙　白茯神去木　山药炒　当归去芦，酒浸　龙骨煅，各一两　菟丝子酒浸，蒸，碾成饼，三两

上细末，用浸药酒，煮薄面糊为丸梧子大，每服五七十丸，枣汤下，空心，食前服。

（十）《未病方》莲心散

治虚劳或大病后，心虚脾弱，盗汗瘀瘗，饮食不进，体倦梦遗，白浊滑泄。

人参　白茯苓　莲肉各一两　白术　甘草炒　白扁豆炒　薏苡仁微炒　北桔梗炒　干葛炒　黄芪炒　当归各半两　桑白皮　半夏曲　百合　干姜炮　山药炒　五味子　木香　丁香　杏仁去皮尖，麸炒　白芷　神曲炒，各八分

上为末，每服二钱，水一大盏、姜三片、枣一枚，煎七分，食前服。

（十一）《家藏方》还少丸

大补虚损，气血凝滞，目暗耳聋，心忪恍惚，精神昏愦，脾胃怯弱，饮食无味，肌瘦体倦。

山药　牛膝酒浸一宿，各一两半　白茯苓去皮　山茱萸　楮实　杜仲去粗皮，姜汁和酒炙香熟　五味子　巴戟去心　远志去心　肉苁蓉酒浸一夕，切焙　茴香炒，各八分　石菖蒲去毛　熟地黄洗，焙　枸杞子各半两

上为末，炼蜜入蒸熟枣肉，和丸，梧桐子大，每服五十丸，空心食前，温酒、盐汤下，日三服，若只一服，倍加丸数，五日有力，十日眼明，半月筋骨盛，二十日精神爽，一月夜思饮食，此药无毒，平补性温，百无所忌，久服牢牙轻身，明目壮髓，百病俱除，

永无疟痢，进饮食，行步轻健。《卫生方》用药同，但五味子只用半两，名还少丹。

（十二）《本事方》思仙续断丸

理肝肾风虚，腰脊疼痛，脚膝不可践地。风毒流注下经，行步艰难，小便遗沥。补五脏内伤，调中益智，凉血补精，坚强筋骨，耐老轻身。

萆薢酒浸　防风去芦　薏苡仁　五加皮　牛膝酒浸　川续断　羌活各三两　生地黄　思仙木即杜仲，锉，炒断丝，各五两

上细末，好酒三升，化青盐三两，用木瓜半斤，去皮子，以盐酒煮木瓜成膏，和杵丸梧子大，若膏子少，益以酒糊，每服三、五十丸，空心食前，温酒、盐汤任下。

（十三）沉香汤

调中顺气，养正除邪，理心腹暴痛，胸膈痞满，短气烦闷，痰逆恶心，饮食少，肢体多倦。常服和平脏腑，充实肌肤，光润颜色。

沉香二两　白豆蔻仁　木香各一钱　甘草炙，五钱　生龙脑一钱，研　麝香各分别研

上为细末，入研药和。每服五分，沸汤点服，或入姜汁、盐少许亦得。酒食后服之甚快。

（十四）拾珍散

治大病之后，气不复常，乏力短气，神情不乐，口苦无味。

人参　白术　白茯苓　黄芪蜜炙　白扁豆姜制　山药各一两　缩砂仁　桔梗　五味子　甘草炙，各五分

上为细末。每服三钱，水一盏、姜三片、枣二枚，煎至七分，食前服之。

## 十九、《直指方》

公元1264年，宋代杨士瀛撰著《直指方》，本书选其中具有抗疲劳、延年益寿方剂4首介绍如下。

（一）《集验》鹿茸丸

治诸虚劳倦，补养心肾，滋益血气。

鹿茸酥炙　熟地黄　当归酒浸，焙　枸杞子　酸枣仁慢火炒，去皮　远志姜汁腌，取肉，炒　附子炮　沉香　牛膝酒浸，焙　山药炮　苁蓉酒浸，焙，各一两　麝香半两

上末，炼蜜丸桐子大，每五十丸，空心盐汤下。

（二）桃仁煎

治劳疰传尸，骨蒸倦弱。

大川椒出汗　生犀角　当归　续断各一两　桃仁去皮，炒　鳖甲醋炙黄，各一两半　蛤蚧一对，去头足，洗，酥炙　木香　白矾煅　猪牙皂角各半两　安息香　苏合香　雄黄各一分　麝香一钱

上末，炼蜜丸桐子大，每二十丸，米饮下，或用正川椒泡汤下。

（三）黄芪益损汤

治诸劳倦。

肉桂　熟地黄　半夏　甘草炙，各三钱　石斛酒炒　当归酒炒　川芎　黄芪炙　白术各一两　白芍药一两半　木香三钱　北五味子半两

上剉细，每服三钱，姜五片、枣二枚，食前煎服，有热加柴胡。

（四）鹿茸大补汤

人参 北五味子 当归 白术 白茯苓 熟地黄洗 白芍药 黄芪炙 甘草炙 阿胶炒酥 续断洗 半夏制 山药 石斛 酸枣仁浸，去皮，焙 柏子仁略炒，各一两 远志酒浸，取肉，焙 川白姜生，各三分 辣桂半两 鹿茸二两，去皮毛，酥炙黄

上细剉，每服三钱半，姜四片、枣二枚，食前煎服。

方说：上述方治诸虚劳倦，骨蒸倦弱，值得在抗疲劳诸方剂中做一参考研究。

## 二十、《普济本事方》

公元十二世纪中期，宋代许叔微撰著《普济本事方》。现将书中有关抗疲劳、延年益寿的方剂7首介绍如下。

（一）道人深师增损肾沥汤

治风虚劳损挟毒，脚弱疼痹或不随，下焦虚冷，胸中微有客热，心虚惊悸不得眠，食少失气味，日夜数过，心烦迫不得卧，小便不利，又时复下。病似此者，服无不瘥，随宜增损之方。

黄芪蜜炙 肉苁蓉洗，酒浸，焙干，秤 赤石脂 地骨白皮去心 磁石久煅，醋淬八九次 枳实去穗，麸炒，剉 防风去钗股 龙骨黏舌者 芍药 麦门冬水泡，去心，焙，秤 人参去芦 熟干地黄九蒸，九曝干，秤 茯神去木 当归水洗，酒浸一宿，切，焙 甘草炙 远志去心，洗，剉，炒黄色，各一两 桂心去皮，不见火 川芎各二两 生姜四两 五味子拣，三两 半夏一升，汤洗七次，去滑 白羊肾一具 大枣三十个，去核

上二十三味，㕮咀，以水二斛煮羊肾，取汁一斛二升，纳诸药煮取四升，分为五服。不利下者除龙骨、赤石脂；小便涩以赤茯苓代茯神，加白术三两；多热加黄芩一两；遗溺加桑螵蛸二十枚。

方说：本方为抗肾心疲劳症候方药。

（二）地黄丸

治肾虚或时脚肿，兼治脾元。

熟地黄酒洒九蒸，九曝，焙干，秤二两半 肉苁蓉酒浸，水洗，焙干 白茯苓去皮 泽泻各三两 桂枝不见火 附子炮，去皮脐，各半两 五味子三两，拣 黄芪独蒸者，蜜水涂炙，一两

上为细末，炼蜜杵，丸如梧子大，每服四十丸至五十丸，空心酒下，食前再服。

（三）青盐丸

治肾虚及足膝无力。

茴香三两，炒香 菟丝子四两 干山药二两 青盐一两

上将菟丝子洗淘，无灰酒浸，日中煎七日，冬天近火煨之，曝干别末，将余药末和匀，酒糊丸如梧子大，每服三五十丸，盐酒、盐汤下。予顷常服数年，壮力进食。有一妇人足亸曳，因服此药，久之履地如故。

方说：两方均治肾虚所引起的疲劳。

（四）石斛散

治虚劳羸瘦乏力可食，倦怠多惊畏。

石斛四钱，去根，净洗，细剉，酒炒 牛膝酒浸，水洗，焙干 柏子仁去皮，研 五味子拣 远志去心苗，洗，剉，炒黄色 木香 杏仁去皮尖，炒令香熟 肉苁蓉酒浸，水洗，焙干 诃子肉炮 青橘

皮　柴胡去苗，净洗　人参去芦　熟地黄酒洒九蒸，九曝，焙干，秤，各三钱　茯苓四钱，去皮　甘草二钱，炙　干姜一钱半，炮　神曲碎，炒　麦蘖各六钱

上为细末，每服二钱，米饮调下，食前日二三服。

（五）双和散

补血益气，治虚劳少力。

黄芪蜜涂炙　熟地黄酒洒九蒸，九曝，焙干，秤　当归洗去皮，薄切，焙干　川芎各一两　白芍药二两半　官桂去皮，不见火　甘草炙，各三分

上为细末，每服四大钱，水一盏半、生姜三片、肥枣一个，煎至八分，去滓服。予制此方，止是建中四物二方而已，每伤寒、疟疾、中暑、大疾之后，虚劳气乏者，以此调治皆验。此方不热不冷，温而有补。

方说：两方均治虚劳引起的疲劳症候。

（六）八仙丹

治虚损，补精髓，壮筋骨，益心智，安魂魄，令人悦泽，驻颜轻身，延年益寿，闭固天癸。

伏火朱砂　真磁石　赤石脂　代赭石　石中黄　禹余粮五味，并火煅，醋碎　乳香乳钵坐水盆中，研　没药各一两

上为细末，匀研极细，糯米浓饮丸如梧子大，或如豆大，每服一粒空心盐汤下。有人年纪七旬，身体羸弱，气惙惙然，虚损，得此方服之，顿尔强壮，精气闭固，饮食如旧，予常制自服良验。

方说：本方心肾肝疲劳症候同治。

（七）宜续断丸

治风湿四肢浮肿，肌肉麻痹，甚则手足无力，筋脉缓急。

川续断洗，推去筋，剉，焙　萆薢　当归洗去蘆，薄切，微炒　附子焙，去皮脐　防风去钗股　天麻各一两　乳香乳钵坐水盆中，研　没药各半两　川芎三分

上为细末，炼蜜丸如梧桐子大，每服三四十丸，酒或饮下，空心食前。

方说：本方系治疗风湿麻痹引起的疲劳症候。

## 二十一、《朱氏集验方》、《类编朱氏集验医方》

公元1265年和1266年，宋代朱佐分别撰著《朱氏集验方》和《类编朱氏集验医方》，因两书为同一作者在近同年代著成，故合并一起，选其中有抗疲劳、延年益寿的方剂21首，介绍如下。

（一）《朱氏集验方》（16方）

1. 益中丹

治益真气，补虚惫，下焦伤竭，脐腹绞痛，两胁胀满，饮食减少，肢节烦疼，手足麻痹，腰腿沉重，行步艰难，目视茫茫，夜梦鬼交，遗泄失精，神气不爽，阳事不举，小便滑数，气虚肠鸣，大便自痢，虚烦盗汗，津液内燥，并宜服之。

鹿茸蜜炙　丁香　木香　茴香炒　山药　黄芪蜜炙　木通油炒　官桂去皮　干姜炮　青盐　石斛　天雄炮　附子炮　鹅管石火煅，酒淬　阳起石火煅，酒淬　肉豆蔻　川牛膝酒浸，焙　补骨脂炒　胡芦巴炒　菟丝子酒浸，焙　金铃子去核　覆盆子　熟地黄酒浸，焙　荜澄茄　马蔺

花醋炒　肉苁蓉酒浸，焙　韭子酒浸，焙，各二钱半　沉香　人参各一钱一字　麝香三字

上为细末，酒煮面糊为丸，如梧桐子大，每服三十丸，加至五十丸，空心温酒服。宋孝宗赐新安郡王吴珍传，吴武穆挺传逆羲有提辖兼修合药局官周礼，被罪放罢，押付兴元府中军，入队使唤，吴彦是时任中军统制，年三十七，患虚惫冷病，为饮酒过多，食牛冻所伤，服此药三十五年，间服养气丹，今髭鬓不白，皆此药之力。

2. 石斛丸

治肾经积寒，丹田凝阴，小阳时痛，腰膝时冷，小便白浊，头晕耳鸣，或痰涎壅塞，身或倦怠，膈满怔忪，饮食化迟，肠鸣气走。

胡芦巴　荜茇　石斛　附子　巴戟去心　荜澄茄　茯苓　山药　沉香　鹿茸蜜炙

上药各一两，为细末，五味煮烂，同汁打米糊为丸，如梧子大，空心米饮下四十五丸，酒亦可。

3. 腽肭脐丸

补真助阳，益壮根本。

腽肭脐一对，酒煮烂用　大附子炮，去皮脐　五味子　川乌炮　菟丝子酒浸，焙干，各二两　鹿茸蜜炙　麋茸　鹿角胶各一两半　沉香　青盐别研　阳起石火煅　胡芦巴炒　钟乳粉各一两　麝香一钱

上细末，用腽肭脐杵烂和药，将所煮腽肭酒煮山药末为糊丸，如梧桐子大，每服七十丸，空心酒服。

4. 神仙修真丹

益精补髓，壮筋骨，明眼目，补暖脏气，去一切风。

鹿角霜十两　附子五两，炮

上为细末，以鹿角胶半升，熬化为丸，如梧桐子大，每服三十丸，空心温酒，或炒茴香汤下。

方说：补肾法是抗疲劳、延年益寿根本之法，肾强则筋骨益壮、腰脚有力，疲劳何从矣。

5. 苍术丸

乌髭须，驻颜色，壮筋骨，明耳目，除风气，润肌肤，久服令人轻健。

苍术不拘多少，米泔水浸三日，逐日换水，候满日取出，刮去皮，切片，日干，慢火炒令黄色，细捣末

上每一斤末，用蒸过茯苓半斤，炼蜜丸，如梧桐子大，空心或临卧熟水下十五丸，别用苍术末六两，甘草末一两，拌和匀，作汤点之，下苍术丸妙。忌桃、李、雀、蛤及三白。

6. 暖下丸

补筋骨，久服令人壮健悦泽。

补骨脂五两，微炒，为细末　胡桃仁二两，研　蜜四两

上以蜜、胡桃相和，熬如稀饧，后入药末，和丸如梧桐子大，空心温酒下三十丸，妇人服之亦佳。

7. 仙茅丸

大补益，壮元阳，久服延年益寿。

仙茅　茯苓　山药　菖蒲九节者，各一两

上仙茅一件，不犯铁器，并锉，以法酒拌匀于饭上蒸，以饭熟为度，日干为末，以枣

肉和丸，如梧桐子大，每服五十丸，空心汤酒任下。

8. 椒丹

暖水脏，降气明目，补骨髓，保长寿命。眉州青神县王家累世服食方。

辰砂一两，细研如尘，椒拣大粒色红者，去枝梗，并合口者不用，秤一两半，以生绢袋盛，用无灰醇浓酒浸椒袋，令酒在上三二分以来，一宿取出，空少时入朱砂钵内搌之令匀，余者滴浸椒酒少许，又搌之，令朱砂尽为度，日干，不得用火焙，不可犯生水

上每服五十丸，加至百丸，空心酒下。此药用生砂不攒，可久服之。

9. 养心丹

服之能宽神，清思全志，通神明，不老。

朱砂　乳香各二钱半　酸枣仁　茯苓各半两

上为细末，枣肉为丸，如梧桐子大，空心清净水吞下十丸。出《鸡峰方》，用之果效。

方说：延年益寿，身轻体健，通神明，不老，是抗疲劳之目的。以上5方是朱氏集其以前医家之经验，用之有体会，值得今日抗疲劳、延年益寿研究与临床应用工作参考。

10. 固元丸

治元气虚弱，肾水不能滋肝木，是以子母俱虚，肝主筋，肾主骨，筋既弱，则时复筋脉拳挛，此药主之。

八角茴香炒　覆盆子酒浸　茴香炒　白茯苓去皮　川牛膝酒浸　磁石火烧，酒淬七次　龙齿煅　补骨脂各一两，炒　天雄一两，用青盐一两研入，酒一盏，内泡天雄，取酒尽为度　五味子酒蒸，研　菟丝子净洗，酒蒸，研，各二两　鹿茸去皮　苁蓉酒浸一宿，各二两半　车前子半两，隔纸炒　麝香半钱，别研　钟乳粉　川乌炮　附子炮，去皮脐　肉桂去皮　巴戟去心，各一两半

上细末，酒煮鹿角胶，丸如梧桐子大，每服五十丸至一百丸，食前，温酒吞下。

11. 养肝丸

治养血气，壮筋骨。

白芍药　禹余粮煅　肉苁蓉　黄芪蜜炙　当归　茯神去木，各一两　杜仲炒，四两　鹿角胶炒，一两半　川续断　柏子仁　牛膝　木瓜　石菖蒲各半两

上为末，醋糊丸如梧桐子大，早空心盐汤下。

12. 茸附丸

治下元，补伤惫，驻颜悦色，壮筋力，去百病。

黄狗脊一条，去两头，截作五七段，带此一肉用　硇砂一两，研，以浆水二升调匀，方下脊骨在汁中浸三日，炭火炙干，以汁尽令黄色，捣细，后入诸药　肉桂去皮　附子炮　菟丝子酒浸二日，蒸，焙干　杜仲姜制　干姜炮　鹿角胶炒　肉苁蓉酒浸，焙，各一两　蛇床子炒　胡芦巴炒　阳起石酒煮一日，研，各半两　鹿茸蜜炙，一两半　黄狗内外肾一部，酒煮，焙干

上细末，用枣肉五两、酥一两，相和，杵千余下，丸如绿豆大，日干，每日盐汤下二十丸。

方说：肾主水、肝主木，肾水不能滋养肝木，子母俱虚。又肝主筋，肾主骨，故肝肾俱虚者则筋骨无力，疲劳生成矣。

13. 秘传肉丹

养心肾，生精血，补虚损，壮筋骨，固下元。此乃肉药，润补而不僭不燥，功效异常。小山厉端明常服，加仙茅、腽肭脐尤妙。

伏火朱砂四两，研如粉　代赭石四两，火煅，水飞过　鹿角胶七两，蛤粉砂　鹿角霜二两　鹿茸十两，酒浸，炙　白龙骨三两，生用，水飞　虎胫骨四两，酥炙　天雄二两，炮　桑螵蛸四两，炒　磁石四两，醋淬，水飞　牡蛎粉四两，韭菜叶和泥煅，水飞　附子一两，炮　钟乳粉二两　阳起石二两，煅，水飞　乳香一两　没药一两　沉香一两

上药，糯米粉用酒和成饼煮熟，丸如梧桐子大，每服三十丸，加至五十丸，空心盐汤下。一方用灵砂，不使朱砂。

14. 菟丝子丸

治男女虚劳，益颜色，去万病，安五脏，填骨髓，和耳目，轻身延年，最妙。

菟丝子酒浸一宿，焙　泽泻酒浸一宿，略蒸，焙　大附子炮，去皮　肉桂各五两　苁蓉酒浸一宿，焙　杜仲制　熟地黄投水中沉者是，酒浸一宿，焙　白茯苓去皮　猢孙姜去毛，炙　山茱萸去核　茴香炒　石斛焙　川续断焙　川牛膝酒浸一宿，焙　荜澄茄各三两半　金铃子去核　干姜炮，各四两　川巴戟去心，酒浸一宿，焙　桑螵蛸蜜炙　覆盆子　五味子　川芎各二两半　天台乌药八两

上为细末，不犯铜铁器，酒糊为丸，如梧桐大，每服二、三十丸，盐汤、温酒任下。如脚弱，木瓜汤下。

方说：养心肾，生精血，益颜色，去万病是抗疲劳之目的。朱氏应用其前医家方并有所创意，在抗疲劳延年益寿方剂研究中有参考价值之资料。

15. 八宝妆丸

壮脾肾，进饮食，行步如飞。

八味丸　安肾丸　鹿角霜丸　菟丝子丸　固真丹　黄芪丸　茴香丸　鹿茸丸

上各买一贴，令有一两，作一处，磁器盛，以无灰酒浸一宿，令稀稠得所，竹木捶子于净桌子上捶数千下，却加天雄一个、大附子一个，炮为末，滚合在药内，再捶千余下，又以灰酒再浸一宿，次日再捶数千下，丸如梧桐子大，空心，盐汤、酒下十五丸，日加二十丸至三、五十丸止，以干物压之。

16. 六君子汤

治脾胃虚弱，生风多困。

人参　白术　茯苓　甘草　半夏曲　没石子

上等分为末，水七分盏，入冬瓜子少许，同煎。

方说：肾为先天之本，脾为后天之本，两脏强壮，必然无疲而健步如飞。朱氏将八种药剂合为一剂，效果佳，为抗疲劳、延年益寿的方剂研究提供了珍贵的研究思路与方法。

(二)《编朱氏集验医方》(5方)

1. 聚宝养气丹

治诸虚不足，气血怯弱，头目昏晕，肢节倦怠，心志昏愦，夜梦失精，小便滑数，脾胃气虚。又治诸风瘫痪，半身不遂，语言謇涩，肢体重痛，寒湿气痹，或久寒宿冷泄泻，发疟寒热，下痢赤白，以及肠风、痔瘘下血不止。妇人子脏久冷，崩漏，带下五色，月候不调，腹胁刺痛，血瘕血闭，羸瘦乏力，并皆治之。

代赭石　紫石英　赤石脂　禹粮石

上四味，各二两，醋淬，水飞过，搜作锭子，候十分干，入砂合内养火三日，罐子埋地中出火毒一宿。

阳起石煅　肉豆蔻面裹，煨　鹿茸酒炙　补骨脂酒炒　钟乳粉　五灵脂酒研　茴香酒炒　柏

子仁　当归酒浸，炙　远志酒炒，去心　没药别研　白茯苓　附子炮　天雄炮　胡椒　沉香　丁香　木香　乳香　黄芪蜜炙　山药　苁蓉焙　肉桂　巴戟各半两　血竭　琥珀　朱砂　麝香各三钱

上为细末，糯米煮糊为丸，如梧桐子大，留朱砂、麝香少许为衣。每服三十丸，空心，人参煎汤或枣汤下。妇人醋汤下。

方说：此方治心脾肝肾诸脏疾病之疲劳。

2. 增益八味丸

滋养肝肾，益心血，利足膝，实肌肤，悦颜色。真男子卫生之良药也。此方专理肝、心、肾之血。泽泻则引诸药以归肾。

熟干地黄酒洒，九蒸，日干，秤　鹿茸去毛，炙　五味子各四两　山药大块者，酒浸一宿　山茱萸去核　大附子一两者，炮　牛膝酒浸一宿，各二两　白茯苓　牡丹皮去骨　泽泻酒浸一宿，各一两半

上为细末，用真鹿角胶半斤，锉细，入银石器中，法酒丸如梧桐子大。每服五十丸，空心，温酒、盐汤下。

方说：此方治肝肾之疲劳。

3. 二气散

治肾经停冷，气滞力弱。

大附子一只，生用，不去皮脐，切作三份，为片子，令薄　大茴香六两，净洗过，滤干，分作三份，每份二两

第一度，用附子一份、茴香二两一份同炒，令茴香黄色香熟，用瓦瓶盛贮，厚纸封盖，安在冷处一宿，次日除附子。以茴香为末，空心，盐酒调下。

第二度，如第一度分两炒法，存性，皆如之。但次早止除附子一半，其一半附子同茴香为细末，如前法服之。

第三度，凡分两炒法，存性，皆如前二度之法，但次早全用附子同茴香为细末，亦如前法服之。外余一分半附子，又可合别药用。

方说：此方治肾经虚冷之疲劳。

4. 黑锡丹

治丈夫元脏虚冷，真阳不固，三焦不和，上热下冷，耳内虚鸣，腰背疼痛，心气虚乏，饮食无味，膀胱久冷，夜多小便。妇人月事愆期，血海久冷，恶露不止，赤白带下。及阴毒伤寒，四肢厥冷，不省人事，急用枣汤吞一二百粒，即便回阳。此药大能调治荣卫，升降阴阳，补损益虚，回阳返阴。

黑锡洗熔了，去渣，秤　硫黄透明者，结砂子　附子各二两　补骨脂酒浸，炒　肉豆蔻裹，煨　茴香炒　金铃子蒸熟，去皮核，各一两半　木香　沉香各一两

上用新铁铫内，如常法结黑锡、硫黄砂子，地上出火毒，自朝至暮。研令极细，余药并杵罗为细末，一处和停入研，酒糊丸如梧桐子大。阴干，入布袋内擦令光莹。每服五七十丸，空心，姜盐汤或枣汤下，妇人艾醋汤下。如一切冷疾，盐酒、盐汤空心下三四十丸。此方得之丹阳普照寺，乃东京药方，本人服多效。淳祐丁未，胡都承守丹阳遂得真传。

方说：此方朱氏前已有类方，朱氏在抗心肾劳损回阳救逆中的所有体会均参考之。

5. 补骨脂丸

唐郑相云：予为南海节度七十有五，越地卑湿，伤于内外，众疾俱作，阳气衰绝，乳

石补益之药，百端不应，元和七年有诃陵国舶主李摩诃献此方，经七八日而觉应验，自尔常服，其功神验。十年二月罢郡归京，录方传之。其方用：

补骨脂十两，拣洗为末　胡桃肉去皮，二十两，研如泥

即入前药末，更以好蜜炼和匀如饴，盛瓷器中，旦日以温酒化药一匙服之，不饮酒，熟水调下。弥久则延年益气，悦心明目，补添筋骨。禁食芸苔、羊血。番人呼为补骨脂丸。

方说：补骨脂丸延年益肾气，朱氏前已有记载，但朱氏亲验，使本方更信为实，供抗疲劳、延年益寿方药研究者参考应用。

**二十二、《管见大全良方》**

公元1271年，宋代陈自明撰著《管见大全良方》一书，本书选其中有抗疲劳、延年益寿作用的方药1首，介绍如下。

大建中汤

治思虑太过，心气耗弱，阳气流散，精神不收，阴无所归，小便或赤或白，甚则尿精滑数，夜梦鬼交，或睡而汗出，日渐瘦悴，或生虚热，六脉虚弱，或大而软，按之不软。

人参去芦　粉草炙，各二两　龙齿研　当归酒洗，去芦　酸枣仁去皮　黄芪去芦，各三两　白芍药四两　远志去心　白茯苓去皮　石莲肉去心　泽泻各一两半

上为粗末，每服三钱重，水一盏、姜三片、枣二枚，煎至七分，去滓，入饧少许，再煎溶，空心温服，日再。

方说：此方为治心疲劳方。

**二十三、《兰室秘藏》**

公元1276年，金代李东垣撰著《兰室秘藏》一书。本书选取其中有抗疲劳、延年益寿作用的方剂15首，介绍如下。

（一）参术汤

治脾胃虚弱，元气不足，四肢沉重，食后昏闷。

黄柏酒浸　当归以上各二分　柴胡　升麻以上各三分　人参　陈皮　青皮以上各五分　神曲末七分　炙甘草　苍术以上各一钱　黄芪二钱

上㕮咀，都作一服，水二大盏，煎至一盏，食远服。

（二）调中益气汤

治因饥饱劳役，损伤脾胃，元气不足，其脉弦，洪缓而沉，按之中之下得时一涩。其症四肢满闷，肢节疼痛，难以屈伸，身体沉重，烦心不安，忽肥忽瘦，四肢懒倦，口失滋味，腹难舒伸，大小便清利而数，或上饮下便，或大便涩滞，或夏月飧泄，米谷不化，或便后见血，或便见白脓，胸满短气，咽膈不通，痰唾稠黏，口中沃沫，食入反出，耳鸣耳聋，目中流火，视物昏花，胬肉红丝，热壅头目，不得安卧，不思饮食，并皆治之。

橘皮　木香　黄柏酒洗，以上各二分　升麻　柴胡以上各三分　人参　炙甘草　苍术以上各五分　黄芪一钱

如身体沉重，虽小便数多，亦加茯苓二分、黄柏三分、泽泻五分、苍术一钱，时暂从权而去湿也，不可常用。兼足太阴已病，其脉亦络于心中，故显湿热相合而生烦乱。

上为细末，熟汤为丸，如梧桐子大，每服一百丸或二百丸，白汤送下，空心服，仍多饮热汤，服毕少时，便以美食压之，使不令胃中停留，直至下元以泻冲脉之邪也。大抵治饮食劳倦所得之病，乃虚劳七损证也，常宜以甘温平之，甘多辛少，是其治也。

方说：脾胃虚弱，饥饱劳役损伤脾胃，脾元不足则四肢沉重懒倦，疲劳现矣。脾疲劳多由饥饱劳役、饮食不节引起。抗脾疲劳是抗疲劳、延年益寿的重要内容之一。

（三）人参益气汤

治两手指麻木，四肢困倦，怠惰嗜卧，乃热伤元气也。

黄芪八钱　生甘草　人参以上各五钱　白芍药三钱　柴胡二钱五分　炙甘草　升麻以上各二钱　五味子一百四十个

上㕮咀，分作四服，每服水二盏，煎至一盏，去粗，稍热，食远服。

（四）导气汤

治两腿麻木沉重。

黄芪八钱　甘草六钱　青皮四钱　升麻　柴胡　当归梢　泽泻以上各二钱　橘皮一钱　红花半钱　五味子一百二十个

上㕮咀，分作四服，每服水二大盏，煎至一盏，去粗，食前热服。

（五）补中汤

治面黄，汗多，目赤，四肢沉重，减食，腹中时时痛，咳嗽，两手寸脉短，右手脉弦细兼涩，关脉虚。

升麻　柴胡　当归以上各二分　神曲三分，炒　泽泻四分　大麦蘖面　苍术以上各五分　黄芪二钱五分　炙甘草八分　红花少许　五味子二十个

上㕮咀，分作二服，水二盏，煎至一盏，去粗，食远服。

方说：此系热伤脾气或肝病及脾引起的疲劳症候。

（六）交泰丸

升阳气，泻阴火，调荣气，进饮食，助精神，宽腹胁，除怠惰嗜卧，四肢沉困不收。

干姜炮制，三分　巴豆霜五分　人参去芦　肉桂去皮，以上各一钱　柴胡去苗　小椒炒去汗，并闭目及子　白术以上各一钱五分　厚朴去皮，炒，三钱，秋冬加七钱　白茯苓　苦楝酒煮　缩砂仁以上各三钱　知母四钱，一半酒炒，一半酒洗，春夏用，秋冬去之　川乌炮制，去皮脐，四钱五分　吴茱萸汤洗七次，五钱　皂角水洗，煨，去皮弦　紫菀去苗，以上各六钱　黄连去须，七钱，秋冬减一钱五分

上除巴豆霜别研外，同为极细末，炼蜜为丸，如梧桐子大，每服十丸，温水送下，食远。虚实加减。

方说：升脾阳、泻阴火、调荣气，是抗脾疲劳所引起怠惰嗜卧、四肢沉困等疲劳症候的重要方法。

（七）补肝汤

治前阴冰冷并阴汗，两脚痿弱无力。

黄芪七分　炙甘草五分　升麻　猪苓以上各四分　白茯苓　葛根　人参以上各三分　柴胡　羌活　陈皮　连翘　当归身　黄柏炒　泽泻　苍术　曲末　知母　防风以上各二分

上㕮如麻豆大，都作一服，水二大盏，煎至一盏，去粗，空心稍热服。忌酒、湿面。

（八）温肾汤

治面色萎黄，身黄，脚痿弱无力，阴汗。

柴胡 麻黄根以上各六分 白茯苓 白术 酒黄柏 猪苓 升麻以上各一钱 苍术 防风以上各一钱五分 泽泻二钱

上分作二服，每服水二大盏，煎至一盏，去粗，食前稍热服，一时辰许方食。

（九）补益肾肝丸

治目中流火，视物昏花，耳聋耳鸣，困倦乏力，寝汗恶风，行步不正，两足欹侧，卧而多惊，脚膝无力，腰以下消瘦。

柴胡 羌活 生地黄 苦参炒 防己炒，以上各五分 附子 肉桂以上各一钱 当归身三钱

上为细末，熟水为丸，如鸡头仁大，每服五十丸，食前温水下。

（十）健步丸

治膝中无力，伸而不得屈，屈而不能伸，腰背腿脚沉重，行步艰难。

防己酒洗，一两 羌活 柴胡 滑石炒 炙甘草 瓜蒌根酒洗以上各五钱 泽泻 防风以上各三钱 苦参酒洗 川乌以上各一钱 肉桂五分

上为细末，酒糊为丸，如梧桐子大，每服七十丸，煎愈风汤下，空心服。

方说：上述四方是治肝疲劳和肝脾疲劳的方法，供研究与临床应用参考。

（十一）除湿补气汤一名清神补气汤

治两腿麻木，沉重无力，多汗喜笑，口中涎下，身重如山，语声不出，右寸脉洪大。

升麻六钱 苍术四钱 酒黄柏 柴胡 黄芪以上各三钱 酒知母 藁本 生甘草 当归以上各二钱 五味子 陈皮以上各一钱五分

上㕮如麻豆大，每服五钱，水二盏，煎至一盏，去滓，空心服之，待少时，以早饭下之。

（十二）术桂汤

治寒湿所客，身体沉重，胃脘痛，面色萎黄。

苍术二钱 麻黄 炒神曲 橘皮 白茯苓 泽泻以上各一钱 桂枝 半夏 草豆蔻仁 猪苓以上各五分 黄芪三分 炙甘草二分 杏仁十个

上都作一服，水二盏、生姜五片，煎至盏，去滓，食前热服。

（十三）白术除湿汤

治午后发热，背恶风，四肢沉困，小便或多或少，黄色。此药又治汗后发热。

白术一两 生地黄炒 地骨皮 泽泻 知母以上各七钱 赤茯苓 人参 炙甘草 柴胡以上各五钱

上为粗末，每服五钱，水二盏、煎至一盏，去粗，食远温服。

（十四）羌活苍术汤

治脚膝无力沉重。

炙甘草 黄柏 草豆蔻 生甘草 葛根以上各五分 橘皮六分 柴胡七分半 升麻 独活 缩砂仁 苍术以上各一钱 防风一钱五分 黄芪二钱 知母二钱五分 羌活三钱

上㕮咀，分作二服，水二大盏，煎至一盏，去滓，空心服。

（十五）人参补气汤

治四肢懒倦，自汗无力。

丁香末二分 生甘草梢 炙草以上各三分 生地黄 白芍药以上各五分 熟地黄六分 人参 防风 羌活 黄柏一钱五分 全蝎一个 五味子二十个

上㕮如麻豆，都作一服，水二盏，煎至一盏，去滓，空心稍热服。

方说：湿困脾阳，病因病症不同，故所立法处方皆不同。上述5首方剂治湿除湿、抗疲劳，供研究与临床应用参考。

## 二十四、《急救仙方》

北宋，撰年不详，撰人佚名所撰著的《急救仙方》一书中，选有抗疲劳、延年益寿方剂1首，介绍如下。

仙方三补丸

大补诸虚百损，不问老少，有疾皆效。

补骨脂二两，隔纸炒令香熟　白茯苓一两，去皮　没药一两，用无灰酒浸

上候酒浸没药如饧糖样，用前药二味为末，药酒糊为丸，如梧桐子大，每服二、三十丸，空心熟水下。仙方云：昔有人服此药者，至老容颜不衰。盖补骨脂补肾，茯苓养心，没药养血，三者即壮，自然身安。

方说：此方组方简妙，心肾疲劳之阳虚者，可行试用。

## 二十五、《澹寮集验方》

公元1283年，元代僧人继洪所辑的《澹寮集验方》一书中，有抗疲劳、延年益寿方剂记载。本书选其中6首，介绍如下。

（一）鹿茸丸

主精血虚惫。

嫩鹿茸一两，蜜炙　沉香半两　附子半两，炮，去皮脐　菟丝子一两，酒浸蒸数次，研如泥，蒻叶上焙（《钤方》酒蒸，焙，半两）　补骨脂炒　当归炒　茴香炒　胡芦巴各半两，熟炒

上用好酒作糊为丸，梧子大，每五七十丸，盐酒、盐汤任下，空心，卧时。

（二）又方

嫩鹿茸盐酒炙　附子炮，去皮，各一两半　干姜炮，半两　当归炒，一两　沉香镑，半两

上酒糊为丸，梧子大，麝香为衣，每服三十丸，盐酒吞下，空心时。

（三）沉香荜澄茄散

治下经不足，内挟积冷，脐腹弦急，痛引腰背，面色萎黄，手足厥冷，胁肋虚冷，精神困倦，脏腑自利，小便滑数。

沉香不火　荜澄茄去蒂　木香不火　胡芦巴微炒　补骨脂微炒　官桂去粗皮　舶上茴香微炒　川楝子炒，捶去核，用肉　巴戟去心，各一两　附子炮裂，去皮脐，四两　桃仁去皮尖，麸炒，二两　川乌头炮裂，去皮脐，半两

上为细末，每服二钱，水一大盏，入盐少许，煎八分，去滓，稍热服。如盲肠小肠一切气痛，服之有效，空心食前；如下虚中满，气膈不通，腰足冷厥，酒糊为丸，空心盐酒吞下。

方说：精血虚惫，乃肾虚也；下经不足、面色萎黄，乃肾脾同虚。两种病症引起的惫或困倦都是肾脾虚所致的疲劳症候。

（四）大金液丹

硫黄三斤，水火鼎飞炼，取一斤净　鹿茸真蜀地者，十二两　鹿角霜如上　大天雄　大川乌　大附子并真蜀地者，各十二只，炮，去皮脐　肉苁蓉半斤，真淮者　川牛膝半斤

上用鹿角胶为丸。原方无苁蓉、牛膝，愚恐其燥，虽添之亦。非常服之剂，然大泻大吐、大虚脱证，得之极妙。此丹燥甚，本难以许人服饵，然卒暴虚脱，孤阴绝阳，救急之际，又不可废古人之法也。且人之脏腑不同，有宜于丹者，有不宜于丹者。尝闻有一赵知府，虽是平生酒色作丧，然其服药，亦甚有不可晓处，每日早晨煎干姜熟附汤，吞此丹百粒，方能健谈，否则身体倦弱，不能支持，遂与此丹相依为命，寿至九十，他人进一粒半粒，尚患为害，此老恃之，犹家常茶饭，赖之以寿，其身脏腑之不同，如此，而不可晓也。

方说：此方为大温补肾、抗肾疲劳的方药，非常用、常证可用之剂，仅供抗疲劳方剂研究者参考。

（五）敛阳丹

治老人虚人，气弱头晕，自汗，力倦，阳气不敛者，悉宜服之。

灵砂　钟乳各研取末，二两　金铃子蒸熟，去皮核　沉香镑　木香　附子炮，去脐　胡芦巴酒浸，炒　阳起石研成细粉，水飞研作煅　补骨脂酒浸，炒　舶上茴香炒　肉豆蔻面裹煨，以上各一两　鹿茸酒炙　苁蓉酒洗　牛膝酒浸，去芦　巴戟去心，四件各一两　肉桂去粗皮，半两

上研和令匀，酒煮糯米糊为丸，桐子大，每服三十丸，空心，枣汤吞下。

方说：老人虚人、阳气不敛者，常易出现疲劳。

（六）加味四柱散

主元脏气虚，真阳耗散，两耳蝉鸣，脐腹冷痛，头目眩晕，四肢倦怠，小便滑数，泄泻不止，病后调理尤宜。

附子炮，去皮脐　木香不火　人参　白术面炒　茯苓去皮

上㕮咀，每服四钱重，姜三片、枣一枚、水一盏，煎至七分，去滓，空心服。

方说：此方抗脾肾疲劳。

## 二十六、《卫生宝鉴》

撰年不详，李东垣门人元代的罗天益撰著的《卫生宝鉴》一书中有抗疲劳、延年益寿方剂多条，本书选其中方剂 10 首，介绍如下。

（一）附子温中汤

治脾胃虚弱，中寒腹痛，肠鸣自利，谷时不化，不喜饮食，懒语言，困倦嗜卧。

黑附子炮裂，去皮脐，七分　干姜炮，七分　草豆蔻曲裹烧熟，熟去皮，三钱　人参五钱　白术五钱　炙甘草五钱　陈皮三钱　厚朴三钱　白茯苓五钱　白芍药去皮，五钱

上药剉如麻豆大。每服五钱，或至一两，水二大盏半、生姜五片，煎至一盏三分，去滓温服，食前。

（二）调中益气汤

治因饥饱劳役，损伤脾胃，元气不足，其脉弦或洪缓，按之无力。中之下时一涩，其症身体沉重，四肢困倦，百节烦疼，胸满短气，膈咽不通，心烦不安，耳鸣耳聋，目有瘀肉，热壅如火，视物昏花，口中沃沫，饮食失味，忽肥忽瘦，怠惰嗜卧，溺色变赤，或清利而数，或上饮下便，或时飧泄，腹中虚痛，可思饮食。

黄芪一钱　人参　炙甘草　当归　白术各半钱　白芍药　柴胡　升麻三分　橘皮二分　五味子十五个

上十味，㕮咀，作一服，水二盏，煎至一盏，去滓，温服食前。

（三）养胃进食丸

治脾胃虚弱，心腹胀满，面色萎黄，肌肉消瘦，怠惰嗜卧，全不思食，常服滋养脾胃，进美饮食，消痰逐饮，辟风寒湿冷邪气。

苍术五两，泔浸，去皮　神曲二两半　白茯苓去皮，二两　厚朴姜制，二两　大麸蘖炒　陈皮去白，各一两半　白术二两　人参　甘草炙，各一两

上九味为末，水面糊丸，如桐子大，每服三十丸至五十丸，食前温姜汤送下，粥饮亦得。

（四）参术调中汤

治内伤自利，脐腹痛，肢体倦，不喜食，食即呕，嗜卧懒言，足胻冷，头目昏。

人参　黄芪各五钱　当归身　厚朴姜制　益智仁　草豆蔻　木香　白术　甘草炙　神曲炒　麦蘖面炒　橘皮各三钱

上十二味，㕮如麻豆大，每服一两，水二盏，生姜三片，煎至一盏，去滓温服，食前。

（五）沉香温脾汤

治脾胃气虚冷，心腹疼痛，呕逆恶心，胁肋胀满，不思饮食，四肢倦怠，或泄泻吐利。

沉香　丁香　木香　桂心去粗皮　附子炮，去皮脐　人参去芦　川姜炮　白术　甘草炙　白豆蔻仁　缩砂仁各等分

上药为细末，每服三钱，水一盏，入生姜五片、枣一枚，同煎至七分，去滓热服，空心食前。作粗末亦可。

方说：李东垣是宋、金、元时期著名的脾胃大师，其弟子所撰著作亦以抗脾胃疲劳为所长。上述5首方剂从不同角度抗脾胃疲劳，此内容是抗疲劳、延年益寿研究与临床应用的重要内容。

（六）十华散

补暖元气，调理脾胃风劳，解二毒伤寒，除腰膝疼痛，疗酒色衰惫，霍乱吐利，偏风顽痹痛，脚气注肿，行步不得等证，神效不可具述。

附子炮，去皮脐　人参　白术炒　黄芪　干姜炮　青皮去白，炒　羌活以上各一两　甘草半两，炙　五加皮一两　吴茱萸一两，以水一碗同煮至水尽为度，去茱萸不用，以五加皮切，焙

上十味，为粗末，每服二大钱，水一中盏、姜三片、枣二个，煎六分，去滓温服，不拘时。

方说：此方为抗肾脾疲劳用方。

（七）麦煎散

治诸虚不足，及新病暴虚，津液不固，体常自汗，夜卧即甚，久而不止，羸瘠枯瘦，心忪惊惕，短气烦倦。

牡蛎煅　黄芪　麻黄根各等分

上三味，为粗末，每服三钱，水一盏水半、小麦百余粒，煎至一盏，去粗热服，不拘时，日进三服。

方说：此方为抗心肾疲劳用方。

（八）柴胡散

治虚劳羸瘦，面色萎黄，四肢无力，不思饮食，夜多盗汗，咳嗽不止。

地骨皮一两半　柴胡　鳖甲去裙，醋炙　知母各一两　五味子半两

上五味为末，每服二钱，水一盏半、乌梅二个、青蒿五叶，煎至一盏，去粗温服。

（九）秦艽鳖甲散

治骨蒸壮热，肌肉消瘦，唇红颊赤，气粗，四肢困倦，夜有盗汗。

柴胡　鳖甲去裙，醋炙，九肋者　地骨皮各一两　秦艽　当归　知母各半两

上六味，为粗末，每服五钱，水一盏、青蒿五叶、乌梅一个，煎至七分，去粗温服。空心临卧各一服。

（十）人参柴胡散

治邪热客于经络，肌热痰嗽，五心烦躁，头目昏痛，夜有盗汗。此药补和真气，解劳倦，以及妇人血热，虚劳骨蒸。

人参　白术　白茯苓　柴胡　甘草炙　半夏曲　当归　干葛　赤芍药各等分

上九味为末，每服三钱，水一盏、姜四片、枣二个，煎至八分，带热服，不拘时候，但是有劳热证皆可服，病退即止。大抵透肌解热，干葛为君，柴胡次之，所以升麻葛根汤为解肌之冠也。

方说：治虚劳，邪热引起的无力、困倦、劳倦等方剂，亦是抗疲劳、延寿益寿方剂研究的内容之一。

## 二十七、《卫生宝鉴》

公元 1307 年，宋代陈直撰著《寿亲养老新书》（后经元代邹铉续补），书中有关抗疲劳、延年益寿方剂较多，本书选其中方剂 37 首，介绍如下。

（一）细辛散

治老人春时多昏倦（明目，和脾胃，除风气，去痰涎，男子、女人通用）。

细辛二两，去土　川芎二两　甘草半两，炙

上为末，每服一大钱，以水一盏，煎至六分热呷，可常服。

（二）八仙丸

夏月平胃，补老人元脏虚弱，腑气不顺，壮筋骨，益颜容，固精髓。

泽泻三两　茯苓二两，去粗皮　牡丹三两　官桂二两　附子三两，炮，去皮脐　生干地黄八两，洗干，杵　山茱萸四两　干薯药四两，微炒炙

上事持了，焙干，惟桂不焙，为末，炼蜜为丸，如桐子大。每日空心，温酒或盐汤下三十丸。

（三）治老人夏日虚乏，宜服平补楮实丸方，驻颜壮筋骨，补益元脏，疗积冷虚乏，一切气疾，暖胃进酒食。久服令人轻健。此神效方：

楮实半斤，轻杵去白及膜，拣择净，微微炒　鹿茸四两　茄子茸为上，其次亦得，净瓦上炙，令黄色；如无，则鹿角屑代之，亦妙　大附子四两，炮，去皮脐，出火毒　怀州牛膝四两，去芦头，酒浸二宿，焙　紫巴戟四两，洗，去心　金钗石斛四两，去根，拣净，细细切之　川干姜二两，炮制，急于新水内净过　肉桂二两，去粗皮

上药九味，为末。楮实子一味，用砂盆别研二日，令烂细后，旋入前药末，同研拌令

细匀，入煮枣肉，同研拌得方所，入铁臼，杵二千下。丸如桐子大，每服三十丸，温酒下。忌牛肉、豉汁。

（四）杜仲丸

补下元，乌髭须，壮脚膝，进食，悦颜色，治腰疼。

杜仲一两，炙令黄为度　补骨脂一两，炒令香熟，为末　胡桃仁一两，汤浸，去皮，细研

上药三味，研令匀，炼蜜为丸，如梧桐子大，空心，温酒下三十丸。

（五）神授高青丸

治老人脾脏泄泻中，心气不和，精神倦怠，不思饮食。

高良姜　青木香各一两

上二味为末，煮枣肉为丸，桐子大，干姜汤下，十五丸至二十丸。

（六）羌活丸

老人补壮筋骨，治风走疰疼痛，并风气上攻下疰。

羌活　牛膝酒浴过，焙干　川楝子　白附子　舶上茴香　黄芪去皮，锉　青盐　巴戟去心　黑附子炮裂，去皮脐　沙苑白蒺藜

上药等分，一处捣罗为末，酒煮，面糊为丸，如梧桐子大。每服十丸，空心，临卧，盐汤下。看老少加减服。

（七）藁本散

治妇人血气，丈夫筋骨风，四肢软弱，以及卒中急风，并寸白虫，但常服并皆攻治，或要出汁解伤寒，汤使如后（此方是孟相公进过）。

藁本　牛膝酒浸一宿，焙干　当归　麻黄去节，以上各一两　羌活　独活　防风　玉桂去皮粗秤　菊花　续断　五加皮　川芎　甘草　赤箭　枳壳麸炒去穰，以上各半两　黑附子大者一个，炮制去皮脐　细辛一分，去叶秤

上药十七味，并须州土好者，使水洗过，细剉焙干，捣罗为末。空心温酒下二钱。如不饮酒，薄荷汤下。发汗解伤寒热，葱白、酒下二钱，并服三五服为妙。

方说：经义：年四十，而阴气自半也，起居衰矣；年五十，体重，耳目不聪明矣；年六十，阴痿，气大衰，九窍不利，下虚上实，涕泣俱出矣。故老年人抗疲劳、延年益寿十分重要。《寿亲养老新书》从季节变化、脾肾肝疲劳入手设计出此方剂，可供老年人抗疲劳、延年益寿应用与研究参考。

（八）羊肉索饼方

治老人脾胃气弱，不多食，四肢困乏无力，黄瘦。

白羊肉四两　白面六两　生姜汁二合

上以姜汁搜面，肉切作羹头，下五味椒葱煮熟。空心食之。日一服，如常作，益佳。

（九）鲫鱼熟鲙方

治老人脾胃气弱，饮食不下，虚劣羸瘦，以及气力衰微，行履不得。

鲫鱼肉半斤，细作鲙

上投豉汁中，煮令熟，下胡椒、莳萝，并姜、橘皮等末及五味，空腹食。常服尤佳。

（十）藿菜羹方

治老人脾胃气弱，饮食不多，羸乏。

藿菜四两，切之　鲫鱼五两

上煮作羹，下五味、椒、姜，并调少面。空心食之。常以三、五日服。极补益。

（十一）酿猪肚方

治老人脾胃气弱，不能饮食，多困无力。

猪肚一个，肥者，净洗之　人参末半两　橘皮末半两　猪脾二枚，细切　饭半碗　葱白半握

上总内猪肚中相和，入椒、酱、五味讫，缝口合蒸之，令烂熟。空心渐食之，能作三两剂，兼补劳。

（十二）鸡子馎饦方

治老人脾胃气弱，不多进食，行步无力，黄瘦气微，见食即欲吐。

鸡子三枚　白面五两　白羊肉五两，作臛头

上件以鸡子搜白面，如常法作之，以五味煮熟。空心食之，日一服。常作极补虚。

（十三）曲末索饼子方

治老人脾胃气弱，食不消化，羸瘦，举动无力，多卧。

曲末二两，捣为面　白面五两　生姜汁三两　白羊肉二两，作臛头

上以姜汁搜曲末，和面作之，加羊肉羹头，及下酱、椒、五味，煮熟。空心食之，日一服。常服尤益。

（十四）羊肉粥方

治老人虚损羸瘦，助阳壮筋骨。

羊肉二斤　黄芪一两，生剉　人参一两，去芦头　白茯苓一两　枣五枚　粳米三合

上药先将肉去脂皮，取精膂肉，留四两，细切。余一斤十二两，以水五大盏，并黄芪等，煎取汁三盏，去滓，入米煮粥，临熟下切了生肉，更煮，入五味调和，空心食之。

（十五）雀儿粥方

治老人腑脏虚损羸瘦，阳气乏弱。

雀儿五只，治如食法，细切　粟米一合　葱白三茎，切

上先将雀儿炒肉，次入酒一合，煮少时，入水二大盏半，下米煮作粥，欲熟，下葱白、五味等，候熟。空心服之。

（十六）羊肾苁蓉羹方

治五劳七伤，阳气衰弱，腰脚无力。

羊肾一对，去筋膜脂，细切　肉苁蓉一两，酒浸一宿，刮去皱皮，细切

上药和作羹，煮葱白、盐、五味末等，一如常法。空腹服之。

（十七）鹿肾粥方

治老人五劳七伤，阳气衰弱，强益气力。

鹿肾一对，去脂膜，细切　肉苁蓉二两，酒浸一宿，刮去皮，切　粳米二合

上药先以水二盏，煮米作粥，欲熟，下鹿肾、苁蓉、葱。

方说：食疗对老人衰老性脏腑疲劳十分重要，如应用得当，不但能起到抗疲劳作用，更能延年益寿。

（十八）胜骏丸

治老人元气不足，真气虚弱，以及诸虚寒湿气进袭，手足拳挛，屈伸不得，筋脉不舒，行步不随。常服益真气，壮筋骨，治肤痹一切风。

附子一枚，重八九钱重，去皮脐　当归一两，酒浸一宿　天麻酒浸　牛膝酒浸　酸枣仁炒　防风各

二两 熟地黄酒浸 没药别研 木香不见火 全蝎去嘴、足、稍尾 羌活 甘草炙 槟榔 萆薢炒 苁蓉酒浸 补骨脂 巴戟各一两 木瓜四两 麝香二钱半，别研 乳香半两，别研

上二十味，除乳香、没药、麝香别研外，捣罗为末，用生地黄三斤，净洗，研烂如泥，入无灰酒四升，烂煮如膏，以前药拌匀，杵令坚，每两分作十丸，每服一丸，细嚼，临卧酒送下。如服半月，见效甚速。无事人服此，亦壮筋力，行步如飞，故名胜骏。此药专在，地黄膏要熬得好，惟春夏好合，以有生地黄也。若合半剂，每味减半。

方说：此方治老年人肝肾疲劳。

（十九）青娥丸

治肾气虚弱，腰痛俯仰不利。秘精，大益阳事。老人服之，颜色还童。少年服此，行步如飞。

补骨脂十两，以水淘过，用香油炒，如脏腑虚冷，麦面炒 杜仲五两，须是六两方得五两，锉如骰子大，麦麸炒黄色 胡桃仁五十个，以糯米粥相拌，臼内捣五六百下，只用此粥为丸

上丸如梧桐子大，每服三十丸，空心盐酒下。

方说：青娥丸在多种书中均有记载。此书用意有新义，可供参考。

（二十）烧肝散

治男子妇人五劳七伤，胸膈满闷，饮食无味，脚膝无力，大肠虚滑，口内生疮，女子血气，并宜服之。

肉豆蔻三个，和皮 官桂 香白芷 当归 补骨脂 人参 茯苓 桔梗各半两

上为末，每服四钱半，羊肝四两作片，糁药在上，以纸裹后，用南粉涂，文、武火煨熟，米饮嚼下。

方说：五劳七伤，致伤脾肾，烧肝散抗脾肾疲劳，可供借鉴。

（二十一）养老延年服茯苓方

华山铤予茯苓，研削如枣许大，令四方有角，安于新瓷瓶内，以好酒浸，以三重纸封其头，候百日开，其色当如饧糖。可日食二块，百日复肌体润泽，服一年后，可夜视物；良久服之，肠化为筋，可延年耐老，面若童颜。

（二十二）金髓煎

枸杞子不拘多少，逐日旋采，摘红熟者，去嫩蒂子，拣令洁净，便以无灰酒，于净器中贮之。须是瓮，用酒浸，以两月为限，用蜡纸封闭紧密，无令透气，候日数足，漉出于新竹器内盛贮，旋于沙盆中研令烂细，然后以细布滤过。候研滤皆毕，去滓不用，即并前渍药酒，及滤过药汁搅匀，量银锅内多少升斗，作番次慢火熬成膏，切须不住手用物搅，恐黏底不匀。候稀稠得所，然后用净瓶器盛之，勿令泄气。每早晨温酒下二大匙，夜卧服之。百日中身轻气壮。积年不废，可以延寿。

方说：服食法，古方多有提倡，目的是为延年益寿。

（二十三）枸杞子酒

明目驻颜，轻身不老，坚筋骨，耐寒暑，疗虚羸，黄瘦不能食，服不过两剂，必得肥充，无所禁断。

枸杞子五升，干者，捣 生地黄切，三斤 大麻子五升，捣碎

上先捞麻子令熟，摊去热气，入地黄、枸杞子相和得所，纳生绢袋中，以酒五斗浸之，密封，春夏七日，秋冬二七日。取服多少，任意，令体中微有酒力，醺醺为妙。谚

云："去家千里，勿食萝摩、枸杞。"此言其补益精气，强盛阳道。久服令人长寿。叶和羊肉作羹益人。

（二十四）山药酒

补虚损，益颜色。用薯蓣于砂盆中细研，然后下于铫中。先以酥一大匙，熬令香，次于添酒一盏，搅令匀，空心饮之。

川人黄葛峰次辰，冬月霜晨，常以待客。

又方：治下焦虚冷，小便数，瘦损无力。生薯药半斤，刮去皮，以刀切碎，研令细烂。于铛中着酒，酒沸下薯，不得搅。待热，着盐、葱白，更添酒。空腹饮三、二盏，妙。

（二十五）菖蒲酒

通血脉，调荣卫，主风痹，治骨立、萎黄，医所不治者，服一剂。经百日，颜色丰足，气力倍常，耳目聪明，行及奔马，发白更黑，齿落再生，昼夜有光，延年益寿，久服得与神通。

菖蒲

上捣绞取汁五斗，糯米五斗，炊熟，细曲五斤，捣碎相拌令匀，入瓷器密盖三七日即开。每温服一中盏，日三。

（二十六）又方

菖蒲三斤

薄切，日中晒令极干，以绢囊盛之，玄水（玄水者，酒也）一斗，悬此菖蒲，密封闭一百日，出视之如绿菜色。以一斗熟黍米内中，封十四日，间出。饮酒，则二十六种风有不治者，悉效。

（二十七）又方

菖蒲一斗，细锉，蒸熟　生术一斗，去皮，细锉。

上二味都入绢袋盛，用清酒五斗，入不漏瓮中盛，密封，春冬二七日、秋夏一七日取开。每温饮一盏，日三。令人不老，强健，面色光泽，精神。

（二十八）菊花酒

壮筋骨，补髓，延年益寿，耐老。

菊花五升　生地黄五升　枸杞子根五斤，变小。

上三味都捣碎，以水一石，煮出汁五斗，炊糯米五斗，细曲，碎令匀，入瓮内，密封候熟，澄清。每温服一盏。

东坡云："菊中之黄色，香、味和正；花、叶、根、实皆长生也。"又云："仙姿高洁，宜通仙灵。"

方说：药酒法，是抗疲劳、延年益寿的常用方法，增力气、不老、强健是抗疲劳之目的。上述方法供参考。

（二十九）还少丹

西川罗赤脚方，大补心肾，治一切虚败，心神耗散，筋力顿衰，腰脚沉重，肢体倦怠，血气羸乏，小便昏浊。服药五日，颇觉有力；十日，精神爽健；半月，气稍壮；二十日，耳目聪明；一月，夜思饮食；久服令人身体轻健，筋骨壮盛，怡悦颜色。妇人服，姿容悦泽，大暖子宫，去一切等疾。

山药　牛膝酒浸一宿，焙干，以上各二两　远志　山茱萸　白茯苓　五味子　肉苁蓉酒浸一宿，切，焙干　石菖蒲　巴戟去心　楮实子　杜仲去粗皮，姜汁并酒涂　茴香各一两　枸杞子　熟干地黄各半两

上为细末，炼蜜入枣肉为丸，如梧桐大。每服三十丸，温酒、盐汤下。日进三服，空心食前看证候加减用药，身热加山栀子一两；心气不宁加麦门冬一两；精液少加五味子一两；阳气弱加续断一两。

方说：此方为抗肾疲劳方剂。

（三十）二黄丸

生地黄　熟地黄　天门冬去皮　麦门冬去心，各一两　人参一两

上五味为末，炼蜜为丸，如梧桐子大，每服三十丸至五十丸，空心温酒、盐汤下。

此方常服，十日明目，十日不渴，自此以往，可以长生。

方说：世上尚无长生不老之药，本方所说之长即延年益寿矣。

（三十一）八味丸

刘戴花方，老人常服延年益寿。

川巴戟一两半，酒浸去心，用荔枝肉一两，同炒赤色，去荔枝肉不要　高良姜一两，锉碎，用麦门冬一两半，去心同炒，赤色为度，去门冬子　川楝子二两，去核，用降真香一两，锉碎同炒，油出为度，去降真香　吴茱萸一两半，去梗，用青盐一两，同炒后，胡芦巴炮，去全蝎不用　山药一两半，用熟地黄同炒焦色，去地黄不用　茯苓一两　川椒一两，同炒赤色，去椒不用　香附子一两半，去毛，用牡丹皮一两，同炒焦色，去牡丹皮不用

上药味，研为细末，盐煮，面糊为丸，如梧桐子大。每服四五十丸，空心食前盐汤下，温酒亦得。

方说：八味丸，取温益脾肾之意，达到延年益寿之目的。

（三十二）神仙训老丸

昔有宣徽使在钟南山路边，见村庄一妇人，年方二八，持杖责一老儿，年约百岁。宣徽驻车，令问何故。妇人至车前云："此老儿是妾长男。"宣徽怪之，下车问其仔细。妇人云："适来责此长男，为家中自有神药，累训令服，不肯服，至令老迈，须发如霜，腰曲头低，故责之。"宣徽因恳求数服，并方以归，常服延年益寿，气力倍常，齿落再生，发白再黑，颜貌如婴儿。

生干地黄　熟干地黄各五两　川椒十两，不去核　牛膝五两，酒浸了为末　大黑豆一升，生用　干山药五两　雌雄何首乌各十两，雌者白，雄者赤，雄者不碾　肉苁蓉五两　枸杞五两　藁本十两，洗

上将雌何首乌为末，用水甑内，早晨蒸，日出晒，夜间露，如此九蒸、九晒、九露，数足焙焦为末，酒糊丸，如梧桐子大。空心温酒、盐汤下，忌萝白。

此药性温无毒，治百病，补下元，光泽皮肤，婴儿亦可服之。

（三十三）三仙丹一名长寿丸

一乌二术三茴香，久服令人寿命长。善治耳聋并眼暗，尤能补肾与膀胱。顺气搜风轻腰膝，养颜活血鬓难苍。空心温酒盐汤下，谁知凡世有仙方。

川乌头一两，去皮尖，锉作骰子块，用盐半两炒焚烈　茴香三两，炒香　苍术二两，米泔浸一宿，用竹刀刮去粗皮，切片，用葱白一握，共炒黄

上为细末，酒糊为丸，如梧子大。每服五十丸，空心食前温盐酒或盐汤下，一日两

服，切忌诸血。

陈书林云："先公晚年常服此，饮啖倍进。"后见钱都仓，年八十，须鬓皆黑，询其所以，云："自三十岁以后，日进一服。"

（三十四）八仙丹

治虚损，补精髓，壮筋骨，益心智，安魂魄，令人悦泽，驻颜轻身，延年益寿，闭固天癸。

伏火辰砂　真磁石　赤石脂　代赭石　石中黄　禹余粮六味并用醋淬　乳香　没药八味各一两

上为细末，匀研极细，糯米浓饮，丸和梧桐子大，或如豆大。每服一粒，空心盐汤下。

有人年几七旬，梦漏，羸弱，气惙惙然虚损，得此方服之，顿尔强壮，精气闭固，饮食如旧。

（三十五）草还丹

延年益寿，耐寒暑，能双修德行，可登地仙。

补骨脂　熟地黄　远志　地骨皮　牛膝　石菖蒲

上等分末，酒糊为丸，如梧桐子大。每服三五十丸，空心日午温酒下，盐汤、熟水亦可。

大治虚劳、白浊，乃翊圣真君降授与张真人方，服之百日，百病除；二百日精髓满，视听倍常，神聪气爽，瘟疫不侵；服三百日，步骤轻健，鬓须如漆，返老还童。

（三十六）小丹

益寿延年，安宁神志魂魄，流滋气血脉络，开益智慧，释散风湿，耳目聪明，筋力强壮，肌肤悦泽，气宇泰定。

熟地黄　肉苁蓉酒浸，各六两　五味子　菟丝子酒浸，各五两　柏子仁别研　石斛　巴戟去心　天门冬去心　蛇床子炒　覆盆子各三两　续断　泽泻　人参　山药　远志去心，炒焦　山茱萸　菖蒲　桂心　白茯苓　杜仲剉，炒丝断，各二两　天雄炮，去皮脐，秤二两　炼成钟乳粉扶衰三两，续老二两，常服一两，气完则拆去

上为末，蜜丸如梧桐子大。食前酒服三十丸至五十丸。忌五辛、生葱、芜荑、饧、鲤。虚人多起，去钟乳，倍地黄；多忘，倍远志、茯苓；少气神虚，倍覆盆子；欲光泽，倍柏子仁；风虚，倍天雄；虚寒，倍桂心；小便赤浊，三倍茯苓，一倍泽泻；吐逆，倍人参。

此方补劳益血，去风冷百病，诸虚不足，老人精枯神耗，女子绝伤断绪，并皆治之。

（三十七）秘传六和丸

益老扶羸，助脾活血，进美饮食，为第一平和之剂。

熟地黄十两　补骨脂　菟丝子　白茯苓去黑皮，晒　山药并同十两，晒干　胡桃五十颗，须用赣州信丰产者佳

上先将熟地黄、补骨脂、菟丝子三味酒浸一宿，次早饭甑上蒸，日中曝干。九浸、九蒸、九曝，候十分干。次和白茯苓、山药二味杵臼中舂，令极细，为末。次用胡桃烂，和五味令匀，用酒煮，面糊为丸，如梧桐子，每服三十丸，空心温酒、盐汤下。此方不犯铁气，所以佳妙。

方说：各丹及丸，均有延年益寿之目的，今介绍之，仅为用于抗疲劳、延年益寿方药研究参考。

## 二十八、《十便良方》

公元1308年，元代杜思敬撰著《十便良方》，本书将其中有关抗疲劳、延年益寿的方剂4首，介绍如下。

（一）厚朴丸

治脾脏虚受湿，湿胜则濡泄，故肠鸣夜起，四肢浮肿，多困少力。

厚朴一斤　生姜半斤，净洗，切片　大枣一百枚　附子七分者四枚，炮，去皮脐，每极切作四片　人参　诃子　白术　白茯苓　肉豆蔻　木香以上六味各二两

上将前四味，入银石器中，以水一斗，慢火熬干，取枣去皮核，四物一处捣如泥，人参等六味作细末和匀，入少面糊同搜和杵千下，丸如梧桐子大。每服五十丸，米饮送下，食前。

（二）枣附丸

治脾气虚弱，大肠冷滑，脏腑泄泻，米谷不化，饮食无味，乏力短气，常服益脾壮气。

附子七钱以上者，秤十两，不去皮　大枣二升

于银石器内用水慢火同煮，药上常令有两指许水面，水耗则旋添热汤。煮一日取出附子，每个切作三片，再同枣一处又煮半日。取附子削去皮，薄切片，焙干为末，别煮枣肉烂研和丸，如梧桐子大。每服五十丸，渐加至一百丸，空心米饮下。

（三）胶饴丸

治脾胃虚弱，饮食减少，易伤难化，无力，肌瘦。

干姜为细末

上以白饧剉如樱桃大，以新水浴过，入铁铫子，灰火中煨令溶，和姜末如梧桐子大。每服三十粒，空心米饮下。

（四）黄芪白术散

治大人、小儿诸虚不足，面黄食少，困倦，潮热有时。

黄芪　白术　芍药　桂　茯苓　甘草　人参去芦　神曲各一两

上㕮咀，每服三钱，加生姜、枣子煎，不计时候，日进三四服。

方说：脾胃虚弱、湿胜困脾都可引起多困、少力等疲劳症候，因脾主四肢、肌肉。

## 二十九、《济生拔粹方》

公元1308年，元代杜思敬撰著《济生拔粹方》。本书选其中抗疲劳、延年益寿的方剂12首，介绍如下。

（一）升阳除湿汤

治脾胃虚弱，不思饮食，肠鸣腹痛，泄泻无度，小便黄，上肢困弱，并宜服之。

陈皮三分　升麻　柴胡　神曲　防风各五分　苍术一钱　甘草三分　羌活五分　大麦芽曲三分，如胃寒肠鸣者加　泽泻三分　猪苓三分　益智仁五分　半夏三分　生姜三片　枣三个，同煎至半服之，非肠鸣不用

上㕮咀，作一服，水三盏，煎至一盏，去滓，空腹服。

（二）益气汤

治素有脾胃虚损证，目疾时作，面目睛俱黄，小便或黄或白，大便不调，饮食减少，气短上气，怠惰嗜卧，四肢不收，六月中目疾作，以泻肝散下数行，而前疾增剧。予谓大黄、牵牛，虽能除湿热而不能走经络，下咽不入肝经，大黄苦寒，重虚其胃，牵牛味辛能泻气，重虚肺本，嗽大作。盖标实不去，本虚愈甚，适当暑雨，黄症增剧，于脾胃肺中，泻外经中之湿热。

防风三分　生姜五分　苍术三分　茯苓二分　泽泻三分　升麻二分

此药能走经，除湿热而不守本，故不泻本脏，补肺与脾胃本中气之虚弱。

橘皮二分　青皮一分　人参五分　甘草生，二分　白术二分　白芍药二分

此药皆能守本而不走经。不走经者，不滋经络中邪，守者能补脏之元气。

五味子三分　麦门冬二分　人参二分　黄柏一分

此药去时令浮热湿蒸。

上件剉如麻豆大，都作成一服，水二盏，煎至一盏，去滓，稍热空心服之。

（三）制半夏白术天麻汤

治脾胃证，时烦躁，胸中不利，大便不通，以药利数行，复添吐逆，食不能下，痰唾稠黏，涌出不止，眼黑头旋，恶心烦闷，气短促，上喘无力，不欲言，心神颠倒，目不敢开，如在风云中，头苦痛如裂，身重如山，四肢厥冷，不得安卧。盖因胃气已损，复下两次，则重虚其胃，而痰厥头痛作矣，宜服此。

天麻半钱　人参五分　白术一钱　苍术五分　橘皮五分　半夏汤洗七次，一钱五分　黄芪五分　白茯苓半钱　泽泻五分　炒曲一钱　干姜三钱　黄柏二分　大麦芽曲一钱五分

上㕮咀。每服半两，水二盏，煎至一盏，去滓，带热服，食前。此头痛苦甚，谓之足太阴痰厥头痛，非半夏不能疗；眼黑头旋，非天麻不能除。黄芪甘温，泻火补元气。人参甘温，泻火补中益气。二术甘苦温，除湿补中益气。泽泻、茯苓，利小便导湿；橘皮苦温，益气调中升阳；曲消食，荡胸中滞气；大麦芽曲，宽中助胃气；干姜辛热，以涤中寒；黄柏大苦寒，酒洗，以主冬天少火在泉发燥也。

（四）升阳益胃汤

脾胃乏虚，怠惰嗜卧，四肢不收。时值秋燥令行，湿热少退，体重节痛，口干舌干，饮食无味，大便不调，小便频数，不嗜食，食不消，兼见肺病，洒淅恶寒，惨惨不乐，面色恶而不和，乃阳气不升故也，当升阳益胃。

羌活五钱　柴胡三钱　独活五钱　白术三钱　防风五钱，以其秋旺，故以辛温泻之　人参三两　炙甘草一两　半夏汤洗，一两，此一味脉涩者宜用　泽泻二钱，不渴勿用　黄芪二两　黄连二两　橘皮不去瓤，四钱　茯苓三钱，小便利、不渴者不用　白芍药五钱，何故秋旺用人参白术芍药之类反补肺，为脾胃虚则肺最受病，故因时而补易为力也

上㕮咀。每服秤三钱，生姜五片，枣二枚（去核），水三盏煎一盏，去滓温服，早饭午饭间服，禁忌如前。其药渐加至五钱止。服药后如小便利，以药力尚少，胃气不得转运升发也。须薄滋味之食，或美食助其药力，益升浮之气而滋其胃气也。慎不可淡食以损药力，而助邪气之降沉也。可以小役形体，使胃与药得转运升发，慎勿太劳役使复伤。若脾胃得安静，尤佳。若胃气稍强，少食果以助谷药之力。经云“五谷为养，五果为助”者，

此也。

（五）黄芪人参汤

脾胃虚弱，必上焦之气不足，遇夏天气热盛，损伤元气，怠惰嗜卧，四肢不收，精神不足，两脚痿软，遇早晚寒厥，日高之后阳气将旺，复热如火，乃阴阳气血俱不足，故或热厥而阴虚，或寒厥而气虚。口不知味，目中溜火，而视物䀮䀮无所见，小便频数，大便难而结秘。胃脘当心而痛，两胁下痛，或急缩脐平，周围如绳束之急，或则如刀刺，腹难舒伸，胸中闭塞，时显呕哕。或有痰嗽，口沃白沫。舌强，腰背胛眼皆痛，头痛时作，食不下，或食入即饱，全不思食，自汗尤甚。若阴气覆在皮毛之上，皆天热之热助本病也，乃庚大肠、辛肺金为热所乘而作，当先救元气，理落庚辛之不足。

人参去芦，五钱　炙甘草二分　白术五分　橘皮五分，不去白　黄芪一钱，如自汗过多时更加一钱　炒曲三分　五味子九个　苍术五分，无汗或有汗多更加五分　升麻六分　麦门冬去心，五分　当归酒洗，二分，用身　黄柏酒洗，三分，以救水之源

上㕮咀，都作一服，水二盏，煎至一盏，去滓稍热服，食远或空心服之，忌酒、湿面、大料物之类及过食冷物等。如心痞闷，加黄连二分或三分；如胃脘当心痛，减大寒药，加草豆蔻仁五分；如胁下痛，或缩急，加柴胡二分或三分；如头痛目中溜火，加黄连二分或三分、川芎三分；如头目不清利，上壅下热，加蔓荆子三分、藁本二分、细辛一分、川芎三分、生地黄三分；如气短，精神如梦寐之间，困乏无力，加五味子九个；如大便涩滞阻，一二日不见者，致食少食不下，血少，血中伏火而不得润也，加当归身、生地黄各五分，桃仁三枚（汤洗，去皮尖），另研麻子仁泥五分；如大便通，所加之药勿再服；如大便又不快利者，勿用别药，少加大黄（煨）五分；如不利者，非血结血秘而不通也，是热则生风，其患者必显风证，单血药不可复加之，当服黄芪人参汤。药只用羌活五钱，防风五钱，二味㕮咀，以水四盏，煎至一盏，去滓空心服之，其大便必大走也，一服便止。如胸中气滞，加青皮（皮薄、清香者）一分或二分，并去白，橘皮倍之，去其邪气。此病本元气不足，惟当补元气，不当泻之也。如气滞大甚，或补药太过，或患者心有忧滞郁结之事，更加木香二分或三分、白豆蔻仁二分、缩砂仁二分或三分，与正药同煎服之。如腹不痛，不恶寒者，加白芍药半钱、黄芩二分，减去五味子。

（六）草豆蔻丸

治脾胃虚而心火乘之，不能滋荣上焦元气，遇冬肾与膀胱之寒水旺时，子能令母实，致肺金大肠相辅而来，克心乘脾胃。此大复其仕谁也，大胜必大复，故皮毛血脉分肉之间。元气已经于外，又大寒大燥二气并乘之，则苦恶风寒，耳鸣，及腰背相引胸中而痛，鼻息不通，不闻香臭，额寒脑痛，目时眩，目不欲开。腹中为寒水反乘，痰唾沃沫，食入反出，常痛及心胃痛，胁下急缩，有时而痛，腹不能努，大便多泻而少秘，下气不绝，或肠鸣，此脾胃虚之极也。胸中气乱，心烦不安，而为霍乱之渐，膈咽不通，噎塞极则有声。喘喝闭塞，或日阳中、暖室中稍缓，口吸寒风则复作，四肢厥逆，身体沉重，不能转侧，头不可以回顾，小便溲而时燥。此药主秋冬寒凉，大复气之药也。

草豆蔻仁一钱四分，面裹煨熟，用仁　吴茱萸八分，汤洗，去芦，焙干　橘皮八分　益智仁八分　白僵蚕八分　生甘草六分　熟甘草六分　青皮六分　桃仁浸洗，去皮尖，六分　泽泻一分，小便数加减半　黄芪八分　半夏一钱，汤洗　神曲四分　人参八分　姜黄四分　麦芽曲炒，一钱五分　当归身六分　柴胡二分或四分，详胁痛轻重用

上为细末，桃仁另研如泥，一处研匀，汤浸面蒸饼为丸，如梧桐子大。每服三、五十丸，白汤送下，斟酌加减。

（七）益胃汤

治头闷，劳动则微痛，不喜饮食，四肢怠惰，燥热气短，口不知味，肠鸣，大便微溏黄色，身体昏闷，口干，不喜食冷。

黄芪二分 甘草二分 黄芩三分 当归梢五分 苍术一钱五分 陈皮五分 升麻五分 柴胡三分 白术三分 人参三分 半夏二分 益智仁二分

上㕮咀，作一服，水二大盏，煎一盏，去滓，稍热服，食前。忌饮食失节，生冷、硬物、酒、湿面。一方，红花少许，名人参益胃汤。

（八）生姜和中汤

治食不下，口干虚渴，四肢困倦。

柴胡二分 藁本半分 羌活七分 升麻三分 苍术一钱 黄芩二钱，生用 酒黄柏二分 生甘草二分 炙甘草二分 橘皮二分 人参五分 白术五分 葛根五分

上㕮咀，水二盏、生姜五片、枣二枚（擗开），煎一盏，去滓，稍热服之，食前。

（九）荣血养肾地黄丸

治阳盛阴虚，肝肾不足，房室虚损，形瘦无力，面多青黄，而无常色。

苍术一斤，泔浸 熟地黄一斤 干姜春七钱，夏半两，秋七钱，冬一两

上为细末，蒸枣肉为丸，桐子大，每服五七十丸至百丸，诸饮下若加五味子，为肾气丸，述类象形，神品药也。如阳盛阴虚，心肺不足，及男子妇人，面无血色，食少嗜卧，肢体困倦，宜八味丸。如形体瘦弱，无力，多困未知，阴阳先损，夏月宜地黄丸，春秋宜肾气丸，冬月宜八味丸。

（十）补益肾肝丸

治目中溜火，视物昏花，耳聋耳鸣，困倦乏力，寝汗憎风，行步不正，两足欹侧，卧多惊，脚膝无力，腰以下消瘦。

柴胡 羌活 生地黄炒 苦参 防已炒，各半两 附子炮 肉桂各一钱 当归身三钱

上药为细末，熟水为丸，如鸡头大，每服四十丸，温水下，食前。

（十一）地黄丸

治肾气虚，久新憔悴，寝汗发热，五脏齐损，瘦弱虚烦，骨蒸痿弱，下血。

干山药 山茱萸各四钱 泽泻 牡丹皮 白茯苓各三钱 熟地黄八钱

上为末，炼蜜为丸，如桐子大，每服五十丸，温水送下，空心。

（十二）白术散

治四肢懒倦，小便不利，大便秘结，饮食减少。

白术 芍药 茯苓各等分

上为末，水煎。如发热或恶热，或腹下痛而脉疾，加黄芩为主；如未见脓血而恶寒，乃太阴而传少阴，加黄连为主，桂枝佐之；如腹痛甚者，加当归倍芍药；如见白脓，加黄芩为主；如见血，加黄连为主，桂枝、当归佐之。

方说：《济生拔粹方》以治脾肾为主，一些方剂与其前著作有重复，但辨证体会不同，故仍按作者原意介绍，供抗疲劳、延年益寿研究与临床应用参考。

## 三十、《王氏普济方》

公元1311年，元代王东野撰著《王氏普济方》，本书将其中有抗疲劳、延年益寿作用的方剂1首，介绍如下。

牛膝海桐皮煎丸

治肾脏风并肾余气，时有上攻耳目、头面、背膊，及流注手臂腰脚，筋络顽麻疼痛，或时无力，耳作蝉鸣，以至重听。大壮筋骨，补元气。

牛膝半斤 海桐皮半斤，二味细剉，杵为末，用好酒五升于铜石器内熬成膏 附子二两，炮，去皮脐 赤箭二两 川乌头二两，炮，去皮脐 川苦楝二两 五加皮一两 虎头骨四两，涂酥炙令黄色 大黄二两半 桃仁二两，去皮尖，麸炒黄色 赤芍药一两 肉桂一两，去粗皮 当归一两 麻黄一两，去根节 地龙一两，去土，微炒 川芎二两 木香 独活 没药研 乳香研 防风去芦 骨碎补 麒麟竭 舶上茴香 沉香 天南星生用 干蝎各一两 硇砂半两，研，水飞过 麝香半两，研

上件二十九味，修事净，同为末，再研令匀细，后入前膏内和匀，再杵二三千下，丸如梧桐子大。每日空心温酒或盐汤下十丸。忌生冷、油腻、毒物等。

方说：肾风及肝、水不养木所致筋骨疲劳。

## 三十一、《医方大成》

公元1321年，元代孙允贤撰著《医方大成》一书。本书选其有抗疲劳、延年益寿方剂3首，介绍如下。

（一）西川石刻安肾丸

治真气虚惫，脚弱缓弱，夜梦遗精，小便滑数。

青盐水飞，四两 鹿茸去皮，酥炙，一两 柏子仁擂烂，水澄取粉，一两 附子炮，去皮尖 川乌炮，去皮尖 巴戟盐水浸，去心 肉桂去粗皮 菟丝子淘净，酒蒸 肉苁蓉酒浸，焙干 韭菜子微炒 胡芦巴酒炒 杜仲去皮，姜汁炒，去丝 补骨脂酒炒 石枣去核，酒蒸 石斛去根 赤石脂煅 茯苓去皮 茯神去木 远志甘草煮，去苗骨，以上一八味各一两 苍术米泔浸 川楝子酒蒸，去皮核 川椒去目，微炒出汗，以上三味各四两 茴香酒炒，各二两 山药洗净，为糊，四两

上为末，山药酒糊丸如梧桐大，每服八十一丸，空心盐汤送下。

（二）秘传起痿丹

治肾经虚败，遂成骨痿，腰脚难举，日加困乏。

附子炮，去皮尖 枸杞子拣去枝梗 肉苁蓉酒浸，焙干 沉香不见火 朱砂别研 熟地黄酒洗，蒸 硫黄 阳起石火煅 天雄炮，去皮脐，或用鹿茸亦可 麝香别研 木香不见火，以上五味各半两 白丁香 官桂去粗皮 母丁香各一两 腻粉半两

上为末，炼蜜丸，如弹子大，每用一丸，以姜汁火上入药溶化，却用手点药于腰眼上，磨擦至药尽，用至二十丸，大有神效。若有他处瘫痪风疾，加皂角一斤，去筋追烂，姜汁浸一宿，瓦上焙干，为末，入前药内，依法用。

方说：肾劳是诸劳之本，自古抗肾疲劳方药多多，略阅似且多有重复，但细研之，则药位、药量、制药方法有异矣。

（三）大健脾丸

调中养气，和胃健胃。治中焦积寒，胸膈气痞，呕逆恶心，腹胁疼，脏腑虚滑，饮食多伤，困倦少力，肢体怠惰少精神。

肉桂去粗皮，剉用　厚朴去粗皮，细剉，用生姜一两研烂同淹一宿，炒令香熟　甘草炙，各一两　肉豆蔻面裹煨　干姜炮　丁香　胡椒　附子炮，去皮脐　木香　荜茇　神曲炒　白术　麦芽炒　人参去芦　白茯苓去皮　白豆蔻各五钱　诃子面裹煨，去核，二钱五分

上为细末，炼蜜丸如弹子大。每服一丸细嚼，温米饮下，食前。

方说：此方用于抗脾疲劳。

## 三十二、《瑞竹堂方》

公元1326年，元代沙图穆苏撰著《瑞竹堂方》，本书将其中有抗疲劳、延年益寿的方剂11首，介绍如下。

（一）金锁正元丹

治男子五劳七伤，沉寒痼冷，四肢厥逆，阴盛身寒，脐腹久痛，脏腑软弱，困倦少力，饮食迟化，涩精补气，久服强健驻颜。

白僵蚕炒　补骨脂炒　白龙骨　山茱萸汤浸，去核　桑螵蛸炒　黑附子炮　肉苁蓉酒浸　牛膝酒浸　菟丝子酒浸，以上各半两　韭子二两，炒

上为细末，炼蜜为丸，如梧桐子大，每服二三十丸，空心，温酒送下，日进二服，常服有益，妇人亦可服。

（二）茯苓丹

延年益寿，黑髭发，大有补益。

白茯苓去粗皮，为细末，淘净，阴干，四两　头面十三两　人参末三钱　青盐少许

上用滚水和成剂，如大指，以文武火烧熟，验数分，作十日服食，一日服三料。夏加干莲子肉一两，余月加干山药一两。

（三）代灸膏

治老人衰弱，元气虚冷，脏腑虚滑，腰脚冷痛沉重，饮食减少，手足逆冷不能忍者，用此灸方，功效不能尽述。

大附子一个，炮　吴茱萸　桂皮　木香　蛇床子各半两　马蔺花一两，焙

上为细末，每用药半匙，白面半匙，生姜汁半盏，同煎成膏，摊于纸上，临卧贴脐，以油纸覆其上，绵衣系之，自夜至明乃去，每夜如此贴之，其腰腹如灸百壮。除寒积腰疼贴腰眼。

（四）骗马丹

治寒湿脚气，四肢疼痛，补五脏，壮筋骨，补精髓，驻颜黑发鬓，健行步，大宜常服。

胡芦巴盐炒黄色　补骨脂盐炒香　金刚骨酒浸一宿，晒，盐炒　骨碎补去毛，盐炒　甜瓜子盐炒黄色　胡桃仁别研细。以上各一两　乳香另研　没药另研　自然铜火煅，醋蘸七次。以上各半两

上除另研外，为细末，醋为丸，如梧桐子大，每服三十丸，温酒送下，病在上食后、病在下食前服，日进三服。

（五）金锁丹

延年益寿，不老添精，和血驻颜，身轻壮骨，养神气，效不可尽述。

远志去皮心，炒　蛇床子酒浸，微炒　鹿茸各一钱半，炒黄　晚蚕蛾二钱　紫梢花　续断各一钱　海马二对，炒黄色　黑牵牛取头末，三钱　穿山甲五片，炙黄　木香　麝香　乳香各二钱半　川茴香

上为细末，酒糊为丸，如梧桐子大，每服五十丸，空心，温酒送下，七日可便见效。

（六）草还丹

夫草还丹者，不用金石，不加燥热，不伤五脏，只以草药为用，全在制度之妙，得水火既济之术、夺丹砂烧炼之功，大壮脾胃，能进饮食。且脾属中央之土，乃五脏之王，一失调养，则五脏俱虚，百病由此而生。此药益精髓，补肾经，固元阳，轻腰脚，安五脏，通九窍，令人耳目聪明。有一老人，年七十以上，常服此药，悦颜容，乌髭发，固牙齿，能夜书细字，延年益寿。乃仙家之良剂，平补大有效验。

苍术四两，一两酒浸，一两醋浸，一两泔浸，一两盐水浸，各一宿　胡芦巴一两，酒浸一宿　补骨脂一两，酒浸一宿　覆盆子二钱，拣净　茴香一钱，肥新者　川楝子一两　木香半两，坚实者　山药坚白者　穿山甲酥炙黄　地龙去土净　茯苓坚圆者　枸杞子　牛膝各三钱，酒浸一宿

上件晒干为细末，无灰酒糊为丸，如梧桐子大，每服三、五十丸，温酒送下，或盐汤亦可，干物压之，空心服毕，须行百步，使药力行，日进二服。此方得之刑部令史王国宝。渠隶事时，有一僧子窝藏强盗，部议死，渠人出之，后僧子以此方谢，嘱云，惟西平章有此方，不可乱传，当珍藏之。后渠人佐西平章，于方册内得此方，药味、分两、制度相同，乃平章常服药。

（七）补气汤

《玉机微义》记载其治气虚，脉浮而软，怔忡无力，自汗。

黄芪三两，去芦，蜜水炙　人参　甘草炙，各半两　麦门冬一两，汤浸，去心　苦桔梗去芦，炒，一两

上为㕮咀，每服四钱，水一盏半，生姜五片，煎至七分，去滓，温服，不拘时候。《微义》上㕮咀，每四钱，水煎，入姜三片。《三因方》名润神散。

（八）补养丸

补养元气，滋益气血，暖水脏及下元。

菟丝子洗净，捣为末，四两　补骨脂炒香　益智仁各一两　杜仲一两，去皮，用生姜自然汁拌匀，炒断丝　山药一两，剉碎，炒黄　茴香二两半，炒香　苍术二两，米泔浸，切片，麦炒

上各为细末，酒糊为丸，如梧桐子大，每服五十丸，空心，温盐酒、盐汤送下。

（九）杜仲丸

补心肾，益气血，暖元脏，缩小便，壮力。

莲肉去心，四两　龙骨七钱半，新瓦上煅，另研细　益智仁　补骨脂炒香　茴香各一两，微炒　牛膝去苗，一两，酒浸，洗　白茯神去皮木，一两　杜仲去皮，锉碎，酒拌，炒断丝，一两　菟丝子四两　桃仁汤泡，去皮尖净，炒，一两

上为细末，用山药四两炙为末，打糊为丸，如梧桐子大，每服五十丸，枣汤送下，空心食前。如欲暖水脏，减去莲肉、龙骨、白茯神，加好醋，酒兼糟四两，连须葱白四两，苍术四两，米泔水浸一夕，切片，合连葱白、酒糟捣，淹一宿成饼，晒干，炒令热，入前药同研。

（十）搜风顺气丸

治三十六种风，七十二气，去上热下冷，腰脚疼痛，四肢无力，多睡少食，渐渐羸瘦，颜色不完黄赤，恶疮下疰，口苦无味，憎寒毛耸，积年癥癖气块，丈无阳事断绝，女久无子嗣，久患寒虐，吐逆泻痢，变成劳疾，百节酸疼，初生小儿及百岁老人皆可服，补

精驻颜，疏风顺气。

车前子二两半 白槟榔 大麻子仁微炒赤色，退壳，另研入药 郁李仁汤炮、去皮，另研 菟丝子酒浸，焙干，研作饼，晒干，入药 牛膝酒浸二宿 干山药以上各二两 枳壳去穰，麸炒 防风 独活各一两 锦纹大黄五两，半生半熟

上为细末，炼蜜为丸，如梧桐子大，每服二十丸，酒、茶、米饮汤送下，百无所忌，早晨、临睡各一服，服经一月消食，二月去肠内宿滞，三月无倦少睡，四月精神强盛，五月耳目聪明，六月腰脚轻健，一年百病皆除，老者返少，孕妇勿服。如服药觉脏腑微动，以羊肚肺羹补之。久患肠风便血，用药治之除根；如颤语蹇涩，及瘫痪，授以此方，随至平复；若酒后，老人能饵一服，宿醒消尽，百病不生，无病不治。此方系辛仲和总管的本方，镇江路五条桥大药补徐可庵见，今修合出卖。

（十一）五加皮丸

治男子、妇人脚气，骨节皮肤肿湿疼痛，进饮食，行有力，不忘事。

五加皮四两，酒浸，春秋三日，夏二日，冬四日 远志去心用皮，四两，春秋三日，夏二日，冬四日，用酒浸透，易为剥皮

上曝干为末，春秋冬止用浸药酒为糊，夏别酒为糊丸，如梧桐子大，每服四五十丸，空心，温酒送下。

方说：中国中医古医籍如苍天大树之年轮，日年益丰，而后丰后用者，决不能脱离其年轮增长之轨迹，因此，许多方剂的延续、应用都有承前启后、继往开来之意。《瑞竹堂方》承前人之业绩，在抗脾、肾疲劳，助元阳、祛寒湿、抑肝风、延年益寿方剂应用方面有所体会，虽有重复，仍按原书引用，供参考。

## 三十三、《御药院方》

公元1338年，由元代许国桢修订的《御药院方》总结了宋、金、元三朝代御药院用药。书中选其中有抗疲劳、延年益寿方剂38首，介绍如下。

（一）灵宿丹

大补益，强心志，壮筋骨，益气血，调荣卫，补骨髓，固元阳，黑髭鬓，治腰膝无力，通九窍，利三焦，去诸风，除冷痰，安五脏，明耳目，补虚损。

菟丝子酒浸一宿，别研，五两 覆盆子酒浸，焙，三两 槟榔煨 牛膝去苗，酒浸 肉苁蓉去皴，酒浸，切，焙 天麻酒浸，锉，焙 熟地黄酒浸三日，焙，各二两 鹿茸酥炙 肉桂去粗皮 巴戟天去心 附子炮裂，去皮脐 石斛去根 青皮去白 楮实炒 茴香子微炒 白龙骨研 杜仲去粗皮，切，炒 补骨脂微炒 胡芦巴 石韦去毛 枸杞子 远志去心 五味子炒 沉香锉 蛇床子炒 山茱萸 萆薢 山药各一两，另为末

上为末，炼蜜为丸，如樱桃大，每服一丸，空心白汤化下，细嚼亦得。

（二）固真丸

鹿角一对

上用杀者，去顶骨，捷作寸长短，解作两镂，秤见斤两，用河水浸七日，每日一换，新水浸，候日数足，每角一斤，入好黄蜡一两，用磁缸子内，以河水用桑柴火煮三伏时，不得住火，如水少，渐渐添浸着角，后煮得角软，削去黑皮，只取霜，晒干，将煮角汁，再以慢火熬成清胶，每角鹿角霜一斤，入上好者雪白茯苓五两，刮去黑皮，二味同捣罗为

细末，将鹿角胶水搜和为丸，如梧桐子大，每服五十丸，空心用温酒吞下，渐渐加至一百丸亦得。若不吃酒，以清米饮吞下亦得。治肾经虚损，真元不足。常服暖丹田，补真气，活血脉，健筋骨，添精固气，延年助阳，此药别无性。

（三）荣芝丸

治诸虚不足，起阴发阳，定神定魄，补五脏，和六腑，活血脉，填骨髓，强骨生力，驻颜色，久服轻身，延年不老。

鹿角霜五两　鹿茸去毛，酥炙，三两　麝香研，二两　沉香　白术　当归去芦头　熟干地黄　苁蓉酒浸二宿　牛膝酒浸二宿　菟丝子酒浸，别研　萆薢蜜炒　川芎　五味子各一两

上为细末，用面二两，并炼蜜和丸，如梧桐子大，每服三十丸，空心粥水下，或温酒、盐汤亦得，渐加至五十丸。用杀角十斤以上，每五斤，东流水浸四十九日，刷去水，渍令净，入大锅，研麻子五升、黄腊半斤、青盐四两，甜水煮两伏时，温汤添，取出刷净，著绢袋子盛，晒干为末，取煮角汁滤滓去，慢火熬成膏。

（四）神助丹

补益元脏，大进饮食，能壮筋骨。

附子二两五钱以上者皆可　川乌头四两，正坐好者用

上二味，同于磁器内，用好醋五升浸，直至通心软透为度，四时之间，不计日数，或三、五日，以至半月，但以通心软透为妙，每日一搅，浸透，取出药，切作片子，将所浸醋，弃于无虫处，恐伤生，并磁器，亦不可别用，止可再浸药，再别用好醋五升浸药，掘一土坑子，深阔约七八寸许，用木炭火烧，并周围四五指许，尽令通赤，倾药片子，并醋在内，以新瓦盆盖了，用黄土圈定，忽令透气，一昼夜，取药片子，晒干，去其泥土，青盐四两，先捣为粗末，将药片子炒令深香黄色为度，同与细末，醋煮面糊丸，如梧桐子大，每服十五丸至二十丸至三五十丸，如气虚弱，或冷所伤，可倍加丸数，温酒下，空心或盐汤亦得，妇人淡醋汤下，余无所忌，如久服，真气壮实，尤宜节慎，俱传。

（五）万寿地芝丸

和颜色，利血气，调百节，黑发坚齿，逐风散气，愈百疾。

生地黄八两　天门冬八两，去心　菊花四两　枳壳去穗，麸炒，四两

上为细末，酒、蜜、面糊为丸，如梧桐子大，每服三十丸，渐加至四五十丸，空心温酒下，晚食前再服。

（六）万安丸

补下经，起阴发阳，能令阳气入脑，安魂定魄，开三焦，破积聚，消五谷，益子精，安脏腑，除心中伏热，强筋骨，轻身明目，去冷除风，无所不治，补益极多，常服最妙，七十老儿服之，尚有非常力。

苁蓉酒浸，四两　干薯蓣二两半　五味子两半　杜仲三两　牛膝酒浸　菟丝子酒浸　赤石脂　白茯苓去皮　泽泻　熟干地黄　山茱萸　巴戟去心，各二两，《得效方》加附子，炮，去皮脐　牡丹皮去骨　官桂去粗皮，各一两

上件，为细末，用苁蓉末半斤，酒熬膏和丸，如梧桐子大，每服五七十丸，空心温酒下，不在将息，别无所忌，只忌大醋及陈臭之物。七日后，四体光泽，口唇赤，手足热，面有光润，消食体轻，舌厚声响，是其验也。十日长肌肉，其药通中入脑，鼻辛酸，不可怪也。又《箧中秘宝方》加减法云：若要肥，加燉煌石膏二两；如失狂多忘，加远志一

两；体少津润，加柏子仁一两；欲进房事，加白马茎，若无用鹿茸代之，二两，去毛，酥炙黄；阴下湿痒，加蛇床子一两。《得效方》，燉煌，如火色也。

（七）金樱丹

治男子去血失精，妇人半产漏下，五劳七伤，三尸百疰，肌肉陷下，形色俱脱，传尸骨蒸，虚劳至损，诸风变易，瘦劣难痊，或因呕吐，或从汗出，利积久，津液耗散，妇人崩漏无停，色肉衰朽，男子气滑不固，筋力消痿，伤寒累经劳复，疮漏方在淹延，大衄不定，下血过多，心气不足，健忘成狂，目血衰虚，昏暗作瞑，阴阳衰废，饮食忘思，常服充实肌肉，坚填骨髓，悦泽面目，长养精神，秘精固气，壮力强筋，冲和百脉，正理三焦，定神魄，安尸虫，乌鬓发，牢牙齿，男子全道，使妇人妊娠，通神明不老，能健捷，其药之功，不可具述，乃神仙传世之方。

金樱取汁　山术取汁　生地黄取汁　仙灵脾取汁　肉苁蓉酒浸，研膏　菟丝子酒浸，别研　牛膝酒浸　生鸡头肉干　生莲子肉干　干山药　人参　茯苓去皮　丁香　木香　菖蒲　麝香别研，后　甘草炒　陈皮去穰　柏子仁别研，各二两

上将菟丝子以下同为细末，入柏子仁，匀，以白沙蜜入银石器中，于天地炉中，置熟火五斤，炼微解，入儿孩母乳汁二升以来，以木篦搅，次入上项膏汁，同搅令匀，勿令住手，倾入药末，一处搅熬之消，续续旋添熟火，勿令太紧，熬至膏成可丸即止，取出，却于银石器中，候稍温，入麝香末一处，搜和成剂，更于石臼中杵千余下，每两作十丸，每服一丸，空心细嚼，酒下。

（八）延生护宝丹

补元气，壮筋骨，固精健阳，通和血脉，润泽肌肤，久服益寿延年。

菟丝子水淘净，酒浸软，取末，三两　肉苁蓉酒浸，切，焙，二两

二味，浸药酒，各多著，要熬膏子。

家韭子四两，水淘净，用枣二两，同煮令枣熟，去枣，水淘净，控干，再用酒浸一宿，慢火炒干，秤二两　蛇床子二两，水淘净，枣三两，同煎令枣熟，去枣，焙干，秤一两　晚蚕蛾全者，二两，用酥少许，慢火微炒　木香半两　白龙骨一用茅香一两，同煮一日，去茅香，用帛裹数重，悬在井中，浸一宿，取出　鹿茸　桑螵蛸一两，锉，炒香　莲实去皮，炒熟，一两　干莲花蕊　胡芦巴微炒，一两　丁香半两　南乳香另研，半两　麝香另研，二钱

上十五味，除乳香、麝香、菟丝子末外，十二味同为细末，将前菟丝子末三两，用浸药酒二升，用文武火熬至一半，入荞麦面两匙，重一两，用酒调匀，下膏子内搅匀，次下乳香、麝香，不住手搅，轻沸熬如稠糊，放冷，此膏子都要用尽，恐硬，入酒少许，与前药末和成剂，杵捣千余下，丸如梧桐子大，每服三十丸，绝早日未出时，温酒入炒盐少许送下，净坐少时，想药至丹田，以意斟量渐加丸数，如阳道衰，精滑者，空心临卧，各进一服。

（九）九子丸

强阴，补肾，益子精，倍气力。

鹿茸一两，刮去毛，酥涂炙令黄色（其味甘酸，其性温，无毒，主男子腰肾虚冷，脚膝少力，夜多异梦，精溢自出，助阴气。）

肉苁蓉四两，酒浸三宿，切，焙干（其味甘酸咸，其性温，治男子绝阳不兴，女子绝阴不产，润五脏，长肌肉，暖腰膝，益精，令人有子。）

仙茅一两，以糯米泔浸三宿，用竹刀刮去皮，于槐木砧子上切，阴干，其味辛，其性温（主丈夫虚损，老人失溺无子，久服通神强记，壮筋骨，益肌肤，长精神，明目，彭祖单服。）

远志一两，去心，其味苦（其性温，主伤中，补不足，除邪气，利九窍，益意惠，聪耳明目，强志不忘，久服轻身不老，好颜色，益精，补阴气。）

续断一两，捶碎，去筋脉，酒浸一宿（其味辛，其性温，主助气，润血脉，补不足。）

蛇床子一两，微炒（其味苦辛甘，其性平，主男子阴痿湿痒，久服轻身，好颜色，强阴，令人有子。）

巴戟一两，去心（其味辛甘，其性温，主阴痿，强筋骨，安五脏，补中，增志益气。）

茴香子舶上者，微炒（其味辛，其性平，主膀胱肾间冷气，国人重之，云有助阳道，用之一两。）

车前子一两（其味甘，其性平，微寒，生男子伤中，强阴益精，令人有子，明目，利水道。）

上药以上计九味，捣罗为细末，用鹿角脊髓五条，去血脉筋膜，以无灰酒一升，煮熬成膏，更研烂，同炼蜜少许和丸，如梧桐子大，每服五十丸，温酒下，空心服。不足者能补，痿者能健，滑者能涩，弱者能强，久服延年不老，令人多子。

（十）五香鳖甲散

治五脏虚劳气攻注，四肢无力，手足疼痛，背甲气刺，日渐瘦弱，心下气满，不思饮食。

鳖甲醋炙，二两　京三棱炮，一两　白茯苓一两　人参一两　大黄七钱半　黑附子一两半　枳壳一两　牛膝一两半　桂半两　羌活一两　槟榔一两　熟干地黄炒，一两半　厚朴去粗皮，一两　五味子一两　木香一两　丁香一两　当归炒，一两　白芍药一两　肉豆蔻一两　沉香一两

上药捣罗为细末，每服三钱，水一大盏、枣三枚、生姜五片，同煎至七分，去滓服，再将两服滓，用水一盏半，煎七分，一服。

（十一）补阴丹

滋益肾水真阴，镇伏心火大热，坚强骨髓，补养精气，治发热怔忪，脚膝痹弱，通调血脉，润泽肌肤，使心肾交泰，热无妄动，其功不可尽述。

磁石紧者，烧赤，醋淬七次，水飞过，晒干，秤三两　鹿茸三两，去毛，酥炙　生干地黄八两　石斛三两　泽泻三两　官桂一两半，去粗皮　杜仲三两，细切，炒去丝　山茱萸三两，生用

上药八味，除磁石外，捣罗为细末，后入磁石末，同研匀，炼蜜和丸，如梧桐子大，每服五十丸，温酒送下，或盐汤送下亦得，空心食前，日进一服，服两月觉效，一百日见功。

（十二）草灵丹

补肾益真，滋荣养卫，填实骨髓，坚固牙齿，聪耳明目，延年不老，悦颜色，黑髭鬓。

生地黄三十二两，细切，用无灰酒一斗，夜浸昼晒，七日酒尽，焙干　鹿茸二两，酥炙黄，焙干，为末　肉苁蓉二两，酒浸七日，研为泥，焙干　牛膝二两，酒浸七日，焙干　桂心一两　蛇床子一两　菟丝子一两，酒浸七日，研为末，焙干　远志一两，去心　大枣一百个，煮熟，去皮核，焙干

上为细末，原方炼蜜和丸，今改作酒、蜜、面糊为丸，如梧桐子大，每服三十丸，温酒下。

（十三）养寿丹

补五脏，散麻痛，驻容颜，黑髭鬓，壮筋骨，久服不老。

远志去心　菖蒲　巴戟去心　白术　茯苓　地骨皮　续断　枸杞子　甘菊花　细辛

熟地黄　车前子　何首乌　牛膝　苁蓉　菟丝子三味，酒浸　覆盆子各半两

上十七味，为细末，炼蜜和就，复臼千杵，丸如梧桐子大，每服二十丸，空心温酒下。

（十四）牛膝丸

治风气下疰，脚膝无力，筋骨酸疼，或上攻头面肿痛，遍身疼倦，壮热，并皆治之。

苁蓉酒浸　牛膝酒浸　防风去芦头　萆薢切碎，炒　海桐皮去粗皮　自然铜醋淬七次　威灵仙去土　金毛狗脊去毛　川乌头以上各一两，生，去皮脐　没药半两，另研　乳香半两，另研　地龙去土，二两　骨碎补去毛，四两　木鳖子去壳，另研，四两

上十四味，捣罗为细末，酒面糊为丸，如梧桐子大，每服五十丸，温酒送下，食前。

（十五）八物肾气丸

平补肾气，坚固牙齿，活血驻颜益寿。

熟地黄八两　山药四两　山茱萸四两　桂二两　泽泻三两　牡丹皮三两　白茯苓三两　五味子二两

上为细末，炼蜜为丸，如梧桐子大，每服五十丸，温酒下，空心食前，日二服。

（十六）烧肝散

治五劳七伤，三十六风，二十四冷，脐腹寒痛，四肢少力，困倦，黄疮久患诸药不能治者，并皆救之。

黑附子一两　缩砂仁　川芎　青皮　陈皮　肉桂　益智　肉豆蔻　红豆　山茵陈　柴胡去苗　芍药　桔梗　白术　苍术去皮，炒　远志去心　干姜　白芷　良姜　细辛　蓬莪术　芜荑　荜茇　大椒以上各半两

上二十四味，为细末，每服五钱，猪羊肝四两（劈开），葱白二枚（细切），掺药葱，重重尽，纸裹三五重，文武火烧香熟，空心食前，吃白面烧饼二个后，米饮送，次更吃好酒三、两盏，频频吃，此药多验。

（十七）仙茅丸

治男子真气不足，常服强筋骨，益精神，明目，黑须鬓，神验不可具述。

仙茅二升，糯米泔浸五日，浸去赤水，用铜刀去皮，铜刀锉取一斤，夏月止浸三日，风干不见日　苍术二斤，泔浸五日或三日，去皮焙干，秤取一斤　马蔺花　舶上茴香半斤　椒红二斤，醋炒，取红一斤　熟干地黄一斤，焙干，秤半斤　柏子仁半斤

上药为细末，醋煮糊为丸，如桐子大，酒丸亦得，每服三十丸至四十丸，或五十丸，空心食前，温酒下，一日二服，渐加至七八十丸。

（十八）覆盆子丸

壮筋骨，益子精，明目，髭发。

覆盆子去萼，一两　远志去心，一两　杜仲去皮，炒去丝，一两　柏子仁炒熟，别捣，二两　枸杞子焙干，秤二两　地肤子微焙香，一两　补骨脂盐炒，二两　山茱萸取肉，二两　山药别取末，二两　胡桃仁去皮，秤一两，另研

上药十味，为细末，将山药末同白面酒调糊为丸，如梧桐子大，每服四五十丸，空心，温酒下。

（十九）助神丸

治阴器不能运用，滋阴助阳，益血气，黑髭鬓，润泽皮肤，荣养肌肉，明目，壮筋

骨，益精补髓，其效不可细述。

何首乌用千里水淘，粱米泔浸软，用竹刀去皮，曝干，雌雄各半同，秤三十两，赤者为雄，白者为雌　生地黄投于水中，拣沉底者，于柳木甑中铺匀，瓦釜中，用千里水末，甑安于釜，王桑柴火蒸，得气通透，日中曝干，用生地黄自然汁洒匀，再曝干，如此蒸曝九遍，曝干，秤一十两　当归净洗，去芦头，焙干，七两　穿心巴戟七两，酒浸，焙干　五味子去枝，炒

上细末，为丸，梧桐子大，每服四五十丸，空心，温酒下。

（二十）菖蒲丸

建阳道，壮筋力，快气入小肠

商枳壳一分，麸炒　甘草半两，锉如豆许大，巴豆二十个一处炒，令巴豆黑色，不用巴豆　全蝎一分，葱筒内炙令焦色　木香半两　山茱萸一两，去核　木贼一分，去节　菖蒲一分　黑牵牛一两，生

上同为细末，用茴香半两，酒熬二三十沸，去滓，取酒作糊和丸，如梧桐子大，每服三、五十丸，食前温酒下。

（二十一）通络丸

益血明目，通经络，壮筋骨。

生干地黄二两　覆盆子二两　苁蓉二两，酒浸，焙干　巴戟一两，酒浸，焙干　川芎二两　白芍药一两　当归去须，一两　枳壳麸炒，去穰，二两　木香二两　川楝子半两　地肤子二两　楮实子一两　山茱萸三两　远志去心，一两　茯神去皮，一两　五味子一两

上为细末，酒面糊为丸，如梧桐子大，每服五十丸，温酒送下，空心米饮送下，晚食前亦得。

（二十二）加减仙茅丸

常服强筋骨，益精神，明目，黑须鬓，神验不可具述。

仙茅二斤，米泔浸五日，浸去赤水，用铜刀子去皮，用铜刀锉碎，夏月止浸三日，阴干不见日，干秤一斤　苍术二斤，米泔浸五日，或二日亦得，去皮，焙干，秤一斤　白茯苓去皮，秤八两　车前子一十二两　茴香炒香，秤八两　枸杞子一斤　生干地黄焙干，秤四两　熟干地黄焙干，秤四两　柏子仁微炒黄，捣，八两

上药为细末，酒煮面糊为丸，如桐子大，每服五、六十丸，空心食前，温酒下，日二服，渐加至七八十丸。

（二十三）延龄丹

治脾肾不足，真气伤惫，肢节困倦，举动乏力，怠惰嗜卧，面无润泽，可思饮食，气不宣畅，小腹里急，脐下疠痛，及奔豚盲肠气，攻充脐腹，发歇无时，常服补五脏，养真阳，和血脉，壮筋骨。

牛膝酒浸二宿　苁蓉酒浸二宿　金铃子去皮　补骨脂炒　川茴香炒，以上各七钱半　鹿茸去毛　益智仁　檀香　晚蚕蛾炒　没药　丁香　青盐　穿山甲以上各半两，炙　沉香　香附子炒　姜黄　薯蓣　木香　巴戟去心　甘草炙，以上各一两　乳香　白术　青皮　苍术三两

上药二十四味，捣罗为细末，酒煮面糊和丸，如梧桐子大，每服四十丸，空心温酒下，或煎茴香汤下。

（二十四）沉麝鹿茸丸

大补益脾肾，强壮筋骨，辟除一切恶气，令人内实五脏，外充肌肤，补益阳气，和畅荣卫。

沉香一两　麝香一两，别研　鹿茸一两

上药三味同研，拌令匀，水煮白面糊和丸，如梧桐子大，每服三十丸或五十丸，暖酒送下，空心服。

（二十五）益寿地仙丸

补五脏，填骨髓，续绝伤，黑须发，和血驻颜，轻身健体，延年益寿，补益丹田，清头目，聪耳听。

甘菊花一两　枸杞二两　巴戟天二两，去心　肉苁蓉二两

上四味，为细末，炼蜜和丸，如梧桐子大，每服三十丸，空心盐汤下，温酒亦得。

（二十六）人参补虚汤

治虚劳，少气不足，四肢困弱，嗜卧少力，心中悸动，夜多盗汗，常服补诸虚不足，建中进食。

黄芪　人参　陈皮去白　当归炙　桂去皮　细辛去叶土　前胡　白芍药去皮　甘草炙　白茯苓去皮　麦门冬去心　半夏炮　熟干地黄以上各二两

上一十三味为细末，每服三钱，水一大盏，入生姜五片、枣两个，煎至七分，稍热服，食前。

（二十七）神功七宝丹

补益真元，固精实髓，通畅百脉，悦泽颜色，久服延年益寿，强力壮神。

腽肭脐三两　黑附子炮，三两　阳起石火烧通赤，研，二两　钟乳粉二两　鹿茸去毛，涂酥炙，三两　龙骨二两　沉香一两　麝香半两

上药八味，同捣研罗为细末，再入麝香研匀，酒煮面糊为丸，如梧桐子大，每服五十丸，空心，温酒送下。

（二十八）苣胜丸一名补漏丸

治男子筋痿，少腹不利，小便频数，腰背疼闷，不能久立，则腿膝麻冷，难以屈伸，心意多忘，耳内蝉鸣，久服不厥，滋血气，壮元阳，髭鬓返黑，令人不老，添精补髓，益寿延年，神效不可具述，或妇人服之亦可。

苣胜子　甘菊花去萼　旋覆花去萼　吴白芷切　白茯苓去黑皮　肉桂去粗皮　荜澄茄去枝杖　牛膝去芦头，切，酒浸　覆盆子去枝杖　熟干地黄焙　远志去苗心，各一两　旱莲子去茎叶，七钱半

上药十二味，各修事毕，除野芝麻外，共为细末，再与野芝麻同碾罗匀细，酒煮面糊为丸，如梧桐子大，每服四五十丸，空心酒前温酒下，日进一两服。久服忌羊血、生葱、萝卜等。

（二十九）补虚黄芪汤

治诸虚不足，少腹急痛，胁肋膜胀，脐下虚满，胸中烦悸，面色萎黄，唇口干燥，少力身重，胸满短气，腰背强痛，骨肉酸疼，行动喘乏，不能饮食，或因劳伤过度，或因病后不复，并宜服之。

人参三两，去芦　当归三两，去芦　白术三两　黄芪三两　桂三两，去粗皮　甘草三两，炙　白芍药六两

上为粗末，每服三钱，水一盏、生姜三片、枣一枚，同煎至七分，去滓温服，食前，日进三服。

（三十）何首乌丸

补养五脏六腑，强筋壮骨，黑髭发，坚固牙齿，久服延年益寿，驻颜色。

何首乌雌雄各半，刮捣者，俱不犯铁，用第一淘米泔浸一伏时，次日漉出，于银器内，先排枣一重，各劈开，上铺何首乌一重，再上桃枣一重，复再铺何首乌一重，令尽，次日入清河水于药上，有水约五指以来，用慢火煮，候枣极烂，并何首乌稍软，取出，不用枣，只拣何首乌，入渍水中，浸少时，用竹刀刮去黑皮及两面浮沫，令净，竹刀切作薄片子，慢火焙干，取净一斤

上药用石杵臼内，捣罗为细末，炼蜜和丸，如梧桐子大，每日空心，温酒或米饮送下六十丸，服至半月，加至七八十丸，又服一月，加至一百丸，服之百日前疾皆去。

（三十一）未央丸

治气血虚弱，肢体沉重，情思少乐，饮食减少，及肾气衰惫，腰腿沉重。

苣胜子九蒸，九曝　巴戟去心　川椒去目　枸杞　甘菊花　菖蒲　人参去芦头，以上各一两

上用金襕袈裟一具，东流水洗千遍，荷叶裹，用文武火烧，稍干，好酒煮烂，入药末为丸，如梧桐子大，每服六七十丸至百丸，空心温酒或米饮下，日进二服。药一两，用膏末子一两。

（三十二）胡桃丸

益精补髓，强筋壮骨，延年益寿，悦心明目，滋润肌肤，壮年高人脏腑不燥结，久服百病皆除。

补骨脂　杜仲　萆薢　胡桃仁四两

上将补骨脂、杜仲、萆薢三味，捣罗为细末，次入胡桃膏子，一处拌和令匀，再捣千余下，丸如桐子大，每服三十丸至五十丸，空心温酒下，盐汤亦可。

（三十三）延寿丹

治肾经不足，补精髓，益气，壮元阳，久服轻身耐老。

松脂三十两，依法煮炼白者　茯苓　甘菊花一十两　柏子仁一十两，以上各取末

上四味为末，炼蜜和丸，如梧桐子大，每服二十丸，空心温酒送下，或盐汤亦可，一日三服，应是诸疾，服之皆愈。

（三十四）何首乌丸

补养五脏六腑，强筋壮骨，黑髭发，坚固牙齿，久服延年益寿，驻颜色。

何首乌去粗皮

上不犯铜铁器。为细末，用枣肉和丸，如豌豆大，每服七八十丸，空心温酒送下，或米饮亦可。忌猪肉、血、无鳞鱼、触筑无力。

（三十五）肾气丸

治肾气虚乏，下元冷惫，夜多旋溺，脚膝缓弱，肢体倦怠，面色黧黑，可思饮食，又治脚气上入少腹不仁，及虚损不足，渴饮冷水，腰重疼痛，少腹拘急，小便不利，或男子消渴，小便及多者，并宜服之。

熟干地黄八两　山药四两　白茯苓三两　山茱萸五两　泽泻四两　牡丹皮三两　五味子六两　桂心三两

上为细末，炼蜜和丸，如梧桐子大，每服五十丸，空心温酒送。

（三十六）丁香生胃散

治中焦不和，气滞不下，呕逆恶心，饮食进退，肢体困倦。常服进美饮食，止呕逆消痰。

丁香　藿香叶　肉桂去粗皮　姜黄　甘草炙，各等分

上为细末。每服三钱，水一盏、生姜三二片，煎至七分，去滓，食前温服。

（三十七）沉香温胃丸

治脾胃虚弱，三焦痞塞，中脘气滞，胸膈满闷，宿寒留饮，停积不消，心腹刺痛，胁肋膨胀，呕吐痰逆，噫气吞酸，肠鸣泄利，水谷不化，肢体倦怠，不思饮食。常服可益脾胃，大进饮食，温中消痞，宽膈顺气。

沉香剉 陈皮去白 青皮去白 人参去芦头 大麦芽炒 干姜炮 神曲炒 白茯苓 桂并去粗皮 甘草炙，各一两 丁香 木香 高良姜剉 丁香皮切 白豆蔻仁 荜茇 缩砂仁 红豆各五钱 白术剉，炒，二两 大椒二钱五分

上为细末，炼蜜和丸，每两作一十丸。每服一丸，食前细嚼，生姜汤下。

（三十八）厚朴丸

和脾暖胃，补虚益气。治心腹疼痛，胸膈虚痞，腹胀肠鸣，口苦吞酸，肢体倦怠，饮食减少，痰逆恶心，时发呕吐，大便不调，或即泄泻。

川厚朴生姜汁制，去皮，四两 干姜炮 川椒去闭口及目，微炒 桂去粗皮，各二两

上为细末，水煮面糊为丸，如梧桐子大。每服三十丸至五十丸，食前温米饮送下。

方说：《御药院方》为皇家御用方药，许国桢总结了宋、金、元三朝代御药院用药，参考了《医方集成》、《南北经验方》、《袖珍方》、《医方大成》、《秘宝方》、《永类钤方》等医著，集前朝前人之经验，修订成方，虽方有重复，但用意、采法、用量、体会各不尽同。本书所选用《御药院方》之方剂，多具补肾、助阴起阳、补脾、调肝、壮筋骨、和脾胃功效，治肾气衰惫、丹田不足、脾胃不和、肝风筋软等病症中的疲劳症候。

**三十四、《世医得效方》**

公元1345年，元代危亦林撰著根据其五世家传医方《世医得效方》。所采历代及家传诸方，必与作者之前历代医家方剂有所重复，但因系其自经验习用之法，体会必有不同，故本书仍按原著将有抗疲劳、延年益寿之方药38首，介绍如下。

（一）玉锁固真丹

治心气不足，思虑太过，肾经虚损，真阳不固，漩有遗沥，小便经岁白浊，或淡赤，或如膏，梦寐精泄，甚则身体拘倦，骨节酸疼，饮食不进，面色黧黑，容枯肌瘦，唇口干燥，虚烦盗汗，举动力乏，多服取效。

白龙骨半斤 磁石醋淬七次 朱砂各一两 牡蛎煅，一两 紫梢花一两半 家韭子 菟丝子各二两半 鹿茸酒浸，炙 白茯苓 川巴戟 官桂 肉苁蓉酒浸，炙 桑螵蛸酒浸，切，炙 远志甘草水煮，取皮，姜汁炒 当归去尾 苍术切，酒炒 茴香炒 吴茱萸炒 川楝子炒 桑寄生真者 沉香不见火 木香不见火 黄芪去芦 绵附子熟炮，以上各一两

上为末。炼蜜丸如梧子大，每服五十丸，温酒、盐汤任下。

（二）子午丸

治心肾俱虚，梦寐惊悸，体常自汗，烦闷短气，悲忧不乐，消渴引饮，漩下赤白，停凝浊甚，四体无力，眼昏，形容瘦悴，耳鸣头晕，恶风怯冷。

榧子去壳，二两 莲肉去心 枸杞子 白龙骨 川巴戟去心 补骨脂炒 真琥珀另研 芡实 苦楮实去壳 白矾枯 赤茯苓去皮 白茯苓去皮 文蛤 莲花须盐蒸 白牡蛎煅，各一两

上为末。酒蒸肉苁蓉一斤二两，烂研为丸，梧桐子大，朱砂一两半重细研为衣。浓煎

萆薢汤，空心吞下。忌劳力房事，专心服饵。渴止浊清，自有奇效。

（三）川方五子丸

治小便夜多，脚弱，老人虚人多有此证，令人卒死，大能耗人精液，头昏。

菟丝子酒蒸　家韭子略炒　益智仁去皮　茴香子炒　蛇床子去皮壳，炒

上等分为末，酒糊丸，如梧子大，每服五、七十丸，糯米饮、盐汤任下。

又方：治夜多小便。上取纯糯米糍一片，临卧炙令软熟啖之，仍以温酒下，不饮酒，汤下，多啖愈佳，行坐良久，待心间空便睡，一夜十余行者，当夜便止。

（四）养荣汤

治积劳虚损，四肢沉滞，骨肉酸疼，吸吸少气，行动喘乏，小便拘急，腰背强痛，心虚惊悸，咽干唇燥，饮食无味，阴阳衰弱，悲忧惨戚，多卧少起，久者积年，急者百日，渐至瘦削，五脏气竭，难可振复。又治肺与大肠俱虚，咳嗽下利，喘促少气，呕吐痰涎。

黄芪　当归　桂心　甘草　橘皮　白术　人参各一两　白芍药三两　熟地黄　五味子　茯苓各三分　远志去心，姜炒半两

上㕮散，每服三钱，生姜三片、红枣二枚煎，空腹服。遗精梦泄，加龙骨一两。咳嗽加阿胶甚妙。

（五）参香散

治心气不宁，诸虚百损，肢体沉重，情思不乐，夜多异梦，盗汗失精，恐怖烦悸，喜怒无时，口干咽燥，渴欲饮水，饮食减少，肌肉瘦悴，渐成劳瘵。常服补精血，调心气，进饮食，安神守中，攻效不可尽述。

人参　黄芪　白茯苓　白术　山药　莲肉去心，各一两　乌药　缩砂仁　橘红　干姜炮，各半两　甘草炙，三分　丁香　南木香　檀香各一分　沉香二钱

上㕮散，每服三钱，姜三片、枣一枚煎，食前服。一法有炮熟附子半两，或为末一匕，苏盐汤调亦可。

（六）黄芪益损汤

治男子、妇人、童男、室女诸虚不足，荣卫俱弱，五劳七伤，骨蒸潮热，腰背俱急，百节酸疼，夜多盗汗，心常惊惕，咽燥唇焦，嗜卧少力，肌肤瘦瘁，咳嗽多痰，咯唾血丝，寒热往来，颊赤神昏，全不用食。服热药则烦躁，冲满上焦，进凉药则膈满而腹痛，宜服此药，极有神效。兼治大病后荣卫不调，妇人产后血气未复。

人参去芦　石斛去根　甘草　黄芪去芦　木香　白术　当归　正桂　茯苓　芍药　半夏　川芎　熟地黄去土，酒炒　山药　五味子　牡丹皮去骨　麦门冬去心，各等分

上㕮散，每服三钱，水一盏半，生姜五片、枣二枚、小麦五十粒、乌梅一个煎，空心食前服。

（七）万安丸

补下经，起阴发阳，能令阳气入脑，安魂定魄，开三焦，破积聚，消五谷，益精气，安脏腑，除心中虚热，强筋骨，轻身明目，去冷除风，无所不治，补益极多，常服最妙。七十老儿服之，当有非常力。

苁蓉四两，酒浸　干薯蓣　五味子各二两半　杜仲三两半　牛膝酒浸　菟丝子酒浸　赤石脂煅　白茯苓去皮　泽泻　山茱萸去核　巴戟去心　熟干地黄以上各二两　附子炮，去皮脐　牡丹皮去骨　官桂去粗皮，各一两

上为末，别用苁蓉末半斤，酒熬膏，和丸梧桐子大，每服五、七十丸，空心，温酒下。不在将息，别无所忌，只忌浓醋及陈臭之物。七日后四体光泽，口唇赤，手足热，面有光润，消食体轻，舌厚声响，是其验也。十日长肌肉，其药通中入脑，鼻辛酸，不可怪也。又加减法，若要肥，加燉煌石膏二两。如失狂多忘，加远志一两。体少津润，加柏子仁一两。欲进房事，加白马茎，若无，用鹿茸代之，二两去毛酥炙。阴下湿痒，加蛇床子一两。

（八）黄芪丸

治丈夫肾脏风虚，上攻头面虚浮，耳内蝉声，头目昏眩，项背拘急，下注腰脚，脚膝生疮，行步艰难，脚下隐疼，不能踏地，筋脉拘挛，不得屈伸，四肢少力，百节酸疼，腰腿冷重，小便滑数，及瘫缓风痹，遍身顽麻，又疗妇人血风，肢体痒痛，脚膝缓弱，起坐艰难，并宜服之。

黄芪去芦　杜蒺藜炒，去刺　茴香炒　川楝子去核　川乌炮，去皮脐　赤小豆　地龙去土，炒，各一两　乌药二两　防风去芦，一两

上为末，酒煮面糊丸，梧桐子大，每服十五丸，温酒、盐汤吞下，妇人醋汤下，空心服。

（九）茴香丸

治丈夫元脏久虚，冷气攻冲，脐腹疞痛，腰背拘急，面色萎黄，饮食减少，及膀胱小肠气痛，并肾脏风毒，头面虚浮，目暗耳鸣，脚膝少力，肿痛生疮。妇人血脏虚冷，食减少力，肢体疼痛，并宜服之。久服补虚损，除风冷，壮筋骨，明耳目。

威灵仙洗去土　川楝子炒　川乌去皮脐，各三两　杜乌药五两　川椒去目及闭口者，炒出汗，二两　地龙去土，炒，七两　赤小豆八两　陈皮　萆薢各三两　茴香炒，八两　防风去苗，三两

上为末，煮面糊丸，如梧子大，空心晚食前，温酒下二十丸，盐汤亦可，糊用酒煮。小肠气痛，炒茴香、生姜酒下。脚转筋，木瓜汤下。妇人血脏虚冷，温醋汤下。脐腹绞痛，滑泄冷痢，浓艾汤下。

（十）还少丹

补心肾虚损，脾胃怯弱，神志俱耗，腰脚沉重，精神昏乱，气血凝滞，饮食无味，肌体瘦倦，小便白浊，耳聋目暗等疾。

山药　川牛膝酒浸，各一两半　白茯苓去皮　楮实子　舶上茴香　巴戟去心，酒浸　杜仲去粗皮，姜酒涂，炙　肉苁蓉酒浸一宿，焙　五味子　石菖蒲微炒　枸杞子各一两　远志一两，甘草水煮，去心，姜汁拌炒　熟地黄酒洗，蒸，半两　山茱萸去核，一两

上为末，炼蜜入枣子蒸熟，去皮核，同为丸，梧桐子大，朱砂末五钱为衣，每服三十丸，空心，温酒、盐汤下，日进三服。心气不宁，加麦门冬；少精神，加五味子；阳弱加续断。久服百病不侵。

（十一）天真丸

治男子、妇人先曾损血，及脱血肌瘦，绝不入食，行步不得，手足痿弱软遂，血气枯槁，形神不足。如滑肠不食，守死无法可治者，如咽喉窄，下食不得，只能五、七粒渐渐服之，粒数多便可养起。久服令人面色红润，无血者使生血，并津液干大便燥者，服之自润。实中有虚，虚中有实，皆可治之。

羊肉七斤，精者，去筋膜脂皮，批开入药　肉苁蓉十两　湿山药去皮，十两　当归去芦，洗，十二两　天门冬泡，去心，切焙，十两

上四味，安在羊肉内，裹定，用麻线扎缚，取上色糯酒四瓶，煮令尽，再入水二升又煮，直候肉如泥，再入黄芪末五两、人参末三两、白术末二两、熟糯米饭焙干为末一十两，前后药末，同剂为丸，梧桐子大，一日约服三百粒，初服百粒，加至前数。服之觉有精神，美饮食，手足添力，血脉便行轻健。如久喑不言者，服之半月，语言有声。血下喘咳，行步不得，服之效。恐难丸，即入蒸饼五七枚，焙干为末，同搜和之，酒送下，空心食前，盐汤亦可。

（十二）补骨脂散

治因感卑湿致疾，久之阳气衰绝，乳石补益药不效，服此收功。常服延年益气，悦心明目，补益筋骨。忌食芸苔、羊血。

好补骨脂十两，拣净，洗，为末　胡桃肉去皮，二十两，研如泥

上炼蜜和二味均如饴，盛瓦器中，旦日以温酒化药一匙，熟水亦可。或为丸服。

（十三）人参黄芪散

治虚劳客热，肌肉消瘦，四肢倦怠，五心烦热，口燥咽干，颊赤心忪，日晚潮热，夜有盗汗，胸胁不利，减食多渴，咳唾稠黏，时有脓血。

天门冬去心，三两　半夏汤洗七次，去滑，姜汁炒　桑白皮炒，各两半　鳖甲去裙醋，炙，二钱　知母　紫菀各一两半　秦艽二两　人参一两　白茯苓二两　黄芪　赤芍药各一两半　柴胡　地骨皮各二两　甘草一两五钱　桔梗一两

上剉散，每服三大钱，水一盏半煎，食后温服。

（十四）双和汤

治男子、妇人五劳六极七伤，心肾俱虚，精血气少，遂成虚劳，百骸枯瘁，四肢倦怠，寒热往来，咳嗽咽干，行动喘乏，面色萎黄，略有所触，易成他疾。或伤于冷，则宿食不消，脾疼腹痛，泻痢吐逆。或伤于热，则头旋眼晕，痰涎气促，五心烦热。或因饥饱动作，喜怒惊恐，病随而至。或虚胀而不思食，或多食而不生肌肉，心烦则虚汗盗汗。一切虚劳不敢服燥药者，并宜服之。常服调中养气，益血育神，和胃进食，补虚损。

白芍药三两半　当归洗净，酒炒　熟地黄洗，酒蒸　黄芪去芦，蜜炙，各一两半　甘草炙，一两一钱半　川芎去芦，一两五钱　肉桂一两一钱

上剉散，每服三钱，生姜三片、枣二枚煎，空心食前服。忌生冷、果核等物。

（十五）秦艽鳖甲散

治男子、妇人气血劳伤，四肢倦怠，肌体瘦弱，骨节烦疼，头昏颊赤，肢体枯槁，面色萎黄，唇焦口干，五心烦热，痰涎咳嗽，腰背引痛，乍起乍卧，梦寐不宁，神情恍惚，时有盗汗，口苦无味，不美饮食，及治山岚瘴气，寒热往来。

荆芥去梗　贝母去心，各一两　白芷半两　干葛二两　天仙藤　前胡各一两　羌活　肉桂各半两　青皮　柴胡去须　甘草　秦艽去芦，洗　鳖甲去裙醋，炙，一两

上剉散，每服三钱，水一盏半，生姜三片煎，不拘时，为末酒调亦得。常服养气血，调荣卫，解倦怠。

（十六）沉香鳖甲散

治男子、妇人五劳七伤，气血虚损，腰背拘急，手足沉重，百节酸疼，面色黑黄，肢体倦怠。行动喘乏，胸膈不快，咳嗽痰涎，夜多异梦，盗汗失精，嗜卧少力，肌肉瘦悴，不思饮食，日渐羸弱，一切劳伤诸虚百损，并能治之。

干蝎二钱半　沉香　人参　木香　巴戟去心，各半两　附子去皮脐，一两　肉豆蔻四个　肉桂一两　川当归去尾　熟干地黄净洗，酒洒，焙，七钱半　白茯苓　牛膝去芦　黄芪各半两　羌活七钱半　柴胡去芦　荆芥去梗　半夏姜汁炒，各半两　鳖甲去裙醋，炙，一两　秦艽半两，去芦

上剉散，每服三钱，水一盏半，生姜三片、葱白二寸、枣二枚（擘破）煎，空心食前服。

（十七）小安肾丸

治肾气虚乏，下元冷惫，夜多旋溺，肢体倦怠，渐觉羸瘦，腰膝沉重，嗜卧少力，精神昏愦，耳作蝉鸣，面无颜色，泄泻肠鸣，眼目昏暗，牙齿蛀痛，并皆治之。

香附子　川乌　川练子各半斤，用盐二两、水二升同煮，候干，剉焙　熟干地黄二两　茴香六两　川椒二两，去目及闭口者，炒出汗

上为末，酒糊丸，如梧子大，每服二十丸至三十丸，空心，盐汤、盐酒任下。常服补虚损，下元冷惫。

（十八）北亭丸

治脾元气弱，久积阴冷，心腹胁肋胀满刺痛，面色青黄，肌体瘦弱，怠惰嗜卧，食少多伤，噫气吞酸，哕逆恶心，腹中虚鸣，大便泄利，胸膈痞塞，饮食不下，呕哕霍乱，体冷转筋，及五膈五噎，痃癖瘕聚，翻胃吐食，久痛久痢，并治之。

缩砂仁　胡椒　肉桂　厚朴去粗皮，姜汁炒　附子炮，去皮脐　川芎　当归　陈皮　干姜　甘草各四两　阿魏醋化，去沙石，二两，别研　白术三两　青盐别研，二两　北亭醋淘，去沙石，二两，别研　五味子拣，一两半

上为末。用银石锅内入好酒醋五升，白沙蜜十两，先下北亭、阿魏、青盐三味，并好头面一升，同煎稠黏，便下药末半斤以来，更煎如稀面糊，渐渐入药末煎得所，离火，取出更以干药末和搜成剂，更捣千杵，丸如梧桐子大，每服十五丸，微嚼破，用生姜盐汤下，温酒亦可，空心服。忌羊血、豆豉汁。

（十九）巴戟丸

补肾脏，暖丹田，兴阳道，减小便，填精益髓，驻颜润肌。治元气虚惫，面目黧黑，口干舌涩，梦想虚惊，眼中冷泪，耳作蝉鸣，腰胯沉重，百节酸疼，项筋紧急，背胛劳倦，阴汗盗汗，四肢无力，及治妇人子宫久冷，月脉不调，或多或少，赤白带下，并宜服之。

良姜六两　紫金藤十六两　巴戟三两　肉桂四两　青盐二两　吴茱萸四两

上为末，酒糊丸，梧桐子大，每服二十丸，暖盐酒送下，盐汤亦可，日、午、夜卧各一服。

（二十）石刻安肾丸

治真气虚惫，脚膝缓弱，目暗耳鸣，举动倦乏，夜梦遗精，小便频数，一切虚损。久服壮元阳，益肾气，健筋骨，生血驻颜，扶老资寿。

苍术四两，一两用茴香一两炒，一两用青盐一两炒，一两用茱萸一两炒，一两用猪苓一两炒，各炒令黄色，取术用　川乌炮，去皮脐　附子同上　川楝子酒浸，去核　巴戟去心，炒　白术炒　陈皮炒，各一两　肉苁蓉酒浸，炙　补骨脂炒，各二两　茯苓一两，炒　肉豆蔻面裹煨　木香不见火　当归火焙干，各一两　杜仲炒，去丝，二两　熟地黄酒浸蒸十次，火焙　菟丝子酒浸，炒　茴香　黑牵牛半生半炒　山药炒，各一两　晚蚕蛾去头足翅，炒　胡芦巴酒浸，炒　肉桂不见火　石斛炒　川牛膝酒浸，炒，各

一两

上为末，酒煮面糊丸，梧桐子大，每服四十丸，空心盐汤下。

（二十一）青盐丸

补虚，益肾气，明目，治腰疼，及治精滑漩多，四体困乏，久服有效。

黑牵牛二两，炒，别研，取头末　山药去皮　杜仲炒断丝　川乌炮，去皮脐　川楝子去核　茴香炒　红椒皮炒　青盐别入　补骨脂炒　陈皮去白　苍术切炒黄色　附子炮去皮脐

上等分为末，入青盐同酒煮面糊丸，梧桐子大，每服三十丸，空腹盐汤下。

（二十二）菟丝子丸

治肾气虚，面色黧黑，目暗耳鸣，心忪气短，举动乏力，脚膝缓弱，小便滑数，房室不举，股内湿痒，小便涩痛，出血遗沥。久服补五脏，去万病，益颜色，聪耳明目。

菟丝子净洗，酒浸，炒，一两　石斛去根，三分　熟地黄去土，酒炒　白茯苓去皮，各三分　川牛膝去苗，酒浸，焙干，三分　五味子半两　泽泻一两　山茱萸水洗，去核，三分　鹿茸去毛，酥炙，一两　川续断三分　桑螵蛸酒浸，炒　覆盆子去枝叶并萼，各半两　防风去苗、叉　杜仲去粗皮，炒，各三分　石龙芮去土，一两　肉苁蓉酒浸，切焙　补骨脂酒炒　荜澄茄　黑角沉香　茴香炒　川巴戟去心，各三分　大川芎半两　肉桂去粗皮　绵附子炮，去皮脐，各一两

上为末，酒煮面糊为丸，梧桐子大，每服二十丸，温酒或盐汤下，空心。脚膝无力，木瓜汤下，晚食前服。

（二十三）大建中汤

治虚热盗汗，百节酸疼，腰痛，肢体倦怠，日渐羸弱，口苦舌涩，心怔短气。

绵黄芪炙　远志灯心煮，去心　当归洗　泽泻各三两　白芍药　龙骨　人参各二两　甘草炙一两

上㕮散，每服四钱，水二大盏，生姜五片煎，热服。气弱加炮附子二两，腰痛筋急加去粗皮官桂一两。

（二十四）青蒿散

治虚劳盗汗骨蒸，咳嗽胸满，皮毛干枯，四肢懈惰，骨节疼痛，心腹惊悸，咽燥唇焦，颊赤烦躁，涕唾腥臭，困倦少力，肌体潮热，饮食减少，日渐瘦弱。

天仙藤　鳖甲醋炙　香附子炒，去毛　桔梗去芦　柴胡去苗　秦艽　青蒿以上各一两重　乌药半两　甘草炙，一两半　川芎二两半

上㕮散，每服姜三片煎，不拘时候温服。小儿骨蒸劳热，肌瘦减食者，每一钱，水盏半，小麦三十粒煎服。

（二十五）聚宝养气丹

治诸虚不足，气血怯弱，头目昏眩，肢节倦怠，心志昏愦，夜梦失精，小便滑数，脾胃气虚。又治诸风瘫痪，半身不遂，语言蹇涩，肢体重痛，寒湿气痹。或久寒宿冷泄泻，发疟寒热，下痢赤白，及肠风痔瘘，下血不止，妇人子脏久冷，崩漏带下五色，月候不调，腹胁刺痛，血瘕血闭，羸瘦乏力并皆治之。

代赭石　紫石英　赤石脂　禹余粮以上四味各二两，醋焠，水飞过，搜作锭子，候十分干，入沙合内养火三日，罐子埋地中出火毒一宿　阳起石煅　肉豆蔻面包煨　鹿茸酒炙　补骨脂酒炒　钟乳粉　五灵脂酒研　茴香酒炒　柏子仁　当归酒浸，炙　远志去心，酒炒　没药别研　白茯苓　附子炮　天雄炮　胡椒　沉香　丁香　木香　乳香　黄芪蜜炙　山药　苁蓉焙　肉桂　巴戟各半两

血竭 琥珀 朱砂 麝香各三钱

上为末，糯米糊丸，梧桐子大，留朱砂、麝香为衣，每服三十丸，空心，人参汤或枣汤下。妇人醋汤。

（二十六）金锁正元丹

治真气不足，元脏虚弱，四肢倦怠，百节酸疼，头昏眩痛，目暗耳鸣，面色黄黑，鬓发脱落，头皮肿痒，精神昏困，手足多冷，心胸痞闷，绕脐切痛，膝胫酸疼，不能久立。或脚弱隐痛，步履艰难，腰背拘急，不得俯仰，腹痛气刺，两胁虚胀，水谷不消，大便不调，呕逆恶心，饮食减少，恍惚多忘，气促喘乏，夜多异梦，心忪盗汗，小便滑数，遗精白浊，一切元脏虚冷，皆治之。

五倍子四两 巴戟去心，十三两 茯苓四两 胡芦巴炒，半斤 补骨脂酒炒，五两 肉苁蓉洗，焙，半斤 龙骨 朱砂别研，各一两半

上为末，入研药令匀，酒糊丸，梧桐子大，每服十五丸至二十丸，空心食前。温酒吞下，盐汤亦可。

（二十七）附子建中汤

治脾气虚寒，腹胁胀满，身体沉重，面色萎黄，呕吐不食，水谷不化，大腑自利。

肉豆蔻面裹煨 白豆蔻仁 附子炮，去皮脐 厚朴去皮，姜汁拌炒 白术去芦 干姜炮 红豆 神曲炒，各一两 丁香 胡椒 木香不见火 甘草炙，各半两

上㕮散，每服四钱，水一盏半，生姜五片、红枣一枚，煎至七分，去渣温服。

（二十八）参苓白术散

理心脾气弱，神昏体倦，饮食不进，多困少力，中满痞噎，心忪上喘，呕吐泻利。

人参 白茯苓去皮 白术去芦 山药 甘草各一两 缩砂仁 桔梗去芦 薏苡仁 莲肉 扁豆姜汁浸，去皮，七钱半

上为末，每服二钱，枣汤下，小儿量岁数与之，此药中和不热，久服养气育神，醒脾悦色，顺正辟邪。

（二十九）平胃散

治脾胃不和，不思饮食，心腹胁肋胀满刺痛，口苦无味，胸满短气，呕哕恶心，噫气吞酸，面色萎黄，肌体瘦弱，怠惰嗜卧，体重节痛，常多自利，或发霍乱，及五噎八痞，膈气反胃，并宜服之。

苍术去粗皮，米泔浸二日，一斤二两 厚朴去粗皮，姜汁拌炒 陈皮去白各，一两二分 甘草炒，三分

上为末，每服二钱，以生姜三片、红枣二枚煎汤调服，或盐汤调，空心食前热服。常服调气暖胃，化宿食，消痰饮，辟风寒冷湿，四时非节之气，为散煎亦可，加人参尤妙。

（三十）小菟丝子丸

治肾气虚损，五劳七伤，小腹拘急，四肢酸疼，面色黧黑，唇口干燥，目暗耳鸣，心忪短气，夜梦惊恐，精神困倦，喜怒无常，悲忧不乐，饮食无味，举动乏力，心腹胀满，脚膝痿缓，小便滑数，房室不举，股内湿痒，水道涩痛，小便出血，时有遗沥，并宜服之，久服填骨髓，续绝伤，补五脏，去万病，明视听，益颜色，轻身延年，聪耳明目。

石莲肉二两 菟丝子酒浸，焙，研为末，五两 白茯苓焙，一两 山药二两七钱半，打糊

上为末，山药糊搜和为丸，如梧子大，每服五十丸，空心，温酒或盐汤下。如脚膝无力，木瓜汤下，晚食前再服。

（三十一）敛阳丹

治诸虚不足，心肾不安，气弱头晕，自汗力倦，阳气不敛，安神益志，顺气调荣甚妙。

灵砂　钟乳各研取末，二两　金铃子蒸熟，去皮核　沉香镑　木香　附子炮，去脐　胡芦巴酒浸，炒　阳起石研细，水飞　补骨脂酒浸，炒　舶上茴香炒　肉豆蔻面裹煨，以上各一两　鹿茸酒炙　苁蓉酒洗　牛膝酒浸，去芦　巴戟去心，各一两　肉桂半两　当归头一两

上为末，研和令匀，酒煮糯米糊丸，梧桐子大，日干，每服三十丸，空心枣汤下，盐汤或温酒亦可。

（三十二）沉附汤

治上盛下虚，气不升降，阴阳不和，胸膈痞满，饮食不进，肢节痛倦。

附子炮，去皮脐，一两　沉香剉，分半两

上剉散，分作三服，水二盏，姜十片，煎至八分，食前温服。

（三十三）芪附汤

治气虚阳弱，虚汗不止，肢体倦怠。

黄芪去芦，蜜炙　附子炮，去皮脐

上等分剉散，每服四钱，水二盏，姜十片煎，不拘时服。

（三十四）茸附汤

治精血俱虚，荣卫耗损，潮热自汗，怔忡惊悸，肢体倦乏，但是一切虚弱之证，悉宜服之。

鹿茸去毛，酒蒸，一两　附子炮，去皮脐，一两

上剉散，为作四服，水二盏，生姜十片，煎至八分，去滓食前温服。

（三十五）加味四斤丸

治肾热肝虚，热淫于内，致筋骨痿弱，自不胜持，起居须人，足不任地，惊恐战悼，潮热时作，饮食无味，不生气力，诸虚不足。

苁蓉酒浸　牛膝酒浸　天麻　木瓜干　鹿茸燎去毛，切，酥炙　熟地黄　五味子酒浸　菟丝子酒浸，别研

上为末，炼蜜丸，如梧子大，每服五十丸，温酒米饮，食前任下（一法不用五味子，有杜仲）。

（三十六）麋角丸

治五痿皮缓毛瘁，血脉枯槁，肌肉薄著，筋骨羸弱，饮食不滋，庶事不兴，四肢无力，爪枯发落，眼昏唇燥，疲惫不能支持。

麋角镑，一斤，重酒浸一宿　大附子生，去脐，一两半　熟地黄四两

上用大麦米二升，以一半籍底，以一半在上，以二布巾隔覆，炊一日，取出药，与麦别焙干为末，以浸药酒，添清酒煮麦粉为糊，搜和得所，杵三千下，丸如梧子大，每服五十丸，温酒或米汤下，食前服。

（三十七）通气驱风汤

治男子、妇人血气虚弱，虚风攻注，肌体颤掉，肩背刺痛，手足拳挛，口眼㖞斜，半身不遂，头目眩晕，痰涎壅盛，语言蹇涩，行步艰难，心忪气短，客风所凑，四肢拘急，鼻塞声重，头疼，脾胃不和，心腹刺痛，胸膈不快，少力多困，精神不爽，不思饮食，呕

吐恶心，霍乱吐泻，胎前产后，但是气虚百病，皆可服之。

天台乌药五两 桔梗去芦 川白芷 川芎 甘草炙 陈皮去白 白术各三两半 麻黄去根节 枳壳麸炒，去穰，各两半 人参去芦，半两

上为末，每服三钱，紫苏、木瓜煎汤调下。去白术加干姜、僵蚕，名乌药顺气散。卒中风，气不顺，手足偏枯，流注经络，四肢骨节疼痛，或身如板片，举动不得，筋脉拘挛，先宜多服，得手足间微汗为妙。又脚气步履艰难，脚膝软弱，妇人血风，老人冷气，上攻胸臆，两胁刺痛，咳嗽心腹膨胀，为散，每服四钱，生姜三片、红枣二枚煎服。或闪挫身体，不能屈伸，温酒调服。遍身搔痒抓成疮，薄荷煎服。常服疏风，通滞气，调荣卫，进饮食，大有神效。一方每料加天麻一两、沉香五钱亦效，并不拘时候。

（三十八）万金汤

治风补虚，顺荣卫，通血脉，并腰脚膝沉重，缓弱无力，及治手足风，累验。

续断 杜仲去粗皮，炙香，切 防风 牛膝酒浸，焙 华阴细辛 白茯苓 人参 辣桂去粗皮 当归切，焙 甘草炙，各一两 川芎 独活 秦艽去土 熟地黄各半两，切，酒拌微火炒

上㕮散，每服五钱，水二盏煎过，空腹热服。若左臂不遂，得痊愈后，而手指不便无力。试诸药不效者，不半剂可愈。血虚体弱，加鹿茸、肉苁蓉各半两。

方说：《世医得效方》是元代危亦林据王世家传医方编写而成，其中一些方剂是其以前医著所载方剂，但经危氏几代人应用，使其方用途更加显著而实际，为后人提供了对方剂掌握与应用之经验，亦系我国传统中医世代相传，不断深化衍进之真实情况。

**三十五、《南北经验方》**

公元1346年，元代孙允贤撰箸《南北经验方》（《医方大成》增补而成）。本书选其有抗疲劳、延年益寿作用方剂1首，介绍如下。

《拔粹方》双和散

补益血气，治虚劳少力。

黄芪 熟地黄 当归 川芎 官桂 白芍药 甘草各三分 人参三钱

上㕮咀，每服五钱，水二钱、生姜三片、肥枣一枚，同煎至八分，去滓，温服。大病之后，虚劳气乏者，此调皆验，温而有补。

方说：此方为八珍汤加减，去苓、术，加芪、桂，对肾、肝疲劳有疗效。

## 第三节 明代抗疲劳方剂介绍（307首）

明代抗疲劳、延年益寿方剂包括：明代徐彦纯《玉机微义》7首；明代朱棣、李恒《袖珍方》2首；明代朱权《寿域神方》4首；明代朱棣、滕硕、刘醇《普济方》27首和《传信适用方》1首，《德生堂方》1首，《鲍氏方》1首；明代胡潆《卫生易简方》3首；朝鲜金礼蒙《医方类聚》中收载的《医方集成》3首和《仁存方》2首，《修月鲁般经后录》1首，《烟霞圣效方》2首，《施圆端效方》2首，《经验秘方》15首，《神巧万全书》6首，《简要济众方》11首，《经验良方》4首，《医学发明》1首；明代董宿《奇效良方》98首；1481年元代朱丹溪《脉因证治》6首；明代周文采《医方选要》1首；明代薛己

《妇人良方》1首和《女科撮要》3首，《内科摘要》9首；明代张时彻《摄生众妙方》16首；明代高濂《遵生八笺》9首；明代万全《幼科发挥》2首；元代人明代出书的危亦林《万病回春》3首；明代王肯堂《证治准绳》15首；明代万青《万氏家抄济世良方》22首；明代张介宾《景岳全书》9首；明代李中梓《医宗必读》6首。

## 一、《玉机微义》

公元1368年，明代徐彦纯撰著《玉机微义》一书。本书将其有抗疲劳、延年益寿方剂7首介绍如下。

（一）健步丸

治膝中无力，屈伸不得，腰背腿脚沉重，行步艰难。

羌活　柴胡　炒滑石　甘草炙　栝蒌根酒洗，各半钱　防风　泽泻各三钱　酒防己一两　川乌　酒苦参各一钱　肉桂半钱

上为细末，酒糊为丸，桐子大，七十丸，空心煎，愈风汤送下。

方说：此方用于去下焦之湿热而达到抗肝肾疲劳之目的。

（二）《三因》加味四斤丸

治肾脏肝虚，热淫于内，致筋骨痿弱，不能胜持。

苁蓉酒浸　牛膝酒浸　天麻　干木瓜　鹿茸燎去毛，切，酥炙　熟地黄　菟丝子酒浸软，另研细　五味子酒浸，各一分

上为末，蜜丸，桐子大，五十丸，温酒、米饮下，食前。

方说：肝疲劳，肝血虚弱，血不养筋而出现上述症候。

（三）槟榔散

治脾寒，饮食不消，劳倦气胀，噫满，忧恚不乐。

槟榔八个　人参　茯苓　陈曲　麦蘖　吴茱萸　厚朴　白术各二两　陈皮一两半

上为末，食后，酒服方寸匕，日二次。

（四）进食散

治胃气虚冷，或食生冷，或饮食不节，胸膈痞寒，腹胀怠惰，不思食，恶心溏泄。

半夏曲　肉苁蓉煨　草果仁　高良姜　麦蘖炒　附子炮　丁香　厚朴　陈皮　人参　青皮　甘草炙，半两

上㕮咀，每四钱，入姜、枣煎。

（五）十补丸

治肾脏虚弱，面色黧黑，足冷足肿，耳鸣耳聋，肢体羸瘦，足膝软弱，小便不利，或多或少，腰脊疼痛。

附子炮　五味子各二两　山茱萸肉　山药　牡丹皮　鹿茸制　桂心　茯苓　泽泻各一两

上为末，炼蜜丸，梧子大，每六七十丸，空心，盐汤下。

方说：治脾胃肾疲劳的方剂很多，到底用哪方有效，还需对因对症。临床应用，应仔细观察，方能有收获。

（六）金匮肾气丸

治形体瘦弱，无力多困，肾气久虚，久新憔悴，寝汗发热，五脏齐损，瘦弱下血。

干山药　山茱萸肉各四两　泽泻　牡丹皮　白茯苓各三两　熟地黄八两

上为末，炼蜜丸，如梧子大，每五六十丸，空心，温水下。

（七）金匮崔氏八味丸

治肾虚气乏，下元冷惫，腹脐疼痛，夜多旋溺，脚膝缓弱，肢体倦怠，面皮萎黄，或黧黑，虚劳不足，渴欲饮水，腰重疼痛，少腹急痛，小便不利，并宜服之。

前肾气丸加桂心一两　附子炮，一两

上为细末，炼蜜丸，如桐子大，每五七十丸，温酒送下，盐汤亦得，空心食前，妇人淡醋汤下。

方说：肾虚则无力，肢体倦怠，脚膝困弱，本书金匮肾气丸和金匮崔氏八味丸，组方、疗效延续较广，亦是抗疲劳、延年益寿方药研究与临床应用中应注意参考之方剂。

## 二、《袖珍方》

公元1391年，在明代朱棣主持下由李恒等人编著《袖珍方》一书。本书选其中有关抗疲劳、延年益寿方剂2首，介绍如下。

（一）桔梗饮子

治心气不足，解劳倦，益血。

桔梗　甘草　黄芪　人参去芦　麦门冬各一两　青皮五钱

上㕮咀，每服二钱，水一盏，煎至八分，去滓，温服食远。

（二）子芩散

凉心肺，解劳热。

黄芪一两　白芍药　子芩　人参　白茯苓　桔梗　生地黄各五钱

上㕮咀，每服一两，水二盏，竹叶一握，小麦七十粒，姜三片，煎至一盏，去滓，通口食后服。

方说：本方治心肺疲劳，症见劳热劳倦。

## 三、《寿域神方》

公元十四世纪末，明代朱权撰著《寿域神方》，本书选其中有抗疲劳、延年益寿方剂4首介绍如下。

（一）寿域神方

治五劳七伤，阳气衰弱，腰脚无力，用羊肾一对（去脂膜，细切），肉苁蓉一两（酒浸一宿，刮骈皴皮，细切），相和作羹，葱白、盐、五味等，如常法调和，空心食之。

（二）又方

用菟丝子二斤，酒浸十日，水淘待干，为末，更入杜仲一两（蜜炙，捣），用薯蓣末一两，酒煮糊为丸，如梧桐子大，每服五十丸，空心温酒下。

（三）又方

用仙灵脾一斤，酒一斗，浸经三日，饮之佳。

（四）又方

用鹿角胶，炙热捣为末，以酒服方寸匕，日三服。

方说：寿域神方著方系抗肾疲劳，但同时伴有肝血虚者不宜用此方。

## 四、《普济方》

公元十五世纪初，明代朱棣、滕硕、刘醇等编著的《普济方》一书，是中国明以前收集整理中国古医籍方剂书籍之集大成者。介绍抗疲劳、延年益寿的方剂27首。

（一）丁香散

治脾胃虚冷气，宿食不消，吃物无味，四肢少力。

丁香半两　桂心三分　白豆蔻一两，去皮　干姜半两，炮裂，剉　麦芽三分，微炒　白术三分　甘草半两，炙微赤，剉　陈橘皮一两，汤浸去白瓤，焙　厚朴二两，去粗皮，涂生姜汁炙，令香熟

上药捣粗罗为散。每服三钱，以水一盅盏，入枣三枚，煎至六分，去滓，食前稍热服。

（二）茴香理中丸

治中焦不和，脾胃虚冷，心下虚痞，肠中疼痛，呕吐冷痰，饮食不下，噫气吞酸，怠惰嗜卧，全不思食，霍乱吐利，肠鸣，不渴，手足不和，米谷迟化。

白术　人参去芦　干姜炮　甘草各二两半　茴香一两，一方无茴香

上为细末，炼蜜为丸，每两分作十丸。每服一丸，食前用白汤化下，嚼服亦得。或丸如梧桐子大，服亦得。大病、新产吐唾水止，及新产内虚，皆可服。亦温脾胃，消痞满，顺三焦，进饮食，辟风寒邪气。

（三）丁香和胃丸

治脾胃不和，中脘气痞，胸膈停痰，呕吐恶心，胁肋刺痛，饮食无味，肢体倦怠。常服温中和胃，止呕进食。

丁香　木香　沉香各五钱　藿香叶　白茯苓去皮　白豆蔻仁　陈皮去白　白术　人参各一两　半夏姜制，三两

上为细末，生姜汁面糊为丸，如梧桐子大。每服三十丸至五十丸，煎生姜汤下，不拘时候。

（四）加减平胃散

治脾胃不和，不思饮食，心腹胁肋满刺痛，口苦无味，胸满短气，呕哕恶心，噫气吞酸，面色萎黄，肌体瘦弱，怠惰嗜卧，体重节痛，常多自利，或发霍乱，及五噎八痞，膈气反胃并宜服。常服暖胃消痰，除山岚瘴气。

苍术拣坚实者剉为两段，以米泔浸，一日一换，一宿后以竹刀刮去皮再浸，至湿透尽去油为度，不可致烂，再洗净焙干，五两五钱　厚朴厚者去粗皮，剉如小豆大，生姜自然汁浸至透，过三日又换一番，浸五六日，炒令去尽油，嚼之不黏牙为度，亦不可焦，二两五钱　粉草劈片，慢火炙令香熟，不可伤火，一两　橘皮拣真橘皮，旋浸旋以瓦磨去白令尽，不可久浸去味，焙干，三两五钱

上为细末，每服二钱，水一盏，入生姜二片、干枣二枚，同煎至七分，去滓温服。或去姜枣带热服，空心食前，入盐一捻，沸汤点服亦得。一方以枣肉为丸，如小豆大，每服五十丸，温生姜汤送下，空心食前。常服调气暖胃，化宿食，消痰饮，辟风寒冷湿、四时非节之气。

（五）安中散

治久近脾疼，反胃吐酸，寒邪留滞，胸满攻刺腹胁，呕逆身倦，面黄肌瘦，及治妇人血气攻刺用。

玄胡索去皮　甘草炒，十两　良姜炒　干姜炮　桂心各五两　牡蛎四两　茴香炒，五两

上为细末。每服二钱，酒调下，如不饮酒，盐汤点下。妇人淡醋汤下，不拘时候。又治腹内停积不消，小腹连腰攻疰重痛。

（六）温脾丸

治脾胃气弱，大腹冷则下痢，少腹热则小便难，贲响腹满，喘气虚乏，干呕不得食，温中消谷，疗脾益气。

法曲熬　吴茱萸　小麦芽各五合，熬　枳实三枚，炙　桂心　厚朴炙　当归　茯苓各三两　细辛　干姜　麦门冬去心　人参　桔梗　附子各一两，炮　甘草炙，三两

上捣筛，蜜和丸如梧桐子大，空腹饮服七丸，日三服。亦可加大黄二两。忌海藻、猪肉、冷水、生葱，生菜、酢物。

（七）鳖甲汤

治风劳，四肢倦怠，百节酸痛，饮食渐少，行履艰，涕唾稠黏，多困少力，面色萎黄，小便赤涩。

黄芪　鳖甲去裙，醋炙　秦艽去苗土　柴胡去苗　当归切焙，各一两　知母切焙，一两　人参　川芎　羌活去芦　赤茯苓去皮　黄芩去黑心　紫菀去土　甘草炙　芍药　桑白皮　白鲜皮　款冬花　陈橘皮浸去白，焙　贝母去心，焙　木香　桂去粗皮　附子炮制，去皮脐，各五钱　丁香一分

上㕮如麻豆，每服三钱，水一大盏，入乌梅一枚、姜三片、枣二枚，同煎至七分，去滓，入麝香少许，稍热服。入酒一半同煎，尤佳。

（八）黄芪汤

治虚劳少气，羸困无力，小便频数，不能饮食。

黄芪剉，二两　白芍药去心，焙　桂去粗皮　当归切焙，各一两　麦门冬一两五钱，去心，焙　龙骨　熟干地黄各一两　甘草炙，五钱

上粗捣筛，每服三钱，水一盏、生姜半分（拍碎）、枣二枚（掰破），同煎至六分，去滓，食前温服。

（九）黄芪汤

治脾胃虚弱，四肢少力，肌体羸瘦，不欲饮食。

黄芪剉，三分　甘草炙，剉，半两　厚朴去粗皮，生姜汁炙，二两　干姜炮，三分　桂去粗皮　白术　熟干地黄焙　人参　当归切，焙　茯苓去黑皮　附子炮制，去皮脐　陈橘皮汤浸，去白，各一两

上粗捣筛，每服五钱，盐水一盏半、生姜三片、枣二枚（掰破），同煎至七分，去滓，温服，不计时。

（十）黄芪建中汤

治男子妇人诸虚不足，羸乏少力。此药生血气，补益荣卫。

黄芪去芦　肉桂去皮，各三两　甘草炙，二两　白芍药六两

上㕮咀，每服三钱，水一盏半、姜三片、枣二枚同煎，一法用炒小麦同煎，去滓，入饧少许再煎令溶，稍热服，虚者加熟附子。

黄芪、甘草之甘，补中气也，然桂中有辛，同用之足以益卫气而实表；芍药之酸，收阴气也，桂中有热，同用之足以利荣血而补虚。此方以建中名者，建立中气，而生血气，补益荣卫，男子妇人诸虚不足、羸乏少力皆可用之。

（十一）附子汤

治伤寒后虚羸少力、补益元脏。

附子炮裂，去皮脐　萆薢　熟干地黄焙　人参各一两　川芎　半夏汤洗七次，炒，各半两　白茯苓去黑皮　桂去粗皮　当归　芍药　五味子　黄芪剉，各三分

上剉如麻豆。每服五钱，水一盏半，入生姜一枣大（拍碎）、枣三枚（掰破），同煎至八分，去滓，空心温服。

（十二）黄芪姜桂汤

治伤寒后脏气不足，虚乏。

黄芪剉，一两　桂去粗皮　干姜炮　芍药各半两　甘草炙，剉一分　半夏三分，浸洗七次，炒　人参五钱

上粗捣筛。每服三钱，水一盏，入生姜三片、枣二枚（劈破），同煎至六分，去滓，空心温服。

方说：脾胃虚弱，伤寒后脏腑功能不足，都是致成人体虚乏无力的原因。因此，抗疲劳研究是一个广泛课题，肾、脾二脏疲劳诚然是诸疲劳之首要，但其他脏腑疲劳亦不容忽视。

（十三）木香汤

治谷劳，身重，少力，多困。

木香　陈橘皮去白，焙　人参　陈曲炒　甘草炙，各三分　大枣去核，焙，五十枚　厚朴去皮，生姜汁炙　麦芽炒　蓬莪术煨，各一两

上捣筛，每服三钱匕，水一盏，煎至八分，去滓，温服。

（十四）疗产后虚羸困乏

黄雌鸡一只，去毛，背上破　生百合煨，三枚　白粳米半升

上依常法，着五味调和，缝鸡背合味汁煮熟，开腹取百合，并相和汁作羹食之，肉亦食令尽，略卧佳。

（十五）五补丸

治男子、妇人虚劳羸瘦，饮食减少，困倦无力。

人参　白茯苓去黑皮　地骨皮　熟干地黄焙，各一两

上为末，炼蜜丸，如梧桐子大，每服三十丸，温酒下，食后临睡服。一方有黄芪一两，名人参丸。

（十六）鳖甲散

治虚劳寒热，背胛劳倦，肢节酸疼，多困少力，饮食无味，面黄体瘦或发寒热，神效。

鳖甲去裙襕，醋炙黄　柴胡去苗　秦艽去苗土　牡丹皮　附子炮裂，去皮脐，各等分

上为散，每服三钱，用豮猪肾一枚（去筋膜），切葱白一寸、椒末少许，同研细，与药相和，别用童子小便半盏、水一盏，煎沸，搅令匀，盏子盛之，放温服。

（十七）四倍丸

补益，壮腰脚。

蜀椒去目合口者，炒出汗，一两　菟丝子酒浸三日，别捣，二两　萆薢酒浸三宿，别捣，四两　牛膝洗，焙八两

上同为末，炼蜜和丸，捣五百杵，丸如桐子大，每服三十丸至五十丸，早晚，盐汤或酒任下，服之一年，行如奔马。

（十八）香茸丸

治精耗血少，阳气衰，调荣，利腰脚。

鹿茸　麝香　沉香　山茱萸各等分

上为末，入麝香研匀，炼蜜和丸，如桐子大，每服空心，温酒、盐汤任下三十丸。

（十九）补骨脂汤

治骨虚酸疼，多倦。

补骨脂炒　附子炮，去皮脐　人参　肉苁蓉酒浸，切，焙　五味子各一两

上㕮咀，每服三钱，水一盏，煎至七分，临熟时入二分搅匀，去滓，温服。

方说：谷劳、产后由于气血损伤所致脾肾劳，以及各种原因引起的虚劳，《普济方》都提供了可供参考的治疗方法。

（二十）豆淋酒侧子丸

治肝脏风毒，流注脚膝，筋脉拘急疼痛，以及四肢缓弱无力，行履不得。

黑豆一升，炒微熟，入酒五升，煎二三十沸，滤过去滓，煎令稠　侧子三分，炮裂，去脐皮　石南　牛膝去苗　防风去芦头　石斛去根，剉　肉桂去皱皮　萆薢剉　麻黄去根节　羌活　海桐皮剉　赤茯苓　茵芋　独活　天麻　当归剉，微炒，各半两　乌蛇一两，酒浸去皮骨，炙令微黄

上为细散，以黑豆煎和，捣一二百杵，丸如梧桐子大。每服食前、温酒下三十丸。忌猪肉、毒鱼等。一名石南丸，有附子无侧子。

（二十一）硫黄丸

治肝劳虚寒，目眩，善忘，咳唾痰涎，忧恚内伤，面青，少力。

硫黄研　干姜炮　吴茱萸汤浸，焙干，炒　人参　当归切，焙　防风去叉，各一两　白矾熬令汁枯　乌头炮裂，去皮脐，各一两二钱　桂去粗皮　天雄炮裂，去皮脐　甘草炙，剉，各三钱　蜀椒去目并闭口者，炒出汗　皂荚酥炙，去子皮　枳实去瓤，麸炒，各半两　细辛去苗叶　甘菊花各一钱

上为末，再同研匀，炼蜜和丸如梧桐子大。每服二十丸，空心温酒下，临睡再服，渐加至三十丸。

方说：肝疲劳，是继肾、脾疲劳之后的人体脏腑疲劳重要内容之一。肝主筋，筋弛、筋急均可致四肢缓弱无力也。

（二十二）补精膏

壮元阳，益真气，助胃润肺。

牛髓四两，拣去骨　胡桃四两，去皮壳　杏仁四两，去皮尖　山药半斤

上将杏仁、胡桃、山药三味捣为膏，蜜一斤，炼去白沫，同牛髓调和匀入瓷罐内，汤煮一日，空心服一匙。

（二十三）黄芪散

治咽咯血成劳，眼睛痛，四肢倦，脚无力。

黄芪　麦门冬　熟地黄　桔梗　白芍药各半两　甘草二两半　五味子　人参各一两

上为末。每服四钱，水一盏，煎至七分，去滓，日三服。

（二十四）黄芪散

治肺劳，气津液不通，皮毛枯燥，宜服。补虚，思食，助力。

黄芪一两，剉　赤芍药一两　桂心三两　五味子一两　天门冬一两，去心　白茯苓一两　甘草三两，炙微赤　半夏三分，汤浸七遍，去滑　人参一两，去芦头　杏仁一两，汤浸去皮、尖、双仁，麸炒微黄

生干地黄二两

上为散。每服四钱，以水一盅盏、生姜半分、枣三枚，煎至六分，去滓，不计时候，温服。忌鲤鱼、饴糖。

（二十五）半夏饮

治肺气胀满，咳嗽喘痰壅，四肢痿弱，积渐虚羸。

半夏生姜汤浸七遍，去滑　麦门冬去心，焙，各一两半　升麻　前胡去芦头，各一两　槟榔剉，二枚　陈皮汤当去白，焙　大黄蒸三度，炒，各半两　堇竹叶三十片，水洗　生地黄三两

上捣筛如麻豆大。每服五钱，水二盏，入生姜二枣大，煎至一盏，去滓，温服，日再。

（二十六）补肺饮

治肺脏因吐血后，四肢虚劣，气乏无力，手脚振掉，饮食不得。

黄芪剉，二两　人参　茯神去木　麦门冬去心　桂去粗皮　陈橘皮去白，焙　当归炙，剉　天门冬去心，焙　甘草炙，剉　熟干地黄焙　五味子炒，各一两

上捣筛，分作十剂。每剂以水三盏，入生姜半两（切）、大枣七枚，同煎至一盏，去滓，空心顿服。

（二十七）调肺汤

治肺气喘急，四肢乏力，饮食无味。

杏仁汤浸，去皮、尖、双仁，炒，一两　麻黄去根节，汤煮掠去沫，焙干，二两　甘草炙，一两　紫苏子炒，一分　贝母炒，一两半，心

上捣筛。每服三钱，水一盏，入干柿一枚切，煎至六分，去滓，温服，空心、日午、临卧各一。

方说：肺劳在《普济方》中有较多内容，本书选择6首方剂，供研究与临床应用参考。

## 五、《传信适用方》

公元十五世纪初，由明代朱棣等人编著的《普济方》中，载有《传信适用方》。现选择其中1首有抗疲劳作用方剂，介绍如下。

秦绫锦家二十四味养脾丸

治风冷寒湿邪气，腹胀痞满刺痛，肠鸣泄泻，吐逆吞酸，羸弱困怠无力，不思饮食，一切脾胃之疾并治之。

丁香　沉香　木香各一钱五分　附子六钱五分，炮，去皮脐，秤　陈皮去白，五钱　大腹皮　神曲炒，各五钱　白术　大麦芽炒　肉桂去皮，不见火，各一两五钱　厚朴去皮，姜汁制，三两　诃子炒，去核，一两三钱　人参去芦　茯苓各四钱　缩砂仁八钱　荜澄茄　白附子炮　高良姜油炒　红豆去红皮　胡椒炒　荜茇　甘草炙　川姜炮，各二钱　生姜十四两，切作片，焙干

上为细末，炼蜜为丸如弹子大。食前细嚼，沸汤下。

方说：此方治寒，因之脾、胃疲劳有较好疗效，值得在临床中研究试用。

## 六、《德生堂方》

公元十五世纪初，由明代朱棣等人编著的《普济方》中载有《德生堂方》。因其年代、

著作人尚未考察清楚，现仅以《普济方》介绍之序列为准，选择1首有抗疲劳作用方剂介绍如下。

理中汤

理中焦不和，脾胃中寒，胸膈噎塞，呕吐冷痰，噫醋吞酸，饮食减少，短气虚羸，胸胁满闷，心腹搅痛，怠惰嗜卧。伤寒时气，内寒外热，上吐不利，心气结痛，手足逆冷。伤胃吐血，冷湿气泄，水谷不分，肠内虚鸣，霍乱之后，气体尚虚，未禁热药者，并宜服，温中散寒，逐饮去湿，固卫止汗。

人参　干姜炮　白术　甘草炒，各一两

上㕮咀。每服三钱，水盏半，煎取一盅盏，去滓，空心服。

伤胃吐血，服如本方。过吃热食，迫血上行，发为鼻衄，加川芎能理中脘，分利阴阳，安定血脉，用之特效；停痰留饮，加茯苓、半夏导利去之，调理停饮；心脾气痛，加泡过吴茱萸三十粒；肾气发动，绕脐攻痛，去术加桂半两，肾恶燥，故去术；恐作奔豚，故加桂以泄之；小肠气痛，加桂枝、川楝子；四肢麻痹，加附子、天麻各四分之一；霍乱后转筋，加煅石膏。若误服附子中毒者，正用本方，或止用干姜、甘草等分煎服，仍以黑豆煎汤佐之。寒湿所中，昏晕缓弱，腰背强急，心腹满胀，胸膈痞塞，吐利交作，加附子等分，名附子理中汤。

方说：理中汤加减可衍化出许多治疗肾、脾、胃等脏腑因寒因虚所致的疲劳。注意人参用量应因证因人而异，否则适得其反。

## 七、《鲍氏方》

公元十五世纪初，由明代朱棣等人编著的《普济方》中载有《鲍氏方》，现将其中有抗疲劳作用的1首方剂，介绍如下。

附子汤

治风寒合痹，骨节疼痛，皮肤不仁，肌肉重著，四肢缓纵，腰脚酸痛。

生附子一两　白芍药　官桂　甘草　白茯苓　人参各半两　白术三分

上㕮咀。每服四钱，水二盏，生姜七片，煎至六分，去滓食前。恶甜者，减甘草一半。兼治皮宽筋弛，气虚倦怠，遍体酸痛。一方治历节风，四肢疼痛，如锥刺不可忍者，加干姜半两，去生附子，用熟附子等分，名附子八物汤，煎如前法。若寻常寒热湿相搏，身体烦痛，脚膝软痛，以及热虚头眩，止用白术、附子各一两，甘草半两，姜枣煎服，名增损术附汤。久历湿地，觉腰重脚软，尤宜服之。若为湿气所中，则白术倍附子之数，仍用白术半两，酒一盏，煎至七分，更进数服，取微汗即愈。不能饮者，以水煎代。

方说：由四君子汤加味所组成的附子汤，对肝、肾疲劳可以加减应用。

## 八、《卫生易简方》

公元1410年，明代胡濙撰著《卫生易简方》，本书选其中有抗疲劳方剂3首，介绍如下。

(一) 治气虚阳弱，虚汗不止，肢体倦怠

用黄芪（蜜炙），附子（炮，去皮脐），等分，剉细，每服四钱，水一盏，姜十片，煎八分，食前温服。

（二）治五劳七伤，明目补虚，益筋力，长精神，理一切风气

用仙茅根（八九月采），竹刀刮去黑皮，切如豆粒，米泔浸两宿，阴干为末，炼蜜丸，如桐子大，每服二十丸，空心酒饮下。忌食牛乳及黑牛肉，大减药力。

（三）又方

用枸杞叶半斤（细切），粳米二合，石器中煮作粥，五味、葱白、豉调和食之。

方说：《易简方》组方简单，用意明了，在抗疲劳方面有其特点。

## 九、《医方集成》

公元 1465 年，朝鲜金礼蒙在其编著的《医方类聚》中收载《医方集成》一书。现将其中具抗肾脾胃疲劳方剂 3 首，介绍如下。

（一）冷补丸

治肾水燥少，不受峻补，口干多渴，目暗耳聋，腰痛腿弱，小便赤涩，大便或秘。

熟干地黄酒蒸　生地黄洗　天门冬去心　白芍药　川牛膝去芦，酒浸　地骨皮　白蒺藜炒　麦门冬去心　石斛去根　磁石火煅七次，研，水飞过　玄参　沉香别研，不见火，各等分

上为末，炼蜜丸，如梧桐子，每服七十丸，空心，盐汤、盐酒任下。

（二）温肾散

治肾经虚寒，腰脊重痛，四肢乏力，面少颜色。

熟干地黄一斤，洗，焙　苁蓉　麦门冬　牛膝　五味子　巴戟　甘草炙，各八两　茯神　干姜各五两　杜仲三两

上为末，每服二钱，空心，温酒调下。

（三）思食调中丸

治脾胃久弱，三焦不调，胸膈痞闷，肢体倦怠，呕逆恶心，饮食进退，气逆不匀，或吐痰水。

陈曲炒　麦芽炒　半夏曲　陈皮去白　乌药各一两　槟榔三钱　人参三钱　木香　沉香各五钱　白术二两五钱

上为细末，蜜调白面糊为丸，如梧桐子大。每服三十丸，食前温米饮送下。

方说：肾虚寒、脾胃虚弱，先天后天之本不足，必无气力。

## 十、《仁存方》

公元 1465 年，朝鲜金礼蒙在其编著的《医方类聚》中收载《仁存方》一书。现将其中有关抗脾胃疲劳、肺疲劳方剂 2 首，介绍如下。

（一）养脾丸

治脾胃虚冷，心腹绞痛，胸膈满闷，胁肋虚胀，呕逆恶心，噫气吞酸，泄泻肠鸣，米谷不化，肢体倦怠，不思饮食。

大麦芽炒　白茯苓去皮　人参去芦，各一斤　干姜炮　缩砂仁去皮，各二斤　白术半斤　甘草剉烂，一斤半

上为末，炼蜜和丸。每两作十丸，细嚼，生姜汤下，食前服。此药养胃进食。

（二）人参清肺汤

治肺痿劳嗽，唾血腥臭，干呕烦热，声音不出，肌肉消瘦，倦怠减食，以及治肺胃虚

寒，咳嗽喘急，胸膈噎闷，腹胁胀满，迫寒短气，喜欲饮冷，咽嗌噫痛。

人参去芦　地骨皮　乌梅去核　甘草炙　阿胶麸炒　杏仁去皮尖，麸炒　桑白皮　知母　罂粟壳去叶盖，蜜炙，各等分

上罗筛。每服三钱，水一盏半，乌梅、枣一枚，同煎至一盏，食后卧温服，两滓并煎。

方说：胃肺疲劳亦疲劳的内容之一，此方值得研究。

## 十一、《修月鲁般经后录》

公元1465年，朝鲜金礼蒙在其编著的《医方类聚》中，收载《修月鲁般经后录》一书，现将其中有关抗疲劳方剂1首，介绍如下。

拾珍丸

治一切劳，大怯极虚甚惫，骨干津涸，血枯气竭，火乘金位者，服前药愈后，即服此丸，以收功起身之诀也。

猪脊膂一条　羊脊膂一条　鳖鱼一个　乌骨鸡一只

上四味，挦净去毛骨，留肉用，煮酒一大瓶，甏内煮干，擂碎，又以大山药一条　莲肉半升　京枣一百个　霜柿十个

上四味，用井水一大瓶，于沙糖甏内煮熟，擂细，却与前药一处，再以慢火熬，却与明阿胶四两　真黄腊二两

上二味，旋旋下，与前八味和作一处，擂成膏子，和平胃散末、四君子汤末，并知母、黄柏各一两，通共十两，搜和成剂，如十分硬了时，再入白蜜同熬，取起，放青石上，用水捶打如法，匀了，丸桐子大，每服一百丸，枣汤吞下，不拘时候。此药服之半月，精神完复，气血津和；服之一月，饮食倍加，起居轻快；服之两月，百病消除，诸气益补；服之三月，丹田常暖，水火既济；服之四月，老者反壮，行步如龙飞；服之五月，发白再黑，齿落更生；服之半年，渐入仙道；久久服之，飞升可许。盖此不寒不燥，温补平剂，但世之劳证，虚怯百损，若服此即便除根，秘之，切勿轻，乃幸。

方说：此方虽有夸大，但抗肾、脾疲劳可参考之。

## 十二、《烟霞圣效方》

公元1465年，朝鲜金礼蒙在其编著的《医方类聚》中收载《烟霞圣效方》一书。现将抗肾疲劳方剂2首，介绍如下。

（一）益真丸

治诸虚不足，五劳七伤，面色无光，饮食无味。久服利九窍，益精气，悦颜色，长精神，明耳目，壮筋骨，美饮食，养肺气，通血脉，神功不能具述之。

天门冬平寒　麦门冬各去心，平　干地黄寒　车前子微寒　枸杞子平　人参平　补骨脂微温，炒　茴香炒香，平

上件各等分，为细末，酒打面糊为丸，如桐子大，每服三十丸至五十丸，温酒或盐汤下，米饮亦得，食前。

（二）神仙五子丸

覆盆子　五味子　蛇床子醋拌浸，炒干用　菟丝子酒浸三日，焙干用　巴戟去心　白茯苓　续

断　肉苁蓉　牛膝二味，酒浸二宿，焙干　枸杞子　干山药　熟干地黄细切，焙干用　肉桂去皮　槟榔　黑附子炮裂，去皮，以上各一两　枳实一两，麦炒　干姜一两，炮

上为细末，炼蜜为丸，如桐子大，每服二十丸至三十丸，空心温送下。服药十日，气力生，半月阳气胜，二十日精髓坚，一月气力俱壮，皮肤滑润，冬不冷，夏不热，白发再黑，壮若童颜，妇人服之，肌体温润。此方是西川杜氏进，大有神效。

方说：抗肾、脾、肺疲劳，延年益寿可参考此方。

## 十三、《施圆端效方》

公元1465年，朝鲜金礼蒙在其编著的《医方类聚》中收载《施圆端效方》一书。现将其中具抗脾、肾疲劳方剂2首，介绍如下。

（一）保元丹

治老弱诸沉寒痼冷，小便滑数，大便时泄，腰腿脐腹疼痛，困倦瘦虚，食减。

附子炮，去皮　肉豆蔻　白术　山药　干姜炮　赤石脂各一两　肉桂半两

上为细末，水糊为丸，如梧子大，每服二、三十丸，空心酒下。

（二）加减大建中汤

治内虚极冷，手足厥逆，小腹挛痛，不堪劳苦，食减喘乏，梦寐精泄，补中益气血。

黄芪　芍药各四钱　人参　当归切，焙　甘草炙，各二钱　桂六钱　半夏洗七次，半两　熟附子一钱，老衰久冷，加至二钱半

上㕮咀，每服四钱，水二盏，姜二钱，枣半枚，慢火同煎至一盏，去滓，温服，食前，日进二、三服。

方说：供抗脾肾疲劳参考。

## 十四、《经验秘方》

公元1465年，朝鲜代金礼蒙在其编著的《医方类聚》中收载《经验秘方》一书。现将其中有关抗疲劳、延年益寿方剂15首，介绍如下。

（一）黄芪补中汤

治肚疼脾虚大效。兼治腹胀肠鸣，发热烦躁，大便滑泻，米谷不化，心下痞、闷满，气逆痰闷，咳逆而喘，呕哕不适，困倦无力并治之。

茯苓半两，去皮　白术七钱　黄芪一两　陈皮半两　官桂四钱　甘草八钱，炙　人参七钱　当归半两，切，焙　熟地黄六钱　白豆蔻半两

上粗末，每服三钱，小儿二钱，生姜、枣同煎，去滓，空心，食前温服。如脏腑滑泄，加肉豆蔻半两；肚疼，加官桂三钱；心疼，加陈皮三钱。此方乃汴梁企贤提举之经验。

（二）养真汤

治脾胃不和，中脘气闷，心腹胀满，不思饮食，呕吐痰噫，逆气吞酸，面色萎黄，肌肉消瘦，腹胁刺痛，便利不调，或泻痢不止，少力嗜卧，体重节重，五劳七伤，山岚瘴气，八般疟疾，及治咳嗽，脾胃虚弱，食饮不化，此乃仙方，世间老幼气弱皆可服。

苍术净，四两，用姜四两制，微炒黄色，同炒　厚朴四两，去皮，同上制炒　人参　白术　木香　藿香　茯苓去皮　青皮去白　陈皮　槟榔　缩砂　广茂煨　泽泻　甘草锉，炒　干姜各一两

小枣七十个，焙干

上极细末，每服二钱，熬生姜、枣汤，空心调服。

方说：上述2方为治脾胃疲劳方剂。

（三）五福延龄丹

治男女五劳七伤，颜枯骨疲，日渐羸弱，妇人久不成胎，男子未老，阳事不举，精神怯弱，未及七旬，发鬓俱白，行步艰难，左瘫右痪。服此药金丹玉液自然龙虎交构，百病不生，不可妄传。服至五日，小便去杂色，是去肾肝之病；服至八九日，觉气痞五脏寒热心散；至十日，唇红口赤，津液生，脐腹小痛无疑；二十日，觉身轻，两乳润；至三十日，鼻辛酸，去头风病；至一月之上，两手足暖，精通顶目，去眼中病、胸膈一切痰饮；至五十日，语言雄壮，胸中拘痛，微喘，或吐脓，颜色不定，是去忧愁思虑惊恐之气，于三焦积滞诸病皆退；服至百日，永无衰朽，发白变黑，齿落更生，虽年八九十，至老得六阳强健，耳目聪明，气力倍加，远行不困，服之延年益寿。

沉香三钱　木香三钱　五味子二两，微炒　菟丝子三两，酒浸　苁蓉四两　天门冬二两　巴戟去心，二两　杜仲三两，炒　山药二两　鹿茸酥炙　车前子炒　石菖蒲　泽泻　生地黄洗，焙　熟地黄洗，焙　枸杞　人参　山茱萸去黑仁　远志　赤石脂　白茯苓　覆盆子　杏仁去皮，炒，另研　柏子仁微炒　当归酒浸，焙干　牛膝酒浸　川楝子各一两　川椒七钱半，去目

上细末，炼蜜丸，如桐子大，每服三、五十丸，空心，温酒送下。吏部郭巨卿郎中服此药，得二子。

（四）典裙丸

樟脑二钱　苓苓香　甘松　麝香各二钱　白矾三钱　茱萸一钱　母丁香二钱　苁蓉一两　蛇床子五钱　晚蚕蛾一两　官桂二钱　龙骨二钱　黄犬头脑髓并内外肾一副生用烧灰

上细末，炼蜜丸，如桐子大，以津唾调下。先古之药，力行人畅，缓行合精，供数大效。

（五）梅觉春丹

利气去痰，消饮食，壮筋骨，驻容颜，添精神，身轻健。吕九山总管，久服大效。

沉香　木香　安息香　荜澄茄　丁香各半两　牛膝一两，去须，酒浸　仙灵脾三钱　滴乳三钱，另研　肉豆蔻半两，面裹煨　赤石脂一两，水飞　巴戟一两，去皮心　川木通半两，吹透气者　通草三钱，肥大者　头红花一两　茯苓一两，雪白者，去皮　泽泻半两　吴茱萸三钱　山茱萸三钱　覆盆子三钱　朱砂半两，水飞　肉苁蓉二两，肥大者，酒浸一日，漉出控干　蛇床子半两，脊尖者，酒浸一伏时，绢帛扭干，微炒　川续断一两，折断，有藤花者　莲花蕊一两，新者　五味子半两，炒　川楝子二两，去皮取肉，微炒黄　穿山甲一两，脊尖者，酒浸二宿，火内炮干　莲子心半两　白术半两　八角茴香一两，入盐少许，同炒香为度　鹿茸一两，酥煮

上乳香、安息香、朱砂另研外，余者一处研为细末，与前三味和匀，以无灰酒打糊，稀稠得宜，和为剂，放石杵内，杵千余下，丸如桐子大，以小磁瓶收贮，勿令泄气，服之必用火日，空心，温酒下五十丸，干物压之。次日，比及服药，先煮萝白葱汤蒸洗之，至晚再勾三十丸。忌猪、羊血。

（六）长生聚宝丹

古老钱一十文，真者，煮蘸火粉面，醋淬七次　虎骨三两，酥炙黄色　自然铜二两，煮蘸火煅，醋淬七次　龟板三片，酒浸炙，醋淬蘸　当归二两半，酒浸炙　肉苁蓉三两，酒浸，焙干　川牛膝二两，酒浸

桑螵蛸三两，炒　没药二两　金刚骨一两，炒　滴乳香二两，另研　龙骨二两，煅　槟榔二两　诃子肉二两，去核，炒　川乌二两，炮，去皮脐　木鳖子二两，去壳，炒去油　川楝子二两，去核　胡芦巴二两，酒浸，炒　白胶香二两　人参二两，去芦　白附子二两　草乌二两，去皮脐，青盐炒　何首乌二两，焙　五灵脂一两　木香二两，不见火　地龙一两半　丁香二两　缩砂仁二两　赤芍药二两　补骨脂二两，酒浸　天麻二两，酒浸，火煨　熟地黄二两，酒浸一宿，焙干　香白芷二两　干木瓜二两，去穰，炒　续断二两，酒浸，焙　骨碎补三两，炒去毛　巴戟二两，去心，炒　朱砂五钱重，入药止用一半，留一半为衣　乌药二两，炒　麝香半两，一半入药，一半为衣　白茯苓半两　菟丝子二两，酒浸　五加皮二两，去土　鹿茸二两　酸枣仁二两，炒　安息香二两，酒浸　鹿角霜二两，以上二味，酒熬成膏子　沉香二两　琥珀一两，研

上四十九味为末，用酒熬安息，鹿角膏酒糊丸，如桐子大，以鹿角霜、朱砂为衣，每服三十丸，空心，温酒、盐汤任下。年老如服此药，大壮筋骨，益诸虚百损，壮元阳，固真气。服百日，令人轻健；服一年，驻颜色好；服之三年，长寿。五十以下未可服，此五十以上方可服，有补益，干物压之。

（七）神仙不老丹王恭政方

莲子一斤，酒浸三日，炒干　白茯苓半斤，去皮　藕节一斤半，洗净，晒干　枸杞子半斤　干熟地黄四两　九节菖蒲四两

上细末，酒糊丸，如桐子大，每服五十丸，空心，好酒或白汤下，日进三服。奈老无病，髭须如漆，颜色若童。

（八）沉香丸

治男子真气邪惫，喘急虚弱，腰脚疼痛，不思饮食，精神困倦，面色无光，阳事衰弱，一切风气并治。每服二十丸，加至三十丸，温酒送下，空心食前服之。令人通灵，多强记，养五脏，壮筋骨，行轻健，止麻痛，辟寒暑，延年保命，黑发驻颜不老，明目牢齿，除百病，大效。

沉香三钱　木香三钱　白檀三钱　胡桃三钱，去皮，生用　丁香三钱　枸杞子三钱　八角茴香三钱　全蝎五钱，去毒，炒　小茴香五钱，盐炒　川楝子五钱，去核，炒　胡芦巴五钱　补骨脂五钱，去壳，酒浸

以上胡芦巴、补骨脂二味，用羊肠一尺五寸长，盛药在内，以好酒煮令熟，瓦器窨干。

穿山甲三钱，酥炙黄色　菟丝子五钱，酒浸　苣胜子即胡麻子，五钱　远志五钱，去心　韭子五钱，酒浸　莲子蕊三钱　川心巴戟五钱，去心，酒浸　干山药五钱　山茱萸五钱，去核　知母五钱　仙灵脾二钱，酥炙　青皮三钱　陈皮三钱　白茯苓五钱　牛膝三钱，酒浸　黄精五钱　天门冬五钱，汤润去皮　麦门冬五钱，汤润，去核心　人参三钱　熟地黄二钱　乳香二钱　生地黄二钱　细墨五钱，烧灰净　五味子五钱　肉苁蓉五钱，酒浸

上细末，酒糊丸，如桐子大，每服三十丸，空心临卧各一服，温酒、盐汤任下。

（九）木香槟榔丸

治心火有余，肾水不足。洪范曰：火炎上，水润下，心火常有余，肾水多不足，乃是阴虚。此药抑上扬下，火自降，水自升，上实下虚，人之常患也，大能壮筋骨，添精神，起阳道，益子精，延年益寿。《内经》曰：诸湿肿满，皆属脾土。此药流湿润燥，推陈致新，滋阴代阳，散郁破结，活血通经。又治男子、妇人呕吐酸水，痰涎不利，头目不清，

并解一切酒毒转筋，小便浑浊，米谷不化，下痢脓血，大便闭涩，风壅积热，口舌生疮，涕唾稠黏，咳嗽咯血，溺血，膨胀满闷，手足痿弱，四肢无力，面色萎黄。又治酒疸食黄，宿食不消，口舌烦渴，骨蒸肺痿，寒热往来，中暑疟疾，肠风痔瘘，发痛消渴，消风癥瘕痹，血块积恶，疮肿焮毒，背疽疔疮，若有此疾，急宜服之，过三五行，解毒止痛。又治四方人不服水土，伤寒热证，妇人赤白带下，崩漏下血，胎产等证，能和血脉。每服五十丸，温水送下，量实加减服之。

木香 沉香沉水者佳 槟榔鸡心者佳 广茂炮 黄连去须 青皮去穰 陈皮汤浸，去白 巴戟 当归去芦 枳壳去穰，麦麸炒，各一两 大黄锦纹者佳 拣香附子炒 黄柏皮去粗皮，各三两 黑牵牛头末，四两

上细末，滴水丸，如桐子大，每服五十丸，温水送下，日进二服，渐加至一百丸无妨。病上，食前勿服，食后服；病下，食后勿服，食前服。

方说：除祛疲劳、延年益寿的方法诸多，方剂因病因病机不同而有不同，可随证参考之。

（十）九仙固元丹

治元阳虚惫，腰重疼痛，腿脚缓弱，行步不随。常服此丹，强肾壮筋，久则行步有力。

川乌去皮尖，细切，食盐淹一宿，一两 苍术米泔浸过，切片，葱管涎淹一宿，炒，一两 茴香炒，三两 川萆薢一两 宣州木瓜二两 白术一两 虎胫骨全用，前脚下截为妙，有髓者佳，酥炙黄色，约酥四两，炙到干极妙，一两 杜仲去粗皮，锉碎，一两，姜汁淹一宿，炒去丝 川牛膝去芦，酒浸一宿，焙干，一两 川续断二两，去芦，无子者用，有子者不用 内虎骨有子者用一两，无子者用二两

上细末，酒糊丸，如桐子大，焙干，每服七十丸，空心，盐汤送下。江西龙兴路刘则行太医经效。

（十一）山药丸

西川罗赤脚仙述妙丹。大补心肾脾胃，一切虚损，神志俱耗，筋力顿衰，腰脚沉重，身体倦怠，血气俱乏，小便浑浊。

干山药 牛膝酒浸一宿，焙干，各一两半 苁蓉酒浸一宿，焙干 石菖蒲 巴戟去心 楮实 山茱萸 五味子 远志去白 白茯苓去皮 杜仲去皮，姜汁涂炙 枸杞子 茴香盐炒，各一两 熟地黄半两

上为细末，蜜同枣肉为丸，如梧子大，每服三十丸，温酒或盐汤空心下，日进三服。五日有力，十日精神爽健，半月气稍盛，二十日明目，一月夜思饮食，冬月手足常温。久服令人身轻体健，筋力壮盛，怡光难老。更看体候，加减服之，如身热，加山栀子一两；心气不宁，加麦门冬三两；精神短少，加五味子一两；阳弱，加续断一两。常服齿牢，永无瘴疟，妇人服之，滋养荣光。

（十二）神仙五子丸

主男子失精，肌肉陷下，形色俱脱，骨蒸虚劳，诸风变易，脾胃久虚，全不思食，四肢怠惰，夜梦泄精，阴囊肿痛，湿润瘙痒。常服强阴气，补元肾，益子息，以代残年不衰。此方西川杜进士有验，不可具述。

覆盆子 五味子 枸杞子 蛇床子 菟丝了酒浸三日 干山药 熟地黄 巴戟去心 白茯苓去皮 续断 苁蓉酒浸二日 牛膝酒浸三日，焙 肉桂 槟榔 附子炮，各一两 木香 沉香

乳香另研　没药另研　补骨脂炒　木鳖子去壳　萆薢各半两　茴香一两，盐炒，去盐　枳实二两

上为细末，酒糊丸，如梧子大，每服三十丸，空心，温酒下。服至一月，气力俱壮，皮肤滑润，冬不至冷，夏不至热，白发返黑，活血驻颜。

（十三）固真丹

隐真人专治男子诸虚百损，五劳七伤，喘嗽盗汗，腰膝麻痹，腹胁胀满，至使阳气衰绝，阴气不行，精骨不固，夜梦鬼交，小便淋涩，阴汗浸润，奔豚疝气。疗妇人血海久冷，月水不调，崩漏带下，脐腹疼痛，补经脉，起阴阳，定魂魄，开三焦，破积聚，辟毒疫，杀鬼魅，厚肠胃，实骨髓，轻身益寿，活血驻颜，除风去冷。

沉香　木香　小茴香盐炒　桑螵蛸炒，取末　当归去头尾，酒浸　丁香去顶　人参　麝香另研　青娘子　红娘子去头翅，炒过，夹纸裹三五重，以上各二两　白木通一两半，净，炒，夹纸裹三五重　蜻蜓去翅足，净，二两，微炒　穿山甲炒　全蝎去毒，炒　滑石水飞　代赭石水飞　滴乳另研　没药另研　琥珀另研　血竭　朱砂水飞，为衣　干胭脂各五钱　黄柏代莲子心，一两　腽肭脐一对，为末，银石器内，用酒一小碗，重阳煮干为度，后用醋碾开和药　蛤蚧一对，酒浸，刷洗净，酥炙黄，去嘴爪

上细末，醋浸蒸饼为丸，如樱桃大，每服二三丸，空心，温酒下，干物压之。于辰火日修合，治小肠气、疝气、肾余气，加木通、青红各一两半，或如鸡头子大，每服双日四丸，单日五丸，服至十丸亦可。

（十四）仙方羊肉丹

升降阴阳，生气血，通经络，壮元阳，补脏腑，久服明目益肾，润颜色，阳事不倦，别有奇效，不可具述，非知音者，不要传，老来行步如飞，髭须不白。

肉苁蓉酒洗　枸杞　山药各四两　生干地黄　熟干地黄　远志　石菖蒲　补骨脂盐炒　干木瓜　牛膝各一两，酒浸　木香　五味子　覆盆子　沉香　茴香盐炒，一两　韭子同　龙骨五钱　鹿茸酥炙，三两　麝香一钱

上以羊肾驱肉一斤，去筋膜，银器中用无灰酒入葱白一握、陈皮一两、青盐半两、川椒（去目并合口者）半两，慢火煮肉极烂，去葱白、陈皮不用，研极烂，和前药为丸，以朱砂为衣，每服丸数不以多少，空心，酒汤任下。

方说：上述各方治五劳七伤引起的诸疲劳，其目的亦是身体强壮，延年益寿。其中一些药味毒性较大，使用时应注意，且不宜常用。

（十五）灵鳖煎

专治虚劳发热，咳嗽疲弱。

团鱼，约重一斤者，用无灰酒浸，将死，就以酒煮烂，去肠骨，用肉杵和成膏，却用柴胡二两，前胡、贝母、知母、秦艽、半夏各一两为末，丸如桐子大，每服五十丸，空心食前，用平胃散、四君子汤，或酒送下。

方说：此方为治肺虚劳疲劳方。

## 十五、《神巧万全书》附录

公元1465年，朝鲜金礼蒙在其编著的《医方类聚》中，收载《神巧万全书》一书，现将其中有关抗疲劳、延年益寿方剂6首，介绍如下。

（一）荜澄茄散方

治脾胃虚冷，食即欲呕，心腹胀闷，水谷不消，四肢无力。

荜澄茄 木香 白豆蔻去壳 白术 槟榔 草豆蔻去皮 诃黎勒 肉豆蔻去壳 枳壳麸炒 白茯苓 干姜炮 丁香 甘草炙 陈橘皮去瓤，以上各半两 厚朴一两，去皮，生姜汁涂

上药捣罗为末，每服三钱，以水一中盏，入生姜半分、枣三枚，同煎六分，去滓，食前服。

（二）补脾丸

治脾虚，心腹胀满，食少无力。

白术 附子炮 诃黎勒去核，用皮 荜茇 白豆蔻去壳 神曲炒 人参以上各用一两 荜澄茄 沉香 丁香各半两 陈橘皮三分，去穰 厚朴二两，姜汁浸，炙

上件捣为末，以酒煮枣肉和匀，丸如梧桐子大，每服二十丸，生姜汤下，食前服。

（三）人参散方

治脾胃冷热气不和，心腹虚胀，痰逆，少思饮食，四肢无力。

人参一两 厚朴姜汁浸，炙 白茯苓 木瓜 诃黎勒 木香各三分 甘草一分，炙 草豆蔻 干姜各半两

上药捣罗为散，每服一钱，姜枣汤调下，不计时候。

方说：上述各方为治脾胃疲劳方剂。

（四）补肺款冬花散

治肺脏气虚无力，手脚颤掉，吃食减少。

款冬花 人参 白茯苓 麦门冬去心 五味子 熟干地黄 陈橘皮去瓤 肉桂去皮，以上各一两 白术 黄芪炒 牛膝去苗 桔梗 杏仁去皮，麦炒 紫菀各三分 甘草半两，炙

上药捣罗为末，每服三钱，以水一中盏，入生姜半分、枣二枚，煎六分，去滓，温服。

方说：治肺疲劳方剂。

（五）益肝双补丸方

治肝虚寒，色面青黄，胸胁胀满，筋脉不利，背膊酸疼，羸瘦无力。

细辛 酸枣仁微炒 白茯苓 楮实子 覆盆子 五味子 附子炮 石斛去苗 补骨脂炒 鹿茸去皮，酥炙令黄 肉桂 白术 沉香 枳实麸炒令黄 熟干地黄以上各一两

上药杵罗为末，炼蜜丸，如梧桐子大，每服三十丸，空心、早晨、晚食前温酒下。

方说：治肝疲劳方剂。

（六）补肾肉苁蓉丸方

治肾脏久虚，面色萎黑，足冷耳鸣，四肢羸瘦，脚膝缓弱，小便滑数。

肉苁蓉酒浸，去皮 干地黄 鹿茸去毛，微炙令黄 磁石火烧，用醋淬七遍，细研，水飞 菟丝子酒浸三宿，外一研入，以上各三两 肉桂去皮，生用 附子炮，去皮脐 牛膝酒浸 石斛去根 补骨脂炒 萆薢去根 杜仲去皮，炒去丝 白龙骨以上各一两 山茱萸 薯蓣 石楠叶 白茯苓 麦门冬去心 黄芪 五味子 覆盆子 远志去心 巴戟以上各三分

上药杵罗为末，炼蜜为丸，梧桐子大，每服三十丸，空心以温酒下。

方说：治肾疲劳方剂。

## 十六、《简要济众方》

公元1465年，朝鲜金礼蒙在其编著的《医方类聚》中收载《简要济众方》一书。现

# 尊敬的读者

首先感谢您的惠顾。我是本书的负责编辑陈辉。为了能够了解您对本书的意见和建议、解答读者咨询，也为了联络广大热心读者，请您在方便的时候填写以下内容，并将其寄给我，我将免费为您寄上一份书目，扩大您的选择范围、及时购得称心图书，同时建立一座编者与读者之间的桥梁。

**请您填写以下内容并寄回出版社**

姓名：

职业：

电话／传真：

E-mail：

通信地址：

所购书名：

**我的地址**：北京市丰台区南方庄 2 号院 1 号楼 学苑出版社
**邮编**：100079 陈辉
**我的 E-mail**：chenhui706@sohu.com
**读者服务部联系人**：魏荣
**我社网址**：www.book001.com
**联系电话**：010-67601101
**读者服务部(E-mail)**：xueyuanyg@sina.com

将其中有关抗疲劳、延年益寿方剂11首，介绍如下。

（一）补虚覆盆子丸方

治肝脏虚寒，面青黄色，两胁胀满，筋脉不利，背膊疼痛，瘦乏无力。

覆盆子一两　五味子一两　附子一两，炮裂，去皮脐　酸枣仁一两　白术一两　熟干地黄半两

上药六味，同捣罗为末，炼蜜为丸，如梧桐子大，每服二十丸，空心食前温酒下，米饮亦得。

（二）木瓜丸方

治肝脏攻注，四肢筋急疼痛，以及脚膝少力，行步艰难。

宣州木瓜去皮子，薄切，焙干，二两　牛膝一两半，酒浸一宿，焙干，去苗　川芎一两半　黑附子二两，炮裂，去皮脐　川羌活一两半，去芦头

上药五件，同捣罗为末，炼蜜为丸，如梧桐子大，每服二十丸，温牛膝酒下，空心晚食前。

方说：肝疲劳则筋无力，行动艰难也。

（三）人参散方

治胃气虚冷，胸膈不利，腹胁胀满，四肢少力。

人参一两，去芦头　附子三分，炮裂，去脐皮　白术半两　桔梗半两　赤茯苓半两

上药五味，捣罗为散，每服二钱，水一中盏，入生姜三片、枣二枚，同煎至六分，去滓，食前温服。

方说：胃病及脾，亦可产生四肢少力之疲劳。

（四）沉香散方

治脾脏虚冷，不思饮食，及冷气攻，腹胁疼痛，四肢少力，口吐酸水，吃食无味。

沉香一两　白豆蔻肉一两　青橘子皮一两半，汤浸，去白瓤，焙　高良姜三分　肉桂一两，去粗皮　槟榔三分（《圣济总录》锉）　吴茱萸三分，炒令焦（《总录》汤浸一宿，焙干，炒）　厚朴三分，去粗皮，用生姜自然汁炙令黄

上药八味，捣罗为散，每服三钱，水一中盏，煎至六分，温服不计时候。

（五）厚朴丸方

治脾脏虚冷，肌瘦少力，不思饮食。

厚朴一两，去粗皮，用生姜自然汁炙令黄　橘陈皮一两，汤浸，去白瓤，焙　诃黎勒皮一两　官桂一两，去粗皮　附子一两，炮裂，去皮脐　干姜一两，炮　白茯苓一两　甘草一两，炙令焦

上药八味，捣罗为末，炼蜜和捣为丸，梧桐大，每服二十丸，温米饮下，食前服。若不思饮食，留末一半，每服二钱，水一中盏，入生姜二片、枣二枚，煎至六分，下二十丸至三十丸。

方说：脾脏虚冷，四肢肌肉不得濡养则少力无力也。

（六）鹿茸丸方

治肾脏虚冷，腰脚疼痛，筋挛骨痹，四肢少力，脐腹疼痛，可思饮食。

鹿茸一两，草火上燎去毛，涂酥，炙令黄色　菟丝子一两半，酒浸，晒干，用纸裹，捣作末　天雄一两，炮，去皮　蛇床子一两　雄蚕蛾半两，微炒　桂心一两

上药六味，捣罗为末，以醋煮面糊和丸，如梧桐子大，每服十五丸，温酒下，空心食前。

（七）补骨脂丸方

治肾藏虚冷，骨痿少力，腰膝沉重，行步艰难，气虚，可思饮食。

补骨脂二两，微炒　胡芦巴一两，微炒　胡桃瓤不计多少

上药三味，先捣罗二味为末，后用胡桃仁捣和烂，入糯米粥少许为丸，如梧桐子大，每服二十丸，温酒下，盐汤亦得，空心食前。

（八）天雄丸方

治肾脏虚积冷气，脚膝少力，行步难，不思饮食。

天雄二两，炮裂，去皮　舶上茴香一两　薯蓣一两　川椒红一两

上药四味，同捣罗为末，用羊肾子一对，切去皮膜，细研，酒面同煮成膏，候冷，拌前药为丸，如梧桐子大，每服二十丸至三十丸，温酒或盐汤下，食前服。

（九）胡芦巴散方

治肾藏气冷，呕逆腹胀，四肢少力，不思饮食。

胡芦巴一两　丁香一两　舶上茴香一两　沉香三分　肉豆蔻半两，去皮

上药五味，捣罗为散，每服二钱，水一中盏，入盐一捻，煎至六分，和滓热服，空心食前。

（十）楮实丸方

治肾脏冷，腰脚无力。

楮实二两，炒香　牛膝二两，去苗，锉，炒令干　桂心二两，去粗皮　干姜二两，炮裂

上药四味，捣罗为末，炼蜜和丸，如梧桐子大，每服二十丸，温酒下，盐汤亦得，空心食前。

（十一）巴戟天丸方

治肾脏虚久冷，脐腹疼痛，饮食无味，以及腰膝疼痛，少力精虚，梦泄，耳内蝉鸣。

巴戟天半两，穿心者　补骨脂半两，炒　舶上茴香半两，炒　黑附子一两，去皮脐，锉，盐炒

上药四味，捣罗为末，用好酒熬，一半成膏，留一半搜拌和丸，如梧桐子大。

方说：肾脏虚冷乃肾阳虚也。肾阳虚可导致人体诸多疲劳之最主要疲劳。

## 十七、《经验良方》

公元1465年，朝鲜金礼蒙在其编著的《医方类聚》中收载了《经验良方》一书（此《经验良方》按年考察，应有别于1786年清代陆画邨所撰著的《经验良方》一书）。现将书中有关抗疲劳、延年益寿方剂4首，介绍如下。

（一）五味黄芪散

治嗽咯血成劳，眼睛痛，四肢困倦，脚膝无力。

麦门冬　熟地黄　黄芪　桔梗各五钱　甘草一钱　芍药　五味子各二钱　人参一钱

上㕮咀，每服一两，水二盏，煎至一盏，去滓，通口食前服。

方说：肺劳咯血，系阴虚血虚之疲劳也。

（二）劫劳散

治心肾俱虚，劳咳，过夜发热，热过即冷，时有盗汗，四肢倦怠，体劣黄瘦，饮食减少，夜卧恍惚，神气不宁，睡多异梦。此药能治微嗽，唾中有红线，名曰肺痿。若上件疾不治，便成羸劣之疾。

白芍药六两　黄芪　甘草　人参　半夏　白茯苓　熟地黄　五味子　阿胶炒，各二两

上㕮咀，每服一两，水二盏、生姜三片、枣三枚，煎至一盏，去滓，通口服，不拘时。

方说：肺肾俱虚，疲劳成矣。

（三）青蒿散

治虚劳骨蒸，咳嗽声嗄，皮毛干枯，四肢倦怠，夜多盗汗，时作潮热，饮食减少，日渐瘦弱。

天仙藤　鳖甲酥炙　香附子炒　桔梗炒　前胡　秦艽　青蒿各一两　乌药五钱　甘草一两半　川芎一钱

上㕮咀，每服一两，生姜三片、枣一枚、水二盏，煎至一盏，去滓，食前服。

方说：此方治骨蒸虚劳所致身体疲劳。

（四）地骨皮枳壳散

治骨蒸壮热，肌肉消瘦，少力多困，夜多盗汗。

地骨皮　秦艽　柴胡　枳壳　知母　当归　鳖甲醋炒黄，等分

上㕮咀，每服一两，水一盏半，柳、桃各七枝，生姜二片，乌梅一个，煎至八分，去渣，通口食后服。

方说：治法不同，其因病症不同。所以抗疲劳方药因疲劳病因、病位、病机、病症不同而各不尽同也。

## 十八、《医学发明》

撰年不详，金代李杲撰著的《医学发明》一书，内有还少丹治肾脾胃疲劳，介绍如下。

还少丹

大补心肾脾胃，一切虚损，神志俱耗，筋力顿衰，腰脚沉重，肢体倦怠，血气羸乏，小便浑浊。

干山药　牛膝酒浸一宿，焙干　远志　山茱萸　白茯苓　五味子　巴戟酒浸，去心　石菖蒲　肉苁蓉酒浸一宿，切，焙干　枳实各一两　枸杞一两半　杜仲去皮，姜汁并酒合涂炙熟　舶上茴香各一两　地黄一两半

上为细末，炼蜜同枣肉为丸，如桐子大。每服三十丸，温酒或盐汤送下，日三服，食前。五日觉有力，十日精神爽，半月气力颇壮，二十日目明，一月夜思饮食，冬用手足常暖，筋骨壮盛。如热，加山栀子一两；心气不宁，加麦门冬一两；少精神，加五味子一两；阳弱，加续断一两。常服齿坚，永无瘴疟。女人服之，暖子宫，姿容悦泽。

方说：肾为先天之本，脾为后天之本，本方立意补肾、脾、胃，但重在补肾、肝更为恰当。

## 十九、《奇效良方》

公元1471年，明代董宿撰著《奇效良方》一书。书中介绍了董氏所认定的临床用之有效的抗疲劳、延年益寿方剂百余首，其中一些方剂系董氏前古医籍所著方，但董氏应用后有所确定或改进，故按原书介绍，选其中方剂98首，介绍如下。

（一）和中益气丸

治脾胃不和，气不升降，呕吐减食，口苦吞酸，胸满短气，肢体怠惰，面色萎黄，中焦虚痞，不任攻击，脏气久寒，不受峻补。又疗心胸堵塞如满，五饮停滞不散。常服和中益气，进美饮食，或大便不通，尤宜服之。

木香 丁香各半两 肉豆蔻 茴香微炒 京三棱炮，锉 白豆蔻 人参去芦 官桂去粗皮，各一两 缩砂仁二两 青皮去白 陈皮去白，各四两

上为细末，用白面糊为丸，如梧桐子大，每服六十丸至七十丸，食远用温生姜汤送下。

（二）木香和中丸

治脾气，益肾水，消肠胃中积聚癥瘕癖块，宣畅三焦，和脾，开利胸膈。气逆攻心，胁肋胀满痞痛，身体困倦，大小便不利，并皆治之。

木香 沉香 槟榔 枳实去瓤，麸炒 青皮去白 蓬术煨 橘皮去白 当归酒浸 黄芩去芦 木通去皮 黄连 白豆蔻 郁李仁去皮，另研 牙皂连子酥炙 三棱各一两 缩砂仁二两半 香附子去毛 黄柏去皮，各三两 牵牛取头末 大黄蒸，各四两

上为细末，滴水为丸，如梧桐子大。每服二钱，不拘时生姜汤下，或茶汤下亦可。

（三）神曲丸

治脾胃冷气不和，心腹疼痛，胁肋气滞，不思饮食，四肢少力。

神曲一两，炒微黄 干姜炮，锉 附子炮裂，去皮、脐 橘皮汤浸去白，焙 甘草炙微赤，锉 桂心各半两 当归锉，微炒 人参去芦，各三分 槟榔一两

上为细末，炼蜜和捣二三百杵，丸如梧桐子大。每服二十丸，不拘时，生姜、橘皮煎汤下。

（四）参苓壮脾丸

治脾胃虚弱，胸膈痞闷，胁肋胀满，心腹刺痛，翻胃吐食，口苦吞酸，胸满短气，肢体怠惰，面色萎黄，以及中焦痞闷，不任攻击，脏腑虚寒，不受峻补，或因病后气衰，食不复常，或原禀受怯弱，不能饮食，及久患泄痢，肠胃虚滑者，并宜服之。

人参 茯苓去皮 白术 肉桂去粗皮，不见火 干姜 缩砂仁 胡椒 麦蘖炒 神曲炒 山药 扁豆炒，各等分

上为细末，炼蜜和丸，如弹子人。每服一丸，空心细嚼，用白汤或温酒送下。常服育养神气，和补脾胃，进美饮食。

（五）丁香和胃丸

治脾胃不和，中脘气痞，胸膈停痰，呕吐恶心，胁肋刺痛，饮食无味，肢体倦怠。常服温中和胃，止呕进食。

丁香 木香 沉香各半两 藿香叶 白豆蔻去皮 白茯苓去皮 陈皮去白 白术 人参各一两 半夏三两，姜制

上为细末，生姜汁煮面糊和丸，如梧桐子大。每服三十丸，加至五十丸，不拘时，用生姜汤送下。

（六）秦绫锦家二十四味养脾丸

治风冷寒湿邪气，腹胀痞满刺痛，肠鸣泄泻，吐逆吞酸，羸弱困倦无力，不思饮食，一切脾胃之疾，并宜服之。

丁香　沉香　木香各一钱半　附子炮，去皮、脐，六钱　陈皮去白　大腹皮　神曲炒，各半两　大麦蘖炒　肉桂去皮，不见火　白术各一两半　厚朴去皮，姜制，三两　诃子煨，去核，一个，三钱　人参去芦　茯苓各四钱　缩砂八钱　荜澄茄　白附子炮　良姜油炒　红豆去红皮　胡椒炒　荜茇　川姜炮　甘草炙，各二钱　生姜十四两，切作片，焙干

上为细末，炼蜜和丸，如弹子大。每服一丸，细嚼，用白汤送下，食前服。

（七）粟附丸

治脾胃气虚，四肢倦怠，肌体瘦弱，脏腑受湿，大便频数，不思饮食。

陈粟米一升　附子一两

上同入锅铫内，用水煮令附子透，取出附子，切作片，焙干。别取陈粟米半升，水淘净，控干，慢火炒令香熟，同附子碾为细末，却用原煮附子煮粟饮和为丸，如梧桐子大。每服三十丸，加至五十丸，陈橘皮汤下，空心食前服。

（八）和胃丸

治脾胃不和，中脘气痞，心腹胀闷，不思饮食，吐痰逆，噫气吞酸，面色萎黄，肌肉消瘦，腹胁刺痛，便利不调，少力嗜卧，体重节痛。及治虚劳，脾胃虚弱，饮食不化，心腹痞痛，并宜常服。老幼气弱皆可，能和中，温脾胃，进饮食。

厚朴去粗皮，剉碎，以生姜二两捣碎同炒　鳖甲九肋大者一个，黄泥外固，以米醋半碗化开硇砂一两，放鳖甲内，慢火熬干，取出细研如粉用　半夏一半汤洗，日干后炒，一半姜汁制作饼子，炙　神曲炒微黄　麦蘖炒微黄　白术锉，炒　肉桂去粗皮，各二两　枳壳去瓤，麸炒　三棱炮　青皮去白　人参各三两　诃子炮，去核　陈皮去白，各四两　槟榔　当归各一两半　芍药　甘草炙，各一两　赤茯苓去皮　干姜炮，各三分

上为细末，炼蜜和丸，如小豆大。每服二十丸，加至三十丸，微嚼碎，用温水送下，不拘时服。

（九）大建脾丸

调中养气，和胃健脾。治中焦积寒，胸膈气痞，呕逆恶心，腹胁疼痛，脏腑虚滑，饮食多伤，困倦少力，肢体怠惰，少精神。

肉桂去粗皮，剉　厚朴去粗皮，细剉，用生姜一两研碎，同淹一宿，炒令香熟　甘草炒，各一两　肉豆蔻面裹煨　干姜炮　丁香　胡椒　附子炮，去皮、脐　木香　荜茇　神曲炒　麦蘖炒　人参去芦　白茯苓去皮　白豆蔻　白术各半两　诃子面裹煨，去核，二钱半

上为细末，炼蜜和丸，弹子大。每服一丸，细嚼，用温米饮下。

（十）升阳益胃汤

黄芪二两　半夏汤洗，此一味脉涩者宜用　人参去芦　甘草炙，以上各一两　防风以其秋旺，故以辛温泻之　白芍药　羌活　独活以上各五钱　橘皮不去白，四钱　茯苓小便利，不渴者，勿用　泽泻不淋，勿用　柴胡　白术以上各三钱　黄连二钱（何故秋旺用人参、白术、芍药之类反补肺？为脾胃虚则肺最受病，故因时而补，易为力也。）

上㕮咀，每服三钱，水三盏、生姜五片、枣二枚（去核），煎一盏，去滓温服，早饭、午饭之间服之，禁忌如前，其药渐加至五钱止。服药后如小便罢而病加增剧，是不宜利小便，当少去茯苓、泽泻。若喜食，初一二日不可饱食，恐胃再伤，以药力尚少，胃气不得转运升发也，须薄滋味之食，或美食助其药力，益升浮之气而滋其胃气也，慎不可淡食，以损药力而助邪气之降沉也。可以少役形体，使胃与药得转运升发，慎勿大劳役，使气复

伤，若脾胃得安静尤佳。若胃气稍强，少食果以助谷药之力。《经》云：五谷为养，五果为助者也。

方说：脾胃虚乏，怠惰嗜卧，四肢不收，时值秋燥令行，湿热少退，体重节痛，口苦舌干，饮食无味，大便不调，小便频数，不嗜食，食不消。兼见肺病，洒淅恶寒，惨惨不乐，面色恶而不和，乃阳气不伸故也，当升阳益胃。

（十一）黄芪人参汤

黄芪一钱，如自汗过多，更加一钱　升麻六分　人参去芦　橘皮不去白　麦门冬去心　苍术无汗，更加五分　白术以上各五分　当归身酒洗　炙甘草各二分　五味子九个　炒曲　黄柏酒洗，以救水之源，以上各三分

上㕮咀，作一服，水二盏，煎至一盏，去滓，稍热服，食远或空心服之。忌酒、湿面、大料物之类及过食生冷物。

方说：脾胃虚弱，必上焦之气不足，遇夏天气热盛，损伤元气，怠惰嗜卧，四肢不收，精神不足，两脚痿软，遇早晚寒厥，日高之后，阳气将旺，复热如火，乃阴阳气血俱不足，故或热厥而阴虚，或寒厥而气虚，口不知味，目中溜火，而视物䀮䀮无所见，小便频数，大便难而结秘，胃脘当心而痛，两胁痛或急缩，脐下周回如绳束之急，甚则如刀刺，腹难舒伸，胸中闭塞，时显呕哕，或有痰嗽，口吐白沫，舌强，腰背胛眼皆痛，头痛时作，食不下，或食入即饱，全不思食，自汗尤甚。若阴气覆在皮毛之上，皆天气之热助本病也，乃庚大肠、辛肺金为热所乘而作。当先助元气，理治庚辛之不足，以此药主之。

（十二）益胃汤

治头闷，劳动则微痛，不喜饮食，四肢怠惰，燥热气短，口不知味，肠鸣，大便微溏黄色，身体昏闷，口干，不喜食冷。

苍术一钱半　当归梢　升麻　陈皮各五分　人参　白术　柴胡　益智仁　黄芩各三分　半夏　黄芪　甘草各二分

上㕮咀，作一服，水二大盏、生姜三片，煎至一盏，去滓，食前稍热服。忌饮食失节、生冷硬物及酒、湿面。一方用红花少许，名人参益胃汤。

（十三）升阳除湿汤

治脾胃虚弱，不思饮食，肠鸣腹痛，泄泻无度，小便黄，四肢困倦，并宜服此。

苍术一钱　半夏　益智　泽泻　羌活　防风　神曲　柴胡　升麻各半钱　猪苓　陈皮　麦蘖如胃寒肠鸣者加　甘草各三分

上㕮咀，作一服，水三盏、生姜三片、枣二枚，煎至一盅，去滓，空心服。

（十四）蓼酒

治胃脘不能饮食，耳目不聪明，四肢无力，冬卧脚冷。服此酒十日后，耳目聪明，精神充壮。

上于八月三日取蓼曝燥，把之如五升大六十把，水六石，煮一石，去滓，酿酒如常法，随多少饮之，其功甚速。

（十五）松脂丸

治脾劳，胃气不和，时有泄泻，食少无力，宜服。

松脂　肉豆蔻去壳　荜茇　缩砂去皮　人参去芦　干姜炮　木香　白茯苓　麦蘖炒黄　白术以上各一两　诃子煨，去核，二两　陈皮汤浸，去白，半两，炒

上为细末，用白蜡熔和丸，如梧桐子大。每服三十丸，食前用粥饮送下。

（十六）和中丸

治脾胃怯弱，阴阳不和，三焦气滞，心腹痞闷，呕逆痰甚，头目不清，困倦少力，饮食减少，肌体瘦瘁，肢节烦疼。常服和中顺气，升降阴阳，消痰止呕，长肌起困，进美饮食。

藿香叶去土　人参去芦　陈皮巴豆二钱半同炒焦，去巴豆不用，以上各一两　白术　白茯苓去皮　半夏汤泡七次，生姜汁浸，以上各二两　丁香不见火　木香不见火，各半两

上为细末，面糊为丸，如梧桐子大。每服五十丸，食前生姜汤送下。一方用生姜汁煮面糊和丸，食远米汤下。

（十七）木香消谷丸

治脾胃俱虚，不能克化水谷，胸膈痞闷，腹胁时胀，连年累月食减嗜卧，口苦无味，虚羸少气。又治胸中有寒，饮食不下，反胃恶心，霍乱呕吐，及病后新虚，不胜谷气，或因病气衰，食不复常，并宜服之。

木香半两　青皮洗净，焙干　陈皮洗净，焙干，各四两　辣桂去粗皮　干姜炮，各二两　牵牛取头末八两，半生半炒

上为细末，面糊和丸，如小豆大。每服十五丸，加至二十丸，不拘时，用米饮送下。

（十八）豆蔻藿香汤

治脾胃诸虚百损，气血重伤，阳气久衰，下寒阴汗，中脘停痰，心腹痞闷疼痛，哕呕减食困倦，泄泻肠滑，因病虚损，正气不复，妇人月经不调，或产前产后一切阴盛阳虚之证，并皆治之。

肉豆蔻　缩砂仁　益智仁　人参各一两　藿香叶　桂花　甘松各一分　茯苓去皮　五灵脂　红豆　官桂　枇杷叶　芍药各一两半　川芎　白芷　白术各二两　桔梗二两半　当归三两，炮　厚朴姜制，四两半　陈皮去白　干姜炮，各五两　甘草炙，五两半　苍术净炒，半斤　木香半两

上为细末，每服二钱，食前用生姜、红枣浓煎汤调下，日进二服，或用姜枣同煎，和滓服亦妙。如因产病后，气不复常，虚劳损弱者，久服见效。

（十九）沉香散

治虚劳上气，脾胃气弱，胸膈多痰，饮食无味，神思昏闷，肢节烦疼，体虚乏力。

沉香　枇杷叶去毛，炙　白术　陈皮去白　白茯苓　人参以上各三分　前胡去苗　诃黎勒皮　黄芪以上各一两　五味子　半夏汤泡　细辛　桂心　甘草炙，以上各半两

上㕮咀，每服三钱，水一盅盏、生姜半分、枣三枚，煎至六分，去滓，不拘时，稍热服。

（二十）藿香养胃汤

治胃虚不食，四肢痿弱，行立不能，皆由阳明虚，宗筋无所养，遂成痿躄。

藿香　白术　神曲炒　白茯苓　乌药　缩砂　半夏曲　薏苡仁　人参以上各一钱半　荜澄茄　甘草炒，各一钱

上作一服，水二盅、生姜五片、枣二枚，煎至一盅，不拘时服。

方说：脾胃者后天之本，人生五脏均有赖于脾胃功能正常及日夜滋益濡养。脾胃疲劳，必然导致诸脏腑功能疲劳，疾病丛生，故董氏抗疲劳重视脾胃。此介绍之20方各有特点，可结合具体病例病证应用时参考之。

（二十一）九子丸

强阳补肾，益精气，壮筋骨。

肉苁蓉四两，酒当三宿，切，焙干。其味甘酸咸，其性温。治男子绝阳不兴，女子绝阴不产，调五脏，养肌肉，健腰膝，益精血，令人有子　仙茅一两，糯米泔浸三宿，用竹刀刮去皮，于槐木砧子上切，阴干。其味辛，其性温。主丈夫虚损，妇人失血无子，久服通神养志，壮筋骨，益肌肤，长精神，明眼目　远志一两，去心。其味苦，其性温。主伤中，补不足，除邪气，利九窍，益智慧，聪明才智耳明目，强志，久服轻身不老，驻颜益精，补阴壮气　鹿茸一两，刮去毛，酥涂炙黄色。其味甘酸，其性温。治男子腰肾虚冷，脚膝少力，夜多异梦，精溢自出。助阴　续断一两，捶碎，去筋脉，酒浸一宿。其味苦辛，其性温。主助气，润血脉，补不足　蛇床子一两，微炒。其味辛，其性温平。主男子阴痿湿痒，久服轻身，好颜色，强阴，令人有子　巴戟一两，去心，其味辛甘，其性温。主男子阴痿，强筋骨，安五脏，补中增志，益精养气　茴香子一两，舶上者，微炒。其味辛，其性平，主膀胱肾间冷气，人重之能助阳道　车前子一两。其味甘，其性平微寒。主男子伤中，强阴益精，令人有子，明目，利水道

上为细末，用鹿脊髓五条，去血脉筋膜，以无灰酒一升煮熬成膏，更碾极烂，同炼蜜少许和丸，如梧桐子大。每服五十丸，空心用温酒送下。

（二十二）安肾丸

治肾经积冷，下元衰败，目暗耳鸣，四肢无力，夜梦遗精，小便频数。常服补元阳，益肾水。

桃仁去皮、尖，炒　白蒺藜炒，去刺　巴戟去心　肉苁蓉酒浸，焙　补骨脂　茯苓去皮　石斛炙　山药　萆薢　白术各二十四两　肉桂去粗皮，不见火　川乌炮，去皮、脐，各八两

上为细末，炼蜜和丸，如梧桐子大。每服三十丸，食前用温酒或盐汤送下。

（二十三）小菟丝子丸

治肾气虚损，目眩耳鸣，四肢倦怠，夜梦遗精。常服补益心肾。

菟丝子酒浸，五两　石莲肉二两　白茯苓去皮，一两　山药二两，内七分打糊

上为细末，用山药煮糊和丸，如梧桐子大。每服五十丸，空心用温酒、盐汤任下。

（二十四）天雄丸

补暖元脏，添益精气，利腰脚，强筋力。

天雄炮裂，去皮、脐　肉苁蓉酒浸一宿，刮去皱皮，炙干，各二两　雀卵四十九枚　补骨脂酒浸　雄蚕蛾隔纸微炒　菟丝子酒浸三日，曝干，别捣为末，各一两

上为细末，以雀卵并少炼蜜和丸，如梧桐子大。每服十丸，加至二十丸，空心用温酒送下。

（二十五）补肾汤

治虚劳，肾脏乏损，耳聋体瘦，脚膝无力疼痛。

磁石二两，捣碎，水淘去赤汁　牛膝去苗　白蒺藜微炒，去刺　桂心　人参去芦　白茯苓　附子炮，去皮、脐　川芎　当归　独活　汉椒去目，去合口，炒出汗　白芍药　泽泻　白术以上各一两　黄芪一两半，锉

上为细末，每用羊肾一对，切去脂膜，以水一盏半，煎羊肾至盏，去肾，下药末半两，更煎至六分，去滓，空心及晚食前分为二服。

（二十六）白羊肉汤

治虚劳羸瘦，脚膝无力，耳聋盗汗，心多忪悸。

白羊肉二斤，去脂膜，汲水四升，煮取二升　桂心三分　杜仲去粗皮，炙黄，锉　白茯苓　熟地黄　牛膝去苗　人参去芦　白术　远志去心　黄芪锉　龙骨以上各一两　磁石三两，捣碎，水淘去赤汁

上㕮咀，每服四钱，用羊肉汁一盅盏，煎至六分，去滓，每于食前温服之。

（二十七）川椒丸

治虚劳，膝冷阴痿，四肢羸弱。

川椒去目并合口者，微炒出汗　山茱萸　肉苁蓉酒浸，去皮，炙干　附子炮裂，去皮、脐　蛇床子　续断以上各一两　菟丝子酒浸，别捣为末　鹿茸酥炙，各二两　牛膝去苗，一两半　远志去心　防风去芦　桂心以上各三分

上为细末，炼蜜和丸，如梧桐子大。每服三十丸，食前用温酒送下。

（二十八）安中汤

治肾经虚寒，遗精白浊，四肢烦倦，时发蒸热，精泄不禁。

熟地黄　川巴戟　龙骨　茯苓　远志以上各三钱　天雄　五味子　山药以上各三钱半　肉苁蓉酒浸　川续断各四钱　菟丝子　蛇床子以上各四钱半

上为细末，每服二钱，食前用酒调服。

（二十九）温肾汤

治面色萎黄，脚痿弱无力，阴汗出。

麻黄　柴胡各六分　白术　酒黄柏　猪苓　白茯苓去皮　升麻以上各一钱　防风去芦　苍术各一钱半　泽泻二钱

上作一服，水二盅，煎至一盅，食前热服，候一时才饮食。

方说：肾疲劳的共有症候是腰脚无力或腰膝无力，由于证因不同而用方有所不同。

（三十）加味四斤丸

治肾热肝虚，热淫于内，致筋骨痿弱，自不胜持，起居须人扶，足不能任地，惊恐战掉，潮热时作，饮食无味，不生气力，诸虚不足。

肉苁蓉酒浸　牛膝酒浸　天麻　木瓜干　鹿茸燎去毛，酥炙　熟地黄　五味子酒浸　菟丝子酒浸，另研

上各等分，为细末，炼蜜和丸，如梧桐子大。每服五十丸，食前用温酒或米饮任下。一方不用五味子，有杜仲。

（三十一）鹿茸四斤丸

治肝肾虚极，热淫于内，致筋骨痿弱，不自胜持，起居无力，足不任地，惊恐战掉，潮热时作，饮食无味，不生气力，诸虚不足。

鹿茸去皮毛，酥炙　肉苁蓉酒浸，焙　天麻去芦　菟丝子酒浸，蒸，别碾　牛膝酒浸　熟地黄酒浸，焙　杜仲酒浸，炒　干木瓜各等分

上为细末，炼蜜和丸，如梧桐子大。每服五十丸，食前用温酒或米汤送下。

（三十二）芎桂散

治四肢疼痛软弱，行步不便。

川芎一两半　桂心　干姜炮　甘草炙，以上各一两　川乌头八两，切作片，水浸一宿，切作算子条，更以米泔浸一宿，不洗，日干，麸炒微赤为度，干了秤

上为细末，每服二钱，温盐酒调下，日进三服。

(三十三) 补肝汤

治前阴如冰冷，并阴汗，两脚痿软无力。

黄芪去芦，一钱半　人参去芦　干葛　白茯苓去皮　猪苓　升麻以上各一钱　柴胡去芦　当归身　羌活　连翘　黄柏炒　泽泻　苍术　神曲　知母　防风　陈皮　甘草炙，各半钱

上作一服，水二盅，煎至一盅，空心热服，忌酒、湿面。

方说：肝肾疲劳常同时出现，因其是子母关系，其母有病常及其子。

(三十四) 服鹿角法

鹿角屑十两　附子三两，去皮、脐，生用

上捣罗为细末，每服二钱，用温酒调服，日三。令人少睡，益气力，通神明，得力速矣。出彭祖传中。

(三十五) 服百花方

桃花三月三日采　蒺藜花七月七日采　甘菊花九月九日采　枸杞叶春采　枸杞花夏采　枸杞子秋采　枸杞根冬采

上并阴干，各等分，捣为细末。每服二钱，以水调下，日三服。百日自知其效，二百日力加百倍，久服令人轻身长寿。

(三十六) 薯蓣酒

治头风眩，不能食，补益气力。

薯蓣　山茱萸　五味子　白术以上各八两　防风　人参去芦　丹参　生姜以上各六两

上细剉，生绢袋盛，用清酒三斗，入瓷瓮中，浸七日开，每度温饮一盏，日三。

(三十七) 菖蒲酒

主大风十二痹，通血脉，调荣卫。治骨立萎黄，医所不治者。服一剂，服经百日颜色丰足，气力倍常，耳目聪明，行及奔马，发白更黑，齿落再生，昼夜有光，延年益寿，久服得与神通。

上用菖蒲削治，薄切曝干，一斗，生绢袋之；以好酒一石，入石津器中，安药囊在酒中，密封泥之，百日发现之，如绿叶色；复炊一斗秫米纳酒中，复封四十日。便漉去滓，温饮一盏，日三。其药滓曝干，捣罗为细末，酒调一钱服之尤妙。一切三十种风，有不治者悉效。

(三十八) 九仙薯蓣煎

治腰脚疼痛，腹内一切冷病。服之令人肥白，颜色悦泽，身体轻健，骨髓坚牢，行及奔马，久服可通仙矣。

薯蓣一斤　杏仁一升，汤浸，去皮、尖、双仁　生牛乳三升

上烂研杏仁，入牛乳绞取汁，以杏仁尽为度，后以薯蓣相合，都入新瓷瓶盛之，密封瓶口，安于釜中，以重汤煮一复时乃成。每日空心以温酒调一匙服之。

(三十九) 薯蓣丸

治风虚，益颜色，令人体健，气力强壮。

薯蓣　熟地黄　肉苁蓉酒浸一宿，刮去皱皮，炙干　附子炮裂，去皮、脐　菟丝子酒浸三日，捣作饼，晒干　赤石脂以上各一两　牛膝去苗　山茱萸去核　白茯苓去皮　五味子　柏子仁　巴戟去心　人参去芦　干姜炮　泽泻　白术　桂心以上各一两

为细末，炼蜜和捣三五百杵，丸如梧桐子大。每服十丸，加至四十丸，空心用温酒送下。

方说：增强力气是抗疲劳要达到的主要目的之一。有力气则无疲劳症候矣。

（四十）参香散

治心气不宁，诸虚百损，肢体沉重，情思不乐，夜多异梦，盗汗失精，恐怖烦悸，喜怒无时，口干咽燥，渴欲饮水，饮食减少，肌肉瘦悴，渐成劳瘵。常服补精血，调心气，进饮食，安神守中，功效不可尽述。

人参　黄芪　白茯苓　莲肉去心　白术　山药各一两　缩砂仁　乌药　橘红　干姜炮，各半两　甘草炙，三分　南木香　檀香　丁香各一分　沉香二钱

上剉散，每服三钱，水二盅、生姜三片、枣一枚，煎至一盅，去滓，食前服。一方用炮熟附子半两，或为细末，每服一匕，食前用苏盐汤调服亦可。

（四十一）双和汤

治男子、妇人五劳七伤，气血不足，面色萎黄，四肢倦乏，将为虚劳之证。常服养气益血。

当归去芦，酒浸　熟地黄酒洗　黄芪去芦，蜜炙，以上各三两　川芎二两　甘草炙　肉桂去皮，不见火，各二两二钱半　白芍药七两半

上㕮咀，每服三钱，水一盏、生姜三片、枣一枚，煎，空心服。

（四十二）柴胡散

治虚劳体热，心烦不食，四肢无力。

柴胡去苗　杏仁去皮、尖、双仁，麦炒黄，各二两　秦艽去苗　生地黄　赤茯苓　紫菀以上各一两　鳖甲一两半，醋炙　栀子仁　甘草炙，各半两　犀角屑　桔梗去芦　桑根白皮　葳蕤　人参去芦　知母以上各三分

上㕮咀，每服四钱，水一盅盏，煎至六分，去滓，不拘时服。忌猪肉、菘菜、苋菜、酢物。

（四十三）玉锁固真丹

治心气不足，思虑太过，肾经虚损，真阳不固，漩有遗沥，小便经岁白浊，或淡赤，或如膏，梦寐精泄，甚则身体拘倦，骨节酸疼，饮食不进，面色黧黑，容枯肌瘦，唇口干燥，虚烦盗汗，举动乏力，多服取效。

白龙骨半斤　磁石火煅，醋淬七次　牡蛎煅　远志甘草水煮，去心　白茯苓去皮　川巴戟去心　官桂去粗皮　肉苁蓉酒浸，焙干　桑螵蛸酒浸，焙　桑寄生真者　茴香炒　附子炮，去皮、脐　川楝子去核，炒　吴茱萸炒　当归去芦　苍术酒炒　木香不见火　黄芪去芦　朱砂以上各一两　紫梢花一两半　菟丝子酒浸，焙干　家韭子各二两半

上为细末，炼蜜和丸，如梧桐子大。每服五十丸，空心用温酒或盐汤送下。

（四十四）人参补虚汤

治虚劳，少气不足，四肢困弱，嗜卧少力，心中悸动，夜多盗汗，常服补诸虚不足，建中进食。

人参　黄芪　陈皮去白　白芍药　当归　官桂去皮　细辛去叶　麦门冬去心　前胡　半夏汤泡　甘草炙　白茯苓去皮　熟干地黄以上各二两

上为细末。每服三钱，水一大盏、生姜五片、枣二枚，煎至七分，食前稍热服。

（四十五）子午丸

治心肾俱虚，梦寐惊悸，体常自汗，烦闷短气，悲忧不乐，消渴引饮，漩下赤白，停

凝浊甚，四肢无力，面黄肌瘦，耳鸣，眼昏头晕，恶风怯寒，并皆治之。

榧子去壳，二两 莲肉去心 枸杞子 白龙骨 川巴戟去心 补骨脂炒 真琥珀另研 苦楮实去壳 白矾枯 赤茯苓去皮 白茯苓去皮 莲花须盐蒸 芡实 白牡蛎煅 文蛤以上各一两 朱砂一两半，碾末为衣

上为细末，用肉苁蓉一斤二两，酒蒸烂，碾为膏和丸，如梧桐子大，以朱砂为衣。每服五十丸，空心浓煎萆薢汤下。忌劳力、房事，专心服饵，渴止浊清，自有奇效。

（四十六）既济丹

治水火不济，心有所感，白浊遗精，虚败不禁，肾虚不摄精髓，久而不治。若更多服热药，遂致日增，其病腰脚无力。

天门冬去心，焙 桑螵蛸蜜炙 黄连去须 鸡肶胵 麦门冬去心，焙 海螵蛸蜜炙 远志去心 牡蛎煅 龙骨五色者 泽泻以上各二两

上为细末，炼蜜和丸，如梧桐子大，朱砂为衣。每服三十丸，空心用灯心、枣汤吞下，日进二三服。

（四十七）茯神散

治虚劳无力，梦与鬼交，心神虚烦，宜服。

茯神 黄芪 人参以上各一两 麝香一钱，别研 桂心 牡蛎 龙骨 甘草炙，各三分

上为散，入麝香，令匀。每服三钱，水一盅盏，入生姜半分、枣三枚，煎至六分，去滓，温服，日三四服。

方说：心疲劳或水火不济，心肾同时疲劳是临床常见的病症之一，董氏所设诸方，有益于临床参考应用。

（四十八）延生护宝丹

补元气，壮筋骨，固精健阳，通和血脉，润泽肌肤，延年益寿。

菟丝子酒浸透，蒸熟，碾作饼，晒干碾末，三两 肉苁蓉酒浸，切焙 晚蚕蛾酥少许，慢火炒 家韭子四两，水淘净，用枣二两同煮，枣熟去枣，水淘净，控干，再用酒浸一宿，火炒软。以上各净秤二两 胡芦巴微炒 莲实去皮，炒熟 桑螵蛸炒香 白龙骨 蛇床子二两，水淘净，用枣三两同煮，枣熟去枣，焙干。以上各净秤一两 干莲花蕊 乳香另研 鹿茸去毛，酥炙 丁香 木香以上各半两 麝香二钱，另研

上除乳香、麝香、菟丝子末外，一十二味同为细末。将前菟丝子末用浸药酒二升，文武火熬至一半，入荞麦面一两，用酒调匀，下膏子内搅匀，次下乳香、麝香，不住手搅匀，轻沸熬如稠糊，放冷；此膏子都要尽，恐硬，入酒少许，与前药末和成剂，杵千余下，丸如梧桐子大。每服三十丸，早空心用温酒入炒盐少许送下，静坐少时，想药至丹田，以意加减丸数。如阳道衰精滑者，空心、临卧各进一服。

（四十九）腽肭脐丸

治证同前。

腽肭脐一对 鹿角胶 鹿角霜研 麋茸以上各二两 熟地黄 胡芦巴 菟丝子酒蒸 巴戟去心 钟乳粉研 乳香研 当归 牛膝酒浸 肉苁蓉酒浸 小茴香炒 天雄去皮 附子以上各一两 沉香半两 朱砂二钱，研 麝香一钱，研

上先将腽肭脐酒浸一宿，煮烂捣成膏，将药酒化麋鹿胶、霜同为膏，次下另研乳香、麝香、朱砂、乳粉末，其余药修制了亦研为细末，再于乳钵内同研千百下。别用羊白腰子三对，羊白脊髓五条，酒煮熟，烂研为膏，同腽肭脐、麋鹿角胶搜拌药末，成剂得所；若

稍干，入酒糊些少，同搜和入臼内，捣三五千杵，丸如梧桐子大。窨一宿，慢火上焙干，用无油罐子盛用，厚纸密封罐口。每服三十丸，加至五七十丸，空心用温酒送下。

（五十）容颜不老方

一斤生姜半斤枣，二两白盐三两草，丁香沉香各半两，四两茴香一处捣，煎也好、点也好，修合此药胜如宝，每日清晨饮下杯，一世容颜长不老。

（五十一）双芝丸

治诸虚，补精气，填骨髓，壮筋骨，助五脏，调六腑，久服驻颜不老。

熟地黄取末　石斛去根，酒炙　肉苁蓉酒浸　菟丝子酒浸三日，淘，炒　牛膝酒浸　黄芪以上各四两　杜仲蜜水浸泡　五味子焙　薏苡仁炒，各二两　沉香三钱　麝香二钱　麋鹿角霜半斤　白茯苓去皮　天麻酒浸　干山药　覆盆子　人参　木瓜　秦艽以上各一两

上为细末，炼蜜和丸，如梧桐子大。每服二十丸至三四十丸，用温酒下，盐汤、米饮亦得。凡年五十以上者，加入：

黑附子以青盐汤蘸炮，一两　鹿角一对，去顶，二指　硫黄半斤，浑用

上用麻油釜中以水同煮，常令微沸，勿大急甚，水耗只旋添温水，须用水以备添之，炼令角胶汁尽，其角如霜，以手捻如腻粉，乃盛之取用，勿令秽污着也。一方无山药。

（五十二）补肾茯苓丸

疗男子肾气虚冷，五脏内伤，风冷所苦，身体羸尪，足胫困乏，难以行藏，食饮无味，目视无光，遍身拘急，腰脊痛强，遗精白浊，日渐萎黄，心胸懊闷，逆气上撞，转侧须人，不能起床，针灸服药，疗治彷徨，乘马触风，醉以入房，不自持护，饮食不量，用力过度，口干舌强，流涎出口，夜梦飞扬，尿血淋沥，阴下湿痒，心中动悸，痛掣膀胱，四肢酸困，气息不长，身体浮肿，人曷能当，为医不识，妄处地方。秋三月宜服之。

茯苓　防风　桂心　山茱萸　白术　细辛　薯蓣　干地黄　附子炮　泽泻　紫菀　牛膝　芍药　丹参　黄芪　沙参　苁蓉　干姜　玄参　苦参　人参　独活以上各二两

上为细末，炼蜜和丸，如梧桐子大。每服五丸，食前用温酒送下。忌生葱、生菜、酢物、桃李、雀肉、猪肉、芜荑等。

（五十三）垂命茯苓丸

疗男子五劳七伤，两目茫茫，迎风泪出，头项急强，不能回顾，心腹满胀，上干胸胁，下引膀胱，表里疼痛，不得平康，饮食渐减，面目萎黄，小溲淋沥，阴痿不强，五心烦热，盗汗如浆，四肢拘急，梦寐惊惶，状如消渴，忽忽喜忘，悲忧不乐，此药最良，令人肥壮，气力倍常，饮食加进，百病潜藏。冬三月宜服之。

茯苓三两　白术　泽泻　牡荆子　牡蒙　桂心　牡蛎煅　石长生　薯蓣　杜仲　天雄炮　菟丝子　附子炮　人参　甘草炙　山茱萸　干姜　巴戟　天门冬去心　肉苁蓉以上各二两

上为细末，炼蜜和丸，如梧桐子大。先食服五丸，温酒送下。忌海藻、菘菜、鲤鱼、生葱、猪肉、鸡鱼等。

（五十四）补骨脂丸

暖下元，壮筋骨，久服令人强健，悦泽颜色，及治因感湿阳气衰绝，并宜服之。

补骨脂五两，微炒香，捣为细末　白蜜四两　胡桃肉二两，研如泥

上将蜜、胡桃肉同熬如稀饧，后入补骨脂末和丸，如梧桐子大。每服三十丸，空心用温酒送下。一方炼蜜和匀如饴，盛瓷器中，旦日以温酒化服一匙，熟水亦得。久服延年益

气。忌芸薹、羊血。

（五十五）神仙苣胜子丸

安魂定魄，改易容颜，通神仙，延寿命，添髓生精，补虚益气，壮筋骨，润肌肤，发白再黑，齿落更生，目视有光，心力无倦，行步如飞，寒暑不侵，能除百病。

苣胜子焙，一两 生地黄 熟地黄 何首乌各四两 枸杞子 菟丝子 五味子 酸枣仁 补骨脂炒 柏子仁 覆盆子 鸡头实 广木香 莲花蕊 巴戟天去心 肉苁蓉酒浸，三日 牛膝酒浸 天门冬酒浸 官桂 人参 茯苓去皮 楮实子 韭子 天雄炮，去皮，脐 莲肉 川续断 山药以上各一两

上为细末，春夏炼蜜为丸，秋冬蒸枣肉入胡桃肉一十个，捣如泥，同药末和，更捣千余杵，丸如梧桐子大。每服三十丸，空心用温酒送下，盐汤亦可，日二。如久服去天雄，用鹿茸亦得。此药耳聋复聪，眼昏再明。服一月元脏强胜，六十日发白变黑，一百日容颜改变，目明可黑处穿针，冬月单衣不寒。若将白鸡用药拌饭喂六十日，则变为黑鸡矣。

上以苣胜子蒸九次，曝九次，每取二合，用汤浸，布裹挪去皮，再研，水滤取汁，煎饮和粳米煮粥食之。

（五十六）沉香永寿丸

大补元阳，滋益脾胃，调顺血气，添补精髓，不问老壮年少，并宜服之，甚有功效，不僭不燥。大梁郭文卿尚书，常服此药，年过八十，精力倍加，得其方者，服之俱效。

莲肉一斤，先用酒浸一日，后装入雄猪肚内，缝合，却将浸莲肉酒添水煮熟，取出晒干，肚子不用 茅山苍术一斤，分作四份：一份酒浸，一份泔水浸，一份盐水浸，一份醋浸。春五日，夏三日，秋七日，冬十日，焙干。无茅山者，以好者刮去粗皮代之 白茯苓四两 沉香 熟地黄 木香各一两 五味子 小茴香 川楝子炮，取肉 西枸杞 山药 柏子仁炒，另研 补骨脂用芝麻同故纸一处炒香，去芝麻。以上各二两，同研为末 青盐半两

上为细末，用酒煮糊和丸，如梧桐子大。每服五十丸，加至七十丸，空心用温酒或盐汤送下，以干物压之。

（五十七）八仙丹一名三仙丸

一乌二术三茴香，更加椒楝牡香姜，善治耳聋并目暗，能调荣卫壮元阳。元阳壮后精神爽，久服令人寿命长，又疗妇人脾血疾，空心日午用盐汤。

何首乌 茴香 川椒炒 川楝子取肉 牡蛎煅 白姜炮，各一两 苍术泔浸一宿 香附各二两

上为细末，酒煮面糊和丸，如梧桐子大。每服三十丸，空心用盐汤送下，小肠气用霹雳酒送下。

（五十八）延寿丹

治肾经不足，添精补髓，益气壮阳，久服轻身耐老。

柏子仁 甘菊花 茯苓以上各十两 松脂三十两，法酒煮白

上为细末，炼蜜和丸，如梧桐子大。每服二十丸，空心用温酒或盐汤送下，日三服，能愈诸疾。

（五十九）既济丹

升降水火，育神益血，久服延年，令人不老。

嫩鹿茸二两，酥炙 附子二两，炮，去皮、脐 柏子仁别研 茯神去木 牛膝酒浸一宿 枸杞子

酒浸一宿　肉苁蓉酒浸一宿　当归去芦，酒浸一宿　酸枣仁微炒，别研　熟地黄酒浸，焙　沉香别研　山药炒　远志用甘草同煮，去心，不用甘草，以上各一两半

上为细末，蒸枣肉和丸，如梧桐子大。每服五六十丸，空心用温酒或盐汤送下。

（六十）枸杞子丸一名延年丸

育神养气，强力益志，以及治风劳气冷，美颜色，乌髭发。

枸杞子焙　覆盆子　车前子　甘菊花去梗　生地黄焙　地骨皮　何首乌　巴戟天去心　续断　白术　细辛去苗　远志去心　石菖蒲米泔洗，曝　牛膝酒浸，焙　菟丝子酒浸一宿，捣作饼，晒干入药，以上各一两

上为细末，炼蜜和丸，如梧桐子大。每服十丸，加至三十丸，空心用温酒送下。

（六十一）菊花酒

壮筋骨，补精髓，延年益寿，耐老。

菊花　生地黄　枸杞根各一斤

上捣碎，以水一石，煮取汁五斗，炊糯米五斗，细曲碎，拌令匀，入瓮密封，候熟澄清。每温饮一盅盏，日三。

（六十二）黄精酒

主万病，延年补寿，发白再黑，齿落更生。

黄精　苍术各四斤　枸杞根五斤　松叶九斤　天门冬三斤，去心

上都锉，以水三石，煮取汁一石，浸曲十斤，炊米一石，如常法酿酒，候热，任性饮之。忌桃李、雀肉。

（六十三）地仙丸

治风气，补元阳，活血脉，壮筋骨，润肌肤，聪耳目，延寿命，驻容颜，久服则身轻。

黄芪锉，炒　天南星炮　羌活去芦　茴香子炒　地龙去土　骨碎补炒　防风去叉　赤小豆拣　狗脊去毛　白蒺藜炒　乌药去木　白附子炮　附子炮，去皮、脐　萆薢以上各半两　牛膝酒浸，切，焙　肉苁蓉酒浸，切，焙　何首乌去黑皮　覆盆子去蒂　蜀椒拣去目并合口者，炒出汗，以上各一两　木鳖子去壳，三分

上为细末，酒煮面糊和丸，如梧桐子大。每服二十丸，空心盐汤或茶酒任下。男子久冷，元气虚惫，脚手疼痛等疾，皆可服之。

（六十四）保命延龄丸

安神养气，补填骨髓，起弱扶衰，润泽肌肤，聪明耳目，久服乌髭发，固牙齿，能夜读细字，心力不倦。

苣胜子　补骨脂酒浸，焙　酸枣仁　柏子仁去壳，另研　甘菊花　肉苁蓉酒浸，焙　楮实子　天雄炮，去皮、尖　枸杞子　天门冬去心　五味子　牛膝酒浸，焙　覆盆子　白茯苓去皮　巴戟去心　人参去芦　菟丝子酒浸一宿，杵作饼，焙干，入药同研　山药以上各一两　肉桂去粗皮，四两　生干地黄半斤，细切，新瓦上焙干

上为细末，春夏白沙蜜，秋冬蒸枣肉，入胡桃肉十枚去皮，同药末于臼内捣千余杵，丸如梧桐子大。每服三十丸，加至五十丸，空心用温酒送下。

（六十五）应验打老丹

强壮筋骨，滋补丹田，安定魂魄，温暖下元，添精补髓，悦色驻颜，祛除百病，身轻

体健，长生不老，益寿延年，不问男子、妇人，并宜服之。

白茯苓去皮　柏子仁另研　干山药　密蒙花　甘菊花去梗　云母石火煅　覆盆子　五味子　山茱萸去核　钟乳粉另研　蛇床子　生地黄　蔓荆子去萼　赤石脂另研　金铃子　熟地黄　天门冬去心　麦门冬去心　枸杞子　白芍药　川芎　续断去芦　石斛去根　菟丝子酒浸一宿　桂心　玄参去芦　藁本去苗　肉苁蓉酒浸一宿　荜茇　紫菀去芦　远志去心　牡丹皮　沙参　丹参去芦　牛膝去苗　鹿茸去毛，酥炙　茴香　黄芪去芦　巴戟去心　附子炮，去皮、脐　泽泻　人参去芦　干姜炮　天雄炮，如无，附子代　白术　独活去芦　牡蛎煨　乌药　苦参　杜仲盐炒　甘草以上各等分

上为细末，炼蜜和捣千余杵，丸如梧桐子大。每服三十丸，不拘时温酒送下，日进三服，至六十日见效。按方云：薛侍郎使经泥川，见一女子将一老人捶之，因诘其故。女子曰：乃妾之子也。薛问：汝年几何？答曰：妾年一百六十七岁，昔随伯父隐于华山，一日归，见妾夫妇年老无子，手足不遂，令服此药，至一百日，身体轻健，气力加倍，手足顿愈，变为童颜，一年乃有此子。薛曰：愿闻此方。女子遂以此授之。

（六十六）神仙一井金丹

补益真元，大壮腰脚，久服髭鬓不白，牙齿牢固，进美饮食，聪明耳目，行步轻健。

牛膝酒浸三日　川椒去目，炒出汗　黑附子炮，去皮　木鳖子煨，去壳　白附子　肉苁蓉酒浸，三日　何首乌水三碗，黑豆半碗，煮熟去豆，以上各三两　乌药二两，天台者　羌活炒　狗脊炙去毛　南星炮　舶上茴香　萆薢黑豆煮　地龙去土，炒　防风去芦　赤小豆　骨碎补去毛，炙　白蒺藜炒，去刺　绵黄芪蜜炙　五味子炒　覆盆子炒　青盐火炮　全蝎以上各一两

上为细末，用无灰酒煮面糊和丸，如梧桐子大。每服五十丸，煎五味子汤送下，空心、日午各一服。此药大有功效，服至百日，逢火日摘白为黑。余在淳安，主簿李渊云：乃祖通判公少服一井金丹，至老髭发不白。后在都城，访杨五倅，闻先和王晚年髭发不白，所服何药，答曰：某未尝知，遂呼老药童叩之。云先和王常服一井金丹，后庐陵见前郴守赵霈，六十余岁，髭发皆不白，众以为润色者，仆子面视之，非是染者，渠云自然如此。继过豫章，某子作酒官，托丘倅叔献询叩。渠云：大人平生只服一井金丹。方知此药之妙，皆得其方，但其间方小不同，今并载之。一方减川椒、白附子、木鳖子、黑附子、何首乌，俱减一两，每服二十丸，五味子泡汤下。其他方五味子煎酒下。一方黑豆半碗，水二碗，同羌活、萆薢、何首乌一处，煮豆熟为度，去豆不用，只用二味药。一方萆薢、黑豆同何首乌一处煎。

（六十七）三仙丸一名长寿丸

一乌二术三茴香，久服令人寿命长，善治耳聋并眼暗，调理脾胃及膀胱，顺气搜风轻腰膝，驻颜悦色鬓难苍，空心温酒盐汤下，谁知世上有仙方。

川乌一两，去皮，锉如骰子大，用盐半两同炒黄，去盐　茴香三两，炒香　苍术二两，用米泔水浸一宿，用竹刀刮去黑皮，切片，用葱白一握同炒黄，去葱

上为细末，酒煮面糊和丸，如梧桐子大。每服五十丸，空心盐汤送下，日进二服。忌猪、羊血。昔有人年八十，鬓发皆黑，云自三十以后，日进此药一服，自不变白。

（六十八）何仙姑庆世丹

如有人抱一切危疾，及瘫痪痛楚，久在枕床，旦暮斋心服之，灵神必护，一名四神丹。能还精，安魂魄，顺五脏，和六腑，添智慧，乌鬓发，去八邪，一名还精丹。能补五

脏不足，四肢少力，口干气虚，神乱，骨节疼痛，毛发焦枯，一名护命丹。此药禀天地之气，感得洞府仙岩间，有醉翁降临居处，立便去邪，一名延龄丹。如有恶疾，居体不安，行步艰辛，饮食少进，或寝寐不安，或痛连筋骨，或十生九死，服之是疾皆除，驻悦颜色，滋润肌肤，聪明耳目，四肢强健，延年益智，功效不可具述。

枸杞子《仙经》云：此药是星之精，益血海，足筋骨，补气安神　甘菊花《仙经》云：是木之精，服之聪明耳目，去头晕手软，利九窍，通三焦，去蕚用　远志消胃膈痞闷，去惊悸，润肌肤，壮筋骨，须用硬物捶破取去心　车前子《仙经》云：是镇星之精，益胃安意魄，驻颜，去夜惊忘想　生地黄用干者，去芦。《仙经》云：是太阴之精，开心神，去邪，养脾胃，五千荣卫神　巴戟《仙经》云：是黄龙之精，去心疾，补血海，轻身延年　覆盆子《仙经》云：是神门之精，助阳，轻身，安五脏，三万六千神　白术《仙经》云：是太阳之精，祛湿痹，止吐逆，消食化痰，滋养荣卫　肉苁蓉用有肉者，其药一百年一生，入小肠，补下元，酒浸七日　石菖蒲细小九节者，以升智慧，清神明，暖下元，补虚，利小便　地骨皮　菟丝子酒浸七昼夜，晒干，炒令黄色为度　牛膝治湿脚气，腰膝疼痛，去芦头，酒浸七日　细辛疗百病，顺气益血海，炮，去苗用　续断治五劳七伤　何首乌性温无毒

上各用本土所生者，逐件择洗，各等分。捣为细末，炼蜜和丸，如梧桐子大。每服三十丸，空心用温酒送下。服一月，百病不生；服一年至二年，返老还童，颜貌若莲花，是病皆除，原是神仙之术。

方说：强壮筋骨，滋补丹田，明目乌髭鬓是延年益寿、抗衰老达到的目的之一，董氏所举数方，值得在该领域应用时参考。

（六十九）秦艽扶赢汤

治肺痿骨蒸，已成劳嗽，或寒或热，声嗄不出，体虚自汗，四肢倦怠。

秦艽　鳖甲米醋炙　人参去芦　当归洗，焙　紫菀　半夏汤泡七次　甘草炙，各一钱　地骨皮一钱半　柴胡去苗，二钱

上作一服，用水二盅，生姜五片，乌梅、红枣各一枚，同煎于一盅，食后服。

（七十）黄芪饮子

治诸虚劳气，四肢倦息，骨节酸疼，潮热乏力，自汗怔忡，日渐黄瘦，胸膈痞塞，不思饮食，咳嗽痰多，甚则唾血。

黄芪蜜炙　当归酒浸　紫菀去土　地骨皮　石斛去根　人参去芦　鹿茸酒炙　桑白皮　附子泡，去皮、脐　款冬花　半夏汤泡七次　甘草炙，各一钱

上作一服，水二盅、生姜五片、红枣一枚，煎一盅，不拘时服。

（七十一）劫劳散

治心肾俱虚，劳嗽时复三四声，潮热，热过即有盗汗，四肢倦息，体瘦，恍惚异梦，嗽中有血，名曰肺痿。

白芍药二钱半　黄芪蜜炙　人参　白茯苓　熟地黄酒洗　当归去芦　半夏曲　五味子　阿胶蛤粉炒　甘草炙，各一钱

上作一服，水二盅、生姜三片、红枣二枚，煎一盅，食后服。

（七十二）凝神饮子

治劳病，憎寒发热，口干咽燥，自汗烦郁，咳嗽声重，唾中血丝，瘦剧倦乏。

人参　当归　白芍药　茯神去木　白术　黄芪　半夏曲　莲肉去心　桔梗　麦门冬去心　熟地黄酒浸　五味子　白茯苓　甘草炙，各一钱

上作一服，水二盅，乌梅、红枣各一枚，煎至一盅，食后服。如嗽，加阿胶；虚极胸满，加木香（湿纸裹煨），加沉香亦可；如不思饮食，加扁豆。

（七十三）青蒿散

治虚劳骨蒸，咳嗽声嘎，皮毛不枯，四肢倦怠，夜多盗汗，时作潮热，饮食减少，日渐瘦弱。

青蒿　秦艽　香附子炒，去毛　桔梗去芦　天仙藤　鳖甲醋炙　前胡去苗，各一两　乌药半两　川芎二钱半　甘草炙，一两半

上为末，每服三钱，水一盏、生姜三片、红枣一枚，煎至六分，滤去渣，食后服。

（七十四）白术黄芪散

治五心烦热，自汗，四肢痿弱，饮食减少。

白术　黄芪　当归　黄芩　芍药以上各半两　寒水石　茯苓各一两　人参　川芎各七钱半　官桂二钱半　石膏　甘草炙，各二两

上为末，每服三钱，水一盏，煎至六分，食前服，一日三服。

（七十五）地骨皮散

治骨蒸劳热，肌肉消瘦，少力多困，夜多盗汗。

地骨皮　秦艽　柴胡　枳壳　知母　当归　鳖甲酥炙

上等分，为末。每服三钱，水一盏，桃、柳枝头各七个，生姜三片，乌梅一个，煎至七分，去桃枝等四味，临睡服。

（七十六）人参五味散

治男女老稚诸虚百损，气血劳伤，涎喘咳脓，或嗽咯血，寒热往来，夜有盗汗，羸瘦困乏，一切虚损。

人参　五味子　桔梗　当归焙　白术　白茯苓　熟地黄　甘草炙，以上各半两　黄芪　桑白皮炒　枳壳去瓤，麸炒　柴胡去苗　前胡去苗　地骨皮　陈皮以上各三分

上㕮咀。每服三钱，水一盏半、生姜三片，煎至五分，去滓，食后温服，日三服。如烦渴，加乌梅、青蒿同煎；咳脓血，加知母、阿胶同煎，尤妙。

（七十七）石斛散

治虚劳脱营，失精多惊，荣卫耗夺，形体毁沮。大补益兼治不足，乏力少食。

石斛去根　肉苁蓉酒洗，去皱皮，切，焙，令干，各二两　菟丝子酒浸一宿，别捣　远志去心　续断各一两一分　天雄炮，去皮、脐，三分　熟地黄焙　枸杞子各二两半　枣肉研，二两

上为细末，入枣肉研，和匀。每服二钱，空心用温酒调服，食后再服。一方无枣肉。

（七十八）川椒丸

治虚劳百病，七伤六极，少气羸弱，不能饮食，百节酸疼，神思昏沉，四肢无力，宜服补益元气，令人肥健。

川椒一两，拣去目并合口者，炒出汗　白茯苓　柏子仁　川芎　人参去芦　桂心　山茱萸去核　当归　干姜炮　附子炮，去皮、脐　枸杞子　黄芪　薯蓣以上各三分　枳实半两，麦炒　肉苁蓉酒浸，去皮，炙干　牛膝去苗　石斛去根　熟地黄　厚朴去粗皮，姜汁炙　菟丝子酒浸三日，焙干，别捣末，以上各一两

上为细末，炼蜜和捣三五百杵，丸如梧桐子大。每服三十丸，空心用温酒送下，晚食前再服。

（七十九）荜澄茄散

治冷劳，脏腑虚弱，心腹气胀，不能饮食，四肢无力。

荜澄茄　鳖甲醋炙，各一两　附子炮，去皮、脐　厚朴去粗皮，姜制　荆三棱炮　白茯苓去皮　肉豆蔻去壳　桃仁去皮、尖、双仁，麸炒　人参去芦　陈皮去白　木香　沉香　桂心　丁香　白术以上各半两　诃黎勒煨，用皮，一两半　吴茱萸汤泡，焙　甘草炙，各一分

上为细末，每服二钱，食前米饮调下。忌苋菜、生冷。

（八十）又方

治一切男子、女人虚冷劳证，大腑滑泄，面色青黄，饮食减少，行步无力，元脏虚损，小便频数，肢节沉重，精源不固，常多困倦，并宜服之。

巴戟　牛膝　石斛　五味子　川芎　杜仲　萆薢　山茱萸以上各半两　藿香　白术各三铢　羌活　肉豆蔻　官桂　茯苓　人参　木香以上各一分　吴茱萸二铢

上为细末，以好酒少许，化阿魏二铢，同炼蜜和丸，如梧桐子大。空心用盐汤送下四十丸。

（八十一）木香汤

治气劳，身体羸瘦，四肢少力，面色萎黄，饮食减少，呕逆痰沫，咳嗽胸满。

木香　沉香　山芋　枸杞子　附子炮，去皮、脐　天麻　半夏汤洗　当归切，焙　牛膝酒浸，切，焙　鳖甲去裙，炙　秦艽去苗　黄芪以上各半两　羌活去芦　枳壳去瓤，麸炒　白茯苓去皮　巴戟去心，以上各一分　柴胡去苗　人参　甘草炙，以上各一两　肉豆蔻去壳，四枚

上㕮咀，每服三钱，水一盏、生姜二片、葱白一寸，煎至七分，去滓，不拘时温服。

（八十二）人参黄芪散

治虚劳客热，肌肉消瘦，四肢倦怠，五心烦热，咽干颊赤，心忪潮热，盗汗，减食，咳嗽脓血。

人参去芦　生地黄　桔梗以上各一两　桑白皮　半夏汤洗　紫菀以上各一两半　秦艽　茯苓以上各二两　柴胡　知母以上各二两半　鳖甲去裙，酥炙　天门冬去心，各三两　黄芪三两半

上㕮咀，每服三钱，水一盅盏，生姜三片，煎至七分，去滓，不拘时温服。一方去生地黄，用地骨皮、赤芍药。

（八十三）乌鸡丸

治传尸劳疾，尸疰骨蒸，眼目昏涩，面色青黑，咽喉噎塞，痰涕咳嗽，或痃癖攻刺疼痛，胸膈满闷，时或恚怒，或多感伤，情思不乐，梦寐虚惊，精脏滑泄，失血憎寒，潮热盗汗，肩背拘急，腰臂肢节烦疼，四肢少力，不喜饮食，小便黄赤，大便或泻，乍进乍退，服取药后，宜服此药。

附子炮，去皮、脐　黄连去须，各一两　柴胡去苗　白附子生　当归切，焙　秦艽去苗　槐胶　肉苁蓉酒浸，切，焙　远志去心　陈皮去白，焙　巴戟　续断以上各一两　乳香研　雄黄研　丹砂研　甘草以上各半两　丁香　干姜炮，各一分

上捣研极细，先养乌雌鸡一只，以硫黄三两为末，分作三十分，每日拌饭喂一月，日用大麻子一升喂尽。宰治去毛及嘴、爪并肠，留心肝。将前药末入在鸡腹内，以麻线缠定，再用无灰酒一斗，银石锅内用文武火煮令鸡熟，取出除去粗骨，将鸡肉并药同研，更将鸡骨焙干，亦研为末，同搜和，入臼中捣千余下，丸如梧桐子大。每服二十丸，用温酒送下，空心、日午、临卧各进一服。

（八十四）正气补虚汤

治忧恚思虑，喜怒不常，失饥劳力，或饮食不调，肌肉减耗，荣卫虚弱，外邪所袭，入于经络，头痛昏闷，拘挛憎寒，壮热身疼，腰倦脚弱，转筋自汗，手足冷，四肢麻痹，五脏诸虚百损，并皆治之。

人参　藿香叶　黄芪　厚朴去粗皮，锉，姜汁炒　茯神　熟地黄酒炒　川芎以上各二两　桂心　白术　五味子　附子炮　半夏洗　丁香　南木香　干姜　当归去尾　甘草以上各一两　白芷半两

上㕮散，每服五钱，用水一盏半、生姜三片、红枣二枚，煎至八分，去滓，空心温服。

（八十五）麋角丸

治五痿，皮缓毛瘁，血脉枯槁，肌肤薄著，筋骨羸弱，饮食不美，庶事不兴，四肢无力，爪枯发落，眼昏唇燥，疲惫不能反侧。

麋角镑，一斤重，用酒浸一宿　大附子生，去皮、脐，一两半　熟地黄四两

上用大麦米二升，以一半藉底，以一半在上，以二布巾隔覆，炊一日，取出药与麦，别焙干为末，浸药酒，添清酒，煮麦粉为糊搜和，杵三千下，丸如梧桐子大。每服五十丸，食前用温酒或米汤送下。

（八十六）黄芪建中汤

治男子、妇人诸虚不足，羸乏少力。此药大生气血，补益荣卫。

黄芪去芦，三钱　白芍药四钱　肉桂去粗皮，一钱半　甘草炙，二钱

上作一服，用水二盅、生姜三片、红枣二枚，煎一盅，食远服。

（八十七）固真丸

治诸虚不足。常服补益五脏，接助真阳，润泽肌肤，强壮筋骨。

川乌盐炒黄，去盐　熟干地黄焙　秦艽　肉桂去粗皮　茴香酒浸，炒　五味子　威灵仙　仙灵脾　山药各二两　附子炮，去皮、脐　白茯苓去皮　当归酒洗，焙　牛膝酒浸一宿　石菖蒲　萆薢各半两

上为细末，炼蜜和杵千余下，丸如梧桐子大。每服五十丸，空心温酒、盐汤任下。

（八十八）柴胡汤

治虚劳，荣卫不顺，潮热黄瘦，筋骨疼痛，多困少力，饮食进退。

柴胡去苗，二两　秦艽去苗，一两半　鳖甲去裙，炙，半枚　知母　甘草炙，各一两

上㕮咀。每服三钱，水一盏，入枣二枚擗开，煎至六分，去滓。

（八十九）胡黄连丸

治虚劳骨热，四肢羸瘦少力，不思饮食。

胡黄连　天灵盖酥炙　赤茯苓　川大黄锉碎，微炒　川升麻　地骨皮　麦门冬去心　人参去芦　犀角屑　知母以上各一两　柴胡去苗　黄芩各二两　鳖甲去裙，醋炙，三两　前胡去苗　赤芍药　当归剉，微炒　防风去叉　木通剉　桔梗以上各三分　甘草炙，半两

上为细末，炼蜜和捣三五百杵，丸如梧桐子大。每服三十丸，不拘时温水送下，忌苋菜。

（九十）麻黄根散

治虚劳盗汗，口干心烦，不欲饮食，四肢少力。

麻黄根　牡蛎粉　枸杞子　白龙骨　白茯苓　熟地黄　人参以上各一两　麦门冬去心，三分　黄芪二两

上㕮咀，每服四钱，以水一盅盏，入生姜半分、枣三枚，煎至六分，去滓，不拘时温服。

（九十一）鹿血丸

治诸虚百损，精血俱耗，血少不能养筋，精虚不能实骨，筋骨痿弱，面色黧黑，耳鸣气短，目视昏花，腰脊疼痛，足膝酸弱，步履艰辛，小便白浊或频数。但是一切虚损之证，悉能治疗，妇人、虚弱者亦宜服之。

鹿角镑　鹿茸镑　麋角镑　麋茸去毛，酒蒸　续断酒浸　附子炮，去皮、脐　川乌炮，去皮、脐　钟乳粉研　阳起石煅　川巴戟去心　沉香不见火　川牛膝去芦，酒浸　萆薢以上各一两　桑寄生　菟丝子酒浸，蒸，焙　五味子以上各二两　川椒去目并合口者，微炒出汗，取红，半两　宣木瓜二枚，去皮、瓤，蒸烂

上为细末，刺鹿血乘热搜和，杵千余下，丸如梧桐子大。每服一百丸，食前用盐酒或盐汤下，妇人用醋汤送下。

（九十二）石斛散

治虚劳，手足烦疼，羸瘦无力，不能饮食，小便数。

石斛一两半　桑螵蛸微炒　黄芪　人参去芦　牛膝去苗　鸡肶胵微炒　熟地黄　当归以上各一两　麦门冬去心　赤芍药　白龙骨以上各三分

上㕮咀，每服四钱，水一盅盏，入生姜半分、枣三枚，煎至六分，去滓，不拘时温服。

（九十三）椒红丸

治虚劳，元脏久冷，小便数利，精神恍惚，四肢无力，骨节酸疼。

蜀椒去目　补骨脂炒　川楝实去核，炒，等分

上为细末，炼蜜和丸，如梧桐子大。每服十丸，加至二十丸，空心用温酒送下。

（九十四）牡蛎散

治虚劳梦泄，乏力盗汗。

牡蛎煅，二两　苍术炒　龙骨各三两　桑螵蛸微炒　白芍药　棘刺微炒　桂心　柏子仁　车前子　甘草炙，各一两

上为细末，每服二钱，食前用粥饮调服。

（九十五）天门冬散

治虚劳寒热，四肢疼痛，黄瘦无力。

天门冬去心，焙干，一两半　黄芪　柴胡去苗　人参　白术　当归　地骨皮　白茯苓　甘草炙，以上各一两　白芍药　熟地黄　鳖甲去裙，醋炙　桂心已上各半两　桑根白皮　木香各三分

上㕮咀，每服五钱，水一盅，生姜三片，煎七分，食远服。

（九十六）轻骨汤

治虚劳，身体倦怠，百节酸疼，羸瘦发热，神思不爽。

知母焙　人参　白术　天仙藤洗　柴胡　鳖甲去裙，醋炙　秦艽以上各一两　黄芪盐水浸，焙　当归　白茯苓　前胡　紫菀洗，焙　川芎　常山　甘草生，以上各半两

上㕮咀，每服三钱，以水一盏半，入乌梅半个，同煎至八分，去滓，不拘时温服。

（九十七）十四味建中汤

治荣卫失调，血气不足，积劳虚损，形体羸瘦，短气嗜卧，欲成劳瘵。

当归去芦，酒焙　白芍药　麦门冬去心　黄芪炙　人参去芦　肉桂去粗皮　附子炮，去皮、脐　川芎　白术　半夏汤泡七次　甘草炙，各一钱

上作一服，用水二盅、生姜三片、红枣二枚，煎一盅，空心服。

（九十八）人参养荣汤

治积劳虚损，四肢倦怠，肌肉消瘦而少颜色，汲汲短气，饮食无味。

人参去芦　当归去芦　陈皮去白　黄芪蜜炙　桂心去粗皮　白术炒　甘草炙，各一钱　白芍药二钱　熟地黄酒浸　茯苓去皮　五味子各七分半　远志去心，炒，五分

上作一服，用水二盅、生姜三片、红枣二枚，煎至一盅，食前服。遗精者，加龙骨一钱，咳嗽者，加阿胶一钱。

方说：各种骨蒸虚劳、冷劳、气劳，其主要症候就是疲劳，因为病因、病机、病症、病势有所不同，临床表现亦各有不同，所以《奇效良方》治疗多种劳伤所产生疲劳的方法，值得我等在抗疲劳延年益寿研究与临床中效仿。

## 二十、《脉因证治》

公元1481年，元代朱丹溪撰著《脉因证治》一书，现将书中有抗疲劳、延年益寿作用的方剂6首，介绍如下。

（一）麦煎散

治荣卫不调，夜多盗汗，四肢烦疼，肌肉消瘦。

知母　石膏　甘草炙　滑石　地骨皮　赤芍　葶苈　杏仁炒，去皮尖　人参　白茯苓　麻黄根

上为末，每服一钱，煎浮小麦调下。

（二）牛膝丸

治肾肝损，骨痿不能起床，筋缓不能收持。

萆薢炒　杜仲炒　苁蓉酒浸　菟丝酒浸　牛膝酒浸，治肾　蒺藜治肝，各等分　肉桂半两

酒煮猪腰子，丸梧桐子大，空心酒下。亦治腰痛。

（三）地黄煎丸

解劳，生肌，活血。

生地汁　藕汁　杏仁汁　姜汁各五升　薄荷汁　鹅梨汁　法酒二升　沙蜜四两

以上慢火熬成膏，入后药：

柴胡三两，去芦　秦艽去芦　桔梗各二两　熟地黄四两　木香　枳壳炒　柏子仁炒　山药　茯苓白　远志去心　参　术各一两　麝香半钱，另研

上为末，和前药，丸如梧桐子大，甘草汤下。

（四）辛苦劳

柴胡　参　芪　柏　甘草

（五）大补丸

去肾经火，燥下焦湿，治筋骨软。气虚补气药下，血虚补血药下。

黄柏酒炒，褐色为末

水糊丸服。

（六）男子补益脾胃，肾虚弱

川附炮，一两　人参　白术　五味子　当归　续断　山茱萸去梗　补骨脂　肉苁蓉酒浸　白芍药炒　莲肉各一两　菟丝子二两　鹿茸酥炙　沉香　肉桂各二钱

上为末，酒糊丸，空心，盐汤下。

方说：解劳从脾、肾入手，是抗疲劳的根本之法，尽管方药不同，而理法常相同。

## 二十一、《医方选要》

公元1495年，明代周文采撰著《医方选要》一书，内有固真饮子治疗阴阳两虚、气血不足之疲劳症候，现介绍如下。

固真饮子

治中年以上之人，阴阳两虚，血气不足，头每痛，日晡微热，食少力倦，精气时脱，腰胯酸痛，服之者，每得良验，因录于下：

人参　干山药　当归身　黄芪各一钱　熟地黄一钱半　黄柏炒，一钱　白术　泽泻　山茱萸肉　补骨脂各半钱　五味子十粒　陈皮　白茯苓各八分　杜仲炒　甘草炙，各七分

上㕮咀，作一服，水二盅，于沙铫或银器内煎至八分，食前温服。按《仙经》云：服饵不备五味，久则脏腑偏倾，而有生疾病矣。如服金石之剂，久则阳燥，或致消渴、疮痈病变，不可胜记。服固本丸、琼玉膏，皆天麦门冬、生熟地黄之类，虽本于滋阴，胃弱者滞膈而反食少，或经滞而生痈肿。服养气丹、安肾丸，皆茴香、巴戟、附子、川楝之类，虽本于助阳，久则积温成热，必耗损真阴。肺痿气虚，痰热火动，不可易治，唯以上方，庶几近理。大补元气不足。阴阳两虚，饮食少，五心热，自汗，日晡潮热，精气滑脱，行步无力，腰胯疼痛，泄泻，脉沉弱，嗽少痰多，或干咳者，或气血精神不足，肢体倦怠，头目昏眩，食少，脉虚而数，时发潮热，将成痨证者；或伤力气虚脉弱，腰背疼痛，动辄鼻衄者；或便血过多，面黄瘦悴，食少气促者；或妇人阴虚瘦悴，食少虚热，自汗腹痛，面浮腰痛，赤白带下者，并宜服之。此方药备五味，合气冲和，无寒热偏并太过、不及之失，养气血，理脾胃，充满腠理，补五脏之真精，益三焦之原气，生津液而荣卫充实，利机关而饮食自倍矣。

方说：此方自说用多，而其用于肝、脾、肾疲劳较为适宜。

## 二十二、《妇人良方》

公元1548年，薛己的《校注妇人良方》中有关抗疲劳方剂1首，介绍如下。

天王补心丹

宁心保神，益血固精，壮力强志，令人不忘，清三焦，化痰涎，祛烦热，除惊悸，疗咽干，育养心神。

人参去芦　茯苓　玄参　丹参　桔梗　远志各五钱　当归酒浸　五味　麦门冬去心　天门冬　柏子仁　酸枣仁炒，各一两　生地黄四两

上为末，炼蜜丸桐子大，用朱砂为衣。每服二、三十丸，临卧竹叶煎汤送下。一方多石菖蒲、熟地黄、杜仲、百部、茯神、甘草。此方内天麦门冬、玄参、生地，虽能降火生血化痰，然其性沉寒，损伤脾胃，克伐生气，若人饮食少思、大便不实者，不宜用。

方说：此方加减是常用治心疲劳方剂。

## 二十三、《女科撮要》

公元1548年，薛己撰著《女科撮要》一书，现将书中有关抗疲劳、延年益寿作用的3首方剂，介绍如下。

（一）加味逍遥散

治血虚有热，遍身瘙痒，或口燥咽干，发热盗汗，食少嗜卧，小便涩滞等症。

甘草炙 当归炒 芍药酒炒 茯苓 白术炒 柴胡各一钱 牡丹皮 山栀炒，各五分

上水煎服。

（二）补中益气汤

治元气不足，四肢倦怠，口干发热，饮食无味，或饮食失节，劳倦身热，脉洪大而无力，或头痛发热，或恶寒自汗，或气高而喘，身热而烦。

黄芪炙，一钱五分 甘草炙 人参 当归酒拌 白术炒，各一钱 升麻 柴胡各三分 陈皮一钱

上姜、枣，水煎服。

（三）加减济生肾气丸

治脾肾虚，腰重脚肿，湿饮留积，小便不利；或肚腹肿胀，四肢浮肿，气喘痰甚，或已成水证，其效如神。

白茯苓三两 附子半两 川牛膝 桂 泽泻 车前子 山茱萸 山药 牡丹皮各一两 熟地黄四两，掐碎，酒拌杵膏

上为末，和地黄膏，加炼蜜丸桐子大。每服七八十丸，空心米饮下。

方说：三方各有用途，一方治肝胆，二方治脾胃，三方治脾肾疲劳，可加减参考使用。

## 二十四、《内科摘要》

公元1486～1558年，明代薛己撰著《内科摘要》一书，现将书中具有抗疲劳、延年益寿作用，经临床应用卓有成效的9首方剂，介绍如下。

（一）升阳益胃汤

治脾胃虚弱，肢体怠惰，或体重节痛，口舌干渴，饮食无味，大便不调，小便频数，饮食不消，兼见肺病洒淅恶寒，凄惨不乐，乃阳不和也。

羌活 独活 防风各五钱 柴胡 白术 茯苓渴者不用 泽泻各三钱 人参 半夏 甘草炙，各一两 黄芪二两 芍药 黄连 陈皮各四钱

上每服三五钱，姜、枣水煎，早温服。如小便愈而病益加，是不宜利小便也，当少减茯苓、泽泻。

（二）生脉散

治热伤元气，肢体倦怠，气短懒言，口干作渴，汗出不止。或湿热大行，金为火制，绝寒水生化之源，致肢体痿软，脚欹眼黑，最宜服之。

人参五钱 五味子 麦门各三钱

上水煎服。

（三）清燥汤

治元气虚，湿热乘之，遍身酸软；或肺金受邪，绝寒水生化之源，肾无所养，小便赤少，大便不调，腰腿痿软；或口干作渴，体重麻木，头目眩晕，饮食少思；或自汗盗汗，肢体倦怠，胸满气促。

黄芪一钱五分　五味子九粒，杵炒　黄连　神曲炒　猪苓　柴胡　甘草炙，各二分　苍术　白术　麦门冬　陈皮　生地黄　泽泻各五分　白茯苓　人参　当归　升麻各三分　黄柏酒拌，一分

上水煎服。

（四）调中益气汤

治湿热所伤，体重烦闷，口失滋味，二便清数，或痰嗽稠黏，热壅头目，体倦少食等症。

黄芪一钱　人参去芦　甘草　苍术各五分　柴胡　橘皮　升麻　木香各二分

上水煎，空心服。

（五）消暑益气汤

治元气弱，暑热乘之，精神困倦，胸满气促，肢节疼痛，或小便黄数，大便溏频。又暑热泻痢、疟疾之良剂。

升麻　黄芪炒，去汗，各一钱　苍术一钱五分　人参　白术　陈皮　神曲炒，各五分　甘草炙　干葛各三分　五味子九粒，杵炒

上水煎服。

（六）滋肾丸

治热在血分，不渴而小便不利，或肾虚足热，腿膝无力，不能履地。

知母　黄柏各酒炒，各二两　肉桂二钱

上各另为末，水丸桐子大。每服二百丸，空心白滚汤下。

（七）助阳活血汤

治眼睫无力，常欲垂闭，余治同上。

黄芪　甘草炙　防风　当归各五分　白芷　蔓荆子各四分　升麻七分

上水煎，食后热服。

（八）益阴肾气丸

治证同上。

熟地黄三两　当归酒洗　柴胡　五味子　干山药各半两　山茱萸去核，各半两　茯苓　泽泻各二钱半　生地黄酒炒，四两

上为末，炼蜜丸，桐子大，每服百丸，茶汤下，日二三服。

（九）补中益气汤

治中气不足，肢体倦怠，口干发热，饮食无味；或饮食失节，劳倦身热，脉洪大而虚；或头痛恶寒，自汗；或气高而喘，身热而烦；或脉微细，软弱自汗，体倦少食；或中气虚弱而不能摄血；或饮食劳倦而患疟痢；或疟痢因脾胃虚而不能愈；或元气虚弱，感冒风寒，不胜发表，宜用此代之；或入房而后感冒；或感冒而后入房，亦用前汤，急加附子；或泻痢腹痛，急用附子理中汤。

黄芪炙　人参　白术　甘草炙，各一钱五分　当归一钱　陈皮五分　柴胡　升麻各三分

上姜、枣水煎，空心午前服。

方说：在薛氏医案中，薛己应用补中益气之法辨证治疗大批病例，为古医家在抗疲劳方剂应用中的神奇妙处，此特再介绍之。下面分析运用薛氏运用补中益气汤治疗的70例医案，均有如下特点：①“劳”及“倦”必现于案例中，即病因为“劳”或症状中有“倦”，或两者均有之。“劳”指过劳为内伤病因，“倦”指疲劳的症状，如体倦、倦怠、困倦等。②病机主要为脾胃虚弱，脾肺虚弱，元气虚。③虚证占绝大多数。④相关脏腑主要为脾、肾、肝、胃。⑤方中均有补中益气汤，部分与他方并用。⑥补中益气汤补气升阳，甘温除热，消除疲劳的理论依据是“损者益之”、“劳者温之”。

## 二十五、《摄生众妙方》

公元1550年，明代张时彻编著《摄生众妙方》，书中之方多为选用张时彻之前古医籍用方。张氏在应用中所做改动或用后有新体会，为保存历史本来面目，本书选取其中有抗疲劳、延年益寿方剂16首，介绍如下。

（一）生精健脾二至丸

补血气，壮筋骨，理脾胃，却百疾，养寿生子。

当归身去芦，酒浸洗，一两五钱　川芎一两　白芍药酒浸洗，晒干，二两　熟地黄肥状沉实者酒浸，晒干，二两　人参去芦，坚实者，五钱　白茯苓洁白、坚实者去皮，一两　白术坚白者去梗，洗净，一两五钱　陈皮红薄者晒干洗净，一两　枸子鲜红润小者，二两　山茱萸鲜红肉厚者酒浸，去核晒干，一两　菟丝子酒淘洗去土，酒浸，捣成饼，晒干，一两　锁阳酥炙，五钱　杜仲去粗皮，细切，生姜汁拌炒，去丝净，一两　肉苁蓉竹刀刮去鳞，酒浸，细切，晒干，一两　巴戟天连珠者酒浸，去心，晒干，一两　远志甘草水浸，去心，晒干，一两　干山药一两　连蕊白莲者佳，一两　牛膝去芦，酒浸，晒干，一两　辽五味五钱

上各精制如法，品各为细末，炼蜜入人乳半碗，为丸如梧桐子大，每服五十七丸，空心淡盐汤送下。

（二）滋阴大补丸即还少丹无楮实，而分量不同

牛膝酒浸　山药各一两五钱　杜仲酒浸和姜汁，炒，断丝　巴戟去心　山茱萸鲜红者去核　肉苁蓉酒浸，新瓦上焙干　五味子　白茯苓去皮　茴香炒　远志甘草同煮，去心，各一两　石菖蒲　枸杞子各五钱　熟地黄一两

上为末，红枣煮取肉，和炼蜜为丸，如梧桐子大，每服八十丸，淡盐汤或酒空心下，与上虎潜丸相间服之佳。所谓补阴和阳，生血益精，润肌肤，强筋骨，性味清而不寒，温而不热，非达造化精微者，未足与议于斯（以上二方乃草窗刘氏所定者）。

（三）八宝丹

何首乌赤白各一斤，用竹刀刮去粗皮，米泔水浸一宿，用黑豆二斗，每次用豆三升三合三勺，用水泡涨，将豆铺一层，何首乌一层，重叠铺足，用砂锅蒸之，豆熟为度，将豆摒去，何首乌晒干，如此九次，为末听用　赤茯苓一斤，用竹刀刮去粗皮，为末，用盆盛水，将末倾入水内，其筋膜浮在水面者，捞而弃之，沉在盆底者留用，如此三次，湿团为块，就用黑牛乳五碗放砂锅内，慢火煮之，候乳尽，入茯苓内为度，仍研为细末听用　白茯苓一斤，制法同上，亦湿团为块，就用人乳五碗，放砂锅内煮之，候乳尽入茯苓内为度，仍研为细末听用　川牛膝八两，去芦，酒浸一日，使何首乌蒸七次，将牛膝同铺黑豆内蒸之，至第九次止，晒干研末，听用　补骨脂四两，用黑芝麻炒，以芝麻熟为度，去芝麻研末，听用　当归八两，酒浸，晒干为末，听用　怀山药四两，研末听用　枸杞子八两，酒浸，晒干研末，听用　菟丝子八两，酒浸，生芽研为泥，晒干为末，听用

以上俱不犯铁器，炼蜜为丸，先丸如大弹子大者一百五十丸，每日三丸，清晨酒浸一丸，午姜汤一丸，晚盐汤一丸。余为梧桐子大，每日清晨五七十丸，酒与盐汤任下，乌须益寿极有效验。

（四）延年益寿不老丹

生地黄二两，酒洗一宿，取出晒干　熟地黄三两，酒洗净，晒干　地骨皮五两，酒洗净，晒干　天门冬三两，酒浸一二时，取出去心，晒干　人参三两，好者方用　麦门冬三两，酒浸一二时，取出心，晒干　白茯苓五两，去粗皮，切作片，酒洗过，晒干　何首乌半斤，鲜者用竹刀刮去皮，切作片，干者用米泔水浸软，刮去皮切作片用，砂锅内先用乌羊肉一斤，乌豆三合量，着水于上加竹篦，放此药后，覆盖蒸二时，取出晒干

共为细末，炼蜜为丸如梧桐子大，每服三五十丸，用酒送下，清晨服之。此药千益百补，服之或十日，或一月，自已知为另等人也。

（五）延龄聚宝丹一名保命丹

何首乌四两，去皮，赤白为雌雄　生地黄八两，酒洗，用鲜肥嫩者　白茯苓四两，鲜嫩者去黑皮　熟地黄四两，鲜肥者，宋方用八两酒蒸　天门冬二两，去心　莲花蕊四两　麦门冬二两，去心　石菖蒲二两，一寸九节　槐角子四两，炒黄色，十一月十一日采　干菊花四两，用花头　桑椹子四两，紫者方熟，宋方用二两　苍耳子二两，炒，捣去刺　五加皮二两，真正者　肉苁蓉二两，黄酒洗，宋方洗去鳞盐　甘草一两，如粉者炙去皮　黄精二两，鲜者　茅山苍术二两半，米泔浸一宿，不犯铁，去皮　天麻二两，如牛角尖者　防风二两，去芦　甘州枸杞子二两，去蒂，研碎　人参二两，去芦　白术二两，极白者可用油，黄者不用　牛膝二两，肥者去须苗　细辛二两，洗净　杜仲二两，姜汁浸一宿，炒，断丝　当归二两，鲜嫩者，或去头尾　沙苑白蒺藜一两，炒，舂去刺，宋方不炒

上二十七味，味味归方择净，秤定分两，务要真正药材，切为粗片，装入生绢袋，用无灰酒，用好磁坛约盛九升酒者，将药袋入坛，春浸十日，夏秋浸七日，冬浸十四日，取出药袋控干，晒碾为末，入炼蜜为丸，如梧桐子大，清晨淡盐汤下，将药酒每日空心午间、晚睡各服三五盅。忌生冷、葱、蒜、鱼腥、白萝卜。

（六）天门冬膏

去积聚风痰，补肺，疗咳嗽失血，润五脏，三虫伏尸，除瘟疫，轻身益气，令人不饥，延年不老。

生天冬不拘多少，用滚水泡过，去皮心捣烂绞汁，以砂锅盛之，用炭文武火煮，勿令大沸，以十斤为率。熬至三斤，却入蜜四两熬成膏，滴水不散，取出以磁瓶盛之，埋地中七日去火毒，每早晚用一匙白汤调下，若动大便，以酒调服。

（七）神仙延寿丹一名延令丹

能养血、黑须发、延年益寿，宜清晨服。

天门冬二两，去心　远志二两，去梗　山药二两，去苗　巴戟二两，去骨　赤石脂一两，炒　车前子一两，炒　石菖蒲一两，炒　柏子仁一两　泽泻一两　川椒一两，去目　熟地黄一两，生用　生地黄一两，生用　枸杞子一两　白茯苓一两　覆盆子一两　杜仲一两，炒去丝　菟丝子一两，酒炒　肉苁蓉四两，炒干　川当归一两　川牛膝一两，酒洗　地骨皮一两　五味子一两　山茱萸一两　人参一两

上药二十四味，共为细末，炼蜜为丸，如梧桐子大，每服二三十丸，温酒或盐汤送下。服至百日后，颜色永无衰朽，发白反黑，虽是八十老人，阴阳强健，目视十里，气力不衰，常行远地不乏。

（八）八仙添寿丹

此药能乌须发，壮神，强筋骨，调营卫，久服延年。

何首乌六两，用竹刀切片，用瓦甑蒸，蒸时用黑豆五升，一层豆，一层药，蒸一时取出，晒干，如此九次，豆烂换好者，曝干听用　川牛膝六两　山茱萸　柏子仁　知母　黄柏　当归各四两　败龟板四两，酥炙

上同为极细末，炼蜜丸如梧桐子大，每服空心酒送下三十丸，七日后添十丸，至七十丸止。忌烧酒、萝卜、辛辣之物。

（九）七宝美髯丹一名七珍至宝丹

功效甚大，不能细录，与延寿丹差二味。

何首乌赤白各一斤，水润，用竹刀去皮，切碎如棋子大　牛膝半斤，同何首乌用黑豆五升铺木甑底，上铺药，砂锅蒸烂去豆，共捣成泥　枸杞子半斤，酒浸洗净，晒干为末　白茯苓一斤，人乳浸，赤一斤，牛乳浸，俱一宿晒干　当归半斤，酒浸一宿，晒干全用　菟丝子半斤，酒浸三日，晒干为细末　补骨脂半斤，炒黄色为末

上七味，各不犯铁器，炼蜜为丸如弹子大，日进三丸，空心酒、午后姜汤、临睡盐汤下。一方用乌梅肉，不用补骨脂，各药为末，以人乳五斤、牛乳五斤，和药入磁瓶重汤煮之，稍干，入炼蜜一斤为丸。

（十）仙传斑龙丸

歌曰：尾闾不禁沧海竭，九转神丹都漫说，惟有斑龙顶上珠，能补玉堂关下穴。此方理百病，养五脏，补精髓，壮筋骨，益心志，安魂魄，令人驻颜、轻身、延年益寿。

鹿霜　鹿胶　菟丝子酒浸二日，蒸，焙干为末　柏子仁去壳，另研　熟地黄酒浸二日，蒸，焙干为末，各十两

上为细末，先将鹿胶用无灰酒于磁器内，慢火化开，却将胶酒煮糊和药杵二千下，丸如梧桐子大，每服五十丸，空心盐汤送下，或酒亦可（或有加减者，于前人立方之意恐有不宜）。

（十一）加味坎离丸

夫心属火，肾属水，水火升降，五脏俱实，百病不生。世人或因酒色过度，劳心费力，精耗神衰，心血少而火不能下降，肾气衰而水不能上升，脾土无所滋养，渐至饮食少进，头目昏花，耳作蝉声，脚力酸软，肌肤黄瘦，遍身疼痛，吐痰咳嗽，胃脱停积，梦遗、盗汗、泄泻，手足厥冷。此方下滋肾水，上降心火，中补脾土，除风、添精、补髓、强阴、壮阳，杀九虫，通九窍，补五脏，益精气，止梦遗，身轻体健，延年增寿，久服有效。

人参二两　五味子去梗，一两　麦门冬二两　牛膝酒浸，二两　黄芪蜜炙，一两　菟丝子酒浸成饼用，二两　小茴香盐炒，二两　当归酒浸，二两　白茯苓去皮，二两　木香一两　川椒去目合口，微炒，一两　黄柏酒浸炒，四两　天门冬去心，五两　肉苁蓉酒浸，二两　山茱萸去核，二两　杜仲炒，断去丝，二两　巴戟去皮，酒浸，二两

上为细末，秋冬酒糊为丸，春夏蜜为丸，如梧桐子大，每服五七十丸，空心盐汤或好酒任下。

（十二）长生保命丹

地骨皮去梗，酒浸，二两　牛膝去芦，酒浸，二两　甘菊花二两　枸杞子酒浸，二两　石菖蒲竹刀

切，晒干，二两　远志去心，酒浸，二两　生地黄忌铁器，二两

上为细末，炼蜜丸如梧桐子大，每服五六十丸，温酒送下。

方说：昔日师府龙虎山有一道士，服此药一百二十岁，往蜀中白日升天，留下此方，救济世人。此药能返老还童，一切疾病皆除，服至五十日诸病皆无，百日能记万古言，容貌红泽，髭发白者复黑，二三年骨髓坚实，四五年行步如飞，鬼神俱伏。凡合此药，择吉日，勿令妇人鸡犬见之。

（十三）延寿方

石菖蒲铜刀刮去皮节，嫩桑枝条相拌蒸，出晒干，去桑条用，不可犯铁器，令人吐逆　川牛膝去并尘土，用黄精自然汁浸，漉出，酒浸一宿，若无黄精汁浸三日汁出，细锉，焙干可用　干山药蒸出，曝干用　远志去心，用熟甘草浸一宿，漉出，晒干用　巴戟凡使去心，枸杞子汤浸一宿，待稍软漉出，却用酒浸一伏时漉出，用菊花同焙令黄，去菊花用布拭干用　续断去里硬筋，酒浸一伏时，焙干用　五味子以铜刀劈作两片，用蜜浸蒸，以浆水浸一宿，焙干用　茯苓去皮心，捣令细，于水盆搅令浊，浮者去之，是茯苓筋　楮实子水浸三日，将物搅沉者用，浮者去之，然后漉出晒干，却用酒浸一伏时，漉出，蒸，焙干用　杜仲去皮，酥蜜炒，去丝用　山茱萸去内核，缓火焙之方用　熟地黄采生地黄去白皮，瓷锅上柳木甑蒸之，摊令气歇，拌酒再蒸，又出令干，勿令犯铜铁器　肉苁蓉凡使用，先须浸并刷，草了却蒸，又用酥炙得用　枸杞子去旁用　小茴香酒浸一宿，漉出，炒干用

上将前药制度、拣净，为细末，各等分，酒打面糊为丸，如梧桐子大，每服三十丸，空心温酒送下，或滚白汤亦可。服五日便觉身轻，服至十日精神快爽，服至二十日语言轻响，手足汗出，服一年头白再黑，行走如飞，久远服之，百病消除，容颜顿如童子。

（十四）补损百验丹

专治诸虚，遗精，白浊，血少，无精神，四肢倦怠，脾胃不佳，大肠不实，虚寒，虚眩，头眩目花等症。

菟丝子一斤，拣净，以无灰腊酒浸一日一夜，次早去酒，以小甑蒸之，晒至暮，又换酒浸蒸晒九次，然后在星月下碾为细末　生地黄半斤，无灰煮酒浸三日三夜，再换酒洗净，放在磁钵内捣至极烂用

上二味，和为细丸，空心食前用无灰酒每服八、九十丸，或米汤、淡盐汤下亦可。

（十五）长春真人保命丹

治五劳七伤，虚损无力，四肢困倦，脚手顽麻，血气耗散，面黄肌瘦，阳事不升，虚晕恶心，饮食减少。

茯苓　天门冬　山药　熟地黄　枸杞子　何首乌各四两　干姜二两　大茴香炒，一两　青盐少许　鹿角胶四两　莲实半斤，去皮　补骨脂四两净，香油炒　没石子十个　胡桃仁半斤，净肉　新小米一升，同茯苓、年乳煮粥，晒干　旱莲草晒干，一斤　麦门冬四两

上为细末，空心白汤调匀二三匙，日进二服，不拘多少，男女皆效。

方说：张氏选前人之方，抗疲劳，延年寿以肾为本。虽然语词有夸大之处，但抗疲劳以肾为本，兼脾胃实为有效之举。说明作者有其自身的临床体会，并非照搬空谈！

## 二十六、《遵生八笺》

公元十六世纪，明代高濂撰著《遵生八笺》一书，本书将其中有关抗疲劳、延年益寿，现可用的有关的方剂9首，介绍如下。

（一）阳炼龙虎五精丸

阳炼龙虎石五两　茯苓二两　莲肉粉一两　椒末一两　小茴香一两

上将五味各拌匀，入大磁盘内，外加乳粉二两，人乳五钱，飞罗面打糊为丸，如梧桐子大。每日起更时分，无灰好酒吞服三十六粒。此药专补肾经，生精气，益真水。既得复全之方，再服至药，长生不老在我矣。

（二）二炼龙虎五精丸

阳炼龙虎石二两三钱　阴炼龙虎石二两七钱　茯苓一两五钱　何首乌末七两　莲粉五钱　芡实粉一两　红铅一两　金乳粉二两

上将八味各捣末，入大磁盘内，每日加头生男乳一茶盅拌湿，晒二七日，又加梨汁晒七日足，加红枣肉同入木石臼内捣千余下，令和软，方取出丸如梧桐子大，先用朱砂末滚身，次将金箔为衣，晒干，入磁罐收贮，勿令泄气。亦常取出亮照干，不可霉了。每日早五更，乳酒顿热服一钱，临睡时半饥半饱，用莲肉煎汤服五分。此药服之半月，身内如有风寒暑湿之气，自然消除。服至一月，故病除根。服之百日，五脏生精。至一年，返老还童。先服五精丸，将身中故病旧患并皆扫荡，使五脏六腑调和，精神壮茂，而长寿可期矣。

（三）仙传秋石配合十精五子丸

阳炼龙虎石十两　阴炼龙虎石六两，二药炼法具前　人参　当归身酒洗　胡芦巴微炒　芡实　莲花蕊微焙　鹿茸酒洗，炙酥黄　仙灵脾叶　苍术米泔水浸，炒　枸杞子酒浸晒干。以上十味十精药　菟丝子酒浸，蒸七次　苣胜子焙　车前子酒浸，炒　柏子仁取肉。以上五味五子之药，各二两　沉香一两　粉草一两　辰砂五钱，水飞极细，三味升降之药　加白铅一两。即人乳也。

上将众药均兑分两，用红枣肉加蜜捣合为丸，如梧桐子大，每服一百丸，白汤送下，日进三服。服至百日，百病消除，身体轻健，效难口述也。

（四）益容仙丹

淡秋石五两　白硼砂二两五钱　片脑一钱一分　薄荷五两　柏子肉五钱　牛黄五分　哈芙蓉二分　甘松五钱　腽肭脐五分　朱砂一两五钱　粉草一斤，去皮

熬膏，合药为丸，和诸药性，善解百毒。将前九味各为细末，粉草膏子为丸，如绿豆大，朱砂穿衣。每月不拘早晚，将一丸入口噙化，以致津液满口，咽下丹田，浇灌诸经各络。气到处，自然辅正除邪，能使肌肤光润，久服，则百病不生，万邪归正。

（五）先天真一丹

白虎首经粉九鼎　阴炼秋石四两　乳粉四两　干山药四两　石涧菖蒲九节，四两，五月五日采取　茅山苍术四两，米泔水浸，去粗皮　甘州枸杞三两　珍珠一两　旱莲子草二两　菊花蕊一两　甘草一两

上各味制成细末，炼蜜为丸，如绿豆大。每服六七十丸，加至百丸，空心白滚水下。

方说：此丹乃大茅君授与二茅君、三茅君地仙长生仙药，诀曰：上品神仙药，先天真一丹，每朝吞百粒，却老返童颜。能转周身气，神功内返还，华池灌神水，滴滴注玄关。阴符调火候，默默自抽添，至诚修炼服，管汝寿齐天。

（六）《道藏》斑龙黑白二神丹

鹿茸二两，酥炙　陈皮二两　当归四两，酒洗净　地黄八两，取汁为膏　茯神二两，人乳制　钟乳粉一两，水飞用　人参四两　柏子仁二两　枸杞子二两　麦门冬一两　生地黄汁一碗　白术二两　沉香五钱

上为末，炼蜜为丸，如桐子大。每服五六十丸，秋石汤下。治虚损怯证，五劳七伤，

气血俱虚，颜色憔悴，无不治之。服之美颜色，和五脏，壮精神，美须发，补羸瘦，功莫能述。

（七）益元七宝丹

何首乌赤白各一斤，用米泔水浸一日，竹刀刮去皮，打块如棋子大　牛膝八两，同前何首乌，用黑豆五升，木甑沙锅蒸三次，晒三次，为末，加盐一二钱同浸　枸杞子八两，酒浸洗净，晒干为末　茯苓赤白各一斤，赤者用牛乳浸，白用人乳浸，俱一宿，晒干为末　菟丝子八两，酒浸三日，晒干为末　补骨脂八两，炒干为末　当归八两，酒浸一宿，晒干为末

上七味，各不犯铁器，炼蜜为丸，如弹子大。日进三丸，早晨空心酒下，午后姜汤下，临卧盐汤下。初服三日，小便杂色，是去五脏中杂病。至二七日唇红，口生津液，再不夜起。三七日，体健身轻，两颧红润。至一月，鼻头酸，是诸风百病皆去。四十九日，目视光明，两手火热，精气通贯，发白返黑，齿落更生，阳事强健，丹田如火，行走如飞，气力加倍。

（八）壮阳无价至宝丹

川楝子取肉，二两　川牛膝一两　熟地黄　蛇床子　穿山甲　肉苁蓉　茯神　巴戟　五味子各一两　乳香三钱　沉檀香各五钱　鹿茸　仙灵脾　甘草各五钱　人参一两　补骨脂五钱　大茴香一两　泽泻一两　乌药二两　菟丝子五钱　凤眼草二钱　槟榔一两　胡芦巴　莲心各五钱

上为细末，炼蜜为丸，如桐子大。每服三十丸，空心好酒下。治五劳七伤，四肢无力，下元虚冷，夜梦遗精，阳痿等症。

（九）沉香内补丸

能除百病，补诸虚，健脾胃，进饮食，添精补髓，延年益寿，服之年余，身轻体健，妇人服之尤妙。

沉香五钱　广木香五钱　乳香　没药各三钱　人参五钱　母丁香三钱　石燕一对，烧，红醋浸　海马一对，酥炙　鹿茸五钱，酥炙　仙灵脾五钱，酥炙　穿山甲五钱，灰炒　韭子五钱　八角茴香五钱　木通一两，炒　小茴香一两，炒黄　甘菊花五钱，盐炒　川楝子酒浸一宿，去皮核，一两　蛇床子一两　白茯苓一两　大附子一个，炮去皮　川椒一两，去目　枸杞一两　麝香少许　胡芦巴入羊肠内酒煮，一两　丁香五钱

上为细末，酒糊丸，如梧桐子大。每服三十丸，空心温酒下，仍以干物压之。忌生冷、腐粉、鱼腥、诸血四十九日。又，洗药用紫梢花、松节、皮硝三味煎水，每日温洗之。

方说：《遵生八笺》诸方功效如何，仍有待在临床应用与研究中证实，仅供参考。

## 二十七、《幼科发挥》

公元十六世纪中期，明代万全撰著《幼科发挥》一书，此书非方书，但记载的一些方剂均有临床体会，此选抗小儿脾疲劳方剂 2 首，介绍如下。

（一）补脾丸

治小儿脾常不足，宜此补之。此家传补脾之圣方。

人参　白术　茯苓　炙粉草　白芍酒炒　黄芪蜜炙　陈皮　当归身　山药　莲肉各一两　神曲五钱　肉桂二钱五分

上为末，荷叶水煮粳米糊丸，如麻子大，用米饮下。

一女嗜卧，发热项软，头倾倒不能举。诸医作风治而持疑不决。予至见之，谓诸医曰：此阳虚病也。盖头者诸阳之首，胃者诸阳之会，此女必乳食伤胃，胃气不足，故清阳不升，而项软不能任元也。可服调元汤，一剂而安。人皆叹服。

调元汤：黄芪蜜炙　人参各等分　炙甘草减半

水煎服，不拘时服。

（二）肥儿丸

治小儿脾胃素弱，食少而瘦，或气强壮，偶因伤食，或因大病后瘦。此家传秘方也。

人参　白术　白茯苓　山药蒸　莲肉　当归身酒洗，各五钱　陈皮二钱　青皮　木香　砂仁　使君子　神曲各三钱　甘草炙，三钱　桔梗　麦蘖各二钱

上药为末，荷叶浸水煮粳米粉糊丸，麻子大。每服十五丸、二十五丸、三十五丸、四十五丸至五十丸，米饮送下。

方说：小儿脾胃虚弱之疲劳，是儿科常见病症。此方值得在临床应用，但药量需严格掌握。其附带方调元汤不宜久服，若常服需加味。

## 二十八、《万病回春》

公元1587年，元代危亦林撰著《万病回春》一书，现选择其中有抗疲劳、延年益寿作用方剂3首，介绍如下。

（一）八珍酒

和气血，养脏腑，调脾胃，解宿醒，强精神，悦颜色，助（解）劳倦，补诸虚，久服百病消除。相比其他香燥药酒大不同也。

当归全用，酒洗，三两　南芎一两　白芍煨，二两　生地黄酒洗，四两　人参去芦，一两　白术去芦，炒，三两　白茯苓去皮，二两　粉草炙，一两半　五加皮酒洗晒干，八两　小肥红枣去核，四两　核桃肉四两

上药咀片，共装入绢袋内，用好糯米酒四十斤，煮二炷香，埋净土中五日夜，取出过三七日，每晨、午、夕温饮一二小盏。

（二）补气汤

凡遇劳倦辛苦，用力过多，即服此二三剂，免生内伤发热之病。

黄芪蜜炙，一钱半　人参　白术　陈皮各一钱　麦门冬去心，一钱　五味子十个　甘草七分

上剉一剂，生姜三片，枣一枚，水煎，食前服。劳倦甚，加熟附子五分。

（三）固本遐龄酒

治症同前（八珍酒），虚人无热者宜此。

当归酒洗　巴戟酒浸，去心　肉苁蓉酒洗　杜仲酒炒，去丝　人参去芦　沉香　小茴酒炒　补骨脂酒炒　石菖蒲去毛　青盐　木通　山茱萸酒蒸去核　石斛　天门冬去心　熟地黄　陈皮　狗脊　菟丝子酒浸蒸　牛膝去芦　酸枣仁炒　覆盆子炒，各一两　枸杞子二两　川椒去子，七钱　神曲炒，二两　白豆蔻　木香各三钱　砂仁　大茴　益智去壳　乳香各五钱　虎胫骨酥炙，二两　淫羊藿四两，要新者　糯米一升　大枣一升　生姜二两，捣汁　远志甘草水泡去心，一两　新山药四两，捣汁

用小黄米明流烧酒七十斤，上各依制为末，糯米、枣肉、黏饭同姜汁、山药汁、炼蜜四两和成块，分为四块，四绢袋盛之，入酒坛内浸二十一日取出热服。早晚各饮一二盏，

数日见效。

方说：用酒醇法抗疲劳，亦是抗疲劳延年益寿之一法。古代曾有之。

## 二十九、《证治准绳》

公元 1602 年，明代王肯堂撰著《证治准绳》一书，书中对明以前的方剂在临床应用中有所体会和发挥，现将其中有关抗疲劳、延年益寿方剂 15 首，介绍如下。

（一）十补丸

治肾脏虚冷，面黑足寒，耳聋膝软，小便不利。

附子炮　五味子各二两　山茱萸肉　山药　牡丹皮　鹿茸制　桂心　茯苓　泽泻各一两

上为末，炼蜜丸，如梧桐子大。每服六七十丸，盐汤下。

（二）十全大补散

治男子、妇人诸虚不足，五劳七伤，不进饮食，久病虚损，时发潮热，气攻骨脊，拘急疼痛，夜梦遗精，面色萎黄，脚膝无力，喘嗽中满，脾肾气弱，五心烦闷，并皆治之。

肉桂　甘草　芍药　黄芪　当归　川芎　人参　白术　茯苓　熟地黄各等分

上为粗末，每服二大钱，水一盏、生姜三片、枣二枚，煎至七分，不拘时温服。肉桂、芍药、甘草，小建中汤也；黄芪与此三物，即黄芪建中汤也；人参、茯苓、白术、甘草，四君子汤也；川芎、芍药、当归、地黄，四物汤也。以其气血俱衰，阴阳并弱，法天地之成数，故名十全散。

（三）还少丹

大补心肾脾胃，治一切虚损，神志俱耗，筋力顿衰，腰脚沉重，肢体倦怠，血气羸乏，小便浑浊。

干山药　牛膝酒浸　远志去心　山茱萸去核　白茯苓去皮　五味子　巴戟酒浸，去心　肉苁蓉酒浸一宿　石菖蒲　楮实　杜仲去粗皮，姜汁、酒拌，同炒断丝　舶茴香各一两　枸杞子　熟地黄各二两。此据《宝鉴》所定考杨氏原方，山药、牛膝各一两半，茯苓、茱萸、楮实、杜仲、五味、巴戟、苁蓉、远志、茴香各一两，菖蒲、地黄、枸杞各半两

上为细末，炼蜜同枣肉为丸，如桐子大。每服三十丸，温酒或盐汤下，日三服，食前。五日觉有力，十日精神爽。半月气壮，二十日目明，一月夜思饮食，冬月手足常暖。久服令人身体轻健、筋骨壮盛、悦泽难老。更看体候加减，如热加山栀子一两，心气不宁加麦门冬一两，少精神加五味子一两，阳弱加续断一两。常服固齿，无瘴疟。妇人服之，容颜悦泽，暖子宫，去一切病。

（四）木瓜散

治筋虚极，脚手拘挛，十指甲痛，数转筋，甚则舌卷卵缩，唇青面黑。

木瓜去子　虎胫骨酥炙　五加皮洗　当归酒浸　桑寄生　酸枣仁制　人参　柏子仁　黄芪各一两　炙甘草半两

煎服法同前。

（五）五加皮汤

治筋实极，咳则两胁下痛，不可转动，并脚心痛不可忍，手足爪甲青黑，四肢筋急。

羌活　羚羊角镑　赤芍药　防风　五加皮洗　秦艽　枳实麸炒，去瓤　甘草炙，各半两

煎服法同前。

（六）紫菀汤

治气虚极，皮毛焦枯，四肢无力，喘急短气。

紫菀茸洗　干姜炮　黄芪　人参　五味子　钟乳粉　杏仁麸炒，去皮　甘草炙，各等分

㕮咀，每服四钱，水一盏、姜五片、枣一枚，煎服无时。

（七）鹿角丸

治骨虚极，面肿垢黑，脊痛不能久立，血气衰惫，发落齿枯，甚则喜唾。

鹿角二两　牛膝酒浸，焙，去芦，一两半

上为细末，炼蜜丸，如梧子大。每服七十丸，空心盐汤下。

（八）秦艽扶羸汤

治肺痿骨蒸，已成劳嗽，或寒或热，声嗄不出，体虚自汗，四肢怠惰。

软柴胡二钱　人参　鳖甲醋炙　秦艽　当归酒洗　紫菀　半夏各一钱　地骨皮一钱半　甘草五分

热甚者加青蒿；汗多加黄芪，去半夏、生姜。

水二盅，姜三片，乌梅、大枣各一枚，煎七分，食后服。

（九）人参补气汤

治四肢懒倦。

黄芪一钱半　人参　防风　升麻　黄柏　知母各七分　白芍药　生地黄各五分　熟地黄六分　生甘草一分　炙甘草三分　五味子二十粒　肉桂二分

上为粗末，水二盏，煎至一盏，去滓，空心热服。

（十）防己黄芪汤

治身重，汗出恶风。

防己一两　黄芪一两二钱半　白术七钱半　甘草炙，半两

上剉，每服五钱匕，生姜四片、枣一枚、水一盏半，煎至八分，去滓温服，良久再服。腹痛加芍药。

（十一）既济丹

治水火不济，心有所感，白浊遗精，虚败不禁，肾虚不摄精髓，久而不治，若更多服热药，遂致日增其病，腰脚无力，日渐羸弱。

天门冬去心，焙　桑螵蛸蜜炙　黄连去须　鸡肶胵炒　麦门冬去心，焙　海螵蛸蜜炙　远志去心　牡蛎煅　龙骨五色者　泽泻各一两

上为细末，炼蜜丸，如梧子大，朱砂为衣。每服三十丸，空心用灯心、枣汤吞下，日二三服。

（十二）益智汤

治肾经虚寒，遗精白浊，四肢烦倦，时发蒸热。

鹿茸去毛，酥炙　巴戟去心　肉苁蓉酒洗　附子炮，去皮脐　桂心　山茱萸　白芍药　防风　枸杞子　牛膝酒浸　熟地黄酒浸　甘草炙，各一钱

上作一服，水二盅、生姜五片、盐少许，煎一盅，空心服。

（十三）秘真丹

治思想无穷，所愿不协，意淫于外，作劳筋绝，发为筋痿，及为白淫，遗溲而下，故为劳弱。

羊胫炭烧红窖杀 厚朴姜制，各三两 朱砂一两

上为细末，酒煮糊和丸，如桐子大。每服五十丸，空心温酒送下。

（十四）固精丸

治下虚胞寒，小便白浊，或如米泔，或若凝脂，腰重少力。

牡蛎煅 白茯苓去皮 桑螵蛸酒浸，炙 白石脂 韭子炒 五味子 菟丝子酒浸，焙干 龙骨各等分

上为细末，酒煮糊为丸，如梧子大，每服七十丸，空心盐汤送下。

（十五）子午丸

治心肾俱虚，梦寐惊悸，体常自汗，烦闷短气，悲忧不乐，消渴引饮，漩下赤白，停凝浊甚，四肢无力，面黄肌瘦，耳鸣眼昏，头晕，恶风怯寒，并皆治之。

榧子去壳，二两 莲肉去心 枸杞子 白龙骨 川巴戟去心 补骨脂炒 真琥珀另研 苦楮实去壳 白矾枯 赤茯苓去皮 白茯苓去皮 莲花须盐蒸 芡实 白牡蛎煅 文蛤各一两 朱砂一两半，另研为末

上为细末，用肉苁蓉一斤二两，酒蒸烂，研为膏和丸，如桐子大，朱砂为衣。每服五十丸，空心浓煎萆薢汤下。忌劳力房事，专心服饵，漏止浊清，自有奇效。

方说：王肯堂运用诸方治疲劳，亦从肾、从脾、从肝论治，心劳、肺劳亦是其研究的内容之一。

## 三十、《万氏家抄济世良方》

公元1609年，明代万表撰著《万氏家抄济世良方》一书中有抗疲劳、延年益寿方剂数十首，现选方剂22首，介绍如下。

（一）滋阴大补丸

牛膝酒浸 山药各一两半 杜仲酒和姜汁浸，炙断丝 山茱萸鲜红者去核 巴戟去心 肉苁蓉酒浸，新瓦上焙干 五味子 白茯苓去皮 茴香 远志 甘草同煮，去心，各一两 石菖蒲 枸杞子各五钱 熟地黄二两

上为末，红枣煮取肉，和炼蜜为丸桐子大。每服八十丸，淡盐汤或酒空心下，与加味虎潜丸相间服之佳。所谓补阴和阳、生血益精、润肌肤、强筋骨，性味清而不寒、温而不热。非达造化精微者，未足与议于斯。

（二）八味丸

治肾气虚乏，下元冷惫，脐腹疼痛，夜多旋溺，脚膝缓弱，肢体倦怠，面皮萎黄或黧黑及虚劳不足，渴欲饮水，腰重疼痛，小腹急痛，小便不利。

熟地八两 泽泻 牡丹皮 白茯苓各三两 山药 山茱萸肉各四两 附子炮 桂心各一两

上为末，炼蜜丸桐子大。每服五十丸，酒下或盐汤下，妇人淡醋汤下。一方不用附子，用肉桂、五味子各一两。

（三）太乙神应丸

治一切虚损劳征。

人乳一碗，用磁锅煮干去水不用，将干乳用磁碗焙干听用 牛乳一碗，同前制 白果汁一碗，同前制 杜仲三两，姜制炒黄色 补骨脂二两半，用大麦炒黄色 白鲜皮二两，童便浸三日 白茯苓二两 川牛膝二两，烧酒浸三日 当归二两，童便浸三日 黍米金丹一个，晒干，即初生婴儿口中血珠

共为细末，炼蜜丸桐子大。每服一丸，夜间噙化。惊加珍珠、琥珀。

（四）保真汤

治劳证、体虚骨蒸。

当归 生地 熟地 黄芪 人参 白术 赤茯苓 白茯苓 莲心各五分 天门冬去心 麦门冬去心 赤芍 白芍 知母 黄柏炒 五味 柴胡 甘草 地骨皮 陈皮各二钱

姜三片，枣一枚。水煎食后服。惊悸加茯神、远志、柏子仁、酸枣仁；淋浊加萆薢、台乌药、猪苓、泽泻；便涩加木通、石韦、萹蓄；遗精加龙骨、牡蛎、莲须、莲子；燥热加滑石、石膏、青蒿、鳖甲；盗汗加浮麦（炒）、牡蛎、黄芪、麻黄根。

（五）东垣健步丸

治湿热痿弱，膝中无力，屈伸不得，腰背腿脚沉重，行步艰难。

羌活 柴胡 滑石炒 甘草炙 瓜蒌根酒洗 肉桂各五分 防风 泽泻各三钱 防己酒洗，一两 川乌一钱 苦参酒浸，一钱 加苍术 黄芩 黄柏 牛膝

上为细末，酒糊丸，桐子大。每服七十丸，空心服。原方用愈风汤下。

（六）治气虚痿弱

人参 黄芪 白术 甘草 黄柏 黄芩 苍术

水煎，空心服。或就以此药吞补阴丸尤妙。

（七）独活寄生汤

治肾气虚弱，为风湿所乘，流注腰膝，或挛拳掣痛不得屈伸，或缓弱冷痹行步无力。

秦艽 独活 桑寄生如无，以续断代之 细辛 牛膝 茯苓 白芍 桂心 川芎 防风 人参 熟地 当归 杜仲 细辛五钱

每服一两，水二盅，煎一盅，食前服。

方说：治肾疲劳，肝肾同时疲劳，是抗疲劳常见方剂，万氏将其作为家藏秘方，应有其自己的体会，供研究参考。

（八）延寿丹

赤白何首乌竹刀刮去皮，切片各净，一斤 川牛膝去芦，锉碎净半斤，用黑豆三升并何首乌，以木甑一处蒸之，取牛膝去豆共捣成泥，晒干 赤茯苓去粗皮，切片净一斤，用磁器入牛乳五升，文武火煮，晒干 白茯苓去粗皮，切片，净一斤，用磁器入人乳五升，文武火煮，晒干 菟丝子半斤，酒煮成泥块，研开晒干 补骨脂半斤，炒香熟为末

上六味皆不犯铁器制，共为末，炼蜜滴水成珠，退火毒三日，和丸弹子大。每服一丸，日进一、二次。外加生地、熟地各一斤，熟地酒浸蒸九次，生地酒浸研烂，加入前药尤妙。

（九）松梅丸

饥肠健体之验。

松脂一斤，炼熟者 怀庆地黄十两，酒蒸 乌梅净肉，六两

如后法治炼，丸桐子大。每服五十丸，空心米饭、盐汤任下。此方西域异人所传云。服之最能加饮食，致身肥健，小便清，大便润，及精神不倦。

（十）延年益寿不老丹

生地酒浸一宿，晒干 熟地酒洗净，晒干 人参好者，各三两 地骨皮酒洗净，晒干 白茯苓去皮，酒洗，晒干，各五两 天门冬酒浸一二时，取出去心，晒干 麦门冬制法同上，各三两

何首乌半斤，鲜者竹刀刮去皮，切作片；干者米泔水浸软刮去皮，切片用。砂锅内先

下乌羊肉一斤，乌豆一二合，量着水于上加竹篦，放此药后覆盖蒸一二时，取出晒干，共为细末，炼蜜丸桐子大。每服三、五十丸，清晨酒下。此药千益百补，服至十日或一月，自知为另等人也。

（十一）固本酒

生地　熟地各八两　天门冬去皮心　麦门冬去心，各四两　白茯苓　人参各二两

用磁瓶盛发酒十大壶，将前药切碎入瓶内浸二三日，文武火煮一二时，以酒黑色为度。如热去人参五钱。如下虚或寒，将韭子炒重黄色为细末，空心服三五盏，每盏用铜钱炒韭末一钱饮之，妇人下虚寒，久饮能生子，用核桃连皮作引子食之，此药甚和平。治劳疾、补虚弱、乌须发，久饮面如童子。忌萝卜、葱、蒜、豆饭。

（十二）还元丹

安五脏、消百病。此药大能令瘦者肥，补虚损，实精髓，固元气。

黄犍牛肉不拘多少，去筋膜切作棋子大片，用河水洗数遍，令血味尽，仍浸一宿，次日再洗，水清为度。用无灰好酒入坛内，重泥封固，桑柴文武火煮一昼夜，取出焙干为末，如黄沙为佳。焦黑无用，每末半斤入后药一斤。

山药四两重，加葱、盐炒，去葱、盐，为末　白茯苓四两，坚实者　莲肉四两，去心，葱、盐炒　小茴香二两，去枝梗，微炒香

上为末和匀，用红枣不拘多少，汤蒸大烂，皮肉相离，去皮核，研为膏，加好酒入前药，丸桐子大，晒干透。空心温酒下五十丸，初服日进三服，久则一服。或丸如弹子大，明干，每日用好酒盏，空心细嚼一丸。

（十三）少阳丹

苍术乃天之精也，用米泔水浸半日，刮去黑粗皮，晒干捣碎，罗为细末一斤。

地骨皮乃地之精也，新掘者以温水洗净，用槌打扁去心，止取嫩皮晒干，捣罗为细末一斤

桑椹乃人之精也，用黑熟者二十斤入磁盆内，以手搓揉揣烂，入绢袋内压汁去渣，将前二味药末投入椹汁内，调为稀糊倾入磁罐内，封口置净棚上，昼采日精，夜采月华，专待日月自然煎干为度，捣罗为细末，炼蜜丸，赤小豆大。每服十丸，无灰酒下，日进一二服，服一年女白返黑，三年面如童子，寿与天齐，此药若总合，恐阴雨损坏，必须旋合，旋晒一二日就干，采日精月华四十九日，从新为末，如法丸用。纵使总合，亦须用十数大盘分开晒，一二日就干，免致雨坏。

（十四）胆槐丹

取槐子去皮纳牛胆中令满，阴干百日取出。每服一粒，空心新汲水下，早晚再服，一月内身轻，百日内白发变黑，久服齿落更生，走步如飞。

（十五）女真丹

女真子去梗叶，酒浸一昼夜，粗布袋擦去皮，晒干，待初伏日入旱莲草自然汁内浸一日一夜，取出晒干，夜露日晒至中伏日；又浸旱莲汁内一日一夜，晒露至末伏日；又入旱莲汁内浸一日夜，晒干为末，炼蜜丸桐子大。每夜酒送百丸，其功不旬日使膂力加数倍，又能变白发为黑，强腰膝，健阴不走，初服后便能使老者无夜起之功。

（十六）长春真人保命服食

治五劳七伤，虚损无力，四肢困倦，脚手顽麻，血气耗散，面黄肌瘦，阳事不升，虚

晕恶心，饮食减少。此药能补诸虚，添精补髓，滋润皮肤，充神壮气，身体轻健，光泽，开胃进食，返老还童，发白再黑，齿落更生神效。

茯苓去皮　天门冬去心　山药　熟地　枸杞子　何首乌去皮　鹿角胶　麦门冬去心　补骨脂炒香，净，各四两　干姜二两，煨　大茴香一两，炒　青盐少许　莲实半斤，去皮　没石子十个　新小米一升，同茯苓、牛乳煮粥，晒干　大核桃净肉，半斤　旱莲草晒干，一斤

上为细末，空心白汤调匀二三匙，日进二服，不拘在家、在外，少者一服，老者二服，男女皆同。

（十七）八仙添寿丹

乌须发，壮神强筋骨，调荣卫，久服延年。

何首乌六两，竹刀切片　川牛膝六两，同何首乌用黑豆五升，瓦甑蒸一时晒干，如此九次听用　山茱萸肉　知母　柏子仁　黄柏　当归酒洗，各四两　败龟板酥炙，四两

上为细末，炼蜜丸桐子大。每日空心酒下三十丸，七日后添十丸，加至七十丸止。忌烧酒、萝卜、辛辣之物。

（十八）彭祖接命丹

用大附子重二两二钱一个，或一两六钱亦可，切薄片夏布包定，甘草二两、甘遂二两俱捶碎，二味烧酒二升共浸半日，文武火煮酒干为度，取起附子、甘草、甘遂不用，加麝香三分，捶千下作二丸，阴干，一丸填脐内，七日一换，一丸放黑铅盒内养之。此丹暖丹田，助两肾，添精补髓，却病久固，返老还童，延年益寿。

（十九）金主杖鹿角霜丸一名斑龙珠丸

益气力，补精髓，强阳壮阴，固精补肾，滋血补脑，即济阴阳，尤固元气，久服延年悦色，面如童少。

鹿角霜十二两　天门冬末净　麦门冬末净　生地末净　熟地末净，各二两，俱如法制

厚黄柏四两，先用酒浸一宿焙干，又以盐水浸一宿焙干，碾为细末，净四两共前药末搅匀，外用蜜十二两炼滴水成珠，入酒化鹿角胶四两，待温和前药搜为丸，桐子大。每服五十丸，空心温酒下或盐汤亦可。各加干姜一钱五分，炒黑。

（二十）九阳乌须不老丹

血余一斤，择黑润者用皂荚一斤煎汤洗净，清水漂过五六次，晒干置锅内，用川椒二两去梗目，与发层层铺盖，以小锅盖定，盐泥封固，上用重石压之。先用武火煅一炷香，次用文火煅半炷香，以清烟尽力度，冷定取出，有四两二三钱为则。童子发更妙　赤白何首乌各八两，竹刀去皮，石器内捣碎，上下用黑豆二升铺盖，蒸熟取出晒干，又蒸又晒，如此五次　赤茯苓八两，去皮切片，牛乳二碗浸一日夜　白茯苓八两，去皮切片，人乳二碗浸一日夜　补骨脂八两，酒拌砂锅内炒香　当归四两，去尾，酒洗　生地四两，酒洗　菟丝子四两，人乳一半，好酒一半，浸一宿取出蒸熟，炒香　熟地四两，酒蒸

上为末，炼蜜丸桐子大。空心临睡各五十丸，白汤或酒下。忌萝卜、蒜、烧酒、破血之物。一方无当归。年老加酥炙龟板四两；无子加川椒去梗目微炒二两；痰火加蜜炙黄柏一两，盐水炒知母三两。用药酒下。

（二十一）乌须得效方又名四制首乌丸

何首乌大块者赤白各半，以竹刀去皮，捣碎晒干。忌铁器。如干者即以米泔水浸一宿温透，以竹刀去皮，捣碎晒干罗末听用　首乌末一耳子，炒去刺　牛膝酒洗　沙苑蒺藜炒　肉苁蓉酒洗去甲膜，各一两　甘州枸杞　白术炒　麦门冬去心　当归　杜仲姜汁炒去丝，各二两　防风去芦　沉香各五钱　天麻一两

上㕮片，生绢袋盛无灰醇酒九斗，磁瓶中春浸十日、夏浸七日、秋冬十四日，取出药袋控干晒为末，炼蜜丸桐子大。每服五十丸，酒下。其药酒午夕夜坐各服三杯，五更服三杯。诸病潜消、身体强壮、须发不变、耳目聪明、牙齿坚固、精神胜常。

（二十二）保命丹

治虚损，风气湿痹，心、腹、胃、胁、膀胱疼痛，腰膝无力及膈噎肤燥，疮癞一切恶症，并治妇女赤白癥瘕。久服益精润肌。

胡桃肉　小红枣去核　白蜜各半斤　酥油四两　苍术炒　陈皮　厚朴姜炒　白术炒　香附炒　当归　砂仁　生地　乌药　赤白何首乌竹刀去皮，以上各二两　麦门冬去心　补骨脂炒　白芍炒　牛膝去芦　枳壳炒　半夏　人参　五加皮　杏仁去皮　川椒去目　虎胫骨酥炙，以上各一两　甘草　小茴香　独活　防风　木香　沉香各五钱　川芎八钱　乌药　白茯苓去皮，各一两　荆芥五钱

上㕮片，绢袋盛，堆花烧酒一大坛入药，固封浸百日，取起药晒干为末，酒糊丸桐子大。每服三十丸，酒下。其酒空心及午、戌时任意服二三盏。

方说：《万氏家抄济世良方》的用意在于收录抗病延寿、增寿的方剂，其中有作者自己体会创拟之方，也有万氏之前诸医家在方书和临床医案书籍中曾介绍之方剂。为保持万氏著书和应用体会，故有些方剂重复出现。

**三十一、《景岳全书》**

公元1624年，明代张介宾撰著《景岳全书》，书中抗疲劳延年益寿方剂较多，且自创一些有代表性方剂，本书选其中9首方剂，介绍如下。

（一）大补元煎

治男妇气血大坏、精神失守危剧等证。此回天赞化、救本培元第一要方。本方与后右归饮出入互思。

人参补气补阳，以此为主。少则用一二钱，多则用一二两　山药炒，二钱　熟地补精补阴，以此为主。少则用二三钱，多则用二三两　杜仲二钱　当归二三钱，若泄泻者去之　山茱萸一钱，如畏酸吞酸者去之　枸杞二三钱　炙甘草一二钱

水二盅，煎七分，食远温服。如元阳不足多寒者，于本方加附子、肉桂、炮姜之类，随宜用之。如气分偏虚者，加黄芪、白术，如胃口多滞者不必用。如血滞者，加川芎，去山茱萸。如滑泄者，加五味、故纸之属。

（二）左归丸

治真阴肾水不足，不能滋养营卫，渐至衰弱，或虚热往来，自汗盗汗，或神不守舍，血不归原，或虚损伤阴，或遗淋不禁，或气虚昏运，或眼花耳聋，或口燥舌干，或腰酸腿软。凡精髓内亏、津液枯涸等证，俱速宜壮水之主，以培左肾之元阴，而精血自充矣，宜此方主之。

大怀熟八两　山药炒，四两　枸杞四两　山茱萸肉四两　川牛膝酒洗，蒸熟，三两。精滑者不用　菟丝子制，四两　鹿胶敲碎炒珠，四两　龟胶切碎炒珠，四两。无火者不必用

上先将熟地蒸烂，杵膏，加炼蜜丸，桐子大。每食前用滚汤或淡盐汤送下百余丸。

方说：如真阴失守、虚火炎上者，宜用纯阴至静之剂，于本方去枸杞、鹿胶，加女贞子三两、麦冬三两。如火烁肺金、干枯多嗽者，加百合三两。如夜热骨蒸，加地骨皮三

两。如小水不利不清，加茯苓三两。如大便燥结，去菟丝，加肉苁蓉三两。如气虚者，加人参三四两。如血虚微滞，加当归四两。如腰膝酸痛，加杜仲三两，盐水炒用。如脏平无火而肾气不充者，加补骨脂三两，去心莲肉、胡桃肉各四两，龟胶不必用。上凡五液皆主于肾，故凡属阴分之药，无不皆能走肾，有谓必须导引者，皆见之不明耳。

（三）右归丸

治元阳不足，或先天禀衰，或劳伤过度，以致命门火衰，不能生土，而为脾胃虚寒，饮食少进，或呕恶膨胀，或翻胃噎膈，或怯寒畏冷，或脐腹多痛，或大便不实，泻痢频作，或小水自遗，虚淋寒疝，或寒侵溪谷而肢节痹痛，或寒在下焦而水邪浮肿。总之，真阳不足者，心神疲气怯，或心跳不宁，或四体不收，或眼见邪祟，或阳衰无子等证，俱速宜益火之源，以培右肾之元阳，而神气自强矣，此方主之。

大怀熟八两　山药炒，四两　山茱萸微炒，三两　枸杞微炒，四两　鹿角胶炒珠，四两　菟丝子制，四两　杜仲姜汤炒，四两　当归三两。便溏勿用　肉桂二两，渐可加至四两　制附子自二两渐可加至五、六两

上丸法如前，或丸如弹子大。每嚼服二三丸。以滚白汤送下，其效尤速。

方说：如阳衰气虚，必加人参以为之主，或二三两，或五六两，随人虚实，以为增减。盖人参之功，随阳药则入阳分，随阴药则入阴分，欲补命门之阳，非加人参不能捷效。如阳虚精滑，或滞浊便溏，加补骨脂酒炒三两。如飧泄肾泄不止，加北五味子三两、肉豆蔻三两，面炒去油用。如饮食减少，或不易化，或呕恶吞酸，皆脾胃虚寒之证，加干姜三四两，炒黄用。如腹痛不止，加吴茱萸二两，汤泡半日，炒用。如腰膝酸痛，加胡桃肉连皮四两。如阴虚阳痿，加巴戟肉四两、肉苁蓉三两，或加黄狗外肾一二付，以酒煮烂捣入之。

（四）五福饮

凡五脏气血亏损者，此能兼治之，足称王道之最。

人参随宜（心）　熟地黄随宜（肾）　当归二、三钱（肝）　白术炒，一钱半（肺）　炙甘草一钱（脾）

水二盅，煎七分，食远温服。或加生姜三五片。凡治气血俱虚等证，以此为主。或宜温者，加姜、附；宜散者，加升麻、柴、葛，左右逢源，无不可也。

（五）三阴煎

此治肝脾虚损，精血不足，以及营虚失血等病，故曰三阴。凡中风血不养筋，及疟疾汗多，邪散而寒热犹不能止，是皆少阳、厥阴阴虚少血之病，微有火者，宜一阴煎；无火者，宜此主之。

当归二三钱　熟地三五钱　炙甘草一钱　芍药酒炒，二钱　枣仁二钱　人参随宜

水二盅，煎七分，食远服。如呕恶者，加生姜三五片；汗多烦躁者，加五味子十四粒。汗多气虚者，加黄芪一二钱。小腹隐痛，加枸杞二三钱。如有胀闷，加陈皮一钱。如腰膝筋骨无力，加杜仲、牛膝。

（六）补阴益气煎

此补中益气汤之变方也。治劳倦伤阴，精不化气，或阴虚内乏，以致外感不解、寒热痎疟、阴虚便结不通等证。凡属阴气不足而虚邪外侵者，用此升散，无不神效。

人参一二三钱　当归二三钱　山药酒炒，二三钱　熟地三五钱，或一二两　陈皮一钱　炙甘草一钱

升麻三五分。火浮于上者，去此不必用　柴胡一二钱。如无外邪者，不必用

水二盅，加生姜三五七片，煎八分。食远温服。

（七）归肾丸

治肾水真阴不足，精衰血少，腰酸脚软，形容憔悴，遗泄阳衰等证。此左归、右归二丸之次者也。

熟地八两　山药四两　山茱萸肉四两　茯苓四两　当归三两　枸杞四两　杜仲盐水炒，四两　菟丝子制，四两

炼蜜同熟地膏为丸，桐子大。每服百余丸，饥时或滚水或淡盐汤送下。

（八）赞化血余丹

此药大补气血，故能乌须发，壮形体，其于培元赞育之功，有不可尽述者。

血余八两　熟地八两，蒸捣　枸杞　当归　鹿角胶炒珠　菟丝子制　杜仲盐水炒　巴戟肉，酒浸，剥，炒干　小茴香略炒　白茯苓乳拌蒸熟　肉苁蓉酒洗，去鳞甲　胡桃肉各四两　何首乌小黑豆汁拌蒸七次，如无黑豆，或人乳、牛乳拌蒸俱妙。四两　人参随便用，无亦可

上炼蜜丸服。每食前用滚白汤送下二三钱许。精滑者，加白术、山药各三两。便溏者，去苁蓉，加补骨脂酒炒四两。阳虚者，加附子、肉桂。

（九）王母桃

培补脾肾，功力最胜。

白术用冬术腿片味甘者佳，苦者勿用，以米泔浸一宿，切片，炒　大怀熟蒸捣。上二味等分　何首乌九蒸　巴戟甘草汤浸，剥，炒　枸杞子上三味减半

上为末，炼蜜捣丸，龙眼大。每用三四丸，饥时嚼服，滚汤送下。或加人参，其功尤大。

方说：张景岳在治诸疲劳证中直入核心，抓住先天之本——肾和后天之本——脾进行立法处方，对治疗疲劳和延长寿命有卓好功效。

## 三十二、《医宗必读》

公元 1637 年，明代李中梓撰著《医宗必读》一书，书中介绍了一些劳伤，脾肺、脾胃虚损的抗疲劳治疗经验，现选方剂 6 首，介绍如下。

（一）新定拯阴理劳汤

治阴虚火动，皮寒骨热，食少痰多，咳嗽短气，倦怠焦烦。

牡丹皮一钱　当归身一钱，酒洗　麦门冬一钱，去心　甘草炙，四分　苡仁三钱　白芍药七分，酒炒　北五味三分　人参六分　莲子三钱，不去皮　橘红一钱　生地黄二钱，忌铜铁器，酒、姜汁炒透。

水二盅、枣一枚，煎一盅，分二次徐徐呷之。肺脉重按有力者，去人参；有血，加阿胶、童便；热盛，加地骨皮；泄泻，减归、地，加山药、茯苓；倦甚，用参三钱；咳者，痰燥也，加贝母、桑皮；嗽者，湿痰也，加半夏、茯苓；不寐，加枣仁，汗多亦用。此余自立之方，用治阴虚火炽，譬如溽暑伊郁之时，而商飙在飒然倏动，则炎熇如失矣。久服无败胃之虞。

（二）新定拯阳理劳汤

治劳伤气耗，倦怠懒言，动作喘乏，表热自汗，心烦，遍身作痛。

黄芪二钱，酒炒　人参二钱，去芦　肉桂七分，去皮　当归一钱五分，酒炒　白术一钱，土炒　甘

草五分，酒炒 陈皮一钱，去白 北五味四分，打碎

水二盅、姜三片、枣肉二枚，煎一盅服。如烦热口干，加生地黄；气浮心乱，加丹参、枣仁；咳嗽，加麦门冬；挟湿，加茯苓、苍术；脉沉迟，加熟附子；脉数实，去桂加生地黄；胸闷，倍陈皮，加桔梗；痰多，加半夏、茯苓；泄泻，加升麻、柴胡；口渴，加干葛。夏月去肉桂，冬月加干姜。

（三）温肾丸

治肾劳虚寒，腰痛足软，遗浊。

熟地黄酒煮，杵膏 杜仲炒，去丝 菟丝子 石斛 黄芪 续断 肉桂去皮 磁石锻，醋淬 牛膝去芦 沉香别研 五加皮 山药炒，各一钱

上为末，用雄羊肾两对，葱椒酒煮烂，入酒及地黄膏为丸，如桐子大，每服五钱，空心酒下。

（四）人参养荣汤

治脾肺俱虚，发热恶寒，倦怠泄泻，种种虚证，勿论其脉，但用此汤。

白芍药一钱五分 人参 陈皮 黄芪蜜炙 桂心 当归 白术土炒 甘草炙，各一钱 熟地黄 五味子炒，杵 茯苓各八分 远志肉五分

水二盅，姜三片、枣二枚，煎服。

（五）人参饮子

脾胃虚弱，气虚倦怠，衄血吐血。

人参去芦，二钱 五味二十粒 黄芪去芦，炙 麦门冬去心 白芍药炒 当归身各一钱五分 甘草炙，一钱

水二盅，煎一盅，食远服。

（六）白凤膏

治久痨积虚，咳嗽痰血，蒸热困倦。

黑嘴白鸭一只 大京枣二升 陈煮酒一瓶 参苓平胃散一升

将鸭缚定，量患者饮酒多少，以酒荡温，割开鸭项，滴血入酒饮之，直入肺经受补。将鸭去毛，于胁边开一孔，取去肠杂，拭净，次将枣去核，每个中纳参苓散，填满鸭腹中，麻线扎定，砂锅内用火慢煨，将酒三次添入，以干为度。但食其枣，参汤送之，或同鸭肉捣丸服。

方说：《医宗必读》组定理劳汤治疗劳伤气短，有新意。

## 第四节 清代、民国时期抗疲劳方剂介绍（162首）

清代及民国时期抗疲劳、延年益寿方剂包括：陈士铎《石室秘录》2首；明清时期胡正心《万病验方》28首；明清时期龚廷贤《寿世保元》26首；明清时期秦昌遇《幼科折衷》10首；清代刘默《证治百问》3首；清代陈士铎《辨证录》10首；清代程国彭《医学心悟》1首；清代吴谦《医宗金鉴》12首；清代姚俊《经验良方全集》10首；清代丁丙《当归草堂医学丛书十种》1首；民国时期张锡纯《医学衷中参西录》1首。

## 一、《石室秘录》

公元1637年，清代陈士铎撰著《石室秘录》一书，书中为治痿证设立2方，可供抗疲劳研究与应用参考。

（一）降补丹

痿证不起床席，已成废人者，内火炽盛，以熬干肾水也。苟不补肾，惟图降火，亦无生机。虽治"痿独取阳明"，是胃火不可不降，而肾水尤不可不补也。我今传一奇方，补水于火中，降火于水内，合胃与肾而两治之，自然骨髓增添，燔热尽散，不治痿而痿自愈。

熟地一两　元参一两　麦冬一两　甘菊花五钱　生地五钱　人参三钱　沙参五钱　地骨皮五钱　车前子二钱

水煎服。

此方补中有降，降中有补，所以为妙。胃火不生，自不耗肾中之阴；肾水既足，自能制胃中之热，两相济而两相成，起痿之方，孰有过于此者乎。

（二）起痿至神汤

凡人有两足无力，不能起立，而口又健饭，如少忍饥饿，即头面皆热，有咳嗽不已者，此亦痿证。乃阳明胃火，上冲于肺金，而肺金为火所逼，不能传清肃之气于下焦，而肾水烁干，骨中髓少，故不能起立，而胃火又焚烧，故能食善饥，久则水尽髓干而死矣，可不急泻其胃中之火哉。然而泻火不补水，则胃火无所制，未易息也。

熟地一两　山药一两　元参一两　甘菊花一两　人参五钱　白芥子三钱　当归五钱　白芍五钱　神曲二钱

水煎服。一剂火减，二剂火退，十剂而痿有起色，三十剂可痊愈也。

方说：痿者涉及肝、肾、脾多脏腑疲劳，二方用药随简，但其立方之意颇有心得，值得参考。

## 二、《万病验方》

公元1641年，明代胡正心撰著《万病验方》一书，书中载有抗疲劳、延年益寿中药方剂及食疗方法数十首，本书摘录其中方剂28首，介绍如下。

（一）十补丸

治肾脏虚冷，面黑、足寒、耳聋、膝软及小便不利等症。

山茱萸　山药　茯苓　泽泻　牡丹皮　肉桂　鹿茸制，各一两　附子炮　五味子各二两

上为末，炼蜜丸桐子大，每服六七十丸，盐汤下。

（二）秘传固精补肾健脾降火、乌须黑发延年神效方

大黑豆三升　何首乌四两，要大而赤者　茯苓三两　甘草一两　青盐八钱

剉为片。先晚以磁钵一个盛豆入水八碗，用布包药置内。次日以砂锅内煮，候水干为度，去药不用，取豆略晒，用磁瓶收贮。每早晚白滚汤不时服之，取效甚奇。

（三）滋肾丸

治热在血分，不渴而小便不利，或胃虚足热，腿膝无力，不能履地。又下焦阴虚，小便不利，肚腹肿胀，或皮肤胀裂，眼睛突出，此神剂也。

知母　黄柏各酒炒黑色，二两　肉桂二钱

上各另为末，水滴丸桐子大。每服二百丸，空心白滚汤下。

（四）启脾丸

治疳积，脾胃不和，体气虚弱，面无血色。

莲肉去心　麦芽炒，各二两　白术炒　白茯苓去皮，各一两半　陈皮去白　山药炒　薏苡炒　神曲炒　扁豆炒，各一两　白芍炒，八钱　桔梗炒，七钱　甘草去皮，六钱

上为细末，用龙眼肉四两，去核煮熟，捣烂。炼蜜丸如龙眼大，每早清米汤化下一丸。

（五）清暑益气汤

治元气弱，暑热乘之，精神困倦，胸满气促，肢节疼痛；或小便黄数，大便溏频，又暑热泻痢疟之良剂。

苍术一钱半　黄芪炒　升麻各一钱　人参　白术　陈皮　神曲炒，各五分　甘草炙　干葛各三分　五味子九粒，杵，炒

上水煎服。

（六）人参养荣汤

治脾肺俱虚，发热恶寒，四肢倦怠，肌瘦面黄，短气食少，作泻。若气血虚而变见诸证，莫能名状。勿论其病其脉，但用此汤，诸病悉退。溃疡及愈后俱宜多服。

白芍一钱半　人参　黄芪蜜炙　陈皮　桂心　当归酒拌　白术　甘草炙，各一钱　熟地黄　茯苓　五味子炒，杵，各七分半　远志肉五分

上姜、枣水煎服。

（七）清燥汤

治元气虚，湿热乘之，遍身酸软；或肺金受邪，绝寒水生化之源；肾无所养，小便赤，大便不调，腿腰痿软；或口干作渴，体重麻木，头目眩晕，饮食少思；或自汗盗汗，肢体倦怠，胸满气促。

黄芪炙，一钱半　苍术　白术　麦门冬　生地黄　陈皮　泽泻各五分　人参　白茯苓　当归　升麻各三分　五味子九粒，杵炒　猪苓　柴胡　黄连　神曲炒　甘草炙，各二分　黄柏酒浸，一分

上水煎服。

（八）天王补心丹

宁心保神，益血固精，壮力强志，令人不忘。清三焦火，化痰涎，去烦热，除惊悸，生津液，润咽喉，养元气之上剂也。

天门冬去心　五味子炒　百部各一两六钱　远志去心　甘草各一两六钱六分　柏子仁一两五钱　熟地黄一两四钱四分　茯苓　杜仲炒，去丝，各一两三钱三分　玄参一两三钱五分　牛膝一两三钱　丹参一两二钱五分　当归　石菖蒲各一两一钱四分　酸枣仁净炒，一两一钱三分　金箔二十张

上为细末，炼蜜丸如弹子大。每用一丸，卧时灯心红枣汤化下。此藏经梦授原方。

（九）天真丸

治一切虚损，形容枯槁，四肢羸弱，饮食少进，肠胃溏泻，津液枯竭。久服生血补气，暖胃和脾，驻颜延寿。

羊肉一斤五两四钱，去筋膜皮，用竹刀劈开　肉苁蓉肥厚者，酒浸，去外鳞甲及中白膜如竹丝草　鲜山药　天门冬去心，各三两四钱　当归身酒洗，四两

以四味为末，入放羊肉内，裹定线缚，入无灰好酒十壶，煮令肉烂如泥取出，再入嫩黄芪（蜜炒为末）一两六钱四分、人参末一两、白术末六钱四分、糯米（炒熟为末）三两四钱，共一处捣匀，为丸梧子大。每早晚各服百余丸，温酒下，盐汤亦可。并治亡血过多。

（十）延寿种子万灵至宝仙方

此酒治男子五劳七伤，诸虚百损，遗精白浊，肾寒精滑，阳痿不举，心虚遗溺。亦治妇人赤白带下，月候不调，肚冷脐痛。服此生精血，益肾水，助阳种子，身体强健，久服大有功效。

淫羊藿去边，酒浸洗净，十两　仙茅糯米沉浸一宿，洗净，四两　当归酒洗净，八两　列当酒浸洗，去鳞，四两，如无，以肉苁蓉代，市多以此压扁假充肉苁蓉　知母去毛　黄柏去粗皮，炒褐色，各二两

俱剉。以无灰酒十五斤，如法煮之，埋地出火毒七日，将药捞起，晒干为末，稻米粉打糊，丸如梧子大。每服七八十丸，空心将药酒送下，以干枣栗压之。忌房事半年或三四个月，一泄精即成胎矣。

（十一）芡实散方

干芡实去壳　金银花藤叶新肥，无虫污者　干藕各一斤

俱为片段，于甑内炊熟，曝干，捣罗为末。每日食后，冬汤、夏水服一钱匕。久服益寿延年，身轻不老，悦颜色，壮肌肤，健脾胃，去留滞，功妙难尽，久则自知。

（十二）服天门冬法

天门冬去心，二斤　熟地黄一斤

捣罗为末，炼蜜丸如弹子大。每服三丸，以温酒调下，日三服。久服强骨髓，驻容颜，去三尸，断谷，轻身，延年不老，百病不生。若以茯苓等分为末同服，天寒单衣汗出。忌食鲤鱼并腥膻之物。

（十三）清心降火膏

服此须发不白，精力强健，更宜于窗下冗中心思过度之人。

天门冬　麦门冬各去心，四两

好酒浸七日，捣烂成泥，再用蜜炼四两拌之。早晚用，或入白汤和服。若脾胃差，加核桃肉泥四两。痰多，加贝母末二两。

（十四）人参固本丸

生地黄　熟地黄各酒浸　天门冬　麦门冬各去心，酒浸，各二两　人参一两

为末，炼蜜丸梧子大，每空心温酒或盐汤下五十丸。年高心肾衰弱、虚火妄动尤宜。

方说：夫人心藏血，肾藏精，精血充实，延年不老。其夭阙者，多由服热性之药，不能滋生精血也。而药之滋补精血者，无出于生熟二地黄。人徒知服二地黄，而不知服二门冬为引也。盖生地黄能生心血，用麦门冬引入所生之地；熟地黄能补肾精，用天门冬引入所补之地；四味互相为用。本草又以人参为通心气之主，故宜加之。

（十五）固本肾气丸

熟地　二冬各三两　生地二两　参一两　山药四两　丹皮　山萸肉　白茯苓　枸杞子各二两　泽泻白者一两

为丸，空心淡盐汤下百丸。

方说：补益脾肾、调理脾胃是抗疲劳、延年益寿之本，而抗肺疲劳及各种脏腑虚损，亦是抗疲劳、延年益寿研究与临床应用中不可忽视的内容。

（十六）除百病并可延年方

苍术择净，米泔水浸三宿，一斤为末　枸杞子春采苗，夏采花，秋采子，冬采皮，一斤为末　桑椹子一斤，制为汁

合前药，白蜜一斤，用新磁盆将椹汁同药末调匀，细绢蒙盖盆口，架放在当天净处，晒露四十九日，积受日精月华之气。常常要人看守遇雨收进，待干，为细末，炼蜜丸如桐子大，每服三十丸，渐至五十丸，空心盐汤或酒下。久服不惟返老还童，并治目失明、大风疾。

（十七）万病黄精丸

黄精十斤，净洗　天门冬去心，俱蒸令烂熟　白蜜各三斤

和匀，于石臼内捣一万杵。再分为四剂，每一剂再捣一万杵，过烂取出，丸如桐子大。每三十丸温酒下，日三，不拘时服，延年益气，久服希仙。

（十八）治大虚弱将危者方

杏仁　核桃肉各八两　人参四两　山药十二两

共为末，用黄牛骨髓二斤，蜂蜜四两，同药末捣匀，入小罐内封固，重汤煮一昼夜，待冷取出。每服三、四钱，空心淡酒调下（不可用头酒），白滚汤亦可，日服三次，以渐而愈。

（十九）苣胜酒

治老人风痹虚弱，四肢无力，腰膝疼痛。

乌麻炒　薏苡仁炒，各一升，微研　干地黄半斤，锉片

以绢袋盛，无灰酒一斗渍之，勿令泄气。满七日，空心任意服。此宜常饮。

（二十）曲末索饼

治老人脾胃虚弱，食不消化，无力多卧。

曲末二两，捣如泥　白面五两　生姜二两　白羊肉二两，作臛头

以姜汁搜曲末和面作之。加羊肉羹头，以及下酱、椒、五味煮熟。空心食之，日一服，常服尤益。

（二十一）菊花酒

明目补髓，壮筋骨，延年耐老。

家菊花　怀生地黄　地骨皮去土木净，各五升

捣碎，以水一石煮出计。

（二十二）延龄酒

枸杞八两　龙眼肉四两　当归二两　白术土炒，一两　大黑豆炒，半升

以绢袋盛浸无灰酒三十斤内，泥封固坛口，三个月取开，早晚听用。

（二十三）蜜饵

主虚羸，乏气力。

白蜜二斤　腊月猪肪脂一斤　乌麻油半升　干地黄末一升

以铜器重釜煎熬成膏，令可丸服，如梧子三丸，日三，稍加，以知为度。久服肥充，益寿。

（二十四）熟鱼脍

治老人脾胃气冷，痢白浓涕，腰脊疼痛，瘦弱无力。

鲫鱼肉九两，切　豉汁七合　干姜末　橘皮末，各半两

以椒、酱、五味调和。豉汁沸即下鱼，脍煮熟下二末。空心食之，日一服尤益。

(二十五) 鲤鱼脍

治老人痔。下血久不瘥，渐加黄瘦无力。

鲤鱼肉十两切作脍，以蒜、醋、五味空心食之。忌鲊、甜物。

(二十六) 松海丸又名松黄颐寿丹

松脂一斤，炼熟者　怀庆地黄十两，酒煮　乌梅净肉六两

捣丸。空心酒、米饮、盐汤、白汤任下。此方最宜如饮食，致身肥健，小便清，大便润，精神不倦。

(二十七) 羊肉索饼

治老人脾胃虚弱不多食，四肢困乏黄瘦。

白羊肉四两　白面六两　生姜汁一合

以姜汁搜面肉切作羹头，五味、椒、葱煮熟。空心食之。加橘皮末二分，治老人胸膈妨塞，饮不下，黄瘦无力。

(二十八) 羊肉粥

治老人虚损，助阳，壮筋骨。

羊肉二斤　黄芪一两，生锉　茯苓二两　人参加枣五枚，去核　晚米二合

先将肉切去脂皮，取精肉，留四两细切。余一斤十二两，以水五大盏，并芪等煎取汁三盏，去渣，入米煮粥。临熟，下前生肉更煮，入五味调和，空心食之。

方说：食疗诸法，功虽然较慢，但用之得当，则有益而无害。恐用时应审因对症，方能收到较好效果。

## 三、《寿世保元》

公元1645年，明代龚廷贤撰著《寿世保元》一书，龚氏以益寿增寿、抗疲治病为初衷，介绍了大量抗疲劳、延年益寿方剂。现将其中26首介绍如下。

(一) 补中益气汤

黄芪蜜炙，一钱五分　人参一钱　白术去芦，炒，一钱五分　当归酒洗，一钱五分　陈皮七分　柴胡　升麻　甘草炙，各五分

上剉一剂，姜枣煎服。

(二) 加味六君子汤

人参一钱　白术去芦，炒，一钱五分　陈皮八分　白茯苓去皮，一钱　半夏姜制，八分　干葛七分　山楂肉一钱

上剉一剂，姜枣煎服。

方说：一论中气虚而胃弱，不爱食及食不生肉、不长力，或常微热怯冷，神疲倦怠，或带痰嗽。

(三) 参苓白术散

人参一钱　白术去芦，一钱　白茯苓去皮，七分　白扁豆炒，一钱　山药一钱　莲肉去心、皮，七枚　桔梗去芦，七分　薏苡仁一钱　砂仁五个　甘草炙，四分

上剉一剂，姜枣煎服。

方说：一论此方药性中和，专理心脾气弱，神昏体倦，多困少力，饮食不进，中满痞噎，心忪上喘，呕吐泻痢等症。久服养气育神，醒脾益胃，扶正辟邪。

（四）补气汤

嫩黄芪蜜水炒，一钱半　人参　白术去芦，炒　陈皮　麦门冬去心，各二钱　五味子十个　甘草炙，七分

上剉一剂，生姜三片，枣二枚，水煎，食前服。劳倦甚者，加熟附子五分。

方说：一论凡遇劳行辛苦，用力过多，即服此二、三剂，免生内伤发热之病。

（五）六味地黄丸

怀生地黄八两，要真怀庆生干地黄，酒洗净，入砂锅内蒸黑为度。如病胃弱畏滞，再加生姜汁拌匀，再蒸半晌取出，用手掐断入后药，同捣成饼。今市卖熟地黄皆是用铁锅煮过者，不可用　山茱萸酒蒸，剥去核，取肉晒干，四两　怀山药四两　白茯苓去皮，三两　牡丹皮去骨，三两　泽泻去毛，三两

上忌铁器，将药精制，秤为一处。入石臼内捣成饼，晒干。或微火焙干，或碓杵或石磨为细末。炼熟蜜一斤，加水一碗，和为丸，如桐子大。晒干磁器收贮，每服三钱，空心，盐汤、酒任下。忌三白。

（六）五子益肾养心丸

甘枸杞子四两　柏子仁二两　覆盆子二两　楮实子炒，二两　沙苑蒺藜子微炒，二两

上共十一味为细末，用蜜八两，入斑龙胶先炼，次入浮小麦粉四两、芡实粉四两水调，亦入胶蜜同炼熟，和药再杵千余下，丸如梧桐子大。每服百丸，淡盐汤下。

方说：一论大补元气、培填虚损之圣药也，即六味地黄丸，依本方再加五子是也。

（七）补血汤

当归酒洗　白芍酒炒　白茯神去皮木　酸枣仁炒　麦门冬去心，各一钱　人参一钱二分　川芎　怀生地黄　陈皮　栀子炒，各五分　五味子十五个　甘草炙，五分

上剉一剂，水煎温服。

（八）补胃汤

黄芪蜜炒，二钱　人参五分　甘草炙，一钱　当归三分　柴胡三分　升麻三分　苍术米泔浸，一钱　青皮去穰，五分　神曲炒，七分　黄柏酒炒，三分

上剉一剂，水煎，食后服。

（九）参苓白术丸

人参一两　白术去芦，土炒，一两半　白茯苓去皮，一两　怀山药炒，一两　白扁豆姜汁炒，一两　桔梗去芦，一两　薏苡仁炒，一两　莲肉去心、皮，二两　陈皮一两　半夏汤泡，姜汁炒，一两　砂仁五钱　黄连姜汁炒，一两　神曲炒，一两　香附童便炒，一两　当归酒洗，一两　白芍酒炒，一两　甘草炙，五钱

上为末，姜枣煎汤，打神曲糊为丸，如梧子大，每服百丸，食后米汤下。加远志（去心）一两，亦妙。

方说：上述方剂从病后元气虚弱，脾胃亏损入手，以补气和血，健脾理胃，进美饮食，壮健身体，充实四肢，清火化痰，解郁顺气为根本，抗人体脾肾心疲劳是为有效之法。

（十）阳春白雪糕

白茯苓去皮　怀山药　芡实仁　莲肉去心皮，各四两，共为末　陈仓米半升　糯米半斤　白砂糖一斤半

上先将药米二末用麻布袋盛，放甑内蒸，极熟取出，放簸箕内，却入白砂糖同搅极匀，揉作一块，用小木印印作饼子，晒干收贮，男妇小儿任意取食，妙不可言。

方说：一论此方乃养元气，健脾胃，生肌肉，润肌肤，益血秘精，安神定智，壮筋力，养精神，进饮食之上品也。又治虚劳瘦怯，泄泻腹胀，肿满喘咳等症。

（十一）八味丸

怀生地黄用酒蒸黑，八两　山茱萸肉酒蒸，去核　山药各四两　白茯苓去皮　牡丹皮　泽泻各三两　肉桂用三分厚者，去皮，方能补肾，引虚火归源　大附子一两半，重者切四片，童便浸，火焙干，各二两

上忌铁器，共为细末，炼蜜为丸，如梧子大。每服八十丸，空心，滚白水送下。

方说：一云：立秋后宜服张仲景八味丸，治男子虚羸百病，众所不疗者，久服轻身不老，加以摄养则成地仙。

一治肾脏虚弱，面色黧黑，足冷足肿，耳鸣耳聋，肢体羸瘦，足膝软弱，小便不利，或多或少，腰脊疼痛。用八味丸加鹿茸、五味子，名十补丸。

（十二）加减神仙既济丹尚书刘春冈方

拣参去芦，二两　嫩鹿茸酥炙，二两　山茱萸酒蒸，去核取肉，二两　甘枸杞酒洗，二两　嫩黄芪蜜水炒，二两　怀山药二两　肉苁蓉酒洗，二两　辽五味子二两　川巴戟水泡，去心，二两　川牛膝去芦，酒洗，二两　川杜仲去皮，酒炒，二两　白茯神去皮木，二两　远志甘草水泡，去心，二两　石菖蒲去毛，二两　小茴香盐酒炒，二两　怀生地黄酒洗，二两　怀熟地黄酒蒸，二两　麦门冬去心，二两　天门冬去心，二两　菟丝子酒蒸，捣饼晒干，二两　当归身酒洗，二两　川黄柏酒炒，二两　知母去毛，二两　柏子仁二两

上为细末，炼蜜和熟枣肉为丸，如梧子大。每服百丸，空心，盐汤送下或酒任下，忌三白。

（十三）长生固本方

人参　甘枸杞子　怀山药　辽五味子　天门冬水润，去心　麦门冬水润，去心　怀生地黄　怀熟地黄各二两

上㕮片，用生绢盛之，煮酒三十斤，以箬封坛口，放锅内水煮。坛水不过坛口，以米百粒放箬叶上，候气熏蒸米熟，住火。埋土出火毒，饮之。此药甚平和，治劳疾，补虚弱，乌须发，久服面如童子。忌萝卜、葱、蒜，食之与地黄相反，令人易白发。肉、面不忌，但忌绿豆饭。

（十四）归茸丸

怀熟地黄酒蒸，四两　怀山药酒浸，二两　山茱萸酒蒸，去核，二两　白茯苓去皮，一两　牡丹皮一两　泽泻一两　当归酒洗，二两　嫩鹿茸酥炙，四两　辽五味子四两　怀牛膝去芦，酒洗，二两　官桂二两　大附子炮，去皮脐，二两

上为细末，鹿角胶半斤，酒打稀糊为丸，如梧桐子大。每服五十丸，空心，盐汤、温酒送下。

方说：以上方剂从滋养肝肾，补益心血，利足膝，实肌肤，悦颜色入手，抗人体肝肾疲劳，是有效方剂。

（十五）延寿丹

用白茯苓半斤，净锅内煮一夜，晒一日，去皮切片，拌蜂蜜二斤，蒸三炷香，晒干。再加蜜，再蒸再晒，如是三次。为细末，炼蜜为丸，如梧子大。每服三五十丸，温水送

下，久服大补，殊效。

（十六）长春不老仙丹

治诸虚百损，五劳作伤。滋肾水，养心血，添精髓，壮筋骨，扶元阳，润肌肤，聪耳明目，宁心益智，乌须黑发，固齿牢牙。返老还童，延年益寿，壮阳种子，却病轻身，长生不老，真陆地神仙。

仙茅酒浸洗，四两　黄精酒蒸，四两　赤何首乌米泔浸洗，槌碎如枣核大，入黑豆同蒸三日，极黑　白何首乌同上制。各四两　大怀熟地黄用生地黄酒浸洗，碗盛，放砂锅内蒸一日极黑，掐断，晒干，二两　大怀生地黄酒洗净，掐断，晒干，二两　天门冬水润，去心，二两　麦门冬水润，去心，二两　白茯苓去皮，人乳浸晒三次，二两　苣胜子二两　甘枸杞子二两　辽五味子二两　菟丝子酒洗净，入砂罐酒煮烂，捣成饼，晒干，二两　覆盆子二两　补骨脂酒炒，二两　拣参二两　嫩鹿茸酥炙，二两　川杜仲去皮，酒炒，二两　怀牛膝去芦，酒洗，二两　当归身酒洗，二两　川巴戟水泡去心，二两　肉苁蓉酒洗，二两　锁阳酥炙，二两　远志甘草水泡，去心，二两　青盐二两　柏子仁二两　小茴香盐酒炒，二两　川萆薢酒洗，二两　怀山药二两　山茱萸酒蒸，去核，二两　川椒去目，微炒，二两

阴虚火动素有热者，加川黄柏酒炒　知母酒炒各二两　紫河车一具用壮盛妇人首生男胎，先以米泔水洗净，次入长流水中再洗，新瓦上微微焙干

上忌铁器，于黄道吉日精制。秤和一处，石臼内捣成饼，晒干，磨为细末。用炼蜜为丸，如梧桐子大。每服三钱，空心，好酒送下，忌三白。

（十七）枸杞膏

甘枸杞一斤放砂锅内，入水熬十余沸，用细绢罗滤过，将渣挤取汁净。如前，再入水熬，滤取汁三次，去渣不用。将汁再滤入砂锅内，再慢火熬成膏，入磁器内不可泄气。不论男妇，每早晚用酒调服。能生精补元气，益荣卫，生血悦颜色，大补诸虚百损，延年益寿。

（十八）八仙长寿丸

一论年高之人，阴虚筋骨痿弱无力，面无光泽，或黯淡食少，痰多或嗽或喘。或便溺数涩、阳痿、足膝无力者并治。形体瘦弱，无力多困，肾气久虚，憔悴寝汗，发热作渴，并皆治之。

大怀生地黄酒拌砂锅内，蒸一日至黑，掐断，慢火焙干，八两　山茱萸酒拌蒸，去核，四两　干山药四两　白茯神去皮木、筋膜　牡丹皮去骨，各三两　益智仁去壳，盐水炒，二两　辽五味子去梗，二两　麦门冬水润，去心，二两

上忌铁器，为细末，炼蜜为丸，如梧桐子大。空心，温酒或炒盐汤送下，夏秋白滚汤下。腰痛加鹿茸、当归、木瓜、续断；消渴加五味子、麦门冬各一两；老人下元冷，胞转不得小便，膨急切痛，四五日困笃欲死者，用泽泻，去益智；诸淋沥，数起不通，倍茯苓，用泽泻，去益智；夜多小便，加益智一两，减茯苓一半；治虚壅牙齿痛浮，治耳聩及虚；如耳鸣用全蝎四十九枚，炒微黄色，为末；每服三钱，调酒送下百丸，空心服。

（十九）琼玉膏

人参好拣者，去芦，十二两　真怀生地黄十斤，净洗，捣取汁　白茯苓坚白者，去皮、筋膜，二十五两　白砂蜜五斤

上将参、苓为细末，忌铁器。蜜用生绢滤过，地黄取自然汁去渣，同药一处拌和匀，入磁器内封固，净纸二十余重密封。入重汤煮，用桑柴炎煮六日，如连夜火即三日。夜取出，蜡纸数重包瓶口，入井内去火毒，一伏时取出。再入旧汤内煮一日，出水气。取三匙

作三盏，祭天地百神，焚香设拜，至诚端心。每清晨以二匙，温酒化服。不饮酒者，白汤化下。忌鸡犬声及妇人、孝子见之。

此膏填精补髓，肠化为筋，万神具足，五脏盈溢，髓实血满，发白变黑，返老还童，行如奔马。日进数服，终日不食亦不饥。开通强记，日诵万言，神识高迈，夜无梦想。人生二十七岁以前服此一料，可寿三百六十岁；四十五岁以前服者，可寿二百四十岁；五十四岁以前服者，可岁一百一十岁；六十三岁以上服之，可寿至百岁。服之十剂，绝其欲，修阴功，成地仙矣。一料分五处，可救五人瘫疫；分十处，可救十分劳瘵。修合之时，沐浴志心，勿轻示人。

（二十）万病无忧酒

常服能除百病，理风湿，乌鬓须，清心明目，利腰肾，健腿膝，补精髓，疗跌扑损伤筋骨，和五脏，平六腑，快脾胃，进饮食，补虚怯，养气血。

当归五钱　台芎五钱　白芷五钱　白芍一两　防风七钱半　荆芥穗五钱　羌活一两　地骨皮五钱　牛膝五钱　杜仲炒，一两五钱　木瓜五钱　大茴香五钱　补骨脂一两　五加皮一两五钱　威灵仙一两　钩藤一两　石楠藤一两　乌药五钱　紫金皮一两五钱　自然铜火煆　木香　乳香　没药　甘草炙，各五钱　雄黑豆二两

上共二十五味和匀，用缯布为囊盛之。无灰酒一大坛，入药在内，春秋五日，夏三日，冬十日。后取酒温饮之，或晨昏午后，随量饮之。大能去风活血，养神理气。其味又佳，如饮一半，再加好酒浸饮，极妙。

（二十一）延寿瓮头春又名神仙延寿酒，周藩宗正西亭传，真仙方也

天门冬去心，一两　补骨脂一两　肉苁蓉麸炒，一两　牛膝去芦，一两　杜仲麸炒，一两　川椒去目，一两　大附子水煮，五钱　粉草一两

以上八味为末，入曲内同和糜。

淫羊霍一斤，泔水浸，仙灵脾俗名　羯羊脂一斤，拌淫羊霍，炒黑色　头红花一斤，捣烂，晒干　当归四两　白芍一两　生地黄二两　熟地黄二两　白茯苓四两　苍术米泔浸，炒，四两　甘菊花一两五钱　五加皮四两　地骨皮四两

以上十二味，剉咀皮，绢袋盛贮，铺缸里。

缩砂蜜五钱　白豆蔻五钱　木香五钱　丁香五钱

以上四味，后用，煮酒为末用。

上药二十四味，共五斤四两。用糯米二斗，淘净，浸一日夜，又淘一次，蒸作糜。取出候冷，用细曲末四斤，同天门冬等八味和匀。却将淫羊霍等十二味，贮于粗绢袋，置缸底。将前糜拍实于其上，然后投上品烧酒四十斤，封固一七日。榨出澄清，方入坛，加砂仁等四味，封固。重汤煮三炷香，埋土中三日，以出火毒。每日量饮数杯，一七日百窍通畅，浑身壮热，丹田微痒，痿阳立兴。切忌醉酒饱食行房，只待气血和平，缓行无禁。久久纯熟，自然身轻力健，百病不生。若男妇俱服，两精和合，一度成胎，功效多端。未可名状，珍之重之。

（二十二）长春酒方尚书刘三川传

黄芪蜜炒　人参　白术去芦　白茯苓去皮　当归　川芎　白芍　熟地黄　官桂　橘红　南星　半夏姜炒　苍术米泔水浸　厚朴姜炒　砂仁　草果仁　青皮去穰　槟榔　丁香　木香　沉香　藿香　木瓜　石斛　五味子　杜仲　白豆蔻　薏苡仁　枇杷叶　桑白皮蜜炙　神曲

炒 麦芽炒 甘草炙

上各件制了，净秤三钱，等分作二十包。每用一包，用生绢袋盛，浸一斗酒内，春七夏三、秋五、冬十日。每日清晨一杯，甚有功效。

方说：延年寿、益健康是抗疲劳之主要目的。其方法不离补肾填髓，肾脑乃人年寿增长之主枢，因此，抗疲劳方药，千变万变，而保持肾、脑健聪是延年益寿之根本。

（二十三）太和丸

饮食劳役，所关非细。饮食失节，损伤脾胃。劳役过度，耗散元气。脾胃损伤，元气衰剧，乃成内伤，诸病难治。保合太和，预防无虑，大补诸虚，再进饮食。清痰降火，解郁消滞，养气健脾，王道之剂。不问老幼，男女同治。

白术去油芦，炒，四两 白茯苓去皮，二两 怀山药一两 莲肉去心、皮，二两 当归身酒洗，四两 白芍药酒炒，二两 陈皮一两 半夏汤泡，切片，姜炒，一两 川黄连姜炒，一两 片枳实麸炒，一两 山楂去子，一两 神曲炒，一两 香附童便炒，一两 木香五钱 龙眼肉一两 甘草炙，五钱 人参五钱 嫩黄芪蜜水炒，一两 白豆蔻去壳，五钱

上为细末，荷叶如掌大者煎汤。下陈米半盅，煮稀粥和为丸，如梧桐子大。每服百丸，食后临卧，米汤送下。年幼壮者，去参芪。

（二十四）五仙汤

嫩黄芪蜜水炒 拣参去芦 白术去芦，炒 当归酒洗，各二钱 甘草炙，一钱

上剉一剂，龙眼五个、莲肉七个，水煎，温服。有热加地骨皮、知母；嗽加五味子、桑白皮；痰加贝母、半夏；渴加五味子、麦门冬；吐血加生地黄、犀角、玄参、茅根汁；血虚加熟地黄、白芍药。

（二十五）滋阴地黄丸

怀熟地黄姜汁浸，焙干，四两 怀山药二两 山茱萸酒蒸，去核，二两 白茯苓去皮 牡丹皮 泽泻去毛，各二两半 天门冬去心 麦门冬去心 生地黄酒洗 知母去毛，酒炒 贝母去心 当归酒洗 白芍酒炒 香附米童便浸，炒，各二两

上为细末，炼蜜为丸，如梧桐子大，每服百丸，空心盐汤送下。痰唾，淡姜汤送下。

方说：脾为后天之本，抗疲劳补肾补脾是异处同功。

（二十六）艾附暖宫丸

香附米六两，酸煮 艾叶三两 当归酒浸，三两 川芎二两 白芍酒炒，二两 怀生地酒蒸黑，一两 黄芪蜜炒，三两 川续断一两半 吴茱萸三两 官桂五钱

上为细末，醋糊为丸，如梧子大，每五十丸，空心淡醋汤下。

方说：此方治妇人子宫虚冷，带下白淫，面色萎黄，四肢酸痛，倦怠无力，饮食减少，经脉不调，血无颜色，肚腹时痛，久无子息之胞宫症候性疲劳应有良效。

## 四、《证治百问》

公元1673年，清代刘默撰著《证治百问》一书，现摘录书中抗脾胃、肺、肾与三焦疲劳方剂3首，介绍如下。

（一）通治脾胃虚损主方

白术三钱 人参二钱 黄芪一钱五分 茯神一钱 当归一钱 陈皮五分 炙草二分

早晚煎服。

（二）通治肺经虚损主方

麦冬三钱　人参一钱五分　枣仁一钱五分　葳蕤一钱五分　茯神　黄芪各一钱　五味子六分

煎服早晚时。

（三）通治肾经虚损主方

熟地三钱　人参一钱五分　麦冬一钱五分　山药一钱　茯神一钱　山萸肉　丹皮各五分　五味子二分

早晚煎服。

方说：三方主要用于治疗脾、肺、肾疲劳时参考。

**五、《辨证录》**

公元1687年，清代陈士铎撰著《辨证录》一书，现按原著医案的方剂10首，介绍如下。

（一）益肺丹

必须先补其肺，更宜兼补脾胃，盖肺气不能自生，补其脾胃，则土能生金，脾胃为肺金之母也。

人参三钱　白术三钱　当归三钱　麦冬五钱　北五味三分　柴胡五分　荆芥五分　山药三钱　芡实三钱

水煎服。四剂而脾胃之气开，又四剂而咳嗽之病止，又服四剂酸疼之疾解，又四剂潮热汗出之症痊，再服十剂，气旺而各恙俱愈。或问，损其肺者益其气，未闻损其气者益其肺也。不知益肺实益气也，肺衰则气衰，肺旺则气旺，气衰乌可不补肺哉！若补肺，何能舍脾胃而他补乎！

（二）治上症壮气汤

人参三钱　麦冬一两　甘草三分　百合一两　贝母三分

水煎服。

（三）缓中汤

白芍一两　当归一两　人参一两　甘草一钱　熟地一两　山茱萸五钱　麦冬五钱　三七根末三钱　荆芥炒黑，一钱　姜炭炒黑，五分

水煎服。一剂睡卧安，二剂烦渴止，十剂病减半，二十剂又减半，三十剂痊愈。

方说：人有失血之后，不知节劳慎色，以致内热烦渴，目中生花见火，耳内蛙聒蝉鸣，口舌糜烂，食不知味，鼻中干燥，呼吸不利，怠惰嗜卧，又不安贴，人以为痨瘵之渐也，谁知是伤血而成之乎！

（四）养筋汤

白芍一两　熟地一两　麦冬一两　炒枣仁三钱　巴戟天三钱

水煎服。二剂筋少舒，四剂筋大舒，十剂疼痛酸麻之症尽痊矣。

（五）定神汤

人参一两　茯苓五钱　白术五钱　丹参五钱　远志一钱　生枣仁五钱　丹砂（末）一钱　柏子一钱　巴戟天三钱　黄芪一两　当归五钱　山药三钱　甘草一钱　白芥子二钱

水煎服。一剂心安，二剂神定，十剂而身健矣。

方说：人有用心太过，思虑终宵，以至精神恍惚，语言倦怠，忽忽若有所失，腰脚沉

重，肢体闲惫，人以为怯症之成也，谁知是劳心以至伤神乎！

必急救其心，而救心必以安神为主。

（六）治上症亦妙龙齿安神丹

人参、麦冬各一两　黄连二钱　柏子仁三钱　龙齿火煅，醋淬，为末，一钱　炒枣仁三钱　甘草五分　北五味子一钱。

水煎服。

（七）开胃填精汤

人参三钱　白术五钱　熟地一两　麦冬三钱　山茱萸三钱　北五味一钱　巴戟天一两　茯苓三钱　肉豆蔻一枚

水煎服。连服十剂。精神生，饮食知味，胃气大开，再用十剂，可以起衰，再用十剂，前症顿愈。

方说：人有入房纵欲，不知葆涩，以致形体瘦削，面色萎黄，两足乏力，膝细腿摇，皮聚毛落，不能任劳，难起床席，盗汗淋漓，此损精而成劳症也。夫阴精足者其人寿，未有精虚而能长年者也。然而精足者，举世绝无其人，所以肾有补而无泻，其或病或不病，亦分之于能节与不能节耳。

（八）起阴汤

人参五钱　白术一两　巴戟天一两　黄芪五钱　北五味子一钱　熟地一两　肉桂一钱　远志一钱　柏子仁一钱　山茱萸三钱

水煎服。连服四剂而阳举矣，再服四剂而阳旺矣，再服四剂，必能久战不败。苟能长服至三月，如另换一人，不啻重建一番骨，再造一人身也。

方说：人有交感之时，忽然阴痿不举，百计引之，终不能鼓勇而战，人以为命门火衰，谁知是心气之不足乎！凡入房久战不衰，乃相火充其力也，阴痿不举，自是命门火衰，何谓是心气不足？不知君火一动，相火翕然随之，君火旺而相火又复不衰，故能久战不泄。否则君火先衰，不能自主，相火即纵涌于其旁，而心中无刚强之意，包络亦何能自振乎！故治阴痿之病，必须上补心而下补肾，心肾两旺，后补命门之相火，始能起痿。

（九）充髓丹

熟地二两　山茱萸一两　金钗石斛五钱　地骨皮三钱　沙参五钱　牛膝三钱　五味子一钱　茯苓三钱

水煎服。

方说：人有久立腿酸，更立而行房，则两足必然无力，久则面黄体瘦，口臭肢热，盗汗骨蒸，人以为瘵病也，谁知起于伤骨乎！夫骨中藉髓以能坚，骨无髓则骨空矣，又何所恃而能立乎！然而伤骨也能耗髓，况立而行房，则骨与髓两伤矣，何能不病哉！且伤骨中之髓者，即伤肾中之精也。髓涸者，肾水先涸也，肾涸不能化髓，骨中所以空虚也。故欲补骨中之髓，必先补肾中之精。

（十）救相汤

温其心包，不必温其命门也。

人参一两　巴戟天一两　肉桂三钱　炒枣仁五钱　远志二钱　茯神一钱　良姜一钱　附子一钱　柏子仁二钱　黄芪五钱　当归三钱　菟丝子二钱。

水煎服。连服十剂，兴趣自生，服二十剂，阳旺不倒矣。

方说：人有中年之时，阳事不举，虽妇女扪弄而如故，即或振兴，旋即衰败，此心包之火气大衰也。夫心包之火，相火也，心包火旺，力能代君行事。若心包火衰，心火虽动，如相臣卧病，气息奄奄，欲其奋身勤王，其可得乎？且心包之火与命门之火，正相通也，未有心包寒而命门能独热者，所以心包之火微，有扶之而不起者。

《辨证录》中用补脾益气法治肺疲劳；用滋阴益肝法、滋肾养肝法治肝疲劳；用养心安神法治心疲劳；用开胃填精法、心肾双补起阴充髓法、风火相济法治肾、命门疲劳等，值得研究理解。

## 六、《医学心悟》

公元1732年，清代程国彭编著《医学心悟》一书，书中介绍了用补天大造丸抗疲劳，现介绍如下。

补天大造丸

补五脏虚损。

人参二两　黄芪蜜炙　白术陈土蒸，各三两　当归酒蒸　枣仁去壳，炒　远志去心，甘草水泡，炒　白芍酒炒　山药乳蒸　茯苓乳蒸，各一两五钱　枸杞子酒蒸　大熟地九蒸晒，各四两　河车一具　甘草水洗　鹿角一斤，熬膏　龟板八两，与鹿角同熬膏

以龟鹿胶和药，加炼蜜为丸。每早开水下四钱。

方说：此方主治先天之本——肾之疲劳。

## 七、《医宗金鉴》

公元1742年，清代吴谦编著《医宗金鉴》一书，将其中有关抗疲劳、延年益寿方剂12首，介绍如下。

（一）虎潜丸

治肾阴不足，筋骨痿软，不能步履。

龟板　黄柏各四两　知母　熟地各二两　牛膝三两五钱　芍药一两五钱　锁阳一两　虎骨一两　当归一两　陈皮七钱五分

上为末，煮羯羊肉，捣为丸，桐子大，淡盐汤下。

（二）六味地黄丸

治肾精不足，虚火炎上，腰膝痿软，骨热酸痛，足跟痛，小便淋秘或不禁，遗精梦泄，水泛为痰，自汗、盗汗，亡血消渴，头目眩晕，耳聋齿摇，尺脉虚大者。

熟地黄八两　山茱萸四两　白茯苓三两　干山药四两　牡丹皮三两　泽泻三两

上为末，炼蜜丸，如桐子大，空心淡盐汤下。

（三）白术附子汤

治寒中腹胀满，作涎作清涕；或多溺，足下痛，不能任身履地，骨乏无力，喜睡，两丸多冷，时作隐隐而痛，或妄见鬼状，梦亡人，腰背、胛眼、腰脊皆痛。

白术　附子炮，去皮脐　苍术　陈皮　厚朴姜制　半夏汤洗　茯苓　猪苓去皮，半两　泽泻　肉桂四钱

上剉如麻豆大，每服半两，水三盏，姜三片，同煎至一盏，去滓，食前温服。量虚实加减多少。

（四）补脾胃泻阴火升阳汤

治饮食伤胃，劳倦伤脾，脾胃一虚，阳气下陷，阴火乘之，时值夏令，当从此治。

黄芪 苍术泔浸，炒 甘草炙 羌活一两 升麻八钱 柴胡两半 黄连酒炒，五钱 黄芩炒 人参七钱 石膏少许，长夏微用，过时去之

每服五钱，姜、枣煎服。

（五）升阳益胃汤

治脾胃虚，怠惰嗜卧，四肢不收。时值秋燥令行，温热方退，体重节痛，口干舌燥，饮食无味，大便不调，小便频数，食不消，兼见肺病，洒淅恶寒，惨惨不乐，面色不和。

羌活 独活 防风 柴胡 人参 白术 茯苓 甘草 黄芪 白芍 半夏 黄连 泽泻 陈皮

（六）清暑益气汤

治长夏温热蒸炎，四肢困倦，精神减少，身热气高，烦心便黄，渴而自汗，脉虚者。

人参 黄芪 甘草 白术 神曲 五味子 青皮 升麻 干葛 麦冬 黄柏 泽泻 广橘皮 苍术钱半 当归

姜三片，枣二枚、去核，水煎服。

（七）升阳散火汤

治脾阴血虚，胃阳气弱，春寒不去，以及过食冷物抑遏少阳清气，郁于脾土之中，四肢发困热，肌热，筋骨间热，表热如火燎于肌肤，扪之烙手，并宜服之。

升麻 葛根 独活 羌活 白芍 人参以上各五钱 甘草炙，三钱 柴胡三钱 防风二钱 甘草生，二钱

上㕮咀，如麻豆大。每服秤五钱，水二盏，煎一盏，去滓，大温服，无时，忌寒凉之物。

（八）补中益气汤

治阴虚内热，头痛口渴，表热自汗，不任风寒，脉洪大，心烦不安，四肢困倦，懒于言语，无气以动，动则气高而喘。

黄芪 人参 云术 炙甘草 陈皮 当归 升麻 柴胡

上八味，加生姜三片，大枣二枚，水煎，温服。

（九）双和饮

治大病之后，虚劳气乏。补血益气，不热不冷，温而调之。

白芍二钱 黄芪炙，一钱半 甘草炙，七分 中桂七分 当归一钱 熟地黄一钱 川芎七分

生姜三片、大枣二枚、水二盏，煎一盏，温服。

（十）归脾汤

治思虑伤脾，或健忘怔忡，惊悸盗汗，寤而不寐，或心脾作痛，嗜卧少食，以及妇女月经不调。

人参 龙眼肉 黄芪 甘草 白术 茯苓 木香 当归 酸枣仁 远志

姜三片，水煎服。

（十一）人参养荣汤

治脾肺俱虚，发热恶寒，肢体瘦倦，食少作泻等症。若气血虚而变见诸证，弗论其病其脉，但用此汤，诸证悉退。

人参　白术　茯苓　甘草　黄芪　陈皮　当归　熟地　白芍　桂心　远志　五味子

上十二味，加姜三片，枣二枚，水煎服。

（十二）四君子汤

治面色萎白，言语轻微，四肢无力，脉来虚弱者。若内伤虚热，或饮食难化作酸，须加炮姜。

人参　白术　茯苓　甘草各二钱

加姜、枣，水煎服。

方说：《医宗金鉴》所介绍前人抗疲劳延年益寿方剂，从肾、脾、胃、肺入手，抓住了抗疲劳、益年寿之根本。这些方剂对症候性疲劳、病证性疲劳的治疗，有重要参考价值。

## 八、《经验良方全集》

公元1863年，清代姚俊编著《经验良方全集》，现将书中有关抗疲劳、延年益寿10首方剂，介绍如下。

（一）八圣丹

种子，兼治百病。

沙蒺藜八两　川续断酒洗，四两　覆盆子酒洗，四两　枸杞四两　山萸酒洗，二两　菟丝子酒煮，二两　芡实四两　莲须四两

共为末，酒糊为丸，桐子大，每服三钱。

（二）女贞丹

女贞子不拘多少，粗布袋，挫去皮，晒干为度。候有旱莲草出时，多取数石，洗净捣汁拌匀。初伏时晒干二三次，照此法制之，为末，又用旱莲草汁为丸，桐子大。每服一百丸，膂力倍增，须发转白为黑，强阴不走。

（三）黑豆丸

此药专能益精补肾，强筋健步，种子。

菟丝子酒煮　沙蒺藜青盐水炒　甘枸杞酒浸　故纸胡桃肉同炒　牛膝酒浸　杜仲去粗皮，盐水炒　归身酒洗，以上各一斤　青盐洗去泥　川椒去目并去闭目者，炒去汁，以上各八两　人参量加　鱼鳔切成块，炒成珠　黑豆一斗，肥而圆者，同黄酒十斤煮熟，晒干

共为细末，白蜜十二斤，炼熟为丸，如桐子大，每服二三钱。

（四）菊英丸

此药延年益寿，明目轻身，返老还童，其功不可尽述。

种菊花一团，以多为佳，以肥泽为美。

春采苗，夏采叶，秋采花，冬采根。四时采足，晒干，捣为末，如菊花难捣，以米面水浆过，晒干再碾。炼蜜丸绿豆大，每服三钱，空心白汤下。

（五）延龄固本丹

治五劳七伤，诸虚百损，颜色衰朽，形体羸瘦，中年阳事不兴，精神短少，须发渐白，以及左瘫右痪，步履艰难，小肠疝气，妇人久无子息。

覆盆子酒浸　车前子　当归　地骨皮俱用醋炒，各二两　麦冬酒煮　熟地酒煮　山药　牛膝　杜仲　白茯苓　巴戟　山萸　枸杞子　北五味　人参俱用盐水炒　柏子仁去油　木香焙，各二

两　川椒去目　石菖蒲　肉苁蓉　枣仁　远志俱拌炒，各一两五钱　菟丝子　赤石脂煅，各三两

先将麦冬、熟地捣膏，和入柏子仁内，余药俱依方制炒。共为末，炼蜜丸桐子大，每服三钱，酒下。

（六）神仙酒方

久久服之，添筋力，大有补益。

肥生地黄一两　牛膝五钱　菊花一两　当归一两

用于烧酒十斤、甜酒五斤，红砂糖二十两以水醋将红砂糖调匀，去渣，入酒内，方以绢袋盛药。浸酒内五日后，随量饮之，大有补益。

（七）治下元虚败

脚手沉重，夜多盗汗，此药壮筋骨，益元气。

故纸四两，盐水炒　菟丝子四两，酒煮　胡桃肉一两，去皮　乳香去油　没药去油　沉香各研，二钱五分

炼蜜丸桐子大，每服三四十丸，空心盐汤下。

（八）坎离丸

乌须黑发，壮健筋骨，大有补益。

黑豆不拘多少，用桑椹汁，浸透蒸熟，再浸，共五遍，磨末，红枣蒸熟，去皮核，捣如泥，和黑豆末为丸，或印成饼子，随便当果食，大有利益。

（九）菊花酒

明目补髓，壮筋骨，延年耐老。

家菊花　生地黄　地骨皮去土，洗净，各五斤，捣碎

用水一石，煮汁五斗，煮糯米五斗成饭，加细面曲末拌匀，入瓮内密封三七日，如做酒法。看天气冷热，候熟，榨出清酒，另用小瓶盛之。随量饮，不可醉。

（十）补益汤

凡遇劳倦之后，服此一剂，不生内伤之症，药平易而功效大。

黄芪蜜炒，二钱　人参一钱　当归身一钱　白术土炒，一钱　陈皮一钱　炙甘草四分　姜一片　枣二枚

水煎服。

方说：以上所介绍的10首方剂，均为治虚、强力、延年益寿方剂，其具体应用范围方中已说明，供参考。

### 九、《产宝诸方》

公元1878年，由清代丁丙编辑的《当归草堂医学丛书十种》中有佚名作《产宝诸方》一书，其中介绍的八珍散可供产前产后抗疲劳应用。

八珍散

治脾弱血虚，心忪多困，盗汗无力，进食养气益卫，产前后可服。

白术　人参　莲肉去皮心　甘草炙，各二两　白茯苓　乌药　白扁豆各二两　熟地黄一两半

上为细末，每服二大钱，水一盏、姜三片、大枣一个，煎至七分，空心服，加黄芪八钱尤妙。

方说：八珍散治脾、肾疲劳，用于产前后有益而无害，值得参考。

## 十、《医学衷中参西录》

公元1934年，民国时期张锡纯撰著《医学衷中参西录》，现将书中抗疲劳方剂1首介绍如下。

升陷汤

治胸中大气下陷，气短不足以息。或努力呼吸，有似乎喘。或气息将停，危在顷刻。其兼证，或寒热往来，或咽干作渴，或满闷怔忡，或神昏健忘，种种病状，诚难悉数。其脉象沉迟微弱，关前尤甚。其剧者，或六脉不全，或参伍不调。

生箭芪六钱　知母三钱　柴胡一钱五分　桔梗一钱五分　升麻一钱

气分虚极下陷者，酌加人参数钱，或再加山萸肉（去核，净）数钱，以收敛气分之耗散，使升者不至复陷更佳。若大气下陷过甚，至少腹下坠，或更作疼者，宜将升麻改用钱半，或倍作二钱。

方说：在清代、民国诸医书中，抗疲劳、延年益寿方剂已很少有创新，多在验证古医籍方剂的可用性，或增增减减，或略开拓其用途。因此我们在研究与应用抗疲劳、延年益寿方剂时，应不断加深对重复出现方剂的理解，只有这样，才能在今日的抗疲劳、延年益寿方剂研究与应用中，创造出更好的适用于临床的最佳方剂，为我国乃至世界抗疲劳、延年益寿事业作出贡献！

# 第六章　抗疲劳的外治疗法介绍

## 第一节　总　论

中国传统医家在诊治疾病，以及抗疲劳、延年益寿领域，历来主张针、药同用。如扁鹊、淳于意、涪翁、程高、郭玉等，都是主张针、药并用或单独用针灸疗法治疗病患的中医师祖。

在我国传统医学理论中，针、药治疗病症的作用是尽同的，都是通过调解阴阳、疏通经脉、祛邪扶正，使人体五脏六脏经脉气血畅疏，阴阳升降有序，达到“阴平阳秘，精神乃治”的平衡稳态。

在上述机理中，阴阳是其总纲。如《内经·阴阳应象大论篇》所说：“阴阳者，天地之道也，万物之纲纪，变化之父母，生杀之本始，神明之府也，治病必求于本。”

因此，采用针、药治疗病症、抗疲劳、延年益寿的关键所在，就是不断地调整人体阴阳，使之升降有序，机体能保持平衡稳态的健康状态。调整阴阳、经络、气血，长力气除疲劳，不但是中药之所长，亦是中医针灸术，包括其他外治疗法之所长。在我国有文字记载的最早医书《黄帝内经》中，其所述针灸在治疗人体未病和已病方面是优于中药的。在《内经》162 篇论述中，谈及具体应用中药治疗病症的只有少数几处，而谈及针灸治疗病症的情况，却高达 60 篇之多。可见针灸在我国传统医学治疗中具重要作用。

《内经》在论及针灸治疗病症时一再强调治早、治其萌芽、治其神，其意义与现代积极调整亚健康状态和抗疲劳近似。如《内经·汤液醪醴论》篇说：“夫病之始生也，极微极精，必先入结于皮肤。今良工皆称曰病成，名曰逆，则针石不能治，良药不能及也。”即治病要治在始生精微症候不显阶段，即现在所认识到的未病、微病、前病、不显病、潜病等以疲劳为表现的阶段。否则，大病已成后，什么良药也不会有好的作用了。

在《内经·刺热篇》运用针灸疗法治未病的观点更加明确：“肝热病者，病虽未发，见赤若刺之，名曰治未病。”

以针灸方法，通过补泻手法，调整人体气血，使经气通畅，达到阴阳升降有序，解除劳倦、疲乏和未病之证，是针灸之一大长处。《内经》谈针灸篇数之多、方法之全，是我国传统医学将针、药并用治疗之最明确者，是中医治疗未病和已病方法之宗源。可见现代有人用针灸疗法及其他外治疗法治疗疲劳病或亚健康是有其本源的。诸方并重，不独守一种方法，而要更多的人创建更多的医疗方法，亦是《内经》的精辟思想之一。如《内经·病传篇》说：“黄帝曰：余受九针于夫子，而私览于诸方，或有导引行气、乔摩、灸、熨、刺、焫、饮药之一者，可独守耶，将尽行之乎？岐伯曰：诸方者，众人之方也，非一人之所尽行也。”因此可以说，《内经》在治疗未病和已病中，不但奠定了中医理论基础，而且在认识未病和已病及诊断方法、治疗原则和应用针灸术治疗方面，都为后世中国中医学的发展构筑了支架。这个基础和其后诸家针灸专著的问世，为中国传统医学外治疗法用于抗疲劳治疗，建立了理论依据。

在一千七百多年前，张仲景明确提出许多疾病是可以预防的。如果能注意保养身体，凡事谨慎，饮食有节，起居有常，劳逸适当，远酒色，避风雨寒暑，偶有不适，即早医治，不令邪风干忤经络，适中经络，传入脏腑，四肢感到困倦、疲劳便引导、吐纳、针灸、膏摩等，使欲病之病得到及时控制，身体自然可以保持健康。《金匮要略》所提到的，用针灸疗法等外治疗法治疗未病，也为后代治疗疲劳病等提供了经典依据。

据史料和文献记载考证，我国三国时期被称之为"外科始祖"的华佗也善用针灸，并继承古人"不治已病治未病"的思想，创造了属于外治疗法范畴的"五禽戏"。即通过模仿虎、鹿、熊、猿、鸟的动作，达到促进身体强壮，防治疾病之目的。后人根据针刺经验，还创造出华佗挟脊穴。华佗挟脊穴目前在临床上仍是用于治疗未病和已病的最好穴位之一。

晋代皇甫谧在总结《内经》、《明堂孔穴针灸治要》、《针经》等医书和在自己身上试针基础上，撰著成《针灸甲乙经》。该书是今天我们所能见到的最古老的针灸典籍，书中反复强调针刺之法，必通阴阳。"用针之要，在于知调。调阴与阳，精气乃充，合形与气，使神内藏。凡刺之道，气和乃止，补阴泻阳，音声益彰，耳目聪明。"调阴阳平和气血，是中医抗疲劳、防治已病的重要方法。其后，宋代著名针灸学家王惟一所编纂的《铜人腧穴针灸图经》，南宋王执中所著的《针灸资生经》，明代徐凤的《针灸大全》，高武的《针灸节要》和《针灸聚英》，杨继洲的《针灸大成》等针灸专著都继承了《内经》针药同用的思想。

传统中医学中的针药两大系列治法延续至今日，仍是各有所长、互为替代、互相为用。中药能防治的未病和已病，针灸和其外治疗法均能胜任。特别是在抗疲劳、延年益寿方面，针灸更有其长处，即无毒、副作用，同时在调整人体阴阳升降，气血、经络通畅等方面，又有立竿见影之效。因此，应用针灸及其他外治疗法对症治疗疲劳，是目前抗疲劳研究与应用的重要内容之一。

## 第二节　针刺疗法

### 一、概述

前已述及，针灸疗法用于抗疲劳治疗，是源于中国传统医学针、药同用的理论思想。

中医学理论认为，人体五脏六腑通过经络与人体各器官、皮肤、四肢百骸相连；又通过阴阳互动，维系着人体五脏六腑器官、四肢百骸的正常运转，保持人体处于"阴平阳秘，精神乃治"的最佳（健康）状态。要达到上述目的，内因的调整是决定因素；而外因的针、药作用，亦是被数千载临床所证实。

依据中医经络学说和针、药同用理论及中医古医籍中抗疲劳经验，应用针灸疗法抗疲劳所采取的穴位，多为俞募穴、五输穴、原穴和络穴、郄穴、下合穴、八会、八脉、交会穴和人体背腰部督脉足太阳膀胱经所循经部位足少阳、手足阳明经及经外奇穴等。临床经验表明，针刺能解除人体疼痛和痉急痹阻，并能有安神、镇静、疏通经血、调理气机等作用，具上述作用的穴位都能抗疲劳。本书在人体361穴中选取可用于抗疲劳、增寿的穴位250个，做以介绍。其中属十四经穴位204个，经外奇穴46个。

## 二、抗疲劳常用穴位介绍

### （一）手太阴肺经（选取8穴）

#### 1. 中府（肺募穴）

位置及取法：云门下1寸，平第一肋间隙，距胸前正中线旁开6寸。

针法：向外斜刺0.5～0.8寸。

针感：酸胀感向前胸及上肢放散。

主治：胸痛、咳嗽、气喘、肩背痛、支气管炎、肺炎、肺结核等疾病性疲劳。

解剖参考：穴位附近有锁骨上神经中支，胸前神经的分支及第一肋间神经外侧皮支，上外侧有腋动、静脉和胸肩峰动、静脉。

注意事项：直刺勿过深，防止刺伤肺脏。针感不向前胸壁放散者疗效差。

#### 2. 尺泽（合穴）

位置及取法：肘微屈，肘横纹上，肱二头肌腱桡侧。

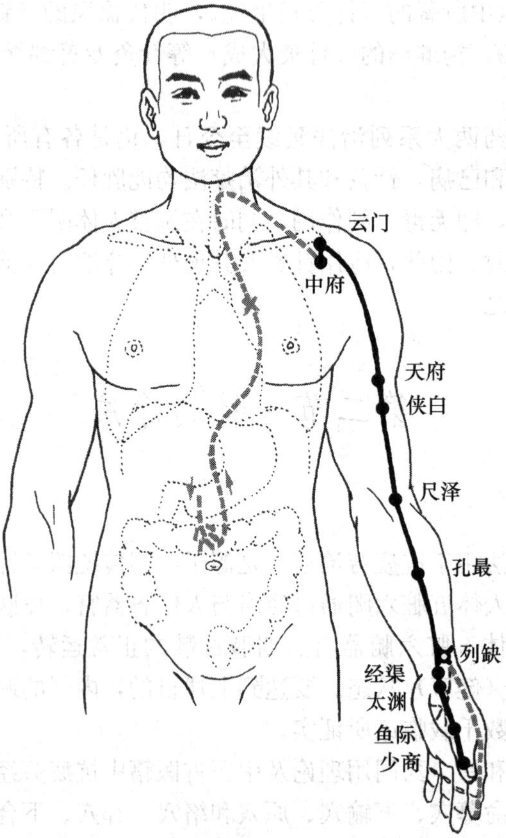


图6-1 手太阴肺经穴位图

针法：直刺0.8～1.2寸。

针感：酸麻胀感向手部桡侧放散。

主治：咳嗽、潮热、气短、喘满、臑肘挛痛、喉痹、胸部胀满、少气、劳热、小儿惊风、腰脊胀痛等疾病性疲劳。

解剖参考：穴位附近有桡侧返动、静脉分支及头静脉，并有前臂外侧皮神经及桡神经分布。

3. 孔最（郄穴）

位置及取法：前臂掌桡侧，腕横纹上7寸。

针法：直刺0.5～1.0寸。可灸。

针感：穴位处酸胀或酸麻感向手食拇指放散。

主治：咽痛、咳嗽、气喘、咳血、咽喉肿痛、肘臂痉挛样痛。可止痛及解除劳乏，主要用于肝、肺经病证性疲劳。

解剖参考：腧穴处有前臂外侧皮神经，深部有桡神经、头静脉及桡动、静脉。

4. 列缺（络穴、八脉交会穴）

位置及取法：两手虎口交叉，一手指按在桡骨茎突上，指尖下凹陷处或腕横纹上1.5寸处。

针法：向上斜刺0.3～0.5寸。

针感：酸麻感向上传导。

主治：头痛、咽喉痛、咳喘、面瘫、腕痛、无力。可用于心、脑、肺、肾等脏腑病证引起的疲劳。

解剖参考：腧穴处有前臂外侧皮神经、桡神经浅支、头静脉和桡动、静脉分支。

5. 经渠（经穴）

位置及取法：腕横纹上1寸，桡动脉桡侧凹陷中。

针法：直刺0.3～0.5寸。

针感：酸麻感向手部传导。

主治：胸背拘急、咳嗽、气喘、咽喉肿痛、手腕、手掌疼痛、无力等。用于治疗肺部疾病所致疲劳。

解剖参考：腧穴外侧有桡动、静脉，以及前臂外侧皮神经和桡神经浅支。

6. 太渊（输穴、原穴、脉会穴）

位置及取法：腕横纹上1寸，在桡动脉桡侧凹陷中。

针法：直刺0.3～0.5寸。

针感：穴位处酸麻胀感向手指放散。

主治：胸痹逆气、咳嗽、咳血、心悸，肩、背、臂、腕部疼痛。用于病证所致的疼痛性疲劳。

解剖参考：穴位附近有桡动、静脉，前臂外侧皮神经和桡神经浅支在此分布。

7. 鱼际（荥穴）

位置及取法：第一掌骨中点桡侧，赤白肉际。

针法：直刺0.5～0.8寸。可灸。

针感：穴位处酸胀感向周围扩散。

主治：咳嗽、咽喉肿痛、发热、失音、胸背痹痛、肘挛、掌中热。用于肺心病证所致的疼痛性疲劳。

解剖参考：穴位附近有小静脉分支及桡神经浅支。

8. 少商（井穴）

位置及取法：拇指桡侧指甲后 0.1 寸许。

针法：浅刺 0.1～0.2 寸，或点刺出血。

针感：穴位处刺痛酸胀。

主治：咽喉肿痛、昏厥、癫狂，用于抗疲劳急救。

解剖参考：穴位处有指掌侧固有动、静脉网，分布着皮神经、桡神经和正中神经形成的末梢神经网。

（二）手阳明大肠经（选取 10 穴）

1. 商阳（井穴）

位置及取法：食指桡侧甲角后 0.1 寸许。

针法：浅刺 0.1～0.2 寸，或点刺出血。

针感：穴位处刺胀痛感。

主治：咽喉肿痛，热病汗不出，颌肿、昏迷。可用抗疲劳急救。

解剖参考：穴位处有指背动、静脉网及正中神经的指掌侧固有神经末梢。

2. 三间（输穴）

位置及取法：微握拳，在第二掌骨小头后桡侧凹陷中。

针法：直刺 0.5～0.8 寸。可灸。

针感：痛胀感向指尖放散。

主治：齿痛、咽痛、胸腹满、嗜卧、唇干、目痛、嗜睡。可用于心、脾二脏之症候性疲劳的治疗。

解剖参考：穴位处有手背静脉网及第一掌背动脉之分支及桡神经浅支。

3. 合谷

位置及取法：拇食指分开，第一、二掌骨间，近第二掌骨桡侧中点处，或以一手拇指之指关节横纹，对另一指拇指之间的指蹼缘、拇指尖尽处即是此穴。

针法：直刺 0.5～0.1 寸。

针感：麻胀感上至肘，下至指。

主治：头痛、牙痛、颈项痛、鼻塞、咽喉、肿痛、口眼歪斜、痄腮、感冒、热痛无汗、瘾病等。可用于脾、肺两脏症候性疲劳治疗，是人体强壮穴之一。

解剖参考：腧穴处有手背静脉网、桡神经浅支和正中神经分支。

4. 阳溪（经穴）

位置及取法：在腕关节桡侧，拇指向上翘起时，在拇短伸肌腱与拇长伸肌腱之间的凹陷中。

针法：直刺 0.5～0.8 寸。

针感：酸胀感向手及臂部放散。

主治：热病烦躁、头痛、咽喉痛、目赤肿痛、腕臂部疼痛。可用于抗心、肾、肝疲劳

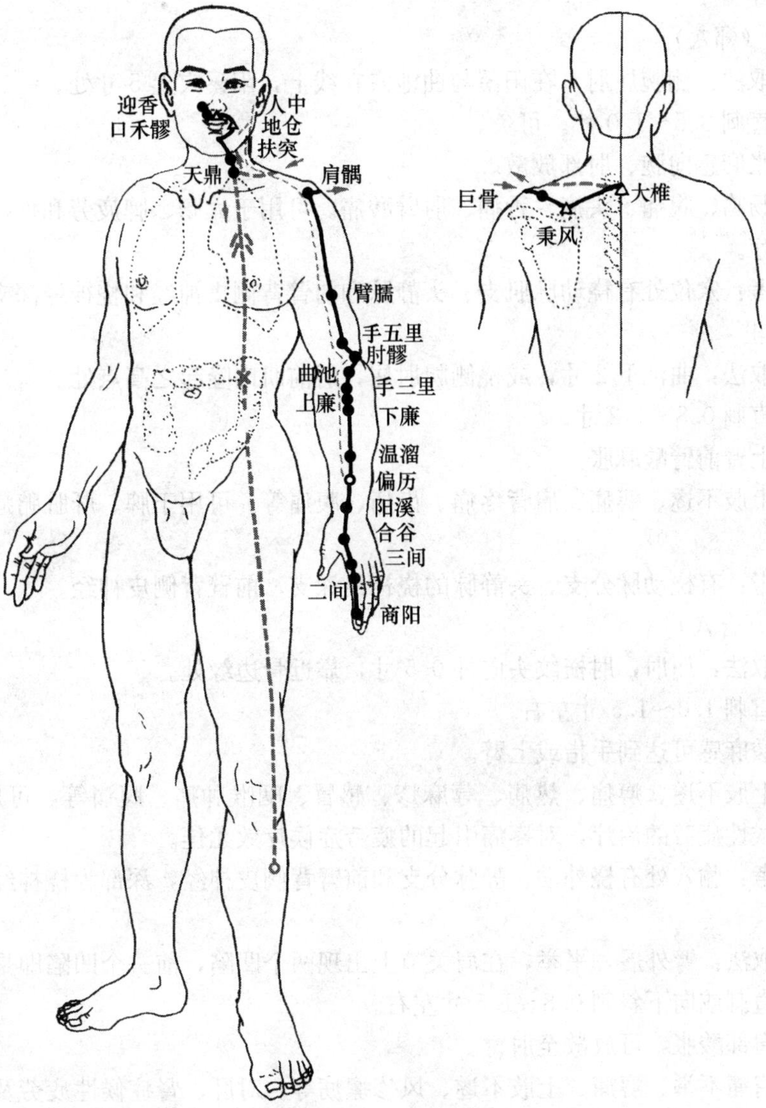


图 6-2　手阳明大肠经穴位图

及抗疼痛所致的疲劳。

解剖参考：穴位处有头静脉、桡动脉本支及腕背支，并分布着桡神经浅支。

5. 偏历（络穴）

位置及取法：侧腕屈肘，在阳溪与曲池穴连线上，阳溪穴上 3 寸处。

针法：直刺 0.5～0.8 寸。

针感：酸胀感向手腕部放散。

主治：腕上肘臂肩部疼痛、目赤齿痛、咽喉痛。可用于运动性、疼痛性疲劳症候的治疗。

解剖参考：穴位处有头静脉及前臂外侧皮神经、桡神经浅支和前臂背侧皮神经及前臂骨间背侧神经。

6. 温溜（郄穴）

位置及取法：侧腕屈肘，在阳溪与曲池穴在线上，阳溪穴上5寸处。

针法：直刺0.5～1.0寸。可灸。

针感：胀麻感向腕、肘部放散。

主治：肠鸣、腹痛、头痛、舌痛、肘臂酸痛。可用于大肠、脾疲劳和疼痛所致的症候性疲劳的治疗。

解剖参考：穴位处有桡动脉肌支、头静脉和前臂背侧皮神经和桡神经深支。

7. 手三里

位置及取法：曲池下2寸，或桡侧腕肘屈，肘前肌肉隆起之高点处。

针法：直刺0.8～1.2寸。

针感：上臂前臂酸麻胀。

主治：上肢不遂、痹痛、肩背疼痛、齿痛、腹痛等。可用于脾、肝脏腑症候性疲劳的治疗。

解剖参考：有桡动脉分支、头静脉的桡神经深支、前臂背侧皮神经。

8. 曲池（合穴）

位置及取法：屈肘，肘横纹头向外0.5寸，靠近骨边缘处。

针法：直刺1.0～1.5寸左右。

针感：酸麻感可达到手指或上臂。

主治：上肢不遂、痹痛、热痛、荨麻疹、感冒、咽喉肿痛、腹痛等。可用于肝、心、脑等脏腑症候性疲劳的治疗，对疼痛引起的疲劳症候疗效尤佳。

解剖参考：腧穴处有桡外动、静脉分支和前臂背侧皮神经，深部为桡神经。

9. 肩髃

位置及取法：臂外展，平举，在肩关节上出现两个凹陷，前一个凹陷即是。

针法：直刺或向下斜刺0.8～1.5寸左右。

针感：肩部酸胀，可放散至肘臂。

主治：肩痛不举、痹痛、上肢不遂、风疹瘰疬等。对肝、肾症候性疲劳及痹症疼痛性疲劳有效。

解剖参考：腧穴处有旋肱后动、静脉和锁骨上神经、腋神经皮支。

10. 迎香

位置及取法：鼻翼旁0.5寸，鼻唇沟中。

针法：斜刺0.3～0.5寸。

针感：穴位处酸胀痛。

主治：鼻塞流涕、鼻衄、鼻渊、面部神经麻痹等。可用于肺疲劳及痹证疲劳的治疗。

解剖参考：腧穴处有眶下动脉分支，面动、静脉和面神经及眶下神经分支。

（三）足阳明胃经（选取20穴）

1. 承泣

位置及取法：眼平视，瞳孔直下0.7寸，眶下缘与眼球之间。

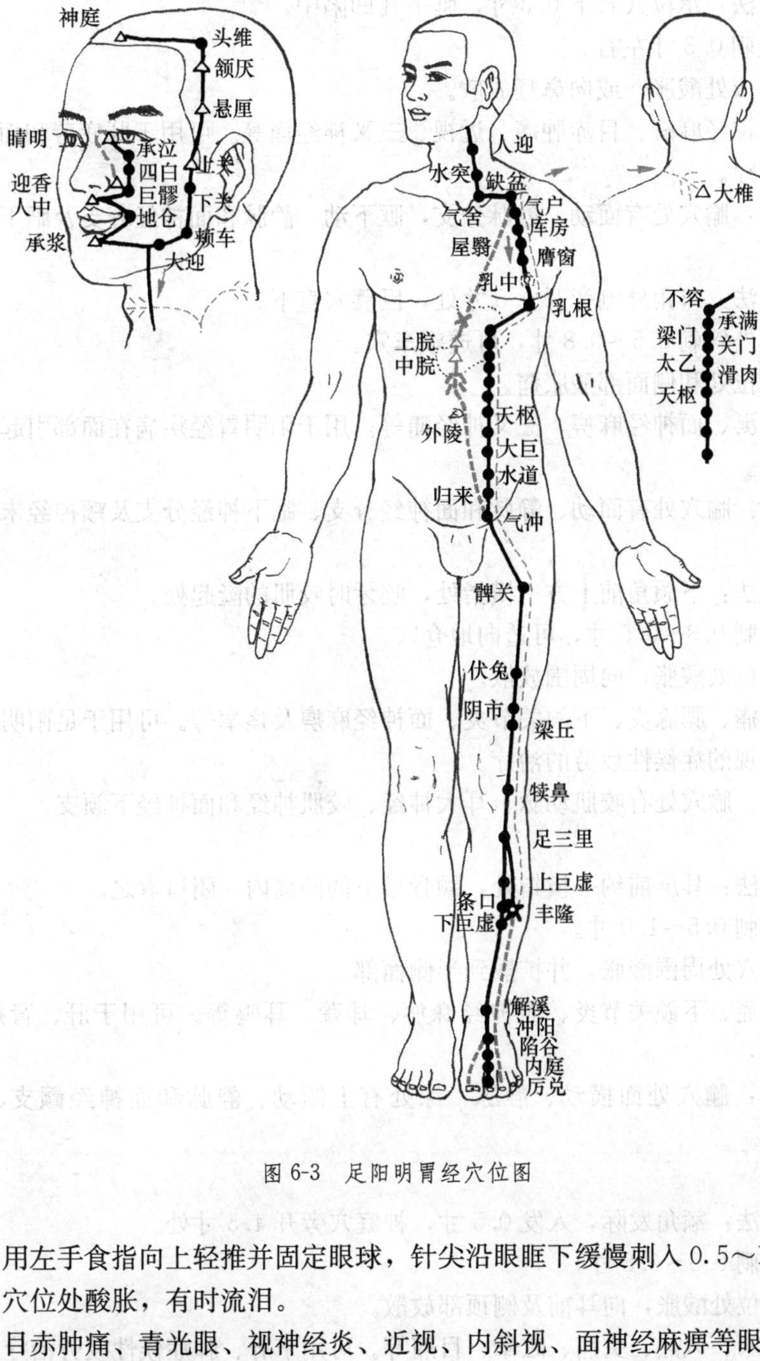


图 6-3　足阳明胃经穴位图

针法：用左手食指向上轻推并固定眼球，针尖沿眼眶下缓慢刺入 0.5～1.0 寸。

针感：穴位处酸胀，有时流泪。

主治：目赤肿痛、青光眼、视神经炎、近视、内斜视、面神经麻痹等眼疲劳。可用于肝疲劳及面痹证所引起的疲劳症候治疗。

解剖参考：腧穴处有眶下动、静脉和眼动、静脉分支，眶下神经、面神经分支及动眼神经分支。

注意事项：手法要轻柔准确，禁止做大幅度捻转及弧度刮针、滞针手法及大幅度提插手法。出针后以棉球按压穴孔少许。

2. 四白

位置及取法：承泣穴直下 0.3 寸，眶下孔凹陷中。

针法：直刺 0.3 寸左右。

针感：穴位处酸胀，或向鼻颊放散。

主治：面神经麻痹、目赤肿痛、近视、三叉神经痛等。可用于肝疲劳和面痹证所引起的疲劳症候治疗。

解剖参考：腧穴处有面动、静脉分支，眶下动、静脉和面神经分支及眶下神经。

3. 地仓

位置及取法：口角外侧旁开 0.5 寸处，巨髎穴直下。

针法：向外斜刺 0.5～0.8 寸，可透颊车穴。

针感：穴位处和侧面部酸胀痛。

主治：流涎、面神经麻痹、三叉神经痛等。用于阳明胃经疾病在面部引起的症候性疲劳病证的治疗。

解剖参考：腧穴处有面动、静脉和面神经分支、眶下神经分支及颊神经末支。

4. 颊车

位置及取法：下颌角前上方一横指处，咬牙时咬肌的隆起处。

针法：直刺 0.3～0.5 寸，可透向地仓穴。

针感：穴位处酸胀，向周围放散。

主治：牙痛、腮腺炎、下颌关节炎、面神经麻痹及痉挛等。可用于足阳明胃经循行的面部区域所出现的症候性疲劳的治疗。

解剖参考：腧穴处有咬肌动脉、耳大神经、咬肌神经和面神经下颌支。

5. 下关

位置及取法：耳屏前约一横指处，颧骨弓下的凹窝内，闭口取之。

针法：直刺 0.5～1.0 寸。

针感：腧穴处周围酸胀，并扩散到半侧面部。

主治：牙痛、下颌关节炎、面神经麻痹、耳聋、耳鸣等。可用于肝、肾疲劳症候的治疗。

解剖参考：腧穴处面横动、静脉，深处有上颌动、静脉和面神经颧支、耳颞神经分支。

6. 头维

位置及取法：额角发际，入发 0.5 寸，神庭穴旁开 4.5 寸处。

针法：斜刺 0.5～0.8 寸。

针感：穴位处酸胀，向耳前及侧顶部放散。

主治：风寒、风热、头痛、眩晕、目痛等。可用于肝、肺症候性疲劳治疗。

解剖参考：腧穴处有颞浅动、静脉额支和面神经颞支、耳颞神经分支。

7. 梁门

位置及取法：在脐上 4 寸，中脘旁开 2 寸。

针法：直刺 0.5～1.0 寸。可灸。

针感：上腹部抽缩样胀痛感。

主治：食积、胃痛、食欲不振、腹胀。可用于脾、胃疲劳之治疗，止痛尤佳。

解剖参考：穴位处有第八肋间动、静脉分支，腹壁上动、静分支及第八肋间神经分支。

8. 天枢（大肠募穴）

位置及取法：脐旁 2 寸，平脐。

针法：直刺 1.0～1.5 寸。可灸。

针感：穴位处酸胀，有时向腹腔内呈收缩状窒迫感，亦可向左侧腹及下腹部放散。

主治：泄泻、痢疾、腹痛、便秘等。有抗脾、胃、大肠等病证的症候性疲劳的治疗。且止痛清热效果佳良。

解剖参考：腧穴处有腹壁上下动、静脉分支及第十肋间神经分支。

9. 水道

位置及取法：在脐下 3 寸，关元穴旁开 2 寸。

针法：直刺 1.0～1.5 寸。可灸。

针感：酸胀抽缩感向小腹及盆腔内放散。

主治：小腹胀满、小便不通、胞宫虚寒血瘀、不孕。可用于抗肾、膀胱、胞宫等脏腑病症引起的疲劳症候。

解剖参考：穴位处有肋下动、静脉分支，外侧为腹壁下动、静脉，分布着第十一肋间神经。

10. 伏兔

位置及取法：髌骨外上缘直上 6 寸。

针法：直刺 1.0～2.0 寸。

针感：穴位处酸胀，向膝部放散。

主治：下肢麻痹、股膝冷痛等。可用治疗痹痛引起的疲劳症候及运动性疲劳。

解剖参考：腧穴处有旋股外侧动、静脉分支，股前皮神经及股神经肌支。

11. 梁丘（郄穴）

位置取法：髌骨外上缘上 2 寸凹陷处。

针法：直刺 1.0～1.5 寸。可灸。

针感：穴位处酸胀向膝部放散。

主治：膝关节疼痛、下肢不遂、乳痈等。可用于运动性疲劳痹证引起的疲劳症候。

解剖参考：腧穴处有旋股外侧动脉降支、股前皮神经及股外侧皮神经。

12. 足三里（合穴）

位置及取法：犊鼻下 3 寸，胫骨嵴外开一横指处。

针法：直刺 1.0～2.0 寸。可灸。

针感：有触电感，上至膝下至足，或有酸麻感至足趾。

主治：胃脘痛、腹胀、肠鸣、腹泻、消化不良、高血压、肠痈、疳积、偏瘫、癫狂、失眠多梦、眩晕等。本穴可用于抗肾、脾、心、肝、肺、脑等脏腑疲劳症候，并可抗运动性疲劳。其抗疲劳用途广泛，各种原因引起的疲劳症候均可考虑应用此穴，应为抗人体各种疲劳的“广谱”穴位，若手法得当，抗疲劳效果应佳好。对慢性疲劳综合征、生产作业性疲劳、脑疲劳均是最佳的治疗穴位，也是人体最重要的强壮穴位。

注意事项：此穴治病范围极广，其抗疲劳能否取得疗效，关键在于所应用之手法、针感传道等是否适当。

13. 上巨虚（大肠腑下合穴）

位置及取法：足三里下 3 寸，胫骨前嵴外一横指，胫骨前肌中。

针法：直刺 1.0～1.5 寸。可灸。

针感：酸麻胀感向踝部放散。

主治：腹痛、腹胀、肠鸣、泄泻、腰腿不仁酸痛、中风瘫痪。可用抗脾、胃、肾、大肠等脏腑病症引起的症候性疲劳。亦可用于痹证、运动性疲劳。其功用近同于足三里穴。

解剖参考：穴位处血管、神经分布，基本同于足三里穴。

14. 下巨虚

位置及取法：上巨虚下 3 寸，胫骨前嵴外一横指，胫骨前肌中。

针法：直刺 1.0～1.5 寸。

针感：酸麻胀感向足部放散。可灸。

主治：风冷风湿痹痛、沉重、小腹痛、隐睾丸痛、乳痈、足跗及足跟痛。可用于肾、肝、膀胱等脏腑疲劳治疗，亦可用于运动性疲劳的治疗。

解剖参考：穴位处有胫前动、静脉，腓浅神经分支和腓深神经分布。

15. 丰隆（络穴）

位置及取法：外踝 8 寸，条口外 1 寸。

针法：直刺 1.0～1.5 寸。可灸。

针感：酸胀感，向上可放散至大腿，向下可至足外踝部。

主治：咳嗽、痰多、下肢瘫、咽喉肿痛、下肢疼痛、腹痛等。可用于肝、胆、肾等脏腑的疲劳治疗。其治疗听力疲劳有疗效。

解剖参考：腧穴处有胫前动、静脉和腓浅神经，深部有腓深神经。

16. 解溪（经穴）

位置及取法：足背踝关节横纹中央，拇长伸肌腱与趾长伸肌腱之间凹陷中，约与外踝高点相平。

针法：直刺 0.5～1.0 寸。可灸。

主治：腹胀、便秘、下肢痿痹、踝关节疼痛、膝股胫肿、头痛、癫证、眉棱骨痛。可用于肝、脾、胃、肾等脏腑症候性疲劳的抗疲劳治疗，亦可用痹证及运动性疲劳的治疗。对肝阴虚、阴虚阳亢的头晕目眩等症候性疲劳效果尤佳。

17. 冲阳（原穴）

位置及取法：在解溪穴下方，足背最高处，第 2、3 跖骨与楔状骨间凹陷处。

针法：直刺 0.5～1.0 寸。可灸。

针感：足背部及足底酸麻胀感。

主治：口眼㖞斜、齿痛、足痿、癫狂、足背红肿。可用于脾、肾脏腑病证症候性抗疲劳的治疗。亦可用痿、瘫等病引起的机体疲劳治疗。

解剖参考：穴位处有足背动、静脉及足背静脉网和腓浅神经的足背内侧皮神经，踝部有腓深神经。

注意事项：针刺时应注意避开足背动脉。

18. 陷谷（输穴）

位置及取法：位于第 2、3 跖骨结合部前方凹陷处。

针法：直刺 0.3～0.5 寸。可灸。

针感：足背、趾酸麻胀，向足底放散。

主治：面目浮肿、肠鸣、腹痛、足背肿痛。可用于脾、肾、脏腑病证症候性疲劳的治疗。

解剖参考；穴位处有足背静脉网及足背内侧皮神经分布。

19. 内庭（荥穴）

位置及取法：位于第 2、3 趾的趾缝间，在第 2 趾跖关节前方凹陷处。

针法：直刺 0.3～0.5 寸。可灸。

针感：酸胀感分布在足背、足趾处。

主治：腹胀满、疲劳、咽痛齿痛、口角歪斜、手足逆冷、多劳、癫狂、热病。可用于脾、肾、肝、心等脏腑病证的症候性疲劳的治疗，亦可用于急救抗疲劳治疗。是人体强壮穴之一。

解剖参考：穴位处有足背静脉网，以及足背内侧皮神经外侧支分为趾背神经处。

20. 厉兑（井穴）

位置及取法：位于第 2 趾外侧，趾甲角后 0.1 寸许。

针法：浅刺 0.1～0.2 寸。可灸。

针感：足趾胀刺痛感。

主治：齿痛、喉痹、面肝、鼻衄、足胫寒冷、腹胀、热病、癫狂。可用于急救抗疲劳及脾、胃、心等脏腑病证症候性疲劳的治疗。

解剖参考：穴位处有足背动、静脉形成的动、静脉网及腓浅神经的趾背神经。

（四）足太阴脾经（选取 11 穴）

1. 隐白（井穴）

位置及取法：足拇指内侧趾甲角后 0.1 寸许。

针法：浅刺 0.1～0.2 寸。可灸。

针感：穴位处有刺胀痛感，亦可向足背放散。

主治：腹胀、喘满、便血、月经过多、崩漏、癫狂、多梦、惊风。可用于心、脾脏腑症候性疲劳治疗及抗疲劳急救。

解剖参考：穴位处有趾背动脉及腓浅神经的趾背神经与趾底固有神经的吻合处。

2. 大都（荥穴）

位置及取法：足拇趾内侧，每一跖趾关节前下方赤白肉际。

针法：直刺 0.3～0.5 寸。可灸。

针感：酸麻胀感向趾端及趾底放散。

主治：腹胀、肠鸣、胃痛、便秘、热病无汗、身重骨疼、腰痛。可用于脾、胃、大肠等脏腑症候性疲劳治疗。亦可用于痹证性疲劳治疗。

解剖参考：穴位处有足底内侧动、静脉的分支及足底内侧神经的趾底固有神经。

3. 太白（输、原穴）

位置及取法：第一跖骨小头后下方，赤白肉际处。

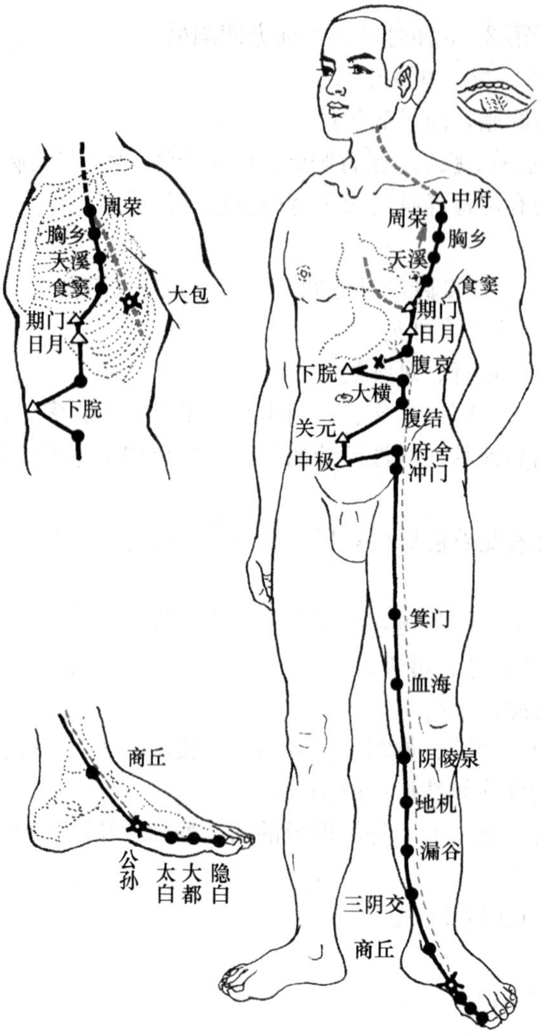


图 6-4　足太阴脾经穴位图

针法：直刺 0.5～1.0 寸。可灸。

针感：酸麻胀感向趾部放散。

主治：胃痛、肠鸣、腹胀、便秘、痢疾、吐泻、身重、膝股部酸痛。可用于脾、胃、大肠等脏腑症候性疲劳治疗及痹痛治疗。

解剖参考：穴位处有足背静脉网、足底内侧动脉和跗内侧动脉的分支及隐神经与腓浅神经分支。

4. 公孙（络穴、八脉交会穴）

位置及取法：第一跖骨基底的前下缘凹陷处，赤白肉际。

针法：直刺 0.5～1.0 寸。可灸。

针感：酸胀痛感向足底及趾部放散。

主治：胃痛、善叹息、腹痛、腹胀、泄泻、癔证、肠鸣、面肿。可用于脾、胃、大肠等脏腑性症候疲劳治疗。止痛效果尤佳。

解剖参考：有跗内侧动脉和足背静脉网及隐神经及腓浅神经分支。

5. 商丘（经穴）

位置及取法：内踝前下方凹陷中，当舟骨结节与内踝连线之中点。

针法：直刺0.3～0.5寸。可灸。

针感：酸胀感向足踝及足背放散。

主治：腹胀、便秘、善叹息、泄泻、骨痹、肠鸣、舌本强痛、阴股内痛、小腹痛、足踝痛、体重怠惰嗜卧、痔疾。可用于脾、胃等脏腑症候性疲劳治疗及前列腺病所致的肾疲劳治疗。

解剖参考：穴位处有跗内侧动脉、大隐静脉及小腿内侧皮神经和腓浅神经分支。

6. 三阴交

位置及取法：内踝高点上3寸胫骨后缘。

针法：直刺1.0～1.5寸。可灸。

针感：酸麻可上至大腿，下至足底。

主治：失眠、多梦、遗精、阳痿、月经不调、阴部胀痛、崩漏、消化不良、尿频、尿急、尿痛、小腹疼痛等。可用于肾、脾、心、肝、脑等脏腑症候性疲劳治疗，亦可用于运动性疲劳、精神神志等因素引起的疲劳的治疗。此穴对慢性疲劳综合征、生产作业性疲劳是优好的治疗穴位，是人体主要强壮穴。更值得提及的是，治疗肾性阴部、小腹疼痛性疲劳效果尤佳。

解剖参考：腧穴处有胫后静动脉、大隐静脉和小腿内侧皮神经，深部后方有胫神经。

注意事项：此穴治病范围广，但需手法充分适当，方能取得好的疗效。孕妇禁针。

7. 地机（郄穴）

位置及取法：膝下5寸，阴陵泉直下3寸，胫骨后缘。

针法：直刺1.0～1.5寸。可灸。

针感：麻胀向小腿上、下放散。

主治：月经不调、痛经、带下、泄泻、腰痛、脘腹胀痛。可用于胞宫疾病引起的症候性疲劳治疗，亦可用于疼痛性疲劳治疗。

解剖参考：腧穴处有大隐静脉及膝最上动脉的分支，深部有胫后动、静脉。神经分布与三阴交同。

8. 阴陵泉（合穴）

位置及取法：胫骨内上髁下缘，膝下凹陷处。

针法：直刺1.0～2.0寸。可灸。

针感：酸胀感可放散至踝足，有时可放散到膝关节。

主治：腹胀、腰痛、阴部痛、痛经、遗尿、小便不利、膝关节痛、腹痛泄泻等。可用于肾、脾等脏腑症候性疲劳的治疗及疼痛性疲劳治疗。其对于痹证性疲劳、脾经范围内的疼痛效果尤佳。

解剖参考：腧穴处有膝最上动脉，深层有胫后动、静脉，前方有大隐静脉和小腿内侧皮神经，深部有胫神经。

9. 血海

位置及取法：髌骨内上缘 2 寸，股四头肌内侧头隆起处。

针法：直刺 1.0～1.5 寸。可灸。

针感：膝部酸胀，有时可放散于小腿。

主治：月经不调、闭经、崩漏、痛经、阴部痒痛及股内侧痛。可用于胞宫病证的症候性疲劳治疗及会阴部病证所引起的症候性疲劳治疗。其治疗肺、肾疲劳亦有疗效。

解剖参考：腧穴处有股动脉肌支和股前皮神经、股神经肌支。

10. 大横

位置及取法：脐中旁开 4 寸。

针法：直刺 1.0～1.5 寸。可灸。

针感：穴位处酸胀、腹腔内抽动感。

主治：腹泻、痢疾、肠痈、腹水、腹痛等。可用于脾、大肠等脏腑病证的疲劳症候治疗，亦可用于腹部疼痛性病证的疲劳症候治疗。其治大肠经功能低下性疲劳效果尤佳。

解剖参考：腧穴有第四肋间动、静脉及第十肋间神经。

11. 大包（脾之大络穴）

位置及取法：腋中线上，腋窝下 6 寸，当腋窝与十一肋端连线之中点。

针法：斜刺 0.5～0.8 寸。可灸。

针感：胸胁胀刺痛。

主治：胸胁痛、气喘、全身疼痛、四肢无力。可用于心、肺脏腑的疲劳症候治疗。

解剖参考：穴位处有胸背动、静脉，第七肋间动、静脉和第七肋间神经及胸长神经末支。

（五）手少阴心经（选取 7 穴）

1. 少海（合穴）

位置及取法：屈肘成直角，在肘关节内则横纹头与肱骨内上髁之间凹陷中取之。

针法：直刺 0.5～1.0 寸。可灸。

针感：酸麻感沿尺侧向手腕部放散。

主治：心痛、手臂挛痛、麻木、手颤、瘰疬、腋胁痛、头痛。可用于心脏等脏腑证候性疲劳治疗，亦可用于上肢肩颈痹证、疼痛性疲劳治疗。

解剖参考：穴位处有贵要静脉、尺侧下副动脉，尺侧返动、静脉及前臂内侧皮神经。

2. 灵道（经穴）

位置及取法：仰掌，在尺侧腕屈肌腱之桡侧，腕横纹上 1.5 寸处。

针法：直刺 0.3～0.5 寸。可灸。

主治：心痛、肘臂挛痛、暴喑、瘈疭。抗疲劳用法同于少海穴。

解剖参考：穴位处有尺动脉通过，前臂内侧有皮神经，尺侧为尺神经。

3. 通里（络穴）

位置及取法：仰掌，在尺侧腕屈肌腱之桡侧，腕横纹上 1 寸。

针法：直刺 0.3～0.5寸。可灸。

针感：酸麻感向手及前臂放散。

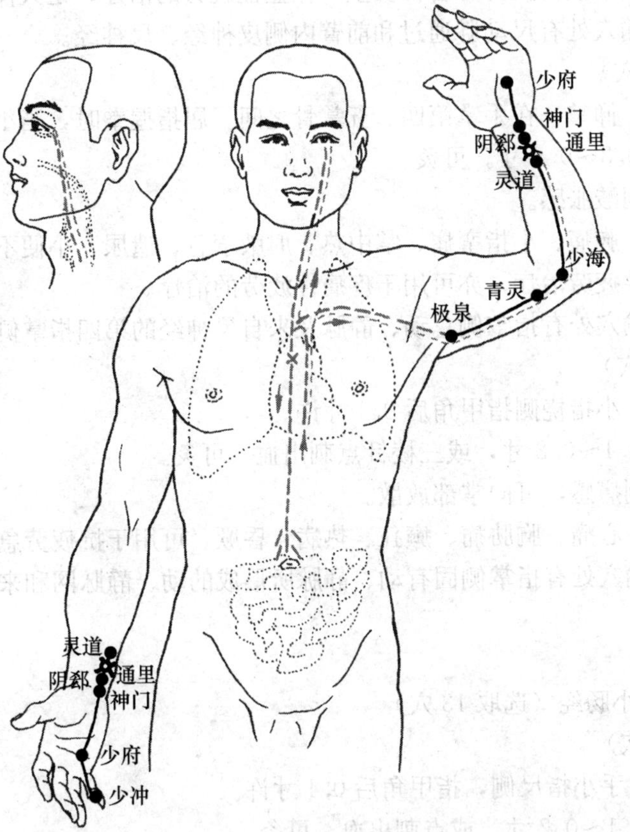


图 6-5　手少阴心经穴位图

主治：心悸、怔忡、头晕、目眩、咽喉肿痛、暴喑、舌强不语、腕臂痛。可用于心、肝等脏腑症候性疲劳治疗，亦可用于运动性疲劳治疗。

解剖参考：血管、神经分布同灵道。

4. 阴郄（郄穴）

位置及取法：仰掌，在尺侧腕屈肌腱之桡侧，腕横纹上 0.5 寸处。

针法：直刺 0.3～0.5 寸。可灸。

针感：手腕尺侧酸胀感。

主治：心痛、惊悸、骨蒸盗汗、吐血、衄血，暴喑。可用于心、肾等脏腑症候性疲劳治疗。

解剖参考：血管、神经分布同灵道。

5. 神门（输穴、原穴）

位置及取法：仰掌，腕横纹尺侧端凹陷处。

针法：直刺或斜刺 0.3～0.5 寸。

针感：酸麻向小指放散。

主治：失眠、多梦、心悸、心烦、心痛、癫狂、胁痛等。可用于心、肾脏腑症候性疲劳治疗，亦可用于治疗运动性疲劳。其中治疗心神不安、失眠多梦、情绪烦躁等大脑疲劳疗效尤佳。亦实用于慢性疲劳综合征及生产作业性疲劳的治疗，是人体强壮穴位之一。

解剖参考：腧穴处有尺动脉通过和前臂内侧皮神经、尺神经。

6. 少府（荥穴）

位置及取法：仰掌，在手掌第四、五掌骨之间。屈指握拳时，当小指指尖所指处。

针法：直刺 0.3～0.5 寸。可灸。

针感：指掌间酸胀感。

主治：心悸、胸痛、小指挛痛、掌中热、肘腋挛急、遗尿、小便不利、阴痒。可用于心、肺脏腑症候性疲劳治疗，亦可用于疼痛性疲劳的治疗。

解剖参考：腧穴处有指掌侧总动、静脉及来自尺神经的第四指掌侧总神经。

7. 少冲（井穴）

位置及取法：小指桡侧指甲角后 0.1 寸许。

针法：浅刺 0.1～0.2 寸，或三棱针点刺出血。可灸。

针感：指部刺痛感，可向掌部放散。

主治：心悸、心痛、胸胁痛、癫狂、热病、昏厥。可用于抗疲劳急救。

解剖参考：腧穴处有指掌侧固有动、静脉所形成的动、静脉网和来自尺神经的指掌侧固有神经。

（六）手太阳小肠经（选取 13 穴）

1. 少泽（井穴）

位置及取法：手小指尺侧，指甲角后 0.1 寸许。

针法：浅刺 0.1～0.2 寸，或点刺出血。可灸。

针感：指尖部刺痛感。

主治：头痛、热病、昏厥、舌强、咽喉肿痛、目赤、目翳。可用于抗疲劳急救。

解剖参考：腧穴处有指掌侧固有动、静脉和指背动、静脉形成的动、静脉网和来自尺神经的指掌侧固有神经及指背神经。

2. 前谷（荥穴）

位置及取法：微握拳，尺侧，第五掌指关节前缘，赤白肉际处。

针法：直刺 0.2～0.3 寸。可灸。

针感：指部及手掌尺侧酸胀感。

主治：手指麻木、热病、耳鸣、头痛、小便赤，乳汁少。可用于心、肾、脏腑的症候性疲劳治疗。

解剖参考：腧穴处有来自尺动、静脉的指背动、静脉和来自尺神经的指背神经及指掌侧固有神经。

3. 后溪（输穴、八脉交会穴）

位置及取法：轻握拳，第五掌骨小头后方掌横纹头，赤白肉际处。

针法：直刺 0.5～0.8 分。

针感：穴位处酸胀。

主治：耳聋、耳鸣、腰痛、头顶痛、颈项痛、臂肘挛痛、外感热病等。可用于肾、肝脏症候性疲劳的治疗及痹证性疲劳治疗。其对听力疲劳有较好疗效。

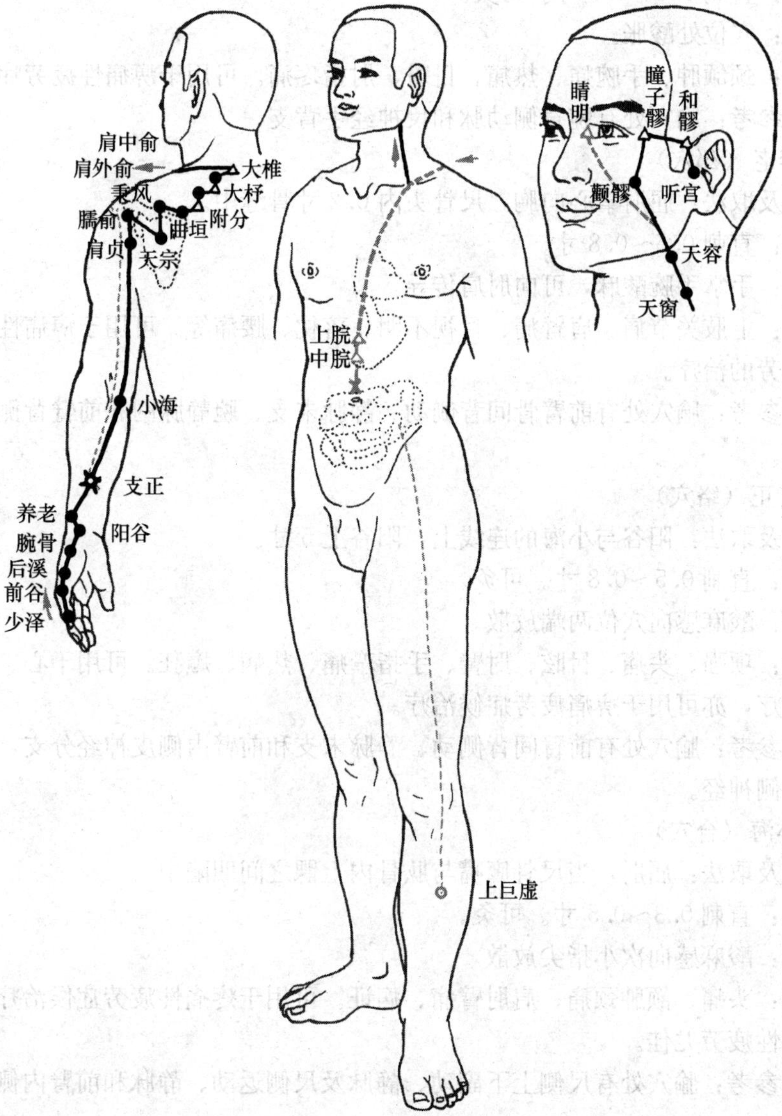


图 6-6　手太阳小肠经穴位图

解剖参考：腧穴处有指背动、静脉，手背静脉网和尺神经手背支。

4. 腕骨（原穴）

位置及取法：手背尺侧，第五掌骨基底与三角骨之间的凹陷部。

针法：直刺 0.3～0.5 寸。可灸。

针感：酸胀向掌尺放散。

主治：热病无汗、头痛、项强、指挛腕痛、黄疸。可用于疼痛性症候疲劳的治疗。

解剖参考：腧穴处有腕背侧动脉（尺动脉）、手背静脉网和尺神经手背支。

5. 阳谷（经穴）

位置及取法：腕背横纹尺侧端，位于尺骨茎突与三角骨之凹陷中。

针法：直刺 0.3～0.5 寸。可灸。

针感：穴位处酸胀。

主治：颈颔肿、手腕痛、热痛、目翳、肘指疼痛。可用于痹痛性疲劳症候治疗。

解剖参考：腧穴处有腕背侧动脉和尺神经手背支。

6. 养老（郄穴）

位置及取法：屈肘掌心向胸，尺骨头内 0.2 寸骨缝中。

针法：直刺 0.5～0.8 寸。

针感：手掌手腕酸麻，可向肘肩传导。

主治：上肢关节痛、肩臂痛、目视不明、落枕、腰痛等。可用于痹痛性疲劳症候治疗及肝脏疲劳的治疗。

解剖参考：腧穴处有前臂骨间背侧动、静脉末支、腕静脉网和前臂背侧皮神经和尺神经手背支。

7. 支正（络穴）

位置及取法：阳谷与小海的连线上，阳谷上 5 寸。

针法：直刺 0.5～0.8 寸。可灸。

针感：酸麻感向穴位两端放散。

主治：项强、头痛、目眩、肘臂、手指挛痛、热病、癫狂。可用于心、肝二脏的症候性疲劳治疗，亦可用于痹痛疲劳症候治疗。

解剖参考：腧穴处有前臂间背侧动、静脉末支和前臂内侧皮神经分支，深屈桡侧有前臂骨间背侧神经。

8. 小海（合穴）

位置及取法：屈肘，当尺骨鹰嘴与肱骨内上髁之间凹陷中。

针法：直刺 0.3～0.5 寸。可灸。

针感：酸麻感向次小指尖放散。

主治：头痛、颔肿颈痛、肩肘臂痛、痫证。可用于疼痛性疲劳症候治疗。其治疗上肢尺侧麻痹性疲劳尤佳。

解剖参考：腧穴处有尺侧上下副动、静脉及尺侧返动、静脉和前臂内侧皮神经分支及尺神经。

9. 肩贞

位置及取法：正坐垂臂，合拢腋窝，腋后纹头上 1 寸处。

针法：直刺 1.0 分～1.5 寸。可灸。

针感：穴位处酸胀，向手指放散。

主治：肩关节痛、手臂不能举、上肢瘫、腋多汗症等。可用于痹证及疼痛、麻痹性病症引起的症候性疲劳治疗。

解剖参考：腧穴处有旋肩胛动、静脉和腋神经分支，深部上方为桡神经。

10. 天宗

位置及取法：肩胛岗上窝中央点，相当于岗下缘与肩胛骨下角之间的上 1/3 与中 1/3 交点处。

针法：直刺 0.5～1.0 寸。可灸。

针感：穴位处酸胀，向周围放散。

主治：肩胛及上背部疼痛、上肢后外侧痛、颈痛、瘰疬等。可用于肩胛上背综合征的沉痛酸重等症候性疲劳的治疗，对慢性疲劳综合征、生产作业性疲劳有优好疗效。

解剖参考：腧穴处有旋肩胛动、静脉肌支和肩胛上神经。

11. 秉风

位置及取法：肩胛岗上窝中点凹陷处，天宗穴直上。

针法：斜刺 0.5～0.8 分。可灸。

针感：穴位处酸胀。

主治：上肢及肩胛上背部疼痛、颈痛等。抗疲劳用途同天宗穴。

解剖参考：腧穴处有肩胛上动、静脉和锁骨上神经后支、副神经，深部为肩胛上神经。

注意事项：针刺此穴时，忌用大提插手法。遇有咽喉气管紧迫窒息感时，速出针。

12. 颧髎

位置及取法：目外眦直下方，颧骨下缘凹陷处，平鼻翼下缘。

针法：直刺 0.5～0.8 分。

针感：穴位处酸胀。

主治：口眼歪斜、面肌痉挛、眼睑跳瞤动、齿痛等。可用于面部麻痹挛缩等症候性疲劳治疗。

解剖参考：腧穴处有面横动、静脉分支和面神经及眶下神经。

13. 听宫

位置及取法：张口时，耳屏正中前凹陷处。

针法：张口直刺 0.5～1.0 寸。

针感：酸胀感直达耳中，有鼓膜向外鼓张之感觉。

主治：耳聋、耳鸣、中耳炎、齿痛等。本穴是治疗肾虚、肝火上扰所致的听力疲劳主要穴位。取穴的准确、手法的正确，关乎疗效结果。

解剖参考：腧穴处有颞浅动、静脉的耳前支和面神经分支及耳颞神经。

注意事项：针感不入耳则效果不佳。

（七）足太阳膀胱经（选取 40 穴）

1. 睛明

位置及取法：目内眦鼻侧 0.1 分，靠鼻骨边缘凹陷处。

针法：患者闭目，医者用左手食指将眼球稍推向外侧固定之，沿眼眶内缘缓慢直刺入 0.5～1.0 寸。

针感：穴位处酸胀，扩散至眼底及其周围，眼球有向外突出感。

主治：目赤肿痛、近视、散光、夜盲、视神经炎、视网膜炎、青光眼等。本穴为治疗肾、肝二脏引起的视力疲劳的主要穴位。

解剖参考：腧穴处有内眦动、静脉，深部上方为眼动、静脉主干和滑车上下神经，深部为眼神经分布，上方为鼻睫神经。

注意事项：忌用提插、捻转手法及锁针术。出针时压迫穴位，防止出血。禁灸。

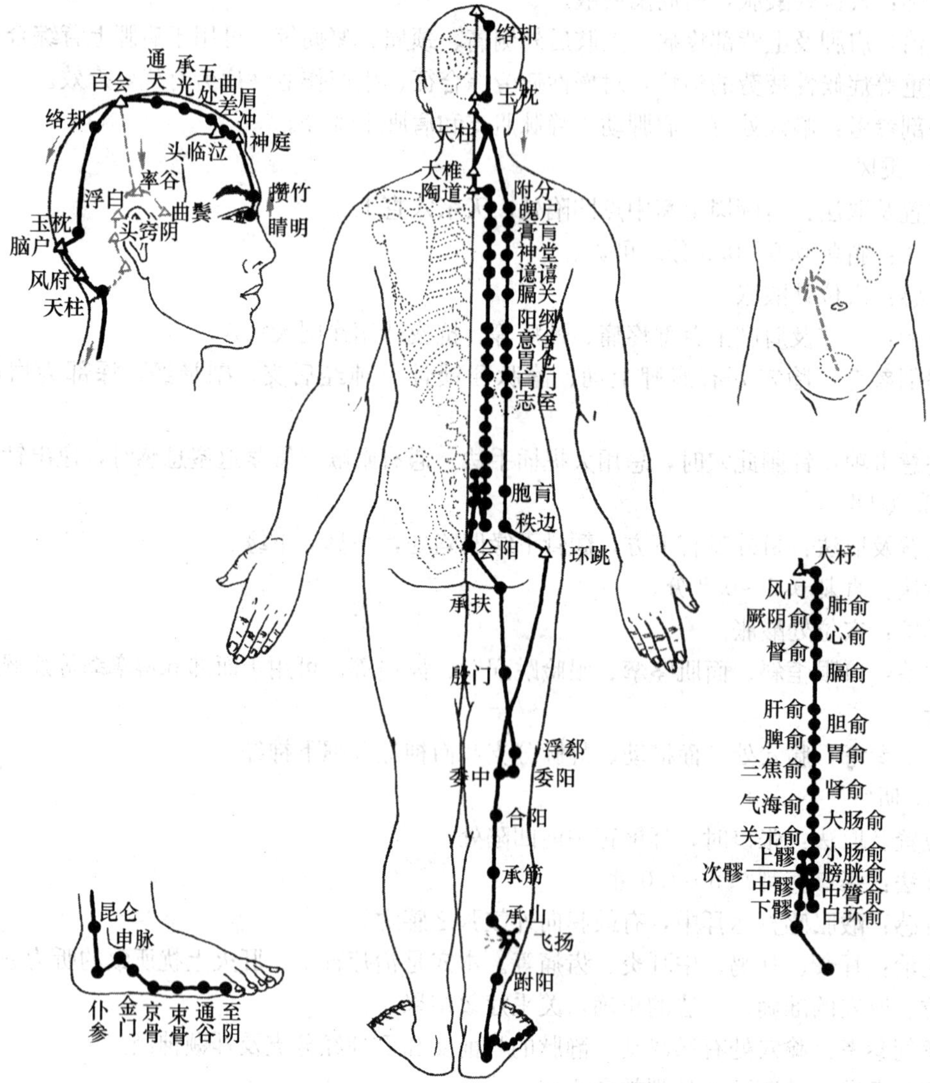


图 6-7 足太阳膀胱经穴位图

2. 攒竹

位置及取法：眉毛内侧端，眶上切迹处。

针法：斜刺 0.5～0.8 寸。

针感：穴位处酸胀。

主治：眼眶痛、迎风流泪、目赤肿痛、视物不清、前头痛等。为治眼疲劳的用穴之一。

解剖参考：腧穴处有额动、静脉和额神经内侧分支。

3. 五处

位置及取法：上星旁开 1.5 寸，即曲差直上五分。

针法：横刺 0.3～0.5 寸。可灸。

针感：穴位处及周围沉酸刺痛感。

主治：头痛、目眩、痫证、瘈疭。可用于心、肝二脏病症的症候性疲劳治疗。其治疗脑疲劳尤佳。

解剖参考：腧穴处有额动、静脉和额神经外侧支。

4. 大杼

位置及取法：第一胸椎棘突下，陶道旁开 1.5 寸。

针法：斜刺 0.5～0.8 寸。

针感：穴位处酸胀。

主治：颈项背痛，咳嗽发热，肩胛酸痛等。可用肺及痹证病症所引起的疲劳症候治疗。

解剖参考：腧穴处有第一肋间动、静脉背侧支和第一二胸神经的内侧皮支，深部为后外侧皮支。

注意事项：直刺勿过深，防伤及肺脏。

5. 风门

位置及取法：第二胸椎棘突下，督脉旁开 1.5 寸。

针法：斜刺 0.5～0.8 寸。可灸。

针感：穴位处酸胀。

主治：伤风咳嗽、发热、头痛、项强、腰背痛。抗疲劳用途同大杼穴。祛风尤佳。

解剖参考：腧穴处有肋间动、静脉后支和内侧支，第二三胸神经后支的内侧皮支，深层为外侧支。

6. 肺俞（背俞穴）

位置及取法：第三胸椎棘突下，旁开 1.5 寸。

针法：斜刺 0.5～0.8 分。可灸。

针感：穴位处酸麻胀，向肋间放散。

主治：咳嗽、胸满、气喘、胸痛、骨蒸潮热、盗汗、咯血等。可用于肺部病证的疾病性、症候性疲劳治疗。对于气急、缺氧性肺疲劳可针灸同用。

解剖参考：腧穴处有肋间动、静脉后支的内侧支，第三胸神经后支的内外侧皮支。

注意事项：直刺勿过深，防伤肺脏。

7. 厥阴俞（背俞穴）

位置及取法：第四胸椎棘突下，督脉旁 1.5 寸。

针法：斜刺 0.5～0.8 寸。可灸。

针感：穴位处酸麻胀，可向肋间放散。

主治：咳嗽、心痛、心悸、胸闷、呕吐。可用心、肺二脏病证的症候性疲劳治疗。

解剖参考：腧穴处有肋间动、静脉后的内侧支和第四五胸神经后支的内侧皮支，深层为外侧支。

8. 心俞（背俞穴）

位置及取法：第五胸椎棘突下，旁开 1.5 寸。

针法：斜刺 0.5～0.8 寸。可灸。

针感：穴位处胀麻，向四周放散。

主治：心痛、心烦、胸闷、气短、惊悸、健忘、梦遗、盗汗、心房纤颤、心动过速、冠心病、风心病等。可用心脏病证的症候性疲劳疾病性治疗，对慢性疲劳综合征有较好疗效。

解剖参考：腧穴处有肋间动、静脉背侧支的内侧支，第五胸神经后支的内侧皮及外侧皮支。

注意事项：直刺勿过深，免伤肺脏。

9. 膈俞（血会穴）

位置及取法：第七胸椎棘突下，至阳旁开 1.5 寸。

针法：斜刺 0.5～0.8 寸。可灸。

针感：穴位处酸麻胀，可向肋间放散。

主治：呕吐、呃逆、噎膈、饮食不下、气喘、咳嗽、吐血、潮热。可用于肺、脾、胃等脏腑病证的症候性疲劳治疗，亦可用于应急性疲劳症候的治疗。

解剖参考：腧穴处有肋间动、静脉后支的内侧支，分布着第七、八胸神经后支的内侧支，深层为外侧支。

10. 肝俞（背俞穴）

位置及取法：第九胸椎棘突下旁开 1.5 寸。

针法：斜刺 0.5～0.8 寸。可灸。

针感：穴位处酸麻胀，向肋间放散。

主治：黄疸、胸胁痛、眩晕、鼻衄、目疾、急性肝炎、肋间神经痛等。可用于肝、脾二脏病证的疾病性疲劳的治疗。

解剖参考：腧穴处有第九肋间动、静脉后支的内侧支，第九胸神经后支的内侧皮支及外侧皮支。

注意事项：直刺勿过深，防伤肺脏。

11. 胆俞（背俞穴）

位置及取法：第十胸椎棘突下，中枢旁开 1.5 寸。

针法：斜刺 0.5～0.8 寸。可灸。

针感：穴位处酸麻胀，亦可向肋间放散。

主治：黄疸、口苦、胸胁痛、肺痨、潮热。可用于肝、胆、胰疾病的抗疲劳治疗。

解剖参考：腧穴处有肋间动、静脉后支的内侧支，第十、十一胸神经后支的内侧皮支，深层为外侧支。

12. 脾俞（背俞穴）

位置及取法：第十一胸椎棘突下，脊中旁开 1.5 寸。

针法：斜刺 0.5～0.8 寸。可灸。

主治：胃脘痛、腹胀、黄疸、呕吐、泄泻、痢疾、便血、月经过多、水肿、纳呆、背痛。可用于脾、胃、肝等脏腑病症的抗疲劳治疗。

解剖参考：腧穴处有肋间动、静脉后支的内侧支，第十一、十二胸神经后支的内侧皮支，深层为外侧支。

13. 胃俞（背俞穴）

位置及取法：第十二胸椎棘突下旁开 1.5 寸。

针法：斜刺0.5～1.0寸。可灸。

针感：穴位处麻胀，向腰骶部放射。

主治：胃脘痛、腹胀少食、呕吐、黄疸、胃及十二指肠溃疡、肝炎、胰腺炎等。可用于胃、脾、肝等脏腑的疾病性症候疲劳的治疗。

解剖参考：腧穴处有肋下动、静脉后支的内侧支，十二胸神经后支的内侧皮支及外侧支。

14. 三焦俞（背俞穴）

位置及取法：第一腰椎棘突下，悬枢旁开1.5寸。

针法：直刺0.5～1.0寸。可灸。

针感：穴位处酸麻胀，可向腰部放散。

主治：腹胀、肠鸣、顽谷不化、呕吐、泄泻、痢疾、水肿、腰背强痛。可用于胃、肠、脾等脏腑症候性疲劳的治疗。亦可用于腰背痹痛的疲劳症候治疗。

解剖参考：腧穴处有第一腰动、静脉后支，分布着第十胸神经后支外侧皮支，深层为第一腰神经后支的外侧支。

15. 肾俞（背俞穴）

位置及取法：第二腰椎棘突下旁开1.5寸。

针法：直刺0.5～1.0寸。可灸。

针感：穴位处酸胀麻，向腹及腰部放散。

主治：酸软、遗精、阳痿、早泄、遗尿、月经不调、耳聋、耳鸣、浮肿、前列腺炎、肾炎、神经衰弱、糖尿病等。可用于肾、心、脑三脏疾病性、症候性疲劳的治疗。亦可用于腰骶部痹痛性疲劳治疗。对慢性疲劳综合征、生产作业性疲劳有尤好佳效。

解剖参考：腧穴处有第二腰动、静脉后支的同侧支，第一腰神经后支的内侧皮支。

16. 大肠俞（背俞穴）

位置及取法：第四腰椎棘突下旁开1.5寸。

针法：直刺0.5～1.2寸。可灸。

针感：穴位处酸胀，向腰骶部放散。

主治：腹泻、肠鸣、腹痛、坐骨神经痛、腰痛、肠炎、痢疾、便秘、脱肛。可用于大肠病证和痹证的症候性疲劳治疗。

解剖参考：腧穴处有第四腰动、静脉后支的内侧支，第三腰神经的后支。

17. 关元俞

位置及取法：第五腰椎棘突下旁开1.5寸。

针法：直刺0.5～1.2寸。可灸。

针感：穴位处酸胀麻，向骶尾及下肢放散。

主治：腰痛、小便频数、遗尿、小便不利、小腹胀痛、附件炎、糖尿病、坐骨神经痛等。可用于腰骶部疾病性、症候性、运动性疲劳的治疗。

解剖参考：腧穴处有腰最下动、静脉后支的内侧支和第五腰神经后支。

18. 小肠俞（背俞穴）

位置及取法：平第一骶后孔，督脉旁开1.5寸。

针法：直刺0.8～1.2寸。可灸。

针感：穴位处酸胀，可向腰骶部放散。

主治：小腹胀痛、痢疾、遗精、尿血、遗尿、白带、腰骶痛、腰腿痛。可用于小肠、肾、膀胱疾病性症候性疲劳及痹证性疲治疗。

解剖参考：腧穴处有骶外侧动、静脉后支和第一骶神经后支的外侧支。

19. 膀胱俞（背俞穴）

位置及取法：第二骶骨孔平行旁开 1.5 寸处。

针法：直刺 0.8～1.2 寸。可灸。

针感：穴位处会阴部酸胀，并向下放散。

主治：小便赤涩、淋浊、尿闭、尿频、泄泻、便秘、坐骨神经痛、月经不调等。可用于膀胱、肾、胞宫等脏腑症候性疲劳治疗，亦可用于腰腿痛痹疲劳症候治疗。

解剖参考：腧穴有骶外侧动、静脉后支和第一、二骶神经后支的外侧支。

20. 白环俞

位置及取法：第四骶后孔平行旁开 1.5 寸处。

针法：直刺 0.8～1.2 寸。可灸。

针感：穴位处酸胀向臀下及会阴部放散。

主治：疝痛、月经不调、赤白带下，遗精、骶尾部疼痛、阴部痛、坐骨神经痛、肛门肌肉挛痛等。可用于胞宫、肾、前列腺等脏腑疾病的疲劳症候治疗，更可以用于腰骶部痹痛类病证疲劳症候治疗。

解剖参考：腧穴处有臀下动、静脉，深部有阴部内动、静脉。分布有臀下皮神经，第三四骶神经后支的外侧皮以及臀下神经。

21. 上、次、中、下髎（四穴）

位置及取法：第一骶后孔中为上髎，第二骶后孔中为次髎，第三骶后孔中为中髎，第四骶后孔中为下髎。

针法：均用直刺法，深度为 1.0～1.5 寸。可灸。

针感：穴位处骶部酸胀，并向小腹会阴及下肢放散。

主治：腰骶疼痛、二便不利、月经不调、阳痿、早泄、不孕等。可用于胞宫、肾、前列腺等脏腑疾病性、症候性疲劳治疗，亦可用于腰骶部痹痛疲劳症候的治疗。

解剖参考：腧穴处上髎有骶外侧动、静脉后支及第一骶神经后支。中髎血管同上，神经为第三骶神经后支。下髎有臀下动、静脉分支和第四骶神经后支。

22. 承扶

位置及取法：俯卧时于臀横纹中央处取之。

针法：直刺 1.0～2.5 寸。可灸。

针感：穴位处酸麻向下肢放散，闪电感可直达足趾。

主治：下肢痿痹、腰骶尾股部疼痛、梨状肌损伤、坐骨神经痛等。可用于腰骶及下肢痹痛性、麻痹性疾病及症候性疲劳治疗。

解剖参考：腧穴处有与坐骨神经并行的动、静脉和股后皮神经及坐骨神经。

23. 殷门

位置及取法：承扶下 6 寸取之。

针法：直刺 1.0～2.0 寸。可灸。

针感：穴位处酸麻向下肢放散，闪电感直达足趾。

主治：下肢痿痹、腰脊强痛不能俯仰转侧，腿痛等。抗疲劳应用同承扶穴。

解剖参考：腧穴处有股深动、静脉第三穿支及股后皮神经，深部有坐骨神经。

24. 委阳（三焦腑下合穴）

位置及取法：在委中外侧，股二头肌腱内缘。

针法：直刺 1.0～1.5 寸。可灸。

针感：穴位处酸麻胀感可向小腿放散。

主治：腰脊强痛、小腹胀满、水肿、小便不利、腿足挛痛。可用于腰骶及下肢痉痛性及麻痹性疲劳症候的治疗。

解剖参考：腧穴处有血管。神经分布同浮郄。

25. 委中（合穴）

位置及取法：俯卧、腘横纹之中点，位于股三头肌和半腱肌之间。

针法：直刺 1.0～1.5 寸。

针感：穴位处触电感，向下放散至趾端。

主治：腰腿痛、下肢痿痹、腓肠肌痉挛、坐骨神经痛、半身不遂、丹毒、热病等。可用于下肢痹痛性、麻痹性等疾病性、症候性疲劳的治疗，亦可用于运动性疼痛所致疲劳的治疗。

解剖参考：腧穴处皮下有股腘静脉，深部内侧为腘静脉，最深部为腘动脉。另外，分布着股后皮神经和胫神经。

26. 膏肓

位置及取法：第四胸椎棘突下，督脉旁开 3 寸，于肩胛骨脊柱缘取穴。

针法：斜刺 0.5～0.8 寸。可灸。

针感：穴位处酸胀感。

主治：肺痨、咳嗽、气喘、吐血、盗汗、健忘、遗精。可用于肺、肾、心等脏腑的疾病性、症候性疲劳治疗。

解剖参考：腧穴处有肋间动脉后支及颈横动脉降支和第二、三胸神经后支的内侧皮支，深层为外侧支及肩胛背神经。

27. 膈关

位置及取法：第七胸椎棘突下，至阳旁开 3 寸，约平肩胛骨下角处。

针法：斜刺 0.5～0.8 寸。可灸。

针感：穴位处酸胀感，可向周围放散。

主治：饮食不下，呃逆、呕吐、嗳气、脊背强痛。可用于脾、胃等脏腑的症候性疲劳治疗。

解剖参考：腧穴处有肋间动、静脉后支和第六、七胸神经后支的内侧皮支，深层为外侧支。

28. 阳纲

位置及取法：第十胸椎棘突下，中枢旁开 3 寸。

针法：斜刺 0.5～0.8 寸。可灸。

针感：穴位处酸胀感，可向周围放散。

主治：肠鸣、腹痛、泄泻、胁痛、黄疸。可用于胃、肠、肝、胆等脏腑疾病性、症候性、运动性疲劳治疗。

解剖参考：腧穴处有肋间动、静脉后支和第八、九胸神经后支的外侧支。

29. 秩边

位置及取法：骶骨第三段棘突旁开 3 寸处。

针法：直刺 1.5～3.0 寸。可灸。

针感：穴位处酸麻向臀部下肢放散。

主治：下肢痿痹、腰臀部痛、外阴部肿痛等。可用于下肢痹痛、麻痹性病症的疲劳症候治疗，并适用于慢性疲劳综合征和生产作业性疲劳的治疗。

解剖参考：腧穴处有臀下动、静脉，臀下神经、股后皮神经及坐骨神经。

30. 承筋

位置及取法：在合阳与承山连线的中点，在腓肠肌肌腹中央。

针法：直刺 0.3～0.5 寸。可灸。

针感：穴位处胀麻感向踝部放散。

主治：腿痛转筋、痔疾、腰前拘急。可用下肢痹痛及运动性、疼痛性疲劳症候治疗。

解剖参考：有小隐静脉，浅层为胫后动、静脉和腓肠内侧皮神经，深层为胫神经。

31. 承山

位置及取法：俯卧，在腓肠肌肌腹下，人字纹凹陷处取之或委中下 8 寸。

针法：直刺 1.0～2.0 寸。可灸。

针感：穴位处酸麻胀感直达足趾，上可达小腿。

主治：小腿肚痛、足跟痛、腰痛、脱肛、坐骨神经痛等。本穴对疾病性疼痛、运动性、痹症疲劳、慢性疲劳综合征、生产作业性疲劳等治疗效果均佳。

解剖参考：腧穴处有小隐静脉，深部为胫后动、静脉，腓肠肌内侧皮神经和胫神经。

32. 飞扬（络穴）

位置及取法：昆仑直上 7 寸，位于承山斜下外开约 1 寸处。

针法：直刺 1.0～1.5 寸。可灸。

针感：穴位处麻胀感向踝部放散。

主治：头痛、目眩、鼻塞、鼻衄、腰背痛、痔疾、腿软无力。可用于肝、胆脏腑及痹证等疲劳症候的治疗。

解剖参考：腧穴处有腓肠外侧皮神经。

33. 跗阳（阳跷脉郄穴）

位置及取法：昆仑直上 3 寸。

针法：直刺 0.8～1.2 寸。可灸。

针感：穴位处麻胀感向足部放散。

主治：头重、头痛、腰骶痛、外踝肿痛、下肢瘫痪。可用于疼痛性及麻痹性疲劳症候治疗。

解剖参考：腧穴处有小隐静脉，深层为腓动脉末支和腓肠神经分布。

34. 昆仑（经穴）

位置及取法：外踝与跟腱之间凹陷中。

针法：直刺 0.5～0.8 寸。可灸。

针感：穴位处酸胀感可传至足趾和小腿。

主治：头痛、足跟肿痛、难产、颈背腰骶腿痛、足内翻等。可用于症候性、运动性、慢性疲劳综合征、生产作业性疲劳的治疗。止痛止痉尤佳。

解剖参考：腧穴有小隐静脉、外踝后动、静脉和腓肠神经。

35. 申脉（八脉交会穴）

位置及取法：外踝正下方凹陷中。

针法：直刺 0.3～0.5 寸。可灸。

针感：穴位处酸胀感向足趾放散。

主治：痫证、癫狂、头痛、眩晕、失眠、腰腿酸痛。可用于心、肾、肝、脑等脏腑症候性疲劳的治疗，抗疼痛性疲劳、运动性疲劳、生产作业性疲劳尤佳。

解剖参考：腧穴处有外踝动脉网和腓肠神经。

36. 金门（郄穴）

位置及取法：申脉前下方，骰骨外侧凹陷处。

针法：直刺 0.3～0.5 寸。

针感：穴位处酸胀，并向外踝及小腿放散。

主治：癫痫、小儿惊风、外踝痛、头痛等。抗疲劳功效基本同于申脉穴。

解剖参考：腧穴处有足底外侧动、静脉和足背外侧皮神经，深部有足底外侧神经。

37. 京骨（原穴）

位置及取法：第五跖骨粗隆下，赤白肉际处。

针法：直刺 0.2～0.5 寸。可灸。

针感：穴位处酸胀感向趾部放散。

主治：头痛、项强、腰腿痛、痫证。可用于疼痛性疲劳的治疗。

解剖参考：腧穴处血管、神经分布同金门。

38. 束骨（输穴）

位置及取法：第五跖骨小头后下方，赤白肉际处。

针法：直刺 0.3～0.5 寸。可灸。

针感：穴位处酸胀感向趾部放散。

主治：癫狂、头痛、项强、目眩、腰背及下肢后侧痛。抗疲劳功效同于京骨穴。

解剖参考：腧穴处有第四趾底总动、静脉，第四趾底总神经及足背外侧皮神经分布。

39. 足通谷（荥穴）

位置及取法：第五跖关节前下方凹陷处。

针法：直刺 0.2～0.3 寸。可灸。

针感：穴位处酸胀。

主治：头痛、项强、目眩、鼻衄、癫狂。可用于心、肝二脏病证的症候性疲劳治疗。

解剖参考：腧穴处有趾底动、静脉和趾底固有神经及足背外侧皮神经。

40. 至阴（井穴）

位置及取法：足小趾外侧去甲角后 0.1 寸许。

针法：浅刺 0.1～0.5 寸余。

针感：小趾穴位处酸痛。可灸。

主治：胎位不正、难产、胞衣不下、头痛等。可用于胞宫病症的疲劳应急治疗。

解剖参考：腧穴处有趾背动脉及趾底固有动脉形成动脉网，趾底固有神经及足背外侧皮神经。

（八）足少阴肾经（选取 14 穴）

1. 涌泉（井穴）

位置及取法：足底前 1/3 处足趾跖屈时足掌中央凹陷处。

针法：直刺 0.5～1.0 寸。可灸。

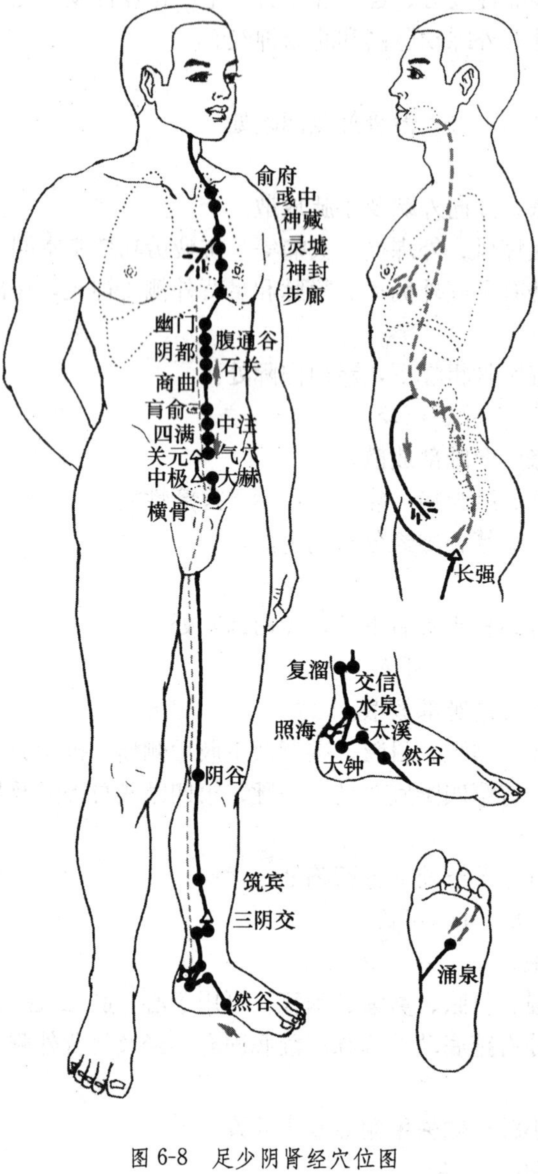


图 6-8 足少阴肾经穴位图

针感：穴位处足掌酸胀。

主治：昏厥、足心热、咽喉痛、头痛、目眩、小儿惊风等。可用于肾、肝、心三脏病症的疾病性、症候性疲劳治疗，亦可用运动性、疼痛性疲劳治疗。

解剖参考：腧穴深处有足底弓和第二足底跖侧总神经。

2. 然谷（荥穴）

位置及取法：在足内踝前下方，足舟骨粗隆前下缘凹陷中。

针法：直刺 0.5～1.0 寸。可灸。

针感：穴位处足内侧酸胀。

主治：阴痒、阴挺、月经不调、遗精、咳血、消渴、泄泻、足背肿痛、小儿脐风。可用于肾、肺、胞宫等脏腑病症的症候性疲劳治疗。

解剖参考：腧穴处有足底内侧及跗内侧动脉分支，小腿内侧皮神经末支及足底内侧神经。

3. 太溪（输穴、原穴）

位置及取法：内踝与跟腱之间凹陷中，与内踝高点平。

针法：直刺 0.5～1.0 寸。可灸。

主治：咽喉干痛、齿痛、耳聋、耳鸣、头晕、咳血、气喘、消渴、月经不调、不寐、遗精、阳痿、小便频数、腰脊痛。可用于心、肾、肝三脏症候性疲劳的治疗。

解剖参考：腧穴处前方有胫后动、静脉。分布着小腿内侧皮神经，位于胫神经经过处。

4. 大钟（络穴）

位置及取法：内踝后下方，足跟与跟腱之间，太溪下 0.5 寸。

针法：直刺 0.3～0.5 寸。可灸。

针感：穴位处酸胀，向趾、小腿放散。

主治：腰脊强痛、足跟痛、痴呆、气喘等。可用于肝、肾二脏疾病性、症候性疲劳治疗，亦可用于运动性、生产作业性疲劳的治疗。

解剖参考：腧穴处有胫后动脉的跟内侧支和小腿内侧皮神经。

5. 水泉（郄穴）

位置及取法：太溪直下 1 寸，跟骨结节内侧前上方凹陷处。

针法：直刺 0.3～0.5 寸。可灸。

针感：腧穴处酸胀。

主治：闭经、月经不调、痛经、阴挺、小便不利、目昏花。可用于肾、胞宫脏腑病证的症候性疲劳治疗。

解剖参考：穴位处血管、神经分布同大钟穴。

6. 照海（八脉交会穴）

位置及取法：内踝下缘凹陷中，即内踝下 1 寸。

针法：直刺 0.5～0.8 寸。可灸。

针感：穴位处酸胀感向足掌、趾放散。

主治：月经不调、赤白带下、阴挺、阴痒、小便频数、癃闭、便秘、痫证、不寐、咽喉干痛、气喘。可用于心、膀胱、胞宫等脏腑疾病性、症候性、运动性、生产作业性疲劳的治疗。

解剖参考：腧穴处后下方为胫后动、静脉和小腿内侧皮神经，深部为胫神经本干。

7. 复溜（经穴）

位置及取法：太溪上2寸，跟腱前缘。

针法：直刺0.5～1.0寸。可灸。

针感：穴位处酸胀，向足底放散。

主治：水肿、肾炎、下肢浮肿、功能性子宫出血、白带过多、多汗、泄泻、便秘、腰脊痛等。可用于肾、胞宫、大肠等脏腑病证的症候性疲劳治疗。

解剖参考：腧穴处有胫后动、静脉分布，腓肠肌内侧皮神经、小腿内侧皮神经，深层前方有胫神经。

8. 交信（阴跷脉郄穴）

位置及取法：复溜前约0.5寸，太溪上2寸，胫骨内侧缘的后方。

针法：直刺1.0～1.5寸。可灸。

针感：穴位处酸胀，向足部放散。

主治：月经不调、痛经、崩漏、阴挺、泄泻、便秘、睾丸肿痛。可用于肾及胞宫脏腑病证的症候性疲劳治疗。

解剖参考：腧穴处深层为胫后动、静脉和小腿内侧皮神经，深部为胫神经干。

9. 筑宾（阴维脉郄穴）

位置及取法：太溪上5寸，腓肠肌内侧内下方。

针法：直刺1.0～1.5寸。可灸。

针感：穴位处胀麻感向足趾放散，有时有触电感直达足趾。

主治：阴部肿痛、癫狂、小腿挛痛。可用于心、肾二脏病症的症候性疲劳治疗，亦可用于下肢疼痛性疲劳治疗。

解剖参考：腧穴处深部有胫后动、静脉分布，有腓肠内侧皮神经和小腿内侧皮神经，深部有胫神经干。

10. 阴谷（合穴）

位置及取法：屈膝，腘窝内侧，与委中平，在半腱肌腱与半膜肌腱之间。

针法：直刺1.0～1.5寸。可灸。

针感：穴位处胀麻感向足趾部放散。

主治：阳痿、疝痛、崩漏、小便不利、膝腘酸痛、癫狂。可用于心、肾、胞宫等脏腑的症候性疲劳治疗，亦可用于痹痛、麻痹性疲劳症候治疗。

解剖参考：腧穴处有膝上内侧动、静脉和股内侧皮神经。

11. 横骨

位置及取法：脐下5寸，在耻骨联合上缘，曲骨旁开5分。

针法：直刺1.0～1.5寸。可灸。

针感：穴位处酸麻胀，可向阴部放散。

主治：少腹满痛、小便不利、遗尿、遗精、阳痿、阴部痛。可用于肾、胞宫、膀胱等脏腑疲病性治疗症候性疲劳。

解剖参考：腧穴处有腹壁下动脉，阴部外动脉和髂腹下神经的分支。

12. 大赫

位置及取法：脐下 4 寸，中极旁开 0.5 寸。

针法：直刺 1.0～1.5 寸。可灸。

针感：穴位处酸胀，可向腹腔放散。

主治：遗精、阳痿、带下、阴部痛、阴挺。抗疲劳功效同横骨穴。

解剖参考：腧穴处有腹壁下动、静脉的肌支和肋下神经及髂腹下神经分支。

13. 肓俞

位置及取法：脐中旁 0.5 寸，平神阙。

针法：直刺 1.0～1.5 寸。可灸。

针感：穴位处酸胀痛感可向腹腔放散。

主治：腹痛、腹胀、呕吐、便秘、泄泻。可用于脾、肾、大肠等脏腑症候性疲劳治疗。

解剖参考：腧穴处有腹壁下动、静脉的肌支及髂腹下神经分支。

14. 阴都

位置及取法：脐上 4 寸，中脘旁开 0.5 寸。

针法：直刺 1.0～1.5 寸。可灸。

针感：穴位处酸胀痛感可向腹腔放散。

主治：肠鸣、腹痛、胃脘痛、便秘、呕吐。抗疲劳功效同于肓俞穴。

解剖参考：腧穴处有腹壁上动、静脉分支和第八肋间神经。

（九）手厥阴心包经（选取 7 穴）

1. 曲泽（合穴）

位置及取法：肘横纹上，肱二头肌腱尺侧缘。

针法：直刺 1.0～1.5 寸。或三棱针点刺出血。可灸。

针感：穴位处酸麻感向前臂放散。

主治：心痛、心悸、热病、烦躁、胃痛、呕吐、肘臂酸痛、手臂震颤。可用于心、脾胃等脏腑症候性疲劳治疗，亦可用于运动性疼痛、麻痹性病证的疲劳症候治疗。

解剖参考：腧穴处有肱动、静脉和正中神经干。

2. 郄门（郄穴）

位置及取法：腕横纹上 5 寸，曲泽与大陵之连线上，掌长肌腱与桡侧腕屈肌腱之间。

针法：直刺 0.5～1.0 寸。可灸。

针感：穴位处酸胀麻感直达手指。

主治：心痛、心悸、胸痛、心肌炎、冠心病、衄血、呕血、咳血、疔疮、痫证。可用于心、肺脏腑病证的症候性疲劳治疗。亦可用于疼痛性疲劳治疗。

解剖参考：腧穴处有前臂正中动、静脉，前臂掌侧骨间动、静脉和前臂内侧皮神经，深层为正中神经，最深层为前臂掌侧骨间神经。

3. 间使（经穴）

位置及取法：腕横纹上 3 寸，掌长肌腱与桡侧腕屈肌腱之间。

针法：直刺 0.5～1.0 寸。可灸。

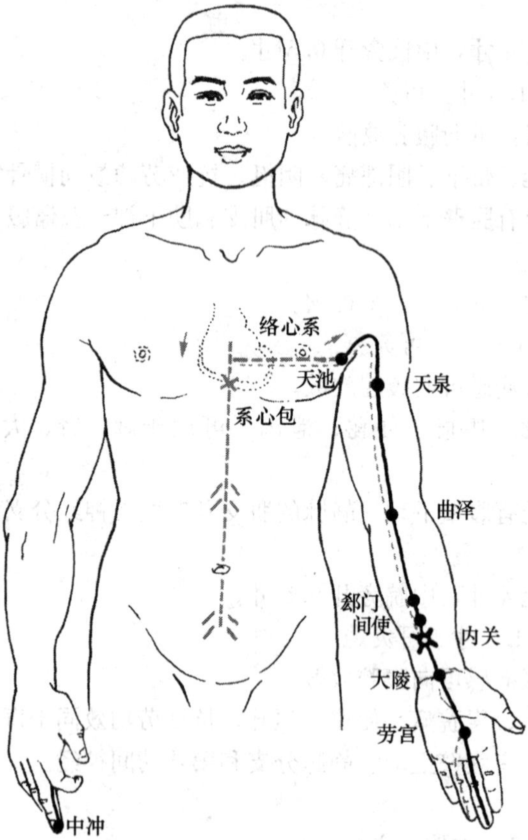


图 6-9　手厥阴心包经穴位图

针感：同郄门穴。

主治：心痛、心悸、胃痛、呕吐、热病、烦躁、疟疾、癫狂、痫证、腋肿、肘臂挛痛。可用于心、脾、胃肠等脏腑病症的症候性疲劳治疗。

解剖参考：腧穴处有前臂正中动、静脉，深层为前臂掌侧骨间动、静脉和前臂内侧皮神经、前臂外侧皮神经、正中神经掌皮支，最深层有前臂掌侧骨间神经。

4. 内关（络穴，八脉交会穴）

位置及取法：仰掌，腕横纹上 2 寸，两筋间。

针法：0.5～1.0 寸。可灸。

针感：有麻胀感，上至腋，下至指。

主治：胸胁痛、心痛、呃逆、呕吐、恶心、胃脘痛、心绞痛、癔病、癫痫等。可用于心、肾、脑、脾、胃等脏腑疾病性症候疲劳、慢性疲劳综合征、生产作业性疲劳的治疗，是人体的强壮穴位之一。

解剖参考：腧穴处有前臂正中动、静脉，前臂掌侧骨间动、静脉，分布有前臂内侧皮神经、外侧皮神经、正中神经掌皮支，深部为前臂掌侧骨间神经。

5. 大陵（输穴、原穴）

位置及取法：腕横纹中央，掌长肌腱与桡侧腕屈肌腱之间。

针法：直刺 0.3～0.5 寸。可灸。

针感：酸麻胀感向手掌部放散。

主治：心痛、心悸、胃痛、呕吐、癫狂、痫证、胸闷、胁痛、惊悸、失眠、烦躁、口臭。抗疲劳功效近似内关穴。

解剖参考：腧穴处有腕掌侧动、静脉网，深层为正中神经干。

6. 劳宫（荥穴）

位置及取法：掌侧第二三指掌关节后的掌骨间，或握拳时中指尖所指处。

针法：直刺 0.3～0.5 寸。可灸。

针感：手掌处酸胀感。

主治：胸痛、惊悸、上臂及手掌疼痛、麻痹等。可用于疼痛及麻痹性疲劳症候治疗。

解剖参考：腧穴处有指掌侧总动脉和正中神经的第二指掌侧总神经。

7. 中冲（井穴）

位置及取法：手中指尖端的中央。

针法：浅刺 0.1 寸，或三棱针点刺出血。可灸。

针感：穴位处酸刺痛。

主治：心痛、心烦、昏厥、舌强肿痛、热病、中暑、惊厥、掌中热。可用于抗疲劳急救治疗。

解剖参考：腧穴处有指掌侧固有动、静脉所形成的动、静脉网和正中神经之指掌侧固有神经。

（十）手少阳三焦经（选取 16 穴）

1. 关冲（井穴）

位置及取法：第四指尺侧，指甲角后 0.1 寸许。

针法：浅刺 0.1 寸，或三棱针点刺出血。可灸。

针感：穴位处刺痛、胀痛。

主治：头痛、目赤、咽喉肿痛、舌强、热病、心烦。可用于抗疲劳急救治疗。

解剖参考：腧穴处有指掌侧固有动、静脉形成的动、静脉网和来自尺神经的指掌侧固有神经。

2. 液门（荥穴）

位置及取法：握拳，在第四五指的指缝间，指蹼缘的后方。

针法：向掌骨间斜刺 0.3～0.5 寸。可灸。

针感：穴位处酸胀感向指尖放散。

主治：头痛、目赤、暴聋、咽喉肿痛、疟疾、手臂痛。可用于肝、肾二脏病证的症候性疲劳治疗，是抗听力疲劳的有效穴位之一。

解剖参考：腧穴处有来自尺动脉的指背动脉和尺神经手背支。

3. 中渚（输穴）

位置及取法：俯掌轻握拳，手背第四五掌骨间，掌指关节后凹陷处。

针法：直刺 0.3～0.5 寸。可灸。

针感：穴位处麻胀感，上至肘，下至四五指等。

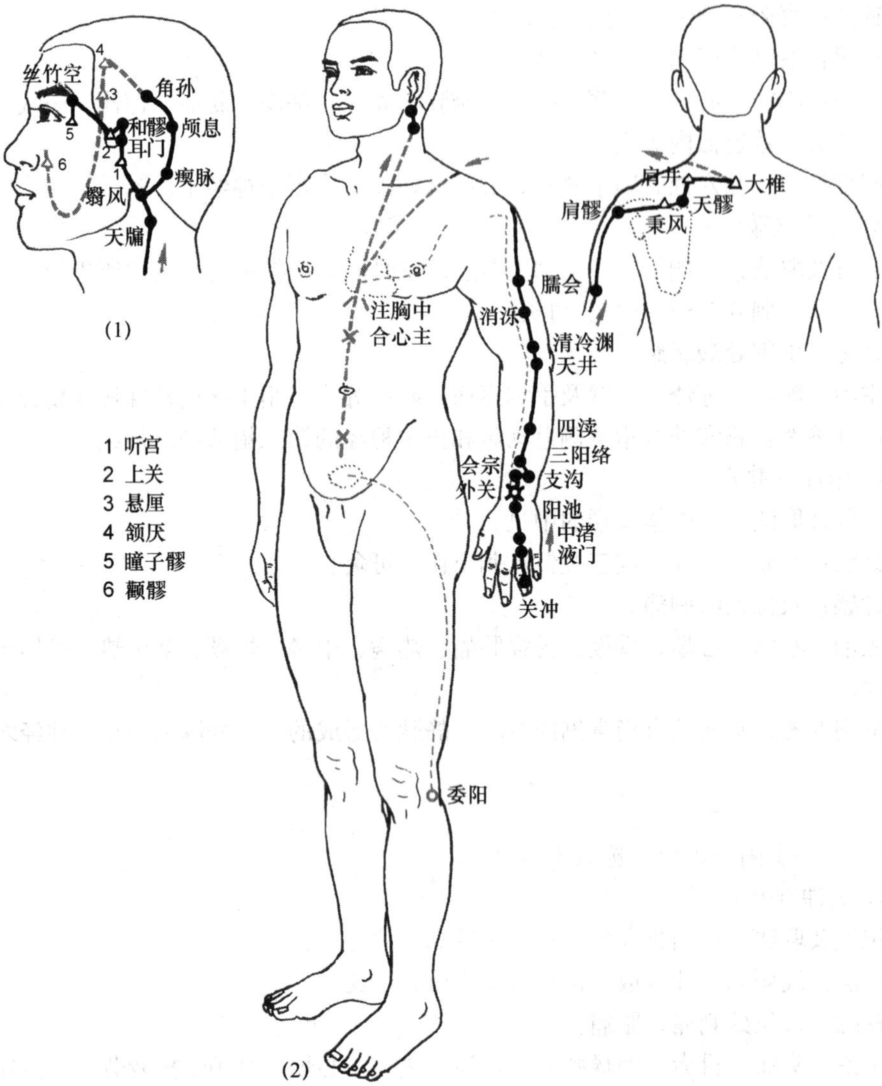


图 6-10 手少阳三焦经穴位图

主治：耳聋、耳鸣、热病、肘臂痛等。可用于听力疲劳症候及痹证疲劳症候治疗。

解剖参考：腧穴处有手背静脉网及第四指背动脉和尺神经的手背支。

4. 阳池（原穴）

位置及取法：腕背横纹上，指总伸肌腱尺侧凹陷中。

针法：直刺 0.3～0.5 寸。可灸。

针感：穴位处酸胀。

主治：肩臂痛、腕痛、疟疾、耳聋、消渴。可用于疼痛性疲劳治疗。

解剖参考：腧穴处有腕背静脉网，腕背动脉和尺神经手背支及前臂背侧皮神经分支。

5. 外关（络穴、八脉交会穴）

位置及取法：手背侧横纹上 2 寸，两骨之间。

针法：直刺0.5～1.0寸。可灸。

针感：穴位处酸麻或触电感，有时上传至肘部，下至3、4、5指。

主治：耳鸣、耳聋、偏头痛、上肢不遂、腮腺炎等。可用于听力及痿痹等症候性疲劳的治疗。亦可用于运动性疲劳、生产作业性疲劳、慢性疲劳综合征的治疗。

解剖参考：腧穴处有前臂骨间背侧和掌侧动、静脉，前臂背侧皮神经，深部有桡神经之前臂骨间背侧神经和正中神经的骨间掌侧神经。

6. 支沟（经穴）

位置及取法：背侧腕横纹上3寸，两骨间。

针法：直刺0.5～1.0寸。

针感：穴位处有酸麻胀感，向周围扩散，有时可传至掌指部。

主治：习惯性便秘、耳聋、耳鸣、咽喉肿痛、外感寒热、臂肘手瘫痛等。抗疲劳功效基本同于外关穴。

解剖参考：腧穴处深部有前臂骨间背侧和掌侧动、静脉，前臂背侧皮神经，深部有桡神经的前臂骨间背侧神经和正中神经的骨间掌侧神经。

7. 会宗（郄穴）

位置及取法：会宗与支沟同高，于支沟尺侧约一横指，位于尺骨之桡侧缘。

针法：直刺0.5～1.0寸。可灸。

针感：针感与支沟穴近同。

主治：耳聋、耳痛、痫证、臂痛。抗疲劳功效同于支沟穴。

解剖参考：腧穴处有前臂骨间背侧动、静脉和前臂背侧皮神经、前臂内侧皮神经，深层有前臂骨间背侧神经和骨间掌侧神经。

8. 四渎

位置及取法：前臂伸侧肘下5寸，尺桡骨间。

针法：直刺0.5～1.0寸。可灸。

针感：穴位处麻胀感或触电感，上至肘，下至手。

主治：耳暴聋、下齿痛、偏头痛等。可用于疼痛性疲劳治疗，是治疗听力疲劳的有效穴位之一。

解剖参考：腧穴处深部有前臂骨间背侧动、静脉，前臂背侧皮神经、内侧皮神经，深部有前臂骨间背侧神经、前臂骨间掌侧神经肌肉神经丛。

9. 天井（合穴）

位置及取法：屈肘，尺骨鹰咀上方1寸许凹陷中。

针法：直刺0.5～1.0寸。可灸。

针感：穴位处酸胀麻感可向前臂放散。

主治：偏头痛、颈项、肩臂痛、痫证、瘰疬，气瘿。可用于疼痛性疲劳治疗。

解剖参考：腧穴处有肘关节动、静脉网，臂背侧皮神经和桡神经的肌支。

10. 臑会

位置及取法：在肩髎与尺骨鹰嘴的连线上，三角肌之后缘取穴。

针法：直刺0.8～1.2寸。可灸。

针感：穴位处酸胀感向肘部放散。

主治：气瘿、肩臂酸痛。可用于痹痿病证的症候性疲劳治疗。

解剖参考：腧穴处有中侧副动、静脉和臂背侧皮神经，桡神经肌支，深层为桡神经。

11. 肩髎

位置及取法：肩峰外下方，肩髃后寸许，上臂外展平举时肩后呈现凹陷处。

针法：直刺 0.8～1.2 寸。可灸。

针感：穴位处肩部酸胀感。

主治：肩臂疼痛不举，上肢痿痹。可用于肩臂部痿痹病证的疲劳症候治疗。

解剖参考：腧穴处有旋肱后动脉肌支和腋神经肌支。

12. 天髎

位置及取法：肩井与曲垣连线的中点，位于肩胛骨上角处。

针法：直刺 0.5～1.8 寸。可灸。

针感：穴位处酸胀感。

主治：肩肘痛、颈项强痛。可用于肩胛上背及颈部痹症的疲劳症候治疗。

解剖参考：腧穴处有颈横动脉降支，深层为肩胛上动脉肌支和副神经，肩胛上神经分支。

13. 翳风

位置及取法：耳垂后凹陷处乳突前下方。

针法：从外后方向对侧眼球斜刺 0.8～1.2 寸。可灸。

针感：穴位处耳底胀痛或喉部发热感。

主治：耳聋、耳鸣、面瘫、吞咽困难、腮腺炎、三叉神经痛等。主要用于听力及面部痹症、疾病性、症候性疲劳治疗。

解剖参考：腧穴处有耳后动脉、颈外浅静脉和耳大神经，深部有面神经干。

14. 角孙

位置及取法：耳尖之上，发际内。

针法：斜刺 0.3～0.5 分。

针感：穴位处酸胀感向耳周放散。

主治：耳鸣、偏头痛、目翳等。可用于面部麻痹性疲劳病证的治疗。对脑疲劳有一定疗效。

解剖参考：腧穴处有颞浅动脉的耳前支，耳颞神经的分支。

15. 耳门

位置及取法：耳屏上切迹前凹陷处。

针法：直刺 0.5 分～1.0 寸。

针感：耳内胀感，耳前及侧面亦有胀麻感。

主治：耳聋、耳鸣、中耳炎等，是治疗听力疲劳主要穴位之一。

解剖参考：腧穴处、颧弓下方有颞浅动、静脉。

注意事项：针感不入耳者疗效不佳。

16. 丝竹空

位置及取法：眉毛外端凹陷处。

针法：斜刺 0.5～1.0 寸。

针感：穴位处眼眶外酸胀感。

主治：目赤肿痛、偏头痛、目眩、面瘫等。可用于眼、面部症候性疲劳的治疗。

解剖参考：腧穴处有颞浅动、静脉之额支，面神经颧颞支及耳颞神经的分支和眶上神经。

（十一）足少阳胆经（选取21穴）

1. 瞳子髎

位置及取法：外眦角纹之端，眶骨外缘凹陷中。

针法：斜刺0.3～0.5寸。可灸。

针感：目外眦部酸胀。

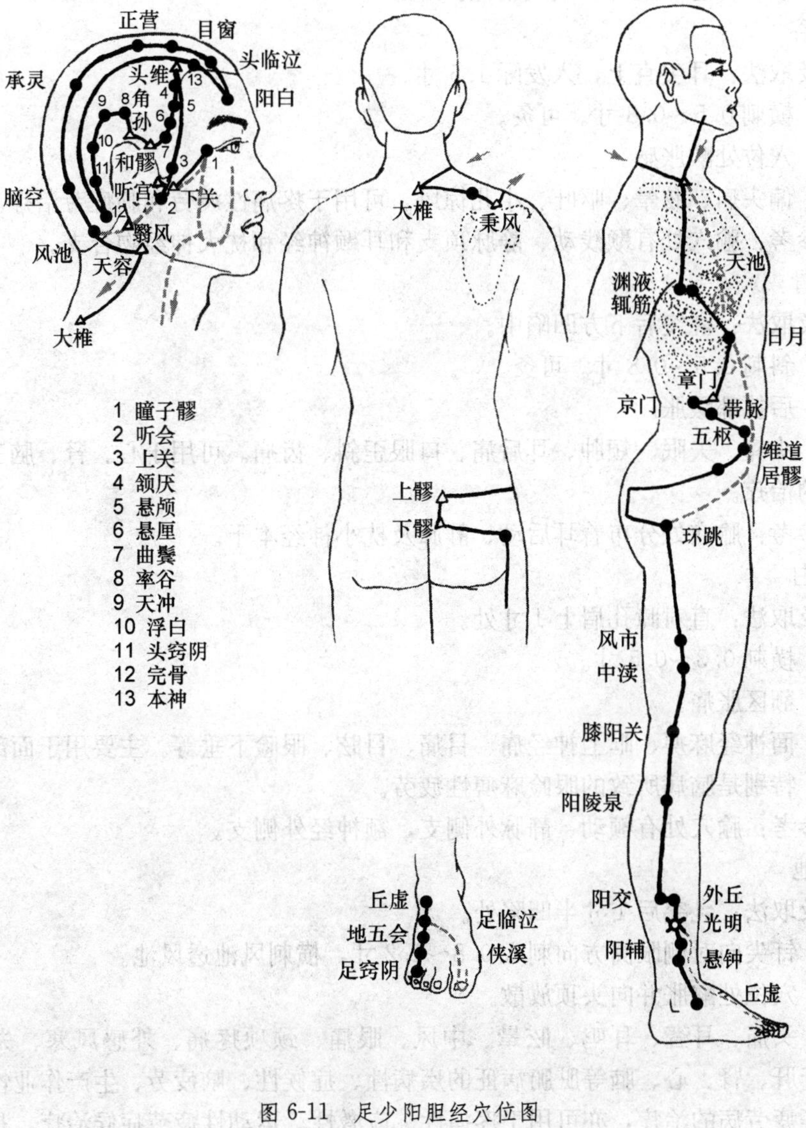


图6-11　足少阳胆经穴位图

主治：目赤肿痛、流泪、目翳、目痛、偏头痛、面瘫等。可用于肝、肾二脏及眼的病证疲劳症候治疗。

解剖参考：腧穴处有颧眶动、静脉，颧面神经和颧颞神经、面神经的颞额分支。

2. 听会

位置及取法：耳屏间切迹前凹陷处，或听宫下 0.5 寸。

针法：直刺 0.5～1.0 寸。可灸。

针感：耳中酸胀。

主治：耳聋、耳鸣、齿痛、面瘫、腮腺炎等，是抗听力疲劳和面部麻痹性疲劳的主要穴位。

解剖参考：腧穴处有颞浅动脉耳前支，深部为颈外动脉及面后静脉，耳大神经，皮下为颜面神经分支。

注意事项：针感不入耳，效果不佳。

3. 率谷

位置及取法：耳尖直上，入发际 1.5 寸。

针法：横刺 0.5～0.8 寸。可灸。

针感：穴位处酸胀感。

主治：偏头痛、眩晕、呕吐、小儿惊风。可用于疼痛性疲劳和脑疲劳治疗。

解剖参考：腧穴处有颞浅动、静脉顶支和耳颞神经和枕大神经吻合支。

4. 完骨

位置及取法：乳突后下方凹陷中。

针法：斜刺 0.5～0.8 寸。可灸。

针感：后枕部酸胀。

主治：头痛、失眠、颊肿、耳后痛、口眼歪斜、齿痛。可用于心、肾、脑三脏病证疾病性疲劳的治疗。

解剖参考：腧穴处分布着耳后动、静脉及枕小神经本干。

5. 阳白

位置及取法：直对瞳孔眉上 1 寸处。

针法：横刺 0.3～0.5 寸。

针感：额区胀痛。

主治：面神经麻痹、眶上神经痛、目痛、目眩、眼睑下垂等。主要用于面部麻痹性疲劳的治疗，特别是脑病所致的眼睑麻痹性疲劳。

解剖参考：腧穴处有额动、静脉外侧支，额神经外侧支。

6. 风池

位置及取法：乳突后 1 寸半凹陷处。

针法：针尖向对侧眼窝方向刺入 0.8～1.2 寸，横刺风池透风池。

针感：穴位处酸胀并向头顶放散。

主治：头痛、耳聋、耳鸣、眩晕、中风、眼痛、颈项疼痛、外感风寒、失眠、健忘等。可用于肝、肾、心、脑等脏腑病证的疾病性、症候性、脑疲劳、生产作业性、慢性疲劳综合征等疲劳病的治疗，亦可用于疼痛性、应激性、运动性疲劳症候治疗，是人体强壮性穴位之一。

解剖参考：腧穴处有枕动、静脉分支，枕小神经支。

7. 肩井

位置及取法：大椎与肩峰连线中点，肩部高处取穴。

针法：直刺0.3～0.5寸。可灸。

针感：穴位处酸胀感。

主治：颈项强痛、肩背痛、臂不举、乳汁不下、乳痈、瘰疬、中风、难产。可用于疼痛性及应激性疲劳症候治疗。

解剖参考：腧穴处有颈横动、静脉和锁骨上神经后支及副神经。

8. 日月（胆募穴）

位置及取法：期门下一肋，即乳头直下，第七肋间隙。

针法：斜刺0.5～0.8寸。可灸。

针感：穴位处酸胀感。

主治：胁痛、呕吐、吞酸、呃逆、黄疸、乳痈。可用于肝、胆、脾、胃脏腑病证所致疲劳症候的治疗。

解剖参考：腧穴处有第七肋间动、静脉和第七肋间神经。

9. 京门（肾募穴）

位置及取法：在侧腰部，约当第十二肋骨游离端下际。

针法：直刺0.5～1.0寸。可灸。

针感：穴位处酸胀感。

主治：腹胀、肠鸣、泄泻、腰胁痛。可用于脾、胃、大肠等脏腑病证的疲劳证候治疗。

解剖参考：腧穴处有第十一肋间动、静脉和第十一肋间神经。

10. 环跳

位置及取法：股骨大转子最高点和骶骨裂孔连线的1/3与内2/3交界处。

针法：直刺2.0～3.0寸。可灸。

针感：穴位处触电感直达足底。

主治：腰骶连腿疼痛、下肢痿痹、梨状肌损伤、坐骨神经痛等。用于下肢痿痹痛、麻、乏等疲劳症候治疗，是治疗痛痹性疲劳的主要穴位。

解剖参考：腧穴处有臀上、下动脉，有臀下神经、臂中皮神经、臀上神经、坐骨神经。

11. 风市

位置及取法：直立手臂下垂中指尖所达之处。

针法：直刺1.0～2.0寸。可灸。

针感：穴位处酸胀麻感，可扩散上至髋、下至小腿。

主治：肢体痿痹麻木、下肢瘫痪、腰腿疼痛、坐骨神经痛、小儿麻痹后遗症、神经性皮炎等。抗疲劳功效基本同于环跳穴，但疗效略差。

解剖参考：腧穴处有旋骨外侧动、静脉肌支，股外侧皮神经、股神经肌支。

12. 阳陵泉（合穴、筋会穴）

位置及取法：屈膝90°，腓骨小头前下方凹陷处取之。

针法：斜刺 1.0～1.5 寸。可灸。

针感：穴位处酸胀感直达足踝，有时可放散至膝关节。

主治：下肢痿痹、痛，胆囊炎、胁肋部疼痛、疟疾等。抗疲劳功效除与风市相近外，还可用于肝、胆等脏腑病证症候性疲劳治疗。

解剖参考：腧穴处膝下外侧动、静脉，位于腓总神经分为腓浅及腓深神经处。

13. 阳交（阳维脉郄穴）

位置及取法：外踝高点上 7 寸，腓骨后缘。

针法：直刺 1.0～1.5 寸。可灸。

针感：穴位处酸胀感向足踝放散。

主治：胸胁胀满，下肢痿痹。可用于痿痹病证的疲劳证候治疗。

解剖参考：腧穴处有腓动、静脉分支和腓肠外侧皮神经。

14. 外丘（郄穴）

位置及取法：外踝上 7 寸，腓骨前缘。

针法：直刺 1.0～1.5 寸。可灸。

针感：穴位处酸胀感向足踝放散。

主治：胸胁痛、颈项痛、腿痛、狂犬伤毒不出。可用于疼痛性疲劳治疗。

解剖参考：腧穴处有胫前动、静脉分支和腓浅神经。

15. 光明（络穴）

位置及取法：外踝上 5 寸，腓骨前缘处。

针法：直刺 1.0～1.5 寸。可灸。

针感：穴位处酸麻胀感达足趾。

主治：各种目疾、热病汗不出、乳房胀痛、神经痛等。可用于肝、肾二脏病证及疼痛性疲劳症候的治疗，是治疗眼疲劳的有效穴位之一。

解剖参考：腧穴处有胫前动、静脉分支和腓浅神经。

16. 阳辅（经穴）

位置及取法：外踝高点上 4 寸，微向前，在腓骨前缘，趾长伸肌与腓骨短肌之间。

针法：直刺 0.8～1.2 寸。可灸。

针感：针感与光明穴相近似。

主治：偏头痛、目外眦痛、腋下痛、瘰疬、腰痛、胸胁及下肢外侧痛、疟疾。可用于疼痛性疲劳治疗。

解剖参考：腧穴处有胫前动、静脉分支和腓浅神经。

17. 悬钟（髓会穴）

位置及取法：腓骨前缘处，外踝尖上 3 寸。

针法：直刺 0.5～0.8 寸左右。

针感：穴位处酸麻感至足底。

主治：下肢痿、痹、痛、颈痛、胸腹胀满、痔等。可用于脾、胃等脏腑症候性疲劳的治疗，亦可用于疼痛性、应激性、运动性疲劳治疗。

解剖参考：腧穴处有胫前动、静脉，腓深浅神经。

18. 丘墟（原穴）

位置及取法：外踝前下方，趾长伸股腱外侧凹陷中。

针法：直刺0.5～0.8寸。可灸。

针感：穴位处酸麻胀感向足趾放散。

主治：颈项痛、腋下肿、胸胁痛、呕吐、嗳酸、下肢痿痹、外踝肿痛、疟疾。可用于肝、胆、脾、胃等脏腑病证的疾病性、症候性、运动性疲劳的治疗，亦可用于下肢疼痛、麻痹性疲劳症候治疗。

解剖参考：腧穴处有外踝前动脉分支和足背中间皮神经分支及腓浅神经分支。

19. 足临泣（输穴、八脉交会穴）

位置及取法：第四、五跖骨结合部前方凹陷中，当小趾伸肌腱的外侧。

针法：直刺0.3～0.5寸。可灸。

针感：穴位处酸胀感。

主治：头痛、目眩、目外眦痛、瘰疬、胁痛、乳房胀痛、月经不调、足跗肿痛、足趾挛痛。可用于肝、胆、胞宫等脏腑病证的症候性疲劳治疗，亦可用于应激性疲劳的治疗。

解剖参考：腧穴处有足背动、静脉网和第四跖骨背侧动、静脉，有足背中间皮神经分支。

20. 侠溪（荥穴）

位置及取法：足背，第四五趾的趾缝间，趾蹼缘之后方。

针法：直刺0.3～0.5寸。可灸。

针感：穴位处酸胀感。

主治：头痛、眩晕、目外眦痛、耳鸣、耳聋、颊肿、胁肋痛、乳房胀痛、热病。可用于肝、肾、胆、胃等脏腑病证的疲劳症候治疗。

解剖参考：腧穴处有趾背动、静脉和趾背神经。

21. 足窍阴（井穴）

位置及取法：第四趾外侧趾甲后0.1寸许。

针法：浅刺0.1～0.2寸。可灸。

针感：穴位处刺痛感。

主治：偏头痛、耳聋、耳鸣、目痛、多梦、热病。可用于抗疲急救治疗，以及肝、胆、肾病证疲劳证候的治疗。

解剖参考：腧穴处有趾背动、静脉和趾底动、静脉形成的动、静脉网及趾背神经。

（十二）足厥阴肝经（选取9穴）

1. 大敦（井穴）

位置及取法：足大趾末节的外侧趾背上，当外侧趾甲根与趾关节之间取穴。

针法：浅刺0.1～0.2寸。可灸。

针感：穴位处刺痛。

主治：疝气、遗尿、崩漏、阴挺、痫证。可用于心、肾、胞宫等脏腑病证的疲劳症候治疗和抗疲劳急救。

解剖参考：腧穴处有趾背动、静脉及来自腓深神经的趾背神经。

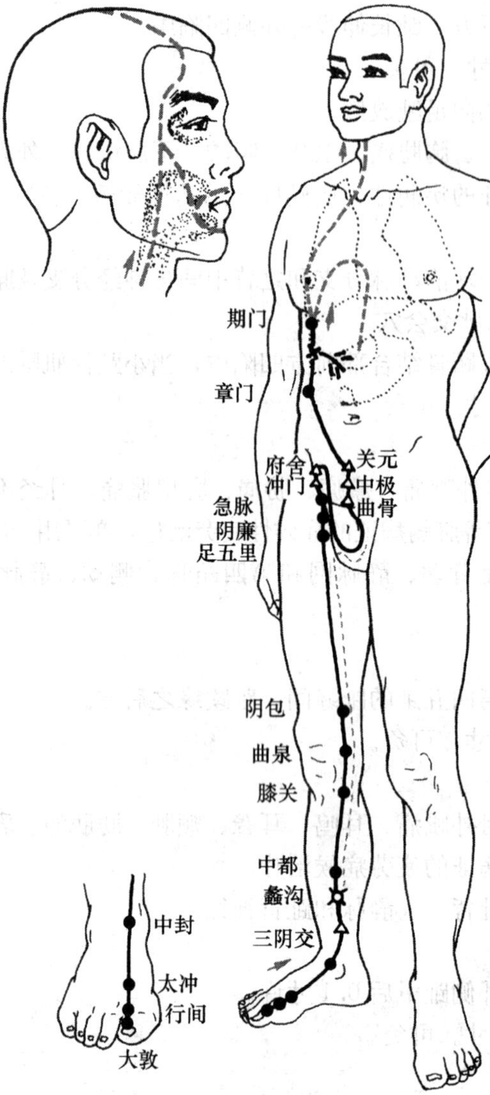


图 6-12　足厥阴肝经穴位图

2. 行间（荥穴）

位置及取法：足背，第一二趾的趾缝间，趾蹼缘之后方。

针法：斜刺 0.5～0.8 寸。可灸。

针感：穴位处酸胀感。

主治：头痛、眩晕、雀目、口㖞、胁痛、腹胀、疝痛、小便不利、尿痛、月经不调、痫证、失眠、抽搐。可用于肝、肾、心、脾等脏腑病证疲劳症候的治疗。

解剖参考：腧穴处有足背静脉网，第一趾背动、静脉，腓深神经分为趾背神经处。

3. 太冲（输穴、原穴）

位置及取法：足背第一二趾缝间上 1.5 寸。

针法：直刺0.5分～1.0寸。可灸。

针感：穴位处酸麻胀。

主治：头痛、目眩、闭经、乳腺炎、高血压、肝炎、血小板减少症等。可用于肝、脾等脏腑病证的疲劳症候治疗，亦可用应激性疲劳治疗。

解剖参考：腧穴处有足背动脉网及内踝前动脉，足背外侧皮神经的分支及隐神经。

4. 中封（经穴）

位置及取法：内踝前1寸，当商丘与解溪之间，胫骨前肌腱内侧凹陷中。

针法：直刺0.5～0.8寸。可灸。

针感：穴位处酸胀感向趾部放散。

主治：疝痛、阴部痛、遗精、小便不利、胁肋胀痛。可用于肝、肾二脏病证疲劳症候的治疗。

解剖参考：腧穴处有足背静脉网及内踝前动脉和足背内侧皮神经的分支及隐神经。

5. 蠡沟（络穴）

位置及取法：内踝高点直上5寸，胫骨内侧面近内缘处。

针法：横刺0.5～0.8寸。可灸。

针感：针感同中封穴。

主治：小便不利、遗尿、疝气、月经不调、赤白带下、外阴瘙痒、足胫痿痹。抗疲劳功效与中封穴近同。

解剖参考：腧穴处后方为大隐静脉和隐神经的分支。

6. 中都（郄穴）

位置及取法：内踝高点直上7寸，近胫骨内缘处。

针法：直刺0.5～0.8寸。可灸。

针感：穴位处酸胀感可达足踝。

主治：崩漏、月经不调、恶露不绝、疝痛、腹胁痛等。抗疲劳功效与蠡沟穴近同。

解剖参考：腧穴处有大隐静脉，有隐神经分支。

7. 曲泉（合穴）

位置及取法：屈膝，位于膝内侧横纹头上方凹陷中。在股骨内上髁的后缘，半膜肌、半腱肌止端之前缘。

针法：直刺0.8～1.0寸。可灸。

针感：穴位处酸胀感向下肢放散。

主治：小腹痛、小便不利、遗精、外阴疼痛、阴挺、阴痒、膝股内侧痛。可用于肾、膀胱、胞宫等脏腑病证疲劳症候的治疗。止痛尤佳。

解剖参考：腧穴处前方为大隐静脉和膝最上动脉处，并有隐神经分布。

8. 章门（脾募穴、脏会穴）

位置及取法：侧腹部，于第一肋端处取之。

针法：直刺0.8～1.0寸。

针感：穴位处酸胀，可达腹内及胁、肋部。

主治：胁肋痛、腹胀、肠鸣、泄泻等。可用于肝、胆、脾、胃、肠等脏腑病证疲劳症候的治疗。

解剖参考：腧穴处有第十肋间动脉末支，稍下为第十肋间神经。

9. 期门（肝募穴）

位置及取法：乳头直下，第六肋间隙。

针法：斜刺 0.5～0.8 寸。可灸。

针感：穴位处酸胀，可达及腹内及胁肋部。

主治：胁痛、腹胀、呃逆、吐酸、乳痈、郁证、热病。可用于胆、胰、脾、胃等脏腑病证的疲劳症候治疗。

解剖参考：腧穴处有第六肋间动、静脉和第六肋间神经。

（十三）督脉（选取 13 穴）

1. 长强（络穴）

位置及取法：俯卧位，尾骨尖端与肛门之间的中点。

针法：向上斜直刺 0.5～1.0 寸。可灸。

针感：肛门区有胀感。

主治：脱肛、痔疾、便血、便秘、精神病等。可用于治疗痔病疼痛性疲劳及前列腺疾病性疲劳。

解剖参考：腧穴处有肛门动、静脉分支，尾神经后支及肛门神经。

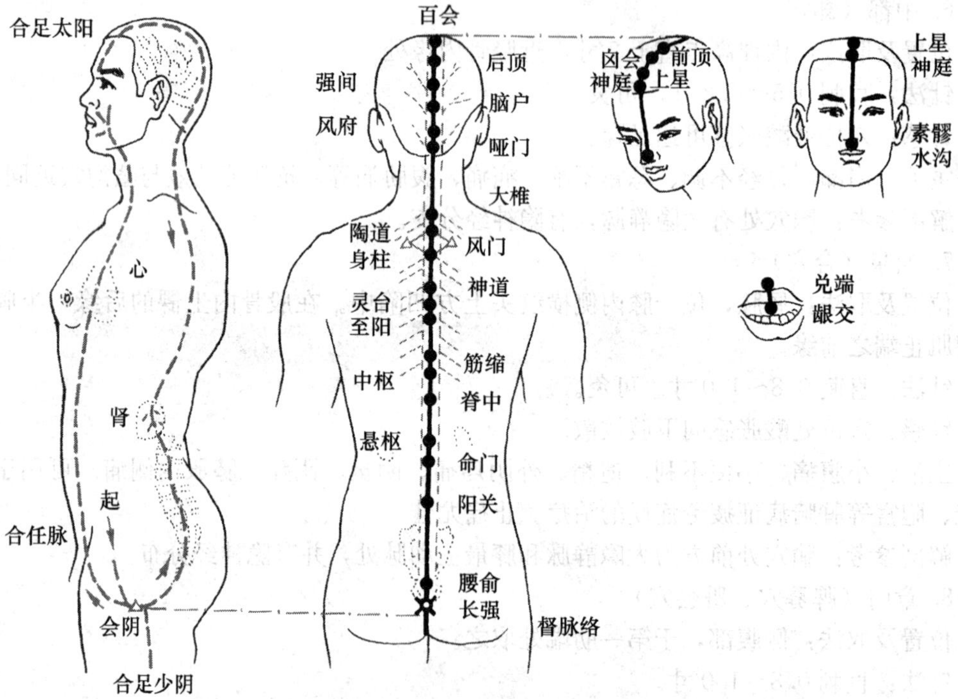


图 6-13 督脉穴位图

2. 腰俞

位置及取法：位于骶管裂孔中。

针法：向上斜刺 0.5～1.0 寸。可灸。

针感：穴位处酸胀感。

主治：月经不调、腰脊强痛、痔疾、下肢痿痹、痫证。可用于胞宫、痔疾及下肢痿痹性病证的症候性疲劳治疗。

解剖参考：腧穴处有骶中动、静脉分支和尾神经分支。

3. 腰阳关

位置及取法：第四腰椎棘突下约与髂嵴相平。

针法：直刺 0.5～1.0 寸。可灸。

针感：穴位处酸胀感。

主治：月经不调、遗精、阳痿、腰骶痛、下肢痿痹。可用于胞宫、前列腺及腰骶痿痹病证的疾病性、症候性、运动性、生产作业性疲劳的治疗。

解剖参考：腧穴处有腰动脉后支和腰神经分支的内侧支。

4. 命门

位置及取法：第二腰椎棘突下。

针法：向上斜刺 0.5～1.0 寸左右。可灸。

针感：穴位处胀感，深部触电感，向下肢放散。

主治：阳痿、遗精、腰痛、遗尿、子宫内膜炎、脊髓炎、肾炎等。可用于肾、命门等先天之本脏腑病证的症候性疲劳的治疗，亦是人体强壮穴位之一。

解剖参考：腧穴处有腰动脉及腰神经后支。

5. 至阳

位置及取法：第七胸椎棘突下。

针法：向上斜刺 0.5～1.0 寸左右。可灸

针感：穴位处酸胀，深部向侧胸部放散感。

主治：咳喘、黄疸、胸背痛等。可用于心、肝、肾、脑等脏腑病证的疾病性、症候性、运动性、生产作业性、慢性疲劳综合征等疲劳的治疗，亦是人体强壮穴位之一。

解剖参考：腧穴处有第七肋间动脉后支，有第七胸椎后支的内侧支。

6. 大椎

位置及取法：第七颈椎棘突下。患者端坐，头向前倾取穴。

针法：向上斜刺 0.5～1.0 寸左右。

针感：穴位处胀感向头及两肩放散。

主治：热病、颈项头部疼痛、疟疾、癫痫、精神分裂症、肩背痛、感冒等。可用于治疗应激性、疼痛性疲劳，是人体主要强壮穴位之一。

解剖参考：腧穴处有颈横动脉分支，有第八颈神经后支及第一胸神经后支之内侧支。

注意事项：进针到一定深度出现触电感时，禁止提插，并立即出针。

7. 哑门

位置及取法：后正中线第二颈椎上缘或入发际 0.5 寸处。

针法：向咽喉部刺入 0.5～1.0 寸。

针感：浅刺时穴位处酸胀，深刺有手足及全身触电感。

主治：聋哑病、暴瘖失语、头痛、中风、癫狂、大脑发育不全、脑炎后遗症等。可用于肝、肾、心、脑等脏腑病证疾病性、症候性、运动性疲劳的治疗，亦可用于应激性疲劳治疗。是治疗脑疲劳的重要穴位之一。

解剖参考：腧穴处有枕动、静脉分支和第三枕神经分布。

注意事项：针刺到一定深度出现触电感，禁止用提插法，并立即出针。

8. 后顶

位置及取法：头部正中线上，强间（督 18）直上 1.5 寸。

针法：横刺 0.5～1.0 寸。可灸。

针感：穴位处后沉胀感。

主治：头痛、眩晕、癫狂、痫证。可用于心、肝、肾、脑等脏腑病证疲劳症候的治疗，亦可用于应激性疲劳的治疗，是治疗脑疲劳的主要穴位之一。

解剖参考：腧穴处有左右枕动、静脉分支和枕大神经分支。

9. 百会

位置及取法：头部正中线上，两侧耳尖连线之中点处。

针法：斜刺 0.5～1.0 寸。可灸。

针感：穴位处头顶部酸胀、沉重。

主治：头晕目眩、头痛、鼻塞、脱肛、中风、失语、耳聋、耳鸣、癫狂、阴挺等。可用于应激性、疼痛性疲劳，是治疗脑疲劳的主要穴位，还常对于慢性疲劳综合征的治疗，是人体主要强壮穴之一。

解剖参考：腧穴处有左右颞浅动、静脉及左右枕动、静脉的吻合网，有枕大神经分支。

10. 前顶

位置及取法：头部正中线上，百会（督 20）前 1.5 寸。

针法：横刺 0.3～0.5 寸。可灸。

针感：穴位处酸胀，沉重感。

主治：痫证、头晕、目眩、头顶痛、鼻渊。抗疲劳功效近同于后顶穴。

解剖参考：腧穴处有左右颞浅动、静脉吻合网，是额神经分支和由枕大神经分支的会合处。

11. 囟会

位置及取法：前发际正中直上 2 寸，即百会前 3 寸。

针法：横刺 0.3～0.5 寸。小儿前囟未闭者禁针。可灸。

针感：针感同前顶穴。

主治：头痛、目眩、鼻渊、小儿惊痫。抗疲劳功效近同于前顶穴。

解剖参考：腧穴处有颞浅动、静脉和额动、静脉的吻合网和额神经分支。

12. 神庭

位置及取法：前发际正中入发 0.5 寸处。

针法：斜刺 0.3～0.5 分。

针感：穴位处头额部酸胀。

主治：头痛、目眩、失眠、多梦、鼻塞、鼻衄等。可用于心、肝、脑等脏腑病证所致疲劳症候治疗，亦是治疗脑疲劳的主要穴位之一。

解剖参考：腧穴处有额动、静脉分支，额神经分支。

13. 人中

位置及取法：人中沟上 1/3 与下 2/3 交界处。

针法：斜刺 0.3～0.5 分。

针感：穴位处胀痛或全头面部酸麻胀痛感。

主治：休克、昏迷、癫痫、癔病、中暑、腰痛等。可用于应激性疲劳及抗疲劳急救治疗。

解剖参考：腧穴处有唇动、静脉，有面神经颊支及眶下神经分支。

(十四) 任脉（选取 15 穴）

1. 会阴

位置及取法：男性在阴囊根与肛门之间，女性在大阴唇后联合与肛门之间。

针法：直刺 0.5～1.0 寸。可灸。

针感：阴部胀痛感。

主治：有经不调、阴痒、阴痛、癫狂、痔疾等。可用于胞宫、痔疾所致的症候性疲劳治疗，亦可用于应激性疲劳治疗。

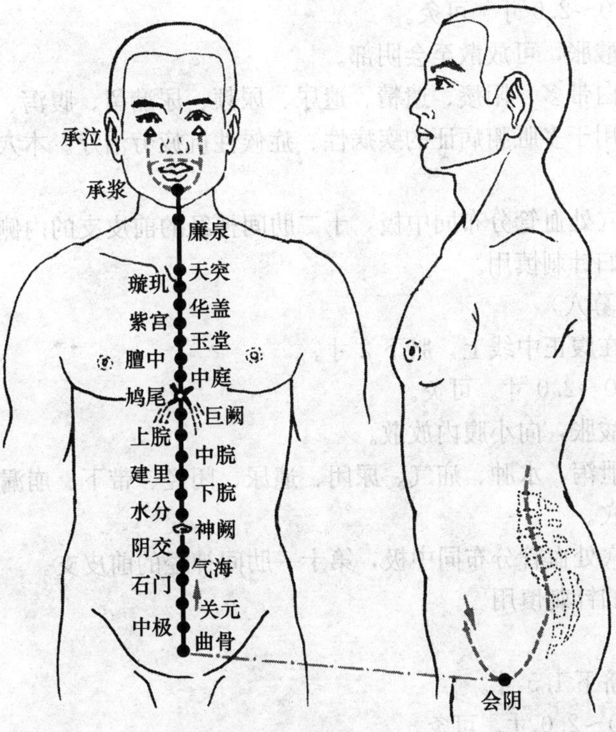


图 6-14　任脉穴位图

解剖参考：腧穴处有会阴动、静脉分支及会阴神经分支。

2. 曲骨

位置及取法：耻骨联合上缘的中点处。

针法：直刺0.5～1.0寸。可灸。

针感：酸胀感向会阴部放散。

主治：小便淋沥、不通、遗尿、遗精、阳痿、赤白带下、月经不调、痛经、疝气。可用于胞宫、前列腺、膀胱等腑病症候性疲劳的治疗。

解剖参考：腧穴处有腹壁下动脉及闭孔动脉的分支和髂腹下神经的分支。

注意事项：孕妇针刺慎用。

3. 中极（膀胱募穴）

位置及取法：脐下4寸。

针法：直刺1.0～1.5寸。可灸。

针感：穴位处酸胀，可放散至会阴部。

主治：小便淋沥、阳痿、遗精、赤白带下、月经不调、痛经、遗尿等。抗疲劳功效近同于曲骨穴。

解剖参考：腧穴处有腹壁下动脉及闭孔动脉分支，髂腹下神经分支。

注意事项：孕妇针刺慎用。

4. 关元（小肠募穴）

位置及取法：脐下3寸。

针法：直刺1.0～2.0寸。可灸。

针感：穴位处酸胀，可放散至会阴部。

主治：闭经、白带多、阳痿、遗精、遗尿、尿频、尿潴留、腹泻、痢疾、肾炎、功能性子宫出血等。可用于多脏腑病证的疾病性、症候性抗疲劳治疗。本穴有强壮作用，是人体强壮穴位之一。

解剖参考：腧穴处血管分布同中极，十二肋间神经的前皮支的内侧支。

注意事项：孕妇针刺慎用。

5. 石门（三焦募穴）

位置及取法：在腹正中线上，脐下2寸。

针法：直刺1.0～2.0寸。可灸。

针感：穴位处酸胀，向小腹内放散。

主治：腹痛、泄泻、水肿、疝气、尿闭、遗尿、闭经、带下、崩漏、产后出血。抗疲劳功效近同于关元穴。

解剖参考：腧穴处血管分布同中极，第十一肋间神经的前皮支。

注意事项：孕妇针刺慎用。

6. 气海

位置及取法：脐下1.5寸。

针法：直刺1.0～2.0寸。可灸。

针感：下腹部酸胀感，小腹抽动感。

主治：小腹痛、遗尿、遗精、阳痿、崩漏、痛经、闭经、带下等。可用于应激性、强壮性抗疲劳范畴。亦是人体强壮穴位之一。

解剖参考：腧穴处血管神经分布同中极。

注意事项：孕妇针刺慎用。

7. 中脘（胃募穴、腑会穴）

位置及取法：脐上4寸。

针法：直刺1.0～1.5寸。可灸。

针感：上腹酸胀感，腹内有抽动感。

主治：胃脘痛、胃下垂、腹胀、呕吐、吞酸、小儿疳积等。可用于脾、胰、胃等病证的抗疲劳治疗。

解剖参考：腧穴处有腹壁上动、静脉，第七肋间神经的前皮支。

8. 巨阙（心募穴）

位置及取法：在腹正中线上，脐上6寸。

针法：直刺0.3～0.6寸。可灸。

针感：穴位处酸胀，抽动感向腹腔放散。

主治：心胸痛、反胃、噎膈、泛酸、呕吐、癫狂、痫证、心悸。可用于心、脾、胃等脏腑病症候性疲劳治疗。

解剖参考：腧穴处血管、神经分布同中脘。

9. 鸠尾（络穴）

位置及取法：剑突下脐上7寸。

针法：斜刺0.5～0.6寸。可灸。

针感：上腹酸胀、抽动感。

主治：心胸痛、癫狂、胃痛、呕吐、膈肌痉挛、痫证、胆道蛔虫症等。可用于应激急救性抗疲劳治疗。

解剖参考：腧穴处血管、神经分布同中脘。

10. 膻中（心包募穴、气会穴）

位置及取法：两乳头连线中点，平第四肋间隙。

针法：斜刺0.3～0.5寸左右。可灸。

针感：穴位处酸麻，向两侧肋间放散，且有剑突部向上抽动感。

主治：咳嗽、痰咳不出、哮喘、暴喘、乳汁不足、肋间神经痛等。本穴为抗心、肺疲劳病证的重要穴位，且有急救作用，亦是人体强壮穴位之一。

解剖参考：腧穴处有乳房内动、静脉的前穿支，第六肋间神经的前支。

注意事项：针感不向肋间放散者效果不佳。

11. 紫宫

位置及取法：前正中线上，平第二肋间隙处。

针法：横刺0.3～0.5寸。可灸。

针感：腧穴处酸麻，向肋间放散。

主治：胸痛、咳嗽、气喘。可用于抗肺疲劳治疗。

解剖参考：穴位处有乳房内动、静脉的前穿支和第二肋间神经的前皮支。

12. 华盖

位置及取法：前正中线上，胸骨角的中点，平第一肋间隙。

针法：横刺0.3～0.5寸。可灸。

针感：针感同紫宫穴。

主治：胸胁胀痛、气喘、咳嗽。抗疲劳功效近同于膻中穴。

解剖参考：腧穴处血管分布同紫宫穴，第一肋间神经的前皮支。

13. 天突

位置及取法：胸骨柄上缘凹陷处。

针法：先直刺0.2寸，然后沿胸骨后壁向下刺1寸左右。

针感：咽部似有窒息样感。

主治：哮喘、咽痛、气管炎、甲状腺肿等。可用于应激性、急救性抗疲劳治疗。

解剖参考：腧穴处有颈静脉弓、甲状腺下动脉分支，深部为气管，胸骨柄后方为无名静脉及主动脉弓、锁骨上神经前支。

注意事项：在往胸骨柄后刺时，针尖不可斜刺，防伤肺脏。在往胸骨后刺时，针不宜过深，忌用提插法。

14. 廉泉

位置及取法：仰面，喉结与下颌角后缘连线中点处。

针法：向舌根刺入0.5～0.8寸。

针感：舌根部麻胀，有时向两侧放散。

主治：舌强不语、哑、吞咽困难、失音、流涎、咽喉炎。可用于应激性、疼痛性、麻痹性病证的抗疲劳治疗。

解剖参考：腧穴处有颈前静脉，颈皮神经的分支、舌下神经及吞咽神经的分支。

15. 承浆

位置及取法：颏唇沟之正中凹陷处。

针法：斜刺0.3～0.5寸左右，可向两侧透穴，可灸。

针感：穴位处酸痛。

主治：口眼㖞斜、齿肿、流涎等。可用于麻痹性、疼痛性病证的疲劳症候治疗。

解剖参考：腧穴处有下唇动、静脉分支，面神经。

（十五）经外奇穴（选取46穴）

1. 太阳

位置及取法：眉梢与外眼角中间后1寸凹陷处。

针法：直刺0.3～0.5寸，可透穴。

针感：穴位处酸胀感并可放散至半侧头部。

主治：偏头痛、眼病、三叉神经痛、面神经麻痹等。可用于脑疲劳，肝、肾性症候疲劳治疗。

2. 印堂

位置及取法：两眉连线中点。

针法：斜刺0.5～1.0寸。

针感：穴位处酸胀，鼻部有重压感。

主治：头痛、鼻病、眩晕、小儿惊厥等。可用于疼痛性疲劳及心、脑疲劳治疗。

3. 鱼腰

位置及取法：眉毛正中央。

针法：横刺 0.3～0.5 寸。

针感：眶上酸胀感。

主治：眉棱骨痛、眼眶下垂、目翳、目赤肿痛等。可用于眼疲劳及疼痛麻痹性疲劳治疗。

4. 四神聪

位置及取法：百会穴前后左右各 1 寸，共 4 穴。

针法：横刺 0.5 分～0.8 寸。

针感：头顶酸胀，沉重感。

主治：头痛、失眠、眩晕、痫证等是治疗脑疲劳的重要穴位之一，亦是人体强壮穴位之一。可用于慢性疲劳综合征、生产作业性疲劳的治疗。

5. 翳明

位置及取法：翳风后 1 寸。

针法：直刺 0.5 分～1.0 寸。

针感：本侧头部发胀及有触电感。

主治：失眠、视神经炎、白内障、腮腺炎、头痛、精神病等。主要用于眼疲劳、脑疲劳的治疗。

6. 安眠

位置及取法：翳风与风池连线中点处取之。

针法：直刺 0.5 分～1.0 寸。

针感：后头部酸胀感，有时放散至颅深处。

主治：失眠、头痛、癫狂等。可用于心、脑疲劳症候的治疗。

7. 球后

位置及取法：眶下缘外 1/4 与内 3/4 交界处。

针法：以左手食指向上固定眼球，针尖沿眶下缘向视神经孔方向刺入 0.5～1.0 寸。

针感：整个眼球酸胀及有突出感。

主治：青光眼、视神经炎、视神经萎缩、白内障、内斜视等。可提高视力，抗眼病所致的疲劳。

8. 耳尖

位置及取法：折耳时耳壳上方之尖端。

针法：直刺 0.1～0.2 寸或点刺出血。

针感：穴位处痛胀感。

主治：目疾、热病。可用于抗应激性疲劳。

9. 上翳风（治聋 4 号）

位置及取法：翳风前斜上 0.5 寸处。

针法：向对侧耳部方向直刺 0.5～1.0 寸。

针感：耳中酸胀。

主治：耳聋。抗听力疲劳。

10. 耳后（治聋 2 号）

位置及取法：在耳廓附着线中间凹陷处，约与听宫相平。

针法：向前斜刺 0.5～0.8 寸。

针感：酸胀入耳中，鼓膜胀痛。

主治：耳聋。抗听力疲劳。

11. 耳上（治聋 3 号）

位置及取法：耳廓附着线上约 1 寸凹陷处。

针法：向同侧口角方向斜刺 0.8～1.0 寸。

针感：酸胀入耳中，鼓膜胀痛。

主治：耳聋。抗听力疲劳。

12. 聋鸣穴（治聋 5 号）

位置及取法：翳明后上 0.5 寸，乳突后缘发际凹陷中。

针法：向同侧眼内角平行直刺 1.5～2.0 寸。

针感：半侧头酸胀，针感入耳中。

主治：耳聋耳鸣。抗听力疲劳。

13. 牵正

位置及取法：耳垂前 0.5～1.0 寸。

针法：斜刺 1 寸左右。

针感：本侧面部酸麻感。

主治：面神经麻痹。可用于面部麻痹性病证的疲劳症候治疗。

14. 定喘

位置及取法：大椎旁开 0.5 寸。

针法：直刺 0.5～1.0 寸。

针感：穴位处酸麻胀。

主治：哮喘、咳嗽。可用于肺疲劳治疗。

15. 金津、玉液

位置及取法：舌尖抵上齿，于舌系带两侧静脉上，左为金津，右为玉液。

针法：点刺出血。

针感：穴位处胀痛。

主治：舌强失语、舌肿。可用于舌麻痹、疼痛性症候性疲劳治疗。

16. 颈百劳

位置及取法：大椎上 2 寸，旁开 1 寸。

针法：0.5～1.0 寸。

针感：颈部酸胀。

主治：落枕、瘰疬。可用于疼痛性症候性疲劳治疗。

17. 新设

位置及取法：风池直下 3 寸。

针法：直刺 1.0～1.5 寸。

针感：颈部酸胀，有时放散至肩背部。

主治：颈部扭伤、肩背痛、落枕等。可用于颈肩部疼痛性症候性疲劳的治疗。

18. 胃下俞

位置及取法：第八、九胸椎间旁开 0.5 寸处。

针法：斜刺 0.3～0.5 寸。

针感：穴位处酸胀，向肋间放散。

主治：胸胁痛、消渴等。可用于脾、胃病证症候性疲劳的治疗。

19. 华佗夹脊

位置及取法：第一胸椎至第五腰椎，各棘突下旁开 0.5 寸，每侧 17 穴。

针法：颈胸段斜刺 0.5 分～1.0 寸，腰段斜刺 1.5～2.0 寸。

针感：颈胸段针感穴位处酸胀，向肋间放散。腰段向臀及下肢放散。

主治：胸$_1$～胸$_8$，治疗上肢及胸部疾病；胸$_6$～腰$_5$，治疗腹部及下肢疾病，如腰背痛、脊柱炎、神经根炎、肋间神经痛、肝胆病、泌尿生殖系统病等。可用于心、肝、脾、肺、肾等脏腑疾病性、症候性、运动性、生产作业性等疲劳病证治疗，对麻痹性、疼痛性疲劳症候治疗效果尤佳。

20. 十七椎

位置及取法：第五腰椎棘突下。

针法：直刺 0.5～1.0 寸。

针感：穴位处麻胀并向臀部放散。

主治：坐骨神经痛、骶尾神经痛、子宫内膜炎、肛门疾患、痛经等。可用于腰骶、下肢疼痛性病证疲劳的治疗。

21. 痞根

位置及取法：第一腰椎棘突下，旁开 3.5 寸处。

针法：直刺 0.5～1.0 寸左右。

针感：穴位处酸胀，并向下腰放散。

主治：腹中痞块、疳积等。可用于脏腑积症症候性疲劳治疗。

22. 腰眼

位置及取法：第四腰椎棘突下，旁开 3.5 寸或俯卧时凹陷处。

针法：直刺 0.5～1.0 寸。

针感：穴位处酸胀，并向腰臀放散。

主治：腰痛、月经不调等。可用腰骶部疼痛性疲劳治疗。

23. 闭孔

位置及取法：尾骨尖旁开 2 寸。

针法：直刺 3.0～4.0 寸。

针感：臀部发胀，有触电感，并向下肢放散至足跟。

主治：下肢痿痹、坐骨神经痛等，是治疗下肢痿痹病证疲劳症候的主要用穴。

24. 肩前

位置及取法：腋窝前纹头与肩髃穴连线之中点处。

针法：直刺 1.0～1.5 寸。

针感：穴位处麻胀传向前臂。

主治：肩臂不能上举等。可用肩部疼痛性疲劳症候治疗。

25. 子宫穴

位置及取法：中极旁开 3 寸。

针法：直刺 0.8～1.2 寸。

针感：小腹酸胀。

主治：月经不调、崩漏、阴挺等。可用于胞宫病证疲劳症候治疗。

26. 提胃

位置及取法：中脘旁开 4 寸。

针法：沿皮下向脐下刺 3.0～4.0 寸。两侧同时捻转。

针感：腹内抽动，胃部有收缩感。

主治：胃下垂、胀痛等。可用于胃疲劳治疗。

27. 胃上

位置及取法：脐上 2 寸，下脘穴旁开 4 寸。

针法：沿皮下向脐刺 2.0～3.0 寸，两侧同时捻转或行弧度刮针法。

针感：腹部发胀，胃部有收缩感。

主治：胃下垂、腹胀等。抗疲劳功效同于提胃穴。

28. 止泻

位置及取法：脐下 2.5 寸。

针法：直刺 1.0～2.0 寸。

针感：穴位处酸胀，有时向会阴部放散。

主治：腹泻、痢疾、肠炎等。可用于大肠病证疲劳症候的治疗。

29. 维胞

位置及取法：关元穴旁开 6 寸，髂前上棘下内方凹陷处。

针法：沿腹股沟韧带斜刺 2.0～3.0 寸。

针感：小腹收缩、子宫上提感。

主治：子宫脱垂等。可用于胞宫疲劳治疗。

30. 落枕

位置及取法：背侧第二三掌骨间、掌指关节后 0.5 寸处。

针法：直刺 0.5～0.8 寸。

针感：穴位处酸痛胀，可上传至肘肩，下传至中、食指。

主治：落枕等。可用于颈肩疼痛性疲劳症候的治疗。

31. 腰痛穴

位置及取法：手背侧、腕横纹与掌指关节中点，第二三掌骨及第四五掌骨之间，左右手共 4 穴。

针法：斜刺 0.3～0.5 寸。

针感：穴位处胀痛。

主治：腰扭伤等。可用于抗腰部疼痛性疲劳治疗。

32. 肘尖
位置及取法：两肘骨尖处。
针法：浅刺出血。艾灸10壮。
针感：穴位处疼痛。
主治：瘰疬、痈疔、恶疮等。可用于应激性疲劳治疗。
33. 牙痛穴
位置及取法：掌面第三、四掌骨间距掌指横纹1寸。
针法：直刺0.5～0.8寸。
针感：掌心酸胀。
主治：牙痛等。可用于齿病引起的疲劳症候治疗。
34. 百虫窝
位置及取法：血海穴上1寸处。
针法：直刺0.5～1.0寸。
针感：膝上酸胀感。
主治：虫积、风疹等。可用于应激性疲劳治疗。
35. 膝眼
位置及取法：髌骨下两旁凹陷中。
针法：斜刺0.5～1.0寸。
针感：穴位处酸胀。
主治：膝关节痛等。可用于膝关节疼痛性疲劳治疗。
36. 阑尾穴
位置及取法：足三里下2寸处。
针法：直刺1.0～1.5寸。
针感：穴位处酸麻向足踝放散。
主治：阑尾炎、腹部术后止痛等。可用于肠痈病证的疲劳症候治疗。
37. 鹤顶
位置及取法：于髌骨上缘正中凹陷处取之。
针法：直刺0.5～0.8寸。
针感：膝部酸胀。
主治：膝痛无力等。抗疲劳功效近同膝眼穴。
38. 胆囊穴
位置及取法：阳陵泉下1.5寸。
针法：直刺1.0～1.5寸左右。
针感：穴位处麻胀向足踝放散。
主治：胆囊炎、胆石症等。可用于肝、胆脏腑病证疲劳症候的治疗。
39. 环中
位置及取法：环跳与腰俞连线的中点。
针法：直刺1.5～2.0寸。可灸。
针感：穴位处酸胀感向腰骶部放散。

主治：腰痛，腿痛。可用于腰腿疼痛性疲劳治疗。

40. 腰奇

位置及取法：尾骨尖端直上 2 寸。

针法：向上横刺 1.0～1.5 寸。可灸。

针感：穴位处酸胀感向骶尾部及肛门放散。

主治：痫证、头痛、失眠、便秘。可用于应激性、腰骶部疼痛性疲劳治疗。

41. 臂中

位置及取法：前臂掌面正中腕横纹至肘横纹的中点，桡骨与尺骨之间。

针法：直刺 1.0～1.2 寸。可灸。

针感：酸胀感向手腕放散。

主治：上肢瘫痪、痉挛、前臂痛。可用于上肢疼痛性疲劳治疗。

42. 中泉

位置及取法：阳溪与阳池之间凹陷中。

针法：直刺 0.3～0.5 寸。可灸。

针感：穴位处酸胀感向手掌部放散。

主治：胸闷、胃痛、吐血。可用于应激性疲劳治疗。

43. 八邪

位置及取法：微握拳，手背五指的指缝上端，左右共八穴。

针法：斜刺 0.5～0.8 寸。或点刺出血。可灸。

针感：穴位处胀痛。

主治：烦热、手指麻木、手指拘挛、手背红肿。可用于疼痛性、麻痹性等症候性疲劳治疗。

44. 四缝

位置及取法：第二、三、四、五指掌面，近端指关节横纹中点。

针法：点刺挤出少许黄白色透明黏液。

针感：穴位处刺痛感。

主治：小儿疳积、顿咳。可用于应激性疲劳治疗。

45. 十宣

位置及取法：手十指尖端，距指甲 0.1 寸许。

针法：浅刺 0.1～0.2 寸。可点刺出血。

针感：穴位处刺痛感。

主治：中风、昏迷、痫证、高热、乳蛾、小儿惊风、指端麻木。可用于抗疲劳急救。

46. 八风

位置及取法：足背，趾缝端凹陷中，趾蹼缘的后方，左右共八穴。

针法：斜刺 0.5～0.8 寸。可灸。

针感：穴位处刺痛感。

主治：脚气、趾痛、足背肿痛。可用于应激性疲劳治疗。

# 第三节　穴位灸疗法

## 一、概述

针、灸同途，针与灸都是通过在人体穴位上采用不同的物理、药物等刺激手段，达到治疗疾病的目的。

灸法通过火烧的艾绒或药物、药温并渗透入人体腧穴，起到温经通络、调理气血的功效。针与灸时有同用，时有分用；针中加灸，针后加灸，相辅相成，各有所长。正如《灵枢·官能篇》所说："针所不为，灸之所宜。"

灸必用艾，艾是一种菊科植物。药用艾以蕲洲为好，其叶厚绒多，功力大而疗效好。艾的药理性能有燥湿散寒、温中开郁、暖子宫、止诸血、通行诸经、调理气血等。艾在燃烧时火力温和，且能直透肌肤，穿达腧穴深处。

艾绒点燃后，药性和热作用结合到一起，成为艾灸。艾灸的治疗作用是通过艾的药理作用与热的物理作用，同时完成的。因此，艾灸可以治疗临床上常见的寒凝痹痛，寒湿阻闭络脉、脏腑之沉寒痼疾，以及中气虚弱所致阴挺、脱肛、久泄、阴厥、阳脱等各种原因引起的各种类型的疲劳病证。

穴位灸疗法之所以能产生抗疲功效，可能与穴位灸所能产生的生理、病理机制作用有关。一般认为，穴位灸疗法可产生如下作用。

穴位灸有温经通络、祛湿散寒作用。艾叶的药性生温熟热，艾火的热力能深透肌层，温经行气。所以，灸法具有很好的温经通络、祛湿散寒的作用。适用于治疗寒凝血滞、经络痹阻引起的各种病证。如风寒湿痹、痛经、经闭、寒疝、胃脘痛、腹痛、泄泻、痢疾、少乳等病证的疲劳症候。

穴位灸有升阳举陷、回阳固脱的作用。可用于治疗中气不足、阳气不陷的久泄、久痢、遗尿、遗精、阳痿、崩漏、带下、脱肛，以及内脏下垂等病证的疲劳症候。还可用于治疗元阳虚脱而出现的大汗淋漓、四肢厥冷、脉微欲绝的脱证等疲劳急救。

穴位灸还有消瘀散结、拔毒泄热的作用。可用于治疗外科的乳痈初起、瘰疬、痈肿未化脓、疮疡久溃不愈、寒性疖肿等病证的疲劳症候。用灸法能使气机通畅、营卫和调，故瘀结自散。

现代医学研究结果表明，艾灸对调动一切内在积极因素，增强机体的防卫抗病能力。它具有温养细胞、促进循环、增加抗体、改变血液成分、调整组织器官的功能等条件。根据中药的药理测定，艾叶含 0.02%挥发油（俗称艾叶油），并含艾醇和苦味酮等主要成分，以及维生素 A、B、C、D 和钾、钠、钙、镁等离子成分，具有解热、抑菌、抗过敏、兴奋中枢神经等作用。可见，穴位灸疗法用于治疗抗疲劳是有其科学依据的。

穴位灸取穴原则一般与针灸相同。其取穴亦按循经取穴、经验穴位和特殊主治功能的原则取穴。首先选好主穴，如脱肛灸百会、头痛灸太阳、面瘫灸翳风、胸痛灸膻中、胃脘痛灸中脘、腹泻灸天枢、月经不调灸关元、阳痿早泄痛经灸中极、不孕灸子宫、感冒灸大椎、失眠灸安眠、肺病灸肺俞、肾病灸气海俞、心病灸内关、咽痛灸合谷、肩痛灸肩髃、臂痛灸曲池、腰痛灸肾俞、坐骨神经痛灸环跳、腿痛灸委中，足跟痛灸昆仑等，再配以相应辅助穴位，才能达到好的疗效。

穴位灸疗法除掌握选穴用穴原则外，尚应掌握施灸程序、施灸量和施灸注意事项。古代针灸医家对于施灸的先后顺序，均有明确论述。如《千金要方》说："凡灸当先阳后阴……先上后下。"《明堂灸经》也指出："先灸上，后灸下；先灸少，后灸多。"这都是从临床经验中总结出的施灸程序。如果同时取身体上、下、前、后穴位，一般施灸次序是：先灸阳经，后灸阴经；先灸上部，后灸下部。也就是先背腰、后胸腹，先头身、后四肢，依次进行。取其从阳引阴而无亢盛之弊，所以不可颠倒乱灸。如果不讲次序，后灸头面，往往有面热、咽干、口燥的后遗症或灸后有不适感。就壮数而言，如需艾炷灸多壮者，必须由少逐次增多，或分次灸，使艾灸的火力由弱到强，以使患者易于接受。就大小而言，先灸艾炷小者而后灸大者。需大炷者，可先用小艾炷灸起，每壮递增，或者用小炷多壮法代替。但临床需结合病情，灵活应用，不能拘执不变。如对气虚下陷之脾疲劳证，则宜从下而上施灸。如治脱肛，可先灸长强穴以收肛，后灸百会穴以举陷，这样更能提高临床的疗效。

临床上施灸量的多少，常以艾炷的大小和施灸壮数的多少来计量。实际需要量应以患者的病情、年龄、体质，以及施灸的部位衡量。一般来讲，凡是初病、体质强壮者，艾炷宜大，壮数宜多；久病、体质虚弱者，艾炷宜小、壮数宜少。按施灸部位的特点，在头面、胸部施灸，不宜大炷多壮；在腰背、腹部施灸，大炷多壮无妨；在四肢末端皮薄而多筋骨处，不可多灸；肩及两股皮厚而肌肉丰满处，艾炷可以较大，壮数也可以较多。妇女儿童艾灸量宜小宜少，男子体壮者可大可多。此外，还要结合病情施灸，凡属沉寒痼冷、阳气欲脱之疲劳者，非大炷多壮施灸不可奏效。相反，在对外感痹证之疲劳症候，则应掌握适度，若大炷多壮施灸过度，易使邪火内郁而产生不良后果。另外，有时应该施用大炷多壮的疾病，但因患者体弱，恐难忍受，可采用小炷多壮或多次施灸的方法。用于直接灸时，艾炷要小；用于间接灸时，艾炷可大些。

在施行穴位灸疗法时，通常应注意如下事项：

施行穴位灸时，必须根据体质和病情选用合适的灸法，耐心解释，以取得患者的合作。如选用化脓灸时，一定要取得患者的同意。在施灸前应根据病情选穴位，施灸时体位要平正舒适，且能持久固定，也要便于操作。对于颜面部、头部、心前区、大血管部位和肌腱处，不可用化脓灸；对睛明、丝竹空、瞳子髎、人迎、曲泽、委中等穴，一般禁灸或慎灸。妇女妊娠期、月经期，腰骶部和少腹部，不宜用化脓灸及刺激较强的天灸（如斑蝥灸等）。对于小儿及昏迷、肢体麻木、感觉迟钝的患者，切勿施灸过量，避免烧伤、烫伤。施化脓灸和天灸后，局部注意护理，避免感染。如感染发炎时，要及时处理。施行穴位灸后，皮肤出现红晕是正常现象。若艾火热力过强、施灸过重，皮肤发生水泡时，水泡小者，可待其自行吸收；水泡较大者，可用消毒针沿皮穿刺，放出水液，涂以龙胆紫液，覆盖消毒纱布保护，数日内即可痊愈。用灸法治病出现晕灸比较少见，但发生晕灸和晕针一样，也会出现突然头晕、眼花、恶心、面色苍白、四肢厥冷、血压下降、心慌出汗，甚至晕倒等症状。多因初次施灸精神紧张，或空腹疲劳、恐惧、灸量过大所致。处理方法同晕针。因此，在施灸时要细心观察患者的表情，争取早发现、早处理，防止发生意外。在施行穴位灸时要注意，防止艾火烧坏患者衣服、被褥等。施灸完毕，必须把艾条和艾炷彻底熄灭，以防复燃发生火灾。其他特殊注意事项，在相关章节中另加注述。

## 二、抗疲劳灸治疗法

(一) 艾炷灸疗法

针灸同源，艾炷灸是灸法最古老、最原始的方法之一。根据病情及施灸部位需要，可将艾绒制成如上述尺码、大小不同的艾炷备用。

穴位艾炷灸疗法，是把艾绒制成底阔圆，上窄尖形，如圆锥状，山枣大小，莲子大小，或苍耳子大小的艾炷，置于选定穴位处，通过燃烧施灸达到治疗目的的一种方法。

根据临床需要，艾炷的大小常分为3种规格。大者如蚕豆大小，中者如黄豆大小，小者如麦粒大小。临床常用中型艾炷，炷高1cm，炷底直径约0.8cm，艾炷的重量约为0.1g，可燃烧3～5分钟。

施灸时先在选定穴位涂抹凡士林，使艾炷立稳不致倒落。点燃后，当艾炷燃烧至皮肤，患者有温热或轻微灼痛感时，用镊子将未燃尽艾炷移去，再施以第2壮。一般可灸3～7壮，隔日1次，10日内为一个疗程。灸后不做其他处理。

艾炷灸取穴基本同于体针针刺方法，每次选取2～4个穴位进行治疗。一般认为同一穴位，针刺疗法能进行的抗疲劳治疗，穴位灸疗法亦能达到其相应治疗目的。其不同点是：针刺在穴位处是以针穿皮经肉至筋骨，通过手法的能量作用，以调整经脉，疏通气血，正合阴阳，提高人体正气和应激能力，以达到祛除病邪、抗御疲劳之作用。而穴位灸疗法，则是通过艾叶的药物加热量，透入皮、肌、筋、骨，在药热能量的共同作用下产生疗效。

因此认为，抗疲劳选择穴位艾灸疗法，应当是一种比较行之有效的方法。临床观察证明，穴位艾炷灸不仅可产生与同穴针刺的近同效果外，还对风寒湿痹、气血虚弱之疾、疲劳症候等有独到之处。如风湿性腰背筋膜炎、肩周炎、网球肘、坐骨神经痛、盆腔炎、附件炎、脾胃虚寒等病证的疲劳症候及运动性疲劳生产作业性疲劳等。

穴位艾炷灸在抗疲劳治疗中应用范围广。本书在针刺疗法抗疲劳穴位介绍中，已在所选穴介绍中标明哪个穴位可以施灸，哪个穴位不可以施用穴位灸疗法。

近年来，有人对可定为慢性疲劳综合征的小儿发育不良病症，采用灸大椎、命门穴的方法治疗，取得较好疗效。也有人应用艾炷灸大椎、气海、关元、命门、足三里、三阴交、至阳等人体强壮穴位的方法，进行抗疲劳、强壮、保健治疗，亦见到疗效。

(二) 其他灸法

在灸法中，艾灸是最基本的方法。在艾灸类方法中最原始、最基本的方法是艾炷灸。其后又衍化出艾灸、温针灸、温灸器灸和近代依据艾灸原理所设计产生的非艾灸类方法，如灯火灸、天灸、电热灸等。在穴位艾炷灸基本方法基础上，依据艾炷与皮肤之间有否隔加药物，或灸治强度，又分为直接灸和间接灸。直接灸中有灸治强度较大的化脓灸（瘢痕灸）和非化脓灸（无瘢痕灸）；间接灸中有隔姜灸、隔蒜灸、隔盐灸、隔药饼灸。

艾条灸中依灸治手法和刺激强度不同，又分为悬起灸和实按灸。悬起灸中包括温和灸、回旋灸、雀啄灸。实按灸中包括太乙神针和雷火神针等。

上述各种灸法哪一种方法适合于抗疲劳治疗，应依疲劳病证的类型、性质、特点等进行选取。经过临床观察，作者认为进行抗疲劳治疗穴位灸法应为首选。因为灸法治疗效果可靠，方法简便。其他如各种隔药物灸，都要依据不同的疲劳病证的不同病势、病情的治疗需要而适当选择。下面将可用于抗疲劳治疗的其他灸法介绍如下。

1. 隔姜灸疗法

穴位隔姜灸疗法，首见于明代杨继洲撰写的《针灸大成》一书，是在皮肤与艾炷之间隔一姜片进行施灸。因生姜味辛、性微温，入肺心脾胃之经，具有调和营卫、散寒发表、祛痰下气、温暖脾胃、消水化食、开肺宣气之功效。故艾灸隔姜能起到温中散寒、宣散发表、通经活络的独特功效。

操作方法：是将 3～4mm 厚的鲜姜一片，用针点刺许多小孔，上置适量大小艾炷，点燃施灸。一般灸至患者较热、皮肤湿润红晕为度，可灸 5～7 壮。

穴位隔姜灸，主要用于治疗外感风寒，脾胃受侵呕吐、泄泻、胃脘痛胀等病症引起的疲劳症候，如因受寒引起急性胃肠炎，虚寒泄泻、子宫脱垂、粘连性肠梗阻等。穴位隔姜灸疗程、注意事项均与艾炷灸相同。

2. 隔蒜灸疗法

穴位隔蒜灸与隔姜灸一样，是我国古代灸法中的一种，早见于晋代葛洪的《肘后备急方》。因蒜味辛、性温，入脾、肺、肠、胃经，性热喜散，其气凛冽，故能通五脏、达诸窍，提高人体抗病能力。能祛寒湿、除邪恶冷气、健脾开胃、消谷化食，有活血化瘀消肿、化结止痛、促进伤口愈合之功效。

穴位隔蒜灸，主要用于治疗感染类疾病。如皮肤疖疮、急性乳腺炎，以及类风湿性关节炎等病证所致疲劳症候的治疗，有很好疗效。穴位隔蒜灸疗程与艾炷灸相同，注意事项中因大蒜对皮肤有刺激，皮肤过敏者慎用。其他注意事项与艾炷灸相同。

3. 附子饼灸疗法

穴位附子饼灸疗法，是艾灸疗法之一。附子味辛、性温，入心肾脾经，是逐风寒、祛湿邪、补命门火之要药。临床中应用附子饼灸，主要治疗风寒湿痹病证的疲劳症候及运动性疲劳。其疗程、注意事项，均与艾灸近同。

4. 雷火针灸疗法

雷火针灸疗法，是中药粉末加上艾绒制成艾条，施灸于穴位上的一种灸法。本疗法始见于《本草纲目》卷六："用熟蕲艾末一两，乳香、没药、穿山甲、硫黄、雄黄、草乌头、川乌头、桃树皮末各一钱，麝香五分为末拌艾。以厚纸裁成一条铺药艾于内，紧卷如指大，长三四寸，收贮瓶内，埋地中，七七日取出。用时于灯上点着，吹灭，隔纸十层，乘热灸于患处，热气直入病所。"《针灸大成》认为，此法"治闪挫骨间痹痛及寒湿气痛而畏刺者"。近期药艾条灸以盛行，此法仅为药艾条疗法之一种。雷火针灸疗法与太乙针灸疗法一样，以芳香走窜的药物作引经药，使其具有祛风、散寒、利湿、通络作用的药力，渗透入穴位，产生温经通络、流畅气血、祛寒除温的作用。

雷火针灸疗法所用药物有沉香、木香、乳香、茵陈、羌活、干姜、穿山甲各 9g，麝香少许，共研细末，再取纯净艾绒 28g 加入药粉 8g，拌匀平铺于 40cm 见方的桑皮纸上，卷成长 20cm、直径 1.5cm 的药艾条，外用蛋清涂抹，再糊上一层桑皮纸，两头留空纸 3～4cm，卷紧阴干、备用。一般需备用数支，以便交替使用。操作时选定施灸穴位后，做好标记，以 10 层棉布盖于穴位上，将雷火针的一端点燃，对准穴位紧按在棉布上，使温热之药气透入穴位深部。如患者感到太烫，可略提起，待热减再灸，每日灸一次，10 次为一个疗程。本疗法主要适用于风寒湿痹、虚寒腹痛泄泻等病证所致疲劳症候的治疗。其取穴用穴原则亦同于针刺疗法。注意主要是熏熨穴位，不要烫伤皮肤。

5. 太乙针灸疗法

本疗法应用及操作方法，基本同于雷火针灸疗法，明代杨继洲在《针灸大成》中所记载。其药物艾条制作为，取艾绒200g，硫黄12g，麝香、乳香、没药、松香、桂枝、杜仲、枳壳、皂角、细辛、川芎、独活、穿山甲、雄黄、白芷、全蝎各3g，共研细末。取$40cm^2$桑皮纸一张展平，取绒30g，药末8g，掺匀摊于纸上卷紧，外用鸡蛋清涂抹，再糊上桑皮纸一层，两头各留空纸2公分，捻紧。太乙针灸疗法在临床中亦主要用于治风寒湿痹、痿证、虚寒泄泻、寒因痛经等病证所致的疲劳症候治疗。取穴与针刺疗法雷同。太乙针灸疗法不宜用于实热证及阴虚证患者。头面、五官、大血管处、孕妇腰骶部、腹部禁灸。其他注意事项同一般灸治疗法。

6. 天灸疗法

天灸是将对皮肤有刺激性的药物敷贴于穴位或患处，使其局部皮肤自然充血、潮红，或起泡的治疗方法。因其不用艾火而局部皮肤有类似艾灸的反应，并且作用也非常相似，故名为天灸，又名自灸、敷灸。天灸的种类很多，临床常用的方法如下。

(1) 蒜泥灸

将大蒜（以紫皮蒜为优）捣烂如泥，取3～5g，涂敷于穴位上，敷灸时间为1～3小时，以局部皮肤发痒、变红或起泡为度。

(2) 白芥子灸

将白芥子研末，醋调为糊膏状，取5～10g，敷贴穴位上，用油纸覆盖，胶布固定；或将白芥子细末1g，放置于直径5cm的圆形胶布中央，直接敷贴穴位上。敷灸时间为2～4小时，以局部充血、潮红或皮肤起泡为度。

(3) 斑蝥灸

取斑蝥适量研为细末。使用时先取胶布一块，中间剪一小孔如黄豆大，贴在施灸穴位上，以暴露穴位并保护周围皮肤，将斑蝥粉少许置于孔中，上面再贴胶布固定，以局部发痒、变红或起泡为度，去除胶布与药粉；也可用适量斑蝥粉，以甘油调和外敷；或将斑蝥浸于醋或95%乙醇中，10日后擦抹患处。本品对皮肤有强烈的刺激作用，故孕妇及年老体弱、肾病患者禁用。

蒜泥灸可用于肝、肺二脏疲劳症候治疗。白芥子灸适用于痹证及麻痹痿证的疲劳症候治疗。斑蝥灸可用于肝、胆、脾、胃脏腑病证的疲劳症候及痹痛性疲劳治疗。

天灸疗法不是穴位灸中的主要疗法，其具有的一些抗疲劳用途只能是参考应用。

7. 灯火灸疗法

灯火灸又称灯草灸、神灯照，民间叫打灯火。是用灯心草蘸油点燃后，在穴位或患处快速淬烫灸灼的方法，民间沿用已久。

操作方法分为3个步骤进行。首先是点穴，根据疾病选定穴位后，用有色水笔作一记号标点穴位。之后是燃火，取3cm～4cm长的灯心草，将一端浸入油（香油、花生油均可）中约1cm，点火前用软棉纸吸去灯心草上的浮油（防止油过多燃后滴下烫伤皮肤或烧坏衣物）。施术者用右手拇、食指捏住灯心草上1/3处，即可点火（火焰不要燃烧过大）。最后是爆淬，将燃火一端，慢慢向穴位移动，并稍停瞬间；待火焰略一变大，则立即垂直接触穴位标志点（勿触之太重或离穴较远，要做到燃火一端似接触而又非接触皮肤），随即发出“啪啪”的爆淬声，迅速离开，火亦随之熄灭，如无此响声，应重复一次。灸后皮肤稍见微黄，偶然也可起小水泡，此为恰到好处。如果水泡破裂，可涂些龙胆紫液，预防感染。

抗疲劳治疗亦可用灯火灸疗法，主要用于脾、胃、心、肾等脏腑病证的疲劳症候治疗。

8. 艾条灸疗法

将艾绒制成长条柱状，外用柔软疏松而又坚硬的桑皮纸卷裹，并用胶水或糨糊封合，点燃后，医者以手持之悬灸腧穴。近期艾条灸有两种，一是单纯由艾绒制成的艾条；另一种是在艾绒中掺入其他活血化瘀、祛风散寒、止痛等功能中药粉末。因施灸过程中艾条距离皮肤穴位的不同，又分别命名了一些手法名称。如温和灸，点燃之艾条距穴位皮肤为2～3cm左右，患者感觉温热无疼痛感，一般每个穴位灸5分钟左右，至皮肤呈现红晕为度。雀啄灸，灸如雀啄状，点燃之艾条距穴位皮肤时远时近。环形灸，以所选穴位为中心点，灸时艾条呈环形、逐渐向周围扩散，形成以穴位为中心的大面积施灸。穴位艾条灸疗法与艾炷灸应用范围无明显区别，可用于治疗各种慢性病及某些急性病，亦可用于运动性疲劳治疗。穴位艾条灸疗法的疗程及注意事项与艾炷灸疗法基本无明显差异，且较艾炷灸更为安全，故可适用于颜面、五官及大血管处治疗。

9. 温针灸疗法

温针灸又称烧针尾、传热灸、针上加灸，是针刺与艾灸相结合的一种方法。其操作方法是：将针刺入穴位得气后，施以适当补泻手法而留针在适当的深度时，取约2cm长艾条一段，套在针柄上，或在针柄上裹捏如枣大的纯净、细软的艾绒团，距离皮肤2～3cm，从艾条或艾绒团的下端点燃施灸，使热力通过针身传入人体内，达到治疗目的。

温针灸具有针刺和艾灸的双重作用。一般针刺和艾灸的共同适应症均可运用，在抗痹证性疲劳、脾胃寒凉性疲劳、胞宫虚寒性疲劳方面，有优好疗效。

温针灸疗法需要注意的是，针刺留针要有一定的深度，针柄套上艾条或捏上艾绒团后，毫针不能倒卧；装裹艾绒必须捻捏紧实牢固；施灸过程中，嘱患者不要变动体位，防止燃着的艾绒落下，烧伤皮肤或衣物；艾条或艾绒团应从下端点燃，易于温热向下传导；如觉针太热，可随时调整针刺的深度；为防止烫伤，可选用调温保护纸进行保护，一般选用90g以上的硬纸，面积可根据大小剪成直径5～7cm，中间亦依据套入物体大小，剪成适当的圆眼。用于温针灸时，中间孔眼应小，使艾灰坠落时不伤及皮肤。

10. 冷灸疗法

冷灸疗法是采用电子冷热针灸仪，用仪器上的致冷金属头直接作用于穴位施灸的方法。冷灸的治病机理与冷针一样，对机体起到散热和激发生理功能作用，它既适用于传统医学“热则寒之”的观点，治疗热性病症治法，也适用于反治法的“寒因寒用”的原则。

(1) 操作方法

冷灸疗法与热灸疗法一样，也分直接灸和间接灸，起泡灸和不起泡灸。可取冰块少许，用小胶布袋装好，置于穴位上，使皮肤以发红略痛为宜。亦可用易掌握的不易传热金属制成带尖圆筒，装满冰水，待圆筒尖端冷却生霜即可应用。穴位电子冷热针灸仪，LRE-1型电子冷冻增热针灸治疗仪，具有半导体致冷治疗头两支，最低温度可达－20℃，可用于冷针、冷灸治疗。

其中穴位直接冷灸，系将致冷源直接置于穴位皮肤部位。

穴位间接灸，是灸前在穴位皮肤表面上涂以防冻药膏或隔以纱布、金属片等物质，致使冷灸后皮肤不起泡。

穴位不起泡灸，系将致冷源在－10℃以上或采用间接灸，灸后皮肤发红，施灸时间可稍长。此法重在扶正。

穴位起泡灸，是采用直接灸法，致冷源在－15℃以下，灸后使穴位皮肤表面产生冻伤起泡，此法用于泻热。

(2) 临床应用

穴位冷灸疗法适用于各种炎症早期，机体脏腑机能亢进以及出血性、变态反应性病证及疲劳症候等。

目前已知，对运动性疲劳、应激性疲劳，可以试用此方法治疗。

(3) 穴位冷灸疗法的注意事项

冷灸时如穴位皮肤出现与艾灸一样的水泡，要注意无菌包扎处理，防止感染，以免遗有疤痕。如应用 LRE-1 型电子冷冻增热针灸仪时，其冷冻头表面或穴位皮肤表面上，宜敷盖纱布或敷以防冻油膏。

## 第四节　耳针疗法

耳针疗法，是应用小型毫针或其他一些工具，刺激耳廓某些敏感点，达到治疗疾病的一种方法。

耳针疗法历史悠久，在我国古代医学文献中早有记载。1973 年我国考古工作者在湖南长沙马王堆三号汉墓出土的《阴阳十一脉灸经》中就有关于耳脉的记载。《内经》和其他一些医学著作中，都记述了许多用耳诊断疾病的理论和具体方法。在经络与耳的关系方面，《内经》记述了十二经脉三百六十五络之别气均走入耳而为听。手太阳、手少阳、手阳明、足阳明、足太阳与耳的关系尤为密切，故《灵枢·口问篇》有“耳者，宗脉之所聚也”之说。心、肝、脾、肺、肾五脏与耳均有联系。《素问·金匮真言论》、《素问·脏气法时论》、《难经·四十难》、《千金方》、《证治准绳》等著作中都有这方面相关记载。“有诸内，必形诸外”比较形象地概括了机体、内脏与体表的关系。耳廓是体表的一部分，躯体内脏有病可从耳廓上反映出来，这是耳针疗法产生与发展的重要阶段。后来，逐渐发展到用耳廓针刺放血、温灸、割治等方法防治疾病，到了明代已发展到一定水平，且有耳穴图的记载。20 世纪 50 年代以后，诊断和治疗方法增多，适用范围扩大，理论体系形成。由中国针灸学会主持制定的《耳穴国际标准化方案（草案)》，于 1987 年在韩国汉城召开的世界卫生组织西太平洋地区穴名工作会议上基本通过。这说明耳针疗法是一种比较系统、完整和成熟的治疗方法。1993 年 5 月 1 日，国家技术监督局发布了《中华人民共和国国家标准·耳穴名称和部位》。这是继针灸腧穴国家标准后的第二个国家标准。

上述标准的规定及临床广泛应用，特别是近年人们在抗疲劳过程中逐渐肯定耳针的疗效，使我国耳针疗法有了大的飞跃。在耳穴治疗方面，也在原来的毫针、放血、按摩、皮内针法的基础上，又产生了电针、穴注、割治、吹振、压丸、磁疗、光针等疗法。

耳穴疗法适用于各种疼痛性病证、慢性疲劳综合征、疾病性疲劳、症候性疲劳、脑疲劳、生产作业性疲劳病证的治疗等。如扭伤、挫伤、脱臼、落枕、头痛、偏头痛、麻醉后的腰痛、头痛、急性结膜炎、咽喉炎、三叉神经痛、胃炎、阑尾炎、盆腔炎、附睾炎、风湿性关节炎、眩晕综合征、心律不齐、高血压、肠功能紊乱、月经不调、神经衰弱、癔症、过敏性鼻炎、过敏性结肠炎、荨麻疹、亚急性甲状腺炎、糖尿病、围绝经期综合征、腰腿痛、肩周炎、腹胀、消化不良等病证。

耳针除治疗上述病证外，还可以用于针刺麻醉、催产、催乳、预防感冒、晕车、晕船，以及预防和处理输血、输液反应。还可用于美容、减肥和戒烟、戒毒等。特别是在抗疲劳治疗中，不但有良好的治疗作用，还有很好的预防疲劳发生的作用。

## 第五节 推拿按摩类疗法

推拿按摩历来是中国传统医学明确肯定的抗疲劳外治疗法之一。人体疲劳了、累了，或是筋骨肌肉不适、酸痛等，推拿按摩一下，即可使其得到缓解，这是众所周知的医学常识。

推拿按摩疗法能抗疲劳、医治疾病，在我国已有悠久的历史，其起源可以追溯至远古时期。原始人类在劳动及与大自然斗争的过程中，不可避免地会造成身体的损伤，实践中发现推拿按摩能使疼痛减轻或疲劳缓解，从而在长期实践的过程中形成了这一独特的疗法。《汉书·艺文志》曾载有《黄帝岐伯按摩十卷》、《周礼注疏》和《史记·扁鹊仓公列传》，均有扁鹊应用按摩推拿疗法治疗疾病的记载。1973 年，长沙马王堆出土西汉帛画《导引图》描绘了 4 种导引姿式，其中有捶背、抚胸、按腰等按摩动作。东汉著名医学家张仲景在《金匮要略》中已经提到了膏摩的治疗方法。魏晋隋唐时期设立了按摩科，并且出现了按摩医生。宋代名医庞安时曾运用推拿法催产。金代张从正《儒门事亲》记载有“导引、按摩、凡解表者，皆汗法也”。清代有关按摩的著述亦很多，如熊应雄的《小儿推拿广意》、骆如龙的《幼科推拿秘书》、钱怀邨的《小儿推拿直录》、张振鋆的《厘正按摩要求》、夏云集的《保赤推拿法》等，论述和总结了推拿治疗伤科疾病的临床经验。

推拿按摩疗法是一种物理治疗方法，它通过手法作用于人体体表的特定部位，能舒筋通络，理筋整复，活血祛瘀，调和阴阳以调节机体的生理、病理状况，达到治疗目的。它主要通过纠正解剖位置与改变五脏六腑、四肢百骸的系统功能来发挥作用。推拿按摩疗法，还可以增强血液循环，扩张毛细血管，促进血管网重建，恢复血管壁的弹性功能。推拿按摩可使压力传递到血管壁，加速血液流动，降低血液黏稠度，促进肌体各部位营养供给和改善代谢水平，进而发挥祛除人体疲劳、改善人体五脏六腑功能等重要作用。

### 一、治疗原则

推拿按摩疗法的治疗原则应遵循：治病必求其本，扶正祛邪、调整阴阳，因时、因地、因人制宜。

推拿按摩抗疲劳治疗的治疗原则，是在整体观念和辨证论治的基本精神指导下制定的，对临床治疗具有普遍性指导意义。由于疲劳综合征和各种疾病所致的疲劳在症候上的表现是多种多样的，病理变化是极为复杂的，且病情又有轻重缓急的差别，不同的时间、地点和个体发病，对病情变化也会产生不同的影响。因此，只有善于从复杂多变的疾病现象中抓住病变的本质，治病求本，采取相应的措施扶正祛邪、调整阴阳，并针对疲劳轻重缓急以及疲劳个体和时间、地点的不同而治有先后，方才能获得满意的治疗效果。

抗疲劳求本就是治病时必须寻求疾病的根本原因，并针对其根本原因进行治疗。这是辨证论治的一个根本原则。如腰部痹痛性疲劳，可由椎骨错位、腰腿风湿、腰肌劳损等多种原因引起，治疗时就不能简单地采取对症止痛的方法，而应针对其本即病因，分别用纠正椎骨错位、祛风除湿、舒筋通络等方法进行治疗，才能取得满意的疗效。又如心血虚所致疲劳、失眠、多梦，根据其病因不同，可分别采用补养心脾、滋阴降火、清热化痰等方法治疗。扶正祛邪就是要扶助正气、祛除邪气，改变邪正双方的力量对比，使疲劳病症有利于向痊愈方面转化。如风寒痹证之邪引起的肩周炎、炎性酸痛疲劳、寒邪使气血凝滞、组织粘连，进而阻碍气血的运行而导致疲倦酸痛。

推拿按摩时用扳、摇、抖等手法，可以解除粘连即是祛邪；滚、揉、按、搓等手法，可以助气血的运行即是扶正祛疲倦。调整阴阳也是临床治疗的根本法则之一，因为疾病的发生从根本上说，就是阴阳的相对平衡遭到破坏。如肝阳上亢所致的头晕、头痛性疲劳，常用推桥弓、扫散法、擦涌泉等手法以平肝潜阳，从而使失衡的阴阳得到调整，达以治疗目的。

因时制宜就是指手法操作时，要考虑时间和季节因素。如心肾不交的失眠疲倦，多属阴不足以制阳，阳亢而有余。据此，推拿时间如选择在夜间（阴时）进行补阴制阳的手法治疗，则较白天（阳时）用同样的手法治疗效果更好。又如在夏季，天气炎热，患者皮肤多汗而涩滞，手法直接操作，容易使皮肤破损。因此，治疗时可在患者皮肤表面涂一些保护性介质，并注意少用摩擦类手法。因地制宜是指手法治疗时，要根据地理情况灵活运用。如东南沿海地区多热多湿，故应多用清热祛湿手法；而西北地区多风多寒，故应多用疏风散寒手法。因人制宜是根据患者年龄、性别、体质等不同，而选择不同的治疗方法。如体质强壮者，手法刺激量可以相对大一些；而体质虚弱，手法刺激量相对小一些。推拿按摩疗法在疲劳治疗实际应用中，要全面地、客观地考虑各方面的情况，才能够更好发挥其作用。

## 二、适应症和禁忌症

### （一）适应症

推拿疗法一般来说主要适用于慢性疲劳综合征、症候性疲劳、生产作业性疲劳、脑疲劳、疾病性疲劳、运动性疲劳，对应激性疲劳和某些疾病急慢性期的疲劳症候，亦有良好的疗效。推拿按摩疗法还适用于骨外科、内科、妇科、外科、五官科、儿科中的多种疾病所引起的疲劳症候。随着中国传统医学推拿按摩的不断发展，以前认为是推拿按摩疗法的慎用症和禁忌证也逐渐转为适应症。

1. 外科疾病

颈椎病、落枕、腰椎间盘突出症、漏肩风、肱骨外上髁炎、关节软组织扭伤、挫伤、关节脱位、半脱位、关节非感染性炎症及股骨头无菌性坏死等病症所引起的疲倦、痛楚等疲劳症候，以及腹部手术后肠粘连、慢性阑尾炎、下肢静脉曲张等病症所致的疲劳症候。

2. 内科疾病

冠心病、高血压病、阵发性心动过速、中风后遗症、面神经瘫痪、三叉神经痛、神经衰弱、老年性痴呆症、更年期综合征、上呼吸道感染、慢性支气管炎、肺气肿、慢性胃炎、消化性溃疡、慢性腹泻、胃下垂、慢性肝炎、尿潴留、遗尿、阳痿、慢性肾炎、贫血、白细胞减少症、甲状腺机能亢进、糖尿病、类风湿性关节炎等病症所产生的疲劳症候。

3. 妇科疾病

月经不调、痛经、闭经、慢性盆腔炎、产后耻骨联合分离症等所致的疲劳症候。

4. 小儿科疾病

小儿发热、小儿腹泻、疳积、百日咳、肌性斜颈、小儿麻痹后遗症、遗尿、佝偻病、夜啼等所致的疲劳症候。

（二）禁忌症

1. 诊断不明确的急性脊柱损伤或伴有脊髓症状患者，推拿疗法可能加剧脊柱损伤。

2. 各种骨折、骨关节结核、骨髓炎、骨肿瘤、严重的老年性骨质疏松症患者，推拿疗法可使骨质破坏，感染扩散。

3. 严重心、脑、肺疾患的患者或体质过于虚弱者，不能承受推拿疗法的刺激。

4. 各种急性传染病、胃或十二指肠溃疡病急性穿孔患者，不能应用推拿疗法，以免贻误病情。

5. 有出血倾向或有血液病的患者，推拿疗法可能导致局部组织内出血。

6. 手法治疗部位有严重皮肤破损或皮肤病患者，推拿疗法可刺激皮肤，加重皮肤损伤。

7. 妊娠 3 个月以上的腹部、腰部、髋部，手法刺激有引起流产的可能。

8. 精神病患者，或不能配合医生操作者，均不宜进行推拿疗法。

（三）注意事项

1. 患者体位要安置得当

推拿前要把患者安置在合适的体位上，使需要推拿按摩的部位处在一个舒适放松的姿势下。如在做肢体推拿按摩时，一般都要使肢体有个依托，或置于推拿床上，或置于术者身上，不要使其空悬。在做腰部推拿按摩时，最好使患者伏卧，在其腹下垫一软枕。使其密切接触而不悬空。推拿室内需要有推拿用的软面床、高低不等的凳子、靠椅和种种规格的软垫，以备安置体位时使用。

2. 术者姿势要随时调整

一个合适的位置、步态、姿势，有利于术者发力和持久操作。由于操作时手法的变换，或术者左、右手交替，原来的位置步态和姿势就不能适应，需要随时注意调整。推拿按摩时医生常采用站立位，两足成丁八步，可站在被按摩者的体侧、身后或对面。这种体位可使医生身体进退自如，转侧灵活。同时医生要含胸拢背，不要挺胸凸肚。要意到手到，身体相应移动，不要只是手移动而身体不动。保持操作过程中身体各部动作协调一致。这也是推拿医生的一项基本功。

3. 操作时要全神贯注

推拿按摩操作的程序、强度、时间，需要根据患者的治疗反应随时进行调整，才能取得良好的治疗效果。故术者操作时必须全神贯注，密切观察患者在治疗中的反应。

4. 指导患者密切配合

术者在接诊时，要把推拿治疗的操作方法和治疗过程中可能出现的情况简单扼要地与患者说明，并指导患者如何放松，如何协调配合。

5. 术者双手保持清洁、温暖

术者必须勤修指甲，保持双手清洁。每推拿一个患者后要洗手。推拿按摩时要用毛巾覆盖推拿部位，并要经常换洗。冬天治疗时，术者双手要保持温暖，操作前把手搓热，活动双手关节，如此既便于操作，又不使患者受到凉的刺激。

6. 手法的选择

推拿按摩手法种类繁多。但每一个临床医生习惯使用的手法不过十余种，故手法宜精不宜滥，贵专不贵多。如果治疗范围广，或是部位较深或肌肉较丰满的部位，可选择触面大而深透有力的手法，如滚法、掌按法、时压法等。反之，如治疗范围小，部位较浅，或肌肉较薄弱的部位，可选择接触面积小而作用柔和的手法，如一指禅推法、指揉法等。软组织损伤的急性炎症期或出血期，宜选用压力较轻的手法，如鱼际揉法；关节错位，可选用扳法、拢伸法；组织粘连，可选用摇法、弹拨法。治疗内科、妇科疾病，多采用接触面积较小的手法，如拇指按法、一指禅按法、点法、掐法。头面部操作时宜选用轻灵柔和的手法，如一指禅推法、拇指外侧揉法、大鱼际揉法、抹法、扫散法。腹壁较为柔软，深部又有重要脏器，宜选用压力较轻的手法，如摩法、揉法、一指禅推法等。

7. 刺激的强度

循序渐进是应高度重视的，推拿按摩时医生的每一种手法在每一次治疗过程中及整个疗程中，强度都要由小到大，循序渐进，治疗开始时先用较轻手法，而后力量逐渐加强，直至最大强度。青壮年肌肉发达、骨骼坚固，手法力量适当加重以增强推拿感应。老年人肌肉萎缩、骨质松脆，手法力量应适当减轻，以免造成组织损伤。

8. 操作时间

病在局部，操作时间在 10～15 分钟之间；病在全身，操作时间应延长在 20～30 分钟之间。刺激强的手法，如按、压、点、掐法，操作时间可短些，一般每穴控制在 1 分钟之内。刺激柔和的手法，如一指禅推法，摩法、揉法，操作时间可长些，一般每部位可连续 5～10 分钟。

## 三、基本方法

推拿按摩疗法在治疗上分为温、通、补、泻、汗、和、散、清八法。

（一）温法

适用于虚寒性疲劳证。使用摆动、摩擦挤压等手法，缓慢、柔和、有节律地在每一治疗部位或穴位上连续作用，时间稍长，患者常有较深沉的温热感。温法有补益阳气的作用，适用于阴寒虚冷的症候性疲劳。

（二）通法

通法有祛除脏滞作用。手法要刚柔兼施。如用推、拿、搓法于四肢，则能调经通络；

拿肩井则能通气机，行气血；点、按、背部腧穴，可通畅脏腑之气血。凡经络不通之疲劳病症，宜用通法。

（三）补法

补气血津液不足，强脏腑机能之衰弱。气血两亏、脾胃虚弱、肾阳不足所致的虚热盗汗、遗精等症候性疲劳，均可用补法。通常以一指禅推摩、揉、擦等法，手法要轻柔，不宜过重，推拿时间宜长。因为“腰为肾之府”，肾为先天之本，脾为后天之本。所以临床上常常应用补脾胃、补腰肾之法。临床上补法多为缓补，但亦有急补。急补手法宜重，并宜掐点穴位。如虚脱、昏厥等急症疲劳，可深掐人中、合谷、足三里等穴。

（四）泻法

一般用于下焦实证性疲劳。脾胃虚劳所致下腹胀满或胀痛，食积火盛所致二便不通等，皆可用本法。常用摆动摩擦、挤压类手法。力量要稍重，频率可由慢而逐渐加快，阴虚火旺、津液不足而致大便秘结者，用摩法以顺时针方向在腹部治疗，则可起到通便而不伤阴的补虚泻实作用。

（五）汗法

是发汗、发散的意思。可使病邪从表而解，起到发汗解表、祛风散邪的作用。适用于外感风寒和外感风热两类病证所致疲劳症候的治疗。对外感风寒性疲劳，可用先轻后重的拿法加强刺激，步步深入，因重而增温，使全身汗透，达到祛风散寒的目的。外感风热，则用轻拿法，宜柔和轻快，使腠理疏松。应用的手法主要是摆动类、挤压类手法中的一指禅推法、按法、揉法、拿法等。

（六）和法

和者即和解之法，含有调和之意。凡病在半表半里，在不宜汗、不宜吐、不宜下的情况下，可应用和解之法。推拿运用此法时，手法应平稳而柔和，频率稍缓。可用振动及摩擦类手法治疗，以调脉气，和经血。常用于气血不和、经脉不畅所致肝胃气痛、月经不调、脾胃不和、周身胀痛等病证的疲劳症候。和气血的方法有四肢及背部的滚、一指禅推、按、柔、搓等，或用轻柔拿法拿肩井的方法。和脾胃、疏肝气，则用一指禅推、摩、揉、搓诸手法，在两胁部的章门、期门、腹部脘、中脘、背部的肝俞、脾俞进行治疗。

（七）散法

散者即消散、疏散之意，所谓“有形用消法，无形用散法”，还包含着消导的意义。散法治疗有余的实证，与泻法相似而有区别，泻则急而消导缓。散法有活血散瘀、消肿散结、行气导滞的作用，适用于癥瘕积聚、气滞胀痛等所致的症候性疲劳。一般以摆动类及摩擦类手法为主，手法要求轻快柔和，多作用于发病部位。如常见的气郁胀满等症，则常施以轻柔的一指禅推、摩等手法治疗。

（八）清法

清法有清解邪热的作用。用于实热证、虚热证、表热证所致的症候性疲劳。常用摩擦类手法，如气分实热者，应轻推督脉，以清泻气分实热。虚热者轻擦腰部，以养阴清热。血分实热者，重推督脉，以清热凉血。表实热者，轻推背部膀胱经（自下而上）。表虚热者，轻推背部膀胱经（自上而下）以清热解表。清法是运用刚中有柔的手法，在所取的穴位、部位上进行操作，达到清热除烦治疗疲劳症候目的。

# 第六节 拔罐疗法

## 一、概述

拔罐法俗称拔火罐。它是一种以罐为工具，借助热力排除罐内空气，造成负压，使之吸附于穴位或患处体表，产生刺激作用，使局部皮肤充血、瘀血，以达到防治疾病目的之方法。

拔罐法的特点是通过罐内的负压和温热，对人体功能产生调节。拔罐后引起局部组织充血或皮下轻度的瘀血，使机体气血活动旺盛、经络通畅，改善局部及全身脏腑经络之运行，调整阴阳，输通气血，改善熵流入、出之序态，从而达到疗疲、除劳、祛病、愈疮之功效。现代科学研究表明，拔罐时的负压、温热刺激，能使血管扩张，毛细血管通透性改变，调节以局部为主的微循环状态，加强新陈代谢，增强机体的抵抗力，在生理、病理方面都有重要意义。

民间流传着“治病用拔罐，病不好也除一半”的说法。在民间也经常有疲劳、全身酸痛或外感不适时，在太阳穴或后背部拔火罐，关节疼痛在局部拔火罐的作法。可见拔罐在我国广大群众中有一定的信誉和影响。这也是因为拔罐法简便易学，无疼痛、无创伤、安全性好，便于推广应用的缘故。

随着医学科学的发展，拔罐疗法也同其他外治疗法一样，在火罐质料、施罐方法、适应症等方面都有新的发展与扩大。目前，这种疗法正在国内外作为正规医疗手段，广泛用于临床，日益受到广大医务人员和患者的共同重视。

## 二、火罐疗法

（一）注意事项及禁忌

1. 拔火罐时要选择适当体位和肌肉丰满、皮下组织充实及毛发较少的部位。体位不当、移动或骨骼凸凹不平、毛发较多的部位均不宜吸拔。

2. 初次治疗及体弱、紧张、年老、儿童与易发生意外反应的患者，宜选小罐且拔罐数要少，选卧位并随时注意观察。不合作者不宜拔罐。

3. 要根据所拔部位的面积大小，选择适宜的罐具。操作要做到稳、准、轻、快，才能使罐拔紧，吸附有力。若吸拔力过大，吸拔时间过久，有时可使拔罐部位的皮肤起泡。

4. 拔火罐首先应注意的是如何避免燃火烫伤。造成烫伤的原因，使用易燃纸做烧料时，主要是扣罐手法不稳、有漏气部分和速度太慢、或燃纸过多、在罐内燃烧时间过长、烧热罐口等情况，容易烫伤。用酒精滴法或闪火法时，都均忌罐内酒精过多，一般以肉眼看不到酒精液为度。如见有酒精液在罐内流淌，必然造成皮肤严重烧伤。为了防止烫伤可在拔罐地方涂些温水，起到保护皮肤作用。另要切忌罐口上沾上酒精。

5. 拔罐时，患者不要移动体位，以免罐具脱落。拔罐数目多时，罐具之间距离不宜太近，以免罐具互相牵拉皮肤而产生疼痛，或因罐具间互相挤压而脱落。

6. 五官、肛门及心尖搏动处、大血管分布部位及孕妇的腹部、腰骶部均不宜拔罐。

7. 起罐时，一般先用一手持火罐，另一手将火罐口边缘的皮肤轻压一下，使空气徐徐进入罐内，即可将罐取下。若起罐太快，易造成空气快速进入罐内，则负压聚减，易使患者产生疼痛。假如罐吸附过紧时，切不可硬拔或旋转提拔，以免损伤皮肤。

8. 拔罐时室内要温暖，要避开风口，防止着凉。

9. 再次拔罐，要选择未拔过的地方，不要在近期拔过罐地方重复拔罐。

10. 如用大口罐头瓶代替玻璃火罐，必须用手仔细检查罐口确实无锐棱，无破损者方可使用，以免划破皮肤造成疼痛。

11. 拔罐亦有禁忌症。如白血病、血友病、血小板减少性紫癜、过敏性紫癜、神经病、癫狂、心力衰竭、先心病、孕妇、严重皮肤病、恶病质、全身浮肿等，都应列为火罐禁忌症。体质过于虚弱、消瘦者，亦不易施用火罐疗法。

（二）火罐疗法在抗疲劳治疗中的应用

1. 肩胛上背部疼痛性疲劳：天宗、大杼、督俞。

2. 疲劳背痛：厥阴俞、隔关、魂门。

3. 疲劳腰痛：肾俞、关元、志室。

4. 疲劳骶尾痛：膀胱俞、白环俞、腰俞。

5. 疲劳髋部痛：五枢、秩边。

6. 疲劳肩关节痛：臑俞、肩贞、肩髃。

7. 颈椎病所致的疲劳：肩中俞、大椎、新设。

8. 枕神经痛所致的疲劳：大椎、大杼、天柱、至阳。

9. 肋间神经痛所致的疲劳：神堂、辄筋、章门、期门。

10. 坐骨神经痛所致的疲劳：八髎、委中、秩边、气海俞、白环俞。

11. 腓肠肌痉挛所致的疲劳：委中、承山、承筋。

12. 颈肌痉挛所致的疲劳：肩井、肩中俞、肺俞。

13. 膈肌痉挛性疲劳：膈俞、肝俞、京门、膈关。

14. 痛经性疲劳：关元、子宫、血海、阴交。

15. 月经过多性疲劳：子宫、八髎、会阴。

16. 盆腔炎病症所引起的疲劳：八髎、秩边、腰俞、关元俞。

17. 急性乳腺炎所致疲劳症候：胸乡、乳根或肿块局部。

18. 腹泻所致的疲劳：大肠俞、小肠俞、阴交。

19. 急性胃肠炎症所致的疲劳：中脘、天枢、脾俞。

20. 心疲劳：心俞、膈俞、至阳。

21. 肺疲劳：肺俞、膻中、中腑。

22. 肝疲劳：肝俞、胆俞、章门。

23. 脾疲劳：脾俞、胃俞、中脘、天枢。

24. 肾疲劳：肾俞、至阳、命门、关元、气海。

25. 五脏六腑疲劳：大椎、至阳、命门、天宗、膻中、关元、心俞、肝俞、脾俞、肺俞、肾俞。

## 三、其他拔罐疗法

针有“九针”，灸有数种灸法。我国传统医学中火罐疗法亦衍生出许多拔罐疗法。现将其有关操作方法及抗疲劳用途，分别介绍如下。

（一）刺血火罐疗法

刺血火罐疗法，是施用三棱针在施罐部位点刺出血，然后迅速置以火罐，拔吸出血，达到疏通经络、活化气血、改善局部营养、调整脏腑阴阳升降有序之作用。

1. 适应症

本法适用于各种风寒湿痹所致的疾病性疲劳、症候性疲劳、运动性疲劳，如腰腿痛、肩胛上背综合征、急性胃肠道炎症、皮肤病、妇女病、各种急性疖痈等病证的疲劳症候治疗。

2. 操作方法

选取穴位后，以2.5%碘酒棉球消毒穴位处，再以75%酒精棉球消毒脱碘，以消毒备用之三棱针于穴位处呈三角形或四边形刺入5分左右，使之针刺出血。后迅速以95%酒精闪火法置罐，置罐后随时观察出血量，如每个罐内出血量不超过15ml，则将罐留置20～30分钟。起罐时一手持灭菌纱布，一手用指压起罐法起罐，用无菌纱布拭去血迹，用75%酒精棉球擦拭按压针孔，无出血则不用包扎。

3. 临床应用举例

（1）腰骶部风湿性疼痛性疲劳：肾俞、腰俞、膀胱俞、阳关、十七椎，每次取2～3穴，双侧同时放血置罐，留罐15～20分钟。

（2）肩胛上背部疼痛性疲劳：秉风、曲垣、风门、肺俞、督俞，每次于患侧取2～3穴，放血置罐，三棱针点刺深度不超过3分，留罐15～20分。

（3）坐骨神经痛性疲劳：气海、中膂俞、环跳、承扶、承山、秩边，每次于患侧取3穴，放血置罐，留罐15～20分钟。

（4）脾虚大肠湿热性疲劳：天枢、腹结、止泻、小肠俞，每次于双侧取1～2穴，放血置罐，留罐15～20分钟。

（5）运动性疲劳：肾俞、承山、承扶、阳关，每次取3穴，放血置罐，留罐15～20分钟。

（6）应激性疲劳：大椎、至阳、心俞、命门、委中、肾俞，每次取3穴，放血置罐，留罐15～20分钟。

（7）胞宫虚寒性疲劳：胞肓、次髎、志室、关元，每次取2穴，放血置罐，留罐15～20分钟。

4. 注意事项及禁忌

行刺血火罐法时，主要应注意三棱针刺入腧穴勿深。特别是背部及有动、静脉血管走行部位尤应注意，勿造成气胸和血管损伤。其禁忌症与火罐法及刺络疗法禁忌症相同。在操作过程中，特别应注意无菌操作，所有用具必须经消毒，并且应一人一针，禁止一针多人应用。

（二）七星火罐疗法

七星火罐疗法，是采用七星针于准备置罐穴位处用豹纹刺法。在穴位处弹刺见血后，用酒精闪火置罐法，迅速置罐以达到疏通气血、泻瘀活络、去毒养营、扶正祛邪、纠正人体阴阳升降失序之目的。

1. 适应症

适用于症候性疲劳、运动性疲劳、疾病性疲劳的治疗。如：肌肉劳损、关节疼痛、肢体麻木、失眠多梦、高血压、胃肠病、感冒发烧所致的疲劳症候。

2. 操作方法

选定治疗穴位后，用碘酒、酒精消毒皮肤，以七星针豹纹刺法，于选定穴位反复弹刺，以皮肤潮红渗血为度，弹刺范围要小于选用火罐之罐口。然后，用酒精闪火法于该处迅速置罐，留罐 20～30 分钟。留罐过程注意观察出血量，每罐出血量不超 10ml，不必提前起罐。去罐时一手持无菌纱布，另一手以指压取罐法将罐去掉，擦尽血迹，用酒精棉球消毒置罐处，一次术毕。

3. 临床应用举例

（1）腰肌劳损性疲劳：腰眼、肾俞、关元、腰宜或压痛点。

（2）肩关节疼痛性疲劳：臑俞、肩贞、抬肩。

（3）膝关节疼痛性疲劳：梁丘、血海、委中。

（4）髋关节性疲劳：臀中、环跳、新建。

（5）上肢麻木性疲劳：秉风、臑会、四渎。

（6）股外侧麻木性疲劳：环跳、风市、膝阳关。

（7）阴虚阳亢性疲劳：颈上 1/3 两侧、大椎、身柱。

（8）坐骨神经疼痛性疲劳：环跳、委中、秩边、关元俞。

（9）脾胃瘀滞性疲劳：胃俞、水分、梁门。

4. 注意事项及禁忌

基本同刺血火罐法。

（三）连续置罐法

此法为置罐，稍停片刻即起，在相应部位连续扣罐、起罐的方法。本法改变常规置罐留罐作法，改用不留罐法，其作用机理与一般火罐法相同。

1. 适应症

适用于慢性疲劳综合征、疾病性疲劳、症候性疲劳等治疗，如气管炎、急性胃肠炎、肾炎、附件炎、全身关节酸痛及面神经麻痹等。

2. 操作方法

左手拿罐，右手执止血钳，点烧后，用闪火法在选定部位扣罐，瞬间起罐，在一起连续扣罐、起罐 15 次。另换一新罐，在另一穴位上重复上述过程。然后，再换一个新罐，再在第一个穴上连续再闪火罐 15 次，接着再在第二个穴位闪火罐 15 次。如三个穴位可备 6 个玻璃罐。

3. 临床应用举例

（1）慢性疲劳综合征：背部督脉大椎与命门，膀胱经大杼至会阳穴。

（2）支气管炎性疲劳：肺俞（双）、督俞（双）、陶道、至阳。

（3）肺感染性疲劳：肺俞、膈俞、膏肓、风门。

（4）急性胃肠炎性疲劳：胆俞、胃俞、膈关、中脘、天枢、止泻。

（5）慢性肾炎性疲劳：肾俞、脾俞、三焦、膀胱俞、水分、水道、命门。

（6）全身关节酸痛性疲劳：大椎、风门、命门、至阳、委中、承扶。

（7）附件炎性疲劳：八髎、胞肓、维胞、关元。

（8）面神经麻痹性疲劳：下关、颊车、大迎、太阳、阳白，用罐口<3cm 之火罐。

4. 注意事项及禁忌

本法安全简便，注意事项与禁忌与火罐法同。

（四）走罐疗法

走罐疗法系于腧穴部置罐后，沿着经络循行方向，或经络瘀阻部位推移火罐沿经移动部位，以疏通经气，使气血流畅，改善经络流注方向的输入转运，使之营养脏腑与肌肤。

1. 适应症

本法适用于运动性疲劳、痹证、疼痛性疲劳，背部疼痛性疲劳及支气管炎、哮喘等疾病性疲劳。亦用于医疗健康保健、疾病预防，消除各种原因所致的疲劳症候等。

2. 操作方法

在选定部位，沿经络走行方向（由上至下或由下至上）或疼痛区域（由一端到另一端），皮肤薄涂一层凡士林或油质香皂沫，同时在罐口处涂上一些凡士林或皂沫，用酒精闪火法，由一端腧穴迅速扣罐。待罐吸紧后，以左手扶罐，右手推罐向指定方向滑走，即上、下、左、右走动，每到一处留罐片刻再向前走。然后退走回原位，再沿经上走。如此反复，直到走罐部位皮肤红紫起罐。一般以连续走罐 5～7 次为宜。皮肤细嫩或过敏的人，可酌情少走。

3. 临床应用举例

（1）运动性疲劳：沿督脉上起大椎，下至腰俞，从下至上反复起落 7 次。

（2）肩胛上背综合征、疼痛性疲劳：沿足太阳膀胱之大杼穴起，风门、肺俞、厥阴俞、督俞至膈俞止，从上至下反复走罐 5 次。

（3）腰骶部痹痛性疲劳：从足太阳膀胱肾俞穴起，经气海、大肠、关元、小肠、膀胱、中膂、白环俞止，从上至下反复 7 次。

（4）支气管哮喘所致的疾病性疲劳：用 6～8cm 直径罐口之火罐，于手太阴肺经中府穴起，经云门至天府穴止，反复走罐 5 次。用 10cm 以上直径罐口之火罐，沿背部止喘穴起，经肩中、肩外俞、附分、魄户至膏肓穴止，走罐 5 次。

（5）支气管炎所致的症候性疲劳：沿治喘穴、大杼穴起，经 1～9 华佗夹背穴、风门、肺俞、厥阴俞、督俞、膈俞止，反复走罐 5～7 次。

（6）慢性腹泻引起的症候性疲劳：由肾俞起，经大肠、关元、小肠至膀胱俞止，走罐 5～7 次。由肓俞起，经天枢、大横至腹结止，反复走罐 8 次。

4. 注意事项及禁忌

走罐多用在机体表面较平坦部位，如肩、背、腰、臀、上腹、侧胸壁等处，不适用于体表凹凸不平或隆起凹陷部位。走罐时推力要均匀，左手可协助展平前方之皮肉。走罐之酒精闪火时，火力不可过大，以防吸敷太深，走罐困难。冬季要保持室温。其他注意事项、禁忌与一般拔火罐法相同。

（五）旋转滑罐疗法

旋转滑罐疗法是指在病所区域内，在火罐吸附后通过使罐旋转滑动，达到驱散病所之邪气积聚、引经通畅、气血舒达之功效。

1. 适应症

主要用于肩关节周围炎、腰肌劳损、膝关节痛、腰扭伤等痹证性、运动性疲劳。亦可用于疾病疲劳症候的治疗，如症候性膈肌痉挛等。

2. 操作方法

(1) 左右旋转：按照走罐法操作过程置罐后，以左手扶罐，右手拿住罐底，于置口原地从左向右旋转，从右至左反复旋转 30～50 次。

(2) 提放旋转：置罐后右手持罐底，左手护罐口周围将罐轻轻提走，并同时微作旋转，然后放下，反复起落 30～50 次。

(3) 滑动旋转：按走罐法，在腧穴处及周围涂好油质及皂沫后置罐。左右手互相交替，将罐按一定方向，在置罐腧穴及周围处，做圆形滑动旋转罐子。

3. 临床应用举例

(1) 肩关节周围炎所致的疼痛性疲劳：在抬肩穴及肩穴各做左右旋转火罐 40 次。

(2) 膈肌痉挛所致的症候性疲劳：在至阳、膈俞、膈关、厥阴俞部位，做提放旋转火罐法 30 次。

(3) 腰肌劳损性疼痛性疲劳：在肾俞、关元、腰阳关穴处做左右旋转火罐 40 次。

(4) 心脏供血不足所致的心肾疲劳：在心俞、乳根穴处做提放旋转火罐法 30 次。

(5) 急性腰扭伤所致的疼痛性、运动性疲劳：在腰眼、志室穴处做滑动旋转火罐法 50 次。

4. 注意事项及禁忌

旋转滑罐法主要是在置罐后施行不同的手法，以有别于一般拔火罐。因此，医者手法熟练是用好旋转滑罐法的关键。其他注意事项与禁忌症均略同于常规火罐法。

(六) 水罐疗法

水罐疗法是用玻璃火罐装进温水或带有对局部皮肤经络有刺激作用药液，使用酒精掷法，将罐内气体燃尽产生负压而迅速扣罐，使之产生既有火罐拔吸功效，又有温水和药液作用于皮肤经络之效，达到治疗疾病的一种方法。

1. 适应症

主要用于肺、脾二脏疾病性及运动性疲劳、生产作业性疲劳的治疗。如小儿肺部感染、上呼吸道感染、急性胃肠炎、支气管炎、软组织损伤等。

2. 操作方法

首先将玻璃火罐装入 1/3 罐温水或药液，用蘸有 95%酒精的板片贴在水罐上壁，用火点燃，并迅速翻手，将罐扣在应拔穴位上，可立即吸住。水罐疗法的起罐亦是要讲究手法的，因水罐内有水，弄不好就要溢到患者身体的其他处。起罐时一般先以右手将罐向右侧倾压，使之向右偏斜，并将患者身体微向右侧转位，使罐口斜向上，然后以左手食指按压罐口左侧上方肌肤，空气进入并迅速将罐口转上，罐子即起完，同时水不能溢出。

3. 临床应用举例

水罐疗法治疗各种疲劳基本与一般火罐取穴、配穴相同。

4. 注意事项及禁忌

水罐疗法操作的关键是水上燃烧，使罐内迅速形成负压，并能毫不迟疑地趁其火焰旺盛时，将水罐迅速扣在皮肤上，从而产生很大吸力。如犹豫不决，火焰就会被水浸灭，水将遗漏于患者身上。故医者在施用水罐疗法之前，应锻炼扣罐手法，起罐时亦应按操作手法进行。其他注意事项及禁忌症基本与其他拔罐法相同，不再赘述。

（七）小罐疗法

小罐是指拔罐口径之直径小于1.5cm的罐。采用与穴位大小相近似的氨基苄药瓶、链霉素药瓶等，将瓶底敲掉、磨光滑、磨平，保存瓶口端胶盖及铝盖，于铝盖中央造一小孔，准备抽吸空气用。小罐置于穴位处后，由于吸力能集中刺激一个穴位，故可起到选择性调整某一经络穴位气血情况。小罐一般因盛有药液，药物输注透入人体腧穴，起到调整气血、疏通经气、调养脏腑机能、祛除疲劳的作用。

1. 适应症

因小罐疗法可用于小儿的一些疾病性疲劳和症候性疲劳的治疗。如小儿肺炎、小儿支气管炎、支气管哮喘、肺结核、百日咳、小儿消化不良、肝炎、慢性结肠炎，妇女的痛经、月经不调、慢性盆腔炎、白带过多，各种关节痛、皮肤病等等。

2. 操作方法

治疗前将所需药汁加热后，用小瓶盛好，置于热水盆内，选定穴位后，于每个小罐内装入1/2药液。然后，迅速扣在选穴位上，同时于罐顶瓶盖端用20ml空注射器刺入小罐内，将罐内空气吸出，罐即吸于皮肤上。拔出抽吸之针头，留罐20～30分钟。起罐时右手持罐，并尽量向右侧偏斜，患者身体随之转位，使罐口略斜向上。左手压皮肤，使空气进入罐内，罐即自行脱落。

3. 临床应用举例

（1）支气管哮喘性疲劳：取大椎、定喘（双）、1～5胸椎、夹脊穴，每隔一同身寸以下同置一罐。或取璇玑、华盖、紫宫、玉堂、膻中、中庭、鸠尾、上脘，拔6～9罐。有痰取膏肓，两侧各置一罐。胸锁乳突肌后缘，每隔一寸置一罐。足三里至三阴交，每隔一寸置一罐。曲池、合谷各置一罐隔日或每日1次，病愈罐止，1个月为1个疗程。

（2）小儿百日咳性疲劳：风门、肺俞、厥阴俞，每侧各一罐，身柱一罐。内关、间使各一罐。

（3）胃十二指肠溃疡性的疲劳：膈俞、肝俞、胆俞、脾俞、胃俞，每侧各一罐。间使、郄门每侧各一罐。足三里各一罐。中脘、建里、下脘、水分、天枢各一罐。

（4）小儿消化不良性的脾胃疲劳：大肠俞、天枢，每侧各一罐。

（5）肝脾湿热挟瘀证性疲劳：督俞、膈俞、肝俞、胆俞、脾俞，每侧各一罐。胸、腹右侧，中庭、鸠尾、幽门、通谷、不容、期门、日月、腹哀、章门，各一罐。

（6）颈淋巴结核性痨病性疲劳：天鼎、缺盆、云门各一罐（患侧）。大杼、风门、肺俞、厥阴俞各一罐（患侧）。

（7）脾虚挟湿证疲劳：三焦、肾俞、气海俞、大肠俞、关元俞，每侧各一罐。肓俞、天枢、阴交、气海、止泻，各一罐。

（8）胞宫虚寒性疲劳：肾俞、气海俞、关元俞、小肠俞、膀胱俞、中膂俞，每侧各一罐。肓俞、阴交、气海、关元、中极、曲骨，各一罐。大赫、子宫，每侧各一罐。

（9）脾肾气虚性疲劳：关元俞、膀胱俞、八髎穴，每侧各一罐。气海、关元穴各一罐。

（10）肩关节痛：大杼、风门、新设，每侧各一罐。患肢肩髃、肩井、肩贞、天宗穴，各一罐。

（11）肘关节痹痛性疲劳：新设、肩中俞、大杼，每侧各一罐。患肢曲池、手三里、内关、外关，各一罐。

（12）膝关节痹痛性疲劳：肾俞、气海俞、关元俞、膀胱俞、中膂俞，每侧各一罐。患肢梁丘、血海、膝眼、犊鼻、鸠顶、委中、膝阳关、委阳、浮郄，各一罐。

（13）踝关节痹痛性疲劳：肾俞、关元俞、中膂俞、白环俞，每侧各一罐。患肢昆仑、丘墟、解溪、商丘、中封、太溪、复溜、各一罐。

（14）全身牛皮癣所致肺气阴两虚挟瘀证性疲劳：天柱、新设、大杼、风门、肺俞、心俞、膈俞、肝俞、脾俞、三焦俞、肾俞、大肠俞、膀胱俞、白环俞，每侧各一罐。肩髎、臑会、消泺、清冷渊、天井、四渎、三阳络、外关、合谷，各一罐。天突、华盖、玉堂、膻中、鸠尾、上脘、建里、水分、阴交、气海、关元，各一罐。阴廉、五里、箕门、阴包、血海、阴陵泉、中都、三阴交，每侧各一罐。

（15）小儿发烧外感性疲劳：合谷、曲池、照海、大椎、足三里，各一罐。

4. 注意事项

小罐取穴多遵循循经取穴的原则，也可参考神经皮肤、节段分布及规律取穴。疼痛性疾病，应选择肌肉韧带止点扣罐。小罐安全，无烧伤及皮肤破损之扰。

（八）滚针火罐疗法

滚针火罐疗法是在传统医学刺络放血、火罐疗法基础上所形成的一种，具有梅花针、火罐特点相结合的外治疗法。本疗法对于风湿痹证所致成的症候性疲劳有较好的疗效。

1. 适应症

滚针火罐疗法主要用于治疗腰骶部因风寒湿引起的症候性疲劳和重度运动性疲劳。

2. 操作方法

患者俯卧位，用碘伏消毒欲治疗部位。手持经过高压或漫泡消毒的滚针器，迅速滚压全部被治疗部位。之后，以酒精闪火法于被滚压部位，迅速扣置火罐，留罐20分钟，起罐后，用无菌棉球擦净血迹，消毒后用无菌纱布敷盖包扎1～2日。每3天一次，10次为一个疗程。

3. 临床应用举例

本疗法适用于各种原因引起的腰骶部风寒湿痹症候性疲劳和重度运动性疲劳，故不一一举例。

4. 注意事项

滚针所用的滚针具必须严格消毒，推滚要迅速。本疗法仅适用于腰骶部，有血管走行部位禁用。小儿及年老体弱者、血液病患者禁用此法。

## 第七节 头针疗法

头针疗法又称头皮针疗法，是以针刺头皮上的特定区、线，达到治疗疾病的一种方法。根据经络理论，头为诸阳之会，足太阳膀胱经、足阳明胃经、足少阳胆经、足厥阴肝经、手少阳三焦经及督脉、阳维脉、阳跷脉都循行至头皮部位，十二经别的脉气也上达头面。古代医家早就认识到头皮通过经脉循行，而与全身各部密切相关。针刺头皮上的腧穴，可以治疗全身相关部位的疾病。自20世纪70年代以来，不少针灸工作者对头皮某些腧穴和穴区深入进行研究探索，发现针刺头皮某些特定部位可对脑及身体其他部位的疾病有治疗作用，尤其是对脑源性疾病具有特殊的疗效。

本方法安全、简便，对神经系统疾病所引起的疲劳症候的治疗有一定疗效。其机制为通过针刺头部穴位，刺激和兴奋人体诸阳经，达到助阳而益阴，通里而滋补肾、肝、脑诸阴之功能。从现代医学看，头针疗法之所以产生作用，可能与大脑皮层的头皮上有相应投影区所产生的相关效应及应激性有关。

## 一、头针疗法的适应症及操作方法

### （一）适应症

本方法适用于由脑血管疾病、脑血管供血不足、脑栓塞、脑出血、脑外伤后遗症、脑炎后遗症、小儿舞蹈病、手足徐动症、老年性舞蹈病所引起的偏瘫、麻木、震颤、失语、失明、舞蹈等症状，以及三叉神经痛、坐骨神经痛、脊神经根痛等病症所致的疾病性疲劳和心、肾、脑、肝等脏腑的症候性疲劳及运动性疲劳、应激性疲劳。

### （二）操作方法

头针疗法的操作主要做好以下几个环节。

1. 选穴

单侧肢体疾病，选对侧刺激区；双侧肢体疾病，选双侧刺激区；内脏、全身性疾病或不易区分左右的疾病，可双侧取穴。一般根据疾病选用相应的刺激区，并可选用有关刺激区配合治疗。如下肢瘫痪，可选下肢运动区配足运感区。

2. 体位

根据病情、治疗要求和施术部位，患者可分别取站位、坐位或卧位。如治疗急性腰扭伤时，可取站位，在针刺顶中线的同时，患者可活动腰部；治疗偏瘫，即可取坐位，也可取卧位。

3. 进针

一般选用28～30号的1.5寸～2.5寸长的毫针。将选定的刺激区（线）进行常规消毒后，针与头皮呈15°夹角快刺入头皮下，当针尖抵达帽状腱膜下层时，此时指下感到阻力减小，使针与头皮平行，沿刺激区（线）继续刺入相应的深度。若进针角度不当，使针尖抵达颅骨或仅达皮下层，患者有疼痛感，且医者手下有抵抗感，此时应改变进针角度，重新刺入。

4. 行针

头针的行针只捻转不提插。一般以拇指掌面和食指桡侧面夹持针柄，以食指的掌指关节连续屈伸，使针身左右旋转，捻针速度应保持在200次/分左右。捻针角度则取决于患者的病情和耐受程度，一般在180°～720°的范围内。每次可连续捻转2～3分钟，留针20～30分钟，留针期间，每隔5分钟，重复捻针1次。偏瘫患者留针期间可主动或被动活动患肢，有助于提高疗效。一般经3～5分钟刺激后，部分患者在病变部位出现热、麻、胀、抽动等感应。也可使用电针代替手法捻针治疗。

5. 出针

刺手夹持针柄轻轻捻转松动针身，押手固定穴区周围头皮。如针下无紧涩感，可快速拔出毫针，也可缓慢出针。出针后要用消毒干棉球按压针孔片刻，以防止出血。

6. 疗程

一般每日或隔日针治1次，10次为1个疗程，疗程间隔5～7日。

## 二、注意事项及应用举例

（一）注意事项

1. 在施行头针疗法时，对精神紧张、劳累者做好解释工作，适当休息后再针，防止晕针。

2. 为保证疗效，必须做到诊断正确，针刺选区适当，对存在有严重并发症者，不宜做头针疗法。

3. 术前医生要注意练习捻转手法，尽量做到每分钟所要求的捻转次数。手法不熟练则疗效不好。

4. 对针刺部位应仔细严格消毒，以防感染。不要因头发的妨碍而使头皮部的消毒不完全。对于需治疗多次的慢性病患者，可将针刺部位的毛发适当剪除。

5. 头针由于刺激的手法较强，时间较长，并且又以坐位针刺为多，治疗期间，应随时观察患者的表情、面色，及时询问患者的感觉，以防晕针。如发生晕针，处理方法同毫针刺法的晕针处理。

6. 因头皮血管丰富，容易出血，故出针后要用消毒干棉球按压针孔1～2分钟。如有出血及皮下血肿，可轻轻揉按，促使其消散。

7. 中风患者，急性期如因脑溢血引起昏迷、血压过高时，暂不宜用头针治疗。须待血压和病情稳定后，方可再行头针疗法。如因脑血栓形成引起偏瘫，宜及早采用头针治疗。

8. 凡有高热、急性炎症和心力衰竭等时，一般慎用头针治疗。

9. 婴幼儿囟门尚未完全闭合者，不宜采用头针疗法。

（二）应用举例

1. 心、肝、肾脏腑症候性疲劳：运动区、感觉区、顶颞前斜线、顶旁2线、额中线。

2. 听力疲劳：晕听区、颞后线。

3. 视力疲劳：视区、枕上正中线、枕上旁线。

4. 肝胆脾胃脏腑症候性疲劳：肝胆区、胃区、额旁2线。

5. 运动性疲劳：运动区、感觉区、顶中线、顶颞后斜线。

# 第八节　足部反射区疗法

足部反射区疗法，是目前比较公认的抗疲劳外治疗法之一。足穴区疗法抗疲劳，方法简便、应用广泛、便于普及，且疗效良好，已被广大群众所认可。因此，该方法是诸多抗疲劳外治疗法中，最主要的方法之一。

足部反射区疗法是应用指针加按摩手法，在人体双足一定区域进行刺激，从而达到治病防病目的的一种外治疗法。

指针按压或按摩足部腧穴或经络循行部位治疗人体疾病，在我国传统医学外治疗法的古医籍中早有记载。将抑压和揉抚的治疗方法称为“按摩”，将使患者屈伸手足、呼吸俯仰的治疗方法称为“导引”、“足跻引”，两种方法联合应用则称为“按足跻”或“按摩”。我国古代名医扁鹊曾用按摩、针灸等疗法治好了虢国太子的“尸厥”证，名震列国。两千多年前成书的我国中医经典著作《黄帝内经》中，曾有不少章节对其进行论述。如《素问·举痛篇》说：“寒气客于肠胃之间，膜原之下，血不得散，小络急引，故痛，按之则气血散，故按之痛止。”《素问·异法方宜论》说：“中其者……其病多痿厥寒热。其治宜‘导引’、‘按足跻’”。

近年来，人们在足底按摩实践中，发现足部客观存在着与人体各部位相对应的穴区，我们称之为阿是穴区。为什么称其为阿是穴区呢？因为经络研究与临床实践证明，人体十二经脉中有六条经脉始于或达于足部。其中从足内侧向外侧排列为足少阴肾经、足太阴脾经、足厥阴肝经、足阳明胃经、足少阳胆经、足太阳膀胱经，有40个穴分布于足的各处，其三阴与三阳络脉互相贯通，纵横交错，引深而穿浅形成网络，使整个足部置于其中。

我们认为，经诸多学者的不断修正补充，对足穴区疗法逐渐由感性认识上升到理性认识。即在人足底部位存在着与人体脏腑器官相对应的穴区部位，当人体脏腑器官发生疾病时，这些相应部位或点就会出现前已述及的异常病理反应现象。而当用某种方法刺激这些敏感区（区域或点）时，疾病与痛楚也随之得到缓解或痊愈。刺激这些区域或点的方法，最简便最原始的方法，就是用手去按压、揉搓，或者用脚在凸起形或锥形硬物体上踩踏，以达到治疗目的。

目前，此疗法已在世界各地应用，我国许多医疗单位已在医疗实践中进一步研究和发展了足部穴区疗法。

## 一、注意事项

（一）指针疗法时，以中强刺激手法方法为宜。

（二）施行足部穴区按摩时，术前应修剪指甲，用温热水浸泡双手。患者应清洁双足，修剪趾甲，铺好治疗巾，在穴区内均匀地涂上按摩膏，按摩中术者要注意患者的表情有否异常，对疼痛能否忍受。如虚脱休克等症状发生时，应立即停止按摩，给予急救处理。

（三）足部有外伤、疖疮、脓肿时，应避开患处或停用该足按摩。

（四）各种严重性出血性疾病，如呕血、便血、颅内出血、子宫出血等，不宜采用足部穴区疗法治疗。

（五）妇女月经期和妊娠期、肺结核活动期、急性心肌梗塞病情不稳定者，以及严重肾功能衰竭、心力衰竭、急性或亚急性肝坏死和一些传染性疾病，均不宜做足部穴区针刺按摩疗法。

（六）对于老年人、小儿施行足部穴区按摩时，应注意用力应均匀，不可用力过度，以用指腹施力为宜，因老年人骨骼变脆、关节僵硬，小儿皮薄肉嫩、骨骼柔细易引起损伤。

## 二、应用举例

应用足部反射区疗法抗疲劳，通用的方法是某脏腑疲劳，则选某脏腑反射区作为重点治疗手法应用区，配属其他足部各区进行治疗。对有临床经验的足部反射区抗疲劳医师，则应以脏腑特点选择主要区域和配合区域进行治疗，而不全是通用一种手法进行抗疲劳治疗。按足部反射区治疗病症的机制，通常对各脏腑病症和应激性、运动性及其他各种类型的疲劳综合征的抗疲劳治疗，应按下述原则取主要区域和配属区域及一般区域。

（一）肺疲劳：主区为肺及支气管反射区。配属区为喉及气管、扁桃体、肾上腺等反射区部位。一般区域为结肠各区域。

（二）肝疲劳：主区为肝、胆囊。配属区为脑干及小脑。一般区域为髋关节、膝区射区等部位。

（三）心疲劳：主区为心、大脑反射区。配属区为腹腔神经丛、小肠等反射区。一般区域为胸、膈等反射区部位。

（四）脾疲劳：主区为脾、胰反射区。配属区为胃、十二指肠反射区。一般区域为腹腔神经丛，以及横、降结肠等反射区部位。

（五）肾疲劳：主区为肾、输尿管反射区。配属区为膀胱、生殖腺、前列腺及子宫等反射区部位。一般区域为尿道及阴道等反射区部位。

（六）应激性疲劳：主区为肾上腺、淋巴腺等反射区部位。配属区为腹腔神经丛、生殖腺等反射区部位。一般区域为甲状腺、甲状旁腺、颈椎额窦等反射区部位。

（七）运动性疲劳：主区为脑干及小脑、肾上腺等反射区部位。配属区为颈椎、胸椎、腰椎、骶骨、膝等反射区部位。一般区域为颈项部、胸、肋骨、斜方肌、肩、肘等反射区部位。

## 第九节　刺挑痧类疗法

刺挑痧类疗法是我国传统医学中抗疲劳常用的疗法之一。其通过刺、痧等手段，刺激人体体表皮肤经络、络脉，达到疏通经气、畅通气血，产生抗应激、除劳倦、解痉、消炎、清热，改善脏腑功能，调整人体阴阳升降，达到阴平阳秘、解除疲劳之目的。

刺痧类疗法的共同特点是针、痧类刺激，其适应的脏腑为肺和人体卫气系统，肺主皮毛、主一身之宗气，关系人身体的卫外系统、抗病能力，因此，通过刺痧类疗法治疗，可以提高人体防病抗病解除疲劳之能力。

刺挑痧类疗法，包括单针点刺疗法、叩刺疗法、刺络疗法、挑痧疗法、刮痧疗法、搓痧疗法、揪痧疗法、挤痧疗法、挠痧疗法、放痧疗法和隔痧疗法等。下面将各种刺痧类疗法、抗疲劳用途、各种疗法的操作注意事项介绍如下。

### 一、单针点刺疗法

单针点刺是动用小而锋利之棱针，或短粗毫针及粗铜针等，在人体体表部位、四肢末梢敏感部位及趾指关节等处，如雀嘴啄米样，一下一下地单针点刺，起到刺激皮肤络脉，使经气流畅、气血疏通，产生镇痛、解痉、消炎、泻热等解除疲劳之功效。

（一）适应症

单针点刺疗法，适用于神经系统、淋巴系统、消化系统及眼、耳鼻喉科等一些常见急慢性疲劳病症之治疗。如各种疼痛性、炎症性以及慢性疲劳综合征等疲劳治疗。

（二）操作方法

选好穴位后，常规消毒。医者在施术前，要先用肥皂水洗手，用酒精擦拭。之后，以左手捏起穴位皮肤，右手以持笔势握持针体，对准应刺部位，呈45°角用针尖点刺穴位，做到一点即起，连续点刺，直到刺激完毕。点刺时，针尖刺入深度一般不超过1mm，点刺后应用酒精棉球按压消毒。

（三）应用举例

1. 视觉疲劳：攒竹、太阳、阳白，每次取2个穴位，每个穴位点刺5～10下，每日1次，10次为一个疗程。

2. 面神经麻痹性疲劳：颊车、承浆、四白、太阳、兑端、迎香，每次取3～4个穴位，每个穴位点刺5～10下，每日1次，10次为一个疗程。

3. 肺疲劳：大椎、定喘、百会、太阳，每次取2～3个穴位，每个穴位点刺5～10下，每日1次，病愈术止。

4. 肩胛上背部疼痛综合征性疲劳：1～6肋间，脊突旁开1.5、3.0、6.0寸各为一个穴位点，每次取6～12个穴位点，每个穴点点刺3～5下，每日1次，疼止术停。

5. 心疲劳：1、2、3、5肋间，胸骨正中线旁开1.5、3、4.5寸，各为一个穴位点，每次取6～12个穴位点，每个穴位点点刺3～5下，每日1次，疼止术停。

6. 痹证疼痛性疲劳：①腰骶部疼痛。1～5腰椎，棘突正中线旁开1.5、3寸，各为1个点刺穴位点，每次取6～8个穴位点，每个穴位点刺3～5下，每日1次，疼止术停。②肩关节疼痛。肩髃、肩髎、肩贞，每个穴位点刺5～8下，10天为一个疗程。③腕关节痛。阳溪、阳池、腕骨、大陵，每次取2个穴位，每个穴位点刺5～7次，每日1次，10次为一个疗程。④膝关节痛。梁丘、血海、阴陵泉、阳陵泉、足三里、委中，每次取3个穴位，每个穴位点刺5～10下，每日1次，10天为一个疗程。

（四）注意事项

单针点刺要检查针尖是否锋利，注意消毒被点刺部位防止感染，点刺过后亦应用酒精消毒。医生的双手要严格清洗消毒。

## 二、叩刺疗法

叩刺疗法，是按摩疗法中虚掌叩打与毫针浮刺相结合，声波震荡与浅刺络脉并举之外治疗法。通过叩刺达到散瘀化结、疏经通络、祛风寒止疼痛之抗疲劳目的。

（一）适应症

叩刺疗法之渊源，与《内经》之“半刺”、“毛刺”等刺法关系密切，是一种老法新用、打刺结合的新疗法。据临床观察，此方法对血瘀证所致的阳明、太阳、少阳等，经脉瘀滞疼痛性疲劳的治疗有较好效果。

（二）操作方法

在施行叩刺前，医生先用肥皂洗净双手，再用酒精棉球在准备叩打之部位做好皮肤消毒。之后，医生以右拇、食指中节紧持一毫针，微露针尖，做连续虚掌叩打之动作。叩打中，拇、食指略向桡侧倾斜，使针尖连续不断地在叩打中刺入皮肤浅层。叩刺频率可掌握在每分钟180～240次左右，叩刺2分钟后，休息2～3分钟，再重复叩刺2分钟。叩刺毕，用酒精棉球反复擦拭局部，并用无菌纱布敷盖，按压少许时间。

（三）应用举例

1. 血管神经性头痛性疲劳：于患侧头面颈区，连续叩刺 800～1000 次。

2. 枕大神经炎性疲劳：在风池穴至新设穴之间、颈椎棘突两侧，连续叩刺 500～700 次。

3. 肩胛上背部疲劳综合征性疲劳：于斜方肌走行部位连续叩刺 1000～1200 次。

（四）注意事项

1. 施行叩刺疗法时，医生之右手及患者被叩刺之部位必须严格消毒，叩刺后再行消毒，以防止感染。

2. 叩刺时，拇、食指挟持毫针之力，要隐而紧，使针尖始终保持微刺肤表浅层之尺度，且动作要迅速均匀。

## 三、刺络疗法

刺络疗法，又称络刺、营刺、刺营和刺血疗法。是我国古人类同疾病长期作斗争过程中，所创造出来的一种具有独特形式的治疗方法，亦是我国自有砭石治疗以来，所逐渐形成的一种外治疗法。刺络一词来源于《灵枢·经脉篇》："故刺诸络脉者，必刺其结上甚血者，虽无结，急取之，以泻其邪而出其血。"可见刺络放血疗法由来已久。

刺血疗法的作用机理，目前尚不十分明了。中医学认为，通过刺络泻血，可能有使人体经气通畅、活血祛瘀、扶正祛邪、排毒泻热、消肿除痞、鼓动气机、提携正气等作用。现代医学认为，刺血疗法通过放血，可促进人体的新陈代谢，刺激骨髓的造血机能，使血液循环中的幼红细胞增多，促进神经体液的调节，改善微循环，清除血浆中异常的免疫复合物、毒素及有害物质，从而改变血液成分，提高人体免疫功能，抗疲劳、消除倦怠。

刺血疗法的工具，古时用砭石、石针，冶金术发明后出现了金属的九针工具。其中外铍针、锋针，是用于刺络泻血的。铍者其形如剑，锋利而刃，作用如刀；锋针者三边有刃，即现代临床上所用之三棱针。现代刺血疗法主要用具是三棱针，以三棱针刺破经络穴位，皮肤浅表部或静脉血管放出少量血液，以调解人体气血流畅，经气疏通，从而达到治疗疾病的目的。这也就是古代的"刺血络"和"出血泻热"方法。临床经验证明，刺血疗法确有开窍泻热、止痛、止痒、解毒、消肿、祛风、镇吐和止泻、醒神守志、救逆回阳等作用。

刺血疗法是外治疗法之一，其临床抗疲劳疗效佳，应用范围很广，是提高对症候性疲劳、运动性疲劳、疾病性疲劳、脑疲劳以及慢性疲劳综合征等疲劳治疗效果的重要内容之一。

（一）操作方法

在施行刺血疗法之前，首先用双手拇、食、中、次指，在选好腧穴处做揉、搓、捏、拿、提等动作 1～2 分钟，使局部气血流畅。然后，用 2.5%碘酒消毒，并用 75%酒精脱去碘酒。再以右手拇、中、食指呈执笔势持针，在选好之腧穴部位刺入，手法应用腕力。除缓刺外，动作均应迅速。如配合火罐疗法，应迅速点火置罐，并观察罐内出血量。一般每只火罐内出血量不超过 10ml，不需提前起罐。火罐除后，用止血钳加无菌纱布 1 块，清除其腧穴处积血，并用酒精擦拭。一般放血，如出血滴数已足，刺破部位仍继续出血时，可用酒精棉球指压压迫止血。血止术毕。

（二）常用部位

刺血疗法一般遵照循经取穴原则，在人体四肢、胸、背、腰、腹部以及头面，依据病情辨证取穴。但围刺和丛刺所选穴位有的是腧穴，但大多数取穴为阿是穴或敏感点；挑刺除取体穴、耳针穴位外，还可以对寻求到的敏感点、反应物进行挑刺。

散刺、顺刺、逆刺都是遵循循经针刺原则的，但后两者的循经，是循经络血脉走行而取穴用穴的。

（三）疗程及放血量

刺血疗法一般为每日或隔日施术1次，七次为一个疗程，每次放血量轻症为3～5ml，或更少些；重症患者每次放血可达20～50ml，或更多一点儿。如丹毒、跌打损伤、精神分裂症等。体虚者可酌情减少放血量。

（四）适应症

刺血疗法可用于慢性疲劳综合征、运动性疲劳、应激性疲劳，也可用于外感高热及实热证，中暑、中风、高热昏迷、食物中毒、高热惊风、头痛、目赤肿痛、咽喉肿疼、风寒腰痛、腰扭伤、丹毒、疖肿、痈病、麦粒肿、各种皮肤病、肢端麻木等等病症所致的症候性、疾病性疲劳。

（五）应用举例

1. 急性疲劳：双拇指、中指末端甲尖桡侧近指甲一分许，三棱针速刺；或水分、阴交左右肓俞4穴，三棱针速刺出血，置火罐5～10分钟。

2. 慢性疲劳综合征：大椎、命门、足三里、三阴交，点刺。或百会、太阳，三棱针点刺。

3. 高热疲劳：可选用少商、大椎、十宣等穴位，速刺；或用尺泽、委中穴缓刺。

4. 中暑疲劳：用人中、十宣穴，速刺或用委中穴缓刺。

5. 疲劳性肢端麻木：十宣穴、手十二井穴，速刺。

6. 淋巴管炎性劳倦：沿红线寸寸挑刺，发烧者速刺委中、尺泽、大椎。

7. 各种疼痛病症引起的疲劳倦怠

（1）肋间神经痛：䐃交、期门，速刺。

（2）皮肤痛：耳背上端小静脉用三棱针挑刺放血，并可敷适量干面碱面，包扎。

（3）胃痛：足三里、膏肓、太冲、中脘、点刺。

（4）腰痛：委中、腰阳关，速刺。

（5）胸痛：心俞、膻中，点刺。

（6）腹痛：足三里、厉兑、下脘、天枢，点刺。

8. 各种炎性病症所致的疲劳倦怠

（1）丹毒：病变周围围刺，血海、尺泽、委中、合谷缓刺。

（2）急性结膜炎：太阳、耳尖，速针。

（3）急性角膜炎：攒竹、上星，点刺。

（4）痈疖：委中、大椎、尺泽，速刺。

（5）麦粒肿：患侧耳尖、肝俞附近反应点，或大椎速刺或挑刺。

9. 心肾胞宫性病症所致的疲劳倦怠

（1）眩晕：百会、太阳、商丘、太冲，点刺。

（2）不寐：神门、行间、窍阴、百会，点刺。

（3）阳痿：肾俞、复溜、三阴交、命门、点刺。

（4）月经不调：三阴交、太冲、行间、肝俞，点刺。

（5）痛经：太冲、大敦、行间、三阴交，点刺。

（6）带下：至阴、三阴交，点刺。

（八）禁忌及注意事项

1. 过饥、过饱、酒醉、血友病、血小板减少性紫癜、孕妇、产后大出血、急性烈性传染病、严重的心肾肝功能衰竭，均应禁用刺络疗法。贫血、体弱、低血压、静脉曲张部位都应慎用。

2. 在操针刺入腧穴时，不可用力过猛，刺入太深，防止创口过大、出血过多。消毒要严格。刺络放血后，要用无菌棉球拭去血迹，稍加压迫，防止感染。

## 四、挑痧疗法

挑痧疗法，是在人体的腧穴、敏感点，或一定区域内，用小号三棱针挑破皮肤、皮下组织，挑出部分韧带、筋膜或肌肉纤维组织，达到刺激皮肤经络，使经气通畅、瘀滞排除，改善脏腑器官组织营养，缓解或祛除疲劳之目的。

（一）挑痧疗法的种类

挑痧疗法的种类有挑积法、挑羊毛疔法、拿猴法、截根法，以及选点挑治和腧穴、区域挑治法等等。

（二）适应症

挑痧疗法多用于急性疲劳病症和慢性久治不愈之疲劳病症。如因急性胃肠炎、食物中毒所致的循环与微循环障碍，中暑、脱厥所致的急性疲劳症候，慢性脾、肾功能障碍性病症所致的疲劳及应激性疲劳等。

（三）操作方法

（1）挑积疗法：将三棱针消毒后，于患儿两手四缝穴处，用碘酒、酒精消毒，用三棱针在每个穴位上轻揉点按。见有血液溢出，即用无菌干棉球将挑刺点按住，并轻轻揉压，并将溢出之黄水拭去。术毕，为防止感染，令患儿暂不要洗手。本法主要用于治疗小儿食积，消化不良，如纳差食减、腹胀便臭、毛发枯焦、五心烦热、发烧、目暗唇焦、涕哭无泪等症候性疲劳。

（2）拿猴疗法：用左手中指尖在前后胸肋间隙快速叩击，指点处点之则起包。随着指点，肋间隙组织不断隆起、隐下，即点到哪里，哪里跃起。其活跃似猴，故有拿猴、挑猴、挑候痧等俗名。

在肋间和医者左手中指均做彻底消毒处理基础上，右手持无菌三棱针，在跳起之小包处，用针尖快速点跳，小包随挑随消，患者之头晕、恶心呕吐、四肢无力、腹痛腹泻、中暑等急性疲劳症候，亦随之消失。

（3）挑羊毛疔疗法：于胸骨剑突处，相当于中庭与鸠尾之间，以及背后正中，相当于筋缩穴附近及其周围，发现有红点如疹子者，或用火柴头点之有凹陷者，即是挑羊毛疔指征。于两处常规消毒，并用已消毒的三棱针，对准有红点或火柴头压陷地方，用针尖点挑，挑出黄白色类似羊毛一类东西。挑出数条后，即在针挑之处，用酒精棉球按住，以防感染。羊毛疔症可挑肝火上炎，也可用于食物中毒、克山病等病症的急性疲劳救治。

（4）暴发火眼疗法：于颈后第七颈椎的上下左右各一寸处，有小细锥形三棱针向第七颈椎方向斜刺，以浅刺为佳，至大椎附近时针尖应达浅筋膜。将针柄转动卷抽出黄白色纤维，并拨断数根，四处依次做完，用无菌棉球压迫包扎。

（5）截根疗法：取大椎下四横指处，在此处上下左右 1cm 范围，寻找反应点或敏感点。常规消毒后，用小号三棱针点刺入皮下至浅筋膜层，挑出黄白色纤维数根，酒精棉球压迫止血，防止感染。每次选病例区域内 2 点挑治。本法适用于慢性病症所致的疾病性疲劳症候。

2. 注意事项

（1）挑治后一般 3～5 天内禁止洗澡，以防感染。

（2）挑治中若患者出现头昏、面色苍白、出冷汗等反应，应停止操作，使患者平卧，对症处理。

（3）孕妇禁挑，以免引起流产。

## 五、痧疗法

痧疗法也称刮痧疗法，或称挤痧、揪痧疗法。痧疗法是指应用光滑的硬物器具或用手指、金属针具在人体体表某处，反复进行刮、挤、揪、捏、刺等物理刺激，造成皮肤表面瘀血斑、瘀血点或点状出血，从而达到刺激体表络脉、改善人体气血流通状态，疏通腠理，排泻瘀毒，扶正祛邪，退热解凉，开窍益神，提高人体免疫能力而达到治疗疲劳病证之功效。

痧疗法包括直接痧法和间接痧法两种。直接痧法是通过用物或用手直接在皮肤上行刮、挤、揪、捏、刺、挑等方法，使之局部产生瘀血、瘀斑、瘀点和痧痕。间接痧法是指用某些物品将准备做痧法的部位局部保护起来，在保护物上做刮痧动作，从而达到与直接痧法有相似的作用。

痧疗法起源甚早，主要流行于民间，每当痧症袭人，人们就以手或物捏刮皮肤，以疗暑湿痧疾。据文献记载，其产生晚于针灸和推拿疗法。至我国元明时期，我国古医籍中已多有记载，如郭志邃的《痧胀玉衡》、吴尚先的《理瀹骈文》等，对痧疗法的操作及疗病范围均有论述。该疗法方法简单实用，在治疗范围和临床效果上，虽然不能与我国的针灸方法、按摩疗法相媲美，但确实是民间临床治疗疾病的一种行之有效的方法，流传甚广，有很大生命力，在人民群众中享有很高威望，深受患者欢迎。

在抗疲劳治疗过程中，痧疗法的适应症是有一定范围的。其治疗范围主要常见于急性疲劳、劳倦、过劳等引起的心、肾、脑、脾、胃等脏腑病症所致的神志障碍，呼吸循环功能障碍所产生的恶心、呕吐、头晕、神志模糊、腹痛、腹泻、四肢厥冷、四肢挛紧等都可使用，亦可用于中暑、日射病和各种中毒性疾病头晕、神志模糊的紧急救治。

痧疗法中以刮痧范围最广，刮痧部位有人体的喉头至胸骨柄上气管两侧、两侧胸锁乳突肌前后缘处、颈椎两侧、胸骨肋间隙和胸骨前方、背阔肌缘及肋间隙、两肘窝、两腘窝、两足内外踝、肋弓下区及肩胛区。

挑痧疗法多在相应穴区内进行。一般在上腹腰背部等穴位处。

揪痧适用于喉头及颈椎及骨粗隆部，挤痧适用于前额部太阳穴处，捏痧适用于颈前气管两侧及胸前部位，挠痧适用于前胸肋间隙，针痧适用于肘窝、腘窝部位。

针痧疗法时，不要在一处血管反复重复点刺，应呈“豹纹状”，使刺点散在，放出血液，一般不超过5ml为好。注意皮肤消毒，防止感染。有皮肤感染及疖疮部位禁行痧疗法。在施用各种痧疗法前，被痧部位均用温热60°白酒做局部擦浴。擦浴可用手掌沾酒擦拭，一般应擦至皮肤潮红后，再施行痧疗各种手法。

## 第十节 揉捏振压疗法

人累了，揉揉、捏捏、拍拍、打打，均可解除一些腰背、四肢的疲劳感。因此，揉、振、捏、压疗法，既是我国传统医学中最原始、最古老的抗疲劳方法，亦是医师和普通人群均易掌握的且行之有效的方法。

在我国传统医学外治疗法中，揉、捏、振、压疗法常包括：揉动疗法、抓顶疗法、捏脊疗法、振击疗法、拍打疗法和指针疗法。这些方法均可用于各种类型疲劳病症所产生的疲劳症候。揉、捏、振、压疗法虽然不能根除疲劳之病因，但对于缓解疲劳症候、减轻疲劳程度是有益的。如能长期坚持使用上述方法，疲劳危害自然会随之减少。

### 一、揉动疗法

揉动疗法是在皮肤表面，使手进行轻微地按揉，并配合某些药物进行治疗疾病的一种方法。

(一) 适应症

揉动疗法可用于治疗因运动性疲劳和疾病性疲劳所引起的腰背、四肢关节、肌肉疼痛等。

(二) 操作方法

将所用药物捣汁、煎汤，或成药膏状，用棉球纱布或新毛巾蘸药物之汤汁或药膏，在患处或穴位上进行揉动。用力要适度，不要擦动。

(三) 应用举例

1. 运动性关节肌肉疲劳：取鲜姜、大葱各50g，生青萝卜100g，冲洗干净，放入石臼中，兑凉开水适量，捣烂取汁，用棉球蘸汁在疼痛区域处揉动20分钟，每日2～3次。

2. 痹证引起的关节、肌肉、筋骨疼痛性疲劳：取鹅不食草50g，七叶一枝花50g，均为鲜品，冲洗干净，放入石臼，兑凉开水适量，捣取汁液。以毛巾蘸之，揉动患处20～30分钟，每日2次。

亦可取大黄、泽兰各50g，黄柏25g，以砂锅煎汤后加入薄荷25g。以纱布蘸之在患处，揉动20～30分钟，每日2～3次。

(四) 注意事项

1. 施行揉动疗法时手法易轻揉且勿过重，所用药物应合理。

2. 皮肤破损及疖疮部位勿用此疗法。

### 二、抓顶疗法

抓顶疗法，是医生用双手10个指尖在患者头顶部位，以快速的抓拍动作，使头皮血液循环增加，经气流畅，以达到消除或缓解头部疲劳及疼痛症状，从而达到治疗目的。抓顶疗法是非药物疗法之一，一般均配合其他疗法同时进行。

（一）适应症

抓顶疗法主要用于治疗因风寒湿痹所致的头部疼痛疲劳性症候。

（二）操作方法

医生用热水将手洗净，令患者端坐。医生以双手指尖在患者头顶部位相当于前顶、百会、承光、正营、通天、络却、承灵、后顶等穴位处，以每秒4～6下的快速动作交替抓拍。行抓拍之动作要用力均匀，一次抓拍3～5分钟为宜。每日1～2次，10次为一个疗程。

（三）注意事项

小儿囟门未闭及头顶部有疮疖、皮肤病患者，禁用此方法。

## 三、振击疗法

振击疗法系采用按摩、整骨等手术之长，在临床中逐渐形成的一种以木棒振动和敲打腧穴和痛点，治疗疲劳症状的外治疗法。

该方法由医生一手持振击棒，另一手将形状各异的棒头，对准置于应击之部位，用振击棒敲打其顶端，再加以轻重缓急、补虚泻实的手法，使之通过震荡皮肤经络，达到疏通气血经络，传音慰神，舒筋散结，除积祛瘀，调和营卫，祛除疲劳之作用。

（一）适应症

振击疗法适用于运动性疲劳及因疾病、风寒痹证引起的各种疼痛性疲劳。如肩臂痛、腰背痛、腰骶部疼痛、关节痛及腱鞘囊肿、肋痛、胃脘痛、头痛等等。

（二）操作方法

根据病情，患者可卧位或坐位，医生右手持振击棒，左手拿被振击棒，并将其按置于被震击部位的腧穴或痛点上。根据治疗需要而用不同手法、各种重度振击敲打被振击棒，使患者有不同力度、不同速率、不同感觉之震荡感。敲打力度、频率与敲打持续时间，应因病因人而异。因振击之轻重、快慢、连续和间歇等手法不同，患者可产生不同的感觉。一般常见的有沉胀感、沉麻重感、触电感和酸沉感。

（三）应用举例

1. 运动性疲劳：以鸭嘴头棒沿背腰部督脉、膀胱经各腧穴及四肢阳经循行部位，用重击、缓击、持续击手法，每点振击1分钟。

2. 痹证性疼痛性疲劳：肩关节痛，以鸭嘴头棒，置于疼痛之肩关节缝隙中，用重击、缓击、持续击等手法，每次振击1～2分钟；用豆形头棒分别顺序置于肩髃、肩髎、肩贞、臑俞等穴位，同上述手法，每穴振击1～2分钟。外伤性腰部疼痛，用豆形头棒置于腰部疼点（阿是穴）、腰眼、关元俞、秩边。以鸭嘴头棒，置于腰1～3夹脊穴，用重击、速击、持续击手法，每个穴位振击1～2分钟。腰骶部疼痛，以鸭嘴头棒分别置按于腰1～5之夹脊穴。以豆形头棒置于关元俞、膀胱俞，白环俞穴处。用重击、速击、连续击手法，每个穴位处振击1～2分钟。

3. 肝阳上亢性头部晕痛疲劳：以钱形头棒置于百会、印堂穴、太阳穴、风池穴、涌泉穴，用重击、缓击、连续击之振击手法，每个穴位振击1～2分钟。

4. 疲劳性腓肠肌痉挛：用长振击棒直接振击小腿腓肠肌，以重击、速击持续手法，振击5～10分钟。

5. 心、肝二脏疲劳：以钱形头棒置于百会穴、心俞穴，豆形棒置于足三里，用轻击、缓击、持续击、间歇击交替手法，每个穴位振击2～3分钟。

（四）注意事项

1. 扶持被击棒之手按压穴位上之力量应轻重适宜，勿用力过重，并提防患者肢体随意活动。被击棒头切勿按之不动，以免损伤皮肤及筋骨。

2. 振击时要用腕力，振击棒要对准被击棒顶端中心敲击，防止偏斜，造成皮肤损伤。重击时按棒之手要轻按。相反，轻击时则需将被击棒重按在穴位上。

3. 有疮疖、皮肤病及外伤破损处，忌用振击疗法。

4. 小儿、孕妇要酌情慎用。

5. 注意保暖，如有皮肤破损，应严格消毒用无菌敷料包扎。

## 四、拍打疗法

拍打疗法是医者用手拍打患者局部肌肉疼痛处（局部涂以姜、酒等活血通络溶液），起到活血化瘀、通络止痛抗疲劳之目的。

（一）适应症

适用于运动性疲劳和风寒痹证引起的症候性疲劳。

（二）操作方法

拍打疗法主要用医生之手，配合用物有干姜、60°白酒、荆芥、苍术、艾叶及小面盆、电炉、毛巾等。根据需要将干姜、荆芥、苍术等放在面盆内用水煮沸。拍打前，医生先用温热水洗净双手，将患者被拍打部位暴露出来后，徒手或蘸姜、酒等溶液，在患部轻轻拍打，至局部皮肤潮红为止。拍打完毕后，用热毛巾擦拭患部。

（三）应用举例

1. 运动性疲劳：用60°白酒浸泡荆芥、干姜、红花、白芷、苍术各50g，加水600ml煎至400ml，在胸背腰骶部涂液，并趁热拍打，以腧穴处皮肤红润为止，每日一次，10次为一个疗程。

2. 风湿性腰背部疼痛性疲劳：用荆芥、苍术、艾叶各50g，用小面盆煎至300ml。将腰背部蘸其液，每处趁热拍打300～500下，见皮肤红润为止。每日1次，10次为一个疗程。

3. 感受风寒、全身关节酸痛性疲劳：干姜5g、荆芥50g，小盆煎水至300ml。用手蘸煎液在患者大椎穴、胸腰椎棘突、两腿腘窝处及小腿肚子拍打，每处拍打30～50下，至皮肤潮红为止。

4. 急性疲劳痧证初起：60°白酒250g加热，以手蘸酒，在大椎穴两侧，上下肢血管走行部，拍打至出现痧痕为止，4～6小时再拍打1次。

（四）注意事项

1. 施行拍打疗法时，手法要轻巧，靠手腕之弹力轻柔拍打皮肤，忌以手抽打皮肤。

2. 拍打时，注意室温及保暖，防止受凉。

## 五、条打疗法

条打疗法，是用新鲜柳条、桑条枝编成条把，在患者上肢或下肢肌肉萎缩的地方，进行有节奏地敲打，达到刺激肌肤、改善血液循环、缓解疲劳之目的。

（一）适应症

本方法适用于各种痿证、痹证引起的肌肉萎缩性症候性疲劳等。

（二）操作方法

令患者躺在床上，将患部置于上方，先抹白酒，再抹生姜汁。然后，医生双手各拿条把缠绳之一头，在患者肌肉萎缩部位，以每秒4～6下的速度，进行有节奏地敲打，一般一个肢体敲打10分钟左右。敲打的原则是先敲打上肢、后敲打下肢，如果仅是上肢或下肢一处肌肉萎缩，应先敲打周围，再打局部。一次操作完毕后，休息片刻，再敲打10分钟。一般每日1～2次，10次为一个疗程。

（三）注意事项

1. 行条打疗法时一定要注意保持室内温暖，并注意将非治疗部位盖好，防止受凉。

2. 条打时条把不易抬得过高，应在30～40公分高为宜，以腕力轻重、协调、均匀地打至皮肤潮红、表浅毛细血管明显充血为好。

## 六、捏脊疗法

捏脊疗法，又称按脊、拈脊、点脊、拿脊捏肌疗法。是用手指沿脊柱两侧由下至上捏起皮肤，并配合点压动作，起到刺激皮肤经络、调脏腑、气血功能之作用。

（一）适应症

捏脊疗法对脾、肾、心等脏腑症候性疲劳及运动性疲劳等有较好疗效，特别是对小儿伤食、伤乳、食积、腹胀、消化不良、疳积、营养缺乏，以及成人慢性疲劳综合征、神疲健忘、失眠多梦、头痛头晕等，都有比较好的疗效。

（二）操作方法

1. 捏点手法：拇、食指指腹相对捏拢皮肤，同时两指指尖用力点压腧穴，如此重复上述动作向前移动，沿脊柱两侧从骶尾部白环俞到大椎平面，每秒2～3次为宜。本法刺激较轻。

2. 提捏手法：两手食指中节背横抵于皮肤上，拇指指腹与食指中节指侧合力，将皮肤捏拿提起，在微放松提起之皮肤时，将两手拇指尖向下用力点压。如此，重复连续向前移动，保持每秒3～4次均匀动作，从骶尾部白环俞起至颈椎平面止。本法刺激量较捏点法大。

（三）临床应用

1. 小儿症候性疲劳：自骶尾部白环俞起到颈椎平面，先用捏点法在脊柱两侧捏点3次，再用提捏法轻柔地提捏4次，最后从大椎到尾骨，沿脊柱棘突从上至下，用中、食二指抹压2～3遍。每日1次，10次为一个疗程。

2. 成人慢性疲劳综合征：于晚睡前用提捏手法，从白环俞到风池穴，自下向上循复5～7遍，并在心俞、肺俞、膈俞等腧穴处用重力点压手法。每日1次，10次为一个疗程。

（四）注意事项

1. 捏脊前要向患者交代捏脊时产生之疼痛，以求得配合。小儿要有1～2人协助扶持。

2. 脊柱两侧有疮疖、外伤、皮肤病，忌做捏脊治疗。

3. 体弱者只做捏点，不做提捏动作。

4. 饭后不做捏脊治疗。

5. 注意保持室内温度，防止患者受凉。

## 七、指针疗法

指针疗法，是指医者用拇指尖代替毫针，在人体的一定穴位及阿是穴部位，运用点压揉手法，达到疏通经气、祛瘀止痛、除疲抗劳之作用。

（一）适应症

指针疗法主要用于治疗各种疲劳性疼痛性疾病。如劳累所致肩胛上背部疼痛、腰骶风湿痛、肩关节周围炎、血管性头痛、神经性头痛。还可用于治疗因休克、癔病、癫痫等原因造成的患者意识障碍等病症所致的急性疲劳症候。

（二）操作要点

1. 指针取得疗效的关键，一是穴位取得准确，二是医者之手拇指要有力量，起到指针之作用。医者要做到点指如针，必须把自己的指、腕练得灵活有力，能准确掌握自己指力的轻、中、重三个等级力量。轻刺激适用于治疗失眠症，中等刺激多用于一般疼痛性疾病，而重刺激则多用于急救。

2. 在行指针时，医者应以右手轻握拳式，拇指紧靠食指，拇指尖压在食指第一、二指节关节处，指尖突出食指二、三指关节处约 1cm，拇指指入患者穴位后，腕稍背屈，屏住呼吸，用身体全部力量由胸传肩、由肩传肘、由肘传腕、由腕传指，缓缓力出于指尖，向腧穴深处点压或上下左右揉动。每个穴位指针时间不能少于 30 秒，长者可达 1～2 分钟，中间医者缓缓吐纳，使力连续不断传至指尖，以保证其指力均匀、作用持久，腧穴经气沉沉而至、缓缓而传。

（三）常用部位

指针由于受医者力度和指尖长度限制，其作用最好的部位是人体少肌肉、多筋骨之四肢、头、面、颈、胸、背等部位。如十指指甲根部、手心手背、手腕部，足心足背、足趾甲根内侧、踝关节上下方，面部两太阳部、两眉头、眉梢、印堂部及前额、发际上下部、头顶百会周围、颈椎两侧，胸背部正中线旁开 1.5 寸处，两膝关节内外部等等。

（四）应用举例

1. 外感疲劳：咳嗽、肺俞、风门、大杼、列缺、膻中。

2. 咳痰困难：膻中、肺俞、天突。

3. 疲劳性头痛

（1）前额痛：太阳、阳白、攒竹、印堂。

（2）侧偏头痛：头维、太阳、合谷、完骨、风池。

（3）头顶痛：百会、前顶、后顶、五处、络却、风池。

（4）全头痛：角孙、列缺、申脉、丝竹空、昆仑。

（5）瘀血性头痛：风池、金门、太冲、足临泣、阿是穴。

4. 疲劳中暑：人中、昆仑、涌泉。

5. 疲劳晕厥：十宣、太冲、太溪。

6. 小儿惊风性疲劳：大椎、人中、风池、足三里。

7. 心肾疲劳：人中、十宣、颊车、合谷。

8. 脾胃疲劳：足三里、公孙、三阴交、内关、合谷、申脉、安眠$_2$、照海、肝俞、胃俞、公孙、脾俞。

9. 心肝脾胃等脏腑疲劳：章门、太冲、肝俞、膈俞。

10. 疲劳性肩胛上背部疼痛：秉风、天宗、曲垣、风门、厥阴俞、心俞、肩中俞。

11. 腰肌劳损：肾俞、白环俞、腰眼、承山、委中、昆仑。

12. 颈椎性疲劳：风池、天柱、新设、大椎、大杼。

（五）注意事项

1. 平时必须要苦练腕力和指力，方能使用指有力，达到治疗目的。

2. 施指针医生，在施术前必须先剪修指甲，指甲过长，则容易划破患者皮肤，并要注意医者两手的消毒。一个患者操作完，应重新洗手消毒，方可为他人治疗。

3. 天气寒冷时，要将两手浸泡在热水中，待两手温暖后，拭干消毒好再行操作。

4. 腹部穴位忌用指尖力点，脊柱横突部位亦不应用力点压，皮肤病不宜用指针。

5. 指针时，要患者注意防风，防寒，防止感冒。

## 第十一节　热浸敷布类疗法

人体某一部位因劳累或运动过量而产生疲劳症候，用热水敷布或浸泡即感到舒适，达到活血通络、舒筋和脉、除痹祛寒、除瘀滞等功效，使疲劳解除，是民间抗疲劳常用方法。

热浸敷布类疗法包括：溻渍疗法、熏蒸疗法、重洗疗法、热罨疗法、热敷疗法、熨治疗法等。

### 一、溻渍疗法

溻渍疗法是通过汤液热敷患部的机械和物理作用，使血管扩张，促进局部和周围血液及淋巴循环，起到疏通络脉、调节气血、促进经络活动，从而发挥抗疲劳作用的一种方法。所用的药液，亦主要对皮肤局部发挥刺激经脉作用，只有很少是用药理特性来达到治疗疾病的。

（一）适应症

溻渍疗法主要用于治疗急性肢体筋肉疲劳。

（二）操作方法

根据不同病症将组合好的溻渍药方加入水煎煮 30 分钟，去渣留汁液，待凉后用纱布 4～6 层置于药汁中浸透，以不滴为度，敷于患处，待干再滴撒入药汁，如此每次溻渍 3～4 小时，如单位药液方法亦同上。

（三）应用举例

1. 风寒湿痹证性关节酸痛性疲劳：苍术 100g，艾叶 100g，生姜 50g，羌活 100g，葱白 200g，加水 1000ml 煮沸，溻渍患处 10～15 分钟，每日 1 次，10 日为一个疗程。

2. 运动性外伤性筋肌疲劳：鲜大蓟 150g、栀子皮 150g、红花 100g、黄酒 500g，将前三味植物药加适量水煮沸，再兑入黄酒，用消毒巾布蘸药液溻渍患处 10～15 分钟，每日 1 次。

（四）注意事项

注意水液温度适宜，温度低则效果不佳，溶液温度过高易发生烫伤，以45℃～60℃为好。

## 二、熏蒸疗法

熏蒸疗法，是将某些有治疗作用的溶液加热，使之产生蒸气，利用蒸发之气体熏蒸患者的全身或某一局部，或用某些具有挥发性液体所熏发出的分子，起到活血化瘀、疏通络脉、祛风除痹、消除疲劳之功用，来熏治和预防某些疲劳性疾病的一种外治疗法。

（一）适应症

熏蒸疗法主要用于治疗四肢手足运动性、外伤性、痹痛性疲劳病证。

（二）操作方法

将药加水2000～3000ml，用火炉或电炉加热煮沸，产生蒸气，利用蒸气熏蒸患处，每日1～2次。熏蒸时注意用布巾遮围患处，以减慢蒸气外泄。

（三）应用举例

1. 风湿痹证关节酸痛性疲劳：威灵仙100g，秦艽100g，防风100g，苍术100g，放在一个大搪瓷盆内，加水适量煮沸，趁热气上腾时在盆上放一小凳。患者坐凳上，用布围住全身熏蒸，仅露头面。每日1次，10次为一个疗程。

2. 应激性疲劳：刘寄奴、透骨草、防风、威灵仙、白鲜皮、苍术各15g，煎水，趁热熏蒸患部，1日1次，连用3～5次。

3. 运动性肢体疲劳：透骨草50g，威灵仙50g，陈醋1000g，兑水适量，放在搪瓷盆中煮沸。将受伤手足放在离水面12cm处熏蒸，上方罩以毛巾被，不使热气外泄。一日熏蒸1次，连熏3～5次。

4. 感染性疲劳

（1）流行性感冒，陈醋1000g，兑水1000g，置入大砂锅煮沸。患者坐在砂锅近旁，关闭门窗，接受蒸雾治疗。

（2）急性上颌窦炎：柴胡15g，白芷15g，双花15g，公英15g，辛夷15g，防风15g，黄芩15g，加入适量水，放在电炉上煮沸。面部距离水面25～30cm，头上盖毛巾被，不使蒸气外泄，每次熏洗10分钟，一日1次。

（四）注意事项

施行熏蒸疗法时，应时时注意防止烫伤，故各种用具易牢固稳妥，热源应当合理，药水不应接触皮肤。应用熏蒸床时，要注意汗出过多，防止站立时虚脱跌倒。小儿及智能低下、年老体弱者不宜用本疗法。熏蒸浴具要注意消毒。

## 三、熏洗疗法

熏洗疗法是我国传统医学外治疗法中最常用的疗法之一。该疗法是将药物煎汤开沸后，利用药液所蒸发的药气熏洗患部，待药液稍温后，再洗涤患部的一种外治治疗。由于药与热共同作用于人体患部，可使人体络脉流畅，腠理疏通，营卫御强，从而达到活血化瘀，祛腐生新，消除血肿、水肿，祛除病邪，消除疲劳之目的。

（一）适应症

熏洗疗法主要用于治疗体表运动损伤及风湿痹痛性疲劳病证。

（二）操作方法

熏洗疗法应根据所要熏洗的部位，制定好中药配方，经煎煮后倒入器皿中，将患部置于器皿之上，外罩布单，将患部与器皿遮盖严密，进行熏蒸。待药液不烫时，以纱布蘸药液洗涤患部，边熏边洗。熏洗特殊部位，如眼、口、鼻等，应使用较小器皿，所用洗涤物应使消毒纱布或消毒棉花为宜。

（三）应用举例

熏洗疗法可用于治疗风寒痹痛、运动损伤等多种疲劳病证，抗疲劳范围较广。

1. 肩颈上背过劳性疲劳：取透骨草 50g，红花 50g，桑皮 50g，独活 50g，防己 50g，威灵仙 50g，鸡血藤 50g，海桐皮 50g，炙川乌 50g，桂皮 50g。加水 2000ml，倒入瓷盆内，将患部置于其上煎沸后再煎 10 分钟。上盖布单先熏后洗，每日 2 次，每次 30～60 分钟，也可用较大浴盆，药液温度适宜后，可将背颈部置于盆内泡洗更佳。

2. 手足气血瘀滞性疲劳：取冻茄枝 200g，辣椒枝 200g，威灵仙 200g，白芷 200g，加水 2000ml 煮沸后，将手足置于其上，先熏后泡洗，每日 1～2 次，每次熏洗 30～60 分钟。

3. 炎性疲劳：取防风 50g，红花 50g，苦参 50g，野菊花 50g，地丁 50g，黄芩 50g，蛇床子 50g，连翘 50g，水煎沸，熏洗患部，每日 1～2 次。

4. 肝火上炎性眼疲劳：取桑枝 30g，野菊花 30g，木贼草 30g，薄荷 30g，石决明 30g，双花 30g，黄芩 30g，青葙子 30g，水煎沸后，先熏后洗患眼，每日 2～3 次。

（四）注意事项

熏洗疗法要注意体部与盛药液器皿的距离，洗涤时药液温度以不烫手为适宜，严防烫伤。妇女月经期及妊娠期会阴部不应用熏洗疗法。熏洗药禁止内服。

## 四、热罨疗法

热罨疗法是加热之药物或具有治疗价值的植物等，用锅炒、蒸、煮等方法，加热到适当温度（一般为 60℃～70℃）后，用药袋装好。患部加垫物或不加垫物，趁热置于包罨于患部，以达到抗疲劳治疗疾病之目的。

（一）适应症

热罨疗法主要用于治疗过劳性、风寒湿痹性等多种原因引起的痹痛血瘀、劳损等疲劳病证。

（二）操作方法

将药物等用酒或醋炒热，装于布袋内，测定温度合适后，将药布袋裹于或盖于患部，药袋下可置薄毛巾或纱布垫，亦可不置。之后，用棉垫将药包裹严密，防止泻热，每次热罨时间为 20～30 分钟，每日一次。

（三）应用举例

1. 风寒痹证所致的关节酸痛性疲劳：取麸子 2kg、透骨草 100g、附子粉 100g、酒川芎 100g、羌活 100g、红花 100g，用锅炒热倒醋拌好，装入布袋内，测温为 50℃～60℃，包于关节部位，外裹好棉垫，20～30 分钟祛除药袋，每日一次，10 次为一个疗程。

2. 腰部劳损性慢性疲劳：取青盐 2kg，放在铁锅里用急火爆炒后，趁热将青盐装入布袋内，温度为 50℃～60℃，将药袋置于腰骶部，外盖棉垫，20～30 分钟去掉药袋，每日一次，10 次为一个疗程。

3. 下肢深静脉炎所致的疲劳：酒糟 5kg，川芎 300g，加酒、醋、水，急火蒸煮（温度在 50℃～60℃为宜）后，罨于患肢静脉走行部位，每次包罨 30 分钟，每日一次，10 次为一个疗程。

4. 肾、脾症候性疲劳：取透骨草 100g、香附 500g、草乌 50g、独活 50g、海桐皮 50g、红花 100g、青盐 500g、葱白 50g、陈醋 500ml。先将青盐炒爆，后将上述药物末均匀拌入，加入适量酒和醋炒热装入布袋（温度为 50℃～60℃）置于腰骶部，外包裹棉垫保温，热罨 20～30 分钟，每日一次，10 次为一疗程。

（四）注意事项

应用热罨疗法时要时刻注意防止烫伤，包罨时可在患部皮肤垫上毛巾。应用热罨疗法前，必须对热罨物用测温计测温，温度在 50℃～60℃为宜，最高不得超过 70℃。包罨后患者如感到患部有灼痛，应及时检查患部有无烫伤，并复测罨物温度，如温度过高，待温度适宜后再包罨。包罨时所用药物，应尽量选择能刺激人体经络气血渗透性较强的药物或经验用药为宜，以提高临床效果。

## 五、热敷疗法

热敷疗法，是我国传统医学外治抗疲劳疗法中最常用的方法之一。其应用热物敷于患部，通过热的物理作用，使患部微血管扩张，血流增速，痉挛之肌肉松弛，风寒之邪外泻，组织肿胀消退，达到消炎、止痛、解痉之抗疲劳作用。

（一）适应症

热敷疗法主要用于治疗各种运动性、痹痛性等肢体及内脏症候性疲劳。

（二）操作方法

热敷一般多采用热水袋法，取 60℃～70℃热水灌于热水袋内，排出空气后，外包毛巾一条，置于治疗部位。热敷时间可长可短，热敷最简捷的方法是将毛巾浸于热水中，捞出除去多余水分后，敷于患处。也可用醋、盐热敷法，取清盐 500g，置于铁锅内急火爆炒后，倒入米醋半碗，拌匀后趁热倒入布内置于患部，至盐醋凉为止。

（三）应用举例

1. 脾胃虚寒性疲劳：热水袋置于胃脘部，持续热敷 1～2 小时。或用青盐 500g，铁锅急火炒加米醋半碗，拌匀再炒，趁热用布包好敷于脐部，盐凉法止。

2. 运动性肢体疲劳：用湿热毛巾法或用青盐 500g、薏米 500g，铁锅急火炒加米醋一碗，拌匀再炒，趁热用布包好敷于四肢疼痛部位。

3. 胞宫虚寒性疲劳：用热水袋敷于小腹正中部位，持续热敷 1～2 小时。

（四）注意事项

应用本疗法首先应防止烫伤，用热水袋或盐醋法热敷，水温及盐温以 60℃～70℃为宜。初置患部时，皮肤表面应垫以毛巾，并嘱患者如出现皮肤灼痛，应及时移开热敷物。本疗法禁用于急性高热患者和意识障碍者。

## 六、熨治疗法

熨法系利用能吸收和逐渐释放热力的物体或将某些药物加热后，趁热置于人体某部位并往复移动，通过热和药物的作用，刺激人体体表之络脉，达到疏通气血、化瘀散结、消肿止痛、祛除疲劳之目的。

（一）适应症

熨治疗法主要用于急性疼痛性疲劳及运动性疲劳等病症。

（二）操作方法

1. 熨斗熨法：将麸子制成用醋、酒等炒热装于布袋内，置于患部展平，取熨斗（300～500 瓦）于布袋上方反复推熨，其热度以患者能忍受为度，每次熨治 10～30 分钟。病愈法止。

2. 红砖熨法：将红砖烧热，将中药末装于布袋内，医者戴防热手套，患者平卧，显露被治疗部位，手拿挟持物挟持红砖，再置于布袋上做上、下、左、右反复运动。第一块砖凉，再取一块热砖，每次熨治 10～30 分钟，痛止法停。

3. 器皿熨法：将酒、醋或食盐炒热的中药材，置于玻璃瓶内或铁水壶内，于患者患部铺好毛巾，在其上方反复移动熨治其上下左右，以患者能忍耐的热度为度，药物凉了，再装入炒好的热药，每次熨治 10～30 分钟，病愈法止。

（三）应用举例

1. 痹证疲劳所致的关节痛：取麸子 2kg，透骨草 100g，附子粉 100g，广木香 100g，先将麸子炒热，再将其余三味中药放入同炒 3～5 分钟，并撒入醋或白酒，趁热（温度在 40℃左右）装入布袋，置于患处展平，上用熨斗，以患者能忍耐热度为度，加速或减慢熨斗移动速度，每次熨治 20～30 分钟，每日 1～2 次，病愈法止。

2. 脾胃虚寒性疲劳：取附子 100g、晚蚕砂 100g、青盐 2000g，先将青盐放在铁锅内爆炒后，加入附子、晚蚕砂再炒热（温度在 80℃左右），趁热将其装入玻璃瓶内或铁水壶内，患者患部展平，铺毛巾之后，用器皿往复移动，熨治 10～20 分钟，每日 1～2 次，痛止法停。

3. 胞宫虚寒性疲劳：取小茴香粉 300g，附子粉 300g，麸子 1000g，用醋炒热置于小腹部或腰骶部，用烧热之红砖在布袋上反复移动熨治，每日 1～2 次，痛止法停。

（四）注意事项

1. 应用熨治疗法要时刻防止烫伤。熨治之前，最好用测温计测量好置于患部药袋的温度，不易过烫。为防止烫伤，熨治过程要经常询问患者熨治处是否有灼痛，如有应及时取下熨物，仔细观察皮肤有无烫伤情况。在熨治时所用的药袋及防止烫伤加垫物应厚薄适中，既能使药物、酒、醋等有效渗透，又不至于引起烫伤。

2. 皮肤感染破损处及孕妇腹部、腰骶部，禁用本方法。

## 第十二节　红光抗疲劳疗法

### 一、概述

红光（red light），是指波长在 647～700nm 之间的光线。因其可引起人类视网膜光感为红色，故称为红光。红光现已被广泛应用于多种病症，包括抗疲劳及疲劳相关性疾病、神经衰弱、抑郁症，改善睡眠以及伤口的愈合、皮肤病、神经损伤、血液疾病、肌肉骨骼疾病及各种疼痛炎症性疾病。

红光治疗是通过物理学方法，将大部分其他光线滤去，包括滤去已知对皮肤有损害作用的紫外线以及具有明显热效应的红外线部分，仅保留600～700nm波段的红光，故基本上无热作用，不会造成皮肤的烫伤。红光治疗主要是利用其对生物体的光化学作用，而并非热效应。红光对人体的穿透性较强，穿透深度可达30mm以上，可直接作用于血管、淋巴管、神经末梢、皮下组织等而发挥着相应的治疗作用。

## 二、红光照射的临床应用

（一）适应症

红光照射属于物理疗法，非侵入性全身治疗，已经证实它可应用于多种疾病性、症候性疲劳、脑疲劳、生产作业性疲劳等疲劳的治疗中。

1. 各种常见症候性疲劳，如酸痛、胀痛等。

2. 神经系统病症疲劳，如脑动脉硬化、脑供血不足、脑炎、老年性痴呆、冠心病、心肌炎、心肌梗塞、高血黏度综合征等。

3. 皮肤光老化患者用于美容、延缓皮肤衰老。

4. 抑郁症，尤其季节相关性抑郁症、神经衰弱、改善睡眠。

5. 皮肤性疾病，如带状疱疹、单纯疱疹、静脉炎、毛囊炎、牛皮癣等。

6. 呼吸系统疾病性疲劳，如肺炎、支气管炎、支气管哮喘。

7. 内分泌代谢疾病，如糖尿病及其并发症。

8. 肌肉骨骼疾病，如风湿性关节炎、骨关节炎、肩周炎、腰肌劳损等。

9. 各类伤口的愈合，包括创伤、术后、慢性皮肤溃疡、烧伤、褥疮等。

（二）禁忌症

1. 有光过敏史者。

2. 卟啉病患者。

3. 近期服用过光敏剂者。

4. 慢性溶血患者（因可能加重溶血）。

5. 凝血功能异常或有明显出血倾向者。

（三）光过敏实验

在红光的基础研究以及临床试验中，尚未发现明显的光照相关性毒副作用。但为了排除有潜在光过敏的可能，在照射前需做光过敏实验。

光过敏实验部位选取手背部皮肤，直径约2cm，其他部位用遮盖物遮住。红光照射10分钟，观察有无局部疼痛、红肿、水疱。

## 三、红光治疗的前景与展望

光学技术在医学领域内的应用，越来越被人们认识和重视，并在不断深入和谱及，取得明显的成效。随着科学技术的进步，人们相继研发出性能更可靠、毒副反应低的红光治疗设备。从局部治疗到侵入性全身治疗再到非侵入性全身治疗，技术的创新使得红光的临床应用也在不断扩大。大量的基础研究和临床实验表明，红光对于抗疲劳及治疗疲劳相关疾病及在多种疾病的治疗中发挥着重要作用，且治疗过程非常安全，不伴有明显的副作用，其发展前景非常广阔。

## 第十三节　体育类疗法

体育疗法（简称体疗）与体育锻炼，常常被人们认为是同一回事。这种看法事实上是不全面的。体育疗法与体育锻炼是两个不同的概念，两者之间既有区别又有联系。体育锻炼是人类参加各种体育运动，如田径、球类、游泳、举重、武术、滑冰、拳击等运动，以达到提高机体素质、促进机体健康、预防疲劳发生之目的。而体育疗法是一种医疗体育运动，它的对象是患有疲劳病症或其他疾病的人，是按疲劳和疾病的性质，规定体育动作和传统的健身运动，促使疲劳早祛除，疾病早期治愈，恢复机体的正常功能。其目的是预防疲劳，祛除疲劳，无任何竞争意识。

体育疗法除有预防疲劳、治疗疲劳综合征的作用外，对其他一些疾病的疲劳症候，诸如呼吸、消化、循环、生殖系统的某些慢性病，运动系统的骨关节损伤和肌肉损伤的功能障碍的疲劳恢复，都是十分重要的。同时对调节新陈代谢、提高抗应激性疲劳的能力、延缓衰老，亦有一定价值。

### 一、常用抗疲劳体育疗法分类

（一）医疗体操

分徒手操和器械操两种，主要是促进疲劳四肢关节功能恢复，矫正不良姿势，疗效较好。

（二）医疗运动

这是一种治疗性运动，比医疗体操活动量大些，主要包括慢跑、散步、划船、爬山，以及简单的球类活动、太极拳、五禽戏等，对增强心肺功能，促进新陈代谢，治疗人体疲劳有较大作用。

### 二、适应症和禁忌症

（一）适应症

体疗的适应症很广，但不是万能的。从目前体疗水平看，体疗主要应用于慢性疲劳病症，器官功能障碍性疲劳，某些疾病所致疲劳和生产作业性疲劳、脑疲劳等的恢复期。下面分系统介绍。

1. 慢性疲劳综合征：主要用于各种原因引起的慢性疲劳综合征的治疗，各种合并疾病的预防。

2. 运动系统疲劳：各种运动性损伤性疲劳，病情稳定后即可开始体疗。卧床患者可做呼吸操、健康肢体的运动、腹背肌练习等，促进运动性创伤愈合，预防肌肉萎缩和关节僵硬，保障全身健康。肩周炎、颈椎病、慢性骨髓炎、软组织挫伤、肌肉挛缩、肢体活动障碍性疲劳疼痛等，亦可做体疗。

3. 循环系统疲劳：各种病因的心肌营养不良症、慢性心肌炎、瓣膜病、高血压、低血压、心肌梗塞后遗症等所致的疲劳症候。

4. 呼吸系统疲劳：肺结核、肺炎恢复期、胸膜粘连、胸廓创伤、支气管哮喘、慢性支气管炎、肺气肿等所致的疲劳症候。

5. 神经系统疲劳：对神经系统疾病或创伤后遗症、瘫痪、不全麻痹等运动功能障碍性疲劳可用体疗。

6. 消化系统疲劳：消化不良、慢性胃炎、胃下垂、胆石症等病症所致的疲劳症候。

7. 代谢紊乱性疾病疲劳：对肥胖症、痛风、糖尿病及妇科一些疾病的疲劳症候。

（二）禁忌症

1. 有发生出血危险的溃疡病活动期、大血管和神经附近有粉碎性骨折片及锐利异物存在。

2. 心肺功能严重低下、咯血、气胸。

3. 病情危重、大量失血后。

4. 高热状态、感染中毒症状明显。

5. 一切急性病发作期。

6. 恶性高血压、显著的动脉硬化、有发生脑卒中危险者。

7. 主动脉瘤。

## 三、常用体育疗法介绍

因篇幅有限，本节仅介绍一些常用的体育疗法、太极拳、太极剑、五禽戏等。

（一）胃肠疲劳防治操

1. 卧位运动

预备势：仰卧位，两臂自然伸直放于体侧。

动作：用力交替屈伸左右腿，作 8～16 次，还原预备势。

膝关节保持伸直，缓慢抬起左腿与躯体成直角，左腿缓慢落下，同时抬起右腿，交替进行 8～16 次，还原预备势。

两臂上举与躯体成直线，同时吸气，屈左腿，两手抱膝起坐，同时呼气。如此左右交替进行 8～16 次，还原预备势。

两腿并拢屈双膝，尽量贴近腹部，然后两腿伸直恢复成预备势。重复 8～16 次，还原预备式。

两腿并拢保持伸直，然后两腿同时缓慢抬起与躯体成 30°角，再缓慢放下双腿。重复进行 8～16 次，还原预备势。

两膝保持伸直，然后左右腿交替抬起，距床面约 40～60cm。交替 8～16 次，还原预备势。

两臂上举，同时吸气坐起俯身，两手尽量摸脚，同时呼气。重复进行 6～8 次，还原停止。

2. 坐位运动

预备势：端坐床边，两臂下垂于体侧，挺胸抬头目视前方。

动作：两臂侧平举同时吸气，屈左腿，两手抱膝，同时呼气。两腿交替进行 8～16 次，还原预备势。

两臂上举伸直与肩同宽，然后向前弯腰，两手尽量触脚。重复进行 4～8 次，还原停止。

3. 立位运动

预备势：直立，两臂自然下垂，双脚分开与肩同宽，目视前方。

动作：两手叉腰，原地踏步，大腿带动小腿，使膝部尽量贴近腹部。进行 80～160 步，停止。

两手叉腰，上身向前倾 45°，然后直立，反复进行 8～16 次，还原预备势。

两手叉腰，上身先向左侧屈，后向右侧屈，反复进行 4～8 次，还原预备势。

向左转体前屈，右手摸左脚，左臂自然后摇，还原再向右进行，反复 4～8 次，还原预备势。

两手叉腰，两腿屈膝下蹲起立。重复进行 4～8 次，还原预备势。

两手重叠置于腹部，适度按腹，顺时针方向按揉腹部，由里向外逐渐扩大按揉圈。连续进行 8～16 次，还原停止。

以上体操主要用于预防和治疗脾、胃、肠等脏腑症候性疲劳、疾病性疲劳。

（二）颈椎疲劳防治操

1. 引颈运动

预备势：直立位，两脚开立与肩同宽，双手叉腰，拇指向后。

动作：向上引颈，同时头缓缓向左旋转至最大限度，目视左前方，然后还原。

向上引颈，同时头缓缓向右旋转到最大限度，目视右前方，然后还原。

向上引颈抬头望天至最大限度，然后还原。

引颈低头看地至最大限度，然后还原反复作两次。

2. 扩胸转颈运动

预备势：直立位，两脚开立与肩同宽，两手虎口相对成圆形，掌心向前与眉间同高，距离面部约 20cm，目视虎口。

动作：掌变空拳，拳心向前，然后两拳以同水平高度向左右分至体侧，同时扩胸，头向左转，视线穿过左拳心孔远视，还原预备势。

反复以上动作，头向右转，视线穿过右拳心孔远视。重复做 4～6 次。

3. 拍肩转颈运动

预备势：直立位，两脚开立与肩同宽，两手自然下垂，含胸，目视前方。

动作：右手向左上摆，掌拍左肩背，同时头尽量转向左侧至最大限度。左手向左后摆，随着旋腰向左侧。

左手向右上摆，掌拍右肩背，同时头尽量转向右侧至最大限度，右手向右后摆，随着旋腰向右侧。如此反复 8～16 次。

4. 擦颈项运动

预备势：直立位，两手指交插放在颈项后，掌面贴颈。

动作：先左后右来回摩擦颈项，用力适当，使颈项部微热感为度，反复进行 16 次。

以上体操主要用于伏案工作过久所致的颈肩部职业性疲劳和颈椎病所引起的颈肩部酸痛等症候性疲劳、疾病性疲劳的治疗。亦可用于预防颈部疲劳症候发生的保健治疗。

（三）肩关节疲劳防治操

预备势：直立位，两臂自然下垂，两足分开与肩同宽，目视前方。

动作：屈肘肩耸起，向前旋肩 10 次，向后旋肩 10 次，左右肩交替进行 1～2 遍，还原预备势。

两臂屈肘90°放于胸侧，两手背伸，掌向前。然后以先左手、后右手向前推掌。轮流交替进行10～20次，还原预备势。

两臂交替侧上举，手掌心放于枕部，然后从颈上部摸至背部，指尖尽量触到对侧肩胛骨。若患侧功能明显障碍时，手掌尽量摸颈或尽量上举即可。反复交替各作10次，还原预备势。

两手指交叉按压在颈项后，两肘尽量内收，然后突然双臂用力外展，同时挺胸，轻轻振动几次。反复作4～8次，还原预备势。

左臂屈肘内旋，以虎口背侧缓缓按摸右侧肩部约10秒钟，然后还原预备势。右臂屈肘内旋，以虎口背侧缓缓按摸左侧肩部约10秒钟。两臂交替进行10次停止。

两臂内旋置于背后，健侧手握着患肢手腕，从腰骶沿脊柱尽量向上推移至最高点时稍停片刻，然后缓慢下移至原位置。同时挺胸，双臂用力，反复进行8～16次，还原预备势。

两臂同时前后摆动进行8次，再同时左右摆动。进行8次停止。

以上体操主要用于运动损伤性、痹证所致肩部酸痛、运动障碍等疲劳症候治疗。亦可用于肩部疲劳的预防。

（四）心血管疲劳防治操

预备势：直立，两臂自然下垂，两脚分开与肩同宽。

动作：两臂伸直经体前缓缓上举于肩平，掌心向下，同时吸气。然后还原预备势，同时呼气，重复作8次。

两臂屈肘于体侧，掌心向上，右手向前伸出，掌心转向下，再向外作平面划圈，同时右腿成弓步，然后掌心逐渐转向上回至预备式。如此左右交替进行10次。

两臂由体侧上举过头，然后两手缓慢放于头顶百会穴，同时吸气，两手再由百会穴，沿头经面部于身体前侧缓缓落下，反复进行10次，还原预备式。

左腿前跨成弓步，右腿在后伸直，身体前倾，两臂向前伸直。然后身体后倾，左腿伸直，右腿成后弓步，两臂向后拉，两肘屈曲，似摇橹。反复作8次。然后以右腿前跨成弓步，左腿在后伸直，再作摇橹动作。反复8次，还原预备式。

躯体向左侧屈，右臂上提，同时吸气，还原时呼气。再躯体向右侧屈，左臂上提，同时吸气，还原时呼气，交替进行8次。

两臂平举展开，左腿屈曲提起，然后两臂与左腿同时放松下落成预备式。再两臂平举展开，右腿屈曲提起，然后同时落下，交替作8～10次，还原预备式。

右足向前跨出一步，身体重心随其前移，左足尖踮起同时两臂上举，掌心相对，展体吸气，然后还原呼气。再左足向前跨了一步，身体重心随其前移，右足尖踮起，同时两臂上举，掌心相对，展体吸气，然后还原呼气。交替进行8～10次，还原预备式。

左右腿交替屈曲上抬，作原地高抬腿踏步。进行1～2分钟后停止。

以上体操可用于肝阴虚、心血瘀阻等肝、心、肾等脏腑疲劳症候的治疗。亦可用于上述病症疲劳症候的预防、保健。

（五）坐骨神经痛体疗操

1. 急性期活动

预备式：卧位。

动作：屈腿仰卧位，两膝做分开并拢，分开时稍用力。反复作10～20次。

健侧卧位，患肢小腿前后摆动，髋保持微屈。反复作10～20次。

两手在身后支撑扶床，躯体半卧位屈腿，然后两腿轮流在床上屈伸。反复做10～20次。

2. 好转期活动

预备式：自由体位。

动作：坐位，屈腿，两手放在大腿上体前屈，同时两手沿小腿滑下。反复作10～20次。

床上直腿坐位体前屈，同时两手从大腿推向足尖。

扶墙立位，患腿向前后作放松性摆动，10～20次。

叉腰立位，两脚分开稍比肩宽，先向左转体，左腿屈膝做左侧弓箭步，右腿伸直，身体重心落在左腿上。然后向右转体，右腿屈膝做右弓箭步，左腿伸直，身体重心落在右腿上，交替进行10～20次。

叉腰立位，挺身后仰，再前屈，逐渐增大活动幅度。反复作10～20次。

以上体操主要用于痹证及运动损伤性腰骶部疼痛性疲劳的治疗。

（六）肥胖症防治操

1. 卧位运动

预备式：仰卧位，两臂两腿自然伸直。

动作：屈右髋、膝关节，尽量用力使膝贴近腹部，然后伸直右腿成预备姿势。再屈左髋、膝关节，尽量用力使膝贴近腹部。交替作5～10次。

两手握拳屈肘于体侧，上体抬起45°，向左侧转，同时右拳向左前方击出，还原。向右侧转，同时左拳向右前方击出。交替作5～10次，还原预备式。

右腿尽量上抬，膝关节伸直，还原。左腿尽量上抬，膝关节伸直。交替5～10次，还原预备式。

双膝屈曲，两手握拳，屈肘于体侧，腰尽量挺起，还原。反复进行5～10次。

两腿并拢尽量抬起，两膝保持伸直，还原。反复进行5～10次。

两腿交替屈伸似蹬自行车，连续进行10次。

两臂侧平举吸气，然后躯体抬起，屈左腿，两手抱膝呼气，还原预备式。再两臂侧平举吸气，躯体抬起，屈右腿，两手抱膝呼气，反复交替5～10次。还原预备式。

两腿并拢用力屈曲，两膝尽量贴近腹部然后再伸直，反复进行5～10次。

两腿伸直分开，然后右腿在上，左腿在下交叉内收。反复交叉5～10次。

两腿伸直固定不动，两臂前伸，躯体抬起，反复作5～10次。

直腿交替上下摆动。幅度不宜太大，持续作10～20次。

两臂伸直上举挺胸，用力收缩腰肌和臀肌，重复作10～20次。

2. 立位运动

预备式：自然站立。

动作：两手叉腰，左腿屈膝抬高，力求膝贴近腹部，还原。右腿屈膝抬高，力求膝贴近腹部。如此左右交替踏步，踏50～100步，还原预备式。

两手握拳屈肘于体侧，两腿分开与肩同宽，右拳用力向前方击出，伸直肘关节，还原。再左拳用力向前方击出。左右交替重复10～20次，还原预备式。

躯体前屈，两手尽量摸地，收缩腹肌，还原。重复5～10次，还原预备式。

双手叉腰，两膝屈曲下蹲，反复进行5～10次，还原预备式。

两手半握拳提至腰间，两腿快速屈膝交替抬高，以足掌先着地，呈原地跑步状，两臂随之摆动，持续2～3分钟停止，原地踏步，放松关节后结束。

人胖则劳矣，以上体操主要用于脾、肾气虚所致身体过胖，动作笨拙所致的疲劳症候，以及肥胖症减肥过程的疲劳症候恢复和预防。

（七）胸膜炎恢复操

第1节，预备式：仰卧位，两臂自然下垂于躯体两侧。

两手置胸前，作胸式呼吸3次，再两手置腹前，作腹式呼吸3次。

轮流向上后举起一手放下，随之有节律呼吸。

两手同时上举放下，随之有节律呼吸。

第2节，预备式：坐位，两臂自然下垂。

转体，同时一臂外展吸气，还原呼气。两侧交替4次。

体侧屈，同时举起另一侧手吸气，还原呼气。两侧交替4次。

挺直躯干，同时向上举起两手吸气，还原吸气。作4次。

第3节，预备式：立位，两臂自然下垂，两足并拢。

两手提起扶住头后吸气，还原呼气，作4次。

两手扶膝下蹲起立，作2次。

双手叉腰，举右臂向左侧屈，呼气。还原吸气。两侧交替作8次。

两臂上举，半转体，后仰吸气，还原呼气。两侧交替作8次。

以上体操主要用于肺疲劳的恢复。

（八）痔防治操

第1套，预备式：仰卧位，全身尽量放松，双手重叠放在小腹上。

第1节，吸气腹部鼓起，呼气腹部回收塌陷，反复作8次。

第2节，两腿交叉，臀部及大腿用力夹紧，肛门缓缓用力收缩上提，持续2～3秒钟左右，放松还原。反复作8次。

第3节，吸气腹部塌陷，同时肛门收缩上提，持续3秒，呼气还原。呼气腹部鼓起，同时肛门放松，持续3秒，吸气还原。交替作8次。

第4节，屈膝两脚跟靠近臀部，两臂平放体侧，以脚掌和肩部支撑，骨盆抬起，同时收缩上提肛门，持续3秒，放松还原。反复作4次。

第2套，预备式：两脚交叉坐于床边。

两手叉腰起立，同时收臀夹腿，肛门收缩上提，持续5秒钟，放松还原。两手叉腰起立，足尖踮起，收臀夹腿，同时肛门收缩上提，持续5秒针，放松还原。反复作4次。

痔病所致的疼痛疲劳是应重视的疲劳症候之一。本体操用于防治痔疲劳有益无害。

（九）腰肌劳损体疗操

仰卧位，两膝屈起贴腹，两手抱膝，使腰背贴床，腰肌和下背部肌肉得以放松。重复10次。

仰卧位，左右腿轮流举起10次，然后坐起，躯体不向前弯，反复5次。

立位，双手叉腰，两腿轮流做弓箭步，反复作10次。

立位，两腿分开与肩同宽，体前屈，模仿劈柴动作，动作幅度不引起疼痛为度。

立位，两腿分开与肩同宽，两手扶腰骶部旋腰运动，要轻松为好。

腰部运动性劳损所致疲劳是常见的、需积极防治的疲劳症候之一。

（十）起落呼吸操

这是一种最简单易行而疗效显著的体疗操，主要用于防治慢性气管炎、肺气肿、高血压、冠心病病症所致的疲劳症候。

预备式：全身放松，自然站立，两脚开立与肩同宽，两臂自然下垂，意念集中于做动作，呼吸自然。

动作：两臂微屈，两手手指自然张开，经前方上举到头上，同时吸气，接着两腿下蹲同时呼气。下蹲时，躯体要保持正直，两臂同时由上方沿头、胸前方落至腿侧。然后两腿起立，两臂同时随着再经前方举到头上同时吸气，再两腿下蹲呼气。如此反复一起一蹲，可作10～20次。

熟练上述动作后，在下蹲起立时，加左右转体动作。

（十一）痛经防治操

预备式：仰卧位，两臂自然放于体侧。

动作：提腿屈膝收腹，尽量使膝接触下颌。作20次左右，还原预备式。

尽量收腹呼气，腹放松鼓起吸气。

跪起，臀部坐在足跟上，躯体尽量俯卧，臀部向后坐。反复进行20次。

坐起，两腿伸直，足跟靠拢，然后逐渐两腿屈膝外展，两足跟靠紧，向会阴方向来回移动至最大限度，反复作10～20次。

此操可在行经前和行经期间每天做2～3次。

胞宫虚寒所致的疼痛疲劳，应用此体操防治有益而无害。

（十二）神经衰弱治疗操

预备式：双手放在两膝盖上方，放的位置以舒适、放松为度，头正、身直，鼻与脐在一条直线上，闭目静坐片刻，全身放松。

动作：从右向前俯身，以腰为轴，继而向左旋转、舒身上起，转一整圈归于原位。接着从左向前俯身，以腰为轴，向右旋转、舒身、上起，转一整圈归于原位。旋转时以脐为圆心，鼻朝脐的方向，旋转速度要缓慢、均匀、轻松、意静。每天睡前在床上反复作16～32次。

此体操可用于治疗心血虚、血不养心之心疲劳。

（十三）五禽戏

五禽戏以模仿动物动作和神态为主要内容的组合动功（《养性延命录》所载）。

1. 虎戏：自然站式，俯身，两手按地，用力使身体前耸并配合吸气，当前耸至极后稍停。然后，身躯后缩并呼气，如此3次。继而两手先左后右向前挪移，同时两脚向后退移，以极力拉伸腰身；接着抬头面朝天，再低头向前平视。最后，如虎行走般以四肢前爬7步，后退7步。

2. 鹿戏：接上四肢着地势。吸气，头颈向左转，双目向左侧后视，当左转至极后稍停；呼气，头颈回转，当转至面朝地时再吸气，并继续向右转，一如前法。如此左转3

次，右转2次，最后回复如起势。然后，抬左腿向后挺伸，稍停后放下左腿，抬右腿向后挺伸。如此左腿后伸3次，右腿2次。

3. 熊戏：仰卧式，两腿屈膝拱起，两脚离床席，两手抱膝下，头颈用力向上，使肩背离开床席；略停，先以左肩侧滚落床面，当左肩一触及床席立即复头颈用力向上，肩离床席；略停后再以右肩侧滚落，复起。如此左右交替各7次。然后起身，两脚着床席成蹲式，两手分按同侧脚旁；接着如熊行走般，抬左脚和右手掌离床席；当左脚、右手掌回落后，即抬起右脚和左手掌。如此左右交替，身躯亦随之左右摆动，片刻而上。

4. 猿戏：择一牢固横竿（如单杠、门框、树杈等）略高于自身，站立手指可触及高度。如猿攀物般以双手抓握横竿，使两脚悬空，作引体向上7次。接着只以左脚背勾住横竿，放下两手，头身随之向下倒悬；略停后换右脚，如法勾竿倒悬。如此左右交替各7次。

5. 鸟戏：自然站立，吸气时跷起左腿，两臂侧平举，扬起眉毛，鼓足力气，如鸟展翅欲飞状；呼气时，左腿回落地面，两臂回落腿侧。接着，跷右腿如法操作。如此左右交替各7次。然后坐下，屈右腿，两手抱膝下，拉腿膝近胸；稍停后两手换抱左膝下如法操作，如此左右交替亦7次。最后，两臂如鸟理翅般伸缩各7次。五禽戏可以治疗肝、脾、肾、肺、心脑等脏腑症候性、疾病性、生产作业性疲劳、脑疲劳、慢性疲劳综合征等，亦可用于治疗运动性疲劳和预防疲劳综合征。

（十四）易筋经健身疗法

1. 临床应用

本法适于患有慢性疲劳病综合征的青壮年患者，通过上肢运动而运气壮力、活血舒筋，影响全身，可显著改善体质，祛病强身。

2. 练习方法

（1）易筋经内功

预备姿势

并步、头端平，目向前平视，下颏微向里收；含胸，直腰拔背，蓄腹收臀；松肩，两臂自然下垂于身体两侧，五指并拢微屈，中指贴近裤缝；两腿伸直，两脚相靠，足尖并拢；口微并，舌抵上腭，定心息气，神情安详。

①韦驮献杵势

第1势

右足向右平跨一步，两足之距约同肩宽，足掌踏实，两膝微松。双手向前缓缓上提，掌心相对，在胸前成抱球势，松肩、略垂肘，两掌心内凹，五指向内微屈，指端相对，约距4～5寸。保持此姿势，自然呼吸片刻。

第2势

两足分开，其距约同肩宽，足掌踏实，两膝微松；直腰收臀，含胸蓄腹；上肢一字平升，掌心向地；头如顶物，两目前视。

第3势

两足分开，其距约同肩宽，足尖着地，足跟提起；腿直，蓄腹收臀；两掌上举高过头顶，掌心朝天，四指并拢伸直，拇指与其余四指分开约成直角，两中指之距约为1寸；沉肩，肘微屈；仰头，目观掌背，舌抵上腭，鼻息调匀。收势时，两掌变拳，旋动前臂，使拳背向前，然后上肢用劲，缓缓将两拳自上往下收到腰部；拳心向上；在收拳同时，足跟随势缓缓下落，两拳至腰时，两足跟恰落至地。

②摘星换月势

右足稍向右前方移步，与左足成斜八字形（右足跟与左足弓相对，相距约一拳），随势身向左微侧。

屈膝，提右足跟，身向下沉成右微步；两上肢同时动作；左手握空拳置于腰后，右手握如钩状下垂于裆前。

右钩手上提，使肘略高于肩，前臂与上臂近乎直角，钩手置于头之右前方。

松肩，屈腕，肘向胸，钩尖向右；头微偏，目注视右掌心，舌抵上腭；含胸拢背，直腰收臀，少腹含蓄，紧吸慢呼，使气下沉；两腿前虚后实，前腿虚中带实，后腿实中求虚。左右两侧交替锻炼，要求相同。

③倒拽九牛尾势

左腿向左平跨一步（其距较两肩为宽）两足尖内扣，屈膝下蹲成马裆势；两手握拳由身后划弧线形向裆前，拳背相对，拳面近地；随势上身略前俯，松肩，伸肘；昂头，目前视。

两拳上提至胸前，由拳化掌，成抱球势，随势直腰；肩松肘屈，肘略低于肩；头端平，目前视。

旋动两前臂，使掌心各向左右（四指并拢朝天，拇指外分，成八字掌，掌应挺紧），随势运动徐徐向左右（分）推至肘直；松肩，伸肘，腕背屈，腕、肘、肩相平。

身体向右转侧，成右弓左箭势（面向左方）。两上肢同时动作：右上肢外旋，屈肘约成半圆状，拳心对面，双目观拳，拳高约与肩平，肘不过膝，膝不过足尖；左上肢内旋向后伸，拳背离臀，肩松，肘微屈，两上肢一前（外旋）一后（内旋），作螺旋状用力，上身正直，塌腰收臀鼻息调匀。左右两侧交替锻炼，姿势相同。

④出爪亮翅势

两手仰掌沿胸前徐徐上提过顶，旋腕翻掌，掌心朝天，十指用力分开，虎口相对，中、食指（左与右）相接；仰头，目观中指、食指交接之处，随势足跟提起，离地约3～4寸，以两足尖支持体重。肘微屈，腰直，膝不得屈。

两掌缓缓分开向左右而下，上肢成一字并举（掌心向下）随势足跟落地；翻掌，使掌心朝天，十指仍用力分开，目向前平视，肩、肘、腕相平，直腰，膝勿屈。

⑤九鬼拔马刀势

足尖相衔、足跟分离成八字形，腰实腿坚，膝直足霸，同时两臂向前成叉掌立于胸前。

运动两臂，左臂经上往后，成钩手置于身后（松肩，直肘，钩尖向上）；右臂向上经右往胸（松肩，肘略屈，掌心向左，微向内凹，虎口朝上），掌根着实，蓄劲于指。

右臂上举过头，由头之右侧屈肘俯掌下覆，使手抱于颈项，钩手化掌，使左掌心贴于背，在生理许可范围内尽可能向上。

头用力上抬，使头后仰；上肢着力，掌用劲下按；使头前俯，手、项争力。挺胸直腰，腿坚脚实，使劲由上贯下至踵。鼻息均匀，目微左视。

运动两臂：左掌由后经上往前，右上肢向前回环，左右两掌相叉立于胸前。左右交换。要领相同。

⑥三盘落地势

左腿向左平跨一步，两足之距较肩略宽，足尖内扣，屈膝下蹲成马裆势；两手叉腰，腰直胸挺，后背如弓，头端平，目前视。

两手由后向前抱，十指相互交叉而握，掌背向前，虎口朝上，肘微屈曲，肩松；两上肢似一圆盘处于上胸。

由上势，旋腕转掌，两掌心朝前，运动上肢，使两掌向左右（划弧线）而下，由下成仰掌沿腹胸之前徐徐动劲上托，高不过眉，掌距不大于两肩之距。

旋腕翻掌，掌心朝地，两掌（虎口朝内）运颈下按（沿胸腹之前）成虚掌置于膝盖上部。两肩松开，肘微屈曲，两臂略向内旋；前胸微挺，后背如弓，头如顶物，双目前视。

⑦青龙探爪势

左腿向左平跨一步，两足之距约当肩宽，两手成仰拳护腰势，身立正直，头端平，目前视。

左上肢仰掌向右前上方伸探，掌高过顶，随势身略向右转侧，面向右前方，目视手掌，松肩伸肘，腕勿屈曲。右掌仍作仰拳护腰势。两足踏实勿移。

由上势，左手大拇指向掌心屈曲，双目视大拇指。

左臂内旋，掌心向下，俯身探腰，随势推掌至地。膝伸，足跟不离地，昂首，目前视。

左掌离地。围左膝上收至腰，成两仰掌护腰势，如本势（1）。左右交换，要领相同。

⑧卧虎扑食势

右腿向右跨出一大步，屈右膝下蹲，成左仆腿势（左腿伸直，足底不离地，足尖内扣）。两掌相叠，扶于右膝上。直腰挺胸，两目微向左视。

身体向左转侧，右腿挺直，屈左膝，成左弓右箭势，扶于膝上两掌分向身体两侧，屈肘上举于耳后之两旁，然后运动使两掌徐徐前推，至肘直。松肩，腕背屈，目注前方。

由上势，俯腰，两掌下按，掌或指着地，按于左右足前方之两侧（指端向前，两掌之距约同肩宽），掌实，伸肘，两足底勿离地，昂首，目前视。

右足跟提起，足尖着地；同时在前之左腿离地后伸，使左足背放于右足跟上，以两掌及右足尖支撑身体。再屈膝（膝不可接触地面），身体缓缓向后收，重心后移，蓄劲待发。足尖发劲，屈曲之膝缓缓伸直。两掌使劲，使身体徐徐向前，身应尽量前探，重心前移；最后直肘，昂起头胸，两掌撑实。如此三者连续进行，后收前探，波浪形地往返进行，犹如饿虎扑食。左右交换，要领同左侧。

⑨打躬势

左腿向左平跨一步，两足之距比肩宽，足尖内扣。两手仰掌徐徐向左右而上，成左右平举势。头如顶物，目向前视，松肩伸肘，腕勿屈曲，立身正直，腕、肘、肩相平。

由上势屈肘，十指交叉相握，以掌心抱待后脑。勿挺腹凸臀。

由上势，屈膝下蹲成马裆势。

直膝弯腰前俯，两手用力使头尽向胯下，两膝不得屈曲，足跟勿离地。

⑩工尾势（掉尾势）

两手仰掌由胸前徐徐上举过顶，双目视掌，随掌上举而渐移；身立正直，勿挺胸凸腹。

由上势，十指交叉而握，旋腕反掌上托，掌心朝天，两肘欲伸直，目向平视。

由上势，仰身，腰向后弯，上肢随之而住，目上视。

由上势俯身向前，推掌至地。昂首瞪目，膝直，足跟不离。

(2) 易筋经外功

练功时，早晨面向东立，清除杂念，聚精会神，通身不必用力，使“气”贯于两手。边做边默念数字。练熟一势后，再做下一势，熟练后连贯练习。各式锻炼方法如下。

第1势：两脚分开，距离同肩宽；两眼向前看，两肘稍屈，掌心向下；每默数一字，手指向上一翘，手掌向下一按；一翘一按为1次，共默数49次。

第2势：两手放在大腿前面，握拳，拇指伸直，两拇指端相对；每默数一字，拇指向上一翘，四指一紧，一翘一紧，共默数49次。

第3势：两手拇指先屈于掌内，然后四指握拳；两臂垂于体侧，拳孔向前；每默数一字，将拳一紧，紧后即松，一紧一松为1次，默数49次。

第4势：两臂从下向前缓缓举起，高与肩平，两肘稍屈，拳心向对（1尺左右）；每默数一字，将拳一紧，紧后即松，一紧一松，默数49次。

第5势：两臂缓缓向上举，拳心相对，两臂稍屈；两臂不可紧靠头部，上举时两脚跟提起；每默数一字，将拳一紧，两脚跟一起一落，默数49次。

第6势：两臂左右平举，屈肘，两拳对两耳（距离1寸），虎口对两肩；每默数一字，将拳一紧，紧后即松，一紧一松为1次，默数49次。

第7势：两臂左右侧平举，高与肩平，虎口向上，两肩至向后仰，胸部略向前，两臂上举同时脚趾离地，脚掌着地；每默数一字，将拳一紧，紧后即松，一紧一松为1次，默数49次。

第8势：两臀向前平举，高与肩平，两肘不屈，两拳距离5～6寸，虎口向上；每默数一字，将拳一紧，紧后即松，一紧一松为1次，默数49次。

第9势：两臂左右分开，屈肘至胸部，然后翻两拳向外至鼻前，两拳距离约2寸，拳心向外；每默数一字，将拳一紧，紧后即松，一紧一松为1次，默数49次。

第10势：两上臂左右平举，两前臂向上直竖，虎口对两耳；每默数一字，将拳一紧，紧后即松，一紧一松为1次，默数49次。

第11势：两臂落下，两拳翻转至脐下两旁，两拇指离脐1～2分；每默数一字，将拳一紧，紧后即松，一紧一松为1次，默数49次。

第12势：两手松开，两臂下垂，然后两臂前平举，手心向上，脚跟同时提起，脚跟落下时，两手还原，重复3次。

注意体质虚弱者慎用内功练法，特别是其中的“卧虎扑食势”，运动量及难度都较大，心脏病及哮喘发作期忌用。上述患者采用外功练法时，亦宜减少每势操作次数，量力而行，循序渐进。

(十五) 八段锦疗法

八段锦是民间流传最广、最有代表性的一种动功。它是由八种立式导引动作复合而成的气功套路，其每势动作的设计都针对一定的脏腑疾病和症候，这是本法的最大特点。

1. 临床应用：有调整脏腑功能，疏通经络气血，祛除疲劳之作用。对神经衰弱、冠心病、慢性气管炎、内脏下垂、慢性腰背痛等病症的疲劳症候尤为适用。

2. 练习方法：本疗法的导引动作在习惯上均以歌诀形式表达，具体做法如下。

(1) 两手托天理三焦

直立，两足分开，与肩同宽。两臂自然下垂，掌心贴附腿侧。两臂外展，掌心向上，约至肩平处，乃屈前臂至头顶上方，覆掌，十指交叉，然后翻转掌心向上，如托物上举，同时足跟顺势踮起，两手分开，两臂内收复原。如鸟敛翼。反复进行。上举时吸气，下垂时呼气。

(2) 左右开弓似射雕

由直立势左足平开一大步，身体下蹲作骑马式。同时右臂屈肘，从胸前握拳，如拉弓弦向右，左手中食指竖起，余三指环扣，从右臂内作推弓势向左，左臂随之伸直，头亦左转，目视指尖，左右互换，反复进行。推弓拉弦势吸气，左右换式时呼气。

(3) 调理脾胃须单举

直立势同一势，左臂外展并翻掌上托，五指并拢，指尖向右，左臂伸直，头仰视手背。同时下方之右掌作按物势，指尖向前，左右互换，反复进行。上托下按势吸气，互换时呼气。

(4) 五劳七伤往后瞧

直立势同一势，但两掌贴紧腿侧，头向左后方缓缓转动，目随之后视。然后，头再前转复原。左右交替，反复进行。转颈时吸气，复原时呼气。

(5) 摇头摆尾去心火

由直立势，左足平开一步。身体半下蹲，作高马步势，两手反按大腿上方（虎口对腹)。头面躯干缓缓前俯，继之向左、向后，复向右、向前、缓缓作圆环转动，上身由俯而仰，复由仰而俯。转动数圈后，再反方向如法进行。由俯而仰时吸气，由仰而俯时呼气。

(6) 两手攀足固肾腰

直立并足，两膝挺伸，上身前俯，以两手攀握两足趾，头略昂起。然后恢复直立姿势，同时两手握拳，并抵腰椎两侧，上身后仰，再恢复直立姿势。反复进行。本势自然呼吸。

(7) 攒拳怒目增气力

由直立势平开左足一大步，作骑马势，两手握拳，贴置腰侧，拳心向上；左拳向前平击，拳心向下，怒目奋力；收回左拳，如法击出右拳，左右交替进行。击拳呼气，收拳吸气。

(8) 背后七癫百病消

直立并足，两掌紧贴腿侧，两膝伸直，足跟并拢提起，离地数寸，同时昂首，作全身提举势。然后足跟着地复原。反复进行。提跟时吸气，着地时呼气。

3. 注意事项

(1) 眩晕症发作期间，不宜采用“往后瞧”及“摇头摆尾”等势。

(2) 心力衰竭者，不宜做“攒拳”一势，或改“怒目奋力”为缓缓伸拳。

（3）直立性低血压者，慎用“托天”、“单举”、“背后七颠”等势。

（4）每式动作的重复次数，应按体质情况灵活掌握。一般宜渐渐增多，不可骤然作超负荷锻炼。对于高血压、心脏病、肝硬化等疾病性疲劳症候，及重病恢复期疲劳较重的患者，尤应注意。

（十六）十二段锦疗法

十二段锦疗法，因其全部动作均采用坐势，故称“坐势八段锦”。

1. 临床应用：适合于慢性疲劳综合征及疾病性疲劳、症候性疲劳的调摄，如：慢性气管炎、食管炎、慢性胃炎、冠心病、肺气肿、溃疡病、胃下垂、腰肌劳损、慢性肾炎、肾虚腰痛等疲劳症候。

2. 练习方法

盘坐，两手握固。置于大腿上，上身挺直，含胸拔背，闭目存神，排除一切杂念。

接上势，先叩齿 36 响，然后两手十指交叉，抱于后颈，两手掌紧掩耳门，以鼻慢慢呼吸 9 次，呼吸极微细，不得有任何声响。

接上势，两手移食指叠中指上，然后先左后右用力滑下，弹击脑后，使耳中咯咯有声，左右各 24 响，共 48 响后，放下两手仍握固。

接上势，低头扭颈向左右交替侧视，两肩亦随之左右摇摆，各 24 次。

接上势，以舌搅动口腔上下左右，使津液满口，鼓漱 36 次后，分 3 次缓缓咽下。同时，随着咽下之汩汩声，两目内视，以意将所咽之津液送至脐下丹田。

接上势，以鼻吸满气后，闭气，用两掌相搓至极热，分别摩搓两后腰 36 次，同时以鼻缓缓呼气，两手摩腰手仍握固。

接上势，以鼻吸满气后，闭气，同时存想心头之火，下烧脐下丹田，至丹田觉热，仍以鼻缓缓出气。

接上势，两手屈肘，先以左手带肩如转辘轳般 36 圈，然后右手亦如此作 36 圈。

接上势，放开盘腿，向前平伸，两手十指交叉，翻掌向上，如举重石般用力托过头顶，腰身一齐用力上耸，然后叉手回落头顶，再用力上托，共 9 次。

接上势，两手前伸，扳两脚底，俯身低头如做礼拜状 12 次，仍收腿盘坐，两手握固。

接上势，如第五势般鼓漱咽津 2 次。

接上势，闭气存想脐下丹田中热气如火，然后以意运气过肛门，提肛，使热气上升后腰、背脊、后颈、脑后至头顶，又从额上至太阳穴、耳根前、两面颊、降至喉下、心窝，回至下丹田，至全身皆热。

注意本疗法须闭气之各节，凡高血压、食道静脉曲张、青光眼、脑动脉硬化等病症的疲劳症候均不宜用。

本疗法各导引动作，幅度须由小渐大，量力而行，不可用力过猛。早晚 2 次为宜。

（十七）十六段锦疗法

十六段锦疗法首见于明代王廷相的《摄生要义》，作者根据“老子导引法”、“赤松子导引法”、“八段锦”等百余种导引功法加以精选编成。

1. 临床应用：本疗法可全套操练，以治疗人体慢性疲劳综合征和全身多种疾病引起的疲劳症候，或作为预防疲劳发生的健身防病疗法。对肢体关节病症、风寒湿邪侵袭脏腑等病症的疲劳症候疗效尤佳。

2. 练习方法

端坐，闭目，握固，绝想，叩齿36遍，接着两手抱项后，使身躯左右旋转24次。以去两胁积聚风邪。

两手十指交叉，向上托，然后回按项后，反复24次，以除胸膈间邪气。

两手心掩两耳，以食指压中指，弹击脑后24次。以除风池邪气。

两手互握按于一膝，并向同侧扭转身躯，左右交替进24次，以祛肝脏风邪。

两手一前一后，如挽硬弓状，左右交替进行24次，以祛肝脏风邪。

两手外展，颈项左右扭转，后视肩臂，凡24次，以祛脾脏积邪。

两手撑两肋，耸摇两肩24次，以祛腰肋间风邪。

两手交替捶打臂膊腰腿，各24次，以祛四肢胸臆之邪。

两手向上如排天，同时身躯向一侧倾斜，左右交替24次。以祛肺间积聚之邪。

伸两腿，两手向前，低头扳脚12次，然后挽一脚，屈腿压在另一腿膝上，按压24次，左右交替。以祛心胞络邪气。

两手按地，收缩身躯，屈曲脊背，使身躯向上挺举13次。以祛心肝中积邪。

起立后两手按床，头向一侧后视其背，左右交替24次。以祛肾间风邪。

起立缓缓行走，两手握固，左足前踏时，左手前摆，右手后摆；右足前踏时，右手前摆，左手后摆，各24次。以祛两肩之邪。

接上势，反手互握于背上，俯身缓缓左右转动身躯24次。以祛两胁之邪。

两足互扭前行数十步，然后坐于高凳上，伸两腿，两脚内外扭转各24次。以祛两腿及两足间风邪。

端坐，闭目，握固，绝想，舌抵上腭，搅取津液满口，漱36次而汩汩咽下，然后闭息，存想下丹田之火，自下而上，遍烧身体内外，自觉浑身热透而止。

本疗法各节动作须量力而行，动作幅度应由小渐大，注意不可用力过猛。不宜于饭后即练，至少在食后半小时。

本疗法以防治慢性疲劳病症为主，凡严重器质性病变所致的疲劳症候，则须经其他疗法处理后方可应用。

本疗法中所述肝脏、肺脏、脾脏等皆为中医概念，与现代医学脏器概念有异。

（十八）太极拳保健疗法

太极拳的动作轻松柔和、圆活自然、连贯协调，具有一定的抗疲劳健身和治疗疲劳的医疗价值，是延年益寿、防治疲劳、促进康复的一种有效手段。

1. 临床应用：太极拳保健疗法能调摄精神、促进气血运行、改善脏腑器官功能。如能持之以恒地以本法进行锻炼，对慢性疲劳综合征和多种疾病引起的疲劳证均有疗效。如对高血压、心脏病、胃与十二指肠溃疡、慢性胃肠炎、消化不良、内脏下垂、肠粘连、慢性肾炎、糖尿病、肺结核、慢性肝炎、肝硬化、肝肿大、脂肪肝、气管炎、哮喘、神经衰弱、遗精、盗汗、肥胖症、关节炎、神经痛等，都有一定效果。

2. 练习方法（24式“简化太极拳”）

（1）第一组

①起势

身体自然直立，两脚开立，与肩同宽，脚尖向前，两臂自然下垂，两手放在大腿外侧；眼向前平视。

要点：头颈正直，下颏微向后收，不要故意挺胸或收腹，精神要集中。（收势由立正姿势开始，然后左脚向左分开，成开立步）。

两臂慢慢向前平举，两手高与肩平，宽与肩同，手心向下。

上体保持正直，两腿屈膝下蹲，同时两掌轻轻下按，两肘下垂与膝相对；眼平视前方。

要点：两肩下沉，两肘松垂，手指自然微屈，屈膝松腰，臀部不可凸出，身体重心落于两腿中间。两臂下落和身体下蹲的动作要协调一致。

②左右野马分鬃

上体微向右转，身体重心移至右腿上；同时右臂收在胸前平屈，手心向下，左手经体前向右下划弧入在右手下，手心向上，两手心相对成抱球状；左脚随即收到右脚内侧，脚尖点地；眼看右手。

上体微向左转，左脚向左前方迈出，右脚跟后蹬，右腿自然伸直，成左弓步；同时上体继续向左转，左右手随转体慢慢分别向左上，右下分开，左手高与眼平（手心斜向上）肘微屈；右手落在右胯旁，肘也微屈，手心向下，指尖向前；眼看左手。

上体慢慢后坐，身体重心移至右腿，左脚尖跷起，微向外撇（大约 45°～60°），随后脚掌慢慢踏实，左腿慢慢前弓，身体左转，身体重心再移至左腿；同时左手翻转向下，左臂收在胸前平屈，右手向左上划弧放在左手上，两手心相对成抱球状；右脚随即收到左脚内侧，脚尖点地；眼看左手。

右腿向右前方迈出，左腿自然伸直，成右弓步；同时上体右转，左右手随转体分别慢慢向左下、右上分开，右手高与眼平（手心斜向上），肘微屈；左手落在左胯旁，肘也微屈，手心向下，指尖向前；眼看右手。

再接上体慢慢后坐，左右方向相反练一遍。

再接右腿向右前方迈出，左右方向相反练一遍。

要点：上体不可前俯后仰，胸部必须宽松舒展。两臂分开时要保持弧形。身体转动时要以腰为轴。弓步动作与分手的速度要均匀一致。做弓步时，迈出的脚先是脚跟着地，然后脚掌慢慢踏实，脚尖向前，膝盖不要超过脚尖；后腿自然伸直；前后脚夹角约成 45°～60°（需要时后脚脚跟可以后蹬调整）。野马分鬃式的马步，前后脚的脚跟要分在中轴线两侧，它们之间的横向距离（即以动作行进的线为纵轴，其两侧的垂直距离为横轴）应该保持在 10～30cm 左右。

③白鹤亮翅

上体微向左转，左手翻掌向下，左臂平屈胸前，右手向左上划弧，手心转向上，与左手成抱球状；眼看左手。

右脚跟进半步，上体后坐，身体重心移至右腿，上体先向右转，面向右前方，眼看右手。然后左脚稍向前移，脚尖点地，成左虚步，同时上体再微向左转，面向前方，两手随转体慢慢向右上左下分开，右手上提于右额前，手心向左后方，左手落于左胯前，手心向下，指尖向前，眼平看前方。

要点：完成姿势胸部不要挺出，两臂上下都要保持半圆形，左膝要微屈。身体重心后移和右手上提，左手下按要协调一致。

（2）第二组

①左右搂膝拗步

右手从体前下落，由下向后上方划弧至右肩外，手与耳同高，手心斜向上；左手由左下向上，向右划弧至右胸前，手心斜向下；同时上体先微向左再向右转；左脚收至右脚内侧，脚尖点地；眼看右手。

上体左转，左脚向前（偏左）迈出成左弓步；同时右手屈回由耳侧向前推出，高与鼻尖平，左手向下由左膝前掠过落于左胯旁，指尖向前；眼看右手手指。

右腿慢慢屈膝，上体后坐，身体重心移至右腿，左脚尖跷起微向外撇，随后脚掌慢慢踏实，左腿前弓，身体左转，身体重心移至左腿，右脚收到左脚内侧，脚尖点地；同时左手向外翻掌，由左后向上划弧至左肩外侧，肘微屈，手与耳同高，手心斜向上；右手随转体向上、向左下划弧落于左胸前，手心斜向下；眼看左手。

再按上体左转段，左右方向相反练一遍。

再按右腿慢慢屈膝段，左右方向相反练一遍。

再按上体左转，左脚向前段练一遍。

要点：前手推出时，身体不可前俯后仰，要松腰松胯。推掌时要沉肩垂肘，垂腕舒掌，同时须与松腰、弓腿上下协调一致。搂膝拗步成弓步时，两脚跟的横向距离保持约30cm左右。

②手挥琵琶

右脚跟进半步，上体后坐，身体重心转至右腿上；上体半面向右转，左脚略提起稍向前移，变成左虚步，脚跟着地，脚尖跷起，膝部微屈；同时左手由左下向上挑举，高与鼻尖，掌心向右，臂微屈，右手收回放在左臂肘部内侧，掌心向左；眼看左手食指。

要点：身体要平稳自然，沉肩垂肘，胸部放松。左手上起时不要直向上挑，要由左向上、向前，略带弧形。右脚跟进时，脚掌先着地，再全脚踏实。身体重心后移和左手上起、右手回收要协调一致。

③左右倒卷肱

上体右转，右手翻掌（手心向上），经腹前由下向后上方划弧平举，臂微屈，左手随即翻掌向上；眼的视线随着向右转体先向右看，再转向前方看左手。

右臂屈肘折向前，右手由耳侧向前推出，手心向前，左臂屈肘后撤，手心向上，撤至左肋外侧；同时左腿轻轻提起向后（偏左）退一步，脚掌先着地，然后全脚慢慢踏实，身体重心移至左腿上，成右虚步，右脚随转体以脚掌为轴扭正；眼看右手。

上体微向左转，同时左手随转体向后上方划弧平举，手心向上，右手随即翻掌，掌心向上；跟随转体先向左看，再转向前方看右手。

再按右臂屈肘折向前段，左右方向相反练一遍。

再按上体微向左转段，左右方向相反练一遍。

再按右臂屈肘折向前段练一遍。

再按上体微向左转段练一遍。

再按右臂屈肘折向前段，左右方向相反练一遍。

要点：前推的手不要伸直，后撤手也不可直向回抽，随转体仍走弧线。前推时，要转腰松胯，两手的速度要一致，避免僵硬。退步时，脚掌先着地，再慢慢全脚踏实。同时，前脚随转体以脚掌为轴扭正。退左脚略向左后斜，退右脚略向右后斜，避免使两脚落在一条直线上。后退时，眼神随转体动作先左右看，然后再转视前手。最后退右脚时，脚尖外撇的角度略大些，便于接做“左揽雀尾”的动作。

（3）第三组

①左揽雀尾

上体微向右转，同时右手随转体向后上方划弧平举，手心向上；左手放松，手心向下；眼看左手。

身体继续向右转，左手自然下落，逐渐翻掌经腹前划弧至右肋前，手心向上；右臂屈肘，手心转向下，收至右胸前，两手相对成抱球状；同时身体重心落在右腿上，左脚收到右脚内侧，脚尖着地；眼看右手。

上体微向左转，右脚向右脚方向迈出，上体继续向左转，右腿自然蹬直，左腿屈膝，成左弓步；同时左臂向左前方掤出（即左臂平屈成弓形，用前臂外侧和手背向左侧推出），高与肩平，手心向后；右手向右下落放于右胯旁，手心向下，指尖向前；眼看左前臂。

要点：掤出时，两臂前后均保持弧形。分手、松腰、弓腿三者必须协调一致。揽雀尾弓步时，两脚跟横向距离不超过10cm。

身体微向左转，左手随即前伸翻掌向下右手翻掌向上，经腹前向上、向前伸至左前臂下方；然后两手下捋，即上体向右转，两手经腹前向右后上方划弧，直至右手手心向上，高与肩齐，左臂平屈于胸前，手心向后；同时身体重心移至右腿；眼看右手。

要点：下捋时，上体不可前倾，臂部不要凸出。两臂下捋须随腰旋转，仍走弧线。左脚掌全着地。

上体微向左转，右臂屈肘折回，右手附于左手腕内侧（相距5cm）；上体继续向左转，双手同时向前慢慢挤出，左手心向后，右手心向前，左前臂要保持半圆；同时身体重心逐渐前移变成左弓步；眼看左手腕部。

要点：向前挤时，上体要正直。挤的动作要与松腰、弓腿相一致。

左手翻掌，手心向下，右手经左腕上方向前、向右伸出，高于左手齐，手心向下，两手左右分开，宽与肩同；然后右腿屈膝，上体慢慢后坐，身体重心移至右腿上，左脚尖跷起；同地两手屈肘回收至腹前，手心均向前下方；眼向前平看。

上式不停，身体重心慢慢前移；同时两手向前、向上推出，掌心向前，左腿前弓成左弓步；眼平看前方。

要点：向前推时，两手须走曲线，手腕部高与肩平，两肘微屈。

②右揽雀尾

上体后坐并向右转，身体重心移至右腿，左脚尖里扣；右手向右平行划弧至右侧，然后由右下经腹前向左上划弧至左肋前，手心向上；左臂平屈胸前，左手掌向下与右手成抱球状；同时身体重心再移至左腿上，右脚收至左脚内侧，脚尖点地；眼看左手。

再按左揽雀尾，上体微向左转，右脚向右脚方向迈出段，左右方向相反练一遍。

再按左揽雀尾，身体微向左转段，左右方向相反练一遍。

再按左揽雀尾，上体微向左转，右臂屈肘折回段，左右方向相反练一遍。

再按左手翻掌，手心向下段，左右方向相反练一遍。

再按上体微向右转段，左右方向相反练一遍。

要点：均与“左揽雀尾”相同，只是左右方向相反。

（4）第四组

①单鞭

上体后坐，身体重心逐渐移至左腿上，右脚尖内扣；同时上体左转，两手（左高右低）向左弧形运转，直至左臂平举，伸于身体左侧，手心向左，右手经腹前运至左肋前，手心向后上方；眼看左手。

身体重心再渐渐移至右腿上，上体右转，左脚向右脚靠拢，脚尖点地；同时右手向右上方划弧（手心由里转向外），至右侧方时变钩手，臂与肩平；左手向下经腹前向右上划弧停于右肩前，手心向里；眼看左手。

上体微向左转，左脚向左前侧方迈出，右脚跟后蹬，成左弓步；在身体重心转向左腿的同时，左掌随上体的继续左转慢慢翻转向前推出，手心向前，手指与眼齐平，臂微屈；眼看左手。

要点：上体保持正直，松腰。完成式时，右臂肘部稍下垂，右肘与左膝上下相对，两肩下沉。左手向外翻掌前推时，要随转体边翻边推出，不要翻掌太快或最后突然翻掌。全部过渡动作，上下要协调一致。如面向南起势，单鞭的方向（左脚尖）应向东偏北（大约为15°）。

②云手

身体重心转至右腿上，身体渐向右转，左脚尖内扣，左手经腹前向右上划弧至右肩前，手心斜向后，同时右手变掌，手心向右前；眼看左手。

上体慢慢左转，身体重心随之逐渐左移；左手由脸前向左侧运转，手心渐渐转向左方；右手向右下经腹前向左上划弧，至左肩前，手心斜向后；同时右脚靠近左脚，成小开立步（两脚距离约10～20cm）；眼看右手。

上体再向右转，同时左手经腹前向右上划弧至右肩前，手心斜向后；右手向右侧运转，手心翻转向右，随之左腿向左横跨一步；眼看左手。

按上体慢慢向左转，身体重心随之逐渐左移段再练一遍。

按上体再向左转段，再练一遍。

再按上体慢慢左转，身体重心随之逐渐左移段，再练一遍。

要点：身体转动要以腰脊为轴，松腰松胯，不可忽高忽低。两臂随腰的转动而运转，要自然圆活，速度要缓慢均匀。下肢移动时，身体重心要稳定，两脚掌先着地再踏实，脚尖向前。眼的视线随左右手而移动。第3个“云手”，右脚最后跟步时，脚尖微向内扣，便于接“单鞭”动作。

③单鞭

上体向右转，右手随之向右运转，至右侧方时变成钩手；左手经腹前向右上划弧至右肩前，手心向内，身体重心落在右腿上，左脚尖点地；眼看左手。

上体微向左转，左脚向左前侧方迈出，右脚跟后蹬，成左弓步；在身体重心移向左腿的同时，上体继续左转，左掌慢翻转向前推出，成“单鞭”式。

要点：与前“单鞭”式相同。

（5）第五组

①高探马

右脚跟进半步，身体重心逐渐后移至右腿上；右钩手变成掌，两手心翻转向上，两肘微屈；同时身体微向右转，左脚跟渐渐离地；眼看左前方。

上体微向左转，面向前方；右掌经右耳旁向前推出，手心向前，手指与眼同高；左手收至左侧腰前，手心向上，同时左脚微向前移，脚尖点地，成左虚步；眼看右手。

要点：上体自然正直，双肩要下沉，右肘微下垂。跟步移换重心时，身体不要有起伏。

②右蹬腿

左手手心向上，前伸至右手腕背面，两手相互交叉，随即向两侧分开并向下划弧，手心斜向下；同时左脚提起向左前侧方进步（脚尖略外撇）；身体重心前移，右腿自然蹬直，成左弓步；眼看前方。

两手由外圈向内圈划弧，两手交叉合抱于胸前，右手在外，手心均向后；同时右脚向左脚靠拢，脚尖点地；眼平视右前方。

两臂左右划弧分开平举，肘部微屈，手心均向外；同时右腿屈膝提起，右脚向右前方慢慢蹬出；眼看右手。

要点：身体要稳定，不可前俯后仰。两手分开时，腕部与肩齐平。蹬脚时，左腿微屈，右脚尖回钩，劲使在脚跟。分手和蹬脚须协调一致。右臂和右腿上下相对。如面向南起势，蹬脚方向应为正东偏南（约30°）。

③双峰贯耳

右腿收回，屈膝平举，左手由后向上、向前下落至体前；两手心均翻转向上，两手同时向下划弧分落于右膝盖两侧；眼看前方。

右脚向右前方落下，身体重心渐渐前移，成右弓步，面向右前方；同时两手下落，慢慢变拳，分别从两侧向上、向前划弧至面部前方，成钳形状，两拳相对，高与耳齐，拳眼部斜向内下（两拳中间距离约10～20cm）；眼看右拳。

要点：完成式时，头颈正直，松腰松胯，两拳松握，沉肩垂肘，两臂均保持弧形。双峰贯耳式的弓步和身体方向与右蹬脚方向相同。弓步的两脚跟横向距离同“揽雀尾”式。

④转身式蹬脚

左腿屈膝后坐，身体重心移至左腿，上体左转，右脚尖内扣；同时两拳变掌，由上向左右划弧分开平举，手心向前；眼看左手。

身体重心再移至右腿，左脚收到右脚内侧，脚尖点地；同时两手由外圈向内圈划弧合抱于胸前，左手在外，手心均向后；眼平视左方。

两臂左右划弧分开平举，肘部微屈，手心均向外；同时左腿屈膝提起，左脚向左前方慢慢蹬出；眼看左手。

要点：与右蹬脚式相同，左右方向相反。左蹬脚与右蹬脚成180°（即正西偏北，约30°）。

(6) 第六组

①左下势独立

左腿收回平屈，上体右转，右掌变成钩手；左掌向上、向右划弧下落，立于右肩前，掌心斜向后；眼看右手。

右腿慢慢屈膝下蹲，左腿由内向左侧（偏后）伸出，成左仆步；左手下落（掌心向外）向左下顺左腿内侧向前穿出；眼看左手。

要点：右腿全蹲时，上体不可过于前倾。左腿伸直，左脚尖须向内扣，两脚脚掌全部着地。左脚尖与右脚跟踏在中轴线上。

身体重心前移，左脚跟为轴，脚尖尽量向外撇，左腿前弓，右腿右蹬，右脚尖内扣，上体微向左转并向前起身；同时左臂继续向前伸出（立掌），掌心向右，右钩手下落，钩尖向后；眼看左手。

右腿慢慢提起平屈，成左独立势；同时右钩手变成掌，并由后下方顺右腿外侧向前弧形摆出，屈臂立于右腿上方，肘与膝相对，手心向左；左手落于左胯旁，手心向下，指尖向前；眼看右手。

要点：上体要正直，独立的腿要微屈，右腿提起时脚尖自然下垂。

②右下势独立

右脚下落于左脚前，脚掌着地，然后以左脚前掌为轴脚跟转动，身体随之左转；同时左手向后平举变成钩手，右掌随着转体向左侧划弧，立于左肩前，掌心斜向后；眼看左手。

按左下势独立，右腿慢慢屈膝下蹲段，左右方向相反再练一遍。

按左下势独立，身体重心前移，左右方向相反再练一遍。

按左下势独立，右腿慢慢提起平屈段，左右方向相反再练一遍。

要点：右脚尖触地后，必须稍微提起，然后再向下仆腿。其他均与“左下势独立”相同，左右方向相反。

（7）第七组

①左右穿梭

身体微向左转，左脚向前落地，脚尖外撇，右脚跟离地，两腿屈膝成半坐盘式；同时两手在左胸前成抱球状（左上右下），然后右脚收到左脚的内侧，脚尖点地；眼看左前臂。

身体右转，右脚向右前方迈出，屈膝弓腿，成右弓步；同时右手由脸前向上举并翻掌停在右额前，手心斜向上；左手先向左下，再经体前向前推出，高与鼻尖平，手心向前；眼看左手。

身体重心略向后移，右脚尖稍向外撇，随即身体重心再移至右腿，左脚跟进，停于右脚内侧，脚尖点地；同时两手在右胸前成抱球状（右上左下）；眼看右前臂。

按身体右转段，左右方向相反再练一遍。

要点：完成姿势面向斜前方（如面向南起势，左右穿梭方向分别为正西偏北和正西偏南，均约 30°），手推出后，上体不可前俯。手向上举时，防止引肩上耸。一手上举一手前推，要与弓腿松腰上下协调一致。做弓步时，两脚跟的横向距离同搂膝拗步势，保持在 30cm 左右。

②海底针

右脚向前跟进半步，身体重心移至右腿，左脚稍向前移，脚尖点地，成左虚步；同时身体稍向右转，右手下落经体前向后、向上提抽至肩上耳旁，再随身体左转，由右耳旁斜向前下方插出，掌心向左，指尖斜向下；与此同时，左手向前、向下划弧落于左胯旁，手心向下，指尖向前；眼看前下方。

要点：身体要先向右转，再向左转。完成姿势，面向正西。上体不可太前倾，避免低头和臀部外凸。左腿要微屈。

③闪通臂

上体稍向右转，左脚向前迈出，屈膝弓腿成左弓步；同时右手由体前上提，屈臂上举，停于右额前上方，掌心翻转斜向上，拇指朝下；左手上起，经胸前向前推出，高与鼻尖平，手心向前；眼看左手。

要点：完成姿势上体自然正直，松腰、松胯；左臂不要完全伸直，背部肌肉要伸展开。推掌、举掌和弓腿动作要协调一致。弓步时，两脚跟横向距离同“揽雀尾”势（不超过 10cm）。

（8）第八组

①转身搬拦捶

上体后坐，身体重心移至右腿上，左脚尖内扣，身体向右后转，然后身体重心再移至左腿上；同时右手随着转体向右、向下（变拳）经腹前划弧至左肋旁，拳心向下；左掌上举于头前，掌心斜向上；眼看前方。

向右转体，右拳经胸前向前翻转撇出，拳心向上；左手落于左胯旁，掌心向下，指尖向前；同时右脚收回后（不要停顿或脚尖点地）即向前迈出，脚尖外撇；眼看右拳。

身体重心移至右腿上，左脚向前迈一步；左手上起，经左侧向前上划弧拦出，掌心向前下方；同时右拳向右划弧收到右腰旁，拳心向上；眼看左手。

左腿前弓成左弓步；同时右拳向前打出，拳眼向上，高与胸平，左手附于右前臂内侧；眼看右拳。

要点：右拳不要握得太紧。右拳回收时，前臂要慢慢内旋划弧，然后再外旋停于右腰旁，拳心向上。向前打拳时，右肩随拳略向前引伸，沉肩垂肘，右臂要微屈。弓步时，两脚横向距离同“揽雀尾”势。

②如封似闭

左手由右腕下向前伸出，右拳变掌，两手手心逐渐翻转向上并慢慢分开回收；同时身体后坐，左脚尖跷起，身体重心移至右腿；眼看前方。

两手在胸前翻掌，向下经腹再向上、向前推出，腕部与肩平，手心向前，同时左腿前弓成左弓步，眼看前方。

要点：身体后坐时，避免后仰，臀部不可凸出。两臂随身体回收时，肩、肘部略向外松开，不要直着抽回。两手推出宽度不要超过两肩。

③十字手

屈膝后坐，身体重心移向右腿，左脚尖内扣，向右转体；右手随着转体动作向右平摆划弧，与左手成两臂侧平举，掌心向前，肘部微屈；同时右脚尖随着转体稍向外撇，成右侧弓步；眼看右手。

身体重心慢慢移至左腿，右脚尖内扣，随即向左收回，两脚距离与肩同宽，两腿逐渐蹬直，成开立步；同时两手向下，经腹前向上划弧，交叉合抱于胸前，两臂撑圆，腕高与肩平，右手在外，成十字手，手心均向后；眼看前方。

要点：两手分开和合抱时，上体不要前俯。站起后，身体自然正直，头要微向上顶，下颏稍向后收。两臂环抱时须圆满舒适，沉肩垂肘。

④收势

两手向外翻掌：手心向下，两臂慢慢下落，停于身体两侧；眼看前方。

要点：两手左右分开下落时，要注意全身放松，同时气也徐徐下沉（吸气略加长）。呼吸平稳后，把左脚收到右脚旁，要走动休息。

注意练习时要思想集中，精神专一。要呼吸自然，由意识引导动作，周身协调，上下相随，重心稳定，连绵不断，劲力完整。

初学太极拳时速度宜慢不宜快，熟练掌握后，速度要始终保持均匀。一套“简化太极拳”正常的速度是4～6分钟。

初学时架势可以高一些，但整套动作要大体上保持同样的高度（除“下势”以外）。

抗疲劳预防与治疗要掌握适当的运动量，因人制宜，因病制宜，不可贪多求快，急于求成。

要循序渐进和持之以恒，才能取得良好的效果。

（十九）五脏补泻操

原载唐代胡愔的《黄庭内景五脏六腑补泻图》，主要对五脏抗疲劳保健和五脏症候性疲劳防治。

1. 肝脏补泻法：散盘坐，两手掌分别轻按于两侧大腿上，指尖相对；吸气时，上身缓缓转向左侧，目视左后方，右掌顺势搭于左手背，右肘尖向前助力并尽量张开右胁；稍停后缓缓呼气，上身随之回转，右掌回置右腿，恢复原坐势。然后再吸气，上身缓缓转向右侧，目视右后方，左掌顺势搭于右手背，左肘尖向前助力并尽量张开左胁，稍停后缓缓呼气，上身随之回转，左掌回置左腿，恢复原坐势，再两臂前平举，掌心相对；略停后屈肘，两手十指交叉贴按前胸；略停，翻掌向前推出，同时呼气；稍停，再覆掌徐徐回按胸部并吸气，如此反复3～5次。

2. 心脏补泻法：散盘坐，两手握拳置腰间，拳心向上；先以左拳向前平击，拳心转向下，并配合呼气；稍停后吸气，左拳随之慢慢收回腰间；然后右拳如法平击，左右交替各5～6次；恢复原坐势，两拳变掌分按两侧腹股沟处；十指相对；吸气，左手翻掌如托重物向上推举，指尖向右，肘微屈，目视左掌背；稍停，左手慢慢收回原处，同时呼气，翻掌复原；然后，右手如法上举，左右交替各5～6次；大坐势，吸气之极后闭气不息，两手十指交叉，抬左脚踏两手中，使左腿与两臂拮抗；闭气极，缓缓吐气，放开手脚，恢复原坐势；再如法抬右脚踏两手中做腿与两臂拮抗，左右交替各5～6次。上三势练毕、闭目盘坐，舌舐上腭，至津液满口，咽下津液，重复3次。

3. 脾脏补泻法：大坐势，先左腿屈膝拱起，两手抱左小腿用力向后拉，使左腿膝贴近胸部，同时右腿蹬伸助势；稍停后放开手，恢复原坐势；再换右小腿如法操练，左右交替3～5次；再跪坐势，俯身两手按地，抬头扭颈向左后方缓缓转动，两眼随之向左后方瞪视；转至极限，稍停，慢慢回转，如法向右转颈后视，左右交替3～5次。

4. 肺脏补泻法：大坐势，两手按臀侧，俯身屈背，同时呼气，稍停后挺直身躯，同时吸气，如此3～4次。接上势，闭气，两手握拳，先左后右交替甩击后背各3～5次。上两式练毕，闭目盘坐，舌舐上腭，待津液满口后，咽下津液，如此3遍。

5. 肾脏补泻法：散盘坐，两手掌按在大腿上，指尖相对，先左手翻掌，手臂外展如托重物上举，拔伸腰胁，同时吸气，然后还原，同时呼气；如此法再右手翻掌，手臂外展上举，左右交替进行3～5次；接上式，两手分按两侧膝顶，先向左扭腰后转，左手顺势挽右肘以助之；稍停后腰身回转，左手回置左膝，恢复原坐势；如法向右扭腰后转，左右交替各3～5次。然后起立，成自然站势，左脚向前踏一步，右脚跟上一步与左脚平行；左脚后退一步，右脚跟后一步，回至原处，如此前后踏步数十次而止。

(二十) 八式保健操

由陆华浩根据李佩弦传授整理，发表于1985年。其特点是动作与呼吸相配合，以腰部运动居多。

1. 临床应用：对腰部酸软、疼痛和腰部劳累等运动性、损伤性痹证性疲劳有一定的防治作用。

2. 具体练法

预备势：两脚开立，两臂下垂，头颈正直，下颏微收。

第一节：两掌平行翘起，掌心朝下，然后沿身体两侧向上提掌，同时吸气，两腿挺直，提掌至极限，再向下按掌，同时呼气，两腿屈膝。动作缓缓进行，呼吸要深长。反复做4次，恢复预备势。

第二节：以腰为轴，松腰松胯，双手左右摆动，眼随手动，先向右摆动，同时吸气，再向左摆动，同时呼气。双手左右摆动要连贯、动作要缓慢进行，呼吸要深长，反复做4次，恢复预备势。

第三节：动作均匀地俯身腿直，俯身时呼气，托起时吸气。反复做4次，恢复预备势。

第四节：左腿伸直向前提起，双手由前向右划弧，提腿时呼气，落腿时吸气。再以同样方法提右腿，双手由前向左划弧。反复做4次，恢复预备势。

第五节：摆动拖腰，前摆后拖，好比划船动作，向前摆时呼气，向后拖时吸气，反复做4次，恢复预备势。

第六节：两手平行上举，掌心向前，同时向左转身，呼气看到右脚跟，转收时吸气；然后以同样的动作向右转身，反复进行4次，恢复预备势。

第七节：双臂平行向前摆动，同时身体向下深蹲，下蹲时呼气，起立时双臂向后摆动，同时吸气，反复进行4次，恢复预备势。

第八节：屈膝扭身，先左后右，向左扭身屈膝时，以右手拍打左肩，左手后摆，同时呼气；向右扭身屈膝时，以左手拍打右肩，右手后摆，同时吸气；动作要放松，反复做4次。踏步摆臂片刻结束。

(二十一) 治百病体疗法

1. 临床应用：本法初载于隋代京黑所撰的《神仙食气金柜妙录》，后明代《遵生八笺》一书中转载本法。主要是采用体位方式、呼吸方式和身躯四肢运动进行抗疲劳防治，达到疏通气血、安和五脏，除劳祛疲之目的。

2. 具体练法

大坐势。腰背、四肢伸直，两手按床，闭目，以鼻吸气至口腔充满。如吞咽食物般将口中之气咽下腹中，可除胸中、肺中痛。

平坐势。伸腰闭目，两手扶于大腿上，以鼻缓缓吸气至满后闭气不息，闭气至极，则以口慢慢吐气，同时头前后摆动30次。可除眩晕虚证。

由平坐势转为左侧卧势。以口吸气，鼻呼气，同时吸气时全身挺直，呼气时放松。可治积聚，心下不畅。

平坐势。伸腰，以鼻徐徐吸气后，用右手捏住鼻孔，以汗出为度。可治目晦多泪，鼻息肉，听力减退，头痛。

仰卧势。以口徐徐纳气，以鼻出气，或于饱食后咽气数十次。使腹中温热，可治腹中寒痛、痉挛、干呕。

右侧卧势。咽气数十口，两手对搓至热后摩腹，约7息使气从下而出，可治胁肋皮肤痛闷。

平坐势。伸腰，两臂上举伸直，掌心向上，指尖向后，闭息7次。可治胁下积聚。

上身俯卧于床桌上，两足立地，鼻吸鼻呼气16次，鼻息须及细微，以至鼻中毫无气息出入之感。可治身热、背痛。

平坐势，伸腰，左臂上举，掌心向上，指尖向后，右手向后下按，以同法左右交替进行20次。可治两臂肩背结气疼痛。

平坐势，两手交叉抱膝，闭气使腹部鼓起，气满后即以口吐气，连续作14或21次，坚持锻炼，可抗衰老。

平坐势，伸腰闭目，闭息左右交替弯腰斜身，共闭息7次而止，可治头风。

平坐势，伸腰，以口吸气数十次，再咽津数口，反复进行以通大便，可治伤食、腹中胀满，或腹中寒邪。

平坐势，两臂向左右交替作拉弓射箭势，不拘时间、有空即练。可治四肢滞痛、肩背强滞。

平坐势，伸腰，右臂上举，掌心向上，指尖向后，左手支撑于左胁，闭息7次，左右交替进行。可治胃寒、消化不良。

平坐势，两手放于身体两侧，然后进行左右手置换动作，可作数十次，可治瘀血，气结。

平坐势，上身后仰，两手随之向后按地，咽气数十口。可治肌肉损伤性发热。

仰卧势，四肢伸展、闭息7次，两足摇动30次，可治胸中寒，周身痹痛，四肢厥冷。

仰卧势，两腿屈膝拱起，膝头相并，两手各挽同侧足底外翻，腰伸直，闭息7次，可治热痹疼痛，两脚活动不利。

平坐势，俯身贴近大腿，两手抱头，使头身向左右交替扭转，以尽量拉开两胁。凡觉身体重滞不畅，即可练以治之。

席地坐，右腿伸直，左腿屈膝拱起，两手抱左膝头，伸腰，闭息7次。可治瘀痹、关节活动不利、头痛。

席地坐，左腿伸直并外展，右腿屈膝拱起，两手抱右膝头，伸腰、闭息7次。可治关节活动不利、头痛、目晦、听力减退。

仰卧势，两腿岔开伸进，两手掐阴囊，使之发红。可治阴囊湿疹，小便不畅，小腹重坠。练时若腹中热，则口吸鼻呼数十次。若腹中不热，则闭息7次，咽气10次左右。

席地坐，两腿屈膝拱展，两手抱膝头，闭息7次。可治腰背痹痛。

俯卧势，伸腰，在闭息中目视足跟，左脚病视左，右脚病视右，双脚皆病则交替视之，共闭息7次。可治腿脚痉挛酸痛。

仰卧势，两臂伸展，两脚趾尖相对，闭息7次。可治两膝、胫骨寒痛。

仰卧势，四肢伸展，两脚跟相对，闭息7次。可治肌肉麻木不仁，小腿寒证。

仰卧势，四肢伸展，两足跟偏向左侧，闭息 7 次。可治伤食、恶心、呕吐。

席地坐，伸腰，以两手挽同侧脚跟外侧，闭息 7 次。然后再换挽同侧脚跟内侧，如此交替。可治痹证、呃逆。

仰卧势，伸展四肢，两足十趾向上伸挺，闭息 7 次。可治腹中弦急切痛。

仰卧势，以左足跟拘右足足母趾，闭息 7 次。可治下肢厥冷。

仰卧势，以右足跟拘左足足母趾，闭息 7 次。可治周身痹痛。

平坐势，伸腰，闭目向左内视，以口徐徐吸气而咽之数十口。可治半身病症。

平坐势，伸腰、开目、仰头向太阳，以口徐徐吸气而咽之 30 口左右。可治心下积聚。

平坐势，伸腰，闭目向右内视，以口徐徐纳气而咽之数十口。可治右半身病症。

# 第七章　各种类型疲劳病症的中医治疗

## 第一节　生理性疲劳

生理性疲劳因是机体可自行调节解除之疲劳，所以不需治疗。疲劳症状出现后，可多饮水，以热水（>45℃）浸双足；有睡眠障碍者，可于睡前服用舒乐安片 5～10 毫克；对疲劳伴有身体疼痛者，可应用火罐疗法。常用穴位为：大椎穴、至阳穴、命门穴、秉风穴。用酒精闪火法扣罐，置罐 15 分钟。

## 第二节　症候性疲劳

对于症候性疲劳，可按照中医脏象理论，依据不同的脏腑症候确定以哪一个脏腑为主或兼其他脏腑疲劳，全面确定治疗方案。

### 一、心疲劳

（一）中药治疗

1. 养心通络散

党参三钱　枣仁三钱　寸冬三钱　丹参四钱　桃仁二钱　瓜蒌二钱　生龙骨五钱　生地三钱

每日一付，水煎。每次口服 150 毫升，日二次。

2. 补心丹（《摄生秘剖》）

人参三钱　玄参四钱　丹参五钱　白茯苓四钱　五味子三钱　远志　桔梗各三钱　天冬　寸冬各三钱　当归七钱　柏子仁　枣仁　生地各五钱

每日一付，水煎。每次口服 150 毫升，日二次。

3. 炙甘草汤（《伤寒论》）

炙甘草五钱　人参三钱　地黄一两　阿胶四钱　麻仁五钱　寸冬三钱　桂枝三钱　大枣四钱　生姜三钱　每日一付，水煎。每次口服 150 毫升，日二次。

（二）外治疗法

1. 针刺疗法

①穴位：内关、神门、安眠、百会、足三里。

②方法：每次选 2～3 个穴位，留针 30 分钟，用弧度刮针手法，每日一次。

2. 穴位火罐法

①穴位：心俞、至阳、命门、附分、身柱。

②方法：每次选3～4个穴，用酒精闪火法扣罐，置罐15分钟。

3. 捏脊疗法

具体应用操作方法及注意事项见本书外治疗法篇。

4. 太极拳保健疗法

具体应用操作方法及注意事项见本书外治疗法篇。

（三）疗法应用说明

心疲劳治疗以中药及针灸为主，其他疗法可适当选择以配合治疗。采用中药治疗时，依据患者症候每疗程选择一个方剂；针灸治疗时，可依据患者主要症候选穴，如失眠重选安眠穴、足三里穴；心神不安选神门穴、内关穴；头晕头胀选百会穴等。

## 二、肺疲劳

（一）中药治疗

1. 开肺温脾散

桑叶三钱　前胡三钱　桔梗三钱　寸冬三钱　天门冬三钱　连翘四钱　瓜蒌三钱　白芍三钱　蜜麻黄九钱　蜜百部二钱　炙甘草三钱

每日一付，水煎。每次口服150毫升，日二次。

2. 苏子降气汤加味（《和剂局方》）

半夏三钱　苏子三钱　甘草一钱　肉桂一钱　前胡三钱　厚朴四钱　陈皮三钱　当归二钱　紫菀三钱　五味子三钱　生姜三片

（二）外治疗法

1. 针刺疗法

①穴位：膻中、华盖、玉堂、合谷、偏历、大肠俞。

②方法：每次选2个穴位，留针30分钟。用弧度刮针手法，每日一次（肺俞穴要注意针刺深度）。

2. 穴位艾条灸疗法

①穴位：肺俞、风门、膏肓俞、至阳、大肠俞。

②方法：每次选两个穴位，具体操作及注意事项见本书外治疗法篇。

3. 拍打疗法

具体应用操作方法及注意事项见本书外治疗法篇。

4. 刮痧疗法

具体应用操作方法及注意事项见本书外治疗法篇。

5. 起落呼吸操

具体应用操作方法及注意事项见本书外治疗法篇。

（三）疗法应用说明

肺疲劳治疗以中药为主，可适当配合针刺疗法及其他疗法。中药用方要依据患者症候，每疗程选择一个方剂。针灸穴位以膻中、华盖穴为主，每次选其中一穴，手法要得当。灸法主要选肺俞穴、风门穴。

## 三、脾疲劳

（一）中药治疗

1. 补脾开胃散

黄芪三钱　白术四钱　苍术三钱　党参三钱　白芍四钱　苡仁三钱　砂仁三钱　石斛三钱　神曲三钱　枳壳三钱　川军二钱　甘草二钱

每日一付，水煎。每次口服 150 毫升，日二次。

2. 归脾汤《济生方》

白术三钱　黄芪六钱　茯神四钱　人参四钱　甘草二钱　木香一钱　远志三钱　枣仁五钱　龙眼肉五钱　当归四钱

每日一付，水煎。每次口服生姜、大枣 150 毫升，日二次。

（二）外治疗法

1. 针刺疗法

①穴位：足三里、上巨虚、胃俞、脾俞、中脘、梁门、三阴交、中都。

②方法：每次选 2～3 个穴位，留针 30 分钟。用弧度刮针手法，每日一次。

2. 穴位艾条灸疗法

①穴位：同针刺用穴。

②方法：每次选两个穴位，具体应用操作方法及注意事项见本书外治疗法篇。

3. 挑积疗法

具体应用操作方法及注意事项见本书外治疗法篇。

4. 刺络疗法

具体应用操作方法及注意事项见本书外治疗法篇。

5. 腹部保健按摩法

具体应用操作方法见本书外治疗法篇。

6. 胃肠病防治操

具体应用操作方法及注意事项见本书外治疗法篇。

（三）疗法应用说明

脾疲劳与中药及针灸疗法为主，可适当配合其他疗法。中药用方以本节第一方为主。针刺穴位以足三里穴为主。艾柱灸穴位以脾俞、胃俞穴为主。针刺要注意手法，刺激强度应适中够量；不要只留针不做手法，影响治疗效果。

## 四、肝疲劳

（一）中药治疗

1. 舒肝活血利胆汤

川军三钱　厚朴三钱　生栀子四钱　白芍四钱　赤芍三钱　桃仁三钱　枳壳三钱　柴胡三钱　蝉蜕三钱　龙胆草三钱　黄芩三钱　甘草二钱

每日一付，水煎。每次口服 150 毫升，日二次。

2. 血府逐瘀汤（《医林改错》）

牛膝四钱　桃仁三钱　红花三钱　当归四钱　川芎二钱　赤芍三钱　生地四钱　枳壳三钱　柴胡三钱　桔梗二钱　甘草一钱

每日一付，水煎。每次口服150毫升，日二次。

3. 桃红四物汤《和剂局方》

熟地八钱　白芍四钱　当归六钱　川芎一钱　桃仁三钱　红花三钱

每日一付，水煎。每次口服150毫升，日二次。

4. 小柴胡汤《伤寒论》

柴胡五钱　黄芩三钱　半夏三钱　人参两钱　甘草一钱　生姜三钱　大枣四枚

每日一付，水煎。每次口服150毫升，日二次。

（二）外治疗法

1. 针刺疗法

①穴位：大敦、行间、三阴交、阴包、期门、章门、足三里。

②方法：每次选2～3个穴位，留针30分钟。用弧度刮针手法，每日一次。

2. 穴位挑治疗法

具体应用操作方法及注意事项见本书外治疗法篇。

3. 太极拳保健疗法

具体应用操作方法及注意事项见本书外治疗法篇。

（三）疗法应用说明

肝疲劳涉及范围广，本节选用的三个方剂应以第一方为主，效果不明显者再用第二方。针灸穴位以三阴交、足三里穴为主，注意应用手法。其他疗法依据临床症候选择。还可以依据不同的疲劳症状适当选择本书外治疗法中的其他疗法，如耳穴疗法，叩刺疗法，刮痧疗法等。

## 五、肾疲劳

（一）中药治疗

1. 抗疲益肾散

人参二钱　熟地五钱　白芍四钱　肉桂三钱　韭子三钱　仙茅二钱　菟丝子三钱　山萸肉四钱　黄芪五钱　肉苁蓉四钱　白菊花三钱　蛇床子三钱　枸杞三钱　黄柏二钱　仙灵脾三钱　覆盆子三钱　白术三钱　甘草二钱

每日一付，水煎。每次口服150毫升，日二次。

2. 六味地黄丸（《小儿药证直诀》）

熟地八钱　山萸肉四钱　干山药四钱　泽泻三钱　茯苓三钱　丹皮三钱

每日一付，水煎。每次150毫升，日二次。亦可做丸剂。每次二钱，温热水服下，日二次。

3. 菟丝子丸《济生方》

菟丝子二两　五味子一两　煅牡蛎二两　苁蓉二两　炙附子一两　鸡内金五钱　鹿茸一两　桑螵蛸一两　益智仁一两　乌药一两　山药一两

细末，酒糊为丸，如梧子大，每服七十丸，食前盐汤送下。

4. 赞育丹《景岳全书》

熟地八两　白术八两　当归　枸杞各六两　杜仲　仙茅　巴戟肉　山茱萸　淫羊藿　肉苁蓉　韭子各四两　蛇床子　炙附子　肉桂各二两

共细末，炼蜜为丸，每服二钱，温水送下。

5. 青娥丸《和剂局方》

补骨脂四两　杜仲八两，姜汁炒　胡桃肉十两

为末，用蒜四刃捣膏为丸，每次服一钱，温酒送下。亦可炼蜜为丸。

（二）外治疗法

1. 针刺疗法

①穴位：三阴交、足三里、肾俞、命门、至阳、关元、中极、水道。

②方法：每次选 2～3 个穴位，留针 30 分钟。用弧度刮针手法，每日一次。

2. 穴位艾条灸疗法

①穴位：关元、中极、肾俞、命门。

②方法：每次选两个穴位。具体应用操作方法及注意事项见本书外治疗法篇。

3. 摩肾堂疗法

具体应用操作方法及注意事项见本书外治疗法篇。

4. 易筋经健身疗法

具体应用操作方法见本书外治疗法篇。

（三）疗法应用说明

肾疲劳是五脏疲劳之首。肾疲劳治疗主要以中药为主，其他疗法均为辅助疗法。在传统的抗疲劳中医疗法中，抗肾疲劳的中药方剂多而广，各朝代名医家也多有体会。在中药应用中，我们推荐选用第一方和第四方，之后再结合临床症候辨证施治应用它方。

### 六、其他症候性疲劳

对于无法准确定位归属于哪一个脏腑证型疲劳者，可采用以下方法治疗。

（一）中药治疗

1. 心脾除疲散

党参 10 克　生地 15 克　肉桂 10 克　白术 15 克　乌药 10 克　枸杞 15 克　桃仁 10 克　炒枣仁 10 克　白药 15 克　甘草 10 克

每日一付，水煎。每次口服 150 毫升，日二次。

2. 补中益气汤加味

黄芪 20 克　当归 15 克　人参 10 克　白术 15 克　陈皮 10 克　柴胡 10 克　升麻 10 克　甘草 10 克　川断 15 克　白芍 10 克　杜仲 10 克

每日一付，水煎。每次口服 150 毫升，日次。

（二）外治疗法

可选用针刺、穴位火爟疗法等，详见本书外治疗法篇。

## 第三节　疾病性疲劳

疾病性疲劳涉及内容广泛，而各种疾病所表现的疲劳，又因疾病不同而各有差别。按中医理论，疲劳多为正气虚。因此，可在各自疾病的系统治疗中用扶正抗疲劳疗法参与各类疾病的治疗过程。

### 一、中药治疗

（一）抗疲益力散

党参四钱 白术三钱 肉桂三钱 熟地四钱 桃仁三钱 黄芪五钱 黄柏二钱 枸杞四钱 山萸肉四钱 人参二钱 丹皮二钱 白芍四钱 甘草三钱

每日一付，水煎。每次口服 150 毫升，日二次。

（二）肾气丸（《金匮要略》）

干地黄八两 淮山药四两 山茱萸四两 泽泻三两 茯苓三两 丹皮三两 桂枝一两 大附子一两

共为细末，炼蜜为小丸，每次服三钱，每日一至二次，开水或淡盐汤送下。

### 二、外治疗法

因疾病种类不同，所选用的外治疗法亦不相同。为减少赘述，可根据不同疾病抗疲劳需要，在本书外治疗法篇中，选用适当疗法治疗。在此不一一列举。

### 三、疗法应用说明

疾病性疲劳病种类型多而广，所涉及疲劳程度、类别亦不相同。因此无法一病一说设立抗疲劳方药和外治疗法。本书所选用两个方剂，是从扶正角度参与各种疾病的治疗过程以抗疲劳。

## 第四节 运动性疲劳

### 一、中药治疗

（一）舒肝理脾汤

黄芪五钱 白术四钱 党参三钱 白芍四钱 甘草四钱 肉桂三钱 防风三钱 桃仁二钱 没药二钱 灵脂三钱 牛膝三钱

每日一付，水煎。每次口服 150 毫升，日二次。

（二）强筋健骨散

牛膝四钱 杜仲四钱 白芍五钱 甘草四钱 续断四钱 川芎三钱 赤芍三钱 通草二钱

每日一付，水煎。每次口服 150 毫升，日二次。

### 二、外治疗法

（一）针刺疗法

1. 穴位：太阳、风池、大椎、至阳、肾俞、白环俞、环跳、风市、阳陵泉、外丘、大钟、阴陵泉、公孙、承山、丰隆、承筋、曲池、外关、合谷

2. 方法：每次选 4～6 个穴位，留针 30 分钟。用弧度刮针手法，每日一次。

（二）腕踝针疗法

具体应用操作方法及注意事项见本书外治疗法篇。

（三）放痧疗法

具体应用操作方法及注意事项见本书外治疗法篇。

（四）连续置罐疗法

具体应用操作方法及注意事项见本书外治疗法篇。

（五）涂药疗法

具体应用操作方法及注意事项见本书外治疗法篇。

（六）溻渍疗法

具体应用操作方法及注意事项见本书外治疗法篇。

（七）指针疗法

具体应用操作方法及注意事项见本书外治疗法篇。

（八）腰部保健疗法、上肢保健疗法、下肢保健疗法

三部位一般同时应用。具体操作方法见本书外治疗法篇。

（九）治百病法

具体应用操作方法及注意事项见本书外治疗法篇。

### 三、疗法应用说明

运动性疲劳以适当的外治疗法为好，如推拿类疗法、针刺疗法等。运动性疲劳患者如病情较长时期得不到彻底治疗，则可在应用外治疗法同时选用本节第一方配合治疗。

## 第五节 生产作业性疲劳（职业性疲劳）

### 一、中药治疗

（一）强身益力散

人参二钱 熟地四钱 当归三钱 黄芪四钱 牛膝三钱 白芍四钱 肉桂三钱 炙附子二钱 益智仁三钱 黄柏二钱 杜仲三钱 补骨脂三钱 胡桃肉三钱 山药四钱 甘草二钱

每日一付，水煎。每次口服150毫升，日二次。

### 二、外治疗法

（一）针刺疗法

1. 穴位：百会、风池、大椎、听宫、太阳、睛明、至阳、命门、腰阳关、肾俞、脾俞、曲池、内关、承山、足三里、三阴交

2. 方法：每次针对不同部位疲劳所出现症状选用3～5个穴位，留针30分钟。用弧度刮针手法，每日一次。

（二）足穴疗法

具体应用操作方法及注意事项见本书外治疗法篇。

（三）刮痧疗法

具体应用操作方法及注意事项见本书外治疗法篇。

（四）放痧疗法

具体应用操作方法及注意事项见本书外治疗法篇。

（五）火罐疗法

1. 穴位：大椎、至阳、命门、身柱、附分、神堂、天宗、肾俞。

2. 方法：每次选五个穴位，用酒精闪火法扣罐，置罐 15 分钟。隔日一次。

（六）颈椎病防治操、腰肌劳损体疗操、十六段锦疗法

可根据患者疲劳部位选择适合的一种。具体应用操作方法及注意事项见本书外治疗法篇。

**三、疗法应用说明**

生产作业性疲劳（职业性）因生产作业方式不同，疲劳可发生在全身，亦可发生在身体某一个或多个部位或器官。因本节所介绍的中药是治疗生产作业性疲劳的通用方剂，但抗疲劳必须要有针对性，故外治疗法则应有选择性，如听力疲劳以针刺听宫为主，眼疲劳针刺太阳、睛明等。

## 第六节　慢性疲劳综合征

**一、中药治疗**

（一）强肾健脾益力汤

熟地四钱　人参二钱　天门冬四钱　白芍四钱　牛膝三钱　山药四钱　山萸肉三钱　泽泻三钱　茯苓四钱　丹皮三钱　肉桂三钱　附子二钱　仙茅二钱　仙灵脾三钱　白术三钱　枳壳三钱　甘草二钱

每日一付，水煎。每次口服 150 毫升，日二次。

（二）安神定志丸（《医学心悟》）

人参三钱　茯苓四钱　茯神三钱　龙齿五钱　远志二钱　菖蒲一钱

每日一付，水煎。每次口服 150 毫升，日二次。

（三）五味消毒饮加味（《医宗金鉴》）

金银花五钱　野菊花　公英　紫花地丁各一两　紫背天葵五钱　连翘四钱　夏枯草四钱　大青叶三钱　丹皮三钱　水牛角三钱　甘草二钱

每日一付，水煎。每次口服 150 毫升，日二次。

**二、外治疗法**

（一）针灸疗法

1. 针刺疗法

①穴位：百会、大椎、风池、太阳、前顶、角孙、神门、列缺、内关、足三里、三阴交、合谷、曲池、至阳。

②方法：每次选 4～6 个穴位，留针 30 分钟。用弧度刮针手法，每日一次。

2. 穴位艾柱灸疗法

①穴位：大椎、身柱、至阳、命门、腰阳关、肺俞、心俞、督俞、风门、肾俞。

②方法：每次选 3～4 个穴位，每日一次。其具体应用操作方法及注意事项，见本书外治疗法篇。

（二）穴位挑治疗法

具体应用操作方法，见本书外治疗法篇。

（三）刮痧疗法、放痧疗法

依据患者具体病情，选用其中一种方法。具体应用操作方法及注意事项，见本书外治疗法篇。

（四）走罐疗法

具体应用操作方法及注意事项，见本书外治疗法篇。

（五）捏脊疗法。

具体应用操作方法及注意事项，见本书外治疗法篇。

（六）推拿疗法

可选用推、摩、揉、抹、挤、压等手法，在患者背部及四肢部位进行治疗。具体应用操作方法及注意事项，见本书外治疗法篇。

（七）太极拳保健疗法

具体应用操作方法，见本书外治疗法篇。

### 三、疗法应用说明

慢性疲劳综合征是一种原因尚不十分明确的疲劳病，其症候多，病程长。治疗以内治外治同时应用为好。在用药方面，体力明显虚弱者可选用第一方，有慢性炎症者可选用第三方。外治疗法以针灸、痧疗法及太极拳疗法为主，但需结合患者病情的具体情况灵活选择适当疗法。

## 第七节　脑疲劳

### 一、中药治疗

（一）强力健脑益肾散

党参四钱　益智仁三钱　川芎三钱　桃仁三钱　肉桂三钱　熟地四钱　生地三钱　茯苓三钱　枣仁三钱　乌药三钱　白菊花三钱　泽泻二钱　甘草一钱

每日一付，水煎。每次口服150毫升，日二次。

（二）酸枣仁汤加味（《金匮要略》）

茯苓三钱　甘草一钱　知母四钱　川芎一钱　酸枣仁五钱　柏子仁二钱　生龙骨三钱　益智仁三钱　茯神二钱

每日一付，水煎。每次口服150毫升，日二次。

### 二、外治疗法

（一）针刺疗法

1. 穴位：百会、后顶、前顶、风池、印堂、太阳、大椎、合谷、曲池、足三里、三阴交。

2. 方法：每次选3～4个穴位，留针30分钟。用弧度刮针手法，每日一次。

（二）耳针疗法

1. 穴位：神门、肝、心、三焦、枕、颈、肾、额。

2. 方法：每次取 3～4 个穴位。具体应用操作方法，见本书外治疗法篇。

（三）放痧疗法

具体应用操作方法，见本书外治疗法篇。

（四）火罐疗法

1. 穴位：大椎、风门、神堂、秉风、至阳。

2. 方法：每次取五个穴位，用酒精闪火法扣罐，置罐 15 分钟，三日一次。

（五）抓顶疗法

具体应用操作方法，见本书外治疗法篇。

（六）捏脊疗法

具体应用操作方法，见本书外治疗法篇。

（七）太极拳保健疗法

具体应用操作方法，见本书外治疗法篇。

### 三、疗法应用说明

脑疲劳是人体最易发生之疲劳。脑疲劳的发生常关连五脏六腑，因此治疗常涉及心、肾、脾等脏腑的同治问题。本书所选用的中药方剂及外治疗法主要针对脑疲劳。涉及其他脏腑时，可参考本节各脏腑疲劳之所述选方。脑疲劳治疗以中药与外治疗法同用为好。中药以第一方为主。外治以针刺、耳针、痧疗法为主。其他疗法可依据患者的病情适当选择。

## 第八节　过劳死

过劳死是由于某些原因造成多种疲劳病证延误失治，致人体脏腑衰竭，使远离平衡状态的人体在巨涨落中发生了质的变化，从活体生命变成阴阳绝离失衡的死亡静体。在已定为死亡的人身上是谈不到用治疗方法的。若在濒死状态中，能被他人及时发现可考虑用以下方法急救之。

### 一、中药疗法

（一）急救一号（自拟方）

由人参、沉香、冰片、乳香、木香等 20 余味中药组成方剂，研制成粉末备用。急救时，用以 0.5 克量送入患者口中含服即可。

### 二、针刺疗法

（一）穴位：人中、十宣、涌泉、天突。

（二）方法：以 26 号寸针，分别刺激各穴位，重手法提插点刺，至人苏醒止。

### 三、其他方法

若患者在濒死中得以苏醒，应立刻应用现代医学相应急救检测治疗方法进行救治。

# 第八章　相关抗疲劳药物的动物实验方法简介

有关疲劳动物模型的制作，至今尚未见到很理想的范例。1992 年 Chao 从免疫学角度应用病毒接种的方法，试图建立 CFS 的鼠模型。但随着研究的深入，病毒与 CFS 的关系变得不能肯定。之后，类似模型的研究再无报道。同年吴卫平在其所译的“应激与应激系统紊乱的概念，概述身体的和行为的内环境稳定”一文中提到应激为机体处于不协调状态或内环境稳定受到威胁所致。近年来，疲劳动物模型制作多从运动应激角度进行，常采用的方法有束缚、光电刺激、声电刺激、冷水游泳、离心性旋转、睡眠剥夺等。本书从实际应用出发，分别将负重游泳试验、爬杆试验和与试验相关的血清尿素氮测定、肝糖原测定、乳酸测定等动物试验方法简介如下。

## 第一节　负重游泳试验

### 一、检验原理

运动耐力的提高是抗疲劳能力增强最有力的宏观表现，游泳时间的长短可以反映动物运动疲劳的程度。

### 二、仪器与器材

游泳箱（大小约 50cm×50cm×40cm），电子天平、铅皮。

### 三、实验方法

（一）实验动物

推荐使用纯系小鼠，成年小鼠，体重 18～22g。

（二）剂量分组及受试样品给予时间

实验设三个剂量组和一个阴性对照组，即高、中、低、对照四个组，根据推荐的人体每公斤体重日摄入量，扩大 10 倍作为其中 1 个剂量组，必要时设阳性对照组。受试样品原则上连续给样 30 天，必要时可延长至 45 天。也可根据试验需要自行设定给样期限。

（三）实验步骤

末次给予受试物受试品 30 分钟后（酒类样品测试当天可以不灌胃），将尾根部负荷5%体重铅皮的小鼠置于游泳箱中游泳，水深不少于 30cm，水温 25℃±1.0℃，记录小鼠自游泳开始至死亡的时间，即小鼠负重游泳时间。

## 四、数据处理及结果判定

游泳时间为计量资料，采用方差分析。但需按方差分析的程序先进行方差齐性检验，方差齐，计算 F 值，若 F 值<0.05，得结论各组均数差异无显著性；F 值≥0.05，$P$<0.05，用多个实验组和一个对照组间均数的两两比较方法进行统计。对非正态或方差不齐的数据进行适当的变量转换，待满足正态或方差齐要求后，用转换后的数据进行统计；若变量转换后仍未达到正态或方差齐的目的，改用秩和检验进行统计。

若受试样品组游泳时间明显长于对照组，且差异有显著性（$P$<0.05），可以判定该实验阳性。

## 五、注意事项

（一）每一游泳箱一次放入的小鼠不宜太多，否则互相挤靠，影响实验结果。

（二）水温对小鼠的游泳时间有明显的影响，因此要求各组水温控制一致，以 25℃为宜，如果过低可能引起小鼠痉挛，影响实验结果，过高（30℃）则游泳时间太长不便于操作。

（三）铅皮缠绕松紧应适宜。

（四）观察者应在整个实验过程中使每只小鼠四肢保持运动，如果小鼠漂浮在水面四肢不动，可用木棒在其附近搅动。

（五）不同批的小鼠因饲养环境、季节等原因的变化，在体质上会出现差异。因此，受试样品组和对照组应采用同一批动物同时进行。

# 第二节　爬杆试验

## 一、原理

运动耐力的提高是抗疲劳能力加强最有力的宏观表现，爬杆时间的长短可以反映动物静用力时疲劳的程度。

## 二、材料

爬杆架。直径 0.8～1.0cm、长约 25cm 的有机玻璃圆棒（经 120 目砂纸打磨），上端固定于木板上，下端悬空，距地面约 20cm。结构见示意图。

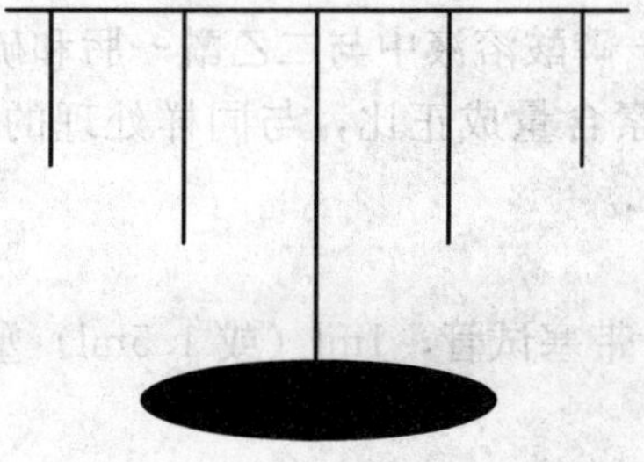

### 三、实验方法

（一）实验动物

雄性成年小鼠，体重18～22g。推荐使用BALB/C。

（二）剂量设置

实验设三个剂量组和一个阴性对照组，即高、中、低、对照四个组，根据推荐的人体每公斤体重日摄入量，扩大10倍作为其中1个剂量组，必要时设阳性对照组。受试样品原则上连续给样30天，必要时可延长至45天。也可根据试验需要自行设定给样期限。

（三）实验步骤

实验时，将爬杆架置于水温15℃、深约10cm的水盆中。末次给予受试物30分钟后开始实验，将小鼠放在有机玻璃棒上，使肌肉处于静力紧张状态，记录小鼠由于肌肉疲劳从有机玻璃棒上跌落下来的时间，第三次落水时终止实验，累计三次的时间作为爬杆时间。

### 四、数据处理及结果判定

爬杆时间为计量资料，可以用方差分析。若受试物组爬杆时间明显长于对照组爬杆时间，且差异有显著性（$P<0.05$），可以判定该实验阳性。

### 五、注意事项

（一）实验前小鼠经筛选，训练数次仍不肯爬杆者，废弃。

（二）杆的质地和光滑程度明显影响小鼠的爬杆时间，要求杆的坚硬、光滑程度一致，以免小鼠爪子将杆表面刮损，影响光滑程度。

## 第三节　血清尿素氮测定

全自动生化仪器和二乙酰一肟法任选一种。

### 一、全自动生化仪测定

按有关仪器说明书和试剂盒操作。

### 二、二乙酰一肟法

（一）原理

样品中尿素在氯化高铁－磷酸溶液中与二乙酰－肟和硫氨脲共煮，形成一种红色的化合物，其颜色的深浅与尿素含量成正比，与同样处理的尿素标准管比较，可求出其含量。

（二）仪器与试剂

1. 21分光光度计，10ml带塞试管，1ml（或1.5ml）塑料离心管，电炉，锅，灌胃针头。

2. 尿素试剂盒（二乙酰－肟法）：二乙酰－肟法应用液，氯化铁－磷酸应用液、尿素

标准液（200mg/L）

3. 试剂盒

若无试剂盒，可自行配制试剂。

（1）1g/L 二乙酰－肟溶液：取二乙酰－肟 1.0g，氨基硫脲 0.2g，氯化钠 4.5g，溶于蒸馏水并加至 1000ml。

（2）33g 三氯化铁溶液：取三氯化铁 1.0g 溶于 20ml 浓磷酸中，加蒸馏水 10ml，摇匀。

（3）酸溶液：取蒸馏水 800ml，慢慢加入浓硫酸 50ml，边加边摇；再加入 85%磷酸 50ml，摇匀。加入 33g 三氯化铁溶液 1.5ml，加水至 1L。

（4）10mmol/L 尿素标准液（尿素 28.01mg/dl）：精确称取尿素 150.3mg 溶于 16mmol/L 苯甲酸溶液并加至 250ml。

（5）16mmol/L 苯甲酸液：取苯甲酸 2.0g 溶于蒸馏水 1000ml 中，加浓硫酸 0.8ml。

（三）实验方法

1. 实验动物：成年小鼠或大鼠，小鼠体重 18～22g、大鼠体重 160～200g。推荐使用雄性小鼠。

2. 剂量分组、给样途径及期限

大鼠给予剂量以人体推荐量的 5 倍为基本剂量。

实验设三个剂量组和一个阴性对照组，即高、中、低、对照四个组，根据推荐的人体每公斤体重日摄入量，扩大 10 倍作为其中 1 个剂量组，必要时设阳性对照组。受试样品原则上连续给样 30 天，必要时可延长至 45 天。也可根据试验需要自行设定给样期限。

3. 实验步骤

末次给受试物 30 分钟后，在温度为 30℃的水中游泳 90 分钟，采血测定。大鼠采尾血、小鼠拔眼球采血 0.5ml（不加抗凝剂）。置 4℃冰箱内约 3 小时，血液凝固后 2000prn/分钟离心 15 分钟，取血清备用。血清中的尿素在室温下可稳定 24 小时，在 4℃～6℃可稳定 7 天以上。购买的试剂盒按照说明书操作。

**自行配制试剂操作表**

| 试剂 | 测定管 | 标准管 | 空白管 |
|---|---|---|---|
| 血浆/血清（ml） | 0.05 | — | — |
| 10mmol/L 尿素标准液（ml） | — | 0.05 | — |
| 蒸馏水（ml） | — | — | 0.05 |
| 1g/L 肟溶液（ml） | 2.5 | 2.5 | 2.5 |
| 酸溶液（ml） | 2.5 | 2.5 | 2.5 |

充分混匀，沸水浴 15 分钟，立即用自来水冷却。用波长 520nm，以空白管调零，读取各管吸光度（A 值）。

4. 尿素氮含量计量

（1）自配试剂

尿素（mmol/L）＝Au×10/As

尿素（mg/dl）＝Au×28.01/As

式中 Au—测定管吸光度

As—标准管吸光度

（2）试剂盒方法

$$尿素氮（mg/dl）=\frac{A_{标本}-A_{空白}}{A_{标准}-A_{空白}}\times 20.0（mg/dl）$$

（四）结果判定

统计方法可用方差分析。若受试物组高于对照组，且差异有显著性（$P<0.05$），可判定为该受试物有减少疲劳小鼠尿素氮产生的作用。

（五）注意事项

1. 为避免色度转移，应在标本加入后30分钟内读出吸光度值。

2. 一般标本测定管反应后应澄清，严重脂血可制备血滤液重新测定。

3. 煮沸时间应准确。

## 第四节 肝糖原测定（蒽酮法）

### 一、检测原理

蒽酮可与游离糖或多糖起反应，反应后溶液呈蓝绿色，于620nm处有最大吸收，测定其光密度，可以确定糖原的含量。

### 二、仪器与试剂

（一）仪器

721型分光光度计，离心机，扭力天平，匀浆器，振荡器，沸水浴，灌胃针头，手术器械，玻璃漏斗，加样器，2ml、5ml、10ml吸量管，20ml带塞刻度试管，10ml带塞离心管。

（二）试剂

5％三氯醋酸（用蒸馏水配）（TCA），葡萄糖标准液，浓硫酸（AR）

蒽酮试剂：溶液中含0.05％的蒽酮，1％的硫脲，用72％的$H_2SO_4$配制。配制方法如下。

1. 72％$H_2SO_4$配制：烧杯中加入280ml蒸馏水，再加入高纯度的浓硫酸720ml（比重1.84）。

2. 蒽酮试剂配法：当$H_2SO_4$温度降至80℃～90℃时放入500mg纯的蒽酮、10g高纯度的硫脲，适当摇动烧杯混匀。冷却后存放于冰箱中，可保存两周。

### 三、实验方法

（一）实验动物

推荐使用纯系小鼠，成年小鼠，体重18～22g。

（二）剂量设计和分组

大鼠剂量以人体推荐食用量扩大5倍作为基本剂量。实验设三个剂量组和一个阴性对照组，即高、中、低、对照四个组，根据推荐的人体每公斤体重日摄入量，扩大10倍作为其中 1 个剂量组，必要时设阳性对照组。受试样品原则上连续给样 30 天，必要时可延长至 45 天。也可根据试验需要自行设定给样期限。

（三）实验步骤

1. 样本制备

末次给样后 30 分钟，在温度为 30℃的水箱游泳 90 分钟后立即处死，取肝脏经生理盐水漂洗后用滤纸吸干，精确称取肝脏 100mg，加入 8ml TCA，每管匀浆 1 分钟，将匀浆液倒入离心管，以 3000 转/分钟离心 15 分钟，将上清液转移至另一试管内。

取 1ml 上清液放入 10ml 离心管中（每样品可做两平行管以保证获得可靠结果），每管加入 95%的乙醇 4ml，充分混匀至两种液体间不留有界面。用干净塞子塞上，室温下竖立放置过夜（也可选用将试管放在 37℃～40℃水浴 3 小时）。沉淀完全后，将试管于 3000 转/分钟离心 15 分钟。小心倒掉上清液并使试管倒立放置 10 分钟。

用 2ml 蒸馏水溶解糖原，加水时将管壁的糖原洗下。如管底的糖原不立即溶解，震荡管子直到完全溶解。

2. 制作试剂空白和标准管

试剂空白：吸 2ml 蒸馏水到干净离心管。

标准管：吸 0.5ml 葡萄糖标准液（含 100mg/dl 葡萄糖）和 1.5ml 蒸馏水放入同样的管子。

此时将 10ml 蒽酮试剂用力加入各管，液流（蒽酮试剂）直接进入管子中央，保证充分混合好。从管子中注入蒽酮试剂时起，将管子放在冷水龙头下冲凉。所有管子都达到凉水温度后，浸于沸水浴（水浴深度略高于管子液面）15 分钟，然后移到冷水浴，冷却到室温，管内液体移入比色管，在 620nm 波长，用试剂空白管调零后测定吸光度。并根据标准曲线计算出糖原含量，根据所称取的肝脏重量换算成肝糖原含量（以 mg/g 肝表示），并进行统计学处理。

3. 糖原含量计算

$$\text{每 100g 肝组织中糖原的毫克数}=\frac{DU}{DS}\times 0.5\times\frac{\text{提取液体积}}{\text{肝组织克数}}\times 100\times 0.9$$

DU：样品管吸光度

DS：标准管吸光管

0.5：为 0.5ml 葡萄糖标准液中的葡萄糖含量。

0.9：为将葡萄糖换算成糖原的系数。

## 四、数据处理及结果判定

肝糖原数据为计量资料，采用方差分析。但需按方差分析的程序先进行方差齐性检验，方差齐，计算 F 值，F 值$<0.05$，则结论为各组均数差异无显著性；F 值$\geqslant 0.05$，$P<0.05$，用多个实验组和一个对照组间均数的两两比较方法进行统计。对非正态或方差不齐的数据进行适当的变量转换，待满足正态或方差齐要求后，用转换后的数据进行统计；若变量转换后仍未达到正态或方差齐的目的，改用秩和检验进行统计。

若受试样品组肝糖原明显高于对照组，且差异有显著性（$P<0.05$），可以判定该实验阳性。

### 五、注意事项

（一）测定的实验方法均为定量要求，因此所有取样加试剂均需准确。

（二）糖原测定中冷却及加热时间与氧化还原作用有关，因此时间要控制准确。

（三）蒽酮显色剂不稳定，以临用时现配制为宜，注意避免采用绒布或污染的糖类进入蒽酮反应中。

## 第五节 乳酸测定

### 一、原理

（一）自配试剂测定方法

在铜离子催化下，乳酸与浓硫酸在沸水中反应，乳酸转化为乙醛，乙醛与对羟基联苯反应产生紫色化合物，在波长560nm处有强烈的光吸收，故可进行定量测定。

（二）乳酸盐测定仪测定方法

按照说明书。

### 二、仪器与试剂

（一）仪器

1. 血乳酸测定－自配试剂测定方法：微量吸管，恒温水浴锅，电热水箱，分光光度计。

2. 乳酸仪测定方法：乳酸仪、加样器、震荡器。

（二）试剂

1. 自配试剂测定方法

4% $CuSO_4$、浓硫酸（AR）、1%NaF溶液。

蛋白沉淀剂：按体积分别取一份10%的钨酸钠，一份1/3mol/L硫酸，再与28份蒸馏水混合即成。

沉淀剂-NaF混合液：按体积分别取3份沉淀剂，1份1% NaF混合即成。

1.5%对羟基联苯溶液：称取1.5g对羟基联苯溶于100ml热的0.5% NaOH中（可保存半年）。

乳酸标准储备液（lmg/ml）：称取106.6mg乳酸锂或171mg乳酸钙，以10%的三氯乙酸定容至100ml（室温下可保存半年）。

乳酸标准应用液（0.01mg/ml）：准确吸取1.0ml乳酸标准储备液稀释定容至100ml，此液要求现用现配。

2. 乳酸仪测定方法：破膜液、磷酸盐缓冲液、氯化钠。

### 三、实验方法

（一）实验动物

推荐使用纯系小鼠，成年小鼠，体重18～22g。

（二）剂量设计和分组

大鼠剂量以人体推荐食用量扩大5倍作为基本剂量。实验设三个剂量组和一个阴性对照组，即高、中、低、对照四个组。根据推荐的人体每公斤体重日摄入量，扩大10倍作为其中1个剂量组，必要时设阳性对照组。受试样品原则上连续给样30天，必要时可延长至45天。也可根据试验需要自行设定给样期限。

（三）实验步骤

1. 高血乳酸模型的制作及血标本制备

末次给样30分钟后采血，然后不负重在温度30℃的水中游泳10分钟后停止。乳酸仪测定方法：在游泳前各采血20μL加入40μL破膜液中，立即充分震荡破碎细胞；游泳后立即采血20μL加入40μL破膜液中震荡；休息20分钟后再各点各采血20μL，大鼠采尾血，小鼠拔眼球采血。

2. 操作步骤

自配试剂测定：于5ml试管中加入0.48ml 1%NaF溶液，准确吸取全血20μL加入试管底部。用试管上部清液清洗微量吸管数次，再加入1.5ml蛋白沉淀剂，振荡混匀，于3000转/分钟离心10分钟，取上清液，按下表操作。

| | 空白管（ml） | 标准管（ml） | 测定管（ml） |
|---|---|---|---|
| 沉淀剂-NaF溶液 | 0.5 | — | 0.5 |
| 乳酸标准应用液 | | 0.5 | |
| 上清液 | | | 0.5 |
| 4% $CuSO_4$ | 0.1 | 0.1 | 0.1 |
| 浓硫酸 | 3 | 3 | 3 |
| 充分混匀，置沸水中加热5分钟，取出后放入冷水中冷却10分钟 | | | |
| 1.5%对羟基联苯 | 0.1 | 0.1 | 0.1 |

上述步骤完成后，摇匀，置30℃水浴30分钟（每隔10分钟振摇一次）。取出后放入沸水浴加热90秒，取出冷却至室温，在波长560nm处用5mm光径比色皿比色，空白管调零。

乳酸盐测定仪测定方法：按仪器操作说明书操作。

3. 血乳酸含量计算

（1）自配试剂测定方法

血乳酸含量（mg/L）＝A测定管/A标准管×100×10

（2）乳酸盐测定仪测定方法

直接从乳酸仪上读数，实际值＝测定值×3（20μL加入40μL破膜液中，已经稀释了3倍）。

## 四、数据处理及结果判定

乳酸测定数据为计量资料，采用方差分析。但需按方差分析的程序先进行方差齐性检验，方差齐，计算F值，F值＜0.05，则结论为各组均数差异无显著性；F值≥0.05，*P*

<0.05，用多个实验组和一个对照组间均数的两两比较方法进行统计；对非正态或方差不齐的数据进行适当的变量转换，待满足正态或方差齐要求后，用转换后的数据进行统计；若变量转换后仍未达到正态或方差齐的目的，改用秩和检验进行统计。

实验结果判定：以三个时间点血乳酸曲线下面积来判断。任一实验组面积小于对照组，且差异有显著性，可判定该实验结果阳性。

血乳酸曲线下面积计算方法：

血乳酸曲线下面积＝0.5×（游泳前血乳酸值＋游泳后0分钟血乳酸值）×10＋0.5×（游泳后0分钟血乳酸值＋游泳后休息20分钟血乳酸值）＝5×（游泳前血乳酸值＋3×游泳后0分钟血乳酸值＋2×游泳后休息20分钟血乳酸值）。

## 第六节　结果判定

负重游泳实验结果呈阳性，且血乳酸、血清尿素、肝糖元/肌糖元三项生化指标中任意二项阳性，可判定该受试样品具有缓解体力疲劳的作用。

# 第九章 与疲劳相关的常见疾病介绍

目前，已知在许多现代医学和中医证候所规定的病证范畴中，疲劳常是很多疾病的主要症候之一，而一些疾病的早期，患者能感受到的最早症候就是疲劳。因此，有人将疲劳称为“万病之兆头”是有一定的道理的。

西医过分重视微观，见不到阳性病理结果，就不予疾病诊断，这种求真认据的科学方法，有推动医学进步与发展的重大意义，但由于其忽视整体观，忽视人是一个阴阳互动、涨落与失衡共存的机体，随时都在发生的客观事实，从进而使一些处在早期或萌芽状态的病症被遗漏，故一些患者在被发现所谓阳性体征时，疾病已步入晚期，这样的事实在临床中是屡见不鲜。

中医学虽然缺乏现代医学微观检查诊断仪器和先进的实验室手段，但他能从人体的脏腑整体功能辨认病症，重视患者的主诉症候，以四诊为手段，注意收集人体在阴阳互动变化中的一些早期征象，从而进行辨证施治，使一些早期疾病或称为萌芽状态的疾病得以及时治疗，调解人体阴阳平衡，使患者从危险中得以解脱。所以《黄帝内经》提出“上医治未病，不治已病”就是这个道理。

在我们详细查阅现代医学和我国中医学所容括的数百种病证中，有约 2/3 的病证都存有疲劳之类的主诉或症候，其中一些病症经现代医学各种检测方法，又未见有明确的阳性病理依据，且此类患者的症状又易与现代医学所描述的慢性疲劳综合征相混淆。为此，我们将临床中与疲劳密切相关，又易于混淆的几种常见疾病介绍如下，供临床应用参考。

## 第一节 纤维肌痛综合征

疲劳是纤维肌痛综合征（fibromyalgia syndrome，FS）的主要症状之一。纤维肌痛综合征是一种引起腰背、颈肩和关节周围疼痛的非关节性风湿病，临床表现为肌肉骨骼系统多处疼痛与发僵，并伴有明显的疲劳感和失眠多梦，在特殊部位有压痛点。纤维肌痛综合征可继发于外伤，各种风湿病，如骨性关节炎、类风湿关节炎及各种非风湿病（如甲状腺功能低下、恶性肿瘤）等。这一类纤维肌痛综合征被称为继发性纤维肌痛综合征，如不伴有其他疾患，则称为原发性纤维肌痛综合征。本章所指的纤维肌痛综合征一般是后者。

### 一、发病机理

本病的确切发生机制尚不清楚，一般认为与睡眠障碍、神经递质分泌异常及免疫紊乱有关。

（一）睡眠障碍

大约60%～90%的纤维肌痛综合征患者存在睡眠障碍，主要表现为睡眠易醒、多梦、晨起精神不振、疲乏、有全身疼痛和晨僵感。夜间脑电图记录发现有α波介入到Ⅳ期δ睡眠波中。用铃声干扰志愿者非快动眼睡眠亦可诱导出上述脑电图图形及临床症状。其他影响睡眠的因素如精神紧张、环境噪音均可加重纤维肌痛综合征状。因此推测，这种Ⅳ期睡眠异常在纤维肌痛综合征的发病中起重要作用。

（二）神经递质分泌异常

已发现血清素和P物质等神经递质在本病的发病中起重要作用。血清素的前体是色氨酸，食物蛋白中的色氨酸在肠道被吸收后，大部分与血浆蛋白结合，小部分呈游离状态。游离的色氨酸可被载体携带通过血一脑屏障进入脑组织。然后，在5-HT神经元中经羟化和脱羧作用生成5-HT。释放到突触间隙的5-HT，在部分被突触前神经末梢重摄取，部分经线粒体单胺氧化酶作用生成无活性的5-羟吲哚乙酸。

5-HT也存在于消化道黏膜、血小板及乳腺细胞中，由于它很难通过血一脑屏障，所以中枢神经系统与外周血中的5-HT分属两个系统。经研究发现：①纤维肌痛综合征患者血浆中游离色氨酸及其转运率减低。减低的程度与肌肉骨骼疼痛相关，即血浆浓度及转动比率越低，疼痛越明显。②血小板膜上的高亲合力的5-HT受体，丙咪嗪可与5-HT竞争性地结合到血小板受体上，用氚标记的丙咪嗪测定血小板膜上的5-HT受体密度，发现纤维肌痛综合征比正常人受体密度低。③纤维肌痛综合征患者脑组织中5-HT比正常人明显减少。实验表明，5-HT可调节非快动眼睡眠，减低对疼痛的敏感性，改善抑郁状态，还可加强麻醉的镇痛作用。阿米替林和胺苯环庚烯可向5-羟吲哚乙酶转化，增加5-HT浓度，故对纤维肌痛综合征有一定疗效。相反，给予色氨酸羟化酶抑制剂一对氯苯丙氨酸会出现纤维肌痛综合征样疼痛，停用这种药物后，疼痛消失。

另一种与纤维肌痛综合征有关的神经递质是P物质。物理或化学刺激可诱导纤维肌痛综合征患者产生明显的皮肤充血反应，这种过度反应可能与存在着持续的末梢伤害刺激有关。由于这些刺激，皮肤多型伤害感受器反射性地从神经末梢释放病理量的P物质，后者又可引起局部血管扩张、血管通透性增强及神经源性炎症。神经末梢释放P物质后，背根神经节的初级感觉神经将合成更多的P物质，以便维持一个恒定水平。合成的P物质同时向末梢和中枢双向传递，因此中枢神经系统的P物质含量增高。由于它的缓慢但持久而强烈的兴奋作用，中枢神经系统必会受到一定影响。

此外，还发现在正常或高水平的5-HT存在下，P物质对感觉神经冲动的发放有一个阻尼作用。缺乏5-HT，它将失去这种控制作用，导致痛觉过敏。

（三）免疫紊乱

在纤维肌痛综合征患者的真皮一表皮交界处有免疫反应物沉积，用电子显微镜观察发现，纤维肌痛综合征患者肌肉毛细血管内皮细胞肿胀，提示有急性血管损伤、组织缺氧及通透性增强。患者常述原因不明的体重增加，手弥漫性肿胀及夜尿增多可能与通透性增强有关。

白介素一2水平会在纤维肌痛综合征中升高。接受IL-2治疗的肿瘤患者会出现纤维肌痛综合征样症状，包括广泛的疼痛、睡眠障碍、晨僵及出现压痛点等。还发现α干扰素可引起疲乏。上述现象提示此类患者免疫调节紊乱。体内细胞因子水平异常可能与纤维肌痛综合征的发病有关。

纤维肌痛综合征当属祖国医学痹证中的“肌痹”范畴，一般认为本病多因情志不舒、忧思郁怒，使肝失条达、气机不畅、肝气郁结所致。《灵枢・本神》曰：“忧愁者，气闭而不行。”气郁化火则急躁易怒，上扰心神则心神难安不寐，气郁日久，气机郁滞，由气及血，气血运行受阻，瘀滞脉络而致周身疼痛。久郁伤肝故患者常有神疲乏力症状。

## 二、临床表现

纤维肌痛综合征多见于女性，最常见的发病年龄为 25～45 岁。在出现纤维肌痛综合征症状之前，往往有明显的疲劳无力、食欲差、睡眠不好、周身不适等前驱症状。

（一）全身广泛性疼痛

约 1/4 患者疼痛可达 24 处以上。疼痛遍布全身各处，尤以中轴骨骼（颈、胸椎、下背部）及肩胛带、骨盆带等处为常见，其他部位依次为膝、头、肘、踝、足、上背、中背、腕、臀部、大腿和小腿。大部分患者将这种疼痛描写为刺痛，痛得令人心烦意乱。所有患者都具有的体征为广泛存在的压痛点，这些压痛点存在于肌腱、肌肉及其他组织中，往往呈对称性分布。

（二）晨僵

晨僵见于 76％～91％的患者，关节活动受限。

（三）疲劳

90％的患者有疲劳感，多数患者感觉精力不足和肌肉耐力降低。约一半患者疲劳症状较严重，甚至因感到太累而无法正常工作。疲劳的严重程度与睡眠及疾病活动性有关。

（四）睡眠障碍

表现为失眠、易醒、多梦、精神不振。

（五）其他

部分患者伴有头痛、抑郁和焦虑，以及腹痛、腹泻等肠激惹综合征症状。

此外，以上症状常因天气潮冷、精神紧张、过度劳累而加重；局部受热、精神放松、良好睡眠、适度活动可使症状减轻。

## 三、诊断

（一）西医诊断

1. 持续 3 个月以上的全身性疼痛：身体的左右侧，腰的上下部及中轴骨骼（颈椎或前胸或下背部）等部位同时疼痛时才认为是全身性疼痛。

2. 用拇指按压 18 个压痛点（9 对）中至少有 11 个压痛点疼痛：①枕骨下肌肉附着处；②斜方肌上缘中点；③第 5 至第 7 颈椎横突间隙的前面；④冈上肌起始部，肩胛棘上方近内侧缘；⑤肱骨外上髁远端 2cm 处；⑥第二肋骨与软骨交界处，恰在交界处外侧上缘；⑦臀外上下象限，臀肌前皱褶处；⑧大粗隆后方；⑨膝内侧脂肪垫关节褶皱线的近侧。

符合上述 2 条，并排除其他风湿病，即可诊断为纤维肌痛综合征。

（二）中医辨证

1. 风寒湿邪外侵

主症：肢体关节、肌肉酸痛，上下左右关节游走不定，但以上肢为多见，以寒痛为多，亦可轻微热痛，或见恶风寒，夜寐不安，疲乏无力，舌苔薄白或薄腻，脉多浮或浮紧。

2. 肝郁脾虚

主症：多梦易醒，心悸健忘，神疲食少，头晕目眩，伴有周身疼痛，四肢倦怠，面色少华，舌淡苔薄，脉弦细无力。

## 四、鉴别诊断

纤维肌痛综合征的症状如疲劳、疼痛是临床上常见的症状，它需要与下列几种疾病相鉴别：

（一）精神性风湿病

纤维肌痛综合征易与精神性风湿病相混淆，但两者有显著的不同。精神性风湿病带有明显主观色彩的症状，症状定位模糊，变化多端，无解剖基础，且不受天气或活动的影响，患者常有精神或情感紊乱。

（二）风湿性多肌痛

风湿性多肌痛表现为广泛性颈、肩胛带、背部及骨盆疼痛，但根据血沉快、多见于60岁以上的老人、滑膜活检示炎性改变、对激素敏感等特点可与纤维肌痛综合征相鉴别。

（三）肌筋膜痛综合征

也有深部压痛点，通常叫激发点，按压一点，疼痛会放射到其他部位，虽然患者感到疼痛，但他们可能不知道激发点在何处。另外与纤维肌痛综合征不同的是，它没有广泛的疼痛、僵硬感或疲乏感等症状，通常由外伤或过劳所致，一般预后较好。

## 五、治疗

治疗方面较重要的一点是给患者以安慰和解释，可同时辅以药物或其他疗法以解除患者的焦虑和抑郁，达到治疗目的。

（一）西药治疗

由于其病理生理至今不明，因此对FS的治疗方法不多且疗效不一，相当重要的一点是给患者以安慰和解释，告诉患者它不是一种危及生命的疾病，也不会造成终生残废，以解除患者的焦虑和抑郁。非药物治疗方面，心血管适应训练及肌电图生物反馈训练有一定疗效，其他如局部交感神经阻断、痛点封闭、经皮神经刺激等均用于治疗本病，但疗效不确定。在药物治疗方面，多数学者报告三环类抗抑郁药阿米替林和胺苯环庚烯是目前治疗本病的理想药物。它们通过：①抗抑郁；②增加非快动眼睡眠，减少快眼动睡眠；③增加血清素含量；④解除肌痉挛等作用，达到改善睡眠、减少晨僵和疼痛的效果。阿米替林10mg，根据病情可缓慢增至20～30mg，或胺苯环庚烯10～40mg，均为睡前一次服。其副作用为口干、咽痛、便秘，由于剂量较小，患者大都可以耐受。近年发现S-腺苷甲硫氨酸治疗纤维肌痛综合征有一定疗效。S-腺苷甲硫是脑组织许多甲基化反应的甲基供体，且具有抗抑郁作用。

（二）中药治疗

中医药在整体功能调整方面具有优势，因此从中医的整体观念、辨证论治角度出发，进一步探讨FS的发病机理，寻找有效的治疗途径，具有十分重要的价值和意义。

1. 辨证治疗

（1）风寒湿邪外侵

治则：祛风通络，散寒除湿。

方剂：宣痹达经汤加味。

药物：蜂房、乌梢蛇、土鳖虫、螳螂、威灵仙、羌活、防风、秦艽、豨莶草、青风藤、当归、穿山甲、石菖蒲、远志、酸枣仁、龙骨、牡蛎。

加减：若以肩肘等上肢关节为主者，为风胜于上，可选加羌活、白芷、桑枝、威灵仙、姜黄、川芎等祛风通络止痛。若以下肢关节为主者，为湿胜于下，选加独活、牛膝、防己、萆薢、松节等祛湿止痛。以腰背关节为主者，多与肾气不足有关，酌加杜仲、桑寄生、淫羊藿、巴戟天、续断等温补肾气。若见关节肿大、苔薄黄，邪有化热之象者，宜寒热并用，投桂枝芍药知母汤加减。

（2）肝郁脾虚

治则：疏肝健脾，祛风湿止痛。

方剂：四逆散合防风汤。

方剂：防风汤。

加减：同上。

2. 单方验方

（1）复方丹参注射液20ml＋5％GS或生理盐水250～500ml，VD，1/日，20天为一疗程，休息2～5天后可给第二疗程，疗效较好。

（2）祛风散寒、除湿止痛的风寒湿痹方：羌活、独活、鸡血藤、络石藤、乌梢蛇、丹参、秦艽、附子、薏苡仁、防风、桂枝、甘草，疗效较好。

（3）越鞠丸加减：制香附20g，川楝子15g，延胡索20g，山栀子15g，川芎15g，紫丹参30g，苍术15g，六神曲15g，炒枣仁30g，合欢花15g，杭白芍30g，炙甘草10g。用法：一日一剂，早晚煎服，10剂为一疗程。

（4）越鞠丸及身痛逐瘀汤加减：制香附20g，川楝子15g，延胡20g，栀子15g，川芎15g，丹参30g，苍术15g，神曲15g，炒枣仁30g，夜交藤30g，合欢皮30g，白芍50g，炙甘草10g，取得了较好疗效。

（5）养心汤合葛根汤加减：柏子仁、酸枣仁、茯苓、炙甘草、五味子、当归各10g，葛根、白芍各30g，桂枝20g，干姜3g，细辛6g，大枣7枚。结果显效29例，占69％，好转11例，占26.12％，无效2例，占4.18％，与对照组（口服阿米提林10mg，逐渐增量至30mg）比较，有显著差异。

（6）新加柴胡独活汤：柴胡6g，苍术15g，防风、独活、川芎、青皮各10g，炙甘草、制川草乌、细辛各3g。结果治愈37例，显效6例，好转6例，总有效率92.15％。

（7）桂枝汤化裁：桂枝、杭芍、橘络各12g，大枣3枚，生姜3片，枣仁、枸杞各15g，山萸肉10g，获得明显疗效。

（三）非药物治疗

针灸、推拿治疗和心血管适应训练及肌电图生物反馈训练有一定疗效。电针加拔罐治疗FS40例，方法是常规取穴后将毫针刺入得气，针柄接DMF2型电麻仪，强度以患者能耐受为宜，留针 30min，起针后再在痛点部位用闪罐法反复吸拔 5～6 次，后留罐 10～15min，结果痊愈 26 例，显效 8 例，好转 6 例，有效率 100%，并与单纯电针和火罐治疗组作对照比较，统计处理有显著性差异。还有采用阿是穴埋线治疗肌纤维组织炎，方法是在压痛点最明显处常规消毒，用 2%盐酸普鲁卡因麻醉，备用 1～3 号羊肠线，将线埋入穴位中，针眼棉球固定 2d，每次埋 1～3 穴，30d 左右埋线 1 次，一般 3 次即可痊愈。还有报道用手法、矿泉浴、冷冻等方法治疗 FS，均取得不错的疗效。

（四）其他治疗

局部交感神经阻断、痛点封闭、经皮神经刺激、干扰电刺激这些治疗的疗效和机制尚有待进一步研究。

### 六、预防

本病是因内有肝郁脾虚，外感风寒湿热之邪而成。因此，平时注意调摄情志，保持心情愉悦，避免过多的脑力劳动和过多的精神压力。平时增强体育锻炼，增强机体御邪能力；避免阴冷潮湿等不良的工作、生活环境，避免外邪入侵；一旦受寒、冒雨等应及时治疗，如服用姜汤以祛邪等都有助于预防疾病的发生。

## 第二节　风湿寒性关节痛

疲劳是风湿寒性关节痛的主要症状之一。风湿寒性关节痛是指人体感受风湿寒邪以后引起的肌肉、关节疼痛为主的一种疾病。本病在祖国医学中属于痹证范畴，早在两千多年前《素问·痹论》就有“风寒湿三气杂至，合而为痹也”的记载。其后历代医家在此基础上使痹证不断丰富发展。一般认为痹证（肢体痹）的发生是由于人体虚弱、阳气卫外不固，风寒湿邪乘虚而入，留于经络、肌肉、关节，引起气血闭阻，运行不畅，发生疼痛、酸麻、沉重、伸屈不利等证。中国中西医结合风湿类疾病专业委员会在全国部分省市调查，认为这些表现有它的独立性，故把它命名为风湿寒性关节痛，简称“风关痛”。

### 一、发病机理

风湿寒性关节痛的起病因素是比较复杂的，目前还不十分清楚。根据它的临床表现，风湿寒邪侵犯人体所致的主要因素有：

（一）久居寒湿之地或高寒野外作业、野外宿营、野餐等。

（二）劳累过度、汗出受风、抵抗能力下降。

（三）受寒饮酒，使皮肤血管扩张，易受风湿寒邪。

（四）室内外温差过大，突然外出，不能适应气温的变化而感受风湿寒邪。

（五）汗后游泳、水中作业、感受寒湿之邪。

（六）妇女产后、月经期间、劳动保护不全、防寒设备简陋等，使感受风湿寒邪，引起关节疼痛。

此外，病后，发热下水，流产引产，骑摩托车，睡时吹电风扇、空调，外伤等因素也不容忽视。上述情况与本病的发生都是密切相关的。

中医认为：正气不足是风湿寒性关节痛发生的内在因素和病变的基础。体虚腠理空虚，营卫不固，为感邪创造了条件，正气不足，无力驱邪外出，病邪稽留而病势缠绵。另外，外感风寒湿邪，多因居处潮湿，涉水冒雨，或睡卧当风，或冒雾露，气候变化，冷热交错等，以致风寒湿邪乘虚侵袭人体所致。风、寒、湿邪往往相互为虐，方能成病。风为阳邪开发腠理，又具穿透之力，寒借此力内犯，风又借寒凝之积，使邪附病位，而成伤人致病之基。湿邪借风邪的疏泄之力，寒邪的收引之能，而入侵筋骨肌肉，风寒又借湿邪之性，黏着、胶固于肢体而不去。风、寒、湿、热病邪留注肌肉、筋骨、关节，造成经络壅塞，气血运行不畅，肢体筋脉拘急、失养为本病的基本病机。但风寒湿病邪为患，各有侧重，风邪甚者，病邪流窜，病变游走不定；寒邪甚者，肃杀阳气，疼痛剧烈；湿邪甚者，黏着凝固，病变沉着不移。

## 二、临床表现

风湿寒性关节痛轻者在局部，即某处肌肉或1、2个关节（多为膝、髋、肘、肩、背）疼痛、酸麻、沉重、乏累、屈伸不利；重者可发生人身肌肉、大小关节疼痛（无红肿）；关节活动因疼痛而受限，甚至卧床不起。患病后持续多年不愈，反复发作由轻到重，从局部到全身则疲劳、酸痛、四肢沉重，发病部位关节无红肿的炎症表现，部分患者自觉全身肌肉关节酸胀，有一种难以表达的不适。治愈后关节功能恢复正常不留下畸形。遇冷或天气变化（刮风、阴天、下雨、下雪）则病情加重。有些患者在天气变化之前肌肉即出现疼痛或不适感，患者自诉“身上是气象台”。在出现风湿寒性关节痛症状之前，往往有明显的疲劳无力、食欲差、睡眠不好、周身不适等前驱症状。

## 三、诊断

（一）西医诊断

1988 年 4 月，昆明全国中西医结合风湿类疾病学术会议修订诊断标准如下作为参考。

1. 病史：有风湿寒邪的侵袭史。

2. 症状：某些关节或肌肉酸楚、麻木、疼痛甚至剧痛，活动困难；遇冷或天气变化时（阴天、下雨、刮风）病情加重。

3. 体征：受累关节因疼痛所致活动功能受限，但活动后减轻，多数病例只痛不肿，少数病历在关节周围轻度肿胀（无红热）。

4. 实验室检查：血沉绝大多数正常，少数稍快；抗“O”、类风湿因子、血常规等皆属正常。

5. X 线检查：除少数病例可见软组织肿胀外，一般无骨质改变。由于风湿寒邪（尤以湿或寒湿之邪）长期刺激，部分病例可发生骨质增生，故应进行 X 线摄片予以排除。

6. 预后：缓解期或治愈后受累关节不留畸形，关节功能恢复正常。

（二）中医辨证

1. 风重型关节痛

主症：全身各关节、肌肉游走窜痛（酸痛），脉多浮缓或弦缓，舌质淡、苔薄白。其特点是每遇刮风则病情加重（酸痛难忍），疼痛部位不固定。

2. 湿重型关节痛

主症：患病局部沉重、酸楚或麻木不仁，关节屈伸不利，活动时多有骨擦音（软骨磨擦），脉缓或濡，舌质淡，苔白腻或微黄腻。其特点是遇阴雨或接触冷水时病情加重。

3. 寒重型关节痛

主症：患病局部肌肉、关节皮肤发凉，固定性剧痛或挛缩拘急，疼处有冷感，脉弦紧或沉紧，舌质淡，苔白或白滑。其特点是遇冷病情加重，遇热则病情好转。

4. 风湿型关节痛

主症：肌肉、关节既有游走窜痛又有沉重感，脉多浮缓，舌质淡红，苔微黄腻。其特点是遇刮风下雨则病情加重。

5. 寒湿型关节痛

主症：患病局部发凉（出冷汗），固定性剧疼，且沉重发板，严重者活动困难，甚至呈瘫痪状态，失去劳动能力，脉沉缓或沉紧，舌质淡，苔滑或白腻。其特点是遇冷或阴天下雨病情加重。

## 四、鉴别诊断

（一）风湿性关节炎

因链球菌感染所致，以四肢大关节（膝、髋、踝、肘、肩腕）为主。急性者发病急、高热、关节红肿热痛，慢性者关节游走窜痛或兼有低热。ASO 阳性（1∶500U 以上）；若阴性需有结节性红斑或环形红斑现象，血沉增快，及心脏病变。四肢关节愈后不留畸形。

（二）纤维肌痛综合征

主要有风湿病的主诉，但本身没有关节炎症。疼痛来源于骨骼、滑囊、肌腱、神经及肌肉等关节外结构。表现有肌肉骨骼疼痛，易疲乏，四肢麻木。全身性疼痛和脊柱酸痛为最常见。同时伴有睡眠障碍、疲劳及晨僵等特异症状。

**慢性疲劳综合征、纤维肌痛综合征和风湿寒性关节痛的鉴别**

| | 慢性疲劳综合征 | 纤维肌痛综合征 | 风湿寒性关节痛 |
|---|---|---|---|
| 病因 | 工作、精神紧张 | 睡眠障碍 | 潮湿、寒凉 |
| 发病年龄 | 20～50 | 25～45 | 中老年多见 |
| 性别 | 女性多见 | 女性多见 | 男女均见 |
| 职业 | 白领多见 | 白领多见 | 蓝领多见 |
| 疼痛部位 | 全身肌肉，以颈胸部为主 | 全身肌肉，以中轴骨骼处为主（颈、胸椎、下背部） | 脊柱、四肢大关节 |
| 伴随症状 | 抑郁、记忆力下降、关节疼痛、厌食、腹胀、腹泻与便秘 | 失眠多梦、头疼、腹泻 | 关节酸麻、沉重 |
| 主要症状出现率 | 疲劳感（100%），肌痛（80%），睡眠障碍（75%）。 | 广泛肌痛（100%），睡眠障碍（90%），晨间僵硬，乏力（76%～91%） | 关节疼痛>疲劳 |
| 辅助检查 | 无异常 | 无异常 | 无异常 |

续表

| | 慢性疲劳综合征 | 纤维肌痛综合征 | 风湿寒性关节痛 |
|---|---|---|---|
| 诊断要点 | (1) 持续半年以上的疲劳感，活动量受限过半。<br>(2) 与疲劳感同时或继疲劳之后，持续出现或反复出现的寒战、低热、咽痛、颈部或腋下淋巴结肿痛、头痛、肌痛、游走性关节炎及精神症状等持续半年以上。 | (1) 全身疼痛持续时间达3个月以上。<br>(2) 全身，特别以颈、肩、肩胛、腰、背部中轴两旁的肌肉有三个不同解剖部位和6个以上的压痛点。 | (1) 有风湿寒邪的侵袭史。<br>(2) 关节或肌肉酸麻楚疼痛，遇冷加重。<br>(3) 血沉绝大多数正常，抗"O"、类风湿因子、血常规等正常。<br>(4) 缓解期或治愈后受累关节不留畸形。 |
| 治疗 | 以阿米替林等抗抑郁剂为基础，但加强行为治疗的指导也是很重要，如早期多休息少活动，恢复期鼓励多活动。硫酸镁肌肉注射、丙种球蛋白的应用对改善体力和情绪有一定效果。 | 改善睡眠状态，减轻疼痛，改善肌肉血流。因此，除用阿米替林，阿普唑仑以外，还可用大剂量维生素、脑益嗪或西比灵、消炎痛或奇诺力等，并鼓励适当体力活动。 | 防止寒冷、潮湿。减轻关节肌肉疼痛药物，应用非甾体抗炎药。 |
| 预后 | 良好 | 良好 | 良好（稍差） |

## 五、治疗

患者应该尽量避免在工作及生活中再受风湿寒邪侵袭，尤其要避免汗后受风。因为出汗后腠理开放，易受风湿寒邪侵袭。注意不要在对流风口乘凉或在树下以及室内开窗睡觉，更不要图一时之快用电扇行吹风消汗。妇女产后，气血津液不足，体质较弱，更要注意保护调养。要进行合理的体育锻炼，许多患者关节因疼痛可出现活动受限，如缺少活动，久之可出现废用性肌萎缩。

（一）西药治疗

主要应用非甾体类抗炎药，该类药主要有以下几种。

1. 消炎痛：主要用于对水杨酸类药物（如阿司匹林）不易耐受的患者，常用量每日25～50mg，分两次饭后服。伴有溃疡病、精神病、癫痫等患者及怀孕妇女忌用。

2. 萘普生：一般很少引起胃肠功能紊乱，常用量为每日300～600mg，分两次饭后服。

3. 瑞力芬：适用于胃肠功能吸收不良的患者，副作用轻微。常用量每日100mg，分1次饭后服用。此类药还有芬必得等。

4. 布拉洛芬：为速效口服药，胃肠道反应轻微。常用量每日225mg，分3次餐后服。

5. 酮洛芬唑药：抗炎作用比布洛芬强，副作用少。50～75mg，每日1～2次塞肛，效果与口服大致相同。

6. 维康利：具有起效快、作用持久、镇痛活性强、副作用发生率低的特点。常用量100～200mg，每日1～2次，饭后服。

此类药物因均有抑制机体前列腺素合成的作用，故可能发生相似的副作用，如可引起胃炎、胃溃疡，甚至胃出血。有心力衰竭、肝肾疾病的患者应慎用。

（二）中药治疗

1. 辨证论治

（1）风重型关节痛

治则：祛风通络，散寒除湿。

药物：防风汤加减。

防风，秦艽，麻黄，羌活，独活，肉桂，当归，威灵仙，葛根，茯苓，甘草，生姜。

加减：若伴湿证者加薏苡仁、苍术；伴寒证者加制川乌、麻黄。

（2）湿重型关节痛

治则：除湿通络，祛风散寒。

药物：薏苡仁汤加减。

薏苡仁，苍术，羌活，独活，豨莶草，防风，制川乌，麻黄，桂枝，当归，川芎，甘草，生姜。

加减：若伴风证者加秦艽；伴寒证者制川乌加量。

（3）寒重型关节痛

治则：温经散寒，祛风除湿。

药物：乌头汤加味。

制川乌（加白蜜先煎），麻黄，芍药，黄芪，鸡血藤，乳香，没药，甘草。

加减：若伴风证者加秦艽；伴湿证者加薏苡仁、苍术。

（4）风湿型关节痛

治则：祛风胜湿，散寒通络。

药物：羌活胜湿汤加减。

羌活，独活，防风，藁本，川芎，川萆薢，蔓荆子，甘草。

（5）寒湿型关节痛

治则：温经散寒，祛风除湿，通络止痛。

药物：益火散寒汤与海桐皮汤合并加减。

桂枝，肉桂，干姜，制川乌，羌活，海桐皮，苍术，防己，乌蛇，丹参，陈皮，甘草。

2. 中成药

（1）祛风舒筋丸

药物组成：防风、桂枝、麻黄、苍术、制川乌、制草乌、威灵仙、木瓜、秦艽、海风藤、穿山龙、老鹳草、茄根、骨碎补、牛膝、茯苓、甘草。

功效：祛风散寒，除湿舒筋。

主治：风湿寒性关节痛之风重型者。

用法：口服。每次1丸，每日2次。

（2）舒筋丸

药物组成：马钱子（制）、麻黄、桂枝、羌活、独活、防风、乳香、没药、牛膝、续断、杜仲、木瓜、千年健、钻地风、甘草。

功效：散寒祛风，活血止痛。

主治：风湿寒性关节痛寒重型者。

用法：口服。每次服 1 丸（3g），每日 1 次。

（3）祛风止痛片

药物组成：老鹳草、草乌、威灵仙、独活、红花、槲寄生、续断。

功效：祛风除湿，散寒止痛。

主治：风湿寒性关节痛，风湿偏胜而兼肝肾不足者。

用法：口服。每次 6 片，每日 2 次。

（4）寒湿痹冲剂

药物组成：附子、制川乌、生黄芪、桂枝、麻黄、白术、当归、白芍、威灵仙、木瓜、细辛、蜈蚣、炙甘草等。

功效：温阳散寒，逐湿通络，止痛。

主治：风湿寒性关节痛之寒湿型者。

用法：口服。每次 1～2 袋（每袋 10g），每日 2～3 次，开水冲服。

3. 药酒

（1）白花蛇酒

药物组成：白花蛇 1 条，白酒 500ml。将白花蛇浸入白酒内，浸泡 7 天即可。

功效：祛风胜湿，通络止痛。

主治：风关痛之风湿型者。

用法：每次服 1 小杯，每日 2 次。

（2）三蛇酒

药物组成：乌梢蛇 1500g，大白花蛇 200g，蝮蛇 100g，生地 500g，冰糖 5000g，白酒 100kg。将三种蛇剁去头，用酒洗净切成短节，生地洗净泥沙切碎待用。冰糖置锅中，加入适量水置火上加热熔化，待糖汁成黄色时，趁热用一层纱布过滤去渣，待用。另将白酒装入酒坛，三蛇、生地直接倒入酒中，加盖密闭，每天搅拌 1 次，10～15 天后开坛过滤，加入冰糖汁，充分拌匀再滤 1 次即成。

功效：祛风湿，通经络，散瘀肿，定惊搐。

主治：风关痛之病程久者。

用法：每次服 1 小杯，每日 2 次。

（3）海桐皮酒

药物组成：海桐皮 60g，牛膝 60g，枳壳 60g，杜仲 60g，防风 60g，独活 60g，五加皮 60g，生地 70g，白术 40g，薏苡仁 30g。上药共碎细，白布袋盛，置于净器中，用好酒 42kg 浸之，经 10 日后开取。

功效：祛风除湿，通络止痛。

主治：风关痛之风湿型者。

用法：每日 3 次，每次温饮 10～15ml。

（4）活血通络酒

药物组成：全虫 10g，乌蛇 10g，蜈蚣 10g，土元 10g，地龙 10g，白酒 500g。上药共捣碎，加入白酒中，浸泡 1 周即可。

功效：祛风除湿，活血通络。

主治：风湿寒性关节痛之病程久者。

用法：每次服10～20ml，早、晚各1次。

4. 熏洗方

（1）二乌熏洗方

药物组成：生川乌、生草乌、透骨草、莪术、制乳香、制没药、威灵仙、桑寄生、皂角刺各15g，生马钱子、北细辛、仙灵脾各10g，酒当归20g，制南星12g。

功效：祛风利湿，温经散寒，通络止痛。

主治：风湿寒性关节痛。

用法：上药共研粗末，装入布袋内，清水浸泡1小时，文火煎煮30分钟以上即可。先熏后洗，使用药袋熨患处，洗浴时略加活动关节，以利血行。每次熏浴热熨半小时以上，每日1次，每剂可用2日，7～10天为1疗程。

（2）干姜熏洗方

药物组成：干姜60g，干辣椒30g，乌头20g，宣木瓜25g。

功效：温经散寒，通络止痛。

主治：风湿寒性关节痛之寒重型。

用法：上药加清水2000ml，煮沸30～40分钟，趁热熏蒸患处，待温后将药液倒入盆中用消毒巾蘸药液擦洗患处，或直接用药液洗浴患处，如此反复擦洗，热敷2～3次，每日早、晚各1次。每剂可用2天。

（三）物理疗法

1. 特定电磁波（TDP）治疗器疗法

TDP治疗器是以30多种微量元素制成搪瓷辐射板，用25W电炉丝作为热源，激发辐射板上的微量元素面而发出特定电磁波，具有消炎、镇痛、提高免疫力功能、改善微循环、促进骨髓功能抑制的恢复等作用。照射方法则采取患病关节局部照射，灯距皮肤30～40cm，每次照射1小时。每天1次，每10日为1疗程。

2. 风湿治疗仪疗法

根据病情选用中药水煎浓汁作导入剂，用风湿治疗仪常法操作，直流电透入，通过药离子作用于病变部位，达到消炎止痛、化瘀通络之目的。每日治疗1次，每次20～30分钟，10次为1疗程。

3. 中药熏蒸

用特制的中药熏蒸仪治疗，选定特定的中药煎煮，产生的中药气体熏蒸。

## 六、预防

本病是内因正气不足，又感受外在的风寒湿热之邪而成。因此，平时注意调摄、增强体质和加强病后调摄护理便显得格外重要。同时注意锻炼身体，增强机体御邪能力；创造条件，改善阴冷潮湿等不良的工作、生活环境，避免外邪入侵；一旦受寒、冒雨等应及时治疗，如服用姜汤、午时茶等以祛邪。病后调摄护理方面，更需做好防寒保暖等预防工作。应保护病变肢体，提防跌扑等以免受伤；视病情适当对患处进行热熨、冷敷等，可配合针灸、推拿等进行治疗；鼓励和帮助患者对病变肢体进行功能锻炼，有助疾病康复。

# 第三节　更年期综合征

疲劳也是更年期综合征患者最易产生的症状之一。更年期是中年走向老年的转折时期，女性更年期一般从45岁左右开始，持续10年左右，即45岁至55岁之间。男性更年期比女性推迟10年左右，症状不像女性更年期那么明显、普遍。这个时期，人体生殖器官逐渐萎缩，生殖功能明显下降，内分泌功能失调，体力衰减。加上工作及家庭的心理压力，外界环境变化，人的情绪波动较大，容易引起心理上的不平衡。有些人在这个时期会出现一系列临床症状（疲劳乏累、面部潮红、头晕、心悸、血压升高，伴有眩晕、耳鸣、眼花、记忆力减退、失眠、焦虑、抑郁、容易激动等），称为更年期综合征。

除自然绝经外，双侧卵巢切除或放疗等破坏卵巢功能，导致人工绝经，继后也可出现更年期综合征。

更年期综合征属中医"绝经前后诸证"或"经断前后诸证"范畴，在古医籍中无单独记载，但其症状散见于"年老血崩"、"年老经水复行"、"脏躁"、"百合病"等病症中。

更年期综合征症状很多，但总以疲劳为前驱症状，多以功能失调为主，经积极治疗，且随着时间的推移，预后良好。

## 一、发病机理

### （一）西医认识

一般认为，卵巢功能衰退是引起更年期代谢变化和临床症状的主要因素。妇女进入更年期以后，卵巢功能开始衰退，卵泡分泌雌激素和孕激素的功能降低，以至下丘脑－垂体－卵巢轴活动改变，FSH、LH分泌量有代偿性增加。近年来发现，更年期妇女血浆中下丘脑分泌的GnRH水平升高，随之LH、FSH分泌亦增高，可能是因卵巢雌激素分泌减少，对下丘脑－垂体的反馈抑制作用减低。更年期妇女的内分泌平衡状态发生变化，导致植物神经系统的功能失调，因而产生不同程度的植物神经系统功能紊乱的临床症状。症状的出现与雌激素分泌减少的速度和程度有关，即雌激素减少越迅速，更年期症状就越严重。当雌激素减少到不能刺激子宫内膜时，月经即停止来潮，第二性征逐渐退化，生殖器官慢慢萎缩，其他与雌激素代谢有关的组织，同样出现萎缩现象。

男性更年期是由睾丸功能退化所引起的。而睾丸的退化萎缩是缓慢渐进的，性激素分泌减少也是缓慢的，精子的生成在更年期也不完全消失。

### （二）中医认识

中医认为本病的发生与绝经前后的生理特点有密切关系，《素问·上古天真论》曰："七七任脉虚，太冲脉衰少，天癸竭，地道不通，故形坏而无子也。"妇女在绝经前后机体开始向老年过渡，肾气渐衰，天癸渐竭，冲任二脉逐渐亏虚，肾中阴阳失衡，进而可导致其他脏腑功能失调。但多数妇女能通过自身脏腑功能的调节，顺利渡过生理变化阶段，有些妇女由于体质、精神、痼疾、营养、社会环境等因素，不能适应此生理变化，从而出现脏腑功能紊乱的一系列症候群。具体可见以下5型。

1．肾阴虚

素体阴虚血少，或产多乳众，大病久病，房事不节，致精血耗伤；或忧思过度，阴血暗耗，加之绝经前后，天癸渐竭，精血衰少，更致肾阴不足，脏腑失养，从而出现经断前后诸证。

2．肾阳虚

素体阳气不足，或惊恐、紧张、房劳损伤肾气；或过食寒凉，耗伤阳气，复加经断前后肾气亏虚，致肾阳不足，命门火衰，脏腑失煦，从而出现经断前后诸证。

3．肾阴阳两虚

经断前后，肾精亏乏，肾阳不足，或肾阴亏虚，可阴损及阳，或肾阳不足，阳损及阴，以致肾阴阳两虚，从而出现经断前后诸证。

4．肝气郁结

素性抑郁，或因长期、突然精神刺激，加之经断前后，肾阴亏虚，水不涵木，气郁益甚，疏泄不利，以致出现经断前后诸证。

5．心脾两虚

素有劳倦、忧思损伤心脾，加之经断前后肾虚，致心脾失于充养，脾气虚弱，心血不足，从而出现经断前后诸证。

总之，本病多有患者素体偏盛偏衰，加之绝经前后肾虚加重，肾中阴阳失衡、冲任虚衰是其主要病理基础，故本病之本在肾，同时常累及心、肝、脾等多脏，致使症状丛生，证候复杂。

## 二、临床表现

并不是所有妇女在更年期都会出现症状，大约有10％～30％妇女主诉有症状而需要治疗。一般绝经早、雌激素减退快（如手术切除卵巢）以及平时精神状态不够稳定的，较易出现症状，且程度往往较重。在出现更年期症状之前，往往有明显的疲劳无力、食欲差、睡眠不好、周身不适等前驱症状。

（一）心血管症状

（1）阵发性潮红及潮热，即突然感到胸部、颈部及面部发热，同时上述部位皮肤呈片状发红，然后出汗、畏寒，有时可扩散到脊背及全身，历时数秒到数分钟。发作次数不定，每天数次至数十次，时热时冷，影响情绪、工作及睡眠，常使患者感到十分痛苦。潮红的原因说法不一，有认为是持续性雌激素低水平使血管扩张所致，突然血管扩张使皮肤血流加速而发生潮红。

（2）心悸，即“心慌”，也是更年期最常见的症状之一。更年期妇女说这种感觉简直就像“做贼心虚”，很不是滋味儿。当外界有突然响动，有时动静并不大，自己却感到一阵心慌，心脏“突突突”地跳个不停，需要好长一段时间才能渐渐平静下来。反复做心电图检查，做24小时心电图，甚至平板运动试验，结果常常正常，充其量发作时表现为窦性心动过速。

（3）更年期妇女亦可出现短暂性高血压，以收缩压升高为主且波动较明显，有时伴心悸、胸闷、气短、眩晕等症状，这些变化主要是由于血管舒缩功能失调所致。

（二）精神神经症状

更年期的精神神经症状表现多种多样，如焦虑、抑郁、烦躁、易怒、易哭、疲乏、记忆力减退、思想不集中、皮肤蚁走感等，经皮肤科检查却并无异常发现。一般在更年期发生这些症状的妇女与过去精神状态不稳定有关。

（三）月经及生殖器官改变

绝经前月经周期开始紊乱，经期延长、经血量增多甚至血崩，有些妇女可有周期延长、经血量渐减少，以后月经停止；也有少数妇女骤然月经停止，性器官和第二性征由于雌激素的减少而逐渐萎缩。

（四）骨及关节症状

更年期妇女往往有关节痛的表现，一般多累及膝关节。由于雌激素下降，骨质吸收加速，导致骨质疏松。另一方面，更年期妇女活动量减少，对骨骼机械性压力减弱，骨质吸收速度较骨的生长速度快，造成骨质疏松，临床表现为腰背痛。

（五）男性更年期综合征症状

1. 精神症状：主要是性情改变，如情绪低落、忧愁伤感、沉闷欲哭，或精神紧张、神经过敏、喜怒无常，或胡思乱想、捕风捉影、缺乏信任感等。

2. 植物神经功能紊乱：主要是心血管系统症状，如心悸怔忡、心前区不适，或血压波动、头晕耳鸣、烘热汗出；胃肠道症状，如食欲不振、腹脘胀闷、大便时秘时泄；神经衰弱表现，如失眠、少寐多梦、易惊醒、记忆力减退、健忘、反应迟钝等。

3. 性功能障碍：常见性欲减退、阳痿、早泄、精液量少等。

4. 体态变化：全身肌肉开始松弛，皮下脂肪较以前丰富，身体变胖，显出“福态”。

## 三、诊断

（一）西医诊断

1. 具备更年期的年龄因素（女：45至55岁；男：55至60岁）

2. 有植物神经系统功能障碍（阵红潮热、出汗和头晕等）、心血管系统改变（心慌气急、血压升高、血管痉挛性疼痛等）、精神症状或情绪异常（精神过敏、情绪不稳、激动易怒、抑郁多疑、记忆力下降等），以及骨质疏松（背及四肢疼痛）等症状。

3. 除外其他疾病。

（二）中医辨证

1. 肾阴虚

主症：经断前后头晕耳鸣，腰膝酸软，潮热面红，五心烦热，失眠健忘，口燥咽干，阴道干涩灼热，月经先期量少，或崩漏，色红，舌红，苔少，脉细数。

2. 肾阳虚

主症：经断前后面黯神疲，形寒肢冷，腰酸冷痛，小便清长或频数、失禁，月经紊乱，崩漏，色淡质稀，舌淡，苔白滑，脉沉细而迟。

3. 肾阴阳两虚

主症：经断前后头晕耳鸣，腰酸乏力，时而畏寒恶风，潮热汗出，五心烦热，月经紊乱，舌红，苔薄，脉沉细。

4. 肝郁气滞

主症：经断前后精神抑郁，胸胁胀满，多善叹息，或无故悲伤，甚至哭笑无常，狂躁，失眠多梦，烘热汗出，月经紊乱，舌红，苔黄，脉沉弦或弦数。

⑤心脾两虚

主症：经断前后心悸气短，或烘热汗出，失眠健忘，神疲乏力，纳差腹胀，浮肿便溏，崩漏下血，色淡质稀，舌淡，苔薄白，脉濡细。

## 四、鉴别诊断

（一）抑郁症

抑郁症是情感性精神疾病或心境障碍的一个类型，也是一种常见的精神疾病。临床上以情绪低落、兴趣和愉快感缺乏为主要特征。女性抑郁症患病比男性多2倍，好发年龄在25～44岁。

1. 以情绪（心境）低落为主要特征。

2. 病程持续至少2星期。

3. 至少伴有下列4项症状。

（1）对日常活动丧失兴趣、无愉快感。

（2）精力明显减退，无原因的持续疲劳。

（3）精神运动性迟滞或激越。

（4）自我评价过低，或自责，或有内疚感，可达妄想程度。

（5）联想困难，或自觉思考能力显著下降。

（6）反复出现想死之念，或有自杀行为。

（7）失眠，或早醒，或睡眠过多。

（8）食欲不振，或食欲减退，体重明显下降。或食欲增加，体重明显增加。

（9）性欲明显减退。

4. 社会功能受损，或给本人造成痛苦或不良后果。

（二）神经衰弱

神经衰弱以精神易兴奋和脑力易疲乏为主要临床特征，常伴有情绪烦恼和疲乏等症状，无相应器质性病变基础。其诊断要点如下。

1. 以脑功能衰弱症状为主要临床表现，至少有下列症状中的3项。

（1）衰弱症状：脑力易疲劳，感到没有精神，自觉脑子迟钝，注意力不集中或不能持久，记忆力差，效率下降，体力亦易疲劳。

（2）情绪症状：烦恼，心情紧张而不能松弛，易激惹等，可有轻度焦虑或抑郁，但在病程中只占很少一部分时间。

（3）兴奋症状：感到精神易兴奋，表现为回忆和联想增多且控制不住，伴有不快感，但没有言语运动增多。

（4）肌肉紧张疼痛：紧张性头痛，肢体肌肉酸痛。

（5）睡眠障碍：入睡困难，多梦，睡后感不解乏，睡眠感消失，睡眠觉醒节律紊乱。

2. 症状持续至少3个月。

3. 妨碍工作、学习、生活或社交；或感到痛苦而主动求医。

4. 不符合任何一种神经症诊断；非器质性疾病伴发疲劳综合征；非重性精神病性障碍伴发神经衰弱症状群。

## 五、治疗

根据不同的症状和严重程度，以及患者的健康状况和精神状态给予不同的治疗。轻者采用一般治疗，重者要用药物或雌激素补充治疗。绝经前期治疗的重点是月经异常，绝经后期主要是植物神经功能紊乱、老年性阴道炎以及骨质疏松、动脉硬化等症的治疗。

（一）一般治疗

更年期妇女如出现烦躁、失眠、忧虑、头痛等一般症状时，多作解释工作，使更年期妇女了解此系正常的生理变化，消除无谓的恐惧与忧虑。同时应使其家人了解更年期妇女可能出现的症状，一旦发生某些神经功能失调症状时能给予同情、安慰与鼓励，鼓励她们参加力所能及的生产劳动，经常进行不太剧烈的体育活动，如太极拳、体操、散步、慢跑，鼓励她们参加集体娱乐活动，如旅游、舞会、跳老年迪斯科或交际舞等。使其乐观、顺利地度过这一时期。症状较轻的患者，经过一段时间的锻炼和适应后，症状往往可以消除或减轻。

（二）西医治疗

症状较明显者可辅以西药治疗，常用药物如下。

1. 舒乐安定 1～2mg，每日 1～2 次。

2. 眠尔通 100～400mg，每日 2～3 次。

3. 苯巴比妥 15～30mg 加颠茄流浸膏 10mg，再加酒石酸麦角胺 0.5mg，每日 2～3 次。以上三类任选一类，它们都具有镇静和稳定神经的作用。另外，谷维素 10～20mg，每日三次，可调节植物神经功能紊乱，还可加用维生素 A、B、复合维生素 B、维生素 E 等。上述药物对大多数更年期综合征有效，可根据病情变化适时调整剂量或停药。

（三）雌激素补充疗法

是否可以使用激素治疗曾产生过争论。多数更年期妇女，特别是经过检查表明卵巢功能仍属正常者不必使用激素治疗。雌激素对病理性提早绝经者疗效确实好，但对正常的生理性绝经者则要作具体分析。专家认为必须严格掌握其适应症和禁忌症，以下几种情况需在医生指导下使用激素治疗。

1. 适应症

（1）人工绝经和早发更年期妇女有症状者。

（2）与激素有直接关系的尿道炎或阴道炎经一般治疗收效不大者。

（3）更年期症状严重者。

（4）绝经后迅速衰老，显著高脂血症和骨质疏松发展较快者。

2. 禁忌症

（1）曾患“激素影响”性肿瘤，如子宫内膜癌患者。

（2）原因不明的子宫出血者。

（3）有肝脏疾病或肝功能不全者。

（4）家族中有患过“激素影响”性肿瘤的亲属，提示患者有发生类似这些肿瘤倾向。

（5）有其他原因不宜用雌激素者，如心、肝、肾疾患所致的水潴留、水肿，曾患血栓性静脉炎、子宫肌瘤、高血压、糖尿病患者。

在使用雌激素时还应掌握以能缓解症状的最小剂量为宜，且不宜长期使用，可采取间断给药法。当病情缓解后要逐渐减量，最后停用。对老年性因缺乏雌激素所致的外阴炎、阴道炎、尿道肉阜、外阴干枯可采取局部用药法，可配制成1%～2%的雌激素软膏，软膏内加适量浓缩鱼肝油，局部涂布，可显著改善症状。

（四）中医辨证治疗

中医理论认为，更年期综合征病源在脾肾衰弱，阴阳调节失衡。由于脾肾气衰、冲任亏损、精血不足、阴阳失衡而致脏腑功能失调。因此治疗宜以滋补脾肾为主。临床上将本病分为脾肾阳虚和脾肾阴虚两个证型施治。

1. 肾阴虚

治则：滋补肝肾，育阴潜阳。

方剂：一贯煎加味。

组成：生地，沙参，当归，枸杞子，麦冬，川楝子，山萸肉，制首乌，龟甲。

加减：若汗出、五心烦热，酌加女贞子、旱莲草、五味子、白薇、地骨皮；若皮肤瘙痒，酌加蝉衣、大胡麻、防风、刺蒺藜；若肝火亢盛、口苦咽干，加黄芩、夏枯草、山栀；若肝阳上亢所致头晕，加天麻、钩藤、石决明、怀牛膝。

2. 肾阳虚

治则：温肾壮阳。

方剂：右归丸。

组成：鹿角胶、杜仲、菟丝子，山药、熟地、枸杞子、山萸肉、当归、肉桂、附子。

加减：因肉桂、附子温燥伤阴，可用仙灵脾、仙茅、补骨脂、巴戟天、肉苁蓉等，温阳补肾而无温燥之弊。若见浮肿，加茯苓、泽泻；便溏者，去当归，加诃子肉、肉豆蔻；若尿频、夜尿多者，加金樱子、覆盆子、益智仁；经量多，淋漓不止者，去肉桂，加黄芪、川断、艾叶；白带多者，加芡实、银杏、樗白皮。

3. 肾阴阳两虚

治则：补肾扶阳，滋肾养血。

方剂：二仙汤加味。

组成：仙灵脾、仙茅、巴戟天、黄柏、知母、当归、龟甲、女贞子。

加减：参照以上两型。

4. 肝郁型

治则：疏肝解郁。

方剂：逍遥散加味。

组成：当归、白芍、柴胡、茯苓、白术、薄荷、煨姜、甘草、郁金、川楝子。

加减：若肝郁化热，去煨姜、加丹皮、炒山栀；心烦狂躁者，加夏枯草、代赭石、珍珠母、生龙骨。

5. 心脾两虚

治则：益气养血，补益心脾。

方剂：归脾汤

组成：人参、黄芪、白术、茯神、远志、当归、酸枣仁、龙眼肉、木香、生姜、大枣、炙甘草。

### 六、预防

注意避免病理绝经，或者说避免早期绝经。许多疾病可导致早期绝经，如营养不良、消耗性疾病（如结核）、卵巢血液供给障碍、多次或过量接触放射线、重度生殖器感染等。对这些疾病尽早彻底治疗，可以避免提前绝经、早衰早老现象的发生。另外，对某些疾病或肿瘤需要切除卵巢时，应持慎重的态度，争取不切除，或仅切除经保守治疗不能治疗的部分，保留完好的那一部分，即部分切除。如放射治疗腹部肿块则卵巢功能常受损害，如果手术治疗能达目的时，则尽量不用放射治疗。

应使妇女了解更年期一系列变化是一个正常生理过程，只要掌握必要的保健知识，以乐观和积极的态度对待老年的来临，消除无谓的恐惧与忧虑，就能做有利于预防更年期综合征的发生。

## 第四节　骨质疏松症

骨质疏松症（osteoporosis，OP）是以骨组织显微结构受损，骨矿成分和骨基质等比例不断减少，骨质变薄，骨小梁数量减少，骨脆性增加和骨折危险度升高的一种全身骨代谢障碍性疾病。临床表现以疼痛、疲倦、驼背和易骨折为主症。骨质疏松症一般分两大类，即原发性骨质疏松症和继发性骨质疏松症。原发性骨质疏松症包括绝经后骨质疏松症（Ⅰ型）和老年性骨质疏松症（Ⅱ）型，占骨质疏松发病总数的85%～90%。继发性骨质疏松症主要由疾病等医学原因和不良嗜好所致，占骨质疏松症发病总数的10%～15%。此外，还有特发性骨质疏松症，包括青少年和成年特发性骨质疏松症，一般发生于青春发育期前，是一种全身骨代谢疾病，很轻微损伤即可引起骨干和骨髓的骨折或脊椎压缩骨折，进入青春期后病程发展逐渐停止，确切病因尚不清楚，本病临床上罕见，可能与基因缺陷和遗传因素有关。

骨质疏松症在祖国医学属“骨痿证”范畴。其病因为“年老天癸竭，肾脏衰，髓减骨弱，乃发骨痿”。

### 一、发病机理

（一）西医认识

（1）原发性骨质疏松症

①Ⅰ型骨质疏松症中，老年人性激素分泌减少是导致此类型骨质疏松的重要原因之一。女性绝经后因卵巢功能衰退，雌激素形成减少，血内雌激素水平降低，骨吸收及骨形成均加速，由于骨吸收过程短而形成过程较长，造成高转换型骨量丢失，以至骨小梁断裂、穿孔，松质骨丢失明显，从而形成骨质疏松。此类型骨质疏松可致使脊椎与桡骨下端骨折发生率明显增高。

②Ⅱ型骨质疏松症中，老年人由于牙齿脱落及消化功能降低或户外运动减少，胃纳差，进食少，多有营养缺乏，致使蛋白质、钙、磷、维生素及微量元素摄入不足。随年龄的增长，钙调节激素的分泌失调致使骨代谢紊乱。老年退化性骨质疏松是骨结构衰老退化的一种表现，随年龄增长骨矿含量与基质等比例减少，致骨量丢失，而骨重建处于负平衡

状态。破骨细胞使骨吸收增强，而成骨细胞功能衰退使成骨不足，表现为低转换型骨丢失。是老年人易患骨质疏松症的重要原因，也是老龄患者中男、女两性均可发生的退化性骨质疏松症。

（二）继发性骨质疏松症

1. 药物性骨质疏松：如长期使用糖皮质激素、免疫抑制剂、肝素等抗凝剂或利尿剂都已被证实是骨质疏松的危险因素。抗癫痫药可引起骨质疏松和骨软化症，苯妥英钠、苯巴比妥和卡马西平等抗癫痫药可引起肝脏细胞色素 P450 酶系统介导药物氧化反应和加强类固醇激素在肝脏的转换，血 25（OH）维生素 D 水平下降，血甲状旁腺素水平继发升高，从而导致骨质疏松症。临床上应用最广泛的糖皮质激素，如强的松、氢化可的松和地塞米松等，应用剂量往往超过生理剂量，长期应用者可表现为医源性皮质醇增多症或称医源性库欣综合征。皮质类固醇激素过多导致骨质疏松主要为骨痛、骨折和活动受限，其病变多见于中轴骨和肋骨，而四肢骨少见，这是由于皮质类固醇增多引起骨病变主要累及的松质骨，故松质骨含量多的部位易受累，脊椎压缩性骨折和肋骨骨折相当普遍，有时还可出现股骨头无菌性坏死。

2. 内分泌疾病与骨质疏松：如原发性甲状旁腺机能亢进、甲亢、柯兴氏病、糖尿病等。

甲状旁腺激素（PTH）参与骨骼代谢和调节钙、磷代谢，对保证血钙、磷的正常水平起重要作用。PTH 能增强破骨细胞的活性，促进骨吸收，释放钙、磷入血；同时在肾脏可增加肾小管对钙的再吸收，减少磷的重吸收；并可促进 25（OH）$D_3$ 在肾脏转化为有活性的 1，25（OH）$2D_3$，间接促进肠钙吸收。当甲状旁腺由于腺瘤、增生或腺癌而发生功能亢进时，血中过多的 PTH 就会造成破骨细胞过于活化，骨吸收作用增强，骨钙大量释放入血；同时肠钙吸收及肾钙回吸收增加，引起高钙血症，并发骨病变。骨密度测量可见 PHPT 患者全身骨量均有不同程度的减低，如腰椎、股骨远端、桡骨、尺骨、胫骨皮质和跟骨、指骨等，皮质骨较松质骨更明显。

糖尿病患者的矿盐代谢紊乱，低骨量和骨折等问题尚存在争论。两种类型的糖尿病其骨量的改变不尽相同。低骨量在Ⅰ型糖尿病患者较多见，而Ⅱ型糖尿病患者的骨量和骨质疏松发生较少，可能与此型患者常见于 40 岁以后发病，此时骨骼已达骨峰值或处峰值后阶段，并且多数体型较胖，胰岛素水平正常或升高，对骨有促进合成作用有关。

3. 骨与关节疾病：如类风湿关节炎。早在 1865 年，Barwell 等人就已观察到类风湿关节炎可以出现骨质疏松症。RA 的骨质疏松可分为局部和全身的。局部的骨质疏松是由于关节疼痛、关节功能受限引起的废用性萎缩，以及关节周围血运障碍而造成的。RA 全身性骨质疏松的原因有许多假设，有认为破骨细胞活化因子（OAF）使破骨细胞活性增加；亦有认为免疫系统异常或体液因子对骨形成及骨吸收有影响；尚有人报告 RA 患者存在继发性甲状旁腺功能亢进。RA 一般都有关节受累、免疫系统检查指标异常，可以帮助鉴别。

4. 慢性肾病：由于磷排泄障碍，多伴有低钙血症，继发性甲状旁腺功能亢进，同时活性维生素 D 产生减少，因此导致肾性骨营养不良。肾小管酸中毒可妨碍钙和磷沉着于骨，使肾脏 1α 羟化酶活性降低和肾脏排出钙、磷增多等因素，导致骨质疏松或骨质软化。肾性骨病可以有骨矿化异常、骨质疏松、纤维性囊性骨炎和骨硬化等多种表现。通过肾功能检查异常、钙磷水平异常、血 PTH 升高、1，25（OH）$2D_3$浓度降低，以及特征性 X 线表现，可以与原发性骨质疏松症鉴别。

5. 慢性肝病：以慢性肝炎和酒精性肝硬化较常见，有关慢性肝病者骨质疏松的发病机理尚不十分清楚。目前大多数人认为慢性活动性肝炎患者不会比其他类型的慢性肝病有更明显的骨密度降低和骨折的发生，除非应用糖皮质激素治疗。Dibble 等人观察这种慢性活动性肝炎合并骨病的患者血 25（OH）D 水平是降低的，而这种降低是与维生素 D 结合蛋白（DBP）水平降低有关，认为在这些总 25（OH）D 水平低的患者中，游离的 25（OH）D 水平可能是正常的。酗酒是造成肝病的主要原因，酒精性肝硬化又可导致严重的骨病。酒精性肝硬化患者骨折发生率明显高于其他类型的肝病，肋骨和脊椎骨骨折发生约 30%。45 岁以后骨折的发生更明显增加。松质骨比皮质骨更易受影响。根据肝脏功能和肝炎病毒检查、肝胆影像学检查以及有无大量和/或长期酗酒史等，可以与原发性骨质疏松症鉴别。

6. 废用性骨质疏松：如失重状态或长期卧床、制动都是导致骨量丢失的危险因素。

7. 肿瘤：恶性肿瘤的骨转移，如乳癌、肺癌、肾癌、宫颈癌、白血病、淋巴瘤及骨髓瘤均可引起骨代谢活动增加，肿瘤细胞可以转移至骨骼，直接浸润破坏骨组织，还可以分泌甲状旁腺素相关肽等激素，加快骨溶解。骨质破坏、骨膜受累、骨组织血运异常均可导致骨痛。

8. 不良嗜好如偏食习性、酗酒、吸烟，长期饮用咖啡因饮料者均是骨质疏松症发病的危险因素。

9. 高脂血症、动脉硬化、高血压等病都存在继发性骨质疏松症的可能性。

10. 营养不良：如蛋白质、含钙食物或维生素 D 摄入不足等。

（二）中医认识

中医学认为，骨质疏松症的主要病因是肾虚，同时与肝脾的病变也有密切关系。中医的基础理论明确指出，肾为先天之本，藏精，主骨，生精生髓，髓藏骨中而滋养骨骼，如《素问・平人气象论篇》云："肾藏骨髓之气也。"肾精充足则髓充而骨坚韧；肾精亏损，则无以生髓充骨而致骨质疏松。正如《素问・逆调论》指出："肾不生，则髓不满。"《素问・脉要精微论篇》云："腰者，肾之府。"《素问・刺腰痛篇》也云："足少阴肾令人腰痛。"可见，肾精亏而髓虚时，腰脊就失其所养，出现腰痛；骨折、驼背等其他症状也随髓虚而出现。脾脏为后天之本，肾精必须依赖脾精才源源不断地得到补充，若脾胃虚弱，则肾精衰少，骨髓化源不足，不能营养骨骼而出现骨质疏松，骨骼脆弱无力。肝主筋藏血，且肝肾同源，肝一旦病变，也会引起肾的病变。肝肾功能虚衰，肾虚不能主骨，肝虚不能主筋，人的活动量减少，气血运行不畅，瘀血凝滞，生湿生痰化热，久而久之产生病痛，这是内在原因方面。外因方面，感受外邪，风湿寒邪乘虚深袭入骨，也可导致脉络痹阻，骨质失其养；还有饮食、药物偏嗜，烟酒所伤，情志所伤，情欲房劳而致肾气衰弱，肾精不足，同时因肾虚气化不及、气血失调而产生痰瘀，痰瘀又进而促进肾虚更进一步发展，导致骨质疏松症的进一步产生。

## 二、临床表现

在出现骨质疏松症症状之前，往往有明显的疲劳无力、食欲差、周身不适等前驱症状。

（一）疼痛和疲倦

原发性骨质疏松症最常见的症状，以腰背痛为多，占疼痛患者中的70%～80%。在疼痛的同时多述体倦乏力。疼痛沿脊柱向两侧扩散，仰卧或坐位时疼痛减轻，直立时后伸或久立、久坐时疼痛加剧，日间疼痛轻，夜间和清晨醒来时加重，弯腰、肌肉运动、咳嗽、大便用力时加重。一般骨量丢失12%以上时即可出现骨痛。老年骨质疏松症时，椎体骨小梁萎缩，数量减少，椎体压缩变形，脊柱前屈，腰背肌为了纠正脊柱前屈，加倍收缩，肌肉疲劳甚至痉挛，产生疼痛。新近胸腰椎压缩性骨折，亦可产生急性疼痛，相应部位的脊柱棘突可有强烈压痛及叩击痛，一般2～3周后可逐渐减轻，部分患者可呈慢性腰痛。若压迫相应的脊神经可产生四肢放射痛、双下肢感觉运动障碍、肋间神经痛、胸骨后疼痛类似心绞痛，也可出现上腹痛类似急腹症。若压迫脊髓、马尾还可影响膀胱、直肠功能。

（二）身长缩短、驼背

多在疼痛后出现。脊椎椎体前部几乎多为松质骨组成，而且此部位是身体的支柱，负重量大，尤其第11、12胸椎及第3腰椎负荷量更大，容易压缩变形，使脊椎前倾，背曲加剧，形成驼背，随着年龄增长，骨质疏松加重，驼背曲度加大，致使膝关节挛拘显著。每人有24节椎体，正常人每一椎体高度约2cm左右，老年人骨质疏松时椎体压缩，每椎体缩短2mm左右，身长平均缩短3～6cm。

（三）骨折

这是退行性骨质疏松症最常见和最严重的并发症。

（四）呼吸功能下降

胸、腰椎压缩性骨折，脊椎后弯，胸廓畸形，可使肺活量和最大换气量显著减少，患者往往可出现胸闷、气短、呼吸困难等症状。

## 三、诊断

（一）西医诊断

退行性骨质疏松症诊断需依靠临床表现、骨量测定、X线片及骨转换生物化学的指标等综合分析判断。

1. 生化检查：测定血、尿的矿物质及某些生化指标有助于判断骨代谢状态及骨更新率的快慢，对骨质疏松症的鉴别诊断有重要意义。

（1）骨形成指标。

（2）骨吸收指标：①尿羟脯氨酸。②尿羟赖氨酸糖甙。③血浆抗酒石酸盐酸性磷酸酶。④尿中胶原吡啶交联（PYr）或Ⅰ型胶原交联N末端肽（NTX）。

（3）血、尿骨矿成分的检测：①血清总钙。②血清无机磷。③血清镁。④尿钙、磷、镁的测定。

2. X线检查：X线仍不失为一种较易普及的检查骨质疏松症的方法。

3. 骨密度测量：

（1）单光子吸收测定法（SPA）。

（2）双能X线吸收测定法（DEXA）。

（3）定量CT（QCT）。

(4) 超声波（USA）。

（二）中医辨证

中医对骨质疏松症的辨证论治虽各家并不一致，但根据骨质疏松症的病因病机，治疗大法都离不开三大原则，即肝肾或脾肾同治，精血齐补，气血并重。骨质疏松症的中医治疗分型如下。

1. 肾阴虚型

主症：起病缓慢，四肢疲乏无力，足跟疼痛，腰脊酸软，不能久立，或伴眩晕、耳鸣、遗精早泄，或月经不调，舌红少苔，脉沉细数。

2. 肾阳衰微型

主症：四肢疲乏无力，足跟疼痛，形寒肢冷，腰酸冷痛，小便清长，或频数、失禁，月经紊乱，苔白滑，脉沉细而迟。

3. 肾精不足型

主症：四肢疲乏无力，足跟疼痛，腰脊酸软，眩晕耳鸣，阳痿，不孕，舌淡苔薄白，脉沉细而迟。

4. 脾肾气虚型

主症：肢体疲乏无力日重，食少纳呆，腹胀便溏，面浮不华，神疲乏力，足跟疼痛，腰脊酸软，眩晕耳鸣，舌淡，舌体胖大，苔薄白，脉沉细或沉弱。

5. 气血两虚型

主症：周身神疲乏力、疼痛，呼吸气短，头晕目眩，心悸失眠，面色无华，舌淡而嫩，脉细弱无力。

6. 气滞血瘀型

主症：身体局部疼痛，疲乏无力，疼痛拒按，动则加重，舌紫暗或见瘀点瘀斑，脉涩。

## 四、治疗

骨质疏松症的治疗目的：在急性发病期主要是缓解或控制疼痛，防止废用综合征；在慢性期主要是减低骨丢失、降低骨转换率、降低骨折发生率，并控制骨质疏松引起的骨痛。1989 年，WHO 明确提出骨质疏松治疗的三大原则是补钙、运动疗法和饮食调节，1992 年北京国际 OP 会议再次肯定了这三大防治措施。

（一）饮食疗法

适量的蛋白质摄入能确保骨基质胶原成分的基本来源，对骨的再建提供了重要的营养素。膳食中应有足量钙（如小麦、乳制品、绿叶蔬菜、可食骨的鱼等）和磷（鱼、肉等），钙磷比例恰当（2∶1 到 1∶2 之间），并应有适量维生素 D 和乳糖（可增加小肠吸收钙的速度）。此外，充分的蛋白质和氨基酸亦不可缺少（可增加肠钙吸收速度，也是骨形成的必需来源）。另外，偏酸介质（乳酸奶）利于钙吸收，应予提倡。不可多食脂肪，因过多食用脂肪或脂肪吸收不良，可使游离脂肪酸增加并与钙结合形成钙皂排出体外。其他要注意的，如应避免含较多植酸、草酸的食物与含钙食物同时烹调，避免过量酒精摄入等。老年人应当摒弃偏食习惯，从多种食物中摄取必须的、基本的营养素。中国人食谱中钙含量与西方人相比普遍偏低。对骨质疏松症患者补充钙量是完全有必要的。首先应考虑自食物中摄取钙质，食物钙易吸收，而且营养素的摄入比较均衡，因此更符合钙代谢的生理需要。如牛奶及乳制品、大豆及豆类制品、鱼类、坚果以及黑芝麻等食物中均含有较丰富的钙。当食物中钙的摄取不足或骨质疏松较重，需快速补充钙剂时也可采用口服元素钙，每日以500～800mg为宜，磷酸钙、枸橼酸钙、葡萄糖酸钙均有较好的吸收率和生物利用度，并适合于老年人服用。与骨质疏松关系密切的元素和营养素有蛋白质和钙、镁、锌、铜、锰、维生素C、D等，其中最为缺乏的是钙和维生素D。国外研究股骨颈骨折者蛋白质摄入低于70mg/日则影响愈合。中国预防医学会调查的钙摄入量每日大约在400～500mg，维生素D在儿童和老人是缺乏的。

同时需注意适量的日晒；要戒烟；减低或避免饮酒。

（二）运动疗法

运动治疗是防治骨质疏松非常重要的方法。研究表明，运动治疗能促进性激素分泌、促进钙吸收、增加骨皮质血流量、促进骨形成；运动应力负荷在骨内产生微电位、促进骨形成；运动通过提高肌力改善骨密度，可见，运动对骨质疏松症的防治具有普遍的临床意义。具体运动方法如下。

1. 被动运动：适用于各种原因引起的肢体功能障碍，能起到放松痉挛肌肉，牵伸挛缩肌腱及关节囊，恢复或维持关节活动度的作用。进行被动运动要注意，被动运动顺序是从远端开始至近端，用于改善肢体血液淋巴循环；被动活动肢体应放松，置于舒适体位；被动活动关节时，治疗师的一手固定关节近端，另一手活动关节的远端。在活动中稍加牵引，并对关节稍加挤压；被动活动时，治疗师手法应缓慢柔和，有节律性，避免撞伤性动作，并逐步增加关节活动度；被动运动应在无疼痛范围内操作。

2. 助动运动：适用于创伤后无力的肌肉或不全麻痹的功能练习及年老体弱患者。当患者患肢没有足够的力量来完成主动活动时，由治疗师或本人健侧肢体或利用器械提供力量来协助患肢活动。助动运动应以主动运动为主。为尽快恢复肌力，助动主要加于活动范围的开始和结束部分，中间部分由患者主动收缩完成。每次运动后给予休息。随着肌力不断恢复，可逐渐减少助动成分。

3. 主动运动：可根据需要进行单关节或多关节联合运动，单向或多方向运动，以及不同幅度、速度的运动。主动运动应用最广泛，可用于恢复肌力、增强活动范围、改善肌肉协调性、增强肌力和耐力等。

（三）药物治疗

1. 西医治疗

原发性Ⅰ型骨质疏松症属高代谢型，是由于绝经后雌激素减少，使骨吸收亢进引起骨量丢失，因此应选用骨吸收抑制剂如雌激素、降钙素、钙制剂。原发性Ⅱ型骨质疏松症，其病因是由于增龄老化所致调节激素失衡使骨形成低下，应用骨形成促进剂，如活性维生素D、蛋白同化激素（苯丙酸诺龙）、钙制剂、氟化剂和维生素$K_2$等。

（1）雌激素：是防治绝经后骨质疏松症的首选药物。雌二醇1～2mg/d，或乙烯雌酚0.25mg/每晚，或复方雌激素0.625mg/d，或尼尔雌醇2mg/半月。

（2）降钙素：降钙素、益钙宁或密钙息。

（3）Vit D：罗钙全或阿法骨化醇。

（4）钙制剂：①无机钙：A. 氯化钙；B. 碳酸钙；C. 磷酸钙；②有机钙：A. 葡萄糖

酸钙；B. 乳酸钙；③门冬氨酸钙：活性钙；钙尔奇D。

（5）双磷酸盐：①氯甲双磷酸二钠；②羟乙基二磷酸钠。

（6）异丙氧黄酮。

2. 中医辨证

中医认为肾虚是骨质疏松的基本病机，补肾则理当作为其康复治疗的基本原则，同时肾虚者气必虚、气虚则血运无力，常因虚致瘀，故补肾与活血应并举，在补肾活血的基本原则上辨证运用中医方法进行治疗。中药早期以活血祛瘀为主，中期接骨续筋，晚期补气养血、强筋壮骨，可收到良好的治疗效果。具体辨证治疗如下。

（1）肾阴虚型

治则：滋补肝肾，益精养骨。

方剂：以六味地黄丸或左归丸加减

药物：生地黄、山茱萸、制首乌、黄柏、丹皮、枸杞子、山药、当归、佛手、肉苁蓉、知母。

（2）肾阳衰微型

治则：补肾壮骨，强筋健骨。

方剂：以右归丸加减。

药物：熟地、巴戟天、淫羊藿、鹿角、当归、肉桂、乌药、枳壳。

（3）肾精不足型

治则：补肾填精，强筋健骨。

方剂：补髓丹加味。

药物：首乌、熟地、杜仲、补骨脂、黑芝麻、胡桃肉、鹿茸。

（4）脾肾气虚型

治则：温肾健脾益气。

方剂：金匮肾气汤加味。

药物：附片、熟地、山药、山茱萸、肉桂、丹皮、茯苓、泽泻、骨碎补、黑固脂。

（5）气血两虚型

治则：气血双补。

方剂：十全大补汤或归脾汤加减。

药物：以十全大补汤加三七、丹参、龙骨、地龙等。

（6）气滞血瘀型

治则：行气活血，祛瘀止痛，佐以补肾壮骨。

方剂：桃红四物汤或血府逐瘀汤加减。

药物：赤芍、川芎、当归、桃仁、红花、三七、土鳖虫、丹参、乳香、没药。

3. 专方与验方

（1）益肾填髓汤

由鹿角片、生牡蛎、生黄花、当归身、熟地、龟板、淫羊藿、枳子、补骨脂、杜仲组成，具有益肾填精、强化筋骨之效。肾阴偏虚者，加女贞子、阿胶、鳖甲等；肾阳偏虚者加仙茅、巴戟肉、锁阳、紫河车。30天为一疗程，治疗3～5个疗程，34例患者中，治愈21例，显效9例，有效3例，无效1例。

（2）补肾健骨胶囊

由熟地、淫羊藿、泽泻、山茱萸、煅牡蛎等组成，以临床症状和体征、双能X线骨密度仪（DEXA）或单光子骨密度仪（SPA）诊断和判定疗效，治疗27例中，3个月后25例临床症状改善或消失，骨质密度无明显变化的7例患者服药九个月后，SPA检查骨密度上升。

（3）愈骨丸

由熟地、龟板、枸杞子、杜仲、紫河车、白芍、鹿衔草、鹿角胶、陈皮、砂仁等组成，具有补肾填精之效。每次1丸，每日2次，45天为一疗程，间隔一个月后，再服一个疗程，总疗组48例中显效41例，有效4例，无效3例，总有效率为93.75%，优于对照组（尼尔雌醇和益钙灵）的80.95%。

（4）二仙肾气丸

由仙茅、仙灵脾、熟地、山药、山萸肉、茯苓、丹皮、肉桂、附片、当归、川芎、青陈皮组成，随阴虚、气虚、血虚不同而略有加减。117例中，显效73例，有效39例，无效5例，总有效率为95.72%。

（5）龟鹿四仙汤

由龟鹿二仙胶和二仙汤加丹参、土鳖虫组成，治疗40例老年性脊柱骨质疏松症，90天后，症状明显改善，可从事轻体力劳动；病情较重的30例患者，继服药1个月疗程，且配合性激素治疗，生活均能自理。

（6）补肾生髓胶囊

采用该方治疗原发性骨质疏松症50例，并与Vit D加钙片组成对照组连服药物6个月。治疗组尺骨、桡骨BMD、血CT、LH、Ca较治疗前显著提高，PTH、ALP明显降低；在升高LH、CT方面，治疗组优于对照组。说明补骨生髓胶囊可改善骨质疏松患者的生化指标水平，提高骨密度改善临床症状，是一种疗效较好的治疗原发性骨质疏松症药物。

（7）自拟补肾健脾汤

由熟地、淮山药、枸杞子、山萸、菟丝、续断、骨碎补、当归、黄芪、川芎、白芍、酒制丹参、炒白术、炒陈皮、茯苓、甘草。肾阳偏虚者加鹿角胶或鹿角片、附片、淫羊藿等；肾阴偏虚者加女贞子、龟板等；胃脘不适者，加砂仁、鸡内金、山楂等。水煎服，每日一剂，连服1～6个月，治疗42例，优、良、可、差分别为10例、22例、4例、6例，总有效率为85.71%。

（8）补肾壮骨胶囊

由女贞子、熟地、淫羊藿、菟丝子、杜仲、骨碎补、黄精等组成，临床观察200例，总有效率为95.3%。

4. 物理治疗

物理因子具有较好的止痛效果，还能减少组织粘连、改善肢体功能活动、改善局部血循环、促进骨折愈合，预防深静脉血栓形成、增加局部应力负荷，促进钙磷沉聚、增强肌力、防止肌肉萎缩、促进神经功能修复、防止继发性骨质疏松。

5. 其他疗法

①针灸：活血化瘀，通经止痛，调补肝肾。选膀胱经穴位为主。

②外治：以温经活血中药熏洗或外敷，如骨痛宁擦剂。

五、预防

许多医家在对本病进行积极治疗的同时，也很重视骨质疏松症的预防：①增加活动量，促进气机流通有利于经脉濡养功能的改善。有资料表明，太极拳有预防骨质疏松症发生的作用，平素适当的散步、练香功、太极拳等均能预防和改善该病的发生；②改善饮食结构；③足量的阳光照射；④防止肝肾疾病；⑤戒烟，少饮咖啡、过浓的茶等。

## 第五节　缺铁性贫血

缺铁性贫血（iron deficiency anemia，IDA）是由于体内缺少铁质而影响血红蛋白合成所引起的一种常见贫血。这种贫血特点是骨髓、肝、脾及其他组织中缺乏可染色铁，血清铁浓度和血清转铁蛋白饱和度均降低。典型病例贫血是属于小细胞低色素型，这是贫血中常见类型，普遍存在于世界各地。在生育年龄妇女（特别是孕妇）和婴幼儿这种贫血的发病率很高。上海地区高危人群临床流行病学调查显示：月经期妇女、妊娠妇女和青少年缺铁性贫血患病率分别为 11.39%、19.28% 及 9.84%，缺铁患病率分别为 43.3%、66.27%及 13.17%。本病发生没有明显的季节性，治愈率为 80%。缺铁性贫血的原因：一是铁的需要量增加而摄入不足，二是铁的吸收不良，三是失血过多等，均会影响血红蛋白和红细胞生成而发生贫血。

根据缺铁性贫血临床表现，当属中医学中“虚劳”、“虚损”、“萎黄”、“黄肿”和“黄胖”等范畴。

### 一、发病机理

（一）西医机理

肝、脾、骨髓等单核－巨噬细胞系统含铁量约 1000mg 左右，可供人体制造 1/3 血容量的血红蛋白之用，而且血红蛋白分解释放的铁也几乎全部为人体所重复利用。下列各种因素容易产生缺铁性贫血。

1. 需铁量增加而摄入量不足

儿童在生长期和婴儿哺乳期需铁量增加，尤其是早产儿、孪生儿或母亲原有贫血者。婴儿原来铁贮量已不足，如果仅以含铁较少的人乳喂养，出牙后又不及时补给蛋类、青菜类、肉类和动物肝脏等含铁较多的副食品，即可导致缺铁性贫血。妊娠和哺乳期中需铁量增加，加之妊娠期易导致胃肠功能紊乱、胃酸缺乏，影响铁吸收，尤其是在多次妊娠后，很容易引起缺铁性贫血。青少年因生长迅速，需铁量增加，尤以青年妇女，由于月经失血，若长期所食食物含铁不足，也可发生缺铁。

2. 贮存铁消耗过多

由于体内总铁量的 2/3 存在于红细胞内，因此反复、多量失血可显著消耗体内铁贮量。钩虫病引起慢性少量肠道出血、上消化道溃疡反复多次出血、多年肛肠出血或妇女月经量过多等长期的损失，最终导致体内铁贮量不足，以致发生缺铁性贫血。此外，阵发性睡眠性血红蛋白尿、人造机械心瓣膜引起的机械性溶血，以及特发性肺含铁血黄素沉着症，均可因长期尿内失铁而致贫血。

3. 游离铁丧失过多

游离铁可随胃肠道上皮细胞衰老和不断脱落而丧失。在萎缩性胃炎、胃大部切除以及脂肪泻时，上皮细胞更新率加快，所以游离铁丧失也增多。缺铁不仅引起血红素合成减少，而且由于红细胞内含铁酶（如细胞色素氧化酶等）活性降低，影响电子传递系统，可引起脂质、蛋白质及糖代谢异常，导致红细胞异常，易于在脾内被破坏而缩短其生命期。

缺铁性贫血发生时，体内缺铁变化是一个渐进的发展过程。在缺铁初仅有贮存铁减少，即在骨髓、肝、脾及其他组织贮存备用的铁蛋白及含铁血黄素减少，血清铁不降低，红细胞数量和血红蛋白含量也维持在正常范围，细胞内含铁酶类亦不减少。当贮存铁耗尽，血清铁降低时，可仍无贫血表现，本阶段称缺铁潜伏期。当贮存铁、血清铁开始下降，铁饱和度降至15%以下，骨髓红细胞可利用减少，红细胞生成受到限制，则呈正细胞性正色素性贫血，临床上开始表现轻度贫血症状，本阶段称缺铁性贫血早期。当骨髓幼红细胞可利用铁完全缺乏，各种细胞含铁酶亦渐缺乏，血清铁亦下降或显著降低，铁饱和度降低至10%左右，骨髓中红细胞系统呈代偿性增生，此时临床表现为小细胞低色素的中、重度缺铁性贫血，贫血症状显著，本阶段称重度缺铁性贫血。

（二）中医认识

中医认为本病的形成与饮食失调、脾胃虚弱、长期失血、劳累过度、妊娠失养等有关，病情迁延终致气少血衰，出现气血亏虚之象。具体有以下病因病机。

1. 脾胃虚弱

饮食水谷为血液赖以化生的初始物质，脾胃运化方能化为血液，所谓“中焦受气取汁，变化而赤，是谓血也”。因此说脾胃为后天之本，气血生化之源，若饮食不节，饥饱失常则易损伤脾胃，或情志失调，肝郁乘脾胃，或素体禀赋不足，均可致脾胃虚弱，运化无力，气血生化无源出现贫血。

2. 失血过多

脾不统血，肝不藏血，血不循经，或阴虚血热，迫血妄行，可见反复吐血、便血、咳血、衄血、崩漏不止，血失过多，气随血脱，气血两虚而成贫血。

或因饮食不洁，钩虫侵入体内，脾胃受损，运化失司，气血生化乏源，或虫栖肠中，大量吸取人体精微，导致气血虚弱，复加气血生化乏源，故可见贫血。

3. 肾精亏虚

肾藏精，肾精充则归精于肝而能化血，若先天禀赋不足，肾精素亏或后天失养，他病及肾，耗伤肾精，或房劳过度，肾精受损，均可致肾脏虚衰，精不化血而致血虚，且肾虚不能主水而见浮肿及腹水、男子阳痿、女子经闭等症候。

## 二、临床表现

临床表现的轻重主要取决于贫血程度及其发生速度。急性失血发病迅速，即使贫血程度不重，也会引起明显的临床症状；而慢性贫血由于发病缓慢，人体通过调节能逐步适应而不出现症状。

（一）症状

面色萎黄或苍白，倦怠乏力，食欲减退，恶心嗳气，腹胀腹泻，吞咽困难。头晕耳鸣，甚则晕厥，稍活动即感气急，心悸不适。在伴有冠状动脉硬化患者，可促发心绞痛。妇女可有月经不调、闭经等。

（二）体征

久病者可有指甲皱缩、不光滑、反甲，皮肤干枯，毛发干燥脱落。心动过速，心脏强烈搏动，心尖部或肺动脉瓣区可听到收缩期杂音。出现严重贫血可导致充血性心力衰竭，也可发生浮肿。还可有舌炎、口角皲裂。

（三）常见并发症

严重持久的贫血可导致贫血性心脏病，甚至心衰。

## 三、诊断

（一）西医诊断

1. 血象：轻度贫血为正细胞正色素性贫血。重度贫血为典型小细胞低色素性贫血，红细胞平均体积（MCV）＜80fl、红细胞平均血红蛋白含量（MCH）＜28pg、红细胞平均血红蛋白浓度 MCHC＜30％。血片中红细胞大小不一，小者多见，形态不规则，出现少数椭圆形、靶形和不规则形红细胞，红细胞中心淡染区扩大，甚至变成狭窄环状，网织红细胞多数正常，急性失血时可暂时升高。

2. 骨髓象：骨髓显示细胞增生活跃，主要为幼红细胞增多，幼红细胞体积较小、胞浆发育不平衡。

3. 血清铁：血清铁明显降低。

4. 红细胞原卟啉：因缺铁而血红素合成减少，缺铁性贫血的红细胞游离原卟啉大于 500μg/L（正常 200～400μg/L）。

5. 小细胞低色素性贫血：血红蛋白（Hb）男性小于 120g/L，女性小于 110g/L；MCV 小于 80fl，MCH 小于 26pg，MCHC 小于 0.31。

6. 有明确的缺铁病因及临床表现。

7. 血清铁小于 10.7μmol/L（60μg/dl），总铁结合力大于 64.44μmol/L（360g/dl）。

8. 运铁蛋白饱和度小于 15％。

9. 骨髓细胞外铁消失，细胞内铁小于 15％。

10. 胞游离原卟啉（FEB）大于 0.9μmol/L（50g/dl）。

11. 血清铁蛋白（SF）小于 14μg/L。

12. 铁剂治疗有效。

13. 慢性感染性贫血。

14. 铁粒幼细胞性贫血。

15. 维生素 $B_6$ 反应性贫血。

16. 地中海贫血。

（二）中医辨证

1. 脾气虚弱

主症：面色萎黄，神疲乏力，食少便溏，舌质淡，苔薄腻，脉沉细。

2. 心脾两虚

主症：面色苍白，倦怠无力，头晕心悸、失眠多梦，少气懒言，食欲不振，毛发干脱，爪甲裂脆，舌质淡胖，苔薄，脉濡细。

3. 肝脾血虚

主症：面色无华，头晕，目眩，肢体麻木，筋脉拘急，食少，腹胀，便溏，疲乏，妇女月经不调，经闭，舌质淡，苔白，脉细弱。

4. 脾肾阳虚

主症：面色萎黄，苍白无华，形寒肢冷，唇甲淡白，周身浮肿，甚则可见腹小，心悸气短，耳鸣眩晕，神疲肢软，大便溏薄或五更泻，小便清长，男子阳痿，女子经闭，舌质淡，有齿痕，脉沉细。

5. 虫积致虚

主症：面色萎黄少华，腹胀，善食易饥，恶心呕吐，或便结或便溏，异食癖，心悸气短，神疲乏力，形体消瘦，头晕耳鸣，舌淡，苔白，脉虚弱。

## 四、鉴别诊断

（一）巨幼细胞性贫血（megaloblastic anemia）

巨幼细胞性贫血是叶酸和/或维生素 $B_{12}$ 缺乏引起的大细胞性贫血。叶酸、维生素 $B_{12}$ 参与脱氧核糖核酸（DNA）的合成，故本病是一个全身性疾病，除贫血外，粒细胞巨型变且分叶过多，巨核细胞发生病变。全身各系统细胞，特别是增殖较快的细胞如黏膜、皮肤细胞也发生病变。可以认为，巨幼细胞性贫血是全身病变的血液学表现。血常规检查可见：①呈中重度贫血，红细胞形态以大细胞为主（MCW＞100fl），缺乏中央浅染区，可见嗜多色性，嗜碱点彩，豪焦小体、卡玻环。②白细胞数量减少，呈中性粒细胞分叶过多的核左移（5 叶者＞5％或 6 叶者＞1％）③血小板轻度减少，可见巨型血小板。

（二）再生障碍性贫血（aplastic anemia，AA）

再生障碍性贫血简称再障，是由于生物、化学、物理等因素导致造血组织功能减退或衰竭而引起全血细胞减少，临床表现为贫血、出血、感染等症状的一组综合征，是造血系统比较常见的疾病。再障有急性、慢性之分，急性再障贫血呈进行性加重，常伴严重感染、内脏出血，而慢性再障贫血所出现的感染、出血等症状均相对较轻。血常规检查除血红蛋白下降较快外，需具备以下 3 项中之 2 项：①网织红细胞小于 1％，绝对值小于 $15\times10^9/L$；②白细胞明显减少，中性粒细胞绝对值小于 $0.5\times10^9/L$；③血小板小于 $20\times10^9/L$。

（三）自身免疫性溶血性贫血（AIHA）

自身免疫性溶血性贫血是一组 B 淋巴细胞功能异常亢进、产生抗自身红细胞抗体、使红细胞破坏增加而引起的贫血。有时红细胞的破坏能被骨髓红细胞生成所代偿，临床上不发生贫血，即仅有自身免疫性溶血（AIH）。也有人仅可测及抗自身红细胞抗体（AI），而无明显溶血迹象。血常规检查可见贫血或伴有血小板、白细胞数下降，网织红细胞计数升高（再障危象时可明显降低）。

## 五、治疗

（一）纠正缺铁病因

去除缺铁性贫血的病因比治疗贫血更为重要。因为病因治疗对于纠正贫血及彻底治愈、防止复发都有重要意义。例如，驱除钩虫，控制慢性出血，请妇产科协助解决月经过多以及改变偏食等不良习惯，做好计划生育，加强妇幼保健工作，对婴幼儿及时添加辅食，对生长期儿童、孕妇及哺乳期妇女宜给予含铁较多食物。可见治疗原发病很重要。但对原发病采用什么治疗方法，需因病而异。

至于先治原发病还是先治贫血，或者同时并进，也需根据患者的具体情况而定。

（二）补充铁剂

1. 口服铁剂

这是治疗本病的主要方法。最常用者为硫酸亚铁或葡萄糖亚铁，每次 0.2g 或 0.3g，每日 3 次，饭后服用，以减少对胃肠道的刺激。水剂有 10％枸橼酸铁胺，每次 10ml，日服 3 次。副作用较小，儿童及孕妇较为适宜。少数患者（约 1/10）服药后可以感到胃部不适，腹痛，腹泻，甚至恶心呕吐，遇到这种情况可暂停药数天，待症状消失后，重新开始治疗。

口服铁剂注意事项：①要先从小剂量开始，渐达足量。②饭后服用，可减少恶心呕吐、上腹部不适等胃肠道不良反应。③服药前后 1 小时左右，禁喝茶及咖啡等，以防形成不溶性盐类而影响其吸收。④如因并发症需服四环素时，应暂停服铁剂，因两者有互相阻碍吸收的作用。⑤如有溃疡病并用抗酸剂时，需与铁剂错开时间服用。口服铁剂后可出现黑便，应先说明，以免患者担心。

如果患者骨髓造血功能是正常的，而明显的出血已停止，则口服铁盐见效颇速。口服铁剂 4～5 天后，网织红细胞开始上升，7～12 天达最高峰（4％～15％），以后逐渐下降，为铁剂治疗有效指标。血红蛋白及红细胞一般在治疗开始 1 周以后开始上升，2 周间血红蛋白平均每天上升 1.6g/L，贫血可在 2 个月内恢复。在血红蛋白恢复正常后，仍需继续服药 4～6 个月，甚至 1 年，以补充贮存铁。

如果口服铁剂 3～4 周无效，可考虑以下因素：①诊断错误。②未按医嘱服药或剂量不足。③胃肠功能紊乱。④持续出血。⑤存在干扰铁利用的因素，如炎症、肿瘤、肝肾疾病、甲状腺功能低下等。⑥同时伴有维生素 $B_{12}$ 或叶酸缺乏。

（2）注射铁剂

缺铁性贫血也可用铁注射剂治疗，但注射铁剂毒性反应较多，有时甚至可以发生致命的过敏反应，且注射治疗既不方便，又不经济，故凡是可以采用口服治疗的，就不应用铁注射剂治疗。

注射铁剂的应用指征是：①口服铁剂消化道反应严重，不能耐受者。②原有胃肠道疾病，如溃疡性结肠炎、节段性肠炎、胃切除后胃肠功能紊乱（倾倒综合征），或妊娠时有持续呕吐等情况，口服铁盐后症状加重者。③妊娠晚期贫血严重，需要迅速纠正，并防止胎儿发生缺铁性贫血者。④慢性失血得不到有效控制，失血量超过肠道的铁吸收量。

常用的注射用铁剂有右旋糖酐铁及山梨醇枸橼酸铁。这两种铁制剂 1ml 都含有铁 50mg，给药方式是深部肌肉注射。右旋糖酐铁首次用量为 20～50mg，无反应时，第 2 日起每日或隔 2、3 日注射 100mg。总剂量为每提高 1g 血红蛋白需右旋糖酐铁 300mg。

注射局部可有疼痛，此外可有头痛、头晕、恶心呕吐、腹泻，严重者可有过敏性休克。右旋糖酐铁可供静脉注射，但反应多而严重，一般不主张应用。初用患者宜作皮内试验，可防止过敏反应。

山梨醇铁剂吸收快，局部反应小，每次肌肉注射剂量为 1.5mg/公斤体重。每升高 1g

血红蛋白约需山梨醇铁 200～250mg。

此外，亦可用含糖氧化铁、复方卡古地铁。

（三）辅助疗法

1. 输血或输入红细胞。缺铁性贫血一般不需输血，仅适用于严重病例，如血红蛋白在 3g/dl 以下，症状明显者。心功能不全者则宜少量而多次输血，每次输 100ml，或仅输红细胞。

2. 缺铁患者往往有维生素 E 的缺乏，因此铁剂疗效不显著者，可加用维生素 E。

3. 口服维生素 C 100mg，1 日 3 次，可促进食物中铁的吸收；1%稀盐酸 10～20 滴，稀释后服，1 日 3 次，可促进高铁的吸收。但这两者对亚铁的吸收没有帮助。

4. 适当补充高蛋白及含铁丰富的饮食，促进康复。

（四）中医治疗

中医认为，脾虚是本病的关键，故健脾益气生血是主要治则。因脾为后天之本，气血生化之源，脾健则气血化源充足。“气为血帅，血为气母”，血虚伴有不同程度的气虚，故补血不宜单用补血药，而应当配伍补气药，以达到益气生血的目的，并配服含有铁质的药物制剂，其疗效显著。缺铁性贫血多属脾虚气血两虚证。根据审证求因的中医理论，认为本病的中医发病机理当责于脾。因脾有主运化的重要功能，为“后天之本”，气血化生之源。若因久病、劳倦、饮食不节或产乳等因素均可导致“气血生化之源”的匮乏。气血两虚，后天奉养缺乏，又可使病情加重。因此认为本病发病机理当为“脾胃虚弱”而致“气血两虚证”。本病中医治疗的根本就在于健脾益气，恢复脾胃的运化功能，促进铁的吸收利用。有形之血，生于无形之气。具体辨证治疗如下。

1. 脾气虚弱

治则：益气健脾。

方剂：香砂六君子汤合当归补血汤。

组成：党参、白术、茯苓、半夏、当归、焦三仙、黄芪、木香、砂仁、山药。

加减：腹泻便溏明显加苡仁、炒扁豆；恶心欲呕吐者加竹茹、生姜。

2. 心脾两虚

治则：益气补血，养心安神。

方剂：归脾汤加减。

组成：党参、黄芪、白术、当归、熟地、陈皮、龙眼肉、黄精、炒枣仁、炙甘草、大枣。

加减：若为妇人伴月经过多，崩漏不止者加阿胶、艾叶；心悸失眠者可加夜交藤、合欢花、生龙牡。

3. 肝脾血亏

治则：健脾补血养肝。

方剂：八珍汤加减。

组成：党参、白术、茯苓、当归、川芎、熟地、白芍、制首乌、鸡血藤、炙甘草、枸杞子、大枣。

加减：视力模糊加楮实子、女贞子、决明子；经水不调或闭经者，加阿胶、艾叶、山萸肉、益母草、丹参。

4. 脾肾阳虚

治则：温补脾肾，益气助阳。

方剂：实脾饮合四神丸加减。

组成：黄芪、白术、茯苓、附子、大腹皮、补骨脂、菟丝子、肉桂、鹿角胶、当归、陈皮、山药、皂矾。

加减：腹泻甚加益智仁、炒扁豆；水肿明显加茯苓、泽泻。

5. 虫积致虚

治则：健脾杀虫，益气养血。

方剂：化虫丸合八珍汤

组成：榧子、槟榔、红藤、百部、苦楝根皮、雄黄、大蒜共研末为丸，当归、川芎、白芍、熟地、人参、炒白术、茯苓、炙甘草、大枣煎汁送丸服。

加减：腹痛者加白芍、玄胡。

（五）饮食调理

缺铁性贫血饮食调理包括原发病的饮食调养，注意补充富含铁质的饮食。首先要注意饮食补益作用，进食富于营养而又易于消化食物，以保证气血化生。阳虚患者忌食寒凉，宜温补类食物；阴虚患者忌食燥热，宜淡薄滋润类食物。食品中含铁量最高的是海带、发菜、紫菜、木耳、香菇、猪肝或其他动物肝脏，其次为肉类、豆类。建议患者用铁锅炒菜、煮饭，这样也能得到相当量的无机铁。另外要注意进食易消化食品，还可选用一些促进胃肠道吸收的药品与食品一起烹调出美味可口的菜肴。

1. 当归生姜羊肉汤：当归 15g，羊肉 75g，生姜 3 片，大枣 3 枚，水 200ml，油盐调味，炖熟食。

2. 猪红瘦肉粥：大米 75g，水适量煮成粥，加入猪红（血）50g，生姜少许（切成丝），生葱少许煮熟，油盐调味食。

3. 血糯红枣粥：血糯米五十克、红枣十枚与适量的冰糖，一起熬煮成粥即可。

4. 桂圆莲子汤：将桂圆二十个、莲子五十个，加适量清水，煮至莲子软熟即可。

5. 龙眼粥：龙眼肉十五克、红枣十枚、粳米五十克，一起熬煮成粥。

6. 猪肝汤：猪肝洗净，切薄片。滚水中放入姜丝、猪肝片，稍滚一会儿，再加入葱段、酒，以盐调味后即可食用。

7. 羊骨粥：先将新鲜羊骨捶碎，加水煎汤，弃骨，以汤代水煮粥。粥成加入葱、姜、盐等调味后，食用。

8. 制首乌 60g，红枣 3～5 枚，粳米 100g。先以制首乌煎取浓汁去渣，加入红枣和粳米煮粥，将成，放入红糖适量，再煮一二沸即可，热温服。首乌忌铁器，煎汤煮粥时需用砂锅或搪瓷锅。

## 六、预防

首先应强调对引起贫血的病因的防治，如因慢性失血引起的贫血，应纠正出血的原因；积极防治寄生虫病尤其是钩虫病；对月经过多或经产妇以及妊娠期妇女应当使用铁强化食品或补充铁剂；对婴儿和早产儿应及时添加强化食品，合理喂养。接触有害物质的生产工人，应加强劳动保护。在日常生活中不滥用药物，严格掌握适应症。

# 第六节　失眠

失眠，中医又称“不寐”，主要由七情所伤、思虑太过或突受惊吓引起，亦有禀赋不足、年迈体弱、气血阴阳失衡、脏腑功能不调所致。其主要表现为：入睡困难、浅睡易醒、醒后难以入睡、多梦、白天萎靡不振、四肢无力、反应迟钝、工作效率低下、头痛、记忆力减退等。

失眠如不及时得到治疗，轻则引起头晕头痛、记忆力减退；重则引起机体免疫力下降、内分泌失调、性功能减退、冠心病、高血压、抑郁症、精神分裂症等，长期失眠还会导致寿命减短。

## 一、发病机理

（一）西医机理

失眠可以由各种不同的原因引起。过去，医学界普遍认为失眠是一种症状，而不是疾病，失眠原因是神经衰弱，多发于青年时期。如今，失眠者主要是亢奋型失眠，西方发达国家已经认为失眠是神经症中的一个病种。失眠专家表示：失眠达到2周以上，或者服用“安定”等药物无效的，应被视为失眠症到医院就诊，否则，会引发一些慢性疾病。失眠原因有四种：第一是器质因素，患者精神敏感、多思、做事细致认真；第二是疾病因素，老年人脑动脉硬化、年轻女子的心肌炎、胃病、肾虚都可能导致失眠，此外，失眠也可能是抑郁、焦虑等精神病的前兆；第三是生活环境因素；第四是近年来十分多见的药物因素，一些安眠药、部分抗生素往往会造成患者在略显呆滞的情况下精神振奋，难以入眠。具体又可分为以下原因。

1. 环境因素：噪音或光照干扰睡眠；高温或严寒影响睡眠；卧具不适如过硬或者被褥过厚或过薄都影响睡眠；改换睡眠环境如住院或住旅馆也可以引起失眠；同睡者尤其是鼾声大的同睡者也会影响睡眠。

2. 生理因素：高速跨几个时区的旅行（时差反应）以及由白班改夜班工作，由于体内生物钟尚未适应新的昼夜节律，因此也出现失眠。

3. 心理社会因素：应激和各种生活事件均可引起失眠。为自己或亲人的疾病焦虑、害怕手术、亲人亡故、为考试或接受重要工作而担心等都是暂时性失眠的常见原因。

4. 躯体疾病：各种疼痛性疾病，使人痛苦的疾病如心肺疾病、关节炎、晚期癌症、夜尿症、胃肠疾病、肾功能衰竭、甲状腺功能亢进、帕金森病等常常引起失眠。

5. 精神疾病：抑郁症、精神分裂症、老年痴呆、焦虑症、强迫症、边缘性人格障碍等常伴有失眠症状。

6. 药物：最常引起失眠的药物有咖啡因、茶碱和各种兴奋剂，以及酒精和食欲抑制剂。这类失眠称为反跳性失眠。

7. 睡眠伴随症：如梦魇、夜惊症。

8. 原发性睡眠障碍：如特发性失眠、睡眠时相延迟或提前综合征、睡眠呼吸暂停综合征。

9. 假性失眠：假性失眠又称为睡眠状态误认，即将已睡误认为未睡。也有的人将疲乏认为是失眠。

（二）中医认识

中医认为本病主要是内在因素所致，如体弱、忧虑、抑郁等等，也与饮食有关。失眠涉及多个脏腑，如心、肝、脾、肾等，主要病变在心，与心神的安定与否有直接的关系。因为心藏神，心神安定，则能正常睡眠；如心神不安，则不能入睡。不论是心经自病，或者脾病、肾病、肝病及胃病影响于心，均可导致失眠。其中由于思虑不解，劳倦过度，损伤心脾而发病的较多。心脏受损，则心血不足，心神失养，不得安宁，因而不能成寐；而心血不足，与脾气受伤密不可分，脾伤则气血生化不足，不能上奉于心，心失所养，因而心神不安。这种心血虚引起的失眠，还可见于虚弱之人，或者产后失血、生育过多的产妇，以及老年人形体日衰等，其关键在于心血不足，病变涉及心脾两脏。中医认为睡眠乃系心神所主，是阴阳之气自然而有规律的转化结果，这种规律一旦破坏，就可导致不寐。

## 二、临床表现

（一）西医认识

本病为睡眠不足，常伴随许多不适的症状及精神表现，如头晕目眩、心悸气短、体倦乏力、不思饮食、自汗盗汗、耳鸣耳聋、终日惕惕、胆怯恐惧、急躁易怒、胸胁胀满、恶心口苦、腰酸腿软、注意力不集中、健忘、工作学习效率下降，甚至失去工作和学习的能力。按失眠类型又可分为以下几种。

1. 压力型失眠：其表现为入睡困难、睡眠浅、多梦、易醒。通常这部分女性晚间虽然躺在床上半天了，但脑海中还在不停地思考着各种工作问题，无法安然入睡，即便睡着了，梦中也会浮现各种影像，第二天起床晕晕沉沉的，仿佛腾云驾雾一般。

2. 不良嗜好型失眠：其表现为入睡困难、多噩梦、醒后神智懵懂不清。

（二）中医辨证

1. 心火偏亢

主症：心烦不寐，躁扰不宁，怔忡，口干舌燥，小便短赤，口舌生疮，舌尖红，苔薄黄，脉细数。

2. 肝郁化火

主症：急躁易怒，不寐多梦，甚至彻夜不眠，伴有头晕头胀，目赤耳鸣，口干而苦，便秘溲赤，舌红苔黄，脉弦而数。

3. 痰热内扰

主症：不寐，胸闷心烦，泛恶，嗳气，伴有头重目眩，口苦，舌红苔黄腻，脉滑数。

4. 胃气失和

主症：不寐，脘腹胀满，胸闷嗳气，嗳腐吞酸，或见恶心呕吐，大便不爽，舌苔腻，脉滑。

5. 阴虚火旺

主症：心烦不寐，心悸不安，腰酸足软，伴头晕，耳鸣，健忘，遗精，口干津少，五心烦热，舌红少苔，脉细而数。

6. 心脾两虚

主症：多梦易醒，心悸健忘，神疲食少，头晕目眩，伴有四肢倦怠，面色少华，舌淡苔薄，脉细无力。

7. 心胆气虚

主症：心烦不寐，多梦易醒，胆怯心悸，触事易惊，伴有气短自汗，倦怠乏力，舌淡，脉弦细。

## 三、诊断

有了对失眠的主观与客观的评定方法，我们还需要具体的诊断标准，这样才能对失眠症作出准确诊断。这里我们介绍《中国精神疾病分类方案与诊断标准》（第二版修订版）（CCMD-2-R）中有关失眠症诊断标准如下：

本病是指持续相当长时间的对睡眠的质和量不满意的状况，不能以统计上的正常睡眠时间作为诊断失眠的主要标准。对失眠有忧虑或恐惧心理可形成恶性循环，从而使症状持续存在。如果失眠是某种精神障碍（如神经衰弱、抑郁症）症状的一个组成部分，不另诊断为失眠症。

（一）以睡眠障碍为几乎惟一的症状，其他症状均继发于失眠，包括难以入睡、睡眠不深、易醒、多梦、早醒、醒后不易再睡、醒后感不适、疲乏或白天困倦。

（二）上述睡眠障碍每周至少发生三次，并持续一个月以上。

（三）失眠引起显著的苦恼，或精神活动效率下降，或妨碍社会功能。

（四）不是任何一种躯体疾病或精神障碍症状的一部分。

## 四、治疗

在选择治疗方案时尽可能选用非药物治疗，即心理行为治疗，但对一些治疗效果差的患者有时改用安眠药或一些中草药会收到更好的效果，这些治疗方案有：①单用心理行为治疗。②心理行为加用中草药治疗。③心理行为加安眠药治疗。④心理行为加安眠药和中草药治疗。⑤失眠的重新评价，如严重顽固的失眠需考虑不是失眠症，而是一种焦虑或抑郁伴发的失眠，应考虑抗焦虑、抗抑郁治疗。

（一）西药治疗

1. 巴比妥类：巴比妥类药是20世纪初开发上市的安眠药物。由于其有成瘾性以及过量服用有不良作用，故早已停用多年。巴比妥最主要的副作用为导致患者产生谵妄以及癫痫样发作等。

2. 水合氯醛：水合氯醛是开发较早的另一种安眠药，相对来说比较安全，它尤其适用于老年失眠患者。水合氯醛唯一副作用为胃肠道刺激性，服药患者有时会出现皮疹，但停药后症状即会消失。长期使用水合氯醛会导致药物依赖性。

3. 氯美噻唑：氯美噻唑也属于开发较早的安眠药。它同时具有安眠与抗惊厥作用。氯美噻唑的药理作用至今仍不十分明了。据推测：氯美噻唑很可能作用于脑中儿茶胺与GABA受体，从而发挥催眠作用。氯美噻唑在各种安眠药物中是唯一不会产生“宿醉”（晨起后头昏）的药物，但过量使用会抑制呼吸以及产生药物依赖性。

4. 抗组胺药物：抗组胺药物大都具有催眠作用，偶尔使用一、二次尚可，不宜经常使用。

5. 苯二氮卓类：苯二氮卓类药物是 20 世纪 70 年代末开发上市的，也是迄今为止世界上使用最广泛的安眠药。在现有安眠药中，苯二氮卓类药物对肝脏损伤最小，即使过量服用也不会引起致命后果，如安定、舒乐安定和三唑安定（三唑仑）均为苯二氮卓类安眠药的代表性药物。缺点即为服药者在白天易打盹，从而影响工作。此外，长期服用的患者一旦停药会出现谵妄、癫痫样发作、震颤、出汗以及食欲变差等症状。另一不容忽视的副作用是，服药后短期内即可产生药物耐受性，必须在加大剂量后方能发挥安眠作用。

（二）中医治疗

根据中医辨证施治理论，失眠可分心火旺、心阴虚、心脾两虚、肾虚等多种类型。病因不同，选择药物也不一样，必须对症用药，才能收到助眠效果。

1. 心火偏亢

治则：清心泻火，宁心安神。

方剂：朱砂安神丸。

药物：朱砂，黄连，生地，当归，黄芩，山栀，连翘。本方宜改丸为汤，朱砂用少量冲服。

加减：若胸中懊憹，胸闷泛恶，加豆豉、竹茹，宣通胸中郁火；若便秘溲赤，加大黄、淡竹叶、琥珀，引火下行，以安心神。

2. 肝郁化火

治则：清肝泻火，镇心安神。

方剂：龙胆泻肝汤。

药物：龙胆草，黄芩，栀子，木通，车前子，柴胡，当归，生地，甘草。

加减：可加朱茯神、生龙骨、生牡蛎镇心安神；若胸闷胁胀，善太息者，加香附、郁金以疏肝解郁。

3. 痰热内扰

治则：清化痰热，和中安神。

方剂：黄连温胆汤。

药物：半夏，陈皮，竹茹，茯苓，枳实，黄连。

加减：若心悸动甚，惊惕不安，加珍珠母、朱砂以镇惊安神定志；若实热顽痰内扰，经久不寐，或彻夜不寐，大便秘结者，可用礞石滚痰丸降火泻热，逐痰安神。

4. 胃气失和

治则：和胃化滞，宁心安神。

方剂：保和丸。

药物：山楂，神曲，半夏，陈皮，茯苓，莱菔子，连翘。

加减：可加远志、柏子仁、夜交藤以宁心安神。

5. 阴虚火旺

治则：滋阴降火，清心安神。

方剂：六味地黄丸合黄连阿胶汤。

药物：六味地黄丸原方，黄连，黄芩，芍药，阿胶，鸡子黄。

加减：若心烦心悸，梦遗失精，可加肉桂引火归元，与黄连共用即为交泰丸以交通心肾，则心神可安。

6. 心脾两虚

治则：补益心脾，养心安神。

方剂：归脾汤。

药物：人参，白术，黄芪，甘草，当归，远志，酸枣仁，茯神，龙眼肉，木香。

加减：若心血不足，加熟地、芍药、阿胶以养心血；失眠较重，加五味子、柏子仁有助养心宁神，或加夜交藤、合欢皮、龙骨、牡蛎以镇静安神；若脘闷、纳呆，苔腻，加半夏、陈皮、茯苓、厚朴以健脾理气化痰；若产后虚烦不寐，形体消瘦，面色㿠白，易疲劳，舌淡，脉细弱，或老人夜寐早醒而无虚烦之证，多属气血不足，治宜养血安神，亦可用归脾汤合酸枣仁汤。

7. 心胆气虚

治则：益气镇惊，安神定志。

方剂：安神定志丸合酸枣仁汤。

药物：人参，茯苓，茯神，远志，龙齿，石菖蒲，酸枣仁，知母，川芎。

加减：若心悸甚，惊惕不安者，加生龙骨、生牡蛎、朱砂。

若其他症状不明显，只以失眠为主症者，可服复方五味子糖浆，每次10ml，每日用3次，也可用炒枣仁3～6g，捣碎为末，晚上临睡前冲服。

中药的内容很多，这里无法做全面介绍，但一些单方可以罗列出来，如天麻丸、灵芝片、葛根素、杜仲、菖蒲、远志、柏子仁、酸枣仁、莲子心、琥珀、牛黄、朱砂等都有宁心安神的功效，如果搭配得当，无疑是可以治疗失眠的。

此外，复方制剂、中成药可以治疗失眠的就更多了，如天王补心丹、人参归脾丸、八珍益母膏、柏子养心丸、安神补心液、安神补脑丸、神经衰弱丸等都有一定的疗效。

（三）推拿治疗

推拿治疗期间，患者也可通过医生的指导以自我按摩穴位的方式助眠，达到理想的疗效。自我按摩步骤如下。

1. 揉三阴交：以拇指揉小腿内踝上三寸处。左右各一百二十次。

2. 擦涌泉：以手掌对足心做摩擦动作。左右各一百二十次。

3. 摩气海：以食指、中指和无名指揉脐下一寸半处。一百二十次。

4. 揉内关：以拇指揉另一手腕横纹上两寸处。左右各一百二十次。

5. 揉神门：将拇指置于另一手腕掌面关节小指侧腕横纹处，进行揉按。左右各一百二十次。

此外，针灸、耳针、电针、激光等穴位治疗，对有些失眠患者确实有一定疗效。

（四）饮食疗法

1. 红枣木耳汤

材料：黑木耳25g、红枣50g、冰糖50g。

做法：将黑木耳用温水浸泡，再用清水漂洗干净，捞出沥干水；红枣用温水泡透，洗净捞出；小锅放适量清水，下红枣、黑木耳煮沸，再下冰糖，改用小火炖20分钟，即可盛碗食用。

食用方法：每晚睡前服用，连服5天。可辅助治疗学生失眠、心烦、食欲不振。

2. 猪心枣仁汤

材料：猪心 1 个，酸枣仁、茯苓各 15g，远志 5g。

做法：把猪心切成两半，洗干净，放在锅内，把洗干净的酸枣仁、茯苓、远志一块放入锅内，加入适量水，用大火烧开后撇去浮沫，再用小火炖至猪心熟透后即可。

食用方法：每天服用 1 剂，吃心喝汤。可辅助治疗失眠多梦、记忆力减退。

（五）心理行为治疗

1. 睡眠行为程序化

(1) 控制入睡习惯：等到睡意明显时再上床，白天不打盹，保持一种觉醒刺激。

(2) 起床时间一致：每天早晨在同一时间起床，即使是周末也不例外。

(3) 离开觉醒刺激：失眠者不在床上从事非睡眠活动（如看书、看电视、阅读、进食）。保证卧室具有利于睡眠的安静的环境，适宜的光线温度等。

(4) 应用放松技术：患者取平直仰卧位，上肢自然伸直，肘略展，下肢舒伸，自然分开，与肩同宽，脚尖自然外展，两眼向上平视片刻，再把眼光收回到眉中间，向鼻尖看，一直看到脐下小腹部，意守下腹，闭目、合齿舌抵上腭。呼吸深长，以腹式呼吸为主，默念呼吸二十四次后，转为自然呼吸，如不能入睡，可重复一、二次。

(5) 建立一周最小需要的睡眠时间（例如 5 小时）：逐渐延长睡眠时间，如一周每晚增加半小时。

2. 认知治疗

对于一个失眠症者还需要试着纠正认识成分。如睡眠时间多少没有关系，只要起床后头脑清醒，就可以照常工作。纠正失眠症者对失眠的一些不正确的认识，将改善失眠者的情绪障碍和非适应行为，最终改善失眠症患者失眠。

3. 支持性心理治疗

在治疗的开始与取得一些效果后常需要解释治疗情况，这应该由心理医生来做，可以采用支持性心理治疗，以取得患者合作和树立治愈的信心，从而增强上述心理、行为治疗的效果。

4. 避免不当服药

能引起患者失眠或使失眠加重的药物主要有以下几类。

(1) 甙类药：服用剂量不当时，可使肾脏清除率降低，肌张力减退，有的还可引起血液动力学的节律性障碍，这些副作用都能引起失眠。

(2) 利尿药：尤其是联合用药，可引起夜间多尿，频繁起夜，因而扰乱睡眠；利尿后，排钾过多，同样可以导致心血管节律性障碍，引起失眠。

(3) 抗心律失常药：如双异丙吡胺和普鲁卡因酰胺可影响睡眠的质量。

(4) 抗高血压药：如甲基多巴、萝芙木素、可乐宁等不但可引起失眠，还可以产生抑服综合征，造成严重失眠；抗高血压药物用量不当，常能造成夜间低血压，同样可以引起失眠。

(5) β-阻滞剂：β-阻滞剂中的药物很多，尽管各药之间在药理性质方面有差异但都有不同的降压作用；有的还可引起低血糖和诱发抑郁综合征，这些副作用都可引起失眠。

(6) 抗抑郁药：如去郁敏、去甲替林、普鲁替林和老年人常用的氯丙嗪、丙咪嗪等抗抑郁药，都可引起失眠。

（7）抗胆碱能药：特别是治疗帕金森氏病的药物以及三环抗抑郁剂和阿米替林等，可引起夜间烦躁不安和精神错乱而导致失眠。

（8）金刚烷胺：下午 4 点给药，偶尔可引起失眠。服用左旋多巴也可出现失眠及抑郁综合征。

（9）吡烷酮醋胺：为 $\gamma$-氨基丁酸的衍生物，可直接作用于大脑皮质，具有修复、激活、保护神经细胞的作用。实验显示，其能促进学习能力，推迟缺氧性记忆障碍的产生，提高大脑对葡萄糖的作用率和能量储备，改善大脑功能。但此药不可在晚上服用，否则，会引起烦躁而进入兴奋状态，导致失眠。

（10）糖皮质激素：如强的松、氟美松、强的松龙等药物，大剂量运用时，可引起机体的兴奋性增高而导致失眠、多汗等症状。

（11）高效止痛剂：如吗啡、度冷丁等药物，夜晚服用，由于其中枢神经兴奋作用，常常导致失眠等症状。

（12）平喘药：如氨茶碱、麻黄素等药物，夜晚服用，由于其中枢神经兴奋作用，常常导致失眠等症状。

（13）异烟肼：异烟肼为抗结核药物，大剂量运用时，具有中枢神经系统兴奋作用，常导致失眠等症状。

（14）安定类药：安定类药用量不当，偶尔可导致老年人的睡眠倒错，即白天镇静，全身活动减少，摄入液体量减少，进而导致夜间烦躁不安和精神错乱。

除上述药物以外，诸如抗癌药物、抗癫痫药物、口服避孕药、甲状腺制剂及某些含咖啡因类药物等，均可兴奋大脑皮层而影响到睡眠。应该指出的是，药物与食品不同，大剂量长期使用，各种毒副作用会越来越严重，其副作用远不止仅仅引起失眠。因此，在用药前，就当熟悉药物的作用及副作用；避免联合用药，必须联合用药时，要详细检查各种成分的交叉作用和相辅作用；老年人用药最好不要超过三种，以免药物间产生拮抗而导致失眠等副作用。

### 五、预防

养成良好的生活习惯，如按时睡觉，不经常熬夜，睡前不饮浓茶、咖啡和抽烟等，保持心情愉快及加强体质锻炼等对失眠的防治有重要作用。本病因属心神病变，故尤应注意精神调摄，做到喜恶有节，解除忧思焦虑，保持精神舒畅；养成良好的生活习惯，并改善睡眠环境；劳逸结合对于提高治疗失眠的效果，改善体质及提高工作、学习效率，均有促进作用。

## 第七节　肠易激综合征

疲劳也可出现在肠易激综合征患者中。肠易激综合征（IBS）是一种具有特殊生理病理基础的、独立的、肠功能紊乱性疾病。肠道无结构上的缺陷，但对刺激的生理反应过度或出现反常现象，是消化系统最常见的功能紊乱，为消化道、精神状态及肠腔因素三者相互作用所致的症候群。过去称此症为“结肠功能紊乱”、“结肠痉挛”、“结肠过敏”、“痉挛性结肠炎”、“黏液性结肠炎”等。由于肠道实际并无炎症，功能紊乱实际也不限于结肠，故统称为肠易激综合征。因“激惹食管”、“功能性消化不良”及“胆囊运动失调”等名称已被临床采纳，故IBS仅指小肠和结肠引起的症状，主要包括与排便有关的腹痛、腹胀，排便习惯改变，黏液便及便后不尽感。临床上有相当数量的IBS患者被诊为“慢性结肠炎”。根据肠易激综合征的特点，大致相当于祖国医学的“腹痛”、“泄泻”、“下痢”、“便秘”等范畴。

## 一、发病机理

### （一）西医机理

#### 1. 神经精神因素

精神因素与某些消化道症状的发生密切相关。严重焦虑、抑郁、恐惧、激动及心理变异等因素可导致植物神经功能紊乱，引起结肠内分泌功能障碍。有报告IBS患者因情绪紧张等诱发者占45%，有精神病史者占54%，而有器质性疾病者仅占12.5%。实验研究发现，当IBS患者受到某些精神因素刺激时，可发生胃肠电活动、胃肠运动等胃肠运动功能紊乱。在有精神症状的IBS患者中，约65%患者的精神症状往往比肠道症状出现为早，同时许多研究表明精神状态改善后肠道症状缓解。

#### 2. 感染

在我国的临床实践中，一些具有IBS症状的患者发病前曾患细菌性痢疾，进行针对细菌性痢疾的治疗后，痢疾症状缓解，细菌学检查转阴，但随后逐渐发生IBS症状，而反复作细菌学检查和内镜检查未能发现细菌性痢疾复发或慢性细菌性痢疾的证据。部分IBS患者存在肠菌群失调，是IBS的原因或结果尚难以确认。此外，阿米巴肠病、肠血吸虫病、肠蛔虫症等感染性肠病患者常在治愈后发生IBS症状，被认为是肠道感染改变了肠道对各种刺激的反应能力所致。

#### 3. 饮食

IBS与饮食习惯有密切关系，某些食物可诱发或加重疾病，高蛋白饮食可导致腹泻，进食纤维过少可引起肠功能紊乱，脂类食物对IBS患者结肠影响较大。如果其症状完全是由于对某种食物成分（如乳糖）吸收不良所引起，则不应属于肠易激综合征。有人报告因饮食不当诱发IBS者占11.3%。过冷、过热、刺激性食物均可诱发IBS发作。有人对IBS患者进行饮食限制研究，结果48%的患者经3周严格限食后症状明显改善；进行食物激发试验显示，大部分有效者能确认出一种或一种以上食物不耐受。

### （二）中医认识

中医认为脾胃虚弱是IBS发病的病理基础，但其病机主要在于肝脾气机不畅，运化失常，大肠传导失司，日久及肾，形成肝、脾、肾、肠胃诸脏功能失调。忧思恼怒，久郁不解，伤及于肝，肝气不疏，横逆及脾，脾气失和，可形成肝脾不调证。根据临床观察，一些明显的精神变化，均能影响植物神经功能，从而引起结肠运动功能和内分泌失调。另一方面，脾胃的腐熟与输运，依赖肾阳之温煦，肾阳虚衰，不能温煦脾阳，也是脾运不健的重要原因。此外，气运不调，生湿、生热、生痰，也可形成寒热互结、虚实夹杂的证候。其早期多属肝郁脾虚；后期累及肾，表现为脾肾阳虚；波及血分可见气滞血瘀等证候。

## 二、临床表现

（一）腹痛

腹部胀痛，嗳气、排气后疼痛减轻，食后或遇寒凉加重，或腹部隐隐作痛，喜温喜按等。

（二）腹泻

腹痛即泻，与情志变化有关；或大便时溏时泄，稍进油腻食物则大便次数增加；或出现五更泻。

（三）便秘

大便秘结，数日一行；或可见大便硬结难下如羊屎状或栗子状；或见便秘夹有黏液。

（四）腹泻便秘交替出现

本病基本病机为多种病因造成肝郁脾虚，气机不调。脾不健运，湿邪郁滞，寒热互结，升降失常，以致大肠传导失司。

（五）疲乏无力

精神萎靡，时轻时重，常因精神因素而加重。

## 三、诊断

（一）西医诊断

1. 凡缓慢起病，反复发作或慢性迁延，临床表现为腹痛、便秘或腹泻，无特异性阳性体征，即应考虑 IBS。进一步实验室检查排除器质性疾病，即可初步诊断为 IBS。

2. 排除器质性疾病。对具有类似 IBS 症状，但又有以下表现者，应慎重排除器质性疾病。

（1）如老年期发病，病情持续发展或恶化。

（2）夜间睡眠中因腹痛或腹泻而致醒。

（3）腹泻为脂肪泻、黏液血便或日排便量＞200g。

（4）发热或有病理性肠鸣音或触诊腹肌紧张，有局限或弥漫性压痛、反跳痛者。此时应选择相应的实验室检查，以明确这些症状产生的原因。

3. 实验室检查的选择及意义

各种临床检查的目的主要在于排除肠道器质性病变。血、尿、粪三大常规检查中，如白细胞升高，粪中可见有黏液，但不应含大量脂肪及寄生虫卵，粪和尿检查发现脓细胞、红细胞等提示为器质性疾病。血沉增快亦提示器质性疾病。X 线钡灌肠和结肠镜检查对 IBS 诊断具有两方面的意义。其一是排除器质性疾病；其二是可发现一些支持 IBS 诊断的证据，例如 IBS 者灌肠检查可见结肠痉挛，结肠袋加深，钡餐造影检查可发现小肠和（或）结肠排空加速或延迟，结肠腔普遍变细。结肠镜检查则可见肠黏膜基本正常，所见黏膜可有轻度充血水肿和过度黏液分泌，但无出血、黏膜脆弱易碎、颗粒息肉状、溃疡等。有条件者，应作有关肌电图、胃肠通过时间、胃肠测压等运动功能检查，以深入了解其病理生理变化及运动异常的类型。

4. 诊断标准

目前已被广泛应用的 Manning 标准如下。

（1）排便后腹痛减轻。

(2) 腹痛时伴大便次数增多。

(3) 腹痛发作时排溏稀便。

(4) 明显腹胀。

以上症状在同一患者身上表现越多，越支持肠易激综合征的诊断。

1986 年，我国消化系病学者拟定的 IBS 临床诊断标准：①以腹痛、腹胀、腹泻及便秘为主诉，伴有全身性神经官能症状；②一般情况良好，无消瘦及发热，系统体检仅发现腹部压痛；③多次粪常规及培养（至少 3 次）均阴性，粪潜血试验阴性；④X 线钡剂灌肠检查无阳性发现，或结肠有激惹征象；⑤纤维结肠镜示部分患者运动亢进，无明显黏膜异常，组织学检查基本正常；⑥血、尿常规正常，血沉正常；⑦无痢疾、血吸虫等寄生虫病史，试验性治疗无效。

（二）中医辨证

1. 肝郁脾虚

主症：每因情志怫郁即腹痛肠鸣泄泻，泻后痛减，脘痞胸闷，急躁易怒，嗳气少食。舌边红，苔薄白，脉弦。

2. 寒热错杂

主症：腹中作痛或肠鸣腹泻，便下黏腻不畅，或夹泡沫，或腹泻与便秘交作，烦闷不欲食，脘腹喜暖，口干。舌红苔腻，脉弦滑。

3. 肠道津亏

主症：顽固性便秘 3～4 日 1 行，硬结难下，大便为卵石状、羊屎状。部分患者可在左下腹触及条索状包块，少腹疼痛，伴失眠、头痛、烦闷、手足汗出。舌红少苔或苔燥，脉弦。

4. 脾胃虚弱

主症：大便时溏时泻，水谷不化，不思饮食，食后脘闷不舒，稍进油腻与刺激性食物大便次数明显增多，上腹部隐隐作痛，面色萎黄，精神疲惫。舌淡苔白，脉缓弱。

5. 食滞肠胃

主症：腹痛肠鸣，泻下粪便臭如败卵，泻后痛减，伴有不消化之物，脘腹痞满，嗳腐酸臭，不思饮食，舌苔垢浊或厚腻，脉滑。

## 四、鉴别诊断

首先必须排除肠道器质性疾病，如细菌性痢疾、炎症性肠病、结肠癌、结肠息肉病、结肠憩室、小肠吸收不良。其次必须排除全身性疾病所致的肠道表现，如胃及十二指肠溃疡、胆道及胰腺疾病、妇科病（尤其是盆腔炎）、血紫质病，以及慢性铅中毒。

（一）慢性细菌性痢疾

二者均有不同程度的腹痛及黏液便等肠道症状。但慢性细菌性痢疾往往有急性细菌性痢疾病史。从粪便、直肠拭子或内窥镜检查时所取标本进行培养可分离出痢疾杆菌。必要时可进行诱发试验，即对有痢疾病史或类似症状者，口服泻剂导泻，然后检查大便常规及粪培养为阳性者为痢疾；肠易激综合征粪便常规检查及培养均正常。

（二）慢性溃疡性结肠炎

二者均具反复发作的腹痛、腹泻、黏液便。肠易激综合征上述症状虽反复发作，但一般不会影响全身情况；而慢性溃疡性结肠炎往往伴有不同程度的消瘦、贫血等全身症状。结肠内窥镜检查，慢性溃疡性结肠炎镜下可见结肠黏膜粗糙，接触易出血，有黏液血性分泌物附着，多发性糜烂、溃疡，或弥漫性黏膜充血、水肿，甚至形成息肉病。组织活检，以黏膜炎性反应为主，同时有糜烂、隐窝脓肿及腺体排列异常和上皮的变化。X线钡剂灌肠，显示有肠管变窄及缩短改变，黏膜粗乱、肠袋消失和假性息肉等改变。而肠易激综合征镜下黏膜仅有轻度水肿，但无出血糜烂及溃疡等改变。黏膜活检正常，X线钡剂灌肠无阳性发现，或结肠有激惹征象。

（三）慢性胆道疾患

慢性胆囊炎、胆石症可使胆道运动功能障碍，引起发作性、痉挛性右上腹痛，与肠易激综合征结肠痉挛疼痛相似，但慢性胆系疾患疼痛多发生在饱餐之后（尤以脂肪餐）。B超、X线胆道造影检查可明确诊断。

（四）结肠癌

腹痛或腹泻是结肠癌的主要症状，特别是直肠癌除腹痛、腹泻外，常伴有便血，后期恶性消耗症状明显。肛指检查及内窥镜检查有助诊断。

## 五、治疗

治疗原则：治疗的主要目的是纠正病理生理改变，缓解症状，减少复发。现今治疗主要是对症处理及心身的综合治疗。但因目前还没有一种药物或一种单一的疗法能完全缓解所有的IBS症状，故治疗应遵循个体化的原则，宜采用中西医结合的综合性治疗措施。

（一）饮食治疗

尚无一种特定的食谱及摄食规律适合于所有的患者。饮食疗法的原则是减少对消化道的不良刺激、避免食物过敏反应和少摄入能在消化道内产气的食品。应避免过分辛辣、甘、酸、凉、粗糙等刺激性食物，多食易消化、富营养的食品。便秘患者应多摄入富含纤维素的食品和水果。对有过敏史者，应避免摄入可能引起过敏的食物。对疑有乳糖不耐受症者，应避免大量饮牛奶和摄入大量牛奶制品。细嚼慢咽，少嚼或不嚼口香糖。戒烟或减少吸烟量可减少咽入消化道的气体。少饮碳酸饮料和少吃富含乳糖、豆类的食品可减少食物在消化过程中或在肠道中被细菌分解而产生大量气体。通过饮食疗法减少消化道气体，对减轻腹胀和腹痛有一定作用。

（二）心理治疗

首先应建立良好的医患关系，建立患者对医生的信任感。医生应向患者说明IBS本身不会演变为其他疾病，向患者解释肯定没有器质性损害的存在而主要是消化道运动功能异常，从而消除患者的顾虑，提高对治疗的信心，积极配合治疗。Harvey等报告一组病例，通过对患者的心理治疗并辅以适当的药物，85％的患者症状缓解，随防5年，68％的患者症状无复发。

（三）西医治疗

1. 解痉剂

（1）抗胆碱能药物：多用于腹痛的治疗，对于少数腹泻患者也有一定疗效。目前国内的抗胆碱能药物有颠茄、阿托品、山莨菪碱等，但副作用较大。国外常用的双环胺对胃肠道相对特异，副作用较少。一种更新的选择性肠$M_3$毒蕈碱拮抗剂扎非那新，能降低结肠动力，已试用于临床。

（2）钙通道阻滞剂：常用的有维拉帕米、硝苯吡啶、尼莫地平等，对腹痛和腹泻有一定疗效。胃肠特异性钙拮抗剂溴维胺可选择性抑制结肠收缩，促进结肠运动，而全身副作用较少，但目前尚无统一的双盲对照研究。

（3）肌松药：美贝维林，又称藜芦胺丁酯，属罂粟碱类。是一种强烈的肌肉松弛剂而无抗胆碱能药物的副作用，可抑制空肠蠕动和结肠运动而缓解患者的腹痛等症状，常用剂量为100mg，每日3～4次口服。要注意防止可能发生成瘾性。曲美布汀可作用于外周的阿片肽受体而促进小肠运动，也可通过非纳洛酮依赖性途径抑制结肠运动，对IBS患者的腹痛、腹胀等有效，目前国外已试用于临床。

2. 泻剂

（1）洛哌丁胺（易蒙停）可作用于肠壁的阿片受体，阻止乙酰胆碱和前列腺素的释放，抑制肠蠕动，延长肠内容物的停留时间，可改善患者的腹痛、便急和腹鸣等症状，常用剂量为2～4mg，每日3～4次口服，也可服用芬诺酯（复方苯乙哌啶），常用剂量为2.5～5.0mg。每日3～4次口服。

（2）考来烯（消胆胺）是一种可结合内源性胆酸的阴离子交换树脂，可改善患者的腹泻等症状，但尚缺乏大规模临床试验。

3. 通便剂

对以便秘为主要症状而经饮食治疗无效者，可试用容积性通便剂，如纤维素；润滑性通便剂，如石蜡油、开塞露等；盐类导泻剂，如硫酸镁等。慎用刺激性泻剂和高渗性泻剂。

4. 促动力药

多潘立酮（吗丁啉）是选择性多巴胺受体拮抗剂，可改善患者的腹痛、腹胀等症状，但对患者的大便次数、胃肠通过时间等无作用。常用剂量为10mg，每日3～4次口服。西沙必利和莫沙必利均是全胃肠道动力药，通过对5-$HT_4$受体的激动能增加肌间神经丛节后纤维的乙酰胆碱释放，对全胃肠动力有刺激作用，对便秘和上腹饱胀有效，西沙必利和莫沙必利常用剂量均为5～10mg，每日3～4次口服。

5. 抗抑郁药

对具有明显精神症状的患者，可适当给以镇静剂、抗抑郁药、抗焦虑药物。舒乐安定1～2mg，每日1～2次口服。

6. 内脏止痛剂

（1）生长抑素及其类似物：关于生长抑素在治疗内脏感觉过敏中的作用尚在研究中。生长抑素可通过抑制由直肠投射到脊髓的外周传入神经而减低内脏感知，这种作用与直肠顺应性无关；它也可通过抑制钙通道而降低背角神经元的兴奋性，它主要用于治疗以腹痛和腹泻为主要症状的患者，对以便秘为主者也有一定疗效。

（2）5-$HT_3$受体拮抗剂：恩丹西酮和格尼西酮，5-HT在内脏感觉过敏发病机制中的作用复杂，5-HT可通过选择性作用于5-$HT_3$受体而增加内脏传入神经的敏感性。选择性5-$HT_3$受体拮抗剂恩丹西酮和格尼西酮有可能用于治疗IBS。格尼西酮可增加直肠气囊扩张的疼痛阈值，还可减低胃－结肠反射而发挥作用；恩丹西酮虽可减低胃和直肠的敏感性和减轻以腹泻为主的患者的症状，但可引起便秘和头痛，目前这两种药正处于试用阶段。

（3）阿片样受体拮抗剂非多托嗪：阿片样受体包括 $\mu$ 受体、$\gamma$ 受体、$\kappa$ 受体三种。$\kappa$ 受体激动剂非多托嗪可特异性抑制外周内脏传入神经而减低内脏感知，但其在 IBS 的应用尚需进一步研究。

（4）其他：如钙拮抗剂尼卡地平除可作用于肠壁平滑肌引起肌肉松弛外，还可提高对直肠扩张的阈值，减低胃－结肠反射而发挥内脏止痛剂的作用。

IBS 的其他药物治疗尚包括消胀剂、胃肠微生态制剂等。

（四）中医治疗

1. 肝郁脾虚

治则：疏肝健脾。

方剂：痛泻要方加味。

药物：炒白术、生白芍、防风、炒陈皮、柴胡、煨木香、炒枳壳、制香附、生甘草。

加减：腹痛甚者，加元胡、川楝子加强止痛作用；嗳气频繁者，加沉香、白蔻仁理气降逆；泄泻加党参、乌梅、木瓜；腹满胀痛，大便秘结或欲便不得者，加槟榔、枳实、大黄顺气导滞，降逆通便；若气滞日久，腹痛有定处，舌紫暗或有瘀点者，加五灵脂、丹参、桃仁、元胡以化瘀止痛。

2. 寒热错杂

治则：调和寒热。

方剂：乌梅丸加减。

药物：乌梅、细辛、党参、炒白术、炒川椒、制附子、黄连、炒黄柏、茯苓、炮姜、煨木香、当归、炒白芍、甘草。

加减：少腹疼痛，胀满恶寒者去黄连，加荔枝核、小茴香；胃脘灼热，口苦者去川椒、炮姜、附子，加栀子、吴萸；腹痛加元胡、川楝子；湿邪内阻，腹满后重者去党参、大枣，加厚朴、山楂炭、槟榔、藿香。

3. 肠道津亏

治则：增液补津。

方剂：一贯煎加减。

药物：北沙参、麦冬、当归、生地、川楝子、白芍、玫瑰花。

加减：兼气虚者，加黄芪、太子参、甘草；便秘较甚，加元参、火麻仁、生首乌；腹痛加元胡，重用白芍。

4. 脾胃虚弱

治则：健脾和胃。

方剂：参苓白术散。

药物：党参、炒白术、茯苓、白芍、山药、炒扁豆、莲子、薏苡仁、砂仁、炒陈皮、木香、甘草。

加减：久泻不止，脾虚下陷者，加升麻、柴胡、黄芪益气升清；肾阳已衰，寒气内盛者，可加肉桂；黎明泄泻，伴腰膝酸软，形寒肢冷者，加补骨脂、肉豆蔻；腹痛喜按，怯寒便溏者，加干姜、肉桂；脾虚湿盛，加苍术、厚朴、藿香、泽泻。

5. 食滞肠胃

治则：消食导滞。

方剂：保和丸。

药物：山楂、神曲、莱菔子、陈皮、半夏、茯苓、连翘。

加减：食滞较重化热，用枳实导滞丸（大黄、枳实、黄芩、黄连、神曲、白术、茯苓、泽泻）。

（五）其他

1. 体针：泄泻取足三里、天枢、三阴交。实证用泻法，虚证用补法。脾胃虚弱加脾俞、章门；脾肾阳虚加肾俞、命门、关元，也可用灸法；脘痞加公孙；肝郁加肝俞、行间。

2. 耳针：取交感、神门、皮质下、小肠、大肠。每次选用2～3穴，刺激强度以患者能耐受为宜，留针20分钟，每日或隔日1次。

3. 外治法

（1）蛇床子、吴茱萸，研末敷脐，24小时更换1次，治疗久泻。

（2）食盐60g炒热，装在布袋内熨肚脐周围，治虚寒腹痛、腹泻。

（3）胡椒粉填满肚脐，纱布敷盖，隔日更换1次，治疗虚寒泄泻。

（4）理疗：腹部安放热水袋，可减轻肠痉挛引起的腹痛。这种方法能得到较好的临时效果。腹部按摩，温水沐浴或盆浴、温水游泳、日光浴对本病均有帮助。剧烈腹痛时用温水灌肠，有时可得到迅速而满意的效果。

**六、预防**

平时要养成良好的卫生习惯，不饮生水，忌食腐馊变质饮食，少食生冷瓜果，居处冷暖适宜，并可结合食疗健脾益胃。一些急性泄泻患者可暂禁食，以利于病情的恢复；对重度泄泻者，应注意防止津液亏损，及时补充体液。一般情况下可给予流质或半流质饮食。

## 第八节　网瘾综合征

疲劳是网瘾综合征最主要的症状之一。网瘾综合征，又称“互联网成瘾综合征”（internet addiction disorder，简称IAD）。是对网络的一种过度依赖，表现为对现实生活失去兴趣；网上操作时间超过一般的限度，以此来获得心理满足，且患者无法控制自主活动。美国心理学者、网络成瘾研究领域的先驱者金伯利就将它定义为“无成瘾物质作用下的上网行为冲动失控”。

据统计，目前世界上约有2亿人“触网”，我国的网民已超过1000万人，而且这数字正被逐日刷新。因特网正以前所未有的速度介入并深刻影响着我们当今的生活。根据最近的一项调查，约有6%的网民对上网如痴如醉，整日沉迷于网上不能自拔，人称“网痴”。他们终日与网为伴，只要一上网，就精神亢奋、难以自制；如果一段时间不上网，就会无精打采，心烦意乱。这些人为了上网，不惜荒废学业或工作，甚至抛弃家庭，上网成了其生活的惟一，其行为特征与吸毒、酗酒、赌博而成瘾者十分相似。医学上称为“网瘾综合征”。另外，由于长时间泡在网上，大脑神经中枢持续处于高度紧张状态，交感神经过度兴奋，肾上腺素分泌增加，使血压升高，还可引起植物神经功能紊乱、内分泌失调以及机体免疫力下降，久而久之，出现疲劳综合征、亚健康的症状，患者常常表现为头昏眼花、疲乏无力、双手颤抖、情绪低落、失眠、食欲不振等症状，并且能诱发紧张性头痛、心脑血管疾病甚至猝死。

由于网瘾综合征是现代人才经历的新生事物，中医对其没有相关记载，但我们认为：网瘾综合征由于长期沉迷于电脑前，精神高度集中，一则出现思虑耗伤心脾，二则缺少肢体的运动造成气滞血瘀，从而产生相应的症状。

## 一、发病机理

网瘾综合征的原因，是由于患者上网持续时间过长，使大脑神经中枢持续处于高度兴奋状态，引起肾上腺素水平异常增高，交感神经过度兴奋，血压升高。这些改变可引起一系列复杂的生理和生物化学变化，尤其是植物神经紊乱，体内激素水平失衡，会使免疫功能降低，诱发种种疾患，如心血管疾病、胃肠神经官能症、紧张性头痛、焦虑、忧郁等。同时由于眼睛长时间注视电脑显示屏，视网膜上的感光物质视紫红质消耗过多，若未能补充其合成物质维生素 A 和相关蛋白质，就会导致视力下降、眼痛、怕光、暗适应能力降低等。

## 二、临床表现

上网时间失控，欲罢不能，难以自拔，可以不吃饭不睡觉，但是不能不上网，他们即使意识到问题的严重性，却仍会继续。常表现为情绪低落、头昏眼花、双手颤抖、疲乏无力、食欲不振，但上网时精神兴奋，心潮澎湃，欲罢不能，时间失控。沉溺于网上聊天或网上互动游戏，并由此而忽视与社会的交往、与家人的沟通，甚至对上网形成越来越强烈的心理依赖，以致不能分离。

（一）常见表现

1. 每天起床后情绪低落、头昏眼花、疲乏无力、食欲不振、神不守舍，而一旦上网便精神抖擞、百“病”全消。

2. 上网时表现得神思敏捷、口若悬河，并格外开心，一旦离开网络便语言迟钝、情绪低落、怅然若失。

3. 只有不断增加上网时间才能感到满足，从而使得上网时间失控，经常比预定时间长。

4. 无法抑制上网的冲动。

5. 每看到一个新网址就会心跳加快或心律不齐。

6. 只要长时间不上网操作就手痒难耐，有时刚刚离网就有想上网的冲动，有时早上一起床就有上网的欲望，甚至夜间趁小便的空也想打开电脑。

7. 每当互联网的线路被掐断或由于其他原因不能上网时，便感到烦躁不安或情绪低落。

8. 平常有不由自主地敲击键盘的动作，或身体有颤抖的现象。

9. 对家人或亲友隐瞒迷恋互联网的程度。

10. 因迷恋互联网而面临失学或失去朋友的危险。

（二）并发症

长期上网可以诱发多种症状，给身体健康带来危害。

1. 腕管综合征

网络游戏迷或那些在工作中必须使用计算机的人每天重复在键盘上打字和移动鼠标，易引起“腕管综合征”，主要症状：正中神经分布部位出现感觉异常（主要是拇指、食指、中指掌侧），随症状加重，患者会在夜间出现疼痛和感觉异常，如果症状持续发展，可使正中神经进一步损害，引起皮肤感觉缺失和鱼际肌肌力减退，对指活动乏力，晚期可有鱼际肌萎缩。腕部掌侧韧带和腕骨形成的腕管中有正中神经穿过，当腕部处于背屈状态时，腕部伸肌产生的力作用于韧带，从而压迫腕管中的正中神经。

2. 角膜炎、结膜炎

在电脑前的时间大多很长，短则四、五个小时，长则十多个小时，不少人患有干眼症，又称角结膜干燥综合征，这是由于长时间注视电脑屏幕，眨眼次数减少引起的，正常人眨眼间隙大约 5～6 秒钟，而这些注意力高度集中于电脑的人，其眨眼间隙可高达 30 秒之长，而且眨眼程度不完全。这样，人眼前保护眼球的泪水被空气蒸发，导致角膜和结膜干燥，会引发角膜炎、结膜炎等一系列眼部疾病，特别是处于空调环境或配戴隐形眼镜的人，干燥症状更加明显。

3. 脊椎变弯错位

长时间以不正确姿势坐在电脑前，极易导致颈椎病变。据卫生部门一项调查表明，每天使用电脑超过 4 小时者，81.6%的人的脊椎都出现了不同程度的侧弯。脊椎侧弯是指在两脚长短差距大于 0.3cm 时，全身脊椎有 3 个以上脱位。电脑族脊椎侧弯部位以上段胸椎和肩胛骨为主。脊椎错位不但令关节失去功能，影响灵活性，肌肉抽紧剧痛和乏力，胸闷、脖子痛、腰痛、膝痛、脚麻等症状，甚至可能造成肌肉萎缩，由于脊椎神经受压，严重者更会令心肺等各器官功能不断衰退。

4. 癫痫

研究表明，癫痫发作是由大脑皮层异常兴奋引起的，诱发因素多种多样，包括疲劳、兴奋、气味和光刺激等。其中，由闪烁的光线刺激诱发的癫痫在临床上被称为“光敏感性癫痫”。

5. 大量细菌繁殖

很多电脑键盘中含有多种杂物，还潜伏着大量肉眼看不到的细菌。很多人使用电脑后不注意对手清洗消毒，一旦人体抵抗力下降，容易造成感染，而损害身体健康。

## 三、诊断标准

### （一）西医诊断

如何判定“网瘾综合征”呢？国外心理学家提出了八项标准，分别是：

1. 是否觉得上网已占据了你的身心？
2. 是否觉得只有不断增加上网时间才能获得更大满足，并因此而欲罢不能？
3. 是否无法抑制自己使用因特网的冲动？
4. 每当因故不能上网时，是否感到烦躁不安或情绪低落？
5. 是否将上网作为解脱痛苦的惟一办法？
6. 是否对家人或亲友隐瞒迷恋因特网的程度？
7. 是否因迷恋因特网而面临失学、失业或失去亲朋的危险？

8. 是否为了支付上网费用不惜倾其所有，甚至不择手段？

如果具备八项标准中的4项或4项以上，且持续时间超过1年，那么就表明你已经患上了“网瘾综合征”。接下来要做的就是去看心理医生，接受有关的心理咨询与治疗。

（二）中医辨证

1. 心脾两虚型

主症：多梦易醒，心悸健忘，神疲食少，头晕目眩，伴有四肢倦怠，面色少华，舌淡苔薄，脉细无力。

2. 气滞血瘀型

主症：身体局部疼痛，疲乏无力，疼痛拒按，动则加重，舌紫暗或见瘀点、瘀斑，脉涩。

## 四、治疗和预防

（一）中医治疗

1. 心脾两虚型

治则：补益心脾，养心安神。

方剂：归脾汤。

药物：人参，白术，黄芪，甘草，当归，远志，酸枣仁，茯神，龙眼肉，木香。

加减：若心血不足，加熟地、芍药、阿胶；失眠较重，加五味子、柏子仁，或加夜交藤、合欢皮、龙骨、牡蛎；若脘闷、纳呆，苔腻，加半夏、陈皮、茯苓、厚朴；若肢体抽搐、麻木，加天麻、钩藤；若视物昏花，加决明子、菊花。

2. 气滞血瘀型

治则：行气活血，祛瘀止痛。

方剂：桃红四物汤或血府逐瘀汤加减。

药物：赤芍，川芎，当归，桃仁，红花，三七，土鳖虫，丹参，乳香，没药，黄芪，党参。

加减：若肢体抽搐、麻木，加天麻、钩藤；若视物昏花，加决明子、菊花；若失眠较重，加酸枣仁、远志；若脘闷、纳呆，苔腻，加半夏、陈皮、茯苓、厚朴。

（二）预防

网瘾综合征完全是人为的，只要加强自我保健，便可防止此病发生。

1. 在上网时间上要自我约束，特别在夜间上网时间不宜过长。

2. 注意操作姿势。荧光屏应在与双眼水平或稍下位置，与眼睛的距离应在60cm左右。敲击键盘的前臂呈90°，光线柔和不可太暗，手指敲击键盘的频率不宜过快。

3. 平时要丰富业余生活，比如外出旅游，和朋友聊天、散步，参加一些体育锻炼等。

4. 在饮食上要注意多吃一些胡萝卜、荠菜、芥菜、苦瓜、动物肝脏、豆芽、瘦肉等含丰富维生素和蛋白质的食物。

5. 出现早期症状，应及时停止操作并休息。

6. 一旦出现IAD，不要紧张，要尽早到医院诊治，必要时可安排心理治疗。

# 第十章　目前国内外对疲劳的专题研究介绍

## 第一节　运动性疲劳

运动性疲劳是一种常见的疲劳，也是人们研究最多的一种疲劳形式，随着现代竞技运动水平的提高和比赛的日益激烈，运动员在运动训练过程中承受的负荷越来越高，出现运动性疲劳的几率也更高。因此，了解运动性疲劳，对改善体质、提高运动能力具有重要意义。

### 一、概述

肌肉运动能力下降是运动性疲劳的基本标志和本质特性。自本世纪以来，研究人员从不同的角度对运动性疲劳进行了大量的研究，提出运动应激性代谢加强的负效应可能是运动性疲劳发生的根本原因，如代谢基质的耗竭、代谢产物的堆积、代谢环境的酸化。它们通过多种渠道可能引起肌纤维结构完整性、能量供应、神经体液调节等的改变，导致运动肌肉收缩和舒张功能障碍。所以，运动能力下降即疲劳发生是其必然结果。

运动性疲劳指在运动过程中，机体的机能能力或工作效率下降，不能维持在特定水平上的生理过程。机体生理过程不能持续其机能在一特定水平上和（或）各器官不能维持预定的运动强度。从生化角度来看，一是运动时能量体系输出的最大功率下降；二是肌肉力量下降或内脏器官功能下降而不能维持运动强度。

故运动性疲劳定义的特点是：第一，把疲劳时体内组织、器官的机能水平和运动能力结合起来评定疲劳的发生和疲劳程度。第二，有助于选择客观指标评定疲劳。

例如，在某一特定水平工作时，单一或同时使用心率、血乳酸、最大摄氧量和输出功率来评定疲劳。

### 二、运动性疲劳的产生机理

（一）西医学认识

1. 能量耗竭学说

该理论认为，疲劳产生的原因是体内能源物质的耗尽。ATP、CP 存在于人体骨骼肌中，ATP 含量约为 6 毫克分子/公斤湿肌，CP 含量约为 17～20 毫克分子/公斤湿肌。研究表明，在短时间、大强度运动至疲劳时，ATP、CP 含量下降；长时间持续运动时，ATP、CP 的含量保持在低水平上，糖是运动时的重要能源，疲劳往往伴随着血糖水平的下降。人体肌肉中糖元的含量为 300～400 克左右，肌糖元被大量消耗时，运动速度下降是运动性疲劳的重要原因。疲劳的产生常常伴随着血糖水平的减低，补充糖后工作能力有一定程度的改善；人体做单腿功率车运动时，运动腿至疲劳时糖原含量极度下降，而不运动腿的糖原含量几乎没有改变。

Hirvonen 等在 1987 年发现，当骨骼肌疲劳时，肌肉中 ATP 变化不大，但 CP 已经降至原来水平的 60%～70%，乳酸则明显上升（见图 10-1）。

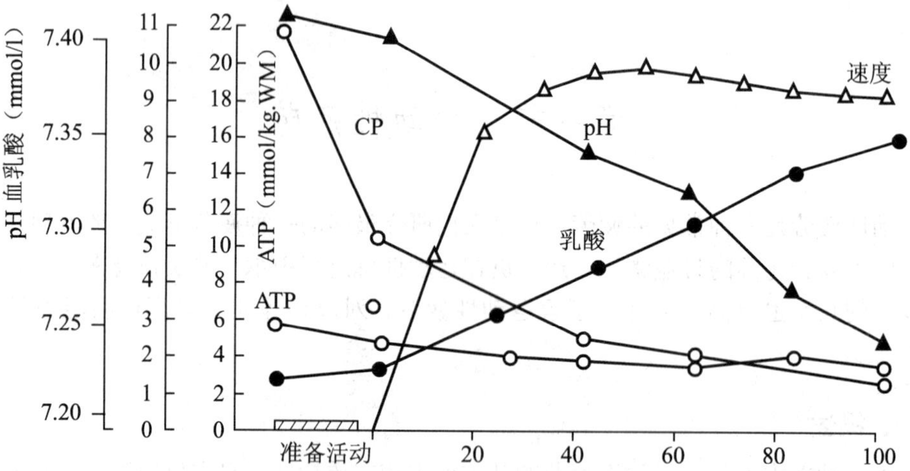


图 10-1 CP 贮备下降程度与运动强度的关系

2. 代谢产物堆积学说（堵塞学说）

堵塞学说认为，疲劳的产生是由于某些代谢产物在肌细胞中堆积，这些代谢产物主要是 ATP、CP 的分解产物 ADP、AMP、Pi 以及糖酵解所产生的乳酸和 $H^+$。这些物质在肌细胞中堆积，引起肌细胞内一系列不利于运动的生理生化变化，从而导致疲劳的产生。

（1）磷酸化合物与运动性疲劳

机体进行短时间大强度运动时，由于 ATP、CP 分解代谢加强，肌细胞中 ADP、AMP、Pi 等的浓度会明显升高。虽然 ADP 与 Pi 是细胞能量代谢过程的激活剂，但 ADP、Pi 在细胞内的浓度过高，有可能引起疲劳。对皮下肌纤维的研究表明，进行 1 分钟 60%～100%最大强度运动时，ADP 浓度升高 20%～50%，Pi 浓度升高 300%，最大肌力下降超过 35%，肌肉的放松能力下降 60%。由此可见，肌细胞内高浓度 ADP、Pi 可能成为疲劳的原因之一。

①ATP 与运动性疲劳

机体进行高强度运动时，大量动用 ATP、CP 供能，肌细胞内 Pi 的浓度明显升高。研究显示，在肌肉收缩时，Pi 的浓度增加与疲劳发展具有显著相关性。高 Pi 能抑制肌纤维的最大肌力（Po），延长肌纤维的舒张时间，但对肌纤维的最大缩短速度（Vo）影响不大。实验证明，Pi 增多抑制了肌钙蛋白对 $Ca^{2+}$ 的亲和力，从而使肌肉收缩过程中横桥的力量和数目减少，部分横桥从强结合状态返回到弱结合状态，进而导致张力发展的最大速度和强直张力的下降，使肌肉无法维持原来的收缩力。去皮肌纤维研究显示，Pi 浓度从

1mmol/L 增高到 15mmol/L 时，对肌力的抑制效应特别明显。高 Pi 降低了与 ATP 水解相耦联的自由能变化，削弱肌质网对 $Ca^{2+}$ 的重摄取，进而使肌肉收缩时和舒张时变慢，肌纤维的舒张时间延长。不过，Cooke 发现 Pi 的浓度超过 20mmol/L 时对最大缩短速度没有影响。Pate 等观察到 Pi 超过 10mmol/L 时抑制最大缩短速度，但只发生在 ATP 浓度较低时。有人提出，低频疲劳时 Pi 的浓度在极短时间内可以恢复，而低频疲劳表现的肌张力减弱可持续数小时甚至数天。Pi 对肌力的作用在快肌纤维中比在慢肌纤维中大。Stienen 等观察到，15mmol/L 使兔腰肌的力量降到原来水平的 58%，但使兔慢肌（比目鱼肌）的力量降为原来的 78%。

②ADP 与运动性疲劳

肌细胞中大多数 ADP 是与肌动蛋白结合的，只有约 10%的游离 ADP。研究显示，ADP 浓度升高，肌动蛋白与肌球蛋白结合与分离转换时间延长，可使肌纤维的放松速率减慢，从而使肌肉的输出功率下降，产生疲劳。一些研究认为，肌细胞内 ADP 浓度的增加还可能损伤物质代谢，进而引起机体生理功能改变，产生疲劳，影响运动能力。

③AMP 与运动性疲劳

剧烈运动过程中，ADP、AMP 浓度增加，可强烈激活 AMP 脱氨酶，AMP 脱氨生成 $NH_3$ 和 IMP。$NH_3$ 在肌细胞内浓度升高，会产生毒害作用，$NH_3$ 的堆积会限制肌细胞膜功能，减少收缩肌纤维数目。同时，血 $NH_3$ 浓度升高，可明显影响中枢神经系统，使运动的控制能力下降，思维连贯性差，甚至失去意识。$NH_3$ 的增加可降低丙酮酸的利用和减少摄氧量，抑制丙酮酸的羧化作用和线粒体的呼吸作用，从而危及三羧酸循环，减少 ATP 供给，使运动能力下降，产生疲劳。

（2）细胞 pH 值与运动性疲劳

乳酸是在糖酵解过程中产生的，容易在肌细胞中堆积。实验证明，乳酸本身对疲劳的作用非常微小。导致疲劳的直接物质是肌乳酸解离出的 $H^+$。$H^+$ 浓度升高，pH 值下降，使肌纤维的肌力、最大缩短速度、酶活性、肌质网 $Ca^{2+}$ 的重摄取能力下降，导致疲劳。

①肌细胞 pH 值与肌力

核磁共振技术检测显示，肌细胞内 pH 值的下降与肌肉收缩力之间有很高的相关性。唐纳德森的研究显示，当肌肉 pH 值由 7.5 降到 6.5 时，Ⅱ型肌纤维最大肌力降低了 25%之多。实验表明，当 pH 值降低时，达到相同的张力，所需 $Ca^{2+}$ 的浓度要高于正常时；而且 pH 值从 7.0 降至 6.2 时，$Ca^{2+}$ 与肌钙蛋白的亲和力下降，从而阻碍了横桥功能，引起肌力下降。Metzger 等报道，$H^+$ 浓度升高，减少了横桥从低力量状态向高力量状态转变的速率和数量，直接导致肌力下降。Thompson 等人报道 pH 值调节力量变化的可能途径为：A、横桥数目的减少。B、每一横桥力量的减少。以上两方面可抑制肌力的增加，导致疲劳。但是，有人发现，大强度运动 30 分钟，pH 值和各种底物只有微小变化，而最大力量却下降 40%。

②肌细胞 pH 值与最大缩短速度（Vo）

Thompson 报道，最大缩短速度的降低可以部分地利用 pH 值下降来解释。实验表明，蛙肌最大缩短速度在疲劳时，从疲劳前的 6.7 肌长/秒下降到 2.5 肌长/秒。对未受到刺激的肌纤维使用高二氧化碳浓度的浸润液以降低 pH 值，会出现最大缩短速度的下降，这充分说明 pH 值可影响肌纤维的最大缩短速度。最大缩短速度反映了横桥循环的速率。pH 下降可以影响横桥 ATP 酶活性，从而减慢了横桥摆动的频率，导致最大缩短速度的下降。研究显示，pH 值对快肌纤维 ATP 酶的抑制要强于慢肌纤维。由此可推测，pH 值对快肌纤维最大缩短速度的影响要大于慢肌纤维。

③肌细胞 pH 值与酶活性

大强度练习至力竭后，肌细胞内 pH 值可下降到 6.6～6.3，从而抑制肌细胞内多种酶的活性，如肌酸激酶、ATP 酶、磷酸果糖激酶。Danforth 证实，磷酸果糖激酶的活性在 pH 值 6.4 时几乎完全被抑制。Tnivede 对离体肌肉标本的研究发现，pH 值每降低 0.1 单位，磷酸果糖激酶的活性下降 10～20 倍，从而大大减慢了糖酵解的速率，使 ATP 再合成受阻，肌肉输出功率不降。研究显示，pH 值下降使肌酸激酶、ATP 酶活性下降，导致细胞 CP 含量降低，ATP 不易再快速合成。糖原的分解也因 pH 值下降对磷酸化酶激酶、腺苷酸环化酶活性的抑制而减慢，从而减少葡萄糖的供给，降低糖酵解的速率，使肌力下降。另外，pH 值下降也抑制了脂肪的水解和动员，影响运动能力的维持。

据报道，肌细胞 pH 值下降，高浓度 $H^+$ 与 $Ca^{2+}$ 竞争肌钙蛋白上的结合位点，使肌钙蛋白对 $Ca^{2+}$ 的敏感性下降，从而影响肌球蛋白和肌动蛋白形成横桥的过程，降低肌肉收缩的能力。当 pH 值下降时，肌质网状结构结合更多的 $Ca^{2+}$，同时，pH 值下降时，产生一定张力所必需的 $Ca^{2+}$ 比较多，且肌质网的 $Ca^{2+}$ 释放量减少，使肌肉收缩时只产生亚理想张力，从而导致输出功率降低，疲劳产生。

④肌细胞 pH 值与 $Ca^{2+}$ 的重摄取

$Ca^{2+}$ 是肌纤维兴奋收缩耦联的主要调节因子。Thompson 等报道 pH 值与疲劳消除时间之间有显著相关性。研究表明，pH 值下降可以严重影响肌质网对 $Ca^{2+}$ 的摄取速度。Lnesi 和 Hill 认为疲劳时 pH 值下降，抑制肌质网 ATP 酶活性，使 $Ca^{2+}$ 泵效率降低，$Ca^{2+}$ 的重摄取能力下降，使肌动蛋白和肌球蛋白的横桥分离速度减慢，从而使肌肉放松时间延长。另外，还有实验证明，疲劳时 pH 值下降可以从肌质网 $Ca^{2+}$ 通道内外两个侧面对 $Ca^{2+}$ 通道开放起抑制作用而降低 $Ca^{2+}$ 的转移，从而影响其收缩。

3. 保护性抑制学说

保护性抑制学说认为，运动性疲劳是由于大脑皮质产生了保护性抑制。

按照巴甫洛夫学说观点，无论脑力疲劳还是体力疲劳，都是大脑皮层保护性抑制发展的结果。该理论认为，大脑皮层在高强度工作或长时间工作过程中处于一种高度兴奋的状态，脑细胞工作强度较安静时明显增加，使大脑皮层细胞工作能力下降。为了防护脑细胞的进一步耗损，大脑皮层由兴奋状态转为抑制状态，这种抑制即为保护性抑制。

贝柯夫（1927）的研究发现，狗拉载重小车行走 30～60 分钟而产生疲劳时，一些条件反射量显著减少，不巩固的条件反射完全消失。1971 年雅科甫列夫发现，小鼠在进行长时间运动（10 小时游泳）引起严重疲劳时，大脑皮质中 γ-氨基丁酸（GABA）水平明显增高，该物质是中枢抑制性递质。此外，芳香组氨基酸（AAA）是合成单胺递质（包括儿茶酚胺类和 5-羟色胺）的前体，5-羟色胺有拮抗乙酰胆碱的作用，剧烈运动时，脑组织中 AAA 含量升高。

此外，血糖下降、缺氧、pH 值下降、盐丢失和渗透压升高等，也会促使皮质神经元工作能力下降，从而促进疲劳（保护性抑制）的发生和发展。

4. 内环境稳定性失调学说

该理论认为疲劳是由于机体 PH 值下降、电解质代谢紊乱和血浆渗透压改变引起的。美国哈佛大学疲劳研究所曾报道，在高温下作业的工人因为出汗过多，发生不能劳动的严重疲劳，饮水后仍然不能缓解，但饮用 0.04～0.14%的盐水后，其疲劳感大大下降。当机体剧烈运动持续时间比较长时，肌肉处于相对缺氧状态，此时主要靠糖的无氧分解提供能量。乳酸是糖无氧分解的产物，肌肉中的乳酸含量随着无氧分解的进行而逐渐增加，剧烈运动时肌肉中的乳酸含量可比安静时增加约 30 倍。乳酸解离释放的 $H^+$ 使肌细胞 pH 下降，pH 下降使肌浆网的 $Ca^{2+}$ 泵效率降低，使横桥与肌动蛋白的结合不能从低力状态过渡到高力状态，从而使 $Ca^{2+}$ 与肌动蛋白的亲和力下降，使 ATP 酶活性减弱，pH 值的降低还抑制了磷酸果糖激酶的活性，使糖的有氧分解和无氧分解同时减慢，机体的能量供应受到限制。因此，乳酸生成所导致的 pH 改变会在许多环节上影响肌肉收缩，是剧烈运动情况下疲劳发生的重要原因之一。

剧烈运动或长时间劳作中，由于机体内渗透压、pH 值、离子分布、水分、温度等内环境发生巨大变化使体内渗透平衡、酸碱平衡、水平衡等失调，导致工作能力下降，出现疲劳。脱水引起体温升高，加重心血管负担，还可导致肾脏损害，而且脱水时最大吸氧量减少，维持最大吸氧的时间也明显缩短。体液中离子的正常分布对维持神经及肌肉的兴奋性及酶和激素的活性非常重要。很多研究报道，在长时间剧烈运动中，肌细胞的动作电位幅度降低、兴奋阈上升、早期的负后电位幅度增加及动作电位传导速度减慢等均与肌细胞膜两侧离子分布紊乱有关。Jones 在实验中观察到，当肌细胞膜外 $K^+$ 浓度从 5mmol/L 增加到 10mmol/L 时所记录到的动作电位与疲劳肌细胞中的类似。力竭运动使线粒体内钙稳态失调。国内也有报道，力竭运动致心肌线粒体游离钙浓度下降。线粒体是细胞的动力工厂，线粒体内钙稳态失调是造成线粒体损伤的重要原因之一，线粒体的受损必然影响氧化磷酸化作用，使 ATP 生成减少，导致细胞内能量供应不足、机体活动能力下降，从而出现疲劳。

5. 离子代谢紊乱学说

大负荷运动使某些离子代谢发生紊乱导致运动性疲劳。研究表明：细胞内 $Ca^{2+}$ 代谢紊乱，使胞浆 $Ca^{2+}$ 浓度增加、线粒体 $Ca^{2+}$ 聚集，抑制线粒体氧化磷酸化过程；肌细胞的连续去极化，使 $K^+$ 流失增多，血 $K^+$ 水平的升高可以使骨骼肌、心肌组织兴奋性增加，诱使 T 波升高、P-R 间期延长、S-T 改变等异常变化。

6. 疲劳链学说

（1）神经－肌肉疲劳链学说

Edwards 根据自己的研究成果认为：运动中肌肉作功能力的下降是运动疲劳的表现。在此过程中，从大脑到肌肉存在一系列可以引发疲劳的环节。据此，1980 年 Edwards 提出了神经－肌肉疲劳控制链理论，认为从中枢到外周的任何一个环节的阻断，均可引起疲劳（见图 10-2）。

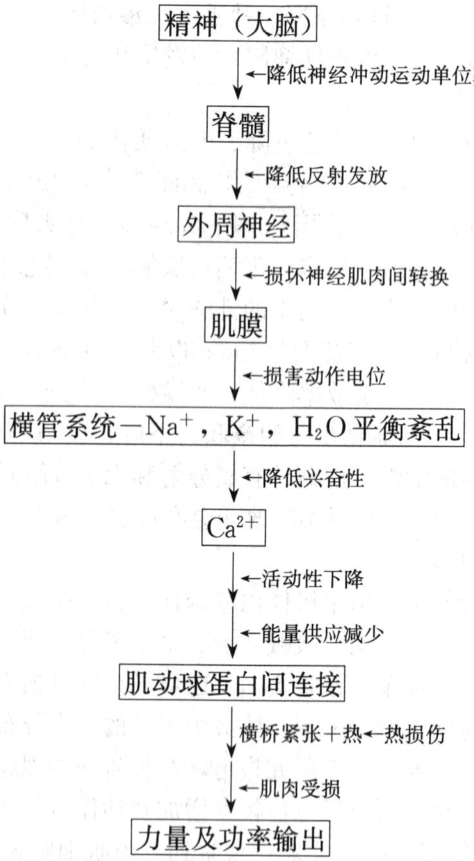


图 10-2　神经—肌肉疲劳控制链

（2）神经—内分泌—免疫和代谢调节疲劳链学说

1977 年，Besedovsky 提出了体内存在“神经—内分泌—免疫”调节网络，受到神经学、内分泌学、免疫学等方面专家的高度重视。由于中枢神经系统在应激作用下，通过神经、内分泌、神经递质、神经肽类组成下丘脑—垂体—靶腺轴与外周交感神经系统、副交感神经系统对淋巴组织、免疫器官产生调控作用；而免疫系统受到抗原刺激后，所产生的干扰素和免疫活性分子也可影响神经内分泌系统的功能，运动应激中细胞各种代谢变化与“神经—内分泌—免疫调节”网络存在明显的相互作用。一般认为，运动疲劳时，γ—氨基丁酸、儿茶酚胺增加，血糖下降，兴奋性受到抑制；ATP 大量消耗，导致 ADP 过多，使 ADP 转变为 ATP 和 AMP，以保证 ATP 再合成，AMP 则脱氨生成次黄嘌呤核苷酸（IMP），氨会引起脑中毒症状，如运动平衡失调，内分泌调节发生紊乱。其中研究比较多的是下丘脑—垂体—肾上腺轴和下丘脑—垂体—性腺轴。

1993 年，我国运动医学领域著名专家冯炜权教授总结出了神经—内分泌—免疫和代谢调节疲劳链（见图 10-3）。

对这个理论有学者认为，冯炜权在综合近年的研究进展中归纳的神经—激素—内分泌和代谢调节疲劳链确切地反映了这一重要机制，“把疲劳链学说又向深入推进了一步”，该学说恰当把握了人体的系统性原理，获得了对疲劳产生机制更加合理的描述。

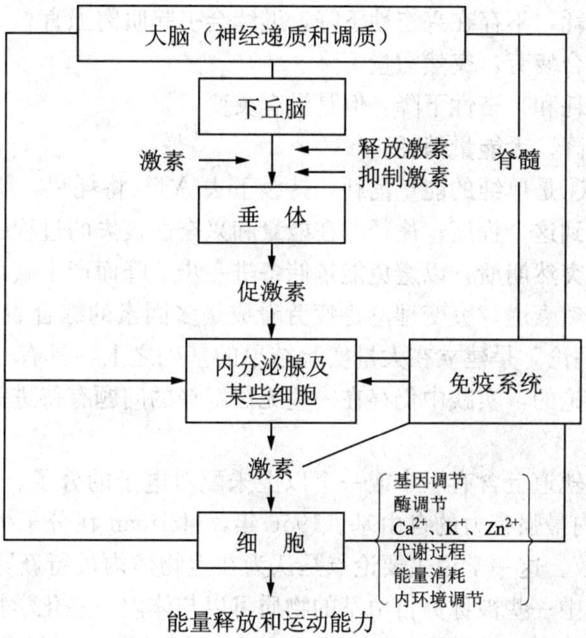


图 10-3　神经一内分泌一免疫和代谢调节疲劳链

7. 突变理论

1982 年，Edwards 提出了“肌肉疲劳的突变学说”，由于运动性疲劳是多因素的综合，一个或者同时几个因素的变化会相互作用，导致出现疲劳，故突变理论把运动时细胞内能量物质的消耗、肌肉力量下降、肌肉兴奋性和活动性改变等综合起来，当这些因素变化达到一定程度时，以保护机体免于衰竭，以疲劳的形式表现出来（见图 10-4）。

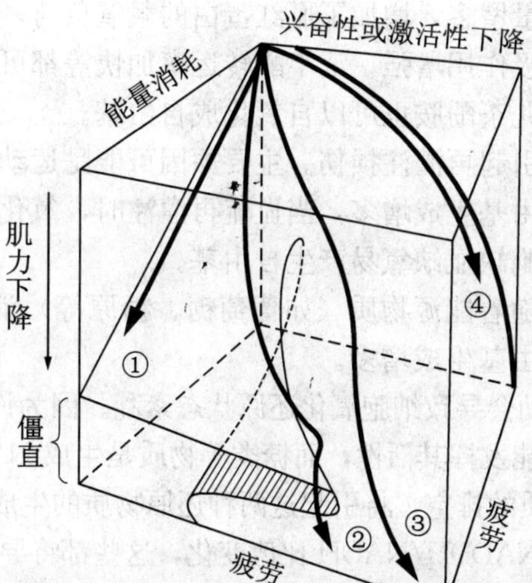


图 10-4　运动性疲劳突变理论示意图

①单纯的能量消耗，不存在兴奋性下降，继续会引起肌肉强直。

②带突变性的综合疲劳，突然力量下降。

③综合性能量消耗和兴奋性下降，但是没有突变。

④单纯兴奋性下降，无能量消耗。

由此可见，途径①是单纯的能量消耗，持续下去 ATP 将耗尽，肌肉僵直，这在运动性疲劳中不可能发展到这个程度；途径②在能量和兴奋性丧失的过程中，存在一个急剧下降的突变峰，兴奋性突然崩溃，以避免能量储备进一步下降而产生破坏性的变化，并伴随力量或输出功率的突然衰退，突变理论将疲劳看成是多因素的综合表现，这就是“突变”学说的特点。“突变理论”是建立在大量实验结果的基础之上，具有一定科学性，但用它来解释疲劳还是纯理论的，实践中仍存在一些无法解释的问题有待进一步研究解决。

8. 自由基学说

自由基是指外层轨道上含有一个或一个以上未配对电子的分子、原子、离子或基团，其中 $OH^-$ 是生物体内最强有力的自由基。1956 年，Harman 在分子生物学的基础上首先提出了“自由基学说”。这一学说主要论点是认为在生物体内进行新陈代谢过程中必然会产生一些副产品，其中一些被称为自由基的物质可以与体内一些化学物质发生作用造成对机体的损害。1978 年，Dillard 等首次报道，人以 50% 最大摄氧量负荷踏车运动一小时后，呼气中脂质过氧化物戊烷含量明显增加。1982 年，Davives 等首次应用电子自旋共振技术（ESK）直接证实了力竭运动后肝脏、肌肉中自由基明显增多，从而找到了运动诱发自由基生成、增多最直接的证据。随后，众多研究证实，运动时当体内自由基的清除率小于内源性自由基生成率时，导致自由基在体内堆积，影响运动员的运动能力和恢复。

（1）运动中自由基（FR）产生

自由基的生成来源主要是有氧的运输过程（如血红蛋白和肌红蛋白的氧化作用）和细胞内线粒体中氧的利用过程。而运动则加重了体内的氧化反应，导致自由基生成增多。其具体的生成途径目前可以归纳为以下几个方面。

①运动时机体氧消耗量增多，增加了血红蛋白的载氧负荷，氧合血红蛋白的自氧化以及肌肉、心肌等线粒体呼吸作用增强，泛半醌转运率加快等都可以增加自由基的形成。

②运动时大量分泌的儿茶酚胺也可以自氧化成自由基。

③运动中缺血组织会引起再灌注损伤。主要原因可能是运动引起组织缺血缺氧后，出现抗氧化酶活性下降，自由基生成增多，当血流再灌注时，氧化过程重新进行，此时极易造成氧化损伤，故组织细胞缺血缺氧易产生自由基。

④大运动量运动时，随着能源物质（如葡萄糖、糖原等）消耗增加，排空速率加快，代谢副产品增多，包括自由基生成增多。

⑤持续的大运动量运动会导致细胞氧化还原状态紊乱。因为许多抗氧化酶都需要 NADDH 或 NADH 作为辅酶才能发挥其活性，而糖类等物质是生成 NADDH 或 NADH 的主要来源。运动时，随着糖类物质的排空，将引起这两种还原物质的生成量迅速减少。此外，大量乳酸形成，将引起细胞内 NADDH/NADH 比值变化，这些都将导致自由基生成增多。

⑥运动时体温升高在某种程度上影响了氧的运输和抗氧化酶的活性，可能也是导致自由基生成的原因。

⑦有氧训练水平低的人在进行长时间激烈运动时，因抗氧化能力低而易产生大量自

由基。

目前关于运动引起自由基不同程度的生成增多已达成共识，但尚缺乏在不同运动形式的运动中、运动后不同时段，不同组织以及不同途径自由基产生和代谢的深入系统研究。在研究方法学上，应考虑到离体测定与在体情况的不同，以及急性运动后所测出的自由基信号或脂质过氧化物是损伤的起因还是损伤的表现，尚值得进一步探讨。

（2）自由基导致疲劳发生的机理

运动性疲劳的突出表现是运动能力的暂时下降。关于运动性疲劳原因的假说很多，自1978 年 Dillard 首次将自由基理论引入运动医学领域，人们开始对自由基在运动性疲劳发生中的机理越来越重视。大量研究表明，线粒体是运动内源性自由基生成的恒定位点，故近年来国内主要集中在运动性疲劳的线粒体膜生物学特征及其分子机制方面的研究，并取得了进展。

张勇等人以递增负荷力竭性运动为运动疲劳模型，系统深入地探讨了运动内源性自由基的大量产生引起了线粒体内膜的微细结构的变化，即造成了氧化损伤，主要包括线粒体膜流动性降低，膜脂球蛋白运动的微环境改变，线粒体呼吸链起始端复合体 I 活性和质子泵功能受损，呼吸链速率增高，线粒体质子漏增加，ATP 合成酶活性降低，ATP 合成能力下降，呼吸控制比降低，氧化磷酸化耦联程度降低等。另外，一些学者认为大强度运动训练引起机体内自由基的大量生成，导致细胞钙代谢异常，从而影响细胞的正常功能。陈吉棣教授对长期大强度运动训练后大鼠自由基代谢膜流动性及钙转运的影响发现，运动时内源性自由基引起的脂质过氧化，造成脂质膜对 $Ca^{2+}$ 的通透性增加有关。

1978 年，Tate 首次发现了有训练大鼠力竭性运动后骨骼肌线粒体钙含量有显著性增加。线粒体钙异常，使磷酸化耦联，ATP 产量下降，细胞功能降低，出现运动能力下降。若在正常生活情况下，肌肉收缩后，胞浆过多的 $Ca^{2+}$ 主要被肌质网摄取，线粒体膜（SR）钙转运功能的降低，导致胞浆钙离子浓度的增加，当胞浆游离 $Ca^{2+}$ 浓度高于平衡点时，作为细胞内 $Ca^{2+}$ 浓度缓冲器的线粒体即发生钙摄取，在一定程度上缓解高钙引起的肌肉疲劳。但是，由于在某些运动状态下产生了大量的自由基（如氧自由基），损伤了线粒体膜的正常功能。包括以下四个过程：

①$Ca^{2+}$-ATP 活性抑制，钙泵功能降低。

②钙转运和 ATPase 水解功能的脱耦联。

③SR 膜通透性增加。

④$Ca^{2+}$-ATPase 蛋白降解，钙泵数减少。

由此，胞浆内高钙得不到及时缓解，肌肉易疲劳。运动性疲劳的发生与细胞脂质过氧化和线粒体钙调节反常有关。杨锡让先生等观察到大鼠力竭性运动后过氧化物 MDA 增多。运动性线粒体 $Ca^{2+}$ 聚积，认为钙离子协同脂质过氧化作用抑制了线粒体氧化磷酸化过程，减少 ATP 生成可能是诱发运动性疲劳，骨骼肌超微细结构损伤的重要原因。疲劳后线粒体 MDA 水平升高，使心肌膜损伤，线粒体通透性改变。

许多研究揭示，随着运动强度的增加，血浆脂质过氧化（LPO）水平升高。LPO 能对调节 $Ca^{2+}$ 转运的 $Ca^{2+}$-ATP 酶产生影响，造成脑浆中 $Ca^{2+}$ 的堆积，影响了肌纤维的兴奋一收缩耦联，使肌肉的工作能力下降；LPO 显著升高还能造成对肌肉等组织的损伤，妨碍了正常的细胞代谢与功能，是导致运动性疲劳的重要原因。研究还发现，自由基能引起线粒体呼吸链产生ATP的过程受到损害，使细胞能量生成发生障碍，影响了肌纤维的收缩功能；另外，自由基还能导致某些酶的失活，从而产生一系列病理变化，也能导致肌肉收缩能力下降，产生疲劳。因此认为，自由基与运动性疲劳有着密切的关系。

在当今社会，医学模式由生物医学模式转向生物－心理－社会医学模式的转化，疲劳机理的研究也必将遵循这一模式。疲劳的解决必然给人类带来福音，对提高生活质量、提升健康水平，将有重要意义。

（二）中医学认识

中医把劳力、劳役、强力举重、持重远行、疾走、涉水等劳动或运动都称为“劳”。运动性疲劳是指在竞技运动过程中发生的一种疲劳证候，具有其运动特点。这与单纯的脑力劳动或情志因素引起的疲劳不同，而与体力劳动所致的疲劳类同。而竞技体育运动中，长时间、高强度或接近极限的训练对筋骨肉和脏腑功能的影响很大，精气和能量的耗损更大，很容易引起疲劳，稍有不慎或持续强烈运动或不注意疲劳的恢复，则很易引起过度疲劳或内伤虚劳病。运动性疲劳的发生，除与所受的负荷强度和运动量密切相关外，还与运动员当时的生理心理机能状态、年龄、训练水平、环境、四时气候、饮食起居、遗传因素等相关。所以运动性疲劳发生的病因病机是很复杂的，运动性疲劳产生的主要因素有以下几点。

1. 过劳

中医所谓“过劳”，主要包括体劳、心劳和房劳，即劳力过度、劳神过度和房劳过度。《内经》曰：“持重远行，汗出于肾；疾走恐惧，汗出于肝；摇体劳苦，汗出于脾。故春夏秋冬，四时阴阳，生病起于过用，此为常也。”《素问·生气通天论》说：“阳气者，烦劳则张，精绝”，亦指出了烦劳过度，可使体内元阳之气弛张于外，阳扰而阴亏，精神则竭绝于中。此外，诸如《素问·宣明五气篇》曰：“久视伤血，……久立伤骨，久行伤筋。”《理虚元鉴》曰：“劳役辛勤太过，渐耗真气。”《济阴纲目·内伤》曰：“劳力辛苦，伤其上肢。”《证治汇补·劳倦》曰：“内因为劳力过度，起居不时，皆损其气。”《素问·生气通天论》曰：“因而强力，肾气乃伤。”这都说明运动性疲劳是“起于过用”。

运动性疲劳的产生与“劳力过度”和“劳神过度”有关，劳力过度主要指肌肉与躯体疲劳，是由于运动员长时间大强度训练所致；主要表现为运动能力的下降，速度型、力量型、耐力型的运动项目中，疲劳的出现主要与“劳力过度”有关；劳神过度即运动性心理疲劳，是由于长期参加训练和比赛，思想、精神处于高度紧张的应激状态。一般技巧类、谋略类运动项目出现的疲劳，除了与“劳力过度”有关外，还与“劳神过度”有关，常出现心悸、健忘、失眠、多梦等证候。

2. 情志不畅

中医对情志致病有着丰富的论述，如怒伤肝、喜伤心、思伤脾、悲伤肺、恐伤肾等，研究表明，良好的情志状态能使运动员气机畅通，气血调和，有利于运动员体能的增强和意志的磨炼，但突然强烈的或长期持久的情志刺激，则反可作为一种内生的“邪气”，使机体气机紊乱，脏腑阴阳气血失调，形体受损，意志消沉，加速了运动性疲劳的产生并延缓其恢复。《素问·生气通天论》曰：“（人禀）苍天之气，清静则志意治，顺之则阳气固；失之则内闭九窍，外壅肌肉，卫气解散，此谓自伤，气乃削也。”如暴喜伤心，可使心气涣散，神不守舍，出现乏力、懈怠、注意力不集中等，此即“喜则气缓”；悲哀太过可耗伤肺气，气弱消减，出现胸闷气短，精神萎靡，乏力厌练，意志消沉，此即“悲则气消”；

思虑太过，气结于中，出现脘痞纳呆，腹胀便溏，四肢痿弱等，此即“思则气结”。因此，过极或不稳定的情绪，是促发运动性疲劳的重要因素。

3. 饮食失调

合理、健康的饮食是人体从事各种活动的物质基础，一般而言，饮食失调主要包括饥饿、过饱、营养缺乏或不平衡、五味偏嗜等情况。若过饥则因摄入不足，化源缺乏，气血失充而衰少；若过饱则暴实于中，阻遏脾胃气机，导致脘胀、嗳腐、厌食、吐泻等。《素问·痹病论》曰：“饮食自倍，脾胃乃伤。”又饮食偏嗜可导致阴阳失调，因为人的精血津液皆由五味资生，五味入五脏，影响脏腑功能。若五味偏嗜，则五脏阴阳亦有所偏盛偏衰。《景岳全书·杂证谟之劳倦内伤》：“凡饥饱劳倦，皆能伤人。饥饱不时，则胃气伤矣；劳倦过度则脾气伤矣。有以劳倦致动虚火而病者，有以饥馁伤中气而病者；或以劳倦之后加之忍饥，或以忍饥之后加之劳倦。”形象描述了饮食对疲劳产生的影响。

人们在疲劳的时候，从食疗角度看，应该适当多吃一些碱性的食物，如海带、紫菜、各种新鲜蔬菜、各种水果、豆制品、乳类和含有丰富蛋白质与维生素的动物肝脏等，这些食物经过人体消化吸收后，可以迅速中和如乳酸、磷酸等代谢废物，降低血液酸度，中和平衡达到弱碱性，使疲劳消除。反之，如果食用大量的酸性食品或不容易消化的高脂肪食品，容易导致体质下降、困倦、注意力分散、骨骼肌兴奋传导速度减慢等疲劳症状的产生，不良饮食配餐，容易导致疲劳的产生。不同运动类型的运动员，其对营养素的要求和种类来源有很大差异。需要针对不同情况进行科学合理的配膳，否则会降低训练效果、延缓疲劳的恢复。

4. 劳后过逸

长时间、不间断的运动训练是运动员增强体质、提高运动能力、增强对运动负荷适应能力的重要措施。过度安逸或长时间不参加运动训练，或训练频度与强度不够，则机体运动能力逐渐下降，不耐疲劳，且有伤形体。《内经》曰“久卧伤气”、“久坐伤肉”，是由于过逸使气血运行不畅，进而气滞血瘀；肌肉四肢由脾所主，肢肌不用则脾运不健，食少乏力，肢体软弱甚至形体虚羸。相反，只有经常性负荷训练，保持适度的运动消耗，体内脏腑功能处于激发态，气血生化旺盛，能源物质可以发生“超量补偿”，这就更有利于延缓运动性疲劳的发生。

## 三、运动性疲劳的西医诊断

运动性疲劳在人体中可分为躯体性疲劳和心理性疲劳，这两种不同性质的疲劳具有不同表现形式。躯体性疲劳主要表现为运动能力下降，心理性疲劳主要表现为行为的改变。人体的各个部位，从中枢大脑皮层细胞到骨骼肌基本收缩单位都能产生疲劳。根据研究结果，将躯体性疲劳分为中枢疲劳和外周疲劳。

研究运动性疲劳具有十分重要的意义，但目前有关运动性疲劳的研究非常不够，人们尚无法清楚地解释疲劳的本质，对于疲劳还没有一种方法能够直接客观地测定和评价。只能通过对疲劳的生理、心理等指标的间接测定来判断疲劳程度。

测定疲劳的内容及其有关的方法很多，但主要分为三大类，即生理心理指标测定法、生化指标测定法、观察及主诉症状调查法，实际使用时应根据疲劳的种类及运动特点选择测定方法。同时，在选择测定方法时应注意测定结果要有客观的定量指标，避免凭测定人员主观判定。测定时不能导致被试者附加疲劳、分散注意力、造成心理负担或不愉快的情绪等。

1. 检验指标

(1) 血液指标

①血红蛋白

我国成人血红蛋白正常值：男为120～160g/L，女为110～150g/L。在运动员中，男性低于120g/L和女性低于110g/L标准时诊断为贫血，可出现倦乏无力、头晕等各种疲劳症状。常居高原者，血红蛋白不能充分转变成高铁血红蛋白，使结果偏高。

②血糖

血糖测定是评定运动耐力素质、疲劳发生及程度的一种方法。如马拉松赛跑时，运动员多因血糖下降而中途退场、被迫终止比赛。成绩优异者，血糖不下降或下降很少。

③血乳酸

安静时，人体静脉血里有乳酸物质的量浓度为0.45～1.3mmol/L。剧烈运动时，肌肉内糖的无氧分解加强，血乳酸浓度显著升高，可直接应用运动后血乳酸的浓度来评定无氧代谢的能力，观察疲劳程度。如跑400米后，血乳酸低于10mmol/L，表明无氧功能代谢能力差；达到14～15mmol/L，表明无氧酵解能力强。当今乳酸不仅用来评定速度耐力水平，还用来评定有氧代谢能力、控制运动强度、预测疲劳程度等。

④无氧阀

有利于确定运动员有氧训练的适宜程度，检验有氧训练效果。可为运动员运动时，心脏承受负荷情况及机能诊断以及制定训练内容提供很有价值的生理依据。更重要的是，无氧阀与有耐力项目的运动能力密切相关，对评定运动员的耐力工作能力、可能发生疲劳时间及疲劳程度有一定的意义。

⑤血尿素

尿素是人体内蛋白质和氨基酸代谢的终产物。检测运动员在长时间运动时和恢复期的血尿素变化，可以了解蛋白质和氨基酸代谢的供能和合成情况，以此评定运动员身体机能、运动量是否适宜、运动后疲劳程度，以及疲劳产生后，体内在特定的条件下蛋白质的代谢水平。血尿素变化与运动负荷量的关系较负荷强度更密切，当负荷量越大时，血尿素增加越明显，恢复也较慢。

⑥血清肌酸激酶

血清肌酸激酶（CK）又称磷酸肌酸激酶（CPK），是短时间剧烈运动时能量补充和运动后ATP恢复的反应催化酶，与运动时和运动后能量平衡及转移有密切关系。安静时，血清CK主要是由骨骼肌和心肌中CK透过细胞膜进入血清。正常值为男：10～100U/L；女：10～60U/L。运动时骨骼肌局部缺氧，代谢产物堆积，自由基增多，细胞膜损伤和通透性增加，肌细胞内的CK透过细胞膜进入血液循环，导致运动后血清CK升高。由于CK在血清中上升与细胞损伤有关，因此是评定疲劳程度和恢复过程的重要指标。血清CK的变化受负荷强度的影响大于负荷量。一般短时间极量强度运动后5～6小时血清CK升高，8～24小时达高峰，48小时后逐步恢复，负荷强度越大，恢复越慢。运动员疲劳后，血清CK活性上升，在安静时可高达300～500U/L，但目前尚无量化评价标准。使用血清CK做评价时，需做CK同工酶的测定，同时测定血清GOT和Mb（肌红蛋白），并同其他临床诊断相结合，以区别于心肌炎时血清CK的上升。

⑦血清睾酮/皮质醇比值

睾酮有助于加速体内合成代谢，皮质醇可加速分解代谢。测定恢复期血清睾酮/皮质醇比值，就可了解体内合成代谢和分解代谢平衡的状态。比值高时，是合成代谢过程占优势；比值下降，是分解代谢大于合成代谢，机体仍处于消耗占主导地位的状态，疲劳不能有效恢复，长期会导致过度训练。目前认为，此比值变化大于原值30%时是过度训练的警戒值。

(2) 尿液指标

①尿蛋白

正常人在安静时尿中蛋白质含量甚微（日排出量<150mg，一般为40～80mg），常规检验方法不能检出，故通常称为阴性。运动能使尿中蛋白质排出量增加呈阳性，称为运动性尿蛋白。运动性尿蛋白属于功能性尿蛋白，一般在24小时内可自行消失。运动后尿中蛋白质的排泄量因机体机能状态、运动负荷的不同而不同，因此可根据运动后尿蛋白排泄量和组成成分来评定运动员身体机能状态或其适应情况。一般取运动后和次日晨尿做检验来评定其疲劳和恢复程度。如果晨尿中蛋白质含量较高或超过正常值，可能是过度疲劳或过度训练的表现。运动性尿蛋白存在很大的个体差异性，但个体本身具有相对稳定性，所以应用尿蛋白指标时一是注意个体特征；二是评定身体恢复过程的机能水平时，需要和其他指标对照。

②尿胆原

尿胆原是血红蛋白分解的代谢产物。在一般情况下，人每天由红细胞破坏而释放出来的血红蛋白约8克，经代谢约有终产物胆色素280毫克，尿胆原排泄量与运动负荷、肝功能、肾功能及其肾小管腔的酸碱度等因素有关。运动员在大运动负荷时，体内溶血增多，尿胆原排出量增加。运动员血红蛋白下降，尿胆原增加时是机能水平下降的表现。

③尿肌酐

尿肌酐是肌酸的代谢产物，24小时排出量相当稳定，不受食物蛋白质及尿量的影响。正常成年男子每天排出1～1.8g，女子为0.7～1g。24小时每千克体重排出肌酐的毫克数，称为肌酐系数，男性为18～32，女性为10～25。尿肌酐日排出量，反映了骨骼肌酸磷酸的贮存量，运动员经过一阶段训练后，肌酐系数可能增加，这反映肌肉的CP浓度或肌肉发达的程度提高。所以，运动员尿肌酐系数高于不经常运动者，但短时剧烈运动或过量运动发生疲劳时，尿肌酐数值可增加明显。因此，测定尿肌酐系数，也是检测和判断运动性疲劳与程度的方法之一。

(3) 唾液

由于长时间剧烈运动后，乳酸生成增多，血液pH值下降，使唾液PH值也下降，因此，测定唾液pH值可用于判断运动性疲劳。

2. 生理测量

(1) 肌力

疲劳时参与工作的肌肉（或肌群）的力量会下降。因此，测定工作前后的肌肉力量，可判断参加工作的肌肉是否出现疲劳及其疲劳的程度。

①背肌力与握力：早晚各测一次，求出其数值差。如次日早晨已恢复，可判断为正常肌肉疲劳

②呼吸肌耐力：可连续测定受试者 5 次肺活量，每次测定间隔 15～30 秒，记录每一次的肺活量值，疲劳时肺活量逐次下降。

（2）肌肉硬度

骨骼肌疲劳时不仅收缩机能下降，而且肌肉的放松能力也下降，表现为肌肉疲劳时，肌肉不能充分放松，肌肉硬度增加。用肌肉硬度计可以测定肌肉收缩及放松状态的硬度，或肌肉附近组织的硬度。

（3）肌围

长距离行走、马拉松跑或长时间站立性工作，可引起下肢围度增加，这主要是由于重力作用，使下肢血液回流受阻、下肢血液滞留及组织液增多所致。在一次长时间工作后，下肢围度的增加与疲劳程度成正比。

（4）心率

心率（HR）是评定运动性疲劳最简易的指标，一般常用基础心率、运动后即刻心率和恢复期心率对疲劳进行评价。

①基础心率

基础心率是基础状态下的心率，即清晨、清醒、起床前、静卧时的心率，一般用脉搏表示，机体功能正常时基础心率相对稳定。如果大运动负荷训练后，经过一夜的休息，基础心率较平时增加 5～10 次/分以上，则认为有疲劳累积现象；如果连续几天持续增加，则应调整运动负荷。在选用基础心率作为评定疲劳指标时，应排除惊吓、恶梦、睡眠等其他因素的影响。

②运动中心率

可采用遥测心率方法测定运动中的心率变化，或用运动后即刻心率代替运动中的心率。按照训练一适应理论，随着训练水平的提高，完成同样运动负荷时，心率有逐渐减少的趋势。一般情况下，如果从事同样强度的定量负荷，运动中心率增加，则表示身体机能状态不佳。

③运动后心率恢复

人体进行一定强度运动后，经过一段时间休息，心率可恢复到运动前状态，身体疲劳时，心血管系统机能下降，可使运动后心率恢复时间延长，因此，可将定量负荷后的心率恢复时间作为疲劳诊断指标。如进行 30 秒 20 次深蹲的定量负荷运动，一般心率可在运动后 3 分钟内恢复到运动前水平，而身体疲劳时，这种恢复时间可明显延长。

（5）血压体位反射

大运动负荷训练后，植物性神经系统调节机能因疲劳而下降，使血管运动的调节发生障碍。血压体位反射主要是测定心血管系统调节机能。受试者取坐姿，测其安静时血压，然后躺在诊断床上 3 分钟，并使受试者返回坐姿（推受试者背部，使其被动坐起），立即测定血压，每 30 秒测定 1 次，共测 2 分钟。

（6）反应时间测定法

反应时间，是指从呈现刺激到感知，直至做出反应动作的时间间隔。一般分为简单反应时和选择反应时，其长短受许多因素影响。如刺激信号的性质，被试者的机体状态等。因此，反应时间的变化，可反映被试者中枢系统机能的钝化和机体疲劳程度。当运动者疲劳时，大脑细胞的活动处于抑制状态，对刺激不十分敏感，反应时间就长。特别是选择反应时延长更明显，表明大脑皮层分析机能下降。利用反应时测定装置可测定简单反应时和选择反应时。如受试者取坐姿，连续测定 5 次红灯信号反应时间（每次间隔 10 秒），取其平均值。

（7）闪光融合频率（FFF）

闪烁光源融合成一个连续光源感觉的最低频率称为闪光融合频率。疲劳时视觉机能下降，可根据闪光频率融合的阈值评价疲劳。利用闪烁值测定仪，让受试者坐在闪烁值测定仪的前面。测定仪的高度要与受试者的面部在同一水平面上，接触测定仪的窥视窗口，眼睛注视闪光屏。而后检测者控制测定仪上的数字显示器调节旋钮，使闪光频率次数逐渐从慢到快，直至受试者感到断续的闪光变成连续光感时为止。引起连续光感时的断续闪光的最小频率，即为临界闪光融合频率（或称闪光融合阈），FFF 可以表示从视网膜经过视神经以致视觉中枢的整个视觉系统的兴奋程度。有人认为，FFF 实验可作为判断大脑功能的兴奋水平和频率状态的一个指标。如在正常情况下感到是闪光，而发生疲劳后则感到是连续光点，这可看作是视觉系统的兴奋水平下降，即大脑功能水平降低。可以从测定仪上的数字显示器上读数，记录其频率（周/s）。测 3 次，取平均值。

评定疲劳状况时应结合其他情况，如训练以外的生活状况、伤病、睡眠状况等。闪烁值与运动员对光源亮度、颜色等的适应程度有关，因此，系统的测定应保持实验条件一致，最大限度避免误差。

疲劳时 FFF 常下降，每次训练课后或大负荷训练后恢复期测定 FFF，与运动员的正常值（32～38Hz）进行比较，依据下降的程度评定疲劳程度。对不同项目的运动员进行自身纵向比较更客观、准确（见表 10-1）。

**表 10-1　闪光融合实验的评定标准**

| 疲劳程度 | 评定疲劳时的正常值 | 可能的恢复速度 |
|---|---|---|
| 轻　度 | 1.0～3.9Hz | 适当休息当日可恢复 |
| 中　度 | 4.0～7.9Hz | 适当休息次日可恢复 |
| 重　度 | 8.0Hz 以上 | 适当休息次日不能完全恢复 |

（8）勾消符号数目测定法

将五种符号共 200 个随机排列，在规定的时间内只勾掉其中一种符号，要求正确无误。这是一个辨识、选择、判断的过程，敏锐快捷程度受制于体力、脑力状态。因此，从勾掉符号数目的多少可以判别疲劳程度。

（9）膝跳反射阈

随着疲劳的增加，膝跳反射的敏感性发生变化，引起膝跳反射所需的叩击力量增加。因此，可根据运动前后膝跳反射的敏感性评价疲劳。通过测定由疲劳造成的反射机能钝化程度来判断疲劳的方法，不仅适于体力疲劳测定，也适宜判断精神疲劳。让被试者坐在椅子上，小腿下垂，检测者用医用小硬橡胶锤（轴长 15cm，重 150～200g），按照规定的冲击力敲打被试者膝部髌韧带的中央，从角度计（M）5°让小锤落下，以后每次增加下落角度 5°，间隔 5 秒，测定时观察引起膝腱反射动作的最小落下角度的阈值（称为膝腱反射阈值）。当人体疲劳时，膝腱反射阈值（即落锤落下角度）增大，一般强度疲劳时，运动前后阈值差 5°～10°；中度疲劳时，为 10°～15°；重度疲劳时，可达 15°～30°。

（10）免疫功能

人体内有一套完善的免疫系统，对“非己”抗原产生排异效应，抵抗疾病、保护机体。研究表明，长期适量的运动训练会增强机体免疫功能，不能及时恢复的大强度或长时间耐力训练则会导致免疫抑制，产生慢性疲劳（过度训练综合征）。运动疲劳时免疫系统表现为机能下降和紊乱，过度训练导致慢性疲劳时的免疫功能变化。利用免疫指标（如 CD4/CD8 比值）可对运动引起的慢性疲劳进行早期诊断，对指导训练、保护运动员健康意义重大。

（11）肌电图

肌电图（electromyography，EMG）是将单个或多个骨骼肌细胞活动时的生物电变化加以引导、放大、显示和记录所获得的一维时间序列图形。根据生物电活动引导方法的不同分为表面肌电图（sEMG）和针电极肌电图。由于其可反映肌肉的兴奋程度，因此经常被用来评定神经－肌肉系统的功能状态。目前用于评价疲劳的肌电图指针主要包括 sEMG 信号线性分析中时域分析的振幅、积分肌电值（iEMG）、均方根值（RMS）和频域分析的肌电功率谱、平均功率频率（MPF）和中位频率（MF）等，非线性动力学分析中的肌电复杂度、信息熵和 Lyapunov 指数等。

疲劳时肌电图的一般特征为：sEMG 积分肌电图下降（腰背肌）或上升（四肢肌）；sEMG 傅立叶频谱曲线左移，MPF 和 MF 线性下降；sEMG 信号的复杂性下降，熵值减小；功能性电刺激诱发的 EMG 峰峰值（peak to peak，PTP）下降。

（12）心电图

心电图（electrocardiography，ECG）是利用心电图机记录出来的心脏电变化曲线，反映心脏兴奋的产生、传导和恢复情况，因此被用于心脏的机能评定。运动后心肌疲劳可使心电图出现异常变化，如 T 波下降或倒置，S-T 段下移，并出现肌电干扰，令肌肉放松也不能消失。但一般情况下，运动员心电图的改变多属心脏对运动训练产生适应性反应的表现，不易与病理性改变区别开。因此，在判断运动员心电图意义时，必须结合其综合检查结果加以考虑。

（13）脑电图

脑电图（electroencephalogram，EEG）是通过电极对大脑皮层神经细胞集团自发性电活动的头皮体表记录，是记录头皮两点间的电位差，或者是头皮与无关电极或特殊电极之间的电位差。其将脑细胞电活动的电位作为纵轴，时间作为横轴，描述电位与时间的相互关系，包括周期、振幅、位相三个基本特征。国际上常用的 Walter 分类法依据频率将其分为：$\delta$ 波（0.5～3.5Hz）、$\theta$ 波（4～7Hz）、$\alpha$ 波（8～13Hz）、$\beta$ 波（14～26Hz）和 $\gamma$ 波（26Hz 以上）。

脑电图可反映中枢神经系统机能状态。大脑的疲劳状态与 $\alpha$、$\theta$ 波密切相关，随着工作时间增加、疲劳程度加深，脑电相关能量参数［$(\theta+\alpha)/\beta$］呈上升趋势，$\alpha$ 和 $\theta$ 波段的相对能量增加，$\beta$ 波段的相对能量减少。在剧烈运动后出现疲劳状态时，慢波明显增多，$\alpha$ 波节律变为不均衡，时慢时快且波幅降低，可出现 1.5～6Hz 的慢波且其周期和波幅极易变化，表明大脑皮层抑制过程占优势。患过度训练症的运动员的脑电图对光刺激无节律同步化反应，在定量运动负荷试验后波幅降低，且绝大多数运动员的脑电功率谱呈现异常，安静时中央区$\theta$波段相对能量增加，$\alpha$波段相对能量减少；过度换气后，中央区和枕区$\delta$和$\theta$频段相对能量增多，$\alpha$波段相对能量减少；过度换气前后，中央区和枕区$\alpha$峰频率差值增大等。另外发现，运动员在过度训练状态呈现的脑电活动的变化是一个暂时的和可逆的过程。一般而言，脑电图作为综合机能检查中的一个指标，结合其他检查结果综合评定。

(14) 皮肤划痕消退时间测定法

用类似于粗圆笔尖的尖锐物在皮肤上划痕，即刻显现一道白色痕迹，测量痕迹慢慢消退的时间，疲劳程度越大，消退得越慢。

(15) 触二点辨别阈值测定法

实验人员持触觉计或两脚规，将其两端以同样的力度轻触受试者皮肤，先从感觉不是两点的距离开始，逐渐加大两脚规距离，直至受试者感到两点的最小距离（即当刺激的两点接近某种距离时，被试仅感到是一点，似乎只有一根针在刺激）作为皮肤空间阈。这个敏感距离称作触二点辨别阈或两点阈。随着疲劳程度的增加，感觉机能钝化，皮肤的敏感距离也增大，根据两点阈限的变化可以判别疲劳程度。常用的叫做双脚规的触觉计，可以调节双脚间距，并从标识的刻度读出数据。身体的部位不同，两点阈值也不同。一般，测试的部位是右面颊上部，取水平方向。其他部位的两点阈值可参考实验数据，与正常数值相比较，比值大于1.5小于2.0为轻度疲劳；大于2.0为重度疲劳。

**表 10-2 身体不同部位的两点阈值** 单位：mm

| | | | | | |
|---|---|---|---|---|---|
| 指尖 | 2.3 | 面颊 | 7.0 | 胸部 | 36.0 |
| 中指 | 2.5 | 鼻部 | 8.0 | 前臂 | 38.5 |
| 食指 | 3.0 | 手掌 | 11.5 | 肩部 | 41.0 |
| 拇指 | 3.5 | 大足趾 | 12.0 | 背部 | 44.0 |
| 无名指 | 4.0 | 前额 | 15.0 | 上臂 | 44.5 |
| 小指 | 4.5 | 脚底 | 22.5 | 大腿 | 45.5 |
| 上唇 | 5.5 | 手背 | 31.6 | 小腿 | 47.0 |
| 第三指背 | 6.8 | 腹部 | 34.0 | 颈背 | 54.6 |
| 脊背中央 | 67.1 | | | | |

(16) 色名呼出时间测定法

通过检查运动者识别颜色并能正确呼出色名的能力，来判断运动者疲劳程度。测试者准备几种颜色板，在其上随机排列100个红、黄、蓝、白、黑五种颜色，令被试按顺序辨认并快速呼出色名，记录呼出全部色名所需要时间和错误率，以时间长短和错误率的多少来判断疲劳程度。在这项测试中，辨别、反应时间的长短受神经系统支配，当疲劳时精神和神经感觉处于抑制状态，感观对于刺激不太敏感，于是反应时间长、错误次数多。

3. 心理学测量

(1) 主观感觉

人体运动时的主观体力感觉与工作负荷、心功能、耗氧量、代谢产物堆积等多种因素密切相关，因此，运动时的自我体力感觉是判断运动性疲劳的重要标志。1973年瑞典生理学家冈奈尔. 鲍格制定了判断疲劳的主观用力感觉等级表（RPE）。鲍格认为，在运动时来自肌肉、呼吸、疼痛、心血管各方面的刺激，都会产生到大脑，而引起大脑响应感觉系统的应激。因此，测试这种主观判断，也是判断运动性疲劳的重要标志。使原来粗略的疲劳定性分析变为较精确的半定量分析。1982 年，他又提出一新量表，更适合于无氧运动或缺氧时自觉反应的需要。

该表利用运动感觉确定运动负荷强度，按自我感觉分为 6～20 级，并以 RPE 值乘以 10 为接近当时负荷者的心率水平。许多研究者对运动实验时的 RPE 与各项客观检查指标如心率、血乳酸、最大吸氧量等作了比较，发现主观用力感觉和上述生理指标密切相关，RPE 心率之间的相关系数为 0.8～0.9。

**表 10-3　主观运动强度判定表（RPE）**

| RPE 值 | 主观运动感觉特征 | 强度（%） | 体力（%） |
|---|---|---|---|
| 6 | 安静 | | |
| 7 | 非常轻松 | 7.1 | 40 |
| 8 | 非常轻松 | 14.3 | 45 |
| 9 | 很轻松 | 21.4 | 50 |
| 10 | 很轻松 | 28.6 | 55 |
| 11 | 轻松 | 35.7 | 60 |
| 12 | 轻松 | 42.9 | 65 |
| 13 | 稍费力 | 50.0 | 70 |
| 14 | 稍费力 | 57.2 | 75 |
| 15 | 费力 | 64.3 | 80 |
| 16 | 费力 | 71.5 | 85 |
| 17 | 很费力 | 78.6 | 90 |
| 18 | 很费力 | 85.8 | 95 |
| 19 | 非常费力 | 93.1 | 100 |
| 20 | 非常费力 | 100.0 | 105 |

（2）疲劳自觉症状测定法

日本产业卫生学会提出的疲劳自觉症状的具体调查内容如表 10-4 所示。疲劳症状分为身体、精神和神经感觉三项，每一项又分为 10 种。调查表可预先发给受试验者，对运动前、运动中和运动后分别记述，最后计算分析 A、B、C 各项有自觉症状者所占的比例。可以根据体力或脑力疲劳的不同特点，参考表中各指标，症状总数越多，疲劳程度越深。

在调查疲劳自觉症状的基础上，还应根据运动的特点，结合其他指标的测定，综合对疲劳状况和疲劳程度进行分析判断。

$$\text{各项自觉症状出现率（\%）}=\frac{\text{ABC 各项分主述总数}}{10\times\text{被出调查人数}}\times 100\%$$

**表 10-4　疲劳自觉症状调查表**

| 姓名： | 年龄： | 记录： | 年　月　日 |
|---|---|---|---|
| 运动内容： | | | |
| 种类 | 身体症状（A） | 精神症状（B） | 神经感觉症状（C） |
| 1 | 头重 | 头脑不清 | 眼睛疲倦 |
| 2 | 头痛 | 思想不集中 | 眼睛发干、发滞 |
| 3 | 全身不适 | 不爱说话 | 动作不灵活、失误 |
| 4 | 打哈欠 | 焦躁 | 站立不稳 |
| 5 | 腿软 | 精神涣散 | 味觉变化 |
| 6 | 身体某处不适 | 对事物冷淡 | 眩晕 |
| 7 | 出冷汗 | 常忘事 | 眼皮或肌肉发抖 |
| 8 | 口干 | 易出错 | 耳鸣、听力下降 |
| 9 | 呼吸困难 | 对事不放心 | 手脚打颤 |
| 10 | 肩痛 | 困倦 | 动作不准确 |

（3）阿森斯失眠量表

长期的运动性疲劳会造成失眠，而睡眠质量的好坏直接影响到人的身心健康、职业功能和生活质量。根据自己的实际情况选择答案，并将你上个月每周经历至少三次的项目圈点出来。

**表 10-5　阿森斯失眠量表**

| 项目＼分数 | A（0分） | B（1分） | C（2分） | D（3分） |
|---|---|---|---|---|
| 入睡时间（熄灯后到睡着的时间） | 没有问题 | 轻微延迟 | 显著延迟 | 严重延迟或没有睡觉 |
| 夜间睡眠中断 | 没有问题 | 轻微影响 | 显著影响 | 严重影响或没有睡觉 |
| 比期望的时间早醒 | 没有问题 | 轻微提早 | 显著提早 | 严重提早或没有睡觉 |
| 总睡眠时间 | 足够 | 轻微不足 | 显著不足 | 严重不足或没有睡觉 |
| 总睡眠质量（无论时间长短） | 满意 | 轻微不满 | 显著不满 | 严重不满或没有睡觉 |
| 白天情绪 | 正常 | 轻微不好 | 显著不好 | 严重不好 |
| 白天身体功能 | 正常 | 轻微影响 | 显著影响 | 严重影响 |
| 白天思睡 | 没有思睡 | 轻微思睡 | 显著思睡 | 严重思睡 |
| 总　分 | | | | |

评分标准：选 A 者得 0 分；选 B 者得 1 分；选 C 者得 2 分；选 D 者得 3 分。如果总分小于 4，无睡眠障碍；如果总分在 4～6 之间，可能存在失眠；如果总分大于 6，肯定存在失眠。

（4）心境状态量表（简称 POMS）

目前，一些体育运动项目，如游泳、柔道、举重等项目，在加大运动量训练的运动员经常有情绪应激的现象，如气恼、疲劳、心情压抑、沮丧等，这些通常在过度训练的各种生理综合征被检查出来之前就出现了。有研究认为，过度疲劳情况下，不良情绪的恶性刺激不断发生，心情长期得不到解脱和缓解，逐渐累积而成的病态心理环境，机体的过度疲劳是心理上过度疲劳的表现和反映。目前，国内外都有使用心境状态量表来研究运动性疲劳的报道。

POMS是一种情绪自评量表，由麦克奈尔（Micnair）等人于1971年编制，共65个形容词的选择单子，包括6个分量表。要求被试者根据自己一周来的心境状况对每一个项目按“五选一”的方式作出回答，即“完全没有”、“有一点”、“中等强度”、“很大程度”、“非常强烈”。研究者计算被试者各分量表的得分，即可在心境剖面图上相应的T分位置上把6个高分相连画出被试的心境状态剖面图。它主要测量的是6种可辨认的心境状态，即紧张、抑郁、愤怒、精力、疲劳和慌乱。麦克奈尔的这一量表起初是为心理疾病患者设计的。

后来，澳大利亚的格罗夫等人于1992年在麦克奈尔的POMS基础上修订出了可用于运动情境的简式POMS，它包括40个形容词，共有7个分量表，即紧张、愤怒、疲劳、抑郁、慌乱、精力，以及与自尊相关联的情绪。修订过的量表具有节省时间和可以计算出消极情绪纷乱分（TMD）的优点。TMD的计算公式：5种消极情绪得分（紧张、愤怒、疲劳、抑郁、慌乱）的总分减去两种积极情绪得分（精力、自尊感）的总分，再加上校正值100。

我国学者祝蓓里等在我国人群中选取了1060名大学生和522名中学生，对格罗夫等人简化和发展的POMS量表进行了修订，建立了中国大、中学生常模。各分量表的信度在0.62～0.82之间，平均为0.71，效度高于格罗夫等人编制的常模。我国已有学者用此修订过的量表研究了体育锻炼与心理健康关系等方面的课题。该量表对被试的文化程度提出了一定的要求，被试文化程度较低，会因难以理解测量条目的题义而影响测量信度、效果，修订的POMS量表常模式为中国大、中学生常模，因此，在使用的时候应考虑测试的对象。

①POMS的应用指南

该量表的计分方法为：“几乎没有”＝0，“有一点”＝1，“适中”＝2，“相当多”＝3，“非常多地”＝4。7个分量的题项如下。

紧张：第1、8、15、21、28、35题。

愤怒：第2、9、16、22、29、36、37题。

疲劳：第3、10、17、23、30题。

抑郁：第4、11、18、24、31、38题。

精力：第5、12、19、25、32、39题。

慌乱：第6、13、20、26、33题。

与自我有关的情绪：第7、14、27、34、40题。

分别累计各分量表的原始分数，通过查阅常模，计算每个分量表的T分数。

TMD＝5个消极的情绪得分之和－2个积极情绪得分之和＋100。

②POMS的应用时机

特里在研究POMS是否可以预测运动员的成就水平的基础上，结合他运动心理咨询的经验，对POMS的使用时机提出了如下建议。

A、可以用于运动员心理状态的一般追踪。

B、可以用于运动员的情绪追踪。

C、可以用于体育活动改善情绪的测量。

D、可以用于运动训练负荷的监控。

E、可以用于过度训练运动员的诊断。

F、可以用于运动损伤后情绪反应的监视。

G、可以用于运动表现的预测，但不是运动员的筛选。

**表 10-6 简式 POMS 的具体项目表**

POMS（简式）

姓名______________性别______________文化程度______________

项目______________等级______________日　期______________

请根据下列词单表示出你在上一周（包括今天）的感受。对每一个形容词只能在 5 种选择中选出一项最符合你的实际情况的感受，并在相应的小圆圈内打“√”。

| | 几乎没有 | 有一点 | 适中 | 相当多 | 非常地 |
|---|---|---|---|---|---|
| 1. 紧张的 | | | | | |
| 2. 生气的 | | | | | |
| 3. 无精打采的 | | | | | |
| 4. 不快活的 | | | | | |
| 5. 轻松愉快的 | | | | | |
| 6. 慌乱的 | | | | | |
| 7. 为难的 | | | | | |
| 8. 心烦意乱的 | | | | | |
| 9. 脾气坏的 | | | | | |
| 10. 劳累的 | | | | | |
| 11. 悲伤的 | | | | | |
| 12. 精神饱满的 | | | | | |
| 13. 集中不注意的 | | | | | |
| 14. 自信的 | | | | | |
| 15. 内心不安的 | | | | | |
| 16. 气恼的 | | | | | |
| 17. 筋疲力尽的 | | | | | |
| 18. 沮丧的 | | | | | |
| 19. 主动积极的 | | | | | |
| 20. 慌张的 | | | | | |
| 21. 坐卧不宁的 | | | | | |
| 22. 烦恼的 | | | | | |
| 23. 倦怠的 | | | | | |
| 24. 抑郁的 | | | | | |
| 25. 兴致勃勃的 | | | | | |
| 26. 健忘的 | | | | | |
| 27. 有能力感的 | | | | | |
| 28. 易激动的 | | | | | |
| 29. 愤怒的 | | | | | |
| 30. 疲惫不堪的 | | | | | |
| 31. 毫无价值的 | | | | | |
| 32. 富有活力的 | | | | | |
| 33. 有不确定感的 | | | | | |
| 34. 满意的 | | | | | |
| 35. 担忧的 | | | | | |
| 36. 狂怒的 | | | | | |
| 37. 抱怨的 | | | | | |
| 38. 孤弱无助的 | | | | | |
| 39. 劲头十足的 | | | | | |
| 40. 自豪的 | | | | | |

在运动实践中，选择评价指标的标准是要简单易行、灵敏性高、测量迅速、无损伤、重复性好。因此，从实用性考虑，可选用类似心率、肌力等指标进行研究，从而找出特异性指标。疲劳是一种复杂的生理和心理现象，疲劳的表现形式多样，个体差异性大，而且不同原因形成的疲劳，其灵敏性指标也不一样，因此，指标的选取也有特异性。只有找出好的评价指标，找出指标与做功强度、做功量、自我感觉之间的相关性，才有可能全面、系统、准确地评价疲劳。

## 四、运动性疲劳的中医诊断

我国著名学者张世明教授等人根据中医对疲劳证候分型的理论，紧密结合运动训练和比赛中常出现的疲劳证候特点，把运动性疲劳分为运动性形体疲劳、运动性脏腑疲劳和运动性神志疲劳等 3 个类型 9 种常见疲劳证候，并制定出 9 种运动性疲劳证的诊断标准。该研究体现了脏腑、形体和神志之间的整体观念，为进一步探索疲劳的机理和中医辨证论治提供了一个重要的依据。

1. 运动性疲劳的中医类型

（1）形体疲劳

主要指肌肉、筋骨、关节等形体组织的疲劳，主要表现为肌肉僵硬、酸困疼痛、筋骨关节疼痛与压痛、周身酸楚、倦怠乏力、肢体懈惰等症候。

（2）脏腑疲劳

除了疲劳的一般症状表现外，同时产生相应的脏腑证候，即受累的脏腑功能失调和下降。其主要表现为脏腑功能失调和脏腑功能下降。

（3）神志疲劳

由于劳神过度、精血耗伤、心神失养而导致精神和情志内伤，主要表现为心烦不寐、虚烦不眠、精神不振、困倦厌训、多梦易醒等症候。

2. 常见症候及其诊断标准

（1）筋肉疲劳酸痛证

①有肌肉强力活动史；②肌肉或筋腱酸痛、发困、发紧、发硬；③压痛广泛；④活动时肌肉酸痛乏力，动作不协调。

诊断为该证必须具有第①条，以及后 3 条之一。

（2）运动性失眠证

①心烦不眠；②多梦、易醒；③夜寐不实。

有其中任何 1 条均可诊断为该证。

（3）关节、骨疲劳证

主要表现为关节筋骨疼痛、有压痛、微肿或不肿、脉多弦等常见症候。

（4）女运动员月经失常证

①月经不调：凡是月经周期或经量出现异常者，称为“月经不调”。包括以下几种情况。A. 月经周期提前 7 天以上，并且连续 2 个周期以上；B. 月经周期延后 7 天以上，并且连续 2 个周期以上；C. 月经周期有时提前、有时延后达 7 天以上；D. 月经血量较平常明显增多，而经期、周期基本正常；E. 月经量较平常明显减少，或行经时不足 2 天，经血量偏少；F. 月经期延长量达 7 天以上，甚至淋漓达 15 天左右才干净，而周期基本正常。

②痛经：症见剧烈少腹疼痛，伴腰胀酸痛，经色赤紫或紫黑，或有凝块，或色淡量少，喜按或拒按，遇热则减，遇寒加重等。

③闭经：月经中断达3个月以上者，可诊断为闭经。

凡有以上3种证候之一者，可诊断为月经失常。

（5）脾胃功能失调证

主症为胃脘胀、痛或不适。

该证可分为3种证型，即：①肝胃失和，多见胃脘胀痛不舒、纳减、口苦咽干、嗳气呕逆、胃酸，苔多薄白或薄黄，关脉多弦；②食积阻滞，多见胃脘疼痛闷胀、嗳气不舒、恶心或呕吐酸腐、大便次数多，或肠鸣腹泻，舌苔多黄厚或腻，脉滑或弦；③脾胃虚弱，多见隐隐胃痛、喜暖喜按、纳少神倦、饮食无味、食入不化、大便稀溏，舌质淡、胖嫩，舌边可见齿印，脉多缓而无力。

诊断时若见以上第①条之主症，以及第②、③条中任一证型的辅证配合，均可诊断为该证。

（6）肾气不足证

①肾阴虚证：口燥咽干，心烦失眠，手足心热，盗汗，腰痛或腰腿酸软或筋骨酸软，尿短便结，舌质红、少津少苔、苔薄黄，脉细数；

②肾阳虚证：畏寒肢冷，口不渴，易出汗或自汗，尿清长，便溏，神疲乏力，腰膝酸软，舌质淡、舌体胖嫩，脉弱无力。

③肾阴阳两虚证：畏寒肢冷，五心烦热，眩晕耳鸣，腰膝酸痛，遗精或月经偏少，尺脉弱等症状。

由于肾虚是疲劳程度较重的证候，故诊断时应严格按照以上标准判定。

（7）阴虚（液、津亏）证

主要表现为口渴欲饮、小便短黄、大便干结、盗汗、五心烦热、口燥咽干、舌红少津、少苔、脉细数等为常见症候。

（8）气血两虚证

以神疲乏力、气短懒言、面色发白、头晕目眩、心悸失眠、舌淡脉弱为常见症候。

（9）阴阳两虚证

主要表现为畏寒肢冷、五心烦热、眩晕耳鸣、心悸腰酸、舌淡少津、脉弱而数为常见症候。

## 五、消除运动性疲劳的方法

运动性疲劳的恢复方法多种多样，主要是运用营养补充方法、心理学调整方法、物理治疗和整理运动手段来进行恢复。此外，应用中医药抗疲劳的研究与实践也取得了一定成效。

（一）营养物质补充法

在人体运动的过程中新陈代谢率急剧增加，各个器官系统都会消耗大量的能源物质。其中，外周的运动器官会消耗大量的糖原、脂肪和蛋白质，同时产生很多完全代谢和不完全代谢的终产物，如乳酸堆积、酮体生成和氨的积聚。由此产生运动疲劳，从而影响运动成绩。如何在运动中和运动后尽快摄入足够的营养物质来补充能量，延缓运动疲劳的产生，促进运动疲劳的恢复，提高运动成绩是运动营养学的主要目的。

以往的运动营养学的重点在于如何补充足够的能源物质来满足肌肉运动过程中能量的消耗。一般认为，在运动中和运动后要大量补充碳水化合物（CHO）和蛋白质来补充运动中所消耗的糖原。同时，运动中由于出汗导致大量的水分和电解质丢失，需要补充足够的水分和无机盐。另外，还需要补充调节体内代谢所需要的维生素和其他微量元素。在这方面的研究比较成熟，相应的营养补剂和运动饮料也很丰富。

糖的补充不仅仅在运动后，且应当贯穿整个运动全过程，这既可推迟疲劳的出现，同时又利于消除疲劳。运动前补糖宜安排在赛前数日和赛前1.5～2小时，运动中补糖（以运动饮料形式）每隔15到30分钟或每隔半小时到1小时为宜，运动后补糖时间愈早愈好，最好不要超过6小时。对蛋白质的补充最好以易消化的优质蛋白质为主。脂肪对消除疲劳没有明显的作用，不必专门补充，可适当补充一些磷脂。

很多的科学家认为，肌酸补充有利于肌肉能量的迅速恢复。大量研究表明，补充肌酸能提高短距离、动力性、高强度以及间歇性运动的运动能力，而对耐力性运动能力不产生影响。对此的解释是补充肌酸导致运动后的血氨下降，血氨主要反映运动时骨骼肌磷酸腺苷源，特别是ATP的降解情况。血氨浓度下降，说明在运动过程中ADP磷酸化生成ATP的水平有所提高。此外，有人研究发现，补充肌酸对伸膝肌和跖屈肌收缩时有抗疲劳的作用。目前，肌酸尚未被国际奥委会（IOC）列在禁用范围之内。

从营养补充缓解中枢疲劳来说，目前的研究表明，在运动疲劳时中枢神经系统中某些脑区的5-HT和相关代谢产物的浓度增高，而它的升高与血液中游离色氨酸的增高明显相关。血液中的游离色氨酸又是与支链氨基酸(BCAA)竞争进入血脑屏障的，所以研究者提出只有在血液中游离色氨酸与BCAA比例增加时，脑内的5-HT才可能增加。而在运动中补充足够的氨基酸或者BCAA，就可以降低色氨酸与BCAA比例，减少脑内5-HT生成，延缓中枢性疲劳的产生。很多的科学家都做了相关的实验，但是实验的结果并不完全一致，有的实验证明在运动中补充氨基酸和支链氨基酸确实可以帮助延缓运动疲劳产生；有的实验得出了相反的结论，认为不能对运动疲劳的发生产生影响；还有的实验对比补充CHO和补充BCAA的效果，结果发现只有同时补充这两者的时候缓解运动疲劳的效果才明显。

（二）心理学调整法

通过心理学的调整措施，可以转换中枢疲劳的兴奋灶，使人的精神状态得以调整，缓解紧张的情绪，身心得以放松，对于消除中枢抑制性疲劳具有积极作用。具体方法有暗示性睡眠—休息，在休息和睡眠时，人体交感－肾上腺系统兴奋减弱，迷走－胰岛素系统兴奋性增强，垂体分泌生长素、ACTH增多，这不仅利于疲劳后的各器官的功能得以恢复，还有助于提高运动性疲劳的阈值，延缓疲劳的发生。此外，心理调整训练以及欣赏音乐、文娱节目，旅游等积极休息的手段、方法，都可以达到消除疲劳的目的。

（三）物理消除法

1. 温热水浴：包括桑拿浴都可以促进人体血液循环，有利于疲劳肌肉的物质代谢，使肌肉得以放松、消除疲劳；局部热敷和电磁疗可以减少肌肉中酸性代谢产物的堆积，消除肌肉的僵硬、紧张与酸痛；冷热交替水浴可以锻炼血管的舒缩功能，还可以调整中枢神经系统的兴奋与抑制性，也利于疲劳的消除。

2. 按摩：可以通过对人体的机械刺激、神经反射与神经－体液调节而影响人体各器官、系统的功能，从而可达到调节血液循环、增强心血管机能、调整中枢神经系统的兴奋与抑制过程，解除大脑的紧张与疲劳，并可以改善人体由于运动疲劳所造成的免疫功能下降的状况。因此，按摩对于消除运动疲劳、防治运动性伤病有着积极的作用。近年来研究与实践证明，如果按摩与主动恢复（整理活动）、放松活动结合起来则效果更好。

3. 针灸：可以通过针具刺激人体穴位，调节经络，气血运行，以提高人体机能、增强人体防御能力、促进疲劳的消除。近年应用肌肉电刺激方法在消除疲劳方面也取得了一定成果。

4. 吸氧与负离子吸入法：疲劳时血液中积有大量酸性代谢产物，吸氧可促进乳酸氧化，对消除疲劳有一定效果。负离子能提高人体神经系统的兴奋性，加速组织氧化，也利于疲劳的消除。在研究应用高压氧治疗延迟性肌肉酸痛方面，BabulS. 的研究证明高压氧治疗可以促进延迟性肌肉酸痛的恢复；而 MekjavicIB 等人的研究得出相反的结果，他们的研究结果显示，在高压氧治疗组和安慰剂组中运动前后的等长收缩能力都下降，经过恢复期，两组的肌肉力量恢复没有明显差异，运动后 48 小时两组肌肉酸痛感觉也无甚差异。这一研究的结果说明，高压氧治疗不是一个缓解运动后肌肉酸痛的有效方法。

以上的研究结果说明，物理治疗方法消除运动疲劳的研究中还存在很广阔的研究空间，很多方法的效果与机制还没有定论，还需要进一步的积累实验数据来证明其有效性，并且进行更深层次的机制研究。

（四）整理运动法

运动生理学研究证明，整理运动是消除运动疲劳，促进体力恢复的一种有效的主动恢复手段。在运动之后做整理运动，可以使人体更好地由紧张的运动状态过渡到安静状态。整理运动不仅可以使心血管系统、呼吸系统、神经系统内分泌系统等逐渐从适应剧烈运动的状态逐渐过渡到安静状态，还可以促使肌肉放松。众多的学者都认为整理运动与准备运动一样，是体育运动中的必须步骤。国内外很多科学实验也都证明主动恢复的效果不比按摩等其他物理治疗消除运动疲劳的效果差。更有医学领域的研究证明，适当的运动对消除运动疲劳有明显的作用。McCullyKK 等人调研证明，运动方法对治疗慢性疲劳综合征是有效的。而慢性疲劳综合征的机制与中枢性运动疲劳的机制是相似的，其他疾病的某些特征也是运动性疲劳中的常见症状。由此可见，运动本身的适当应用对消除运动疲劳是有利的，但这方面还需要进一步的实验研究来证明其效果与机制。

（五）中药治疗法

目前，消除运动性疲劳常见的中药大致有复方中药、单味中药与中药单体 3 种形式，药物的制剂主要为口服、外用与注射 3 种剂型，其中以复方口服制剂最为多用。口服除常用的汤剂、片剂、口服液剂、膏剂之外，尚有运动饮料及药膳；外用制剂有皮肤擦药膏、喷洒气雾剂（如云南白药）及中药熏洗剂等不同剂型和给药方法。其中，最具中医特色是复方中药，复方中药以“整体观念”和“辨证施治”思路进行处方，其效果往往是针对病理双向调节的适应原样作用，能从多层次、多器官、多组织地进行调节。中药单体是提取单味中草药中的某种有效成分，如人参皂甙、红景天甙等，具有一定程度的抗疲劳作用。

（1）补气助阳法

①补肾为主

《难经》曰：“损其肾者，益其精。”补肾当包括温阳生精与滋阴填精，皆为补肾之法。

如仙灵口服液以仙茅、仙灵脾等组方，其温肾阳为主，辅以滋补肾阴，不仅提高无氧阈功率，而且有氧功率也明显改善，并加快运动后血乳酸水平的恢复。补肾益元方由女贞子、枸杞子、锁阳、杜仲、黄芪、仙鹤草、大伸筋草等组成，功能补肾益元，强腰活络，针对大强度运动或超负荷训练所致肾元亏损、气血不畅来立方。实验研究提示，该方可增强有氧与无氧耐力，改善力竭运动时骨骼肌自由基代谢和细胞能量代谢；并在一定程度上拮抗大强度运动引起的免疫功能下降，促进疲劳的恢复。中医秘方益寿回春汤含巴戟天、淫羊藿、刺五加等多种补益中药，具益肾填精、健脾补气、和阴养血、宁心安神的功效，使用后可降低最大稳态负荷中的氧耗量，使运动后安静状态下血清超氧化物歧化酶（SOD）增加，从而提高机体对氧自由基损伤的防御能力。益寿回春汤还可使负荷后血清睾酮明显升高，纠正大强度运动后过度疲劳时的高皮质醇—低血睾状态，使 T/C 比值回升，促进疲劳后恢复。以人参、鹿茸、黄芪等组方的参宝片，具有类似促肾上腺皮质激素（ACTH）的作用，可兴奋肾上腺皮质促进皮质激素和雄激素分泌。以熟地、人参等组方的滋肾养阴方则可使血清生长激素（GH）水平明显提高。上述诸补肾中药复方都具有促进机体内源性激素再生和提高应激能力的功效，故可提高运动训练成绩。类似的补肾壮阳抗疲劳复方还有命门合剂、温阳片、蛾公口服液、回力宝、益肾口服液、固真方、宫廷葆春酒等。补肾阳中药能改善运动能力的原因，是其具有对下丘脑—垂体—靶腺轴功能的促进作用，使其处于较高水平，导致机体代谢也在高水平上进行，这是机体在大强度运动中表现出高水平能量输出以及代谢产物迅速清除的基础与保障。

②补脾为主

过度训练的运动员常出现神疲乏力、纳呆、腹胀、贫血等脾虚气血不足症状，且肌肉运动能力显著下降。应用健脾益气中药复方后，反映三羧酸循环及其他氧化产能途径利用程度的氧化酶含量增加，线粒体有氧氧化率提高，肌糖元的储存和利用呈现正向作用，并使肌肉兴奋收缩耦联恢复正常。如益气扶阳合剂由人参、黄芪、山楂、枳壳、当归、红花、鹿茸、淫羊藿、枸杞子、刺五加 10 味中药组成，脾肾双补。动物实验表明，服用该合剂的大鼠在强度运动训练力竭后 24 小时，骨骼肌线粒体结构较清晰完整，肌节长度和 Z 线排列已恢复正常，损伤基本修复，与对照组有显著性差异。

复方生脉散由人参、麦冬、五味子、黄芪、当归、大枣、蜂蜜组成。其功效可提高红细胞、血红蛋白含量，提高血清乳酸脱氢酶（LDH）活性，加速运动后血乳酸的清除，减少血清尿素氮的形成，提高运动耐力。寿星补汁由山药、首乌、炒白术、干姜等 13 味中药组方，能提高小鼠耐缺氧和抗寒能力；在游泳和爬杆试验中显示本品的抗疲劳耐力。补脾Ⅰ号口服液含人参、白术、茯苓、甘草等，能改善运动员机能状态及提高运动能力，安静时血清 IgM 增加，血红蛋白含量亦增加。类似的补脾为主的中药抗疲劳复方还有复方芪参口服液、黄精口服液、北芪花粉复方、复方四君子汤、芪参麦味汤、复方党参液、健身补血冲剂、多尔福口服液等。中药健脾益气复方提高运动能力并促进疲劳后恢复的机理，主要是通过预防或逆转骨骼肌损伤、提高血红蛋白含量、增强机体免疫力和改善整体机能状态等，达到消除疲劳的效果。

③脾肾双补

在抗运动性疲劳的中药复方中，有相当多的按脾肾双补的原则组方的。除了上述以补肾为主的参宝片和以补脾为主的益气扶阳合剂外，脾肾双补或兼及其他的抗疲劳复方还有参芪补剂（人参、黄芪、肉苁蓉、刺五加等，可抗疲劳增体力）、振疲丹（党参、黄芪、当归、黄精、桂圆肉、生地、淫羊藿、陈皮，可补气健脾、壮阳健肾、养血安神）、体能一号（人参、熟地、芍药、仙灵脾、杜仲、肉苁蓉、郁金、益母草、桂枝、阿胶，能提高有氧运动能力，增强体能，延缓疲劳产生，尤适用于女性运动员）、生血宝胶囊（黄芪、太子参、黄精、当归、鸡血藤、制首乌、熟地、白芍、枸杞子、肉苁蓉、菟丝子、补骨脂、甘草，补气益精生血，预防运动性贫血）等，均在实践中取得了很好的效果。

（2）理气疏肝法

①调益肝气、疏肝实脾

该类研究以北京中医药大学杨维益、陈家旭等进行“理气扶正类中药消除运动性疲劳的机理研究”为代表，从神经、内分泌、免疫、物质与能量代谢等各个角度，系统地研究探讨并阐述了运动性疲劳的产生机理，有创见地提出“肝脾气化失常导致运动性疲劳”的理论，以此确定理气扶正的治疗原则是“调益肝气，疏肝实脾”。并用中药复方体复康进行多方面的实验研究，体复康主要由调肝理气、补益脾气的药物，如枳壳、枳实、黄芪、丹参、党参、当归、山楂、白术、枸杞子、肉苁蓉等组成。对骨骼肌的糖元储存和利用具有正向调节作用，对大强度运动后即刻产生血乳酸有促进其清除的作用；能激活急性疲劳时被抑制的内源性阿片肽系统，使急性运动应激血浆β-内啡肽作用增强，而对长期慢性运动应激血浆β-内啡肽和亮氨酸脑啡肽则有下调作用；改善心肌能量代谢，逆转疲劳心肌的线粒体结构损伤；对氨基酸代谢有积极的调节作用；纠正运动造成的肌肉能量代谢障碍，对运动过程中能量的储备与动员有重要促进作用；降低血浆丙二醛（MDA）活性，提高超氧化物歧化酶（SOD）和谷胱甘肽过氧化物酶（GSH-PX）活性，有利于自由基的清除；促进剧烈运动后免疫功能的恢复。该复合中药还能使强化运动训练后血浆总睾酮、游离睾酮和卵泡刺激素的水平升高，表明其可促进运动状态下的内分泌功能，与补肾助阳中药改善运动性内分泌功能，具有协同作用。

总的来说，调肝理气中药改善运动能力、促进运动性疲劳消除的机制，可能在于其可以调节或平衡由运动引起的“神经－内分泌－免疫网络”紊乱，并改善能量代谢和促进自由基的清除。

②养血柔筋、调益肝体

肝为体阴而用阳之脏，以血为体，性喜条达而柔润筋节，并以其“主藏血”的生理功能对全身脏腑组织起营养调节作用，提供运动所需的能量来源，故调益肝血可提高体能和耐疲劳能力。有研究以当归、何首乌、五味子、酸枣仁、木瓜等入肝养血柔筋之中药，组成养肝柔筋方，通过实验观察其对运动能力和糖储备的影响，并与糖元填充法抗疲劳作用比较，认为两法均可增加体内的糖储备、提高对运动性疲劳的耐受能力。但在短时间内快速增加体内糖储备方面，糖元填充法有独特作用；而在调节、动用有限糖储备方面，养肝柔筋方则有明显优势。该方抗疲劳作用可能与其促进肝内糖异生和肝糖元分解、增加运动肌肉血流量、促进肌细胞摄取血糖、提高骨骼肌细胞能源物质有氧氧化供能率、减少肌糖元在运动后期消耗等有关。

（3）养阴清热法

疲劳与火有密切的关系，这里的火，既指由阴虚、气衰而致的虚火，又有阳和之气亢极而致的实火。疲劳的初期，多为过度的劳累而使身体阳和之气过度亢进，而致出现实火；火炎日久，即耗气、伤阴，出现阴虚、气衰内热之虚火。从中医的观点看，在运动过程中，汗出溱溱，伤津耗液，易致阴液不足，加之脾外合肌肉，肌肉劳顿，脾先受损，脾失健运，既可致食欲降低，又可致湿热内生，菀陈渐积，越发加重热郁于里，因而易出现口燥咽干、烦热难眠、纳差食少等阴虚内热之征。的确，大量文献资料显示，大部分的运动员存在气阴两虚、脾肾不足的症状，而且阴虚的发生率比阳虚的发生率要高得多。显而易见，阴虚内热也是运动性疲劳发生、发展的重要机制之一。因此，在中医药抗运动性疲劳的研究中，养阴清热法也是必不可少的。

养阴清热法主要有活血化瘀法和清法两种，如益气活血方由黄芪、当归、川芎、红花、桃仁、鸡血藤组方，可改善运动后高黏滞血症，改善微循环，并阻抑疲劳状态下血清磷酸葡萄糖异构酶（PGI）活性的增高，从而有利于抗骨骼肌疲劳及缓解组织损伤；补脾活血方由人参、黄芪、田七、红花组成，可降低血脂，提高肌糖元含量，使血睾酮水平上升，提高运动能力，并促进自由基清除；用活血化瘀方（乳香、没药）足浴，可加快肢体血循环速度，促进运动后心血管系统功能恢复，并可增进食欲和提高睡眠质量；复方丹参具耐缺氧、抗疲劳和镇痛作用；四物汤补血活血调经，可提高耐缺氧能力并延长强度运动的耐受时间。

## 六、运动性疲劳的研究方向展望

疲劳是一个涉及多个系统和组织的复杂的生理和心理现象。外周疲劳和中枢疲劳是目前研究领域中的两个重点。我们对于运动疲劳的认识主要是从对肌肉组织疲劳的外周开始的，并且产生了如“衰竭学说”、“突变学说”等经典的理论学说。对于中枢疲劳的研究相对比较晚，但是在近年已经成为了运动疲劳研究的重点对象，世界上许多科学家开始关注疲劳产生的中枢机制，这与近年脑科学和神经科学技术与理论的发展是相关的。微透析技术、神经电生理技术等就在中枢疲劳机制的研究中发挥了很大的作用。

目前的运动疲劳研究是建立在以往的学说基础之上的。很多科学家提出了关于中枢疲劳的假说，但是目前的实验数据在某些方面还没有得到统一的结果，对于同一假说也可能有不同的解释。所以，从方法论来说，无论是外周疲劳还是中枢疲劳的机制研究，目前都更注重能够切实说明问题的实验数据。众多的科学工作者都在进行动物和人类实验来证明各种假说的真实性和普遍性。其目的是通过众多的实验数据来阐述疲劳机制。从研究的方向来说，目前的科研更注重对于中枢神经递质在中枢性疲劳中所产生的作用。

在目前研究侧重中枢性运动疲劳机制的实验研究同时，科学家们也越来越认识到，疲劳机制的研究不可以将中枢与外周截然分开。疲劳可以产生在从大脑皮质到肌细胞到内分泌腺体等任何环节，并且是一个综合性因素作用的结果。我们不可能把它孤立地看作中枢机制的作用结果或者是外周抑或其他什么单个系统或组织作用机制的结果。我们可以预测，随着对疲劳机制研究的深入，不久的将来疲劳的概念就不再有中枢和外周之分别，而是一个涉及各个器官、系统甚至是精神领域的综合概念。

祖国传统医学在消除疲劳、改善运动能力的理论和实践中具有独特的优势和潜力，使用不含有违禁物质的中药消除体力疲劳，已经成为国内外重要的研究课题。与西药相比，中药可在多器官、多系统、多层次对人体施加影响，但目前中医药抗运动性疲劳存在如下问题。

1. 针对性不足。未能区别运动员的性别、体质及不同的运动项目给药；未能根据不同训练类型、不同训练项目、不同训阶阶段，辨证配伍用药；未能按照疲劳产生的机制进行中药筛选，有一定的盲目性。对如何延缓疲劳的产生和尽快消除疲劳的研究还有待深入。

2. 重补而不重调。许多研究表明，单一进补有片面性。调补结合，寓疏于补，则效果优于单纯进补，同时也能消除单纯进补带来的副作用。

3. 未能很好地体现中医的整体观和辨证论治两大特色；未能将运动引起的机体变化与中医的“证”之间的关系进行深入的研究，并摸索出行之有效的治则。

4. 没有系统、标准、统一动物模型，在造模方法和实验条件上没有严格控制，影响了对药效的观察与评定，各个研究人员的结果也缺乏可比性。急需建立运动性疲劳“证”的动物模型。

5. 加强中医理论与现代科技手段的有机结合。除在整体水平上进行研究外，还应考虑在细胞水平、分子水平和基因水平进行研究，深入研究抗疲劳中药的作用部位与机制；除了充分发挥中草药本身的优势外，应通过改进提取技术，增加制剂有效成分的浓度及含量，甚至通过生物工程技术制成效果更好的天然活性物质。

## 第二节　生产作业性疲劳

### 一、概述

（一）概念

一般来说，在生产过程中，劳动者由于生理和心理状态的变化，产生某一个或某些器官乃至整个机体力量的自然衰竭状态，称为生产作业性疲劳。疲劳感是生产作业者对疲劳的主观体验，而作业效率下降是疲劳的客观反映。

（二）分类

生产作业性疲劳的分类方法很多，工作性质不同，产生的疲劳现象也不同。一般情况下，将其分类为体力疲劳和精神疲劳。

（1）体力疲劳

劳动者在劳动过程中，随着工作负荷的不断累积，使劳动机能衰退，作业能力下降，且伴有疲倦感的自觉症状出现。如身体不适、头晕、头痛、注意力涣散、视觉不能追踪、工作效率降低，这种感觉累积的结果，在生理与心理机能上产生恶化倾向。疲劳的积累还会逐渐演化为器质性病变。

（2）精神疲劳

亦叫脑力疲劳，即用脑过度，大脑神经活动处于抑制状态的现象。人的大脑蕴藏着巨大的工作潜力，是一个极为复杂、精密的机构。一般来说，脑重 1400g，只占全身重量的 2%，却拥有心脏流出血液的 20%。作业者从事紧张的脑力劳动时，血耗量骤增，倘若供血中止 15 秒，即可发生神志昏迷，中止 4 分钟，大部分脑细胞受到破坏以致无法恢复。脑力劳动时，同样有明显肌肉紧张的表象。譬如读书时，眼肌收缩；进行心算时，语肌的活动量将随问题的繁复程度而增加。注意力越集中，肌肉越紧张，消耗能量也越大，最后脑神经活动处于抑制状态，平时能解决的问题在这时也会“束手无策”。脑力疲劳与体力疲劳是相互作用的，极度的体力疲劳降低了直接参与工作的运动器官的效率，从而影响大脑活动的工作效率；而过度的脑力疲劳，会使精神不集中，思维混乱，身体倦怠，亦影响感知速度及操作的准确性。

（3）其他分类

为了能够更深刻认识疲劳的机理，可对疲劳进一步分类。

①局部疲劳（个别器官疲劳）

作业中使用的部位不同，参与作业的部位由于紧张、活动频率高，在相应的局部首先产生疲劳。这时一般不影响其他部位的功能，如计算机操作人员、打字员、教师等。打字员在长时间工作之后，手指伸屈能力减退，产生疲劳，然而对于视、听、感观的影响并不明显。

现代社会的劳动，由于采用了日新月异的技术手段，降低了人体总能量的消耗。然而由于特定的工作类型，身体特定部位的局部疲劳并未减轻，更何况人在作业时动作部位即使是局部的，也会由于连带关系出现全身疲劳。疲劳的部位在很大程度上受所从事的职业及工作特点影响（见表 10-6）。

**表 10-6 疲劳部位与职业的关系表**

| 部 位 | 职业、作业及环境 |
|---|---|
| 头 部 | 写作、谈话、讲课、听课等用脑程度强的工作；环境充斥 CO、$CO_2$，换气不良 |
| 眼 部 | 监视作业，计算机作业，显微镜作业，透视，校正，焊接；在低照度条件下作业 |
| 颈 部 | 上下观察作业 |
| 耳 部 | 听诊作业、铆接等噪音大的作业 |
| 肩 部 | 搬运，肩及上肢作业 |
| 腕 部 | 手连续动作的作业：钳工、打字、手工研磨等手工作业 |
| 肘 部 | 小臂连续性的作业 |
| 胸 部 | 吹气以及胸部支撑性作业 |
| 腹 部 | 摩托车、三轮车驾驶，腹部牵引及推挡作业 |
| 腰 部 | 反复前屈、举重向上的作业 |
| 臀 部 | 坐位不适、坐位时间长 |
| 背 部 | 前屈及蹲下作业 |
| 手指部 | 打字、包装、写字、敲击、剪纸等长时间用手指的作业 |
| 膝 部 | 蹲下过久的作业 |
| 大腿部 | 蹲下及重体力劳动 |
| 下腿部 | 站立作业及下肢劳动 |
| 手掌部 | 锤工、石工等用力握紧的作业 |
| 足 部 | 站立作业，步行作业 |

②全身性疲劳

一般是全身参与较繁重的体力劳动所致，也可能由于局部肌肉疲劳逐渐扩散而使其他肌肉疲劳连带产生的全身性反应。主观疲倦感为疲乏、关节酸痛，客观上产生操作迟钝、动作不协调、思维混乱、视觉不能追踪、错误增加、作业能力下降。

③智力疲劳

智力疲劳是指长时间从事紧张的思维活动所引起的头昏脑胀、失眠或贪睡、全身乏力、没精打采、心情烦躁、倦于工作、百无聊赖等表象。一般情况下，人在进行脑力作业时，需要的能量较平时约增2%～3%，若再伴随紧张而又增加肌肉活动，能量将要增加10%～20%。

④技术疲劳

技术疲劳是需要脑力、体力劳动并重，尤其神经系统相当紧张的劳动而引起的疲劳。如驾驶飞机、驾驶汽车、操纵设备、收发电讯等。其疲劳的倾向性由作业时脑体参与的程度而定，如卡车司机的疲劳以全身乏力为主，而电讯员则以头昏脑胀为主。

⑤心理性疲劳

单调的作业内容很容易引起心理性疲劳。例如监视仪表的工人，表面上坐在那里“悠闲自在”，实际上并不轻松，信号率越低越容易疲劳，使警觉性下降。这时体力上并不疲劳，而是由于大脑皮层的一个部位经常兴奋而引起的抑制。

## 二、产生原因和机理

(一）产生原因

劳动过程中，人体承受了肉体或精神上的负荷，受工作负荷的影响产生负担，负担随时间推移的不断积累就将引发疲劳。

1. 作业强度与持续时间

劳动负担是作业强度和作业持续时间的函数。作业强度越大，持续时间越长，劳动者就越容易疲劳。

2. 作业速度

作业速度越高越容易导致疲劳。根据劳动定额学研究，每一种作业都有适合于一般作业人员的合理速度，在合理的作业速度下劳动，人可以维持较长时间而不感到疲劳，体能的支出比较轻。

3. 作业态度

劳动者的精神面貌和工作动机对心理疲劳影响极为明显。劳动热情高，工作兴趣大，主观疲劳的感受就越小。疲劳的动机理论认为，每个人所储存的机体能量并不像打开水龙头就会流出水来那么简单，而只有当人达到一定的动机水平时，那些分配给用于完成特定活动的能量才能得到释放，而当这一部分准备支付的能量消耗殆尽时，就会感到疲劳，尽管此时他还有剩余精力。一个人的工作动机水平制约和影响着他完成该项工作准备支付和实际支付的能量的多少。动机水平越高，准备支付的能量越多，越不易感到疲劳。换一个角度说，对于两个总能量相同的个体，如果各自的动机水平不同，尽管在劳动中实际感到的疲劳程度是一样的，但实际消耗的体能却是极为不同的。因此，强化工作动机，提高工作兴趣，可以减少疲劳感。

4. 作业时间

在什么时间进行作业也影响疲劳的产生和感受疲劳的程度。比如夜班作业比白天作业容易疲劳。这和人体机能在夜间比在白天较低有关。

5. 作业环境

不适宜的照明条件、湿度、温度、噪声、粉尘等，都会增加作业人员的精神与肉体负担，造成疲劳感。

（二）产生机理

生产作业性疲劳是劳动过程中人体器官或机体发生的自然衰竭状态，是人体能量消耗与恢复相互交替，中枢神经产生“自卫”性抑制的正常生理过程。然而对于疲劳现象的解释在学术界未能达成共识。目前主要有下述几种论点。

1. 疲劳物质累积理论

在劳动过程中，劳动者体力与脑力的不断消耗，在体内逐渐积累起某种疲劳物质（有人称其为乳酸），这种物质在肌肉和血液中大量累积，使人的体力衰竭，不能再进行有效的作业。奥博尼基于生物力学的理论对这一假说又作了进一步的分析，由于乳酸分解后会产生液体，滞留在肌肉组织中未被血液带走，使肌肉肿胀，进而压迫肌肉间血管，使得肌肉供血越发不足。倘若在紧张活动之后，能够及时休息，液体就会被带走。若休息不充分，继续活动又会促使液体增加。若在一段时间内持续使用某一块肌肉，肌肉间液体积累过多而使肌肉肿胀严重，结果是肌肉内纤维物质的形成，这将影响肌肉的正常收缩，甚至造成永久性损伤。

2. 能源消耗理论

劳动者不论从事脑力劳动还是体力劳动，都需要不断消耗能量。轻微劳动，能量消耗较少，反之亦然。人体的能量供应是有限的，随着劳动过程的进行，体能被不断消耗，于是由于一种可以转化为能量的能源物质肌糖原的储备耗竭或来不及加以补充，人体就产生了疲劳。

3. 中枢系统变化理论

劳动过程中，人的中枢神经系统将会产生一种特殊的功能，即保护性抑制，使肌肉组织不致过度消耗而受损，保护神经细胞免于过分疲劳。如人体疲劳时，尽管想看书，却不自制地瞌目而睡。在这种意义上，疲劳是对机体起保护作用的一种“信号”。

4. 生化变化理论

在劳动中，由于作业及环境引起体内平衡紊乱状态而产生了疲劳。即肌肉活动和收缩时，减少了体内淀粉的含量，分解为乳酸，并放出热能（121 卡/克分子）供肌肉活动，当体内淀粉含量不足或供不应求时，就产生明显的疲劳现象。当身体休整后，肝脏重新又源源不断地提供动物淀粉，肌肉本身也有能力将一部分乳酸恢复为淀粉，另一部分送回肝脏重新合成，使得劳动状态继续进行下去。

5. 局部血流阻断理论

静态作业（如持重、把握工具等）时，肌肉等长时间收缩来维持一定的体位，虽然能耗不多，但易发生局部疲劳。这是因为肌肉收缩的同时产生肌肉膨胀，且变得十分坚硬，内压很大，将会全部或部分阻滞通过收缩肌肉的血流，于是形成了局部血流阻断。人体经过休整、恢复，血液循环正常，疲劳消除。

事实上，疲劳产生的机理，可能是上述 5 种理论的综合影响所致。人的中枢神经系统主管人的注意力、思考、判断等，不论脑力劳动还是体力劳动，最先、最敏感地反映出来的是中枢神经系统的疲劳，继之反射运动神经系统也相应出现疲劳，表现为血液循环的阻滞，肌肉能量的耗竭，乳酸的产生，动力定型的破坏。

## 三、生产作业性疲劳的特点

（一）一般规律

1. 疲劳可以通过休息恢复。青年人比老年人休息恢复得快，因为青年人机体供血、供氧机能强。心理上造成的疲劳常与心理状态同步存在和消失。

2. 疲劳有累积效应。未消除的疲劳能延续到次日。当重度疲劳后，次日仍有疲劳症状。这是疲劳积累效应的表现。

3. 疲劳程度与生理周期有关。在生理周期中机能下降时发生疲劳较重，而在机能上升时发生疲劳较轻。

4. 人对疲劳有一定的适应能力。机体疲劳后，仍能保持原有的工作能力，连续进行作业，这是体力上和精神上对疲劳的适应性。工作中有意识地留有余地，可以减轻作业疲劳。

（二）产生过程

人体疲劳是随工作过程的推进逐渐产生和发展的。按照疲劳的积累状况，工作过程一般分为四个阶段。

1. 工作开始阶段。人体的工作能力没有完全被激发出来，处于克服人体惰性的状态。这时不会产生疲劳。

2. 工作高效阶段。经过短暂的第一阶段后，人体逐渐适应工作条件，人体活动效率达到最佳状态并能持续较长时间。只要工作强度不太高，这一阶段不会产生明显疲劳。

3. 疲劳产生阶段。持续较长时间工作，伴随疲劳感增强，导致个体工作效率下降，出现了工作兴奋性降低等特征。进入这一阶段的时间依据劳动强度和环境条件而有很大差别。劳动强度大、环境差时，人体保持最佳工作时间就短。反之，维持在上一阶段的时间就会延长。

4. 疲劳积累阶段。疲劳产生后，应采取相应的措施减轻疲劳。否则由于疲劳的过度积累，会导致人体暂时丧失工作能力，工作被迫停止，严重时容易引起作业者的身心损伤。疲劳的积累过程可用“容器”模型来说明，在作业过程中，作业者的疲劳受许多因素的影响，如工作强度、环境条件、工作节奏、身体素质及营养、睡眠等。“容器”模型把作业者的疲劳看成是容器内的液体，液面越高，表示疲劳越大。疲劳源源不断地加大疲劳程度，犹如向容器内不断地倾倒液体一样。液面升高到一定程度，必须打开排放开关，降低液面。容器排放开关的功能如同人体在疲劳后的休息。容器大小类似于人体的活动极限，溢出液体意味着疲劳程度超出人体极限。只有不断地适时休息，即“排出液体”，才不至于对身体构成危害。

（三）与休息恢复的关系

1. 疲劳的产生与消除是人体正常生理过程。作业产生疲劳和休息恢复体力，这两者多次交替重复，使人体的机能和适应能力日趋完善，作业能力及水平不断提高。

2. 人在作业过程中体力消耗也在进行着恢复。人在作业时消耗的体力，不仅在休息时能得到恢复，在作业的同时也能逐步恢复。但这种恢复不彻底，补偿不了体力的整个消耗，对精神上的消耗同步恢复很困难。因此，在脑体劳动后，必须保证适当的、合理的休息。

3. 疲劳与恢复相互作用是适应生理、心理过程的动力平衡。作业消耗体力越多，疲劳越快，刺激恢复的作用就越强。实质上，疲劳是人体中枢神经系统产生的保护性抑制，这种抑制作用刺激着机体恢复过程。

## 四、预防

### （一）合理作业

1. 合理用力的一般原则

用力方法应当遵循解剖学、生理学和力学原理及动作经济原则，提高作业的准确性、及时性和经济性。

（1）随意性原则。静态直立姿势作业，血液分布不均匀，四肢或躯干任何部分的重心从平衡位置移开，都将增加肌肉负荷。使肌肉收缩，血流受阻，产生局部肌肉疲劳，而局部肌肉疲劳无疑会向全身蔓延。随意姿势，虽然也使任意部分身体重心移开平衡位置，但由于这种“随意”表现为姿势的不断变化，因此，随着活动肌肉（收缩）与不活动肌肉（舒张）的交替，可使通向肌肉的血流加速，以利于静脉血液回流从而解除疲劳。

（2）平衡性原则。在作业中，采取平衡姿势，可以将力投入到完成某种动作的有用功上去，这样可以延缓疲劳的到来或者在某种程度上减少疲劳。比如托举重物，若弯腰拾起，身体随重物被提起方向作反向移动，将有部分能量被耗掉。若先下蹲，举起重物时，随重物上移，人体重心始终在同一纵轴上移动，能够与地面的支持力取得平衡。总之，运用人体自身的重量来平衡负荷是很省力的。

（3）经济性原则。用力中重视动作的自然、对称而有节奏。主要包括以下几个方面。

①动作对称：可使身体用力后能够保持平衡与稳定。如双手同时使用，可减轻疲劳程度，提高作业效率。国外有专家指出，若左手稍加训练，效率可达到右手的80%。

②节奏约束：会避免由于动作减速而浪费能量。

③动作自然：这是实现平衡性和节奏性的保证。一般动作具有交替性或者对称性。左右两手一手伸、一手屈称作交替运动。双手同时伸或同时屈叫对称运动。交替运动使大脑两半球相互诱导，比单手运动出现疲劳晚。对称运动能使两手处于平衡，减轻体力与精神上的紧张感。不论交替运动还是对称运动都是动作自然的表现。

④降低动作等级原则：作业时的动作应符合动作经济原则。要尽可能避免全身性动作，可用手指的作业，最好不用手臂去做，手臂可以完成的作业，就不要动用整个身体。在作业中尽量用较低的动作级别去完成，达到经济省力的目的。动作级别分类见表10-7所示。

**表10-7　人体动作级别分类**

| 级别 | 枢轴点 | 人体运动部位 |
|---|---|---|
| 1 | 指　节 | 手指 |
| 2 | 手　腕 | 手及手指 |
| 3 | 肘关节 | 前臂、手及手指 |
| 4 | 肩关节 | 上臂、前臂、手及手指 |
| 5 | 身　躯 | 躯干、上臂、前臂、手及手指 |

2. 正确的作业姿势和体位

任何一种作业都应选择适宜的姿势和体位，用以维持身体的平衡与稳定，避免把体力浪费在身体内耗和不合理的动作上。

(1) 搬起重物时，不弯腰比弯腰少消耗能量，可以利用蹲位。假若弯腰搬起 6kg 的重物，消耗同样体力的蹲位可以搬起 10kg 的重物。

(2) 提起重物时，手心向肩可以获得最大的力量。

(3) 搬运重物时，肩挑是最佳负荷方式，而单手夹持要比最佳方式多消耗能量 40%。

(4) 向下用力的作业，立位优于坐位，立位可以利用头与躯干的重量及伸直的上肢协调动作获得较大的力量。

(5) 推运重物时，两腿间角度大于 90°最为省力。

(6) 负荷方式不同，能量消耗也不同。若以肩挑作为比较的基点，能耗指数为 1，其他负荷方式的能耗如表 10-8 所示。

**表 10-8 不同负荷方式下的能耗表**

| 负荷方式 | 肩挑 | 一肩扛 | 双手抱 | 二手分提 | 头顶 | 一手提 |
|---|---|---|---|---|---|---|
| 能量消耗为 1 时 | 1.00 | 1.07 | 1.10 | 1.14 | 1.32 | 1.44 |

(7) 作业空间的设计要考虑作业者身躯的大小。如作业空间狭窄，往往妨碍身体自由、正常地活动，束缚身体平衡姿势与活动维度，使人容易产生疲劳。

(8) 用眼观察时，平视比仰视和俯视效果好，可以减缓疲劳。一般纵向最佳视野在水平视线向下 30°的范围内，横向最佳视野在 60°视角范围内。

(9) 根据作业特点选择坐位和立位。坐位不易疲劳，但活动范围小；立位容易疲劳，但活动范围大。一般作业中经常变动体位，且用力较大、机台旁容膝空间较小、单调感强时适宜立位；而作业时间较长，要求精确、细致、手脚并用时等宜用坐位。

(二) 改善工作内容，克服单调感

单调作业是指内容单一、节奏较快、高度重复的作业。单调作业所产生的枯燥、乏味和不愉快的心理状态，称为单调感。

1. 单调作业及其特点

单调作业种类很多，例如各种流水线上的工作，如从事流水生产线上的检查作业和装配作业等；使用机器和工具进行简单、重复操作，如冲压、锻造等作业；自动化工厂控制室的检查、监视和控制作业等。

单调作业特点是：作业简单、变化少、刺激少、引不起兴趣；受制约多，缺乏自主性，容易丧失工作热情；对作业者技能、学识等要求不高，易造成作业者消极情绪；只完成工作的一小部分，对整个工作的目的、意义体验不到；作业只有少量单项动作，周期短，频率高，易引起身体局部出现疲劳和心理厌烦。

2. 单调作业引起疲劳的原因

单调作业虽然不需要消耗很大的体力，但千篇一律、重复出现的刺激，使人的兴奋始终集中于局部区域，而其周围很快会产生抑制状态，并在大脑皮质中扩散，经过一段时间，就会出现疲劳现象。此外，随着技术不断进步，劳动分工越来越细，使作业在很小的范围内反复进行，这种高度单调的作业，压抑了作业者的工作兴趣，引起极度厌烦和消极情绪，产生心理疲劳。其主要表现为感觉体力不支、注意力不集中、思维迟缓、懒散、寂寞和欲睡等。

3. 单调感的特点

单调感直接影响工作效能。作业时产生的单调感，影响作业者的情绪和精神状态，提前产生疲劳感，造成工作效率降低，错误率增加，工作质量下降。单调感与生理疲劳不同。疲劳产生于繁重劳动和紧张工作后，有渐进性、阶段性，表现为作业能力降低；而单调感在轻松的作业中也会发生，起伏波动，无渐进性、阶段性，作业能力时高时低、不稳定。

4. 避免单调的措施

（1）培养多面手。变换工种；从事基本作业的工人兼辅助作业或维修作业；工人兼做基层管理工作。

（2）工作延伸。按工作进程延续扩展工作内容，如参与研究、开发、制造等，激发工作热情和创造力。

（3）操作再设计。在操作设计上根据人的生理和心理特点进行重组，如合并动作、合并工序，使工作多样化、丰富化。

（4）显示作业的终极目标。设立作业的阶段目标，使作业者意识到单项操作是最终产品的基本组成。中间目标的到达，会给人以鼓舞，增强信心。

（5）动态信息报告。在工作地放置标识板，每隔相同时间向工人报告作业信息，让工人知道自己的工作成果。

（6）推行消遣工作法。作业者在保证任务完成的前提下，可以自由支配时间，如弹性工作制等。这样会使时间浪费减少，充分利用节约的时间去休息、学习、研究，提高工作、生活质量。

（7）改善工作环境。可利用照明、颜色、音乐等条件，调节工作环境。

（三）改进生产组织与劳动制度

生产组织与劳动制度是产生疲劳的重要影响因素之一，包括经济作业速度、休息日制度、轮班制等。

1. 经济作业速度

经济作业速度是指进行某项作业能耗最小的作业速度。按这一速度操作，会经济合理又不易产生疲劳，持续作业时间长。

在作业中过快操作，会造成作业者的强负荷；过慢还会引起情绪焦躁、烦恼，使动作间断，注意力不集中。恰如其分的作业速度不易确定。可由速度相同的人组成作业班组；也可据不同作业者的速度潜力，设计操作组合。值得注意的是，最快、最短时间的动作方式可能是有利的，但将加速疲劳的到来，因此短暂的间歇时间是经济作业速度中的必要因素，可运用时间研究的方法，确定适当的宽放率。一般，在传送带上实行自主速率会优于规定速率，对人的心理有积极的影响作用。事实上，经济作业速度因人的身体素质、人种以及熟练程度等因素而异。

2. 休息日制度

休息日制度直接影响劳动者的休息质量与疲劳的消除。在历史上，休息日制度经历了一定的变革。第一次世界大战以后，许多国家都实行每周工作 56 小时。第二次世界大战初期，英国将 56 小时/周延长至 69.5 小时/周。由于人民的爱国热情，生产在初始阶段上升 10%，但不久又从原水平降低了 12%，随之缺勤、发病、事故也频频增加。第二次世界大战后，许多国家实行 40 小时/周的工时制度。目前，发达国家的休息日制度的发展趋势是多样化和灵活化，有些国家的周工作时间缩短到 40 小时以下。我国现实行了每周五天工作制，面对富余出来的休息时间，中国人原有的工作生活轨迹悄然开始了变化，这必将有利于提高人们的工作生活质量。

3. 轮班制

轮班制分为单班制、两班制、三班制或四班制等。应当根据行业的特点、劳动性质及劳动者身心需要安排轮班方式。如纺织企业的“四班三运转”，煤炭企业的“四六轮班”，冶金、矿山企业的“四八交叉作业”。国外还实行“弹性工作制”、“变动工作班制”、“非全日工作制”、“紧缩工作班制”等轮班制度。

对于日夜轮班制度的研究，必须同时考虑工作效率和劳动者的身心健康。研究表明，夜班工作效率比白班约降低 8%，夜班作业者的生理机能水平只有白班的 70%，表现为体温、血压、脉搏降低，反应机能亦降低，从而工作效率下降。统计资料表明，凌晨 3～4 时工作错误率最高；凌晨 2～4 时，电话交换台值班员的答话速度比在白班时慢 1 倍。这是因为人的生理内部环境不易逆转，夜班破坏了劳动者的生物节律。夜班作业者疲劳自觉症状多，人体的负担程度大，连续 3～4 天夜班作业，就可以发现有疲劳累积的现象，甚至连上几周夜班，也难以完全习惯。另一原因是夜班作业者在白天得不到充分的休息。这种疲劳，长此以往将会给作业者的身心健康带来不利影响。

为了使生物节律与休息时间相一致，可以通过环境的明暗、喧闹与安静的交替来实现。环境的变化如强制性地颠倒人的生理机制，会通过新的适应，改变原节律，但这种适应却要很长一段时间。体温节律的改变要 5 天；脑电波节律的改变要 5 天；呼吸功能节律的改变要 11 天；钾排泄节律的改变要 25 天。因此，工作轮班制的确定必须考虑合理性、可行性，尽量减少对生物节律的干扰。

现在我国许多企业在劳动强度大、劳动条件差的生产岗位，都实行“四班三运转制”，效果不错，工人作业时精神和体力都处于良好状态，缺勤者少，工效高。这是因为每班只连续 2 天，8 天中分为 2 天早班、2 天中班、2 天夜班，又有 2 天休息。这种变化是延续而渐进的，减轻了机体不适应性疲劳。

从上面的分析可见，疲劳对安全的威胁是显而易见的。疲劳意味着劳动者的生理、心理机能下降，对安全生产产生种种不利影响。许多事故都是在疲劳状态下发生的，是造成事故的重要原因。大量研究表明，事故发生率较高的时候通常是在工作即将结束的前 2 个小时，一般事故高峰期是上午的 11 点和下午的 4 点，而这个时候正是工人疲劳积累到相当程度的时刻。

（四）合理休息

休息是消除疲劳最主要途径之一。无论轻劳动还是重劳动，无论脑力劳动还是体力劳动都应规定休息时间。休息的额度、休息方式、休息时间长短、工作轮班及休息日制度等应根据具体作业性质而定。如果劳动强度大，工作环境差，需要休息的时间长，休息的次数多；若体力劳动强度不大，而神经或运动器官持续紧张的作业，应实行多次短时间休息；一般轻体力劳动只需在上、下午各安排一次工间休息即可。

1. 休息时间。

要按作业能力的动态变化适时安排工间休息时间，不能在作业能力已经下降时才安排休息。休息开始时间，最好在进入疲劳期之前。因为当劳动时间按等差级数递增时，恢复体力的时间就按等比级数增加。

在高温或强热辐射环境下的重体力劳动，需要多次的长时间休息，每次大约20～30分钟；劳动强度不大而精神紧张的作业，应多次休息而每次时间可短暂；精神集中的作业持续时间因人而异，一般情况下，人们可以集中精神约2小时左右，之后人的身体产生疲劳，精神便涣散，必须休息10～15分钟。

2. 休息方式

（1）积极休息，亦叫交替休息。生理学认为，积极休息比消极休息使工作效率恢复快约60%～70%。如脑力劳动疲劳后，可以做些轻便的体力活动或劳动，可使过度紧张的神经得到调节。久坐后，站立起慢走，可解除坐位疲劳。室内工作久了，去室外活动，将会心旷神怡。又如长时间低头弯腰，颈部前屈，流入脑部的血液减少，便产生疲劳。伸腰活动改变血液循环的现状，可得到更多的养料和氧气，废物及时排除，腰部肌肉也能得到锻炼。上述种种交替作业或活动，其原理都是共同的，可使机体功能得以恢复，解除疲劳。

积极休息可以运用在企业现场的作业设计中，如作业单元不宜过细划分；要使各动作之间、各操作之间、各作业之间留有适当的间歇；可使双手或双脚交替活动；在劳动组织中进行作业更换，譬如脑体更换及脑力劳动难易程度的更换；使作业扩大化、工作内容丰富化，以免作业者对简单、紧张、周而复始的作业产生单调感。适时的工间休息、做工间体操也会缓解疲劳，工间操应按各种不同作业的特点来编排。另外，还要适当配合作业进行短暂休息，亦叫工间暂歇，如动作与动作、操作与操作、作业与作业间的暂时停顿，要注意工作中的节律。

（2）消极休息，也叫安静休息。重体力劳动一般采取这种休息方式，如静坐、静卧或适宜的文娱活动。可以根据具体情况划分为：以恢复体力为主要目的者，可进行音乐调节；弯腰作业者，可做伸展活动；局部肌肉疲劳者，多做放松性活动；视、听力紧张的作业及脑力劳动，要加强全身性活动，转移大脑皮层的优势兴奋中心。

## 第三节　慢性疲劳综合征

### 一、概述

1988年，美国疾病预防控制中心（CDC）通过专家鉴定，将一组以慢性持久或反复发作的脑力和体力疲劳为主要特征的症候群，正式命名为慢性疲劳综合征（chronic fatigue syndrome，简称CFS），慢性疲劳综合征也称为慢性疲劳和免疫功能异常综合征。这是一种在长时间里感到严重疲乏无力，却又不能通过卧床休息而得到缓解的状态。此病女性患者较多。患病时的症状特别像病毒感染，在几小时到几天内出现症状，而且持续6个月以上。主要表现：一是不能解释的持续性的慢性疲劳，导致工作、学习和社会活动能力明显下降，但不是运动引起，也不能通过卧床休息而减轻症状。二是出现短期记忆力或注意力下降；咽喉疼痛、淋巴结肿大；肌肉疼痛无力、不红不肿的关节疼痛；头疼、低烧、睡眠异常（睡眠过多或失眠）；也可出现头晕、恶心。

## 二、病因及发病机制

（一）西医认识

关于慢性疲劳综合征（CFS）的病因及发病机制目前尚无确切定论。根据研究报道主要与以下几方面有关。

1. 病因

（1）免疫系统功能紊乱

CFS患者存在免疫功能的异常，尤其是细胞因子与CFS症状的出现关系密切。因此，有人也将CFS称为“慢性疲劳免疫功能障碍综合征”，这种异常在不同的研究及不同的个体上存在差异。最常见的表现为：①抗病毒抗体水平增高；②自然杀伤（NK）细胞数目或活性的降低；③免疫球蛋白水平增高或降低；④免疫循环复合物的增高或降低；⑤细胞因子水平升高或下降；⑥辅助性与抑制性T细胞比例改变。其中报道最一致的是NK细胞数目或活性的降低。

（2）神经、内分泌系统的改变

CFS患者除表现为慢性疲劳外，常伴随有健忘、集中注意力困难、睡眠障碍（失眠或嗜睡）、头痛、畏光羞明、抑郁、易激惹等精神神经症状。实验研究也表明，中枢神经系统与内分泌系统的异常在CFS的发生中扮演着重要的角色。如：①核磁共振显示在CFS患者的大脑皮质层较正常对照组易见高信号点状区。②植物神经系统的测定经常显示交感、副交感神经系统的异常。研究发现，临床诊断为CFS的96%成年人在倾斜桌试验中发生低血压，在对照者中只有29%发生。③下丘脑－垂体－腺轴的异常。有人报道，CFS患者中存在下丘脑－垂体－腺轴的异常，尤其是下丘脑－垂体－肾上腺轴（HPA）。并认为CFS的发生是由于体力或情感的应激活化了HPA轴，导致皮质醇和其他激素释放的增加，影响了免疫系统和许多其他系统，进而影响了某些行为方式。但最近研究也表明，CFS患者较健康对照者经常产生低水平的皮质醇，但其浓度的变化仍在正常范围内。

另外也有人认为，有些患者可能存在生物学上CFS易感性，经某些因素的触发，在神经系统、内分泌系统、免疫系统的共同作用下发病，其中激素（如垂体激素、儿茶酚胺类激素）和免疫激活细胞所释放的细胞因子（如IL-1和TNF）起着重要作用。

2. 发病机制

引起上述神经、内分泌、免疫系统紊乱的原因可能主要与以下两方面的关系较为密切。

（1）病毒感染：由于有些CFS患者表现为突然发病，有流行性趋势，伴有流感样症状如发热、咽痛、淋巴结肿痛等，因此，早期许多研究者认为CFS是由病毒感染引起的，并有人将其称为“病毒后疲劳综合征”，同时把研究的焦点集中在病毒及其标记物的测定上。后来很多报道表明，CFS由病毒感染引起的任何证据都是不充分的，因此，不能完全依赖病毒标记物及抗体的测定来诊断CFS。至于病毒感染与免疫功能之间的关系，可能是感染本身降低和（或）扰乱了免疫性，从而导致了该病的发生；也可能是CFS患者免疫系统的功能改变（妥协、低下）导致了病毒的再活化及反复的感染。另外，有人从神经变态反应角度考虑，认为病毒感染可能导致了脑内器质性改变而使患者出现了认知行为障碍的表现，如记忆力下降、集中注意力有困难等。

（2）应激：应激与疾病的关系已日益受到医学界的重视，尤其是精神应激。近年来，国外许多调查发现CFS与应激的关系密切，如CDC在亚特兰大的病例－对照研究（case-control study）中发现，CFS病例组中有较多人报告在CFS发作前一年有应激性事件；另外CDC在New Jersey的2个病例－对照研究中，也表明应激为CFS发病的一个重要的危险因素。还有研究表明，CFS发病的危险性明显与应激源的数目相关，3个或是3个以上的应激源尤其容易导致CFS的发生。因此，越来越多的研究者开始重视CFS患者的精神、神经、心理状态的改变，如有调查发现CFS患者较健康对照者有较多的生活应激事件、较高的疲劳程度、较低的总体活动水平、较多的社会退缩及抑郁状态，以及较低的NK细胞活性。另外，根据我们的前期临床实践也发现，CFS患者在发病前常感觉生活、工作、学习压力大或经历过不良事件（如离婚、失恋等）的刺激，发病后常伴有抑郁、急躁、易激惹、健忘等神经精神症状，实验室指标常表现有NK活性的下降，去甲肾上腺素（NE）、多巴胺（DA）、5-羟色胺（5-HT）等神经递质的改变。

总之，CFS的发病原因与发病机制涉及多种因素，多数人认为本病的发生可能是病毒感染、应激等多因素导致神经－内分泌－免疫网络紊乱的结果，其中，病毒感染、精神应激等因素改变了机体的免疫性为本病发生的一个重要环节。至于这些因素之间如何互相联系、互相影响，并最后导致CFS的发生，以及是否存在一个导致CFS发生的共同机制，在今后的研究中需要进一步深入探讨。

（二）中医认识

慢性疲劳综合征在中医文献中没有与其相对应的记载。但疲劳作为中医临床中常见的症状，在中医古籍中常被描述为“懈怠”、“懈惰”、“四肢劳倦”、“四肢不举”及“四肢不欲动”等，在现代中医临床中多用“周身乏力”、“四肢倦怠”、“神疲乏力”等描述。按中医脏象学说，躯体的乏力及易疲劳与脾、肝、肾三脏有直接的关系，如《素问·示从容论》指出：“肝虚肾虚脾虚，皆令人体重烦冤。”脾主肌肉及四肢，脾的功能低下，则表现为四肢困倦、乏力，正如《素问·太阴阳明论》云：“今脾病不能为胃行其津液，四支不得禀水谷气，气日以衰，脉道不利，筋骨肌肉，皆无气以生，故不用焉。”《素问·六节脏象论》说“肝者，罢极之本”，明确指出肝脏功能失调是产生疲劳的重要原因。肝主筋，《素问·五脏生成》中载“诸筋者皆属于节”，而《说文解字》中对“筋”的解释为“筋，肉之力也”，若筋力不健，运动不利，则易出现疲劳。肾主骨，腰为肾之府，若肾虚，骨失所养，则易出现腰膝酸软，行走无力。按气血津液及病因辨证分析，神疲乏力为气虚机体功能低下的表现；而肢体、关节的酸困、倦怠也与湿邪困阻、气机不畅有关。

根据中医理论及临床实践，我们发现肝脾功能失调在CFS的发生、发展中起着重要作用。正如上文所述，肝脾与肢体活动、肌肉力量有直接关系。另外，肝脏的功能主要为主疏泄与藏血，尤以其疏泄功能为重要。肝脏的生理特性是主升发，喜调达而恶抑郁，并通过调畅周身气机，使气机的升降出入运动协调平衡，从而维持各脏腑器官功能活动的正常。肝在调畅气机的基础上，还有疏通血脉、通调水道、疏泄胆汁、助脾胃运化、协调呼吸等功能。若肝的疏泄失常，就会产生气滞、血瘀、出血、水液输布代谢失常等病理变化，所以古人有“气为百病之长”、“一有怫郁，百病丛生”之说。肝主疏泄的另一方面体现在调节情志上，与情志活动的关系较为密切，肝气调畅则对情绪刺激的耐受性就高，自我调节能力也强。可见肝气调畅与否在CFS的发展演变过程中起着重要的作用。故治疗时应注意调肝是一个重要的环节，不管是虚或实，应不同程度地考虑疏畅气机，缓解应激，改善情绪（包括因病所致情绪的异常），治疗及防止疾病的进一步发展。脾为后天之本，主运化、主升清。肝脾两脏的关系，主要在于肝的疏泄功能和脾的运化之间的相互影响，肝能协助及调节脾主运化的功能，正如《素问·保命全形论》中指出“土得木而达”；若肝的疏泄失常影响到脾的运化，或气、血生化乏源，或湿邪中阻，气机不畅，则会出现神疲乏力，四肢倦怠，因此《金匮要略·脏腑经络先后病脉证》有“见肝之病，知肝传脾，当先实脾”之说。

## 三、症状与诊断标准

### （一）症状

在CFS患者临床表现方面，人们已知的慢性疲劳综合征是以虚弱性疲劳为主要特征的症候群。除伴有咽痛、淋巴结肿痛、肌肉痛、没有红肿的游走性关节痛、头痛、睡眠紊乱等躯体症状外，还伴有进行复杂任务时感到困难、抑郁、焦虑等精神症状及健忘、集中注意力困难等认知功能障碍。

根据美国、英国及澳大利亚1988～1994年有关CFS的定义及诊断标准，CFS是以慢性疲劳为主要特征，并伴有其他躯体症状及认知功能损害和情绪障碍的一组症候群。该病以中青年女性多见，其发病可以散发，也可呈爆发形式流行。从临床诸多症候特点，可归纳为发病持续时间、认知功能损害、情绪障碍、睡眠障碍、流感样症状、其他复合性症状、人格特征等几个方面。

1. 在发病持续时间与疲劳特点方面的症候

归纳CFS的定义可看出，不能解释的持续或反复发作（6个月以上）的慢性疲劳，为CFS的主要特征及诊断的必备症状。该疲劳是新得的或有明确的开始（没有生命期长）；该疲劳是虚弱性的、严重的，可使人丧失能力，影响到躯体及脑力的功能活动，导致工作、教育、社会或个人活动水平较前有明显的下降，甚至严重到日常平均活动水平下降50%以上；该疲劳不是持续用力的结果，卧床休息后不能明显缓解（也即CFS不是疲劳蓄积引起的）；该疲劳包括躯体和脑力两个方面：体力疲劳是指感觉到肌肉中缺乏能量或力量，脑力疲劳是以缺乏动机和警觉为特征的一种主观感觉。作为一个症状，该疲劳应与情绪低落和缺乏兴趣相鉴别，同时不应与在生理或心理测试中测得的活动减弱相混淆。

2. 关于认知功能损害的症候

CFS患者可伴有健忘（短期记忆力下降）、注意力难以集中、进行复杂任务时感到困难甚至思考困难等等，属于认知功能障碍方面的症状，也可称为是脑力疲劳的表现。CDC1994年修订的诊断标准中，将该项内容列为次要诊断标准中的第一项，可见其为CFS中的一个主要症状。其中集中注意力困难为慢性疲劳患者最为普遍的问题。1997年Hickie等通过观察认为，超过50%的病例存在集中力和注意力方面的损害，多于四分之一的患者抱怨有记忆方面的问题。K·maroff等的流行病学研究表明，慢性疲劳患者中估计几乎有50%～70%的患者报告有认知功能的损害。近年来，Marcel、Michiels等运用认知心理学的客观试验方法，评定了CFS患者的认知功能。研究结果指出，很多CFS患者，确实存在学习与记忆的损害及信息处理速度与效率减低等。Deluca 等研究认为，对于这些症状的研究是临床上的一个趋势，可为进一步理解慢性疲劳的性质提供途径。由于其他一些疾病（尤其是精神类疾患）也可出现认知功能的损害，一些研究者开始用更加客观的方法，比较 CFS 及相关疾病（如抑郁等）之间的认知功能特点。DeLuca 等人指出，在听力信息处理这种复杂的特异试验中，与抑郁症患者比较，CFS 患者表现出更大的缺损。1997 年 Lawrie 等的研究发现，CFS 与重症抑郁两组患者虽有相似实质的精神运动损害，但重症抑郁的认知缺损更明显。同年 Paul 等则发现，虽然 CFS 患者有精神运动迟滞及认知处理速度减慢的情况，但是 CFS 患者在这些测试中的表现，与有重症抑郁及精神抑郁症病史的患者相比无差异。DeLuca 等则认为，CFS 患者中低下的认知功能，不能仅被精神疾患的存在所解释。患者的发病形式（突发或渐发）不同，其认知功能的改变会有差异。突发组与渐发组（该组患者中并发精神疾患者的比例较高）患者在信息处理方面均有显著下降，而记忆方面的损害在突发组更严重。

3. 关于情绪障碍的临床症候

CFS 患者的常见情绪异常包括抑郁、兴趣与快感的丧失、焦虑、情绪不稳及易激惹。在 CDC1988 年的诊断标准中，将情绪的异常与认知功能的损害归为神经、精神症状（为次要诊断标准中的一项）。1994 年修订的诊断标准中未将情绪异常列入。但在有关 CFS 的临床实验室的检查中单列“精神状态的检查”一项，并指出：应确认情绪、智力、记忆和人格特征等有无异常。特别应该注意的是，当前的抑郁或焦虑的症状，自我毁灭性的思想，以及可观察到的如精神运动性迟滞等征象。对于精神或神经异常，需要做一个恰当的精神、心理或神经学的评估。在鉴别诊断中指出：①有些情况虽然表现有慢性疲劳，但不能诊断为 CFS。如过去或现在诊断有重度抑郁疾患、精神分裂症、妄想症、痴呆、神经性厌食或神经性贪食等。②有些情况虽然表现有慢性疲劳，但又存在不能充分解释慢性疲劳的原因时，也不能排除 CFS 的诊断。如纤维性肌痛，焦虑性异常，躯体性异常，神经衰弱和多种化学敏感性异常等仅根据症状诊断的，不能被诊断性检测指标所确定的疾病。从以上可看出，抑郁、焦虑等方面的障碍，是 CFS 的主要表现，也是 CFS 被认为与重症抑郁等存在重叠诊断的一个关键症状。因此，在 CFS 的诊断中应用现有的评定量表，评价患者的抑郁、焦虑的程度及注意判断它们是否充分满足重症抑郁、焦虑及躁狂症等的标准，作为排除诊断，给 CFS 患者分成不同亚型进行研究的依据。

4. 流感样及有关症状

（1）咽痛：是指咽部的疼痛不适，但检查为非渗出性咽炎；②淋巴结的肿大或触痛：是指颈部或腋下淋巴结肿大，检查有触痛，但直径＜2cm；③肌肉痛：是指肌肉中有酸痛不适的感觉；④关节痛：是指多个关节出现没有红肿的、游走性疼痛；⑤头痛：是指一种类型新、程度重的头痛，多为全头痛；⑥低热。

（2）其他有关的复合性症状：CDC 的诊断标准，是根据多数专家的意见，列入了 CFS 患者常见的或诊断意义较大的症状。实际上，CFS 患者还可表现有其他症状。如 CDC 统计了除 CFS 标准外，发生频率为 20%～50%的症状还有头晕、眼干、口干、胸痛、气短、慢性咳嗽、胃胀、腹痛、腹泻、晨僵、恶心、盗汗、不耐酒精、抑郁、易激惹、焦虑、恐慌感、皮肤敏感或麻刺感等。1994 年，Jan 等报告了 298 位 CFS 患者中除疲劳以外，出现频率在 10%以上的症状为：肌痛 71%，集中注意力困难 51%，胃肠道不适49%，头痛46%，头晕43%，睡眠紊乱43%，记忆问题36%，肌肉无力35%，反复感染26%，易激惹24%，抑郁22%，体温变化21%，讲话中出现麻烦20%，眼睛不适19%，关节痛17%，多尿16%，汗多16%，协调麻烦15%，情绪易变15%，咽痛13%，过敏12%。

5. 关于人格特征的症候

1998年以来，Lucy·Christo doulou Rangel 等研究了CFS患者的人格特征，发现CFS患者病前有较高的神经质和较少的外向性，CFS患者的伤害避免水平高，而奖赏依赖水平较低。Rangel等的研究则发现青少年CFS患者有明显的人格困难或异常，表现为较明显的为脆弱性、无价值和情感易变性。

从以上可看出，CFS患者的临床表现涉及多脏器、多系统，均为非特异的症状。因此，从1993年～2000年间国外许多学者对CFS患者所特有的认知功能、人格特征、精神状态等进行了研究。

1991年，Komaroff等通过流行病学研究表明，慢性疲劳患者中估计几乎有50%～70%的患者报告有认知功能的损害。1996年 Marcel、Micniels等研究结果指出，CFS患者存在信息处理的特异损害，发现这种患者中的一部分存在学习与记忆的损害。DeLuca研究发现，MS（多发性硬化）及抑郁患者相比，在听力信息处理这种复杂的特异试验中，CFS患者表现出更大的缺损。1997年，DeLuca等得出CFS患者中低下的认知功能不能仅被精神疾患的存在所解释的结论。患者的发病形式（突发或渐发）不同，其认知功能的改变会有差异。与对照组比，突发与渐发组（该组患者中并发精神疾患者的比例较高）患者在信息处理方面均有显著下降；而记忆方面的损害，在突发组更严重。Elizabeth等认为对于这些症状的研究是临床上的一个趋势，并且认知困难的存在，也为进一步理解慢性疲劳的性质提供途径。对65例符合CFS标准的患者进行了简单的主、客观的认知实验的测试。发现四分之三的患者主诉有集中注意力困难与健忘，和以往的研究有一致性；主观认知损害与精神紊乱有很强的相关性，尤其是抑郁情绪；简单的集中与注意力的实验表明有一些损害，但受疲劳与抑郁的影响；具有高水平疲劳的患者在进行需要认知活动的记忆方面做得比较差，甚至在抑郁不存在的情况下。抑郁、疲劳及认知功能障碍间的关系需进一步研究，应集中在慢性疲劳综合征对不同的认知过程的特异性影响方面，并且提议这种损害不能完全被抑郁的存在所解释。以往对于已发表的几个评定，DeLuca、Krupp、Schmaling等通过研究认为：CFS患者认知功能的对照研究的结果不一致，可能是由于方法学、研究对象、选择标准或统计分析方法的差异引起。因此，有关这方面的研究还不能一致、充分地肯定。但人们在近几年，开始用更客观的方法评定CFS及相关疾病（如抑郁）的认知功能特点。

由于CFS的病因与病机不清楚，仅靠症状诊断就与一些疾病之间存在重叠诊断。如多发性硬化、纤维肌痛、抑郁等。因此，有人认为CFS不能被认为是一个独立的实体性疾病，可能是重症抑郁、焦虑及一些躯体性疾病的非典型表现；有的则坚持CFS存在独立的病因。因此，近年来（1996～1999年），人们对CFS的定义及疾病与抑郁等精神疾患之间的关系进行了探索研究。

CFS的一些症状（如疲劳、睡眠紊乱和认知困难等）经常可见于非精神病的精神类疾患，并且因为CFS没有客观的诊断标准，一些医生（尤其是10年前）认为CFS即为精神性疾患，不能成为一个独立的疾病。1996 年 Simon 等的研究表明，在初级医疗中，具有慢性疲劳或慢性疲劳综合征的患者，也满足精神异常的标准。慢性疲劳与慢性疲劳综合征均与以往的精神性异常有关，并且部分地被当前的精神性紊乱所解释。这些被认为代表了 CFS 的特殊过程的症状，可能与躯体及精神痛苦的混合体验有关。因此，认为 CFS 的定义应对与慢性疲劳患者有关的多方面的问题负责任，包括治疗、结果及服务的发展。而当前所有的这些定义，均不能被视为是一个特殊分类疾病实体的证据。1999 年 Wessely 等综述了一些如肠激惹综合征（IBS）、CFS 等功能性的躯体症和综合征的概念、特征等，认为这些综合征之间的定义重叠（核心或诊断特征相似）。这类患者可同时满足多个综合征的诊断标准，不同综合征的患者有共同的非症状特征（如性别多为女性、多伴有情绪紊乱等），对同一疗法均有反应（如抗抑郁疗法、心理疗法、认知行为疗法有效等）。因此，得出这些综合征之间存在很大的重叠，相似性多于差异性，并认为根据一些特异症状，进行定义及诊断的价值是有限的。很多 CFS 患者主诉他们更容易受急性脑力疲劳的影响。同年，Smith 等的研究运用客观的持续注意和反应的试验方法，通过检查个体在完成任务过程中的变化，分别评定了患者及健康对照者在一个长时间的试验开始及结束时的急性疲劳情况。结果表明：与对照组相比，CFS 患者表现出了活动的减弱，并且这种差异随着急性疲劳的出现而增加。另外，这两组的差异在试验结果时较大，也即这种差异随着志愿者疲劳程度的增加而加大。该结果提示，CFS 患者较健康对照者更易受急性疲劳的影响。并且提示将 CFS 考虑为是一种连续疲劳的终结点（而不是一种独特的疾病），这可能对于解释 CFS 的某些方面是有帮助的。

（二）诊断标准

1. 慢性疲劳综合征的特点

（1）排除了其他能够解释慢性疲劳的疾病，并且其症状是以慢性疲劳为核心症状。

（2）其疲劳性质可解释为新近发生的虚弱性疲劳，其病程持续发作或反复发作 6 个月以上。

（3）伴随有其他躯体疲劳症状、情绪障碍及认知功能的伤害。

（4）诊断标准缺乏实验室客观指标，临床诊断中需要根据患者的病史，并结合体检和实验室进行一系列鉴别诊断和排除诊断。

（5）由于 CFS 发病机理并不明确，临床上缺乏客观、系统、标准的治疗方法。

2. 国际公认的诊断标准

（1）美国疾病预防控制中心（CDC）1988 年制订的诊断标准

美国疾病预防控制中心（CDC）在 1988 年首次制订了慢性疲劳综合征的诊断标准，该标准由主要诊断标准和次要诊断标准组成，其中要同时具有 2 项主要标准、6 项以上的次要诊断标准和 2 项以上体征标准，或累计具有 8 项以上单纯的症状标准即可确诊为 CFS。

①主要诊断标准

a. 半年以上的持续或反复发作的疲劳，卧床休息后不能明显缓解，甚至严重到日常平均活动水平下降 50%以上。

b. 根据病史、体征或实验室检查结果，可以排除引起慢性疲劳的各种器质性疾病。包括恶性肿瘤、自身免疫性疾病、局部感染、慢性或亚急性细菌性疾病、真菌病、寄生虫病、与人类免疫缺陷病毒感染有关的疾病、慢性精神病、慢性炎症性疾病、神经肌肉疾病、内分泌病、药物依赖或滥用、慢性药物或其他毒性制剂副作用，或其他已诊断的慢性肺、心、肠胃、肝、肾或血液病。

②次要诊断标准

症状持续存在或反复发作6个月以上。

a. 低热。

b. 咽喉疼痛。

c. 颈部或腋下淋巴结肿痛。

d. 肌肉力量衰弱。

e. 肌肉酸痛或不适。

f. 在以往可耐受的活动水平上，疲劳持续24小时或更长时间。

g. 头痛。

h. 无红肿的游走性关节疼痛。

i. 存在神经、精神方面的症状，如畏光羞明、暂时性视盲、健忘、容易激动、思考困难、不能集中注意力、抑郁。

j. 睡眠紊乱（失眠或嗜睡）。

k. 错综复杂的症状骤然发生，即发病呈急性或亚急性形式。

③体征标准

a. 低热（小于38.6℃，肛表小于38.8℃）。

b. 咽部充血，但无明确扁桃体炎症。

c. 可触及小于2厘米的颈部淋巴结肿大或压痛。

(2) 1994年CDC修订的CFS诊断标准

1994年8月美国疾病控制中心的Fukada等提出了修订诊断标准，这一修订标准与临床更为符合，因此得到国际医学界的公认。这次修订为CFS的评估、分类、研究和其他疲劳性疾病提供了一个概念性的框架和指导原则，其主要内容如下。

①临床评定的不能解释的持续或反复发作的慢性疲劳，该疲劳是新得的或有明确的开始；不是持续用力的结果；经过休息后不能明显缓解；工作、教育、社会或个人活动水平较以前有明显下降。

②下述症状中同时出现4项或4项以上，且这些症状已经持续存在或反复发作6个月以上。

a. 短期记忆力或集中注意力有明显下降。

b. 咽喉疼痛。

c. 颈部或腋下淋巴结肿大、摸起来痛。

d. 肌肉痛。

e. 没有红肿的多关节的疼痛。

f. 一种新的、程度较重的头疼。

g. 睡眠不解乏。

h. 运动后的疲劳持续超过24小时。

(3) 澳大利亚1990年制订的诊断标准

①全身性的慢性持续或反复发作的疲劳，轻微活动后加剧，可导致对日常生活的明显

影响，持续时间在6个月以上。

②包括集中注意力损害在内的神经精神障碍，表现为在进行该综合征发生前很容易完成的脑力活动有困难，短期记忆力下降。

③通过病史、体检或调查排除其他的诊断。

（4）英国1991年制订的标准

①以疲劳为主要症状。

②有明确的发生时间，其病程少于生命周期。

③该疲劳是严重的、使人丧失能力的，并影响躯体及脑力的功能；症状持续时间在6个月以上，如果是间断出现的，则至少50%的时间内存在疲劳。

④可能伴有其他症状，尤其是肌肉疼痛、情绪和睡眠的紊乱。

⑤排除具有以下情况的患者：

a. 通过病史及体检，存在有能够导致慢性疲劳的其他疾病（如贫血等）。

b. 患者有精神分裂症、狂躁抑郁性疾病、物质滥用、饮食失调症或器质性脑病。其他精神性疾患不作为必须排除的内容（包括抑郁病、焦虑症和过度换气综合征）。

（5）英国学者将发生在感染之后或与当前感染有关的慢性疲劳综合征称为病毒感染后疲劳综合征（为CFS的一个亚型），其诊断标准为：

①满足CFS的标准，即在疾病发生或出现的情况下，有明显的感染证据（患者的自我报告不足以可靠）。

②综合征在感染发生后持续存在6个月以上。

③该感染已经被实验室的证据确认。

（6）日本厚生省CFS诊断标准

①主要条件

a. 高度疲劳症状极大地影响了生活，至少在6个月以上，持续的或反复的发作。

b. 除外其他疾患。

②次要条件

以下症状持续或反复发作6个月以上：

a. 低热；b. 咽痛；c. 淋巴结肿大；d. 肌力低下；e. 肌肉痛；f. 轻度劳动后倦怠在一日以上；g. 头痛；h. 游走性关节痛；i 精神神经症状；j. 睡眠异常；k. 突然发病。

③检查所见

a. 低热；b. 非渗出性咽炎；c. 淋巴结肿大。

CFS诊断：具备以上（1）两项+（2）六项以上+（3）两项以上，或（1）两项+（2）八项以上。

可疑：具备（1）两项，但（2）项条件未达诊断要求。

（三）中医分型

1. 气虚

（1）肺气虚：气短乏力，精神衰弱，活动后大汗淋漓，语音低弱，容易感冒等。

（2）脾气虚：疲倦乏力，饮食减少，食后胃脘不舒，大便稀薄，面色萎黄等。

（3）心气虚：精神疲倦，惊慌气短，动则加重，汗多等。

（4）肾气虚：腰膝酸软，性欲低下，甚至阳痿；小便清长，量少次数多，妇女白带清稀等。

2. 血虚

（1）心血虚：精神疲倦，面色不华，惊慌不安，甚至不能自主，记忆力减退，失眠多梦，心律不齐等。

（2）肝血虚：体倦无力，头昏，眼目昏花，胸胁隐隐作痛，有时肌肉抽动，妇女月经不调等。

3. 阴虚

（1）肺阴虚：气短乏力，咽喉干燥，甚或失音，潮热，盗汗等。

（2）心阴虚：精神疲倦，惊慌不安，甚至不能自主，烦躁失眠，盗汗，下午低烧或自觉发热，面色潮红等。

（3）脾胃阴虚：体倦乏力，口干唇燥，不思饮食，大便干燥，甚则干呕、呃逆等。

（4）肝阴虚：体倦无力，头痛头昏，眩晕耳鸣，眼干怕光，视物不清，急躁易怒，或肢体麻木，肌肉抽动。

（5）肾阴虚：腰酸足弱，遗精，头昏耳鸣，甚则耳聋，口干，面颊潮红等。

4. 阳虚

（1）心阳虚：精神疲倦，惊慌不安，甚而不能自主，自汗出，精神倦怠，嗜睡欲卧，胸憋气闷或疼痛，畏寒怕冷，肢体发凉，面色苍白等。

（2）脾阳虚：体倦乏力，面色萎黄，少气懒言，饮食量少，肠鸣腹痛，大便泄泻，每因受寒或饮食不慎而加剧等。

（3）肾阳虚：神疲蜷卧，腰膝酸痛，遗精阳痿，多尿或失禁，面色苍白，畏寒肢冷，泄泻完谷不化或晨起腹泻等。

（4）气血两虚：少气懒言，疲乏无力，面色淡白或萎黄，心慌失眠，肌肤干燥，肢体麻木，皮肤瘙痒等。

（5）气阴两虚：倦怠乏力，惊慌气短，面色苍白，口干口渴，自汗盗汗，纳差食少，失眠健忘，腰膝酸软等。

（6）阴阳两虚：肾阳虚、肾阴虚证状兼见或见阳气不足、阴津亏损症状。

## 四、治疗

慢性疲劳综合征是一种非常严重的疾病，一旦患上这种病，单靠休息和锻炼已经不能解决问题了，必须进行药物治疗。治疗慢性疲劳综合征通过中医调治可取得较好的效果。中医认为，慢性疲劳综合征是肝肾亏虚所致，在治疗上应以补肝肾、益精血、强筋骨、固本壮元、综合调理和治疗为主。

（一）多休息，少量活动

医生对 CFS 患者所能提供的最佳建议是尽量休息以及减少压力。因为 CFS 是自限性疾病，许多人能在 2 周内靠自身免疫力不用任何治疗而康复。证据显示，温和运动对本病颇有帮助，可以尝试瑜伽功，但注意避免运动过度。

（二）饮食治疗

健康合理的饮食是维持人体生命和健康的第一大要素，人体每天从食物中摄取足够的蛋白质、糖类、脂类、维生素、无机盐、水和纤维素等必需的营养素，用以保证身体健康的需要，合理的饮食营养不仅能维持人体正常的生理活动，而且能起到祛病养生的作用。理想的饮食首先要保证营养的均衡，营养不良或营养过剩对身体健康都没有好处。再就是食物应全面而多样，既要从鱼、肉、蛋、豆类食物中获得蛋白质和脂肪，也要由主食米面中获得糖类，更不可缺少水果、蔬菜中富含的维生素。

1. 有益的食物

（1）豆豉：豆豉是一种用豆子制成的食品，甜香味美，经常食用有十大好处，即助消化，除疾病，减慢老化，增强脑力，解毒，防治高血压，消除疲劳，预防癌症，减轻醉酒，解除病痛等。

（2）玉米：玉米性平，味甘，内含维生素 E，能防止大脑功能退化，增强记忆力、体力和耐力，因而具有抗衰老作用。

（3）萝卜：萝卜性凉，味辛甘，含有一种干扰素诱生剂，具有提高人体免疫功能的作用；还含有大量的维生素 C，能保持细胞结构的完整。此外，萝卜还具有抗菌作用。

（4）芹菜：芹菜性凉，味甘苦，常食对慢性疲劳综合征、高血压、动脉硬化、神经衰弱及缺铁性贫血等有辅助治疗作用。

（5）马铃薯：马铃薯性平，味甘辛，对消化不良的治疗和利尿有特效，还有防治神经性脱发的作用。马铃薯中所含的膳食纤维能促进胃肠蠕动和加速胆固醇在肠道内的代谢，可治疗习惯性便秘和预防血胆固醇增高。不过，发芽的马铃薯禁食。

（6）菜花：菜花性平，味甘，含有较丰富的维生素 U，对防治消化道溃疡有良好作用。菜花中还含有多种吲哚类衍生物，因而具有抗癌能力。

（7）卷心菜：卷心菜性平，味甘，所含钾盐比钠盐多很多，因而可阻止体内液体潴留，有利于消除疲劳。卷心菜中含有的维生素 E 是一种抗衰老成分，可推迟人体衰老进程，起到延寿的作用。

（8）黑木耳：黑木耳性平，味甘，其中的多糖有一定的抗癌、抗疲劳作用。黑木耳中的核酸类物质可显著降低血中胆固醇的含量。

（9）银耳：银耳性平，味甘淡，其中的多糖具有抗癌、抗疲劳、抗炎，增强记忆力、体力和耐力，以及延缓衰老、抗放射线的作用。银耳中含有丰富的胶质，对皮肤角质层有良好的滋养作用。磷脂具有健脑安神的作用。

（10）粳米：粳米性平，味甘，具有健脾和胃、益精强志、益气除烦、聪耳明目、缓和五脏、生津止渴等功效，适用于慢性疲劳综合征及各种虚弱症候。

（11）红枣：红枣性微温，味甘，具有补中益气、养胃健脾、养血壮神等功效，食之有增强肌力、消除疲劳的作用。

（12）燕麦片：燕麦片性温，味甘，具有补益脾胃、滑肠催产之功效；有延缓细胞衰老和抑制老年斑形成的功能，是老年人和冠心病患者的饮食佳品。

（13）茶：茶味甘苦而涩，具有清热除烦、利尿止渴、提神醒脑、降火化痰、消食解毒等功效。饮茶能兴奋中枢神经，提高脑力劳动和体力劳动的效能，增进思维，消除疲劳。

（14）黑芝麻：黑芝麻性平，味甘，内含多种抗衰老物质和丰富的维生素 E。

（15）米醋：米醋性温，味酸苦，具有开胃、养肝、散瘀、止血、止痛、解毒之功，还含有丰富的有机酸，可消除人体疲劳。

(16) 菠菜：菠菜性凉，味甘，多食可满足人体对镁的需求，以增加肌肉的力量。菠菜中还含有丰富的铁，维生素C含量也较丰富，可促进铁的吸收。此外，菠菜中还含有丰富的维生素E和辅酶$Q_{10}$。

另外，鱼、肉类及动物的肝脏营养丰富，蛋白质含量高，是较好的抗疲劳食物，经常食用可使身体健壮，耐力上升。

2. 保健药膳

(1) 双参肉：鲜人参15克，海参150克，瘦猪肉250克，香菇30克，青豌豆、竹笋各60克，味精、精盐、香油各适量。将海参发好，切块；香菇洗净，切丝；瘦猪肉洗净，切小块；竹笋切片。将以上4料与人参、青豌豆一齐放砂锅内，加清水适量炖煮，以瘦猪肉熟烂止，加入味精、精盐、香油即可。每日1～2次，每次适量，每周2剂。功效大补气血，强壮身体，消除疲劳。适用于久病体虚不复，或年老体衰，精神萎靡，身体疲倦等症。

(2) 三稔煲荠菜：三稔4～5枚，荠菜500克，精盐适量。将三稔切开，荠菜洗净，同煎汤，不加油，加精盐调味。1次饮服。功能清热，止渴，除烦，抗疲劳，利小便。适用于头痛发热，咳嗽，口干舌燥，口鼻气热，大便秘结，小便短黄等症。日常活动后若肌肉酸痛，服之能透汗解肌，祛除疲劳，恢复精力。

(3) 天门冬萝卜汤：天门冬15克，萝卜300克，火腿150克，葱花5克，精盐3克，味精、胡椒粉各1克，鸡汤500毫升。将天门冬切成2毫米～3毫米厚的片，用水约2杯，以中火煎至1杯量时，用布过滤，留汁备用。火腿切成长条形薄片；萝卜切丝。锅内放鸡汤500毫升，将火腿肉先下锅煮，煮沸后将萝卜丝放入，并将煎好的天门冬药汁加入，盖锅煮沸后，加精盐调味，再略煮片刻即可。食前加葱花、胡椒粉、味精调味，佐餐食。功效止咳祛痰，消食轻身，抗疲劳。常食能增强呼吸系统功能，增强精力，消除疲劳。

(4) 枸汁滋补饮：鲜枸杞叶100克，苹果200克，胡萝卜150克，蜂蜜15克，冷开水150毫升。将鲜枸杞叶、苹果、胡萝卜洗净。苹果去皮、核，将鲜枸杞叶切碎，苹果、胡萝卜切片，同放入搅汁机内，加冷开水制成汁，加入蜂蜜调匀即可。每日1剂，可长期饮服。功效强身壮阳，美颜，抗疲劳。枸杞叶味甘性平，能补肾益精，清热明目止渴。在工作过于劳累及运动过量时饮用，能消除困倦疲劳，恢复元气，增强体力。

(三) 药物治疗

西药治疗的效果有限。营养与运动是治疗的要点，摄取含有药用蕈类或芦荟的营养补充剂也颇有疗效。目前在国内报道最多的还是中药治疗，根据中医辨证施治。

(四) 针灸治疗

1. 针罐并用治疗，主要选择督脉和足太阳膀胱经背部第一侧线、第二侧线，从第7颈椎至长强穴。

2. 报道采用磁圆针治疗，方法：磁圆针叩击，先沿背部督脉，华佗夹脊，膀胱经背部第一、二侧线顺序叩击穴位，重点叩击大椎、膏肓、命门、肝俞、胆俞，每穴叩10～20次，以皮肤微红即可。然后根据疲劳程度，伴随症状选叩气海、足三里等穴，如伴周身不适，颈、背、腰、四肢酸痛，可循经叩颈、背、四肢。每次30～40分钟，2～3日治疗1次，10次为1疗程。

（五）其他疗法

1. 按摩肾脏：为了使单核细胞增多症相关性疲劳减缓，可以每天按摩肾脏，即放松拳头按摩下背部 3～5 分钟。温水浸过患者背部时是做这一工作的最佳时机。

2. 指压治疗：按压列缺穴可以增强免疫力及肺功能，这一点局限在前臂桡侧，腕部皱痕上两横指宽，紧紧压住并持续 1 分钟，然后在另一侧胳膊上重复一次。按压气海可以增加机体能量储备，这一点在脐下三横指，耻骨中间。用食指逐渐深压，直至有抵抗感，并持续 1 分钟。为减轻肌肉疼痛，可以用右手的拇指按压左手指合谷 1 分钟，该穴局限于左手拇指和食指之间，然后在右手上重复。按压足三里可以增强免疫力和增加全身活力，此穴可以在髌骨下指宽骨外侧，屈足有一块肌肉隆起点，用拇指按压一分钟。

3. 身心治疗：精神紧张可以使慢性疲劳综合征的相关疲劳症状更加严重，还可以使免疫系统更加虚弱，这样康复会更加困难。各种放松技术如：默念，生物反馈以及指导下想象对减轻这种精神压力均有利。

## 五、国内外研究现状

慢性疲劳综合征由 1988 年美国疾病控制中心首次正式命名，并制定了相应的诊断标准。之后，世界各地出现了很多关于此病的报道。但因慢性疲劳综合征的诊断标准缺乏客观的实验室指标，这为临床研究及实验结果的交流带来了不便。经过 6 年的研究、观察，1994 年 8 月美国疾病控制中心的 Fukada 等提出了修订诊断标准，这一修订标准与临床更为符合，因此得到国际医学界的公认。

由于慢性疲劳综合征的发病率呈逐年上升趋势，尤其是发达国家此病发病率高达 14％～29％。故目前有关慢性疲劳综合征问题的研究已成为国际上医学、心理学和社会学等领域的热点课题之一。国外研究主要集中在病因和治疗两个方面。

近年来，国外的许多研究表明，慢性疲劳综合征的发病与心理、社会因素有关，慢性疲劳综合征发病前的生活事件明显多于正常的对照者。越来越多的研究者开始重视慢性疲劳综合征患者的精神、神经、心理状态的改变，在这一点上，各国学者达成共识。虽然慢性疲劳综合征病因至今不明，但可以肯定精神症状是最主要的，并且心理和社会因素对慢性疲劳综合征有重要影响。

在治疗上，至今西方专家们还不能给出一个确切的答案。目前的治疗方法主要有：①运用免疫激发剂、免疫抑制剂、抗抑郁药、催眠剂、镇痛剂、抗组胺药物的对症疗法；②运用维生素 A、C、$B_{12}$及辅酶 $Q_{10}$、硒、锗、锌、铁、镁等矿物质的支持疗法；③认知行为疗法。但总体而言，疗效都不理想。一些抗病毒药如无环鸟苷等也无肯定的临床效果；抗抑郁药仅对抑郁和焦虑有效，而对其他症状无作用；有人认为 5-羟色胺血清素可能对本病有潜在作用，但也没有肯定的效果。日本帝冢山大学和英国牛津大学的科学家发现色氨酸是引发慢性疲劳综合征的主要原因，日、英两国科学家通过对动物实验发现，色氨酸过多地被摄取到脑内后，就会抑制全身的行动，使动物陷于昏睡般的疲劳状态，科学家还通过加强另外一种氨基酸的部分化学结构，合成了名叫“BCH”的物质，它能阻止色氨酸进入脑内；但他们又发现，过早地限制色氨酸的摄取量会影响发育。镁对慢性疲劳综合征症状的改善也待进一步研究。再就是补充 B 族维生素，特别是维生素 $B_6$，补充肉碱、必需脂肪酸，但这也只是对一部分患者改善病情略有帮助，并非全面性有效。总之，尚缺乏确实有效的药物。

慢性疲劳综合征患者在发病前常经历过长时间的极度紧张、过度的工作或学习、严重的睡眠不足、精神负担过重等情况，有一定的因果关系且相互关联，需综合调整。在这方面，中医药有西药不可比拟的优势。中医学的辨证论治很注重从宏观水平去识别、把握整体状态，并通过调整机体的状态，调动机体的积极性而达到治病的目的。国内不少学者采用中医中药治疗慢性疲劳综合征，北京中医药大学王天芳等专家运用心理及躯体的复合应激因素，研制出与慢性疲劳综合征临床表现近似的慢性疲劳动物模型，为进一步探讨慢性疲劳综合征的发病机理，研制及评价有效预防及治疗慢性疲劳综合征的中药制剂提供依据。

总之，治疗本病的总趋势是研制开发疗效确切、质量稳定的新药，发挥传统中医药特有的优势。

**附：慢性疲劳综合征的动物模型**

一、慢性束缚动物模型

（一）实验动物

选用二级 Wistar 雄性大鼠，体重 160～180g。

（二）实验器材

1. 束缚筒：由硬塑料制成。筒为管状，长 20cm，筒口外径 6cm，内径 5.3cm，筒内前端置一直径略小于筒内径且可以前后调节的无底、圆嘴的玻璃瓶，其瓶口为通气口（距离筒口 5cm 左右），后段为可开关闸门。大鼠头向通气口置入后，关闭闸门，即可通过调节玻璃瓶来改变大鼠的活动空间。

2. 大鼠进食电刺激装置：用 20cm×30cm 的耐腐蚀铜板材料制成电路板，装入大鼠实验笼内，远离饮食槽一端有 25cm×10cm 的安全区，作为大鼠主动回避电刺激的场所，电路板与变压器相联以调节电压。

3. 开阔箱。

4. 水迷宫。

5. 大鼠用游泳池、秒表、温度计等。

（三）造模方法

将大鼠饲养在温度为 22±2℃、光照正常的清洁级动物笼中，5 只/笼。

模型 1：动物适应 2 天后并进行水迷宫学习后分组，第 3 天开始造模，每天束缚一次，束缚时间随机确定，每次束缚时，使动物钻进束缚筒内，并调节到其不产生强烈反抗的紧张程度，平架在木板上，3 小时后取出，持续 14 天。造模结束后，立即进行行为学测定。

模型 2：动物适应定点饮食训练后 1 周，并进行水迷宫学习后分组，第 2 周开始造模，共持续 3 周时间，造模期间，每天定点饮食 2 次，每次 1 小时，但在进食时给予不定时刺激 4 次，每次 3 分钟，电刺激强度按 10V、15V、20V 逐周递增，并且每天在 20℃～22℃的水中游泳 30 分钟。

（四）行为学观察内容及方法

1. 一般情况观察：包括大鼠每日的饮水量、进食量、体重、色泽、粪便等情况。

2. 水迷宫实验：观察大鼠从水迷宫的最末端游到出口的时间作为学习、记忆成绩。

3. 旷场实验：造模结束后，将大鼠放在开阔箱子的正中格内，观察大鼠 6 分钟的活动情况。测定指标包括：正中央格停留时间，方格间穿行次数，竖起或装饰次数（两前肢离地 1cm 以上的次数），竖起或装饰时间（两前肢离地 1cm 以上的时间）。

4. 鼠尾悬挂实验

将大鼠尾端 1cm 的部位贴在一水平木板上，本板离地 1cm 以上，动物呈倒挂状。悬挂两侧用板隔开动物视线，动物为克服不正常体位而挣扎活动，但活动一段时间后，出现间隔性“不动”显示“失望”状态。计算 6 分钟内的不动时间，并同时观察大鼠挣扎幅度及抑郁状态。

5. 力竭游泳实验

造模结束后在大鼠游泳池进行，规格为 180cm×60cm×80cm，两种模型动物游泳时的水温 27℃～29℃，以大鼠从入水到游泳至头部沉入水中 10 秒中不能浮出水面的时间为力竭时间。

二、造模因素的选择

1. 模型 1：采用的慢性束缚活动，在一定程度上限制了动物的躯体活动，使大鼠产生挣扎、急躁、愤怒、绝望等心理变化，比较长的造模周期与每天造模时间的不固定，增强了上述心理应激效果。

2. 模型 2：采用冷水游泳及进食前刺激的方法。慢性冷水刺激可产生躯体应激及导致体力消耗，进食前不可预期的电刺激可使动物产生想进食又怕电刺激的心理矛盾，3 周的时间造成了长期的焦虑。

两种动物模型都考虑到了躯体及心理因素，是一种综合性的刺激。模型行为学测定的结果也表明，这两种动物模型都出现了体力下降、记忆力减退、抑郁情绪等慢性疲劳症状，与慢性疲劳综合征患者的临床表现相似，可用于慢性疲劳综合征的机理研究。

## 第四节 亚健康

亚健康是一种常见的生命现象，亚健康这一提法在国外已有 20 年左右的时间，在我国是 1996 年 5 月才正式提出的。“亚健康”是指介于健康与疾病之间的边缘状态，形成是生物、心理、社会等综合因素作用的结果，它在世界很多国家和地区广泛存在，研究亚健康、防治亚健康，已成为国际上医学研究的热点之一。

### 一、概念

目前，比较认可的是中华医药学会亚健康分会于 2005 年 12 月起草的《亚健康中医临床研究指导原则（试行）》中对亚健康的定义：亚健康是指人体处于健康和疾病之间的一种状态。处于亚健康状态者，不能达到健康的标准，表现为一定时间内的活力降低、功能和适应能力减退的症状，但不符合现代医学有关疾病的临床或亚临床诊断标准。

医学调查发现，处于亚健康状态的患者年龄多在 20～45 岁之间，且女性占多数，也有老年人。它的特征是患者体虚困乏易疲劳，失眠及休息质量不高，注意力不易集中，甚至不能正常生活和工作。但在医院经过全面系统检查、化验或者影像检查后，往往还找不到肯定的病因所在。

## 二、易患人群

亚健康人群是从亚健康诱发环境的角度审视的，这类人群的特点是存在着易诱发亚健康的因素。主要有以下几种。

（一）工作紧张或不适应人群。如“三资”企业员工、农民打工者等。

（二）生活不规律人群。如小公司经理、昼夜轮班者、经常出差者等。

（三）焦虑人群。如出国者、大学生等。

（四）情感空虚、悲观抑郁人群。如下岗者、离婚者、离退休者等。

（五）特殊职业人群。如演员、医护人员、电脑爱好者等。

（六）遭遇突发事件人群。如突然遇到失恋、重病以及意外受伤等。

（七）机体生长发育、转折期人群。如儿童、青少年、更年期男女等。

（八）体弱及病后人群。如平素体虚者、大病、重病之后者等。

（九）精神压力过大人群。如公务员、知识分子、成功者等。

## 三、发病原因

（一）现代医学对亚健康的认识

虽然现代医学对亚健康进行了大量研究，然而迄今为止，亚健康的确切病因尚不清楚。目前，关于亚健康的发生机制是：由于心理、社会、生物等多种环境因素，引起机体的神经－内分泌－免疫功能紊乱以及氧化应激损伤，导致基因表达紊乱，最终导致亚健康的发生，其中机体的免疫系统功能紊乱为亚健康发生的一个重要环节。以下几个方面可能是造成亚健康状态的主要原因。

1. 身心压力过大，心理状态失衡

长期的身心紧张如得不到及时调节，就会出现心理失衡，神经系统功能失调，内分泌混乱，使正常的生理功能失调，机体的免疫力下降，躯体出现疲劳感，食欲下降，睡眠不佳，即慢性疲劳综合征。慢性疲劳综合征是亚健康状态中最主要的一种表现，是未老先衰并有可能导致猝死的生命征象。

2. 饮食结构不合理，饮食习惯不健康

传统的高脂肪、高热量、低蛋白饮食，添加剂过多的加工食品，成熟期短的人工饲养动物，很容易造成人体许多重要营养素的缺乏，机体的代谢紊乱。许多人不重视早餐，或过分节食，使机体经常处于饥饿状态，大脑经常处于缺氧状态，进而影响肾上腺素、生长激素、甲状腺素等的正常分泌，从而产生心慌、乏力、情绪抑郁、视物模糊、低血糖、晕厥等症状。

3. 环境污染严重，生存空间过于狭小

大气污染、噪声污染、水污染、光污染、电磁污染等对人体的心血管和神经系统都会产生不良影响；城市里高层建筑众多、交通拥挤、住房紧张、房间封闭、办公场所过于狭小等，均可使空气中负氧离子浓度降低。长期处于这种环境，人体血液中氧浓度和组织细胞对氧的利用率都会降低，进而影响组织细胞的正常生理功能，从而使人感到心情郁闷、烦躁。

4. 作息时间没有规律，生活方式不健康

作息时间不固定，生活没有规律，往往会干扰生物钟正常规律，从而影响人体细胞正常的新陈代谢，长期下去则导致机体出现亚健康。长期吸烟、过量饮酒、长时间伏案工作、缺乏体育锻炼、长期睡眠不足、过度疲劳、乱用保健药品以及吸毒等不健康的生活方式，也是导致亚健康状态的重要因素。世界卫生组织 1992 年的一份报告中指出，全球约 60％的死亡是由不良生活方式引起的。

5. 情感生活质量下降，人际关系日益紧张

由于种种利益交织冲突，社会人际关系变得复杂，使人与人之间的情感日益淡漠，情感交流日益缺乏，交往趋于表面化、形式化和物质化，情感受挫的机会增多，对情感生活的信心下降，孤独成了人们在情感方面的突出体验。缺乏亲密的社会关系和友谊，使人们表现出无聊感、无助感、烦恼感。大量证据表明，缺乏社会支持是导致心理和躯体障碍的一个重要因素。

此外，有学者认为，个体特征的差异对亚健康状态的形成也起着重要作用。例如，不良情绪、不良性格、人体自然衰老、人体生物周期的低潮、现代身心疾病的前期和手术后恢复期，也容易引起亚健康状态。

（二）中医对亚健康的认识

中医认为，“阴平阳秘，精神乃治”。那么，“饮食不节，起居无常，情志不遂，劳逸无度”等，则引起亚健康。

亚健康的中医病因病机可概括为：七情内伤，加之劳倦、饮食、生活不节等导致体内阴阳平衡失调，升降失常，气血津液、脏腑经络功能紊乱，心脾气血两亏、脾虚湿盛、肝郁气滞、气滞血瘀、肝肾阴亏，久之出现热、毒、瘀、虚的一系列病理变化。主要涉及心、肝、脾（胃）、肾等脏腑。

## 四、分类及临床表现

（一）分类

亚健康内涵丰富，外延广泛。可以这么说，健康概念的范围有多大，亚健康的涵盖范围就有多大；疾病和病症涉及领域有多宽，亚健康涉及范围就有多宽。亚健康的分类和主要内容可概括为如下几个方面。

1. 以 WHO 四位一体的健康新概念为依据分类

（1）躯体亚健康：主要表现为不明原因或排除疾病原因的体力疲劳、虚弱，如经常感到乏力、困倦、肌体酸痛、咽喉痛、低热、眼睛易疲劳、无缘由地头晕、头痛、耳鸣、目眩、颈肩僵硬。此外，易感冒、易出汗、易便秘、易晕车、胸闷心悸、晨起时有明显不快感、食欲下降或有饥饿感却没胃口、周身不适、性功能下降和月经周期紊乱等症状。

（2）心理亚健康：主要表现为不明原因的脑力疲劳、担心、恐慌、情感障碍、思维紊乱、焦虑、自卑以及神经质、冷漠、孤独、轻率、精神不振、记忆力减退、注意力不集中、失眠、健忘、反应迟钝、想象力贫乏、情绪易激动、遇小事容易生气、爱钻牛角尖、

过于在乎别人对自己的评价，甚至产生自杀念头等。

(3) 社会适应性亚健康：突出表现为对工作、生活、学习等环境难以适应，对人际关系难以协调，即角色错位和不适应是社会适应性亚健康的集中表现。

(4) 道德方面的亚健康：主要表现为世界观、人生观和价值观上存在着明显的损人害己的偏差。

2. 以亚健康概念的构成要素分类

(1) 身心上有不适感觉，但又难以确诊的“不定陈述综合征”。

(2) 某些疾病的临床前期表现（疾病前状态）。

(3) 一时难以明确其病理意义的“不明原因综合征”，如更年期综合征、神经衰弱综合征、疲劳综合征等。

(4) 处于某些病原携带状态，如乙肝病原携带者、结核菌携带者、某些病毒携带者等。

(5) 某些临床检查的高、低限值状态，如血脂、血压、心率等偏高状态和血钙、血钾、铁等偏低状态等。

(6) 高致病危险因子状态，如超重，吸烟，过度紧张，血脂异常，血糖、血压偏高等。

3. 按身体的组织结构和系统器官分类

分为神经精神系统、心血管系统、消化系统、骨关节系统、泌尿生殖系统、呼吸系统、特殊感官等亚健康状态。

(二) 临床表现

亚健康临床特点为“一多三少”，一多指疲劳多；三少即三种减退：活力减退、反应能力减退和适应能力减退；属功能性改变；临床上无疾病诊断依据，无器质性病变；呈慢性发病及发展。若及时干预可逆转为健康状态，若不及时防治，可发展为疾病。

1. 分类

临床上亚健康主要以主观感受为主，客观体征极少或没有，症状可单一出现，也可以交替或合并出现。一般认为，亚健康的表现主要有疲劳、神经衰弱、信息过剩综合征、肥胖征等。其他如空调病、夜班病、离退休综合征、考试综合征等也属于亚健康的范畴。

(1) 疲劳

多数学者认为，亚健康可参照慢性疲劳综合征的诊断标准。

(2) 信息过剩综合征

是指由于大脑长期大量接受和处理信息而造成大脑皮层活动抑制所致的各种病症的总称。可分为以下几种类型。

①信息消化不良：大量信息在短时间内输入大脑而来不及消化，时间一长，往往会出现偏头痛、头昏脑胀、烦躁不安、注意力分散、忧虑恍惚、精神抑郁、思维和判断能力下降以及神经性呕吐和厌食等消化系统功能紊乱表现，还会导致高血压、心跳加快、心律不齐，严重者可引起紧张性休克。

②信息干扰：大脑中可能贮存着大量的同类信息，对各种信息接触过多，又不善于分析和处理，会变得思维混乱、言语迟疑、行动犹豫不决、判断力下降，同时还伴有心悸、

易怒、冷漠、多疑等。

③信息恐惧：由于知识更新过快，不得不拼命学习新知识。有些人因此而顾虑重重，出现惶恐不安、失眠健忘、食欲不振、心悸气短，甚至会消极地躲避学习。

(3) 神经衰弱：是一种神经系统虚弱而无器质性损害的功能性障碍。个体的素质和人格可能是其发病的基础。人际关系、工作生活环境使神经系统过度紧张，长期的心理冲突和精神创伤引起的负性情感体验等社会心理因素是主要原因。其主要的表现形式是情绪症状、肌肉紧张性疼痛及睡眠障碍等三个方面。

(4) 肥胖症：体重超过标准体重的 20%即为肥胖。肥胖早期属于亚健康状态。肥胖发生的年龄越小，肥胖史越长，成年后导致糖尿病、高血压、高脂血症、冠心病的可能性就越大。

(5) 空调病：长时间呆在低温环境里，使皮肤血管收缩，汗腺停止分泌，以减少散热，保持体温；同时交感神经兴奋，导致腹腔内血管收缩，胃肠运动减弱，从而出现诸多相应症状。对于女性，可影响卵巢功能，使排卵发生障碍，月经失调。空调病的表现形式主要有：感到疲倦，皮肤干燥，手足麻木，头痛咽痛，神经痛，胃肠道不适。女性还会出现月经提前或延迟、经量稀少、经期缩短等月经失调症状。

(6) 夜班病：三班倒的职工，或长期上夜班者，由于生理节律被扰乱，体内“生物钟”与自然界昼夜周期的同步关系遭到破坏，因而出现种种不适症状，俗称“夜班病”。其主要表现为：头昏脑胀、精神萎靡，食欲减退。严重者，可发生心悸、气短、恶心呕吐，甚至血压下降，偶尔有发生低血糖休克现象。

(7) 离退休综合征：离休和退休是生活中的一次重大变动，由于适应不了环境的突然改变，而出现情绪上的消沉和偏离常态的行为，甚至引起疾病，即“离退休综合征”。具体可表现为坐卧不安，行为重复，往返犹豫不决，整日不知干什么好；有时还会出现强迫性定向行走。由于注意力不能集中，常做错事；性格变化明显，容易急躁和发脾气；对什么都不满意；多疑，当听到他人议论工作时常会烦躁不安，猜疑其有意刺激自己；平素颇有修养的当事者，有时候也会一反常态而不能客观地评价外界事物，常有偏见；大多数当事者有失眠、多梦、心悸、阵发性全身燥热等症状。

(8) 考试综合征：由于心理压力过大、心理素质太差或考前连续“开夜车”，导致过度疲劳，在考试前夕或临场考试时出现心慌意乱，烦躁不安，思维不能集中，回忆不起学过的知识；或是头晕目眩，手指震颤，无法工整地书写；或是气短、尿频、腹泻，不能自主。严重的可发生呼吸急促，大汗淋漓，血压下降而晕厥。这种“上场昏”现象在生理学上称为“怯场反应”，临床上称为考试综合征。

2. 亚健康的 4 组症状

(1) 精神感受：浑身无力、容易疲倦、思想涣散、坐立不安、心烦意乱、头脑不清爽。

(2) 头部、五官感受：头痛、耳鸣、面部疼痛、眼睛疲劳、视力下降、鼻塞、眩晕、咽喉异物感。

(3) 肢体感受：手足发凉、手掌发黏、手足麻木感。

(4) 其他：便秘、颈肩僵硬、胃闷不适、睡眠不良、心悸气短、容易晕车、起立时眼前发黑、早晨起床有不快感。

3. 亚健康的“六高一低”和“一多三减退”

(1)“六高一低”：高负荷（体力和心理）、高血压、高血脂、高血糖、高血黏度、高体重、免疫功能偏低。

(2)“一多三减退”：疲劳多、活力减退、反应能力减退和适应能力减退。

## 五、亚健康的诊断

(一) 亚健康诊断的主要标准

1. 已经出现各种不适症状，持续或反复出现 6 个月以上，通过系统检查，无明显的器质性病理损害证据和实验室检查指标的阳性改变。

2. 无重要器官的器质性疾病及精神心理疾病，或原有疾病在康复过程中的病理损害及实验室检查指标改变与现有的临床表现无明显内在联系。

3. 尽管患有明确的非重大器官器质性疾病或精神心理疾病诊断，但无需用药维持。

4. 具有以疲劳为主的各种躯体不适症状，如睡眠紊乱、疼痛等（以躯体性亚健康为主）。

5. 具有急躁、焦虑、抑郁、恐惧、胆怯，或短期记忆力下降，注意力不能集中等精神心理症状表现为主等心理不适症状（以心理性亚健康为主）。

6. 具有人际交往频率下降、人际关系紧张等社会适应能力下降（以社会交往性亚健康为主）。

判断：具备第 1、2、3 项可诊断为亚健康状态，加上 4、5、6 任一项即可判断亚健康状态的类型。

(二) 亚健康的检测与诊断方法

1. 量化诊断法

即对检查的结果进行综合量化分析。检查分一级检查和二级检查。一级检查即一般的体格检查，如果没有明显的症状，一级检查不能查出病因时，可用二级检查。如运动实验、24 小动态血压检测、脑电图、标准量表的心理状态测试，还可采用微观手段进行个体化体检，如机体免疫细胞功能检测、血液超高倍形态检查，与疾病相关的 DNA 和基因 PCR 检查等，都能发现人体微小的生理改变。如果各项检查结果基本为正常、正常高值或临界状态，起病呈急性或亚急性，任何一种临床症状持续 6 个月以上而以难以确诊为某一疾病时，即应诊断为亚健康。

2. 心理功能衰退指数（MDI）健康评估法

MDI 是 WHO 用于对人类死亡危害最大的疾病所提示的各项指标进行测定，最后量化计分的一种健康评估方法。它包括对心脑血管疾病监测及中风预报、恶性肿瘤征象提示、脏器病变提示、血液及过敏性疾病提示、体内污染测定、内分泌系统检查、肢体损害探测、服药效果探测等躯体性指标，以及近年来增加的心理、社交障碍指标等。根据被测者的实际检测状况逐项打分（采取百分制，满分为一百分），其标准为：85 分以上为健康状态，70 分以下为疾病状态，70～85 分为亚健康状态。

3. 量表检测

利用康奈尔医学指数（cornell medical index，CMI）、亚健康状态自测表等量表手段进行检测评价。

（1）康奈尔医学指数量表

康奈尔医学指数量表是作为临床检查辅助手段之一的自填式健康问卷，康奈尔医学问卷不仅可以帮助我们收集到临床医生经常询问的资料，而且还能收集到大量临床上经常容易忽视的躯体和行为问题，能较全面地了解健康方面的相关问题，为心理诊断提供翔实的临床资料，减少心理咨询师误诊误治情况的发生。

CMI主要应用于以下四个方面：（1）在综合医院及精神心理专科门诊筛查精神心理障碍的可疑者；（2）心理咨询师用于鉴别躯体疾病和心理疾病；（3）正常人群筛查躯体和心理障碍；（4）流行病学研究中，作为一般健康状况的评价指标；（5）医学教学和科研中用来采集标准病史。

CMI全问卷分成18个部分，共有195个问题。问卷涉及四方面的内容：躯体症状；家族史和既往史；一般健康和习惯；精神症状。男女问卷除生殖系统的有关问题不同外，其他内容完全相同。前三部分的内容共有144个项目，关于与精神活动有关的情绪、情感和行为方面的问题共有51个项目。

**康奈尔医学指数量表 CMI（男）**

姓名________ 性别__男__ 年龄________

以下有一些有关您健康的情况描述，请您根据自己的实际情况选择“是”“否”，以帮助我们对您的健康做进一步的分析，现在开始吧！

1. 你读报时需要戴眼镜吗？
2. 你看远处时需要戴眼镜吗？
3. 你是否经常有一时性的眼前发黑（视力下降或看不见东西）的现象？
4. 你是否有频繁的眨眼和流泪？
5. 你的眼睛是否经常很疼（或出现看物模糊的现象）？
6. 你的眼睛是否经常发红或发炎？
7. 你是否耳背（听力差）？
8. 你是否有过中耳炎、耳朵流脓？
9. 你是否经常耳鸣（耳中自觉有各种声响，以致影响听觉）？
10. 你常常不得不为清嗓子而轻咳吗？
11. 你经常有嗓子发堵的感觉（感觉喉咙里有东西）吗？
12. 你经常连续打喷嚏吗？
13. 你是否觉得鼻子老是堵？
14. 你经常流鼻涕吗？
15. 你是否有时鼻子出血很厉害？
16. 你是否经常得重感冒（或嗓子痛，扁桃体肿大）？
17. 你是否经常有严重的慢性支气管炎（在感冒时咳嗽、吐痰拖很长时间）？
18. 你在得感冒时总是必须要卧床（或经常吐痰）吗？
19. 是否经常感冒使你一冬天都很难受？
20. 你是否有过敏型哮喘（以某些过敏因素，如花粉等为诱因的哮喘）？
21. 你是否有哮喘（反复发作的，暂时性的伴有喘音的呼吸困难）？
22. 你是否经常因咳嗽而感到烦恼？

23. 你是否有过咳血？
24. 你是否有较重的盗汗（睡时出汗、醒时终止）？
25. 你除结核外是否患过慢性呼吸道疾病［或有低烧（热）37℃～38℃］？
26. 你是否得过结核病？
27. 你与得结核病的人在一起住过吗？
28. 医生说过你血压很高吗？
29. 医生说过你血压很低吗？
30. 你有胸部或心区疼痛吗？
31. 你是否经常心动过速（心跳过快）吗？
32. 你是否经常心悸（平静时有心脏跳动的感觉）或感到脉搏有停跳？
33. 你是否经常感到呼吸困难？
34. 你是否比别人更容易发生气短（喘不上气）？
35. 你即使在坐着的情况下有时也会感到气短吗？
36. 你是否经常有严重的下肢浮肿？
37. 你即使在热天也因手脚发凉而烦恼吗？
38. 你是否经常腿抽筋？
39. 医生说过你心脏有毛病吗？
40. 你的家属中是否有心脏病患者？
41. 你是否已脱落了一半以上的牙齿？
42. 你是否因牙龈（牙床）出血而烦恼？
43. 你是否有经常的牙痛？
44. 是否你的舌苔常常很厚？
45. 你是否总是食欲不好（不想吃东西）？
46. 你是否经常吃零食？
47. 你是否吃东西时总是狼吞虎咽？
48. 你是否经常胃部不舒服（或有时恶心呕吐）？
49. 你饭后是否经常有胀满（腹部膨胀）的感觉？
50. 你饭后是否经常打饱嗝（或烧心吐酸水）？
51. 你是否经常犯胃病？
52. 你是否有消化不良？
53. 是否严重胃痛使你常常不得不弯着身子？
54. 你是否感到胃部持续不舒服？
55. 你的家属中有患胃病的人吗？
56. 医生说过你有胃或十二指肠溃疡病（或饭后、空腹时常感到胃痛）？
57. 你是否经常腹泻（拉肚子）？
58. 你腹泻时是否有严重血便或黏液（粪便发黑、有血液或黏稠物质）？
59. 你是否因曾有过肠道寄生虫而感到烦恼？
60. 你是否常有严重便秘（大便干燥）？
61. 你是否有痔疮（大便时肛门疼痛不适，大便表面带血或便后滴血）？

62. 你是否曾患过黄疸（眼、皮肤、尿发黄）？
63. 你是否得过严重肝胆疾病？
64. 你是否经常有关节肿痛？
65. 你的肌肉和关节经常感到发僵或僵硬吗？
66. 你的胳膊或腿是否经常感到严重疼痛？
67. 严重的风湿病使你丧失活动能力（或有肩、脖子肌肉发紧的现象）？
68. 你的家属中是否有人患风湿病？
69. 脚发软、疼痛使你的生活严重不便（或经常感到腿、脚发酸）？
70. 腰背痛是否达到使你不能持续工作的程度？
71. 你是否因身体有严重的功能丧失或畸形（形态异常）而感到烦恼？
72. 你的皮肤对温度、疼痛十分敏感，有压痛（或有皮下小出血点）？
73. 你皮肤上的切口通常不易愈合（长好）吗？
74. 你是否经常脸很红？
75. 即使在冷天你也大量出汗吗？
76. 是否严重的皮肤瘙痒（发痒）使你感到烦恼？
77. 你是否经常出皮疹（风疙瘩或疹子）或有时脸部浮肿？
78. 你是否经常因生疖肿（肿包）而感到烦恼？
79. 你是否经常由于严重头痛而感到十分难受？
80. 你是否经常由于头痛、头发沉而感到生活痛苦？
81. 你的家属中头痛常见吗？
82. 你是否有一阵发热、一阵发冷的现象？
83. 你经常有一阵阵严重头晕的感觉吗？
84. 你是否经常晕倒？
85. 你是否晕倒过两次以上？
86. 你身体某部分是否有经常麻木或震颤的感觉？
87. 你身体某部分曾经瘫痪（感觉和运动能力完全或部分丧失）过吗？
88. 你是否有被撞击后失去知觉（什么都不知道了）的现象？
89. 你头、面、肩部是否有时有抽搐（突然而迅速的肌肉抽动）的感觉？
90. 你是否抽过风（癫痫发作，也叫抽羊角风）？
91. 你的家属中有无癫痫患者？
92. 你是否有严重的咬指甲的习惯？
93. 你是否因说话结巴或口吃而烦恼（或因舌头不灵活而导致说话困难）？
94. 你是否有梦游症（睡眠时走来走去，事后不能回忆所做的事情）？
95. 你是否尿床？
96. 在 8～14 岁（小学和中学）阶段你是否尿床？
97. 你的生殖器是否有过某种严重毛病？
98. 你是否经常有生殖器疼痛或触痛（一碰就痛）的现象？
99. 你是否曾接受过生殖器的治疗？
100. 医生说过你有脱肛（直肠脱出肛门以外）吗？

101. 你是否有过尿血（无痛性的）？
102. 你是否曾因排尿困难而烦恼？
103. 你是否每天夜里因小便起床？
104. 你是否经常白天小便次数频繁？
105. 你是否小便时经常有烧灼感（火烧样的疼痛）？
106. 你是否有时有尿失控（不能由意识来控制排尿）？
107. 是否医生说过你的肾、膀胱有病？
108. 你是否经常感到一阵一阵很疲劳？
109. 是否工作使你感到精疲力竭？
110. 你是否经常早晨起床后即感到疲倦和筋疲力尽？
111. 你是否稍做一点工作就感到累？
112. 你是否经常因累而吃不下饭？
113. 你是否有严重的神经衰弱？
114. 你的家属中是否有患神经衰弱的人？
115. 你是否经常患病？
116. 你是否经常由于患病而卧床？
117. 你是否总是健康不良？
118. 是否别人认为你体弱多病？
119. 你的家属中是否有患病的人？
120. 你是否曾经因严重的疼痛而不能工作？
121. 你是否总是因为担心自己的健康而受不了？
122. 你是否总是有病而且不愉快？
123. 你是否经常由于健康不好而感到不幸？
124. 你得过猩红热吗？
125. 你小时候是否得过风湿热、四肢疼痛？
126. 你曾患过疟疾吗？
127. 你由于严重贫血而接受过治疗吗？
128. 你接受过性病治疗吗？
129. 你是否有糖尿病？
130. 是否医生曾说过你有甲状腺肿（粗脖子病）？
131. 你是否接受过肿瘤或癌的治疗？
132. 你是否有什么慢性病（或曾接受过原子辐射）？
133. 你是否过瘦（体重减轻）？
134. 你是否过胖（体重增加）？
135. 是否有医生说过你有腿部静脉曲张（腿部青筋暴露）？
136. 你是否住院做过手术？
137. 你曾有过严重的外伤吗？
138. 你是否经常发生小的事故或外伤？
139. 你是否有入睡很困难或睡眠不深易醒（或经常做梦）的现象？

140. 你是否不能做到每天有规律地放松一下（休息）？
141. 你是否不容易做到每天有规律地锻炼？
142. 你是否每天吸 20 支以上的纸烟？
143. 你是否喝茶或喝咖啡比一般的人要多？
144. 你是否每天喝两次以上的白酒？
145. 当你考试或被提问时是否出汗很多或颤抖的很厉害？
146. 接近你的主管上级时是否紧张和发抖？
147. 当你的上级看着你工作时，你是否不知所措？
148. 当必须快速做事情时，你是否有头脑完全混乱的现象？
149. 为了避免出错，你做事必须很慢吗？
150. 你经常把指令或意图体会（理解）错吗？
151. 是否生疏的人或场所使你感到害怕？
152. 身边没有熟人时你是否因孤单而恐慌？
153. 你是否总是难以下决心（犹豫不决）？
154. 你是否总是希望有人在你身边给你出主意？
155. 别人认为你是一个很笨的人吗？
156. 除了在你自己家以外，在其他任何地方吃东西都感到烦扰吗？
157. 你在聚会中也感到孤独和悲伤吗？
158. 你是否经常感到不愉快和情绪抑郁（情绪低落）？
159. 你是否经常哭？
160. 你是否总是感到凄惨与沮丧（灰心失望）？
161. 是否你对生活感到完全绝望？
162. 你是否经常想死（一死了事）？
163. 你是否经常烦恼（愁眉不展）？
164. 你的家属中是否有愁眉不展的人？
165. 是否稍遇任何一件小事都使你紧张和疲惫？
166. 是否别人认为你是一个神经质（紧张不安，易激动）的人？
167. 你的家属中是否有神经质的人？
168. 你曾患过精神崩溃吗？
169. 你的家属中曾有过精神崩溃的人吗？
170. 你在精神病院看过病吗（因为你精神方面的问题）？
171. 你的家属中是否有人到精神病院看过病（因为精神方面的问题）？
172. 你是否经常害羞和神经过敏？
173. 你的家属中是否有害羞和神经过敏的人？
174. 是否你的感情容易受到伤害？
175. 是否你在受到批评时总是心烦意乱？
176. 别人认为你是爱挑剔的人吗？
177. 你是否经常被人误解？
178. 你即使对朋友也必须存戒心吗（不放松警惕）？

179. 你是否总是凭一时冲动做事情?
180. 你是否容易烦恼和激怒?
181. 你若不持续克制自己精神就垮了吗?
182. 是否一点不快就使你紧张和发脾气?
183. 在别人支使你时是否易生气?
184. 别人常使你不快和激怒你吗?
185. 当你不能马上得到你所需要的东西时就发脾气吗?
186. 你是否经常大发脾气?
187. 你是否经常发抖和战慄?
188. 你是否经常紧张焦急?
189. 你是否会被突然的声音吓一大跳（跳起或发抖得厉害）?
190. 是否不管何时，当别人大声对你时，你都被吓得发抖和发软?
191. 你对夜间突然的动静是否感到恐惧（害怕）?
192. 你是否经常因恶梦而惊醒?
193. 你是否头脑中经常反复出现某种恐怖（可怕的）想法?
194. 你是否常常毫无理由地突然感到畏惧（害怕）?
195. 你是否经常有突然出冷汗的情况?

据专家介绍，我国符合世界卫生组织关于健康定义的人群只占总人口数的15%，即这些人“不仅仅是没有疾病，而且身体、心理和社会适应都很好。”与此同时，有15%的人处在疾病状态中。剩下70%的人均处在“亚健康”状态。虽然目前对亚健康状态的确认尚未达成共识，但在排除疾病之后，在以下30个项目中有6项者即可初步认定处于亚健康状态。这30个项目是：

1. 精神紧张，焦虑不安；
2. 孤独自卑，忧郁苦闷；
3. 注意力分散，思考肤浅；
4. 容易激动，无事自烦；
5. 记忆减退，熟人忘名；
6. 兴趣变淡，欲望骤减；
7. 懒于交往，情绪低落；
8. 易感乏力，眼易疲倦；
9. 精力下降，动作迟缓；
10. 头昏脑涨，不易复原；
11. 久站头昏眼花目眩；
12. 肢体酥软，力不从心；
13. 体重减轻，体虚力弱；
14. 不易入眠，多梦易醒；
15. 晨不愿起，昼常打盹；
16. 局部麻木，手脚易冷；
17. 掌腋多汗，舌燥口干；
18. 自感低烧，夜有盗汗；
19. 腰酸背痛，此起彼伏；
20. 舌生白苔，口臭自生；
21. 口舌溃疡，反复发生；
22. 味觉不灵，食欲不振；
23. 发酸嗳气，消化不良；
24. 便稀便秘，腹部饱胀；
25. 易患感冒，唇起疱疹；
26. 鼻塞流涕，咽喉疼痛；
27. 憋气气急，呼吸紧迫；
28. 胸痛胸闷，心区压感；
29. 心悸心慌，心律不整；
30. 耳鸣耳背，易晕车船。

(2) 亚健康状态自测16题

对照着下面这些症状，如果测试的累积总分超过50分，就需要坐下来，好好地反思生活状态，加强锻炼和营养搭配等。如果累积总分超过 80 分，赶紧去医院找医生，调整自己的心理，或是申请休假，好好地休息一段时间。

① 早上起床时，常有头发掉落。(5 分)

② 感到情绪有些抑郁，会对着窗外发呆。(3 分)

③ 昨天想好的事，今天怎么也记不起来了，而且近些天来，经常出现这种情况。(10 分)

④ 害怕走进办公室，觉得工作令人厌倦。(5 分)

⑤ 不想面对同事和上司，有自闭症趋势。(5 分)

⑥ 工作效率下降，上司已对你不满。(5 分)

⑦ 工作一小时后，身体倦怠，胸闷气短。(10 分)

⑧ 工作情绪始终无法高涨。最令自己不解的是：无名的火气很大，但又没有精力发作。(5 分)

⑨ 一日三餐，进餐甚少，排除天气因素，即使口味非常适合自己的菜，近来也经常味同嚼蜡。(5 分)

⑩ 盼望早早地逃离办公室，为的是能够回家，躺在床上休息片刻。(5 分)

⑪ 对城市的污染、噪声非常敏感，比常人更渴望清幽、宁静的山水，休息身心。(5 分)

⑫ 不再像以前那样热衷于朋友的聚会，有种强打精神、勉强应酬的感觉。(2 分)

⑬ 晚上经常睡不着觉，即使睡着了，又老是在做梦的状态中，睡眠质量很糟糕。(10 分)

⑭ 体重有明显的下降趋势，早上起来，发现眼眶深陷，下巴突出。(10 分)

⑮ 感觉免疫力在下降，春、秋季流感一来，自己首当其冲，难逃“流”运。(5 分)

⑯ 性能力下降，妻子（或丈夫）对你明显地表示了性要求，但你却经常感到疲惫不堪，没有什么欲望。妻子（或丈夫）甚至怀疑你有外遇了。(10 分)

4. 血液学检测

(1) 超高倍里显微诊断仪（MDI）健康评估法

MDI 亚健康检查（俗称一滴血检查）是美国斯坦福大学 Dradford 博士研究推出的一种健康评估和疾病诊断方法，它集相差、中密度、明视野、暗视野、偏振光等显微技术和多媒体计算机技术为一体，通过“活血检查”和“干血检查”，无需染色，即可观察到血液中各种有形成分的形态和活力，从而获得细胞水平的真实原始信息，通过对自由基轨迹的检查，对疾病的早期诊断做出重要提示。王平等应用 MDI 对江苏、浙江地区 5～100 岁 2 万多人进行了亚健康血象调查，实验结果显示，MDI 在亚健康群体调查上有独特“整体评估”价值。王雪梅等使用 MDI 对 2510 人进行了亚健康检查，认为 MDI 是一种简便可信的诊断方法，既可以节约费用和时间，又可起到超前诊断和预防保健作用。MDI 的不足之处是不能对特殊器官进行定量和定性检测，且有些指标只能定性不能定量。

(2) 多媒体显微诊断仪（THMMDI）检测法

THMMDI 是清华大学在 MDI 的基础上改进设计而成的一种检测方法。该方法保留了对“一滴血”的健康检查，同时提高了放大倍率（20000 倍），增加了一些病原体和细胞学检查。有研究认为，THMMDI 能较早发现人群中的亚健康状态，诊断阳性符合率为 90%。

(3) 血液流变学检测

目前测定项目主要有：全血黏度值、血浆黏度值、全血高切（低切）还原黏度、红细胞变形指数、红细胞聚集指数、血沉、红细胞压积等。

(4) 血液细胞阻抗测量

研究表明，亚健康状态可能会引起血液红细胞膜性质的改变，而这种改变又会影响血液的阻抗变化，但未提出具体的判断标准。

5. 中医诊断

利用中医诊断学原理，如观指甲测健康、观舌测健康、观面测健康及中医的三部九候综合评估等。

## 六、亚健康的危害

（一）亚健康是大多数慢性非传染性疾病的疾病前状态，大多数恶性肿瘤、心脑血管疾病和糖尿病等均是从亚健康人群转入的。

（二）亚健康状态明显影响工作效能和生活、学习质量，甚至危及特殊作业人员的生命安全，如高空作业人员和竞技体育人员等。

（三）心理亚健康极易导致精神心理疾患，甚至造成自杀和家庭伤害。

（四）多数亚健康状态与生物钟紊乱构成因果关系，直接影响睡眠质量，加重身心疲劳。

（五）严重亚健康可明显影响健康寿命，甚至造成英年早逝、早病和早残。

## 七、亚健康的防治措施

亚健康的形成，是生物、心理、社会等综合因素的作用。因此对亚健康的防治不能仅仅停留在生物医学水平上，而是要采取医学、哲学、社会学、经济学、心理学、人文科学等多学科交叉的方法，综合防治。

（一）构建健康的生活方式和习惯

1. 养成良好的卫生习惯。

2. 建立良好生活方式。

3. 和谐的性生活。

4. 改变影响优生行为。

5. 正确使用现代化居室设备。

6. 生活规律。

（二）保持健康心理

1. 提高心理素质，消除心理危机。心理素质与先天遗传有关，但可以被后天所处环境和教育改变、改造，或掩盖，或修饰，关键是自我保健意识，认识自我、战胜自我、改造自我、超越自我，争取达到实现超我。

2. 积极调节不良心理状态，适应复杂环境，尽快从喜怒哀乐、生离死别，或重大意外事件的烦恼、苦恼的心情中解脱出来，积极投身工作以冲淡不快情绪和悲伤心情。学会正确对待人际、对待环境。

3. 培养健康心理，培养乐观精神，寻找欢乐情绪，树立自身价值，克服性格缺陷，培养孩子现代性格，提高生活质量，优生优育。

（三）适应社会与和谐交往

1. 适应社会：主要在于提高心理素质，加强文明修养，明确自己对社会的责任，个人应尽的义务，加强养生和道德修养，积极主动投入生活社会实践，改造自己，改造环境，使自己能在新的、理性的统一前提下融洽。

2. 创造和谐人际关系：善于发现自己的优点，给自己正确的估价，积极主动多参与社交活动，学习真诚对待别人，与人增加感情交流，刻苦学习，勤奋努力，养成特长和兴趣爱好，用自己的真善美培养出高尚道德风尚。

（四）养生宁心与运动健康

1. 心理养生

心理养生要求做到维护心理健康，保持心境平和，与人为善，淡泊名利，积极自信。常用的养生方法有很多，其中简明扼要者当属我国古代著名的医药学家孙思邈提出的养生“十二少”与“十二多”。十二少为：“故善摄生者，常少思、少念、少欲、少事、少语、少笑、少愁、少乐、少喜、少怒、少好、少恶行。此十二少者，养生之都契也。”十二多为：“多思则神殆，多念则志昏，多事则形劳，多语则气乏，多笑则脏伤，从愁则心摄，多乐则意溢，从喜则忘错，多怒则百脉不定，多好则长迷不理，多恶则憔悴无欢。”

2. 运动健身

“生命在于运动”，运动要讲科学，要因人而异，循序渐进，持之以恒。适度运动以保持协调的脑力和体力活动，是消除疲劳、防止亚健康、建立健康生活方式的一个重要因素。选择适当的运动方式非常重要。体力劳动者可通过工种互补的方法增加部分肌肉、脏腑、关节的活动；脑力劳动者应积极参加体育运动。常用的比较有价值的体育运动方法有：散步、慢跑、登山、游泳、跳绳、跳舞以及传统的中医导引术如八段锦、易筋、五禽戏和太极拳等。

（五）清除环境污染

1. 慎用塑料包装用品：杜绝使用塑料容器和发泡塑料餐具加热食品。避免食用生活在被污染水域的鱼虾和其他水产品。多食天然食品，减少杀虫剂、催化剂的毒害。

2. 养成卫生习惯：食用水果要一洗二冲三烫四削皮，饭前便后要洗手。少用化妆品，尽可能用天然护肤品。少用合成洗涤剂，尽量穿用棉布等天然纤维制作的衣物。

选用不含铅、锰、镉等重金属毒物的陶瓷餐具。尽量少食包装食品、油榨食品及腌制食品。保证居室及工作环境的通风、采光，避免长期在密闭的空调环境下生活；卧室中不放置电视机、电脑、微波炉、洗衣机等电器，以避免电磁及噪声的污染。

（六）亚健康状态人群的饮食调整

导致亚健康状态的原因有现代生活中的环境污染、饮食结构不合理、嗜烟酗酒以及来自社会竞争的各方面压力等，其中饮食不合理是最常见的原因。如有些人仍以传统饮食习惯为主，即机体摄入低蛋白、高热量食物。

中医学认为，人体的阴阳平衡才是健康的标志，然而这种平衡是动态的平衡，且受外界环境的影响，显然要使之达到绝对的平衡是不可能的，也就是说“亚健康状态”是客观存在的。于是，祖国医学有了调和阴阳、补偏救弊、促进阴阳平衡的治疗原则。在治疗手段上则提出“药以祛之，食以随之”的方法，以食物扶助正气，并确立了“五谷为养，五果为助，五畜为益，五菜为充”的配膳原则，还提出应做到酸、苦、甘、辛、咸的“五味调和”，不能偏食偏嗜，这种使人体趋于健康的饮食结构具有科学性，也是人们常说的“药补不如食补”的道理所在。选用食疗是调整“亚健康状态”的最佳方法。因为许多天然食物营养全面、无毒副作用，长期服食，可达益气、养血、扶正、健脑、强身、抗衰老的目的，特别是对中医认为的各种虚损症的调养更具有实用价值。为此，特向读者介绍几种有关“亚健康状态”的饮食调理方法。

1. 肺气虚状态有气短、多汗、易感冒等表现者，可长期食用百合、蜂蜜、白木耳、红枣、桔、杏仁等食物。

2. 脾阳虚状态有便秘、腹胀、肠鸣、嗳气等表现者，可长期食用山药、莲子、百合、山楂、苡仁米、饴糖。

3. 肾阳虚状态有腰疼膝软、畏寒肢冷、头晕耳鸣、发须早白、性衰退等表现者可长期食用羊肉、芝麻、胡桃、豆类及豆制品、坚果类食物。

4. 肥胖疲劳状态有身体过于肥胖者，此时应少吃淀粉类和糖类的食物，宜长期食用萝卜、卷心菜、白菜、青椒、西红柿、香菇等蔬菜和水果。

5. 心烦意乱状态有失眠、头晕、心烦表现者，宜长期食用养心安神的食品，如煎服龙眼肉、酸枣仁、柏子仁等。

6. 神经衰弱状态有视力下降、记忆力减退、行动笨拙等表现者，宜长期食用莲子、龙眼肉、百合、大枣、糯米等煮粥食。若是血虚及紧张引起的神经衰弱，可吃桑椹，也可配合熟地、白芍煎服。

## 第五节　脑疲劳

### 一、概述

脑疲劳是一个有别于“躯体疲劳”的医学概念，所反映的是大脑及大脑神经的病态和暂未成病态的各种亏损虚空的非正常状态。各年龄层的人都可能出现脑疲劳，但以白领和学生最多。《心理学词典》指出：心理疲劳是精神过分集中或困扰所导致的认知疲倦。

《中国大百科全书·心理学》认为，心理疲劳不仅会出现体力不支的感觉，而且还可有心情不安、产生退缩感、对不相干的刺激特别敏感等表现。工作动机、情绪状态对心理疲劳的产生有较大的影响。此外，流水作业、传送带作业、分工精细而简单的作业，也容易使人产生厌倦情绪。

《不列颠百科全书》认为，有些疲劳的感觉和征象可来去迅速、成无动因、去无静故、长短无期，并且把这种无明显动因的疲劳叫做心理疲劳。

《简明大英百科全书》认为，精神疲劳即由脑力工作（如创作性的写作）所引起的厌恶感或不适感。

《中国百科大辞典》认为，心理疲劳是由于神经系统过度紧张或长时间从事单调乏味的工作而引起的疲劳。心理疲劳与生理疲劳的差别在于，它不是由于肌肉工作强度太大引起的。心理疲劳是否产生和发病程度与个人的心理负荷有关，它受到个性、能力、任务特征和生理状况的影响。心理疲劳的症状是：感觉体力不足，注意力难以集中，情绪低落，工作效率降低；严重的心理疲劳可表现为头痛、消化不良、神经衰弱等。测量人的心理疲劳程度的指标有心率、大脑皮层诱发电位、反应时和闪光融合频率等，也可采用主观评定的方式。

英国Shape等人认为，精神疲劳（脑力疲劳）是以缺乏动机和警觉为特征的一种主观感觉。Trudie Chalder等研制的疲劳量表将集中注意力困难、思考困难、说话时口头不利落、记忆力下降、对过去习惯做的事情不再感兴趣等现象归为精神疲劳。Smets等认为，精神疲劳是指出现如集中注意力困难等这样的认知方面症状。精神疲劳常见于精神高度紧张、用脑过度及睡眠不足或睡眠剥夺的情况下，如射击运动员、出租车司机、雷达兵及连续作战情况下的军人。丁朝阳认为，以不能集中注意力为主要症状的脑力疲劳，主观症状为思考困难、对谈话厌倦、焦躁不安、不能集中注意力、对事物不感兴趣、容易忘事、缺乏自信心、遇事着急、姿势不稳定，缺乏耐性。

## 二、脑疲劳的形成因素

影响疲劳的因素包括社会环境、工作环境、精神状态、人际关系、身体状况等多种因素，其中身体状况的影响更大些，主要有心理和生理两个方面。心理方面包括人们对所要完成工作的能动性和能力，生理方面包括工作时间的长短及休息的充足与否。这两种因素在不同情况下所起的作用不同。当人们从事单调或不感兴趣的工作时，即使时间很短也容易产生疲劳；而当从事感兴趣或复杂的工作时，即使很长时间不休息也不会感到疲劳。但总体而言，人的休息与工作的时间对疲劳影响比较大，主要表现在以下几个方面。

（一）持续工作的时间

根据人的生理规律，一般认为每天工作时间应在8个小时以内。研究表明，每天工作12个小时、每星期4天，比每天工作8小时、每星期6天更容易使人感到疲劳。

（二）休息时间

生理学研究表明，工作中的休息非常重要，长时间的工作会降低血液中血糖的浓度。血糖浓度的降低会导致疲劳及工作效率下降，严重的血糖降低会出现低血糖症状，如饥饿、疲倦、乏力、精神不集中、头晕、心悸、脸色苍白、出冷汗、手颤等，严重时出现幻觉、躁动、惊厥、神志不清，甚至昏迷（低血糖休克）、死亡。其反应程度高低与不同原因、血糖下降程度和速度、个体反应性和耐受性有关。

一般而言，饭后由于人体要进行食物消化，比较多的血液要进入肠胃，所以容易饭后犯困，尤其午饭后更容易发困。因此，工作中的休息非常重要。

（三）睡眠

每天睡眠时间最少要5个小时以上，未成年人和儿童要更多，一般在8个小时左右会比较合适，睡眠的缺乏会降低机体对外界环境的感知能力。

（四）24小时节律

人体的清醒时间和工作时间的24小时节律对疲劳的产生有很大影响，这种人体的节律不是唯一的而是多种多样的。它们互相调节，从而使人适应不正常或不规则的工作和生活习惯，但这种调节很困难，而且效果有限。

## 三、临床表现和评价方法

（一）用脑过度的表现及信号

1. 头昏眼花、听力下降、耳壳发热。

2. 四肢乏力或嗜睡。

3. 注意力不集中或记忆力下降。

4. 反应迟钝。

5. 出现食欲不振、恶心、呕吐现象。

6. 出现性格改变如烦躁、郁闷不语、忧郁等现象。

7. 看书时看了一大段却不明白其中的意思。

脑疲劳的主要症状包括：记忆力下降，注意力不集中，反应迟缓，思维不敏捷，四肢乏力，食欲不振，无精打采，有时表现为失眠、头痛或胸痛，有时恶心，呕吐，听力减退，去医院检查不出器质性病因。脑疲劳患者一般面色苍白，由于睡眠不足和神经过度疲劳造成眼圈发黑和红肿，眼睛里面出现血丝，眼皮不自觉地跳动。发展严重的时候，还可能出现性格的变化，变得烦躁不安，或者沉默寡言。尤其患有心血管疾病和脑血管疾病的患者，如感觉疲劳，视觉影像重叠，视力突然下降，胸部和背部剧烈疼痛，应及时采取吸氧措施，迅速抢救。

据医学实验结果表明，人在脑疲劳的时候，血液黏度增高，血沉加快，补充氧气吸入15分钟后一般就能恢复到正常的水平。

（二）评价方法

脑疲劳的成因是多种多样的，表现形式也不尽相同，但总的来说都表现出头脑昏沉、注意力不易集中、思考困难、欲望下降、工作绩效降低等症状。因此，对脑力疲劳现象所进行的观察研究，其评定方法必须是多维的。评定方法区分为两大类：主观评定法和客观评定法。

1. 主观评定法

脑力疲劳是一种主观感觉，因此对脑力疲劳主观成分的评定非常重要。对脑力疲劳的主观评定主要是通过问卷调查的形式来进行的。这种方式能够提供关于脑力疲劳的多种信息，如脑力疲劳出现的时间、造成疲劳的原因和主观上的不舒适感觉等。实际上有很多关于脑力疲劳的研究就是通过问卷调查的方式来进行的，如飞行疲劳的评定。

主观评定法不仅可以应用于对疲劳的评定，还可以用于情绪情感、脑力负荷等多种心理表现的评定。根据评定是由被试本人做出还是由他人做出，主观评定法又可分为主观自评和主观他评。平常应用最多的仍然是主观自评的方法。

主观评定法多采用人面部的视频图像来进行评估，实验者根据被试的特点，例如面部表情、缓慢的眼睑闭合和举止（如擦拭、打哈欠和点头）估计出被试的困倦水平。在国外曾有人使用驾驶员面部的视频摄像，并配合即时的生理测量来对疲劳进行研究。由于种种原因的限制，在实验中加入“面部表情评定”的研究鲜见。但是，随着计算机图形图像技术和模式识别技术的发展，此方法会取得实质性的突破，走向应用。

尽管主观评定法具有评分主观、评分标准不易统一、受记忆及其他个人能力的影响，甚至还存在有被试者故意隐瞒真实感受、猜测题目含义、迎合主试期望等多种缺点。但由于这种评定方法操作简单、直接、费用低廉，加之对任务完成无干扰、易被接受等优点，它仍是一种被广为采用的评定脑力疲劳的方法。并且很多研究表明，主观评定法是有一定参考价值的。对于主观评定法，尤其是在脑力疲劳的研究中，关键的问题还不在于被试者是否如实回答问题，如被试者是否故意隐瞒自己的真实感受，是否会难耐疲劳引起的不良情绪而胡乱涂鸦等。真正的问题在于，当人处于脑力疲劳状态时，被试者是否仍然具有完整的自我状态监控能力，用心理学的术语来讲就是被试者的元认知能力是否受到损害。若这种能力受到损害，则主观自评的方法就会变得毫无意义，没有任何参考价值。所以，在实际的脑力疲劳评定工作中，仅用主观评定法是不够的，还需有客观的评定方法予以支持。

2. 客观评定法

所谓客观评定法是指借助于仪器、设备等辅助工具记录人体行为、生理、生化方面的某些指标的变化并进行评定的方法。这些指标是客观的，不以观察者的个人喜好、经验而发生变化，因而这种方法被称之为客观评定法。根据对脑疲劳客观评定的层面不同，可将客观评定法区分为：心理学、行为学指标评定法；生理学指标评定法；生化指标评定法。

（1）心理学、行为学指标评定法

用于评定脑疲劳的心理学、行为学指标评定法，主要是指采用心理运动测验和心理测验方法进行的评定。心理运动测验可以测量人的知觉、认知解释和运动反应，这些测验包括模拟驾驶、打字和反应时测验等。在此有这样一个基本假设，即假设作业绩效的降低是疲劳的标志。此外，心理测验也用于测量疲劳，这些测验包括注意测验（如划消测验）、估计测验（如对时间间隔的估计）、加法运算等。心理运动测验和心理测验的一个不利之处在于这类测验会提升被试者的大脑活动水平，这样一来就很有可能暂时掩盖了任何可能的疲劳迹象。

国内自 20 世纪 90 年代以来，参考国外相关文献也进行了一系列的脑疲劳评定及其对抗措施的研究，这些工作主要是由第四军医大学航空航天医学系的科研人员完成的，所采用的脑疲劳评定方法绝大部分是心理学、行为学指标评定法。由于缺乏明确的理论指导，国内研究者所选择的测验任务大多相当随意，只是根据国外的相关文献报道，筛选出对脑疲劳变化反应敏感的测验作为自己实验中的测验任务，至于这些测验任务彼此间的内在联系则不得而知。上述情况不仅在国内，即使在国外的一些研究中也相当普遍，因此，绝大部分研究结果彼此间是不具有可比性的。

关于脑疲劳，很多研究者将其理解为一种介于清醒与睡眠之间的过渡状态，它的一端指向睡眠，另一端指向放松和休息。而在这一连续体中贯穿始终的就是唤醒状态或注意能力的变化，换而言之，即脑力疲劳状态下认知任务工作绩效和工作水平的下降是由于注意缺陷所造成的。

（2）生理学指标评定法

关于脑疲劳，还有一个隐含的假设，即认为脑力疲劳是中枢性质的，影响全身的。因此脑疲劳的生理学指标主要是一些电生理指标，如脑电图、眼电图、心电图、事件相关电位等。目前研究最多、影响最大的仍是脑电图。在许多早期的研究中，从脑电图中可获得信息是相当有限的，这主要是因为用于取样的头皮位点太少。随着技术的进步，现在的脑电图仪器已能够记录到更多的头皮位点。国际 10～20 系统能覆盖整个头皮。这样一来，就大大增加了脑电图在生理学研究和临床诊断上的价值。在疲劳的研究中，EEG 现在已是最广泛采用的用于评定中枢神经系统变化的指标之一。尽管这方面的研究很多，但结果却多种多样，在许多问题上并没有形成共识。

另一种对疲劳和困倦有前景的测量是眼动，即用眼电图进行评估。眼睛和大脑之间有着丰富的感觉运动联系，因此，眼动能够提供有关困倦的有价值的警告标识。大量实验证明，随着工作时间的延长，眨眼活动主要反映视觉任务所产生的疲劳，而且同时受到中枢神经系统的控制，但影响它的因素比较多。当视觉任务较重时，眨眼次数较低；视觉任务较轻时，眨眼次数增多。如读书时，人平均眨眼次数在 3～7 次/分钟；不读书时，平均眨眼次数在 15～30 次/分钟。

对于脑疲劳的测量，除了上述的电生理指标外，还有心电图和事件相关点位（event-related potentials，ERP）。心电图一直被用于工作负荷的测量，尤其是驾驶条件下的工作负荷。ERP，又称诱发电位（evoked potentials，EP），也是一种有发展前景的指标。尽管这两项评估方法都很有潜力，但就目前而言，也仅是刚刚开始，亟需更加深入细致地进行研究。

（3）生化指标评定法

在脑疲劳的评定中，前人还做过一些关于睡眠激素或多肽的研究，但在对这方面的文献进行总结时发现，关于睡眠所需要的化学指标，就目前而言，尚无一致的结论，实验结果也各不相同。最近的一个关于睡眠的综述中指出烯醇酮、褪黑激素、腺（嘌呤）核苷这些物质同睡眠有关，同时也说明这些与睡眠有关的神经化学变化是复杂的和难于分析的。此外，由于对生化参数的测量涉及侵入性技术，因此，我们认为就目前而言，生化指标用于评定脑力疲劳在很多场合下是不合适的。但随着技术的进步，情况可能会发生一些改变，因为现在已经有人发明出了能够分析血液成分的敏感性微光谱仪，使用时只需在耳垂上放置一个感受器即可，这一技术的出现很可能会使疲劳评定生化方法在不久的将来变得切实可行。

在大脑疲劳时，某些激素，如肾上腺素、儿茶酚胺等比较容易从尿液中提取。有报道证明，随着驾驶时间的增加，这些激素的含量明显增加，故也可以作为一个指标来检测疲劳。

脑疲劳的主观评定方法具有操作简单、直接、费用低廉、对任务完成无干扰等优点，但主观评定法无论从理论上还是从实际操作上，都存在一定的缺陷。从理论上讲，当人处于脑疲劳状态时，人对自身状态的自我监控能力是否仍然能够保持完整，是值得进一步探讨的。在实际操作过程中，可能会出现被试者故意隐瞒自己真实感受，随意涂鸦，迎合主试意图等现象。因此，尽管有文献认为主观评定具有一定的参考价值，但在实际的研究中主观评定法仍然不宜单独使用，必须结合其他客观指标，给予综合评价。

脑疲劳评定的客观评定法中目前使用最广、研究最多的是心理学、行为学指标评定法。一方面是因为心理学、行为学指标评定方法费用低廉、方法多样、易于操作，且效果良好；另一方面还因为其他方法的发展还很不成熟。例如生理学指标评定法的 EEG，尽管可以反映大脑的唤醒水平，但在实际操作方面，脑电图的测量不仅需要昂贵的设备，而且测量的操作也相当复杂，并且数据的分析仅能根据脑电的频率将其区分为 $\alpha$，$\beta$，$\delta$，$\theta$ 等少数几个波形，至于这些波形的更深层含义的解析并没有取得突破性进展。脑电图如果应用于现场研究，则必须开发出便携式装备，因此，脑电图的研究几乎全部局限于实验室研究，这就自然使得它的研究受到了很大的限制。

生化指标不仅数据收集困难，而且难于分析，再加上收集这些指标会涉及侵入性技术，因此，将其作为评定脑疲劳的工具在很多场合下也是不合适的。

### 四、预防

（一）当用脑过度或体力透支时，体液呈酸性；长期酸性血液会使大脑神经功能退化。因此要多吃碱性食物，如海带、绿叶蔬菜、柑橘水果、豆类、茶叶；少吃酸性食物，如肉类、糖类。

（二）选择恢复精力和体力的食物，建议每天下午茶时间补充一些干果，如花生、腰果、杏仁、核桃等，它们含有丰富的Vb、Ve、蛋白质和必需的脂肪酸及矿物质。还可补充含维生素C的水果。早、中、晚餐都要多吃西红柿、莱花等蔬菜，千万不要多吃大鱼、大肉和油炸食物，饱餐这些食物会使你更感愚钝。

（三）平日多吃健脑食物，蛋白质中的谷胱甘肽可提高脑细胞的活力，如动物肝脏、鱼类就是大脑需要的食物。大脑还“偏爱”卵磷脂，增强记忆力全靠它，蛋黄、大豆就有丰富的卵磷脂，但吸收它们还需要含辅酶的胡萝卜、绿叶蔬菜。另外，天麻、山药、人参也可在煲汤时选用，可增智力。

（四）喝杯茶也能减缓疲劳，可选枸杞加五味子、陈皮、麦冬、龙眼肉，还可饮甘菊泡绿茶，但不可太浓。

（五）跑步、游泳、打球和步行都是有益身心的运动。另外，五禽戏也可疏通经络，延缓脑衰老。

（六）高温、强烈的阳光都对大脑不利。居住拥挤，通风不良，空气混浊，光线过强或不足，噪音、饮酒、吸烟等刺激，都会削弱大脑的功能。所以要尽量避免上述因素的影响，以保护大脑。

（七）每天定时定量吸氧，迅速纠正脑疲劳，避免导致大脑损伤和高血压、肾炎等继发器质性疾病。

（八）经常按摩。①全身放松，闭眼静心。用右手中指轻轻点揉眉心，时间是3分钟。②全身放松，闭眼静心。用双手中指同时轻轻点揉太阳穴，时间3分钟。③全身放松，闭眼静心。用双手食指同时轻轻点揉双耳耳垂后凹陷处18次。如产生大量唾液，可分三口慢慢将唾液咽下，以滋润五脏六腑。④全身放松，闭眼静心。用双手食指轻轻按摩后脑玉枕部位，时间是3分钟。打发梢，不接触头皮，效果更好，时间是3分钟。

## 第六节　过劳死

### 一、概述

“过劳死”来自日语，就是指在相对年轻的年纪，由过劳和过分的紧张、焦虑、冲动等心理因素促发急性心脑血管病变而引起的猝死。过劳死简单的解释就是因超过劳动强度而致死。它是指“在非生理的劳动过程中，劳动者的正常工作规律和生活规律遭到破坏，体内疲劳淤积并向过劳状态转移，使血压升高、动脉硬化加剧，进而出现致命的状态”。

过劳死的共同特点是由于工作时间过长、劳动强度加重，以致精疲力竭，突然引发身体潜藏的疾病急速恶化，救治不及而丧命。

目前，我国还没有明确的关于过劳死的定义。但是，根据现实生活中的“过劳死”事例，并结合医学、心理学、社会学等相关研究成果，可以认为：过劳死就是过度劳累造成的死亡，也就是超出正常工作时间、工作劳动强度，导致劳动者不能得到必要的休息而积劳成疾最终死亡的情形。

## 二、病因及发病机制

造成过劳死的原因主要是长期高强度、超负荷的心劳力，加上缺乏及时的恢复和足够的营养补充，导致细胞快速老化，一旦这种老化超过一定限度就会爆发过劳死。因此可以说，慢性疲劳症候群就是造成过劳死的前兆，因为过劳死通常发生在年轻力壮的中年人，这些人可能原本就有疾病，只是他们不知道或不以为意，或是本来没有疾病却积劳成疾甚至死亡。

（一）生存压力过大

目前我国社会处于转型时期，工业化、城市化进程加快，社会生活的各个方面都经历着前所未有的震荡和变迁。一方面，现代化进程得到很大的提高，生活水平也有了很大的改善；另一方面，随着社会竞争的加剧，人们的生活和工作节奏加快，压力也日益渗透人类生活的方方面面，信息超载、新旧文化及价值观的冲突、下岗失业、环境污染、住房拥挤、人际关系的紧张等因素给人们造成强大的心理压力，从而影响了现代人的健康。

（二）长期超时工作

长期加班已经成为现代人的一种普遍工作现象。但长时间加班等违反生理规律的劳动极易导致病理性疲劳，即人体神经系统、心脑血管系统、骨骼肌肉系统等持续性疲劳，其临床主要表现为极度劳累、神经衰弱、关节酸痛、头晕目眩、食欲不振、厌油腻、肝区疼痛等症状。若不及时治疗必然降低人体免疫功能，诱发或加重各类疾病的发生或加重病情的发展。

（三）不良的生活方式

为什么英年早逝悲剧频频上演，除了遗传、环境、社会压力等因素外，一个最重要的因素就是不科学的生活方式。世界卫生组织早就指出：许多人不是死于疾病，而是死于不健康的生活方式。现代医学研究表明，人类健康的最大威胁主要来源于不健康的生活方式和高危行为。据中国医疗保健专家的研究，睡眠规律紊乱、休息和闲暇时间很少或没有、饮食习惯多变、家庭生活不稳定等因素会导致疲劳淤积，严重的可能导致过劳死。还有资料显示，吸烟、酗酒、缺乏锻炼、高脂和高胆固醇饮食、肥胖、紧张和滥用药物等行为或接触化学毒物等都会引起严重的健康问题和早死。如吸烟易导致肺癌；酗酒可能导致肝硬化；高脂饮食可导致动脉粥样硬化和心脏病等；睡眠不足会加剧心理疲劳，引起心血管疾病、抑郁症、便秘、神经官能症等。

（四）各种慢性疾病

在当代社会，慢性病取代传染病成为健康的主要威胁，癌症、心脏病、心脑血管病已成为主要的死亡原因。比如，高血压症、糖尿病、高脂血症、动脉硬化等疾病，直接、间接的加重心脏的负担，并加速心脏血管疾病恶化。患有这些慢性病的人一旦生活无规律，工作及心理压力加大，疲劳蓄积就会使潜在的疾病恶化，甚至带来意想不到的后果。

（五）心理因素

心理因素对人的生理状态、行为方式有着重要影响。近年来威胁人类生命安全的过劳死现象主要与社会心理有关。由于改革开放引发的社会转型使社会进入急剧变动时期，利益的调整、竞争的加剧、价值体系的多元化，使社会成员对前途和命运产生了深刻的无把握感和不安全感。改革所触及的现实个人利益、贫富加剧、社会失范现象的大量涌现，人际冲突的增多，使每一个体在心理上产生了一种担忧和恐惧，它直接影响着社会成员的身心健康。

## 三、临床表现

（一）过劳死的十大信号

日本是最早研究过劳死的国家，日本“‘过劳死’预防协会”列出了过劳死的十大信号。

1. “将军肚”早现。30～50 岁的人，就已大腹便便，可能是成功的标志，但更意味着高血脂、脂肪肝、高血压、心脑血管疾病在向你招手。

2. 脱发、斑秃、早秃。每次洗头或梳头都有一大堆头发掉落，是工作压力大、精神紧张所导致。

3. 频频去洗手间。30～40 岁的人如果排泄次数超过正常人，说明消化系统和泌尿系统开始衰退。

4. 性能力下降。中年人如果过早出现腰酸腿疼、神疲气怯、畏寒肢冷、性欲减退、或男子阳痿、女子过早闭经等症状，则是人体整体功能衰退的第一信号。

5. 记忆力减退。经常忘记熟人的名字和要办的事情。

6. 心算能力越来越差。

7. 做事常常后悔，易怒、烦躁、悲观、情绪低落，难以控制自己的情绪。

8. 注意力不集中，集中精力的能力越来越差。

9. 熟睡时间越来越短，容易失眠，睡眠质量下降，醒来也不解乏。

10. 经常头疼、耳鸣、目眩，检查却找不到原因。

具备上述 1～2 项者，属轻度疲劳，处于“黄灯”警告期，目前无需担心；具有 3～5 项者，为一次“红灯”预报期，说明已经具备“过劳死”的征兆；具有 6 项以上者，可定为“疲劳综合征”，是“过劳死”的后备军。

（二）过劳死自测

1. 早上起床时总有头发丝掉落。(5 分)

2. 感到情绪有些抑郁，会对着窗外发呆。(3 分)

3. 昨天想好的某件事，今天怎么也记不起来了，而且近些天常出现这种情况。(10 分)

4. 害怕走进办公室，觉得工作令人厌倦。(5 分)

5. 不想面对同事和上司，有自闭症式的渴望。(5 分)

6. 工作效率下降，上司已表达了对你的不满。(5 分)

7. 工作一小时后，就感到身体倦怠、胸闷气短。(10 分)

8. 工作情绪始终无法高涨。最令自己不解的是，无名的火气很大，但又没有精力发作。(5 分)

9. 一日三餐，进餐甚少，排除天气因素，即使口味非常适合自己的菜，近来也经常味如嚼蜡。(5 分)

10. 盼望早早地逃离办公室，为的是能够回家，躺在床上休息片刻。(5 分)

11. 对城市的污染、噪声非常敏感，比常人更渴望清幽、宁静的山水，休息身心。(5 分)

12. 不再像以前那样热衷于朋友的聚会，有种强打精神、勉强应酬的感觉。(2 分)

13. 晚上经常睡不着觉，即使睡着了，又总是在做梦，睡眠质量很糟糕。(10 分)

14. 体重有明显的下降趋势，早上起来，发现眼眶深陷，下巴突出。(10 分)

15. 感觉免疫力在下降，春秋流感一来，自己首当其冲。(5 分)

16. 性能力下降，经常感到疲惫不堪，没有什么性欲望。(10 分)

如果你的累积总分超过 30 分，就表明健康已敲响警钟；如果累积总分超过 50 分，就需要坐下来，好好反思你的生活状态，加强锻炼和营养搭配等；如果累积总分超过 80 分，你应该赶紧去看医生，调整自己的心理，或是申请休假，好好地休息一段时间。

(三) 疲劳综合征的自测方法

1. 白天一直精神不振。

2. 面色无光，皮肤粗糙，脸色青黑。

3. 脾气变化无常，容易失望、落泪、兴奋、不该笑而笑。

4. 特别容易流汗。

5. 尿量减少、尿色加深。

6. 轻微运动后，脉搏就激烈跳动，久久不能恢复。

7. 稍有大量运动，就会面色发青，心悸和气喘。

8. 大便不畅，常患便秘。

9. 眼部水肿、眼尾下塌、下颚外突、动作迟缓、手足发冷。

10. 思考不集中，常因疏忽而出错。

11. 近期工作量急剧增强，承担的责任也比别人重一倍。

12. 包括加班在内，几乎每天工作时间都在 10 小时以上。

13. 工作时间不规律，而且常常工作至深夜。

14. 在相当长的时期内，节假日也要工作。

15. 出差多，非常希望每周能在家里睡两夜安稳觉。

16. 单位工作上的原因造成你的人际关系极为不好。

17. 单位的经营状况很糟，而且自己负有一定责任，最近又出现重大失误或麻烦。

18. 每天吸烟达 30 支以上。

19. 近几个月，几乎每天晚上因交际应酬喝酒。

20. 每天喝 4～5 杯咖啡，已持续了很长时间。

21. 吃饭的时间和次数不定，食品中动物性脂肪偏多。

22. 近几个月，到家时间都超过晚上 10 点，而且很多日子超过零点才到家。

23. 很长时间没有进行体育锻炼。

24. 相信自己的健康，有2～3年没有看过医生。

25. 最近几个月厌酒，而且一喝就醉。

26. 最近头部经常剧烈疼痛，胸部憋得慌。

27. 突然别人认为你老了，自己也有这种感觉。

28. 突然感到衰老和功能减退了。

29. 肩部和颈部发麻、发木。

30. 经常不吃早饭，并喜欢吃油炸食品。

31. 上下班单程时间占2小时以上。

32. 近来运动也不流汗。

评析与判定

在1～32题中，如果你打了4个“勾”，说明你已有过度疲劳现象，开始患有疲劳积累症；如果你打了6个“勾”，说明你已有较重的疲劳过度现象，疲劳积累症状较重；如果你打了8个以上“勾”，说明你已极度疲劳了，必须立即引起重视，加强保养，预防发生过劳死。

（四）过劳死高危人群

日本过劳死协会指出，过劳死有以下几个高危人群。

1. 不讲究科学生活的所谓“财产暴发户”。这种人金钱来得意外而容易，故沉湎与吃喝玩乐、花天酒地、生活无规律、无节制、精神颓废、醉生梦死、心灵极度空虚。

2. 事业心强的“工作狂”。整日忙于工作，放弃休息，精神又高度紧张，他们往往疲劳至极，且积劳成疾，精神也处于崩溃的边缘。

3. 有遗传早亡家族史、实际体质较差又自以为身体健康的所谓“盲点人”。

## 四、预防措施

（一）坚持体育锻炼

现代人的工作往往具有静而不动的特点，最易使人疲惫的莫过于长期不活动。运动能增加心肌收缩能力，增加机体免疫力，增强机体抗病的能力，还可以加快人体的新陈代谢，推迟神经细胞的衰老，帮助废物排除，从而起到强身保健作用。

（二）保持心情舒畅

现代心理学研究发现，当一个人感到烦恼、苦闷、焦虑的时候，他身体的血压和氧化作用就会降低；而人的心情愉快时，整个新陈代谢就会改善。烦闷、焦虑、忧伤是产生疲劳的内在因素。因此，要防止疲劳，保持充沛的精力，就必须经常保持愉快的心情，做一个“乐天派”，并培养坚强、乐观、开朗、幽默的性格，具有广泛的爱好和兴趣，始终保持积极向上的生活态度。

（三）合理调整饮食

少吃油腻及不易消化的食品，要多食新鲜蔬菜和水果，如绿豆芽、菠菜、油菜、橘子、苹果等，及时补充维生素、无机盐及微量元素。

（四）适度休息

长期通宵达旦地工作，会使体内产生许多毒素，而且有些毒素会随着血液进入大脑，能迅速引起中枢系统的“中毒”症状。疲劳是一种信号，它提醒机体已经超过正常负荷，故出现疲劳感就应该进行调整和休息，做到劳逸结合，张弛有度。

（五）定期体检

无论中青年还是老年人，也不论体力劳动者还是脑力劳动者，最好每年做一次体检，重要的是要保持体检的连续性，不要中断，以便早期发现高血压、高血脂、糖尿病，特别是隐性冠心病，防患未然。

（六）积极治疗原发病

积极治疗高血压、高血脂及糖尿病，一些有这类疾病的人特别是合并动脉硬化者，要多留意自己的身体状况，最好培养健康的生活习惯，戒烟酒，避免长时期紧张的脑力劳动和情绪激动。一旦出现心绞痛或心律失常时要认真医治。

# 第十一章　疲劳的相关理论介绍

## 第一节　疲劳与预测学理论

### 一、概述

预测学的出现由来已久。在世界文明史中，中国《易经》应位于世界预测学之首，对天、地、人各种事物无所不包含地进行预测。近代预测出现在第二次世界大战之后，由于社会需要而逐渐发展起来的。现代预测学认为，科学预测是对未来科学发展的趋势做出定性和定量的估计，以确定最有前途的科研方向并评估科技进步的远景。

众所周知，疲劳是人们都有过的体验，而在中医学最早的经典之作《黄帝内经》及其渊源之作《易经》中，就深藏着对于疲劳的预测之道。

关于疲劳研究，中国中医颇具特色，而《易经》是世界预测学中最能度量化、最有科学特色的一门科学。因此，我们研究疲劳，必然要以中国的哲学图书数术理论为指导，这也是本书在阐述疲劳学的理论基础时，为什么把疲劳与《易经》预测学放在首位的主要原因。

《易经》从人们生活的自然界中，选取了八种东西作为说明世界上其他更多事物发生、发展和预测未来变化和结果的根源。这八种东西是：天（乾☰）、地（坤☷）、雷（震☳）、火（离☲）、风（巽☴）、泽（兑☱）、水（坎☵）、山（艮☶）。在这八种自然物中，天地是总根源，天为父地为母，产生雷、火、风、泽、水、山六个子女。从哲学角度讲，这是一种十分朴素的万物生成的唯物主义观。在《易》的结构中，“经”是由六十四个用象征符号的“卦”和所附解说的“卦辞”、“爻辞”构成。六十四“卦”是由“⚊”与“⚋”两种被称作“爻”的符号，由下而上，顺序以六层次构成。在汉代郑玄的《易赞》中，将“易”解释为包括“简易”、“变易”和“不易”三种含义。

宇宙万物、时时人事都在变化之中，所以说“变易”。然而，变化不息的大宇宙，却具备一定法则性，它井然有序、循环不已，有一定的规律可循；小宇宙的人，也具有同样的法则，所以说“不易”。由于这种“不易”的法则性，就能够了解大宇宙的天地法则，并可以遵循；同样，小宇宙人的动向也能够预知，并可以规范，所以说“简易”。因此，《易》这部书能以简单的象征符号与数字，产生出“简易”、“变易”、“不易”的变化现象，起到预测作用。

### 二、疲劳的八卦预测

（一）疲劳八卦十纲预测

十纲为：阴阳、表里、寒热、虚实、上下。此即从疾病之分类，分为阴证、阳证。从疾病层次（病位），分为表证、里证。从疾病的性质，分为寒证、热证。从疾病形态，分为虚证、实证。从疾病发展变化表现之病势，分为上证、下证。

前已述及，疲劳是未病、潜病、微病、前病、不显病和证型及经典医学所记载的百千种病症中的普遍症候，因此从表面看其是症候，但从实质方面看，疲劳就是目前经典医学尚未完整揭示记载的一种独立病证。按照中医八纲辨证理论，每一种病症因病类、病位、病性、病形、病势都有阴阳、表里、寒热、虚实、上下之分，疲劳当然不能例外。也正由于从以上十个方面去分辨认识，才能识别出疲劳的类别。也只有如此，发现疲劳病位是在体表皮、肉、筋部还是已入里至脏腑，才能确定疲劳是生理性的还是病理性的，分辨出各种疲劳所表现的特有形式与规律，了解疲劳的升降部位及危害程度。

1. 疲劳阴阳预测

阴阳卦为坤为乾。阴阳是十纲中的总纲，是八卦之父母卦。因为十纲辨证中表里、寒热、虚实、上下都是阴阳之分纲，其每一纲中都有阴有阳。从某种意义上讲，阴阳之纲，是纲领，是统帅，是概括，是容纳。因此，阴阳辨证必须进行但又不能过细，因为不辨阴阳，就无法归类症候的属象；要过于细分，则其余八纲都将被其容括而无法另加辨别，所以介绍阴阳之纲，以纲领为旨要，简而述之。

（1）疲劳阴

疲劳为坎卦，阴为坤卦。疲劳阴卦为内坎外坤之地水师卦。其卦示人体内矛盾重重，正气与邪气斗争激烈。是机体在阴掩阳气功能基础上，又遇水淹，而功能衰失更重。提示机体内致成疲劳之象因素众多，要正视表现，把握治机以扭转危象。此卦既表示诸多疲劳是因机体正邪斗争致邪占上风，使人体长期深陷危难之中而出现生产作业性疲劳（职业性疲劳）、慢性疲劳综合征等。其病势已不能自拔，必以武力果断解决。这里所指的武力，不管最后是胜是负，人体都要造成损害。因此对疲劳疾病的诊断治疗，都要十分注意适时、适机、适法、适则、适果的原则，否则动机与结果会完全相反。此卦对疲劳的分析应为凶多吉少。

疲劳阴证，是可以容纳诸多疲劳症候之总卦。因疲劳所出现的倦怠嗜卧，少气懒言，懒倦，困倦，力乏，懈惰等都是阴性症候。面色暗晦，表情淡漠，肢冷畏寒，形体消瘦，精神萎靡，口淡不渴，大便溏泄，小便清长，舌质淡或淡白、淡紫、胖嫩，脉沉迟、涩、虚、弱者也都属疲劳阴证之症候。

（2）疲劳阳

疲劳为坎卦，阳为乾卦。疲劳阳卦为内坎外乾之天水讼卦。其卦上天下水，人体的表面刚健与内里的险陷同在。就疲劳者而言，表面上看似乎健壮无病，而实体上已存在层层危机。因强健与病弱时刻在争斗，健康与病患随时都可以以其主要征象在人体占统治地位而表现出来。据《说卦传》，在讼卦中忧虑危机多于吉祥，应倍加警惕，要看到危险已面临眼前，不要被表面强健所蒙蔽，只有在百倍警惕中处理疲劳、治疗疲劳，才能使已在身体占主导地位的疲劳危象得以解脱，真正成为一个无疲无劳之健康人。从疲劳属性上讲，是机体整体或局部机能减退的表象。在其顺意描述中，可以说疲劳的顺意症候，正与其相反。但《易经》的理论，事物的二重性、变化性，合二为一性，无中有有，有中有无的唯物辩证法告诉我们，在人活体动态的小宇宙中，是不存在绝对的阴，也不存在绝对的阳。《易经》中所说的“冬至一阳升，夏至一阴生”，就是讲的这个道理。因此，我们在讲述疲劳乾卦时，绝不能被面红耳赤，躁动不安，气粗语壮，身热口渴，便结尿赤等阳证的症候所掩蔽。而一言否定，疲劳无阳证。中医理论认为，阳者功其用，功能上的表现，要依赖于物质所产生的能量供应，《素问》中的“亢则害，承乃制”，中医理论中的“阴常有余，阳常不足”，“阴为阳之根”等，可能说的就是这一道理。因此，在中医证候病理学中，对阳的症候描述，不是一鼓作气证例各种机能亢进的征象，而是把阳虚证、亡阳证、阳盛格阴证、阳虚水泛证立在阴阳证候中的主导地位。如阳虚证中的面色晄白，畏寒肢冷，自汗，舌胖质淡，脉细微无力。亡阳证的大汗淋漓，汗出如珠，四肢厥冷，神志恍惚，面色苍白，呼吸微弱，舌色淡白，脉浮数中空或微弱欲绝。阳盛格阴证的身寒反不欲近衣，服寒药反吐，舌兰紫，少苔，脉沉伏或滑等。阳虚水泛中的面色晄白，全身浮肿，或心悸气短，咳嗽气喘，脘腹胀满，便溏，尿少，舌现齿痕，脉沉滑等等，都是疲劳阳的亏乏、虚弱、无力的症候之一。

2. 疲劳表里预测

表里卦为震为巽。表里系指疾病病位的外内和疾病病势层次的浅深。在人体表里定位中，躯体皮、肉、筋、骨、脂等为表，五脏六腑为里。在脏腑自身表里关系中，六腑为表，五脏为里。经络既在体表亦内达脏腑。在其与脏腑的关系中，经络为表，脏腑为里。在人体各体表器官与所主脏腑关系中，体表器官（如口、鼻、眼、耳、二阴等）为表，所主脏腑为里。在疾病病势层次方面，外邪侵入常袭在其表（亦有直中里者），随病情加重而入里。因此，表证为病情浅而轻，里证为病位深而重。

(1) 疲劳表

疲劳为坎卦，表为震卦。疲劳表为内坎外震之雷水解卦。其卦上雷下水。为外震之雷扰动内元精水之卦象。震动坎陷。震卦☳，二阴的下方出现一阳，象征着由于动而影响了本已存在内在御外能力下降，抵御外邪入侵袭击体表之危险存在的坎水引发波动。外邪以致侵，但雷龙之动，尤高墙射鹰，牵动坎中之阳，奋力卫外，其力必中。所以说疲劳表是人体因外因作用而陷入表证危机时，由于动的作用，调动了人体内卫外阳气功能。如《说卦传》所说“震为雷，为龙，为玄黄，为旉……”，表面震扰之动，所致疲劳症候可及时解除不使之入里为害。所以《周易》说：“解，有攸往，夙吉。”其说明遇到诸种可致人躯体疲劳疾难时，及时设法解除，就不会给人造成大的危害，所以其结果是吉利顺达的。但解除这种疲劳之疾要讲究方法，一要迅速是说发现疲劳发生之时应当迅速解除。二是不要采取不适当的医疗干扰方法，使本应平和容易解决的体表疲疾，而变为复杂。如临床所见，因一时过力、过动所造成阴阳暂时升降失序之生理性运动性疲劳，可以通过适当的休息，合理补充水分和营养，做以适当抚附矫摩等温和简易中庸之疗法，疲劳就会很快解除。否则如《周易》所说：“负且乘致寇至，贞吝。”本来是采取平和适当的方法，即可以使疲劳处于表位之处很快得以解除，而偏偏要采取过当的医疗手段，使疾病与疗法不对称，反而会招来由表入里的灾害。此卦《易经》在解卦中还告诉我们“解而拇，明至斯孚”，说明在解除诸多外因所造成疲劳表的过程，要注意除恶务尽，不能留有余患，否则对健康亦是不利的。

临床中所见到的，由于过量运动所造成的小腿腓肠肌疼痛，如经休息和采用一些外治疗法，尚未能完全消除疼痛，而再行剧烈运动，就会给其人带来更多的痛苦。并可因运动性疲劳未进行有效彻底解除而招致机体严重伤损。中医表证通常以伤寒证候示例，如发热恶寒，鼻塞流涕等，其中项强头痛，身痛，四肢、背、皮筋肉疼痛，肢体沉重，酸胀，懒动，汗出，多汗，舌质淡红，脉浮、紧、数、浮弱无力或浮而缓，都是疲劳表的重要症候之一。

(2) 疲劳里

疲劳为坎卦，里为巽卦。疲劳里为内坎外巽之风水涣卦。其卦上风下水，为风吹水动，挠动肾水内无之象。《说卦传》说："巽，入也；坎，陷也。"风者无孔不入"利涉大川"木行水上欲达易至。《序卦传》说："涣者离也"。离有离开、分离之意。疲劳表证，理治之法不当，或邪重卫内之力不及，而乘风性，离开体表，直入于里。风波荡击元气，至使五脏六腑互结之气涣散，不能共同御敌，而至里证发生。涣卦中，"九二"阳爻得中，"六三"与"六四"两个阴爻同心同德。说明病患随已至里，要及时采取得当有力之法，敢于冒险犯难，迅速挽救内乱，驱出病邪之象即可出现，仍可得吉祥康健的结果。"涣卦"中的"初六"："用拯马壮、吉"就是说的这一道理。"涣卦"、"上九"："涣其血，去逖出，无咎。"这里还告诉我们要想挽救已至内脏疲劳功能失调、紊乱的局面，必须除去病因。如疲劳病症中色欲至劳者，必须戒色。酒欲至劳者，应严格戒酒。除害亦净，能使人里之疾得以彻底根除。里证因其病因复杂，尚有传入和直中之分，故病位广泛，症候繁杂。其证在疲劳乏力基础上，常见的症候有发热、燥渴、腹痛、腹满、眩晕、呕逆、心烦、食减、便结、尿赤、舌赤、苔黄白厚，脉沉、数、弦、无力等症候。

3. 疲劳寒热预测

寒热卦为坎为离。寒热系指疾病的性质、属性。体现了人体内阴阳盛衰症状与体征的表象情况。

(1) 疲劳寒

疲劳为坎卦，寒亦为坎卦。疲劳寒为内坎外坎之坎卦。坎卦为两阴一阳，二坎重复使两阳陷入四阴之中，阴盛阳衰，人体阳之功能被重阴所敝，其疲劳之象丛生矣。危险之象亦重重环生。《易》说："坎为陷阱，重重险难"，是预示人体疲劳重要卦爻之一。"坎卦"中"习坎，重险也。"说明人身如鸟负重学习飞行，如猪陷入泥潭之中，危险重重。疲劳程度，对人体的伤害都处于险境之中。"坎卦""初六""习坎，入于坎窞，凶。""窞"是陷中之陷，疲劳病症已到了无法摆脱、不能自拔、非常凶险的地步。在"坎卦""九五"有："坎不盈，只既平，无咎"。是说坎卦人体疲劳是严重而复杂的。虽然陷入极端危险之中有"过劳死"发生的可能。但是要按照挽救重危疲劳病症规律，抓住有利时机，还是有希望脱险的。接着"九二"："坎有险，求小得"。"六三"："来之坎坎，险且枕，入于坎窞勿用"。告诫人们，其身五脏六腑已处于疲劳危险境地，一定要速求稳妥适宜之方法，逐步摆脱疲劳困扰。用药用法均不宜操之过急，因疲劳因子所致重重长期损害，脏腑多伤，如以大水扑燃薪，火随灭，而薪亦毁矣。因此，对于处在疲劳危险病重之患者，应以扶正及危，外力兴内之法挽救之，不可操之过急，不可妄动蛮治。如临床中治疗慢性疲劳综合征中的患者以卧床不起，进药欲吐，神志妄动者，不可用强烈之药，否则果与愿反。使疲劳之症候越陷越深，就无法救治了。在《说卦传》中，还将坎可能在人体产生疲劳病症的症候做了提示"其于人也，为加忧，为心病，为耳痛，为血卦，为赤。其于马也，为美脊，为亟心，为下首，为薄蹄，为曳。其于舆也，为眚。"用此说明陷于重重危险困境之疲劳，其因是造成疲劳病的病因，可能在非常隐伏、曲折，比较易于接受的条件下致成（酒、色、食、欲太过）。其形成之后，因为早期症候比较隐伏，（乏、累、倦、困等）不如刀斧、寒、热、剧痛之伤势，致人感激烈，且早期经典医学又不易察其为病。故疲劳症候与担心忧虑同在，并成为心病、失眠、多梦、困倦乏力、忧郁、健忘、脑转、耳鸣等疲劳病最常见的症候。而治疗及经典医学难以发现证明其病的存在，使其痛苦中危险逐渐加重，心中更加烦躁、四肢无力、垂头丧气，于是全身脏器运行故障即来临矣。寒证的症候，中医临床多描述为，恶寒，面色白，手足冷，口淡不渴、便溏、尿清长等。在疲劳病诊视过程中，所见的面色灰白，脊背冷感，手足凉，腹胀、食不化，咳喘遗尿，舌质淡嫩，苔白，脉沉迟，细、微、无力等都是疲劳寒的临床主要症候之一。

（2）疲劳热

疲劳为坎卦，热为离卦。疲劳热为内坎外离之火水未济卦。坎卦为一阳陷入两阴之间，象征险陷。离卦为，一阴处在二阳之间象征撵附。坎陷，离撵，形成阴阳完全相反，盈、损之数难定的卦象。未济卦爻位全部不正，火向上炎，水往下流，两种动力，在人体内背道而驰，使之形象极端恶劣，大有病邪作怪，使人体疲劳之象愈加衰败之情势。然而，也正由于体内各种因疲劳而产生病邪现象，与人体所具有肾源之气（免疫力、元气）产生着斗争，而胜败结果亦在醒嚷变化之中。若邪胜正，则疲劳病势愈重。而正胜邪则预示在险境中产生健康吉祥。所以疲劳热，是疲劳诸类型中之一个可向两方转化，但总体向健康方面转化的事态。如其“卦象”中说：“小狐汔济，濡其尾，无攸利。”人患疲劳病，正在向健康之路恢复，快到彼岸，还留下一些疲劳症候能否反复，于是接着就有了“初六”“濡其尾，吝”之说。“初六”在最下方，相当于狐尾，阴柔无力，又正当未济卦的开始，所以告诫人们，所患疲劳过程在争取痊愈时，应注意增强自身战胜疾病的内在力量。在治疗中，量力增药，量力锻炼，量力休息并积极采取各种适当有效疗法，使疲劳痊愈。但要想治疗人体已患难治之疲劳综合征，为了使自身脱离险境，亦应如本卦“六三”所言：“未济，征凶，利涉大川”。由于“六三”在“坎”险之上，既有已脱离险境的征象，又因柔弱无力，而结果难测，因此卦意要其利涉大川，经过周密的治疗策划，采取一些过激、冒险的治疗方法（如治疗脑疲劳重用龙骨、磁石、枣仁等）使其从相反中找到出路。本卦在“九四”中还告诉人们“贞吉悔亡、志行也”的道理。对于抗疲劳，对于认识疲劳的运行规律，要坚持研究，对慢性疲劳综合征，要坚持长期的努力治疗，努力寻求最佳的药物，最好的治疗方法才能取得不至于留有遗憾的最佳成果。

热证的症候为面红目赤，口渴喜冷饮，便干尿赤等。此外，胸中烦热，头痛、腰痛、足痛、颧赤，潮热，烦躁，头晕，舌质红、绛，舌边尖红赤，苔薄黄或黄黑，脉数实、细、紧、沉等亦是热证疲劳病的常见症候之一。

4. 疲劳虚实预测

虚实为艮，为兑。虚实系指疲劳发生过程人体在病邪作用下，病邪的消长盛衰和人体抗病能力强弱，盛衰等两种不同内容的相关状态。虚指人体抗病的正气不足，实指作用于人体的邪病因子——邪气盛实。

《素问·通评虚实论》说：“邪气盛则实，精气夺则虚。”二者强弱情况不是单独存在的，其对立与排斥的现象才能反映虚证与实证之间的差别，即无此则无彼。

（1）疲劳虚

疲劳为坎卦，虚为艮卦。疲劳虚为内坎外艮之山水蒙卦。其卦，下卦为一阳陷入二阴之间，险象环生；上卦为一阳在上，二阴在下表示生气不足，正气虚弱。蒙卦下水上山，在水陷疲劳之祸来临之际，内在抗病秩序尚未建立，使机体处于混乱蒙昧状态，极易发生危险和终止情况，使危机四伏，生恐惧，缺乏病愈之信心。其卦祸止并在，意味着其内存在着危险，但通过一定的力量，阻止和抗拒，可以使其变发为吉祥之象征，出现艮止之形，但因系虚中遇止，麻烦亦多。其卦“初六”有：“葵蒙，利用刊人，用说桎梏，以往吝”。“六四”有：“困蒙，吝。”其意是疲劳本身多为虚证，纠正疲劳虚，必须从对待重症角度入手，从严纠正，并应有一套行之可行的方法，但不可过当，且不可脱离现实，自寻烦恼。临床中对于以虚证，虚久出现的疲劳综合征，切不可用大补之法。否则愈补愈虚，疲劳愈加重之病患屡见不鲜。

《说卦传》说：“坎陷也；艮止也。”坎☵一阳陷入二阴之间，象征着疲劳之病为机体生存带来危险。而艮卦☶，一阳将二阴阻止，象征着以上坎所造成的祸险，可以被阻止。《序卦传》说：“蒙者蒙也，物之稺也。”一些疲劳疾患初患时常令人不知所措，所以其人显得蒙昧无知，到处求医，到处寻方乱治，其实不必。因为亦正如《说卦传》所说：“坎者水也，正北方之卦也，劳卦也。艮东北之卦也，万物之所成，终而所成始也。”其意是说，坎卦象征水，不停地流动，是疲劳之形象；从太阳方向来讲，坎代表正北方，是沉没、黑暗、冬时、劳累的象征，需要休息而以望解除劳倦。艮卦位在东北方，这一方位，正当黎明，黑暗即将过去，光明即要到来，新的一天要重新开始。因艮、坎所组成的蒙卦，在疲劳疾病论治中，虚中之虚既有险中之险之意，亦有经过适当方法治疗和处理，可使疲劳之险解除，变吉祥之征。临床中一些以虚证症候所表现之疲劳病，多有如此经历过程。所以《杂卦传》有：“蒙杂而著”的说法。但应注意此卦“六三”所说：“勿用此女，见金夫，不有躬，无攸利。”之意。对待这一型以虚中之虚疲劳病患者，应警惕，向好的症候掩盖着危险灾祸的可能，治疗中应坚定信念，不要被假象所蒙蔽，坚决除去祸根以避免发生更大的险病。临床中疲劳虚在疲劳症候基础上多表现面色淡白或萎黄，消瘦气短，形寒肢冷，食少闷胀，自汗心悸或眼神无彩，头摇手颤，颧红潮热，失眠多梦，遗精崩漏，便难或二便不禁，舌淡少苔，或舌淡无华，脉沉细、短、小、微、无力等。

（2）疲劳实

疲劳为坎卦，实为兑卦。疲劳实为内坎外兑之泽水困卦。其卦上泽下水，为阳被阴掩，水泛遇泽，险归有处之卦象。困卦之下卦为坎☵，一阳陷入二阴中间，险陷重重，上卦兑☱，一是说其一阴在上，二阳在下，是其邪气冲盛，二是说一阴讨好二阳，有调动内在阳气功能之力制服与说服坎阴，使阳气上升，至处在邪气冲盛，邪陷于里的疲病亦可脱离险境。所以困卦从卦意上是困难重重，到了进退不得之境，但由于有能使其外内均可经治疗说服转忧为喜的因素存在，故此卦是说疲劳之病虽处险地，若经稳妥处理，适当对症治疗，亦可变险为吉。

从困卦组成中还必须看，坎水险难，隐伏，兑泽的易致外患侵入，易毁折的特性，又因为其疲劳多由过力、过劳、过度超负荷原因引起，因此存在着对超力度所致人体疲劳病发生的潜在危险和易遭受因超力之侵袭而突致夭折之危险。所以说：疲劳实，所呈现的困难，即有其病前机体内因较实，有一定抗御超强外力病邪入侵，致五脏六腑损伤的能力。但也必须看到，这种至疲外力过强所结的果实是好、是坏，应当警惕。因其潜伏着，易使人遭受突然折毁夭折之危险。因此其卦“九二”提醒说：“困于酒食，朱绂方来，利用亨祀，征凶，无咎。”告诫人们对于困卦，所显示出的好迹象，不可得意忘形，要必知好景象中所存在的危险。否则到了“六三：困于石，据于蒺藜，入于其宫，不见其妻，凶。”“六三”的阴爻是隐伏之邪袭人，此时其人想前进前面有巨石挡住去路，而且本身又没有突破病邪侵袭的能力。想后退，后面又有像刺蒺藜一样的东西断掉后路。不得已想调动自身免疫抗病能力又无能为力。因此，到了山穷水尽，外不能御入侵之敌，内又无胜敌之力之死期到来之境地。所以说，对于困卦，疲劳实所呈现的一时吉祥，应倍加警惕，积极采取各种正确有力的措施，在警惕，坚持中，不断采取反省治疗方法是否得当，及时更正治疗方法，采取适当节制养息手段以求彻底降除疲劳所造成困扰。致此亦正应了《老子》所讲的：“出生入死，生之徒十有三；死之徒十有三；而民之生，生而动，动皆之死地，亦十有三”之道理。中医对于实证：多依据伤寒证候层次描述，其症候为身体发热，腹痛拒按，胸闷烦躁，神昏谵语，二便不通等。临床在发现在超力性疲劳中，面红身热，胸闷憋气，头痛眼胀，眩晕欲倾，步伐偏斜，不眠烦躁，咽痛喉肿，痰块阻塞气道，便结，尿赤，经闭，小腹坠痛，舌质瘀绛而暗，多纹苍老，苔白黄厚腻，脉沉实、弦、紧等都是疲劳实可出现的症候之一。

5. 疲劳上下预测

上、下卦为乾为坤。上下八卦辨证，是《中国八卦医学》为了将中医八纲辨证符合于八卦医学应用需要，而设置了在八纲之外的上下卦。上下是指疾病的病位、病势及人体气机的升降。上下之卦含有三个方面的含义，一是指部位高低，二是指病势之深浅，三是指气机之升降。

(1) 疲劳上

疲劳为坎卦，上为乾卦。疲劳上为内坎外乾之天水讼卦。坎卦为一阳两阴，阳被阴遮，隐伏险难，其象危沉。乾卦为三阳高照，阳中含阴，其象法天。故其位最高，清阳升高而至气机上升，但坎卦阴伏，拽力沉陷，使欲升之气难升，欲潜之气难伏，而产生争讼，致成讼卦。讼者，争论也，其卦上乾下坎，刚、险同在，外强与内危并居。表面的健康与内在已伏的病患危机斗争激烈。其卦“上九”是在重叠的三个阳爻的最上层，其象过刚，显示出逞强求达之势，正因为缺乏中庸调和，心中无危机之警惕，使遇激及遗、外强中干、处于疲劳危象边缘之心身，瞬间即可跌入万丈深渊，此类型疲劳症候患者在临床亦为常见。自称“体壮如牛”从未进过医院，或自称绝对健康无病，就是累点，经仔细追问、检查，这种人的各种生理功能降低到生命最低点，而不自觉，是过劳死常见类型之一。从本卦“九五”亦可以看出，刚强的上卦“乾”，在阴陷的下卦“坎”之上观，其象似乎表象充实，其实却踏在陷阱之上。临床中，这种过劳死之临界患者，如不在谨慎警惕，认真对待和治疗疲劳，再过分急动，过劳，一劳再劳，或陋习不改，恶肆不除，贪欲纵放，仍然逞强冒险，其凶险的后果及可来临了。

《象传》所说的：“讼，上刚下险，阴而健讼。讼而孚窒，惕中吉。……不利涉大川，入于渊也。”亦是说上述之意。外强中干，极度疲劳。或动甚已远远超出其已所具有的之潜在能力，继续逞强，疲之更疲，则其命犹如重物落入深渊，不可拔矣，过劳死，讼卦已警钟响鸣矣。其卦“初六”：“不永所事，小有言，终吉。”“九二”：“不克讼，归而逋，其邑人三百户，无眚。”这两爻，为患重度疲劳，而自做不知，或已知仍逞强继续劳役致疲至重者提出二点避免，灾祸突降的方法。一是尽快远离至劳环境，立刻停止在严重损害身体的环境停留，积极治疗疲劳。二是利用逃避方法和隐藏的方法，弃掉那些致劳显眼的大事，做一些易使疲劳缓解的小事，督自反省，自身所致重劳的原因，也是从危险中换得吉祥的方法之一。俗语称悬崖勒马、亡羊补牢，即是“初六”、“九二”之意。诚然重症疲劳治疗的合理、及时是重中之重的。及时发现去除危及健康乃至生命危害点，急治早治，切不可以此代彼、以逸待劳、以不作代已作，恐误大事。治之为重，防之为辅，切记之。总之讼卦，示意众难群起，险象环生，不要自认其强，而陷入险境，这是疲劳上卦，在疲劳诊断和治疗方面给人们重要提示。上证的症候在疲累基础上主要有头痛，眩晕，目赤口疮，胸闷气短，厥逆及眼前黑影，突晕欲倒，恶心欲吐，目痛欲盲，肢体瘫软，舌尖红赤，舌质色绛紫或蓝紫、或晦暗，苔厚黄灰，脉紧、弦浮大等。

(2) 疲劳下

疲劳为坎卦，下为坤卦。疲劳下为内坎外坤之地水师卦。师卦上坤下水，阴虚阴浊之气，下降于地，一阳险陷于诸阴，危机重重。坎卦为劳之本营，又加坤阴至阴中更阴，危中更危。《序卦传》说：“讼必有众起，故受之以师。”由讼的纷争，演化为矛盾更加激化，兴兵动武的战争。战争是凶险的，死人的事随时都可以发生。在危险中又遇坎水，坎水是阴险的小人，小人贪功好斗，其参与斗争，使疲劳病情更易向恶境转化。

师卦之下，在疲劳气机升降方面包括两层含意：一是，师者，兵也。兵者有流动之意，其性如水，使机体疲劳病势病位升降无时，临床中所见到的慢性疲劳综合征与一些心脑疲劳患者，其疲劳程度常伴随着精神、神志及周围环境的影响而忽轻忽重，变化无常。常给医者以错觉。其原因是：其病因、病势，伴随着神经系统的调解而升降忽变，其实质险性仍在，阴险流动变化，常为一阳显露而掩盖。二是：其性隐藏，坤为地，坎为水，地下之水，在未泉涌之前，难于发现，这也是师卦下的另一个特点。已经深埋于机体内疲劳危机，如果不加以认识，就会必定出现本卦“六三”所述的结果：“师或舆尸，凶”。自身或医者，缺乏全局意识，满足于表面盛强，再继续行动乖张，轻举妄动，其结果就只能是见到车载尸体了。

为此本卦“初六”讲：“师出以律，否臧凶。”要求严格执行抗疲劳规律，调整内外致病因素的关系，达到人体发挥统一作用，抗御治疗疲劳之目的。因此本卦“六五”再次强调：“田有禽，利执言，无咎。长子帅师，弟子舆户，贞凶。”此意说明对于师卦范畴内的症候性、疾病性、职业性的重症疲劳病和慢性疲劳综合征，机体各器官系统之间矛盾，复杂激化以达到了极点，其一触即发的凶险随时可现。因此，治疗这种患者必须是具有统帅经验的人，统一指挥，诊断、治疗全过程。似懂非懂、没有临床经验的人不要参与，否则其结果是凶险的。

总之，疲劳下卦，由于水险陷地，气机升降受阻，一阳陷于二阴之间，欲升不能，三阴被陷阱阻止，降而难成，使该证凶多吉少。其再次说明诊治疲劳之病应抓住病情演变之机，加强治疗，迅速控制其在机体内部各种致病因子讼争局面，使其不发展到各脏腑互相承制危害，此病及彼的混战局面发生，以免发生过劳死而无法救治。另外疲劳下卦所包含的疲劳病证都是疲劳长期未治，生产作业性（职业性）疲劳未被纠正，慢性疲劳综合征治疗方面失当，所致的疲劳严重病例，临床中应引起十分注意，百倍警惕，以防过劳死发生。疲劳下卦的临床症候，一般系在长期疲劳症候持续不缓解基础上，可有脘腹、小腹坠胀，劳倦发热，身软，手足心热，或反复发烧类似感冒，二便失调，崩漏，脱肛，阴冷，经闭，舌质淡或淡白或晦暗，苔白，脉沉细、弱无力，尺脉尤甚的症候。

（二）疲劳八卦脏腑预测

疲劳的八卦脏腑辨证预测是依据八卦体象和脏腑特征、属性，表现对脏腑与疲劳疾病之间的表象进行预测分析，借以判断疲劳的类型、部位、性质、状况等。为疲劳的诊断、治疗、判断转归、愈后提供依据。在传统中医理论中，五脏疲劳自《黄帝内经》始多有记载。以八卦分法分析预测疲劳在汉代已经开始，本章以《中国八卦医学》为依据，运用疲劳病与脏腑八卦配对所产生的卦象，分析预测疲劳征象与结果。

1. 心疲劳预测

疲劳卦为坎，心卦为离。心疲劳为内坎外离之火水未济卦。其卦上火、下水，火向上炎，水往下流，水克火，为水火不相容，水欲克火而克向不能之险而未动其凶之危卦。离卦为二阳挟持一阴，坎卦为一阳陷入二阴。其象恶劣，吉祥难测。

从脏腑属性功能上看，心属火，主血，主神明。肾属水，主骨生髓，脑为髓海，二脏虽属性相克，水火不相容，但功用有雷同之处。心主神明，脑为髓海，其所主之终均在脑矣。但由于未济卦，全部爻位不正，形象恶劣，阴阳各爻完全被分隔，至使两脏相济互用之关系被破坏，“火在水上，未济”成为一种各行其是的衰败现象。使心与肾的正常功能都受到损害，其心脏尤为明显。

《易》曰：“小狐汔济，濡其尾，无攸利。”说明此卦虽然从形象上有些凶险的征象，但其征都属于一些不确定因素为多。并都以不可能与可能的动态变化为表象，反映在患者的主诉之中。以中医证候论，亦多属于神明、精神状态一类的症候。因此，心疲劳在疲劳病中，多属脑疲劳或生理疲劳，症候性疲劳范畴，其症候表现可言及重重，但结果多吉祥无危险。必须指出，心之未济卦，总体上看是吉多凶少，但更应勿忘其中必定有凶。所以其卦“六三”提醒人们：“未济，征凶，利涉大川。”是说勿忘心疲劳危险之所因是下卦之“坎”险。水位阴处，时刻有火灭之险发生，应当积极寻找恰当的治疗方法，找到摆脱心疲劳的出路，才是上策。因为心疲劳患者神志因素重，就医中常飘忽不定，对治疗常缺乏耐力与信心。故而《象传》说：“贞吉悔亡，志行也。”其意就是告诉心疲劳患者，因其头脑中常有思维不正，缺乏正确的治疗观念。在征服疲劳病证征途中，易进，易退，易认可，易不认可，而影响治疗效果。因此这一爻告诉心疲劳患者，在治疗要取得成功的关键时刻，必须坚持，否则前功尽弃，危险更深矣。

心疲劳其临床症候在疲劳基础表现为：失眠多梦，浅眠易醒，头晕神昏，恍惚失常，语言迟钝，面色灰白或晦暗，舌木舌痛，多汗，自汗，舌质淡紫、瘀紫、瘀暗，尖赤重，苔黄薄，脉浮数、沉细、涩、结、代等。

按照心脏八卦表里、寒热、虚实、上下、阴阳十纲辨证，心疲劳八卦亦可形成诸多子卦象。心表为内离外震之雷火丰卦，心里为内离外巽之风火家人卦；心寒为内离外坎之水火既济卦，心热为内离外离之离卦；心虚为内离外艮之山火贲卦，心实为内离外兑之泽火革卦；心上为内离外乾之天火同人卦，心下为内离外坤之地火明夷卦；心阴为内离外坤之地火明夷卦，心阳为内离外乾之天火同人卦。

（1）心表丰卦提示，外表强壮而其内已伏现危机之疲劳已经发生，要十分警惕。

（2）心里家人卦提示，里证的发生都来自于表证，而其真正原由是人体内环境紊乱，告诫人们治疗疲劳的最好方法就是提高自身防疲能力。

（3）心寒既济卦提示，不要自己感到身心很完美，而使功能颓废松懈，至体内熵积增加，出现混乱，看人体有否疲劳，不能只看经典医学所出示的正常结果，要正视内在危机感受。

(4) 心热离卦提示，心疲劳的外表示强，正反应其内在空虚，虚象攀附，火焰愈升，治疗此症的原则是调和阴阳，以阴助阳，使上升之火消除。

(5) 心虚贲卦提示，心疲劳患者，内在的虚弱与外表逞强好胜的装饰呈鲜明对比；虚而至虚才是其本质。

(6) 心实革卦提示，火水互用，相克亦相生，其象符合心疲劳实证的气血蒸腾，闷懑瘀滞不畅之象。较前证重矣。

(7) 心上同人卦提示，心火上炎所致的诸症候是心疲劳诸疾中最常见者，由于正气充沛，心疲劳患者，若施用及时得当的方法治疗，后果较好。

(8) 心下明夷卦提示，太阳陷入地中，健康受到损伤，疲劳心疾已成。是诸心疲劳病症中较重之卦象，亦行养晦法，迅速脱离险境，否则可危及生命。

(9) 心阴同心下，心阳同心上，不重述。因本章脏腑八卦辨证是以疲劳疾病对脏腑形成卦位，因此，其心脏本身的生理病理八卦辨证，只能是本章节总辨证中之子辨证，权做参考，不作依据，其后疲劳与其他脏腑形成的卦位辨证，皆与此相同，不再赘述。总之，心为火，火性上炎，其象恍惚，在人患心疲劳病早期主诉神志症候多，而实际损害则少，本卦除明夷卦阳光被地阴有掩，显露不祥之象外，余症若治疗及时，即可痊愈。

2. 肺疲劳八卦预测

疲劳卦为坎，肺卦为乾为兑，肺疲劳为内坎外兑之泽水困卦。

困卦，其卦下卦“坎”阴多阳少，是阳卦；上卦“兑”阳多阴少，是阴卦。象征肺“乾”之阳被阴有掩蔽，阳功气机，不能运发、通达，宗气不足至机体各脏腑缺气缺氧，使肺疲劳涉及它脏损害。但上兑之悦可自强舒达下卦之险，平庸自慰，知己知彼，避免机体的过度耗损，节欲戒酒，并时刻警惕，保护肺的气机功能，虽处于困难，险亦可自保。

肺疲劳为乾为兑，亦告诉人们：肺疲劳主要病理改变为阳陷于阴，阳被阴懋。阳者功能也，动之征。肺阳不足则肺呼吸功能不利，气机失畅，造成机体缺氧、乏氧，而呼吸困难。此时，应即正视现实，亦不能因缺氧、气急而烦躁、躁动、乱了手脚，而致呼吸更困难，缺氧更甚，使疲劳愈陷愈深。正如“上六”所言：“困于葛藟，于臲卼，曰动悔”，说明解除手段不正当，反而带来灾难。肺疲劳多发生于过量运动及登涉高原过程，亦常发生于慢性阻塞性呼吸道疾病患者。困卦是为三阴三阳升降。其总体卦象为阳多阴少，这表象既体现了肺金属性为阳之本性，又说明了肺疲劳，重阳陷于阴境之地，困险之象环生。若不及时早期治疗其疲劳，其结果必然是凶险的。所以肺“乾”所涉及“讼卦”一再提醒人们：“惕中吉”，处理肺疲劳是抗疲劳过程很难办的事。因为刚强的上卦“乾”，充实的踏在陷阱之上，稍有疏忽危险立刻发生。这在高原缺氧、慢性肺阻塞患者肺疲劳症候表象非常清晰，若不及时供氧，死亡就在瞬间发生。为此，肺疲劳之“困卦”之困，就是告诫人们疲劳到了进退不得，必抓住其关键吸氧“大人吉”，才能脱离灾难。

肺疲劳之困卦，预示着肺疲劳危机重重，但如处理得当，亦可以是危中得吉的。如高原缺氧之肺疲劳得氧即安，慢性阻塞性肺疾之肺疲劳得氧亦可缓解疲劳症状。其卦还提示，处理肺疲劳时亦应注意方法，要做到及时、准确。还应注意及时反省治疗法则，要明智“有悔吉”也，且不可自以为是，还要注意治其根本，才能使疲劳彻底解除。肺疲劳的临床证候在疲劳基础上多为呼吸不畅，呼吸困难，咳嗽气喘，胸痛头晕，舌色淡，舌前部乳头增生，脉浮数、浮滑、沉细、沉实等。

按照肺脏八卦十纲辨证。肺疲劳八卦亦可形成诸多小卦象，如肺表的内兑外震之雷泽归妹卦，肺里的内兑外巽之风泽中孚卦；肺寒的内兑外坎水泽节卦，肺热的内兑外离之火泽睽卦；肺虚的内兑外艮之山泽咸卦，肺实的内兑外兑之兑卦；肺上的内兑外乾之天泽履卦，肺下的内兑外坤之地泽萃卦；肺阴的内兑外坤之地泽萃卦，肺阳的内兑外乾之天泽履卦。

（1）肺表归妹卦提示，外邪突袭之肺疲劳其象凶险，但由于正气存内，结果吉好，但不可轻视，注意进退，要积极妥善治疗，方法适当为好。

（2）肺里中孚卦提示，此疾由外邪实，而正气虚所致，致机体虚中更虚，治法要注意用扶正为主，疏通表里，运外开达之法为妙。

（3）肺寒节卦提示，寒邪袭肺疲劳，如水入泽中，过度就要泛滥，因此应遇险而止，抓紧时机，采用疏通外里之阻塞，使其内外畅达，寒邪易泄，才能转危为安。

（4）肺热睽卦提示，火上水下其性至背，离合异同之中，有危险亦可变平安，关键在于离中求合，异中求同，时刻警惕同变异的变症发生，才能脱离险境。

（5）肺虚咸卦提示，肺疲劳之虚证，无意中即可感受病邪，而发寒热，因此要时时注意无心感应之病的发生。为此，其机体活动要十分小心，其动力不可强求，不可妄动，才能避险求安，其是一件很麻烦的事。临床中，老慢支、肺心病患者，一有不慎，即疲喘寒热不止。

（6）肺实兑卦提示，疲劳至机体失去御外安内之能力，甚至外内错位，故极易受邪至险，要积极解除病邪之侵害，并要时刻警惕并发症发生。

（7）肺上履卦提示，此卦柔在刚下有以“履虎尾”之象征，充满危机感，是肺疲劳之重症。治疗此疾，要十分注意，把握分寸，要量力守分，以柔制刚，不能一意孤行，贸然施不当治法，否则稍有瑕疵，则前功尽弃。此肺疲劳已成顽疾，临床在肺慢性疾病所致肺疲劳常见。

（8）肺下萃卦提示，肺虚肺疾不止，聚多则如水泛滥，灾祸难于控制，此证应加强内在扶正，聚集防病能力之力量蓄积，并用培土生金法，疏通大肠法，以求愈好。

肺阴同肺下，肺阳基本意于肺上，不重述。

总之，肺为脏腑之华盖，主治节，主气，司呼吸，为宗气之海。其性，如天如泽，高天之湖，不达则难润。其象如雾霭敷布，达全身脏腑皮毛则无患。否则，其不能达成，敷布功能失用，则疲劳疾患生矣。唐·孙思邈，在《千金翼方》中提出肺疲劳，一改中医仅从心、肝、肾、脾论疲劳之局限，为后世认识肺疲劳提供了依据。现实中肺疲劳较为常见，如高原缺氧，极限运动之呼吸困难，登高及海底作业之呼吸困难增加等，都是肺疲劳的典型表现，何况临床中众多疾病之表现矣。

因肺性肺象之因，肺疲劳症候多较危急，从其主卦和子卦中可以看出，肺疲劳主卦为困，是陷险遇难之象。从此子卦中看，除肺表肺寒，其象有险无惊外，其余各子卦均示意危机险凶。因此要十分注意治疗方法，防止并发症发生。可见肺疲劳较心疲劳，症候少而表现重。处理应及时，否则后果不佳。

3. 脾疲劳八卦预测

疲劳卦为坎，脾卦为坤为艮。脾疲劳为内坎外艮之山水蒙卦。其卦上山下水，水漫山峦，其象阴险。艮为土，土克水欲埋、欲淹之象，土水不相容，是克而必动干戈之卦象。从脏腑属性看，艮为脾，其四阴蒙昧二阳，阳功不足，动之无力，是诸疲发生之本源。因此，本卦是人体各种疲劳发生之首见与根本，亦可称之为疲劳之最常见者、最多见者，如生理性疲劳、症候性疲劳、脑疲劳、生产作业性（职业性）疲劳、慢性疲劳综合征、各种病理疲劳等均可概括其中。

从脏腑生克关系看，肾主骨，生髓，脑为髓海，肾主命门，为先天精血之源本。脾主运化，主统血，主四肢肌肉，为后天气血生化之源。二者一为先天精血之本源，一为后天气生化之供源。关乎人体五脏六腑之生存功能，此二脏，随有相克相晦之意但更有相乘相济之实。人机体功用健康、无疲，有赖于先天精血本源之强，更依赖于后天源源不断供给之气血精微之物不断补充，否则，人活体何在。人之机体，能否功能正常，不发生疲劳，其根本是两脏功能正常才能实现。否则人之动源之本无力，何谈及能正常有多脏腑四肢百骸之功能，其能不成疲惫、软瘫之象吗？因此，此卦既道出各种疲劳之象，又言出此卦属主疲劳之症轻重各异，有轻有重，虚险多而吉祥少，应以警惕。

从卦性看，上艮下坎，四阴掩遮二阳，阴盛阳衰之势已成。脾主运化，其运作靠脾阳的功能，此卦，脾阳功能被阴所蒙，运化无力，则脾疲劳必定发生。并因阳欲动而阴止不行，故而时有恐惧挣扎之情象发生。临床中所见脾、心疲劳共存者，既有四肢困倦无力、饮食不化，又有心神不安、恍惚躁扰、失眠多梦，即是这种卦象的表象。这种现象的出现更易造成人体内五脏六腑功能的混乱。为此《象传》说：“蒙，山下有险，险而止，蒙。”山下有险，水已犯土，因为有了土克水危险，所以脾的运化功能，就会停止不前，造成蒙昧状态。艮与坎，是山土石掩水。因此本卦是说，山地有险，人体处于疲劳状态之中，危机四伏，症候较多，人心恐慌，缺乏愈好志向，但若果断采用扶内正，驱外邪，稳健实用，切合实际的方法和步骤，如泉水潺潺，培育体内正气，其结果必定会形如滔滔江河之势将诸疲一并去除之势。此即言明，中医治疗脾、肾之疲劳为何采用温柔适合达力之抗疲劳中药而不用迅猛之补药，其理深矣、至矣。脾疲劳证候多见于饮食运化、水液代谢、血液、四肢、肌肉及口味等多方面改变，故在疲劳基础上可表现为食少不化，头重如裹，呕哕纳呆，脘腹痞满，腹胀泄泻，唇淡面黄，四肢不伸，舌质淡或淡紫，苔黄，脉沉细、沉缓、沉迟、沉滑、沉数等。

按照脾脏八卦十纲辨证，脾疲劳八卦亦可形成诸多子卦象。如脾表之内艮外震雷山小过卦，脾里之内艮外巽风山渐卦；脾寒之内艮外坎水山蹇卦，脾热之内艮外离火山旅卦；脾虚之内艮外艮艮卦，脾实之内艮外兑泽山咸卦；脾上之内艮外乾天山遁卦，脾下之内艮外坤地山谦卦；脾阴之内艮外坤地山谦卦，脾阳之内艮外乾天山遁卦。

（1）脾表小过卦提示：小过无大碍，此卦阴阳相反，阳大阴小，张弛交错，示其过于超出自身能力，好高骛远，飞升过度，使凶险产生，如超负荷之运动性疲劳，超强度的职业性疲劳等均属此类。但只要把握住过与欲，知因知时，刚柔并济，小的过失就可解除。但太过亦凶。

（2）脾里渐卦提示，是邪之由表及里也。下艮上巽，山上有木，木克土，呈反顺成逆之象。此时应调动肺金，或心火，以助克生，得重要脏气协助，以金抑木，以火生土，才能使脾之劳脱离险境。

（3）脾寒蹇卦提示，上坎下艮，水在山上，山高水险，土克水，前途险陷、困难。脾寒则寒凝而滞、运化无力，六腑以通为用，胃脾因寒滞不通则胀满丛生，疲症愈重。为此应调动心火与脾土自身的生克之力，以火土胜水，才能使脾阳复兴，并要抓紧时间，脾寒愈深，疲劳恢复愈难也。

（4）脾热旅卦提示，离上艮下，山上已燃火，巽位东南近火助燃，有利于火势蔓延，迫在眉睫。脾热宜应得以外力，方能有利脱险，此时要借肾水之力以克火，借心火之力生土，使土力强劲，反侮其母。其是抑制脾热盛极型疲劳的有效方法。

（5）脾虚艮卦提示，阳在二阴之上，动止无度，终动则必致苦恼，虚中更虚。脾虚者，运化无力，其治，应动止有度，适可而止，过动更虚，止之不良亦易造成物极胀满之危险。故脾疲劳虚证之病，其应泻补相兼矣。

（6）脾实咸卦提示，山上有泽，土克水，不能滋润接应而致水泛下渗，无相感应，而致灾祸至矣。于此，对于脾实之疲劳，应采用柔顺之力顺从治之，方能使脾路通畅而无害矣。

（7）脾上遁卦提示，遁，天下有山，土生金，阴伸逼阳，阳极则满，满则招损，满则动荡，满则气极而喘，肺疲致矣。因此要坚持中正顺达，迅速摆脱困境方能自保。

（8）脾下谦卦提示，坤上艮下，地压高上，二土重叠，阴盛虚满，克与晦至，伤肾伤肝。因此，治疗脾下之疲劳证应助火益金，致所克所晦旺象而抑土阴。其法不可以师，应用顺达平和求之吉祥。

脾阴同于脾下，脾阳基本意同于脾上，不重述。

总之，脾疲劳是人体多种疲劳之原因，特别是运动性疲劳、生产作业性（职业性）疲劳、慢性疲劳综合征与脾关系密切。脾为后天之本，脾疲劳特别是一脏有病，常涉及它脏，而治疗亦是助用修他脏之法，以疗脾疾。脾疲劳之疾，有轻有重，有吉有险，关键在于诊断，治疗方法得当，特别是正确运用五行生克理论，对治疗脾疲劳大有益处。

4. 肝疲劳八卦预测

疲劳卦为坎，肝卦为震为巽。肝疲劳为内坎外震之雷水解卦和内坎外巽之风水涣卦。其卦坎下震上，坎下巽上，其象内险而外动，困难处于行动之中。坎为水，震巽为木，水生木，二者相生。坎一阳陷入二阴之中，震二阴之下一阳以升。巽为木为风，是肝的生理病理特性。因此肝卦为震为巽。从巽卦看，巽为二阳压抑一阴，有助于散解阴陷之灾迅速行动而脱离险境。从整体卦意上讲，机体虽因坎水之灾成疲劳疾患，但虽有困难险情，要舒达散解及时，可不成灾难。

肝在胁部，主谋虑、主疏泄、主藏血、主筋，与胆相表里，主魂魄。肝性喜条达，反抑郁。肝的功能与神志、魂魄、精神、筋、血关系密切。解为疏解，涣为离散，二者之意，与肝之本性尽同。肝疲劳，由于情志郁闷，筋力不得舒展，血藏不能流通，而郁、闷、憋、紧、挛、瘀等病理改变均至，其表现可在脑疲劳、生产作业性（职业性）疲劳、症候性疲劳、疾病性疲劳、运动性疲劳等多种疲劳病中体现。解卦提示人们，诊断与治疗肝疲劳，要抓住核心的一个“解”字。使其性舒达，不闷郁、不致瘀阻成疾。而其疾病已成，反应以解字为准则已治之。其卦还告诉人们要充分理解掌握肝脏疲劳之生理病理特性，顺其自然，助其条达，应用舒肝利胆之药，迅速解除肝疲劳病象是其总的治则。否则肝病及脾，反侮伤肺则灾害重矣。肝疲劳之涣卦，下坎上巽，风吹水上，水波离散。其意亦符合肝之生理病理特性，集瘀则病，散达则喜。此外，风雷之性易震易动，其涣其散则易使肝阴之功失无，亦至疲惫生矣。为此涣卦还含有肝失去其生理特征之征兆，是促成肝疲劳的另一个原因（不及为患）。因此治疗肝疲劳，一是要强调豁达，解郁缓急。二是要防止肝血虚而致火胜侮木，其方法就是及时益补肝阴，用结肾水肺金之力，滋阴潜阳，以抑肝风内动之险。必须指出，肝疲劳之解、涣二卦，虽然预示人体存在可致成危险的疲劳疾患，但要及时疏解，可以转危为安。但其卦并不是说疲劳的解除是一帆风顺的。其中三个环节必须注意才能使疲劳灾祸顺达解除，否则相反。一是因肝疲劳多因郁瘀、虚弱因素致成，故解除肝疲劳速度要快，否则，郁、虚久必殃他脏，犯脾、伤心、扰脑之疲劳疾病（精神郁闷久了，就要变精神病）就要发生。为此“解卦”“初六”提出：“无咎”。“涣卦”“初六”提出“困拯马壮，吉”。就是讲的这个道理。

二是治疗肝疲劳的方法除了舒畅顺达方法之外，还要强调采用平和、中庸的方法为好。临床中不易采用过激舒肝郁法，如大黄、栀子、茵陈用量过大，反伤脾土及肾水，食入则呕，排出灰色尿液就是其佐证。因此“解卦”中象曰：“九二贞吉，得中道也”。“涣卦”象曰：“涣奔其机，得愿也。”告诫我们解除肝疲劳要注意采用平和、安全的方法。因为诸药物均经肝脏中化解、排泄、解毒。用过量之药或有毒之药治疗肝疲劳是不当之法。

其三治疗肝疲劳，必须贯彻一次性治好，除恶务尽的原则，因易抑郁、滞留、藏纳。致劳因子，去除不尽则易死灰复燃、泛滥成灾，特别临床中肝疲劳所致神经系统病患，及运动性伤筋损膜者，如不一次性治好演变为他病及后遗症随即显现矣。因此，“解卦”“九四”有：“解而拇，明至斯孚。”“涣卦”有：“涣其血，远害矣”的说法。临床症候在疲劳基础上，善怒易惊，胁肋疼痛引至少腹，并及睾丸。目赤，目涩，面红，头晕，自汗，经筋脉拘挛，肢体振颤，手足麻木，口眼歪斜，卒然昏倒，舌质苔紫、红绛、绛紫，少苔，脉沉弦、弦数、弦紧、弦细等都是肝疲劳症候之一。

按照肝脏八卦十纲辨证，肝脏疲劳亦可形成诸多子卦。如肝表的内震外震震卦，肝里的内震外巽风雷益卦；肝寒的内震外坎水雷屯卦，肝热的内震外离火雷噬瞌卦；肝虚的内震外艮山雷颐卦，肝实的内震外兑泽雷随卦；肝上的内震外乾天雷无妄卦，肝下的内震外坤地雷复卦；肝阴的内震外坤地雷复卦，肝阳的内震外乾天雷无妄卦。

（1）肝表震卦提示，震卦一阳生，阳生雷动。其含义为二，一是雷电发生，灾害来临，肝阳浮动，急躁易怒发生，其正符合肝阳亢进之症候。二是大地有雷，木克土，虽然阳气已动但阴土仍盛，不利木生。故肝表之疲劳，其象虽吉，亦应益肾生木，滋阴抑阳。

（2）肝里益卦提示，益卦上风下雷，风雷互作，上损下益，风吹木动，肝病及里，险象环生。因此要请肾水之援，已抑肝木之火，但切忌贪得无厌，过分依赖外援，否则水盛反侮，则疲劳病征凶险之象更重。

（3）肝寒屯卦提示，屯，雷上坎下，雷震于水，凶险之象在动中生成。其象充满生的困难。雷雨互作，肝地大水盈满，疏泄失职，危险至矣。因此，认为肝寒之疲劳是“十年乃字”“乘马班如，泣血涟如”。长期疲劳孕育成顽疾，到了日暮途穷，进退绝境之期。所以是症候性疲劳、疾病性疲劳、生产作业性疲劳慢性疲劳综合征中之重证，应慎重对之。

（4）肝热噬嗑卦提示，该卦离上震下，火雷并作，雷电交鸣，其象示肝疲劳之证已陷，必须动用严厉刑罚手段治之境界。要百倍警惕采用刚柔并济“履校灭趾”小病大治的手段，才能制止其病情发展，否则疾病发展到“何校灭耳”，不可收拾的境地，则晚矣。

（5）肝虚颐卦提示，震上艮下，春雷初动，草木虽有萌生之象，但实乃无，故虚也。

虚者不能自养，则阴虚阳亢，疲倦丛生矣。肝虚之治，应循常规手段，不可补，只可益，否则贪得求补，则病更重矣。

(6) 肝实随卦提示，震下兑上，雷在泽中，金克木。潜伏难动。病应治之随达为上，亦求助于肾水之援，心火之助以达顺象。肝实应利，是其治则。

(7) 肝上无妄卦提示，乾上震下，金克木来自纷争。其象天下有雷，震震有声，而天仍虚无在上，不受其益，故肝上之疲劳，假象环生。其实质确是肝血虚到了极点，仍逞强自用，不能抑阳，而到了穷途末路之境地，危险至极。此卦说明症候性、性疲劳疾病性疲劳，肝血虚、阴虚阳亢之疲劳证危险性已达到一触即发之境，应了解其危害实质，早治求安。

(8) 肝下复卦提示，此卦坤上震下，地在雷中，肝阳初生，吉凶断语难定。其卦“剥穷上反下”示意，疲病虽凶必定要返回吉祥健康之地。天地之象本于虚，动本于静，若阴阳之象频频互动，则木克土之势必增，而土反克其母之象则成。看似吉祥的结果，也可能成为危险的结果。此卦提示在治疗运动性肝疲劳、症候性疲劳及重症慢性疲劳综合征时，应坚持舒肝阳，益肝阴的原则，不要被眼前好的症状所惑，以致造成凶险的结果。

肝阴卦同肝下卦意，肝阳卦同肝上卦意，不再赘述。

总之，肝为雷，易动易鸣，其性洪大，在人患肝疲劳病时多涉及神志、精神、情志、魂魄、筋、血之范畴，如脑疲劳，运动性疲动，心脑血管病症之疲劳等等。其症候重且多，病情表象多险恶，病势凶、吉均在。但若在肝疲劳治疗中，严格遵守肝病治则，勿急勿补，看是危险的结果，确可在凶险中转为吉祥，否则逆理而治，或轻视其病势，则后果凶矣。

5. 肾疲劳预测

疲劳卦为坎，肾卦为坎。肾疲劳为内坎外坎之坎卦。其卦上水下水，一阳陷于二阴之中，二坎重复，险陷之象环生，陷阱，复加陷阱，险而又险。其象恶劣，多凶少吉。

肾为先天之本，生命之根。主藏精，主骨生髓。主水液流布，主司伎巧，开窍于耳及二阴，其华在发。其与人的生殖发育、骨、髓、脑、耳、发、二阴、水液流布之生理、病理现象有关。《易》说：“坎为陷阱，重重险难”，其意提示此卦为人体疲劳的重要卦爻。《说卦传》有“坎者水也，正北方之卦也，劳卦也，万物之所归也，故曰劳乎坎。”可见坎就是疲劳，就是人体陷入黑暗阴冷之劳苦乏累之险境。“坎卦”“初六”有，“习坎，入于坎窞，凶”。窞是陷中之陷，说明坎卦所主之疲劳，已到了无法摆脱、不能自拔、非常危险的地步。“坎卦”“九五”有，“坎不盈，只既平，无咎。”是说，坎卦所述的人体疲劳程度重而复杂，可能发生“过劳死”或“有极重疾病”发生的可能。但只要按照挽救重危疲劳证之规律，抓住救治的有利时机，重坎虽然险极，但还是有希望脱险的。

由于坎卦是人体患疲劳病症、病情、病势最复杂最危险之卦，故告诫人们，疲劳预测为坎卦时，应倍加重视，警惕！因坎之劳，其身五脏六腑都可能处于危险之境地。他是诸证疲劳、诸病疲劳、慢性疲劳综合征、生产作业性（职业性）疲劳中严重者，是过劳死的主要过度与及即卦象。因此其病因症候危险程度《易经》中也做了说明。如《说卦传》所说：“坎为水、为沟渎、为隐伏、为弓轮。其于人也，为加忧、为心病、……为血卦、为赤。其于马也，为美脊、为亟心、为下首、为薄蹄、为曳”。其清晰勾画出坎卦性质：如水隐伏地下，可任意改变其形状，弯弯曲曲使人难以准确度量。因此对于疲劳的人来说，坎卦就是险难，其疲劳病情、隐伏、缠绵、变化难测，危害程度难以确定，使人之思想负担较重，因此易产生心理神志方面的并发症。在疲劳坎卦中，还要警惕长期低热的疲劳，经典医学反复检查，又找不到阳性依据。此时应想到有血证发生的可能。总之，疲劳“坎”，一再提示，已入窨中之窨，其象阴险，危难。在烦躁与精神萎靡相存中，应百倍警惕！积极进行诊断与治疗，以防延误重大疾病的诊断和治疗。应再次特别指出，患有疲劳“坎”之患者，千万要放下包袱，不要被疲劳、忧郁、脑转耳鸣、夜不能寐等痛苦所折服，更不要被简单的经典医疗仪器及实验室查不出有意义的阳性结果所蒙蔽。要积极深纠疲劳之原因，争取早日去除原因，并按其“坎卦”发生、发展、演化的规律去治疗疲劳。否则，疲劳症候与担心忧虑同在，会形成恶性循环，其结果是：加重了疲劳程度与病势加深。增加了疲劳的掩盖或可致成影响严重危险疾病的早期发现。

总之坎卦，是疲劳诸卦中最难、最险、最危、最广、最易被人无视延误之卦，其意广、其势险、其象危是其主要特点。辨证分析应十分重视之。其临床症候主要是各种包容疲劳含意的描述。此外如面表浮肿，动作迟钝，阴缩囊湿，腰痛腿酸，足不任身，齿落发脱，心烦欲呕，呼多吸少，气不得续，耳聋耳鸣，自汗盗汗，阳痿早泄，遗精尿频，舌质淡或淡紫或淡晦，苔白、白厚腻、灰，脉浮、沉迟、弱、细数等都是疲劳坎可见的症候与体征。

按照肾脏八卦十纲辨证，肾疲劳八卦亦可形成诸多子卦象。如肾表的内坎外震雷水解卦，肾里的内坎外巽风水涣卦；肾寒的内坎外坎坎卦，肾热的内坎外离火水未济卦；肾虚的内坎外艮山水蒙卦，肾实的内坎外兑泽水困卦；肾上的内坎外乾天水讼卦，肾下的内坎外坤地水师卦；肾阴的内坎外坤地水师卦，肾阳的内坎外乾天水讼卦。

（1）肾表解卦提示，其卦上雷下水，震动坎陷，为外震之雷扰动内元精水的卦象。其象说明由于雷动影响了机体内存卫外能力下降，而致外邪入侵。但雷龙之动，犹如高墙射鹰、牵动坎中之阳，奋力卫外，其力必中，故肾表之疲劳，要及时治疗解除，不至于给人体造成大的危害。

（2）肾里涣卦提示，其卦上风下水，风吹水动，为搅动肾水内元之象。风者无孔不入，本行水上欲达易致，故肾表之邪不治，传里必然也。风波荡击元气，使五脏六腑互结之气涣散乖离，不能共同御乱而里证发生矣。

（3）肾寒坎卦提示，坎卦为二阳陷入四阴，阴盛阳衰，人体阳之功能被重阴所敝，其疲劳之象丛生，危险、凶险之象环生。“坎为陷阱”如鸟负重飞行，如猪陷入泥潭之中，如二重陷阱设在人途之前，如不早知、早治，则一陷再陷，极端危险的“过劳死”就可能发生了。

（4）肾热未济卦提示，此卦上离下坎，坎陷离攀之象，示人知两种反向相背的力量（火向上炎，水往下流）扰动着人体陷入疲劳的危机。因其卦爻位全部不正，又背道而驰，大有使疲劳病势向极端危险衰败发展之势，因此肾热之证是险证之一。

（5）肾虚蒙卦提示，其卦下水上山，山阻水势，水掩土本。在阴阳、正邪激烈相争所造成的机体混乱状态之时，险止同时发生，二力相攻，毫损之虚劳，祸端亦从此开始。疲劳多为虚证，遇虚而更虚。因此，肾虚蒙卦提示，此证之疲劳有愈重愈虚，陷于险境而难脱之象；要倍加警惕，及早治疗，而且治疗方法必须得当。如治疗慢性疲劳综合征，肾虚型患者，不能强补其肾，要补益得当，体疗适中，方能取得效果。

（6）肾实困卦提示，其卦上泽下水为阳被阴掩，阴险重重，水泛遇泽，险境可脱之象。困卦的卦义是困难重重，肾疲劳见此卦，其示意为病象复杂，治疗过程复杂而难取效，所以必须认真对待。因此，对超力度所致人体疲劳发生的潜在危险和易遭受再超力性之侵袭而突致夭折的“过劳死”，不能不引起人们十分重视。

（7）肾上讼卦提示，坎阴上阳，乾卦之三阳高照与坎卦之一阳陷入二阴，阳被阴遮，成鲜明对比。乾者气机欲生，坎者阴伏拽陷，二者讼争，而致人体疲劳之象环生。讼者，争也，其卦阴阳同在，外强与内危并居，外强中干疲劳之象呈现眼前。为此，人们要提高警惕，若不及早认识诊断疲劳病情，瞬间即可使之跌入万丈深渊。可见疲劳病之严重、之危机、之变化瞬快，犹如重病之人，踏在陷阱之上，如再不警惕，凶险的结果就要来临了。这种现象除生理疲劳外，在各种疲劳病中，都可发生。

（8）肾下师卦提示，其卦上坤下水，阴虚阴浊之气，下降于地，一阳险陷于诸阴，危机重重。坎卦为劳之本营，又加坤阴，至阴中更阴，危中更危。所以说肾疲劳师卦是疲劳病危险之卦。疲劳所致的机体内乱无法用平和之法解决致动用武力，可见其矛盾激化之程度、病情病势之危急，是疲劳极点的映示。因此要百倍警惕，加强诊治，因其多表现在慢性疲劳综合征、职业性疲劳、症候疲劳和疾病性疲劳的过程中，所以警示重点亦较为集中，亦是益处。

总之，肾疲劳是疲劳中最常见、危害最大、最易发生凶险后果者。其卦为水，水象下陷，其性阴伏。在人体所呈现诸疲劳病中，是其最险陷、变化规律最不易被人掌握之卦，所以是最凶险之卦。其卦诸劳症候均可显现，主诉疲劳描述较多，而且所伏隐陷危机颇深。本卦除肾表，所表现病为急性者之外，都是险卦，必须加以警惕，积极治疗，否则后果不好，凶多吉少。

肾阴同肾下卦，肾阳同肾上卦义，不再赘述。

（四）疲劳病例预测举例

1. 按八卦医学的方法预测

病例一：刘某某，男，23岁。2002年5月12日因与同学在野外奔戏后，自觉发热、头痛、全身无力乏倦、四肢酸痛沉重、汗出、纳呆。卧床呻吟，曾自服止痛药无好转，2002年5月13日来抗疲劳门诊求治。查体温37℃，血压122/76毫米汞柱，面色淡漠，唇干，舌质淡红少苔，脉迟无力。

依据患者主要舌诊、脉象，患者证候，诊断为疲劳表证，属生理性疲劳。其卦为内坎外震之雷水解卦䷧。《周易》说：“解，有攸往，夙吉。”其病初发尚未入里，虽然身痛乏力等自觉症状重，但无大碍。用桂枝汤加羌活、独活、黄芪，二剂痊愈。

病例二：张某某，女，36岁。于2003年7月3日下午三时许因外感风寒，经用抗生素治疗一周自觉全身乏力愈重，四肢倦怠，纳差，食减，泄泻，尿少，来抗疲劳门诊求治。患者来诊前曾在某三甲医院做胸透、血常规及便常规、腹部超声等检查未见异常。查：体温36.5℃，血压128/80毫米汞柱，面色萎黄，目不欲张，唇干，语声低微，舌质淡紫，白黄厚苔，脉沉迟无力。

依据患者主要症候、舌、脉、诊，诊断为疲劳里（属症候性疲劳）。其卦为内坎外巽之风水涣卦䷺。涣卦上风下水，风吹浪波裂动，其外风由表入里。水生木，木克土。《易》曰：“涣，亨。王假有庙，利涉大川，利贞。”示意其机体卫外之力涣散初起，病邪由表入里，但体内正气虽有涣散，尚有保护人体抗击外邪之能。似如水浮舟，其征象为只要能正确发挥人体之正气，即刻使人体从疲劳涣散中得以康复。为此有“六四”“涣其群、元吉。”调动一切抗病能力，就可得到吉祥的结果。木克土，肝风之木入里，首克脾土，脾主消化、四肢、肌肉，故其证，全身酸痛乏力沉重，四肢倦怠无力，纳差，食减，泄泻，系木伤脾，而至脾疲劳。因涣散初起，未至大乱，故及时治之，则顺达亨通。用理中汤加茯苓、半夏、桂枝、大枣，三剂痊愈。

病例三：张某某，男，39 岁。2003 年 11 月 6 日上午 11 时许，因近三个月来，疲劳后休息无缓解，心烦，健忘，失眠，惊悸，自汗，胸闷，时而有前胸部刺痛，口渴，舌痛，尿黄涩。来诊前曾在某三甲医院进行全面体格检查，未发现有意义的阳性结果，以疲劳病来诊。查：T36.3℃，血压 118/74 毫米汞柱。面色暗晦，神疲无欲状，舌质淡紫，舌尖红赤重，乳头增生明显，脉沉迟无力。

以来诊的时间起卦，得内风外水之水风井卦䷯。《爻辞》曰“改邑不改井，无丧无得，往来井井。汔至亦未繘井，羸其瓶，凶。”意寓村镇改变了或迁走了，无所谓得，也无所谓失。若想改井，必须按其自然规律而行，不可轻易废弃，否则必是凶险的。传递了该病忧喜参半的信息。此卦外卦为坎、为水、为体，内卦为巽、为木、为用，是体生用之格局，不吉；但初六动变为乾卦，转化为用生体之局，大吉。就总体而言，是先忧后喜趋势。但病程较长，必待丑月（农历十二月）一阳复始之时，方可痊愈。

究其病源，巽木入坎水，上出其水是得水只精，以土之润为木之华，可谓枝繁叶茂。其实不然。时置隆冬，水寒，木凋，水至寒为冰，不能生木，木休囚，亦为死木，焉能生火？火失木之生，又焉能持久？所以，不难看出病源似在心经，实在肝经也。心烦，胸闷，时而前胸刺痛就是佐证。“初六”爻辞曰“井泥不食，旧井无禽。”一语道出了问题的实质：该井水已被阴浊之资所污染，连鸟儿都不来了，又何以济人，济物？所谓阴浊之资，一曰耗气，主卦体生用，耗损之象已明，主其人因劳累而伤了元气。心主血，肝藏血，气为血帅，元气不足，而导致血流不畅，不能养肝；二曰有阻，“初六”动于巽宫，巽为风，其究为躁卦。躁，从字义上讲，为性急，不冷静（这里可译为怒）。怒必造成气结，而流通不畅。伤肝之兆明矣；三曰有臭，“初六”一爻，动于两个阳爻之下，大有思阳，从阳之势。酒为阳，为臭（味大），说明此人好酒，因酒而伤了肝脏。正是因为这些“污浊之资”，破坏了肝脏的正常功能，使心经成了无源之火，从而出现了诸多心经病的症候。患者听了卦意之后，决心纠正工作日夜连轴转，应酬多，天天喝酒，性子急，爱较真，看见不顺眼的事就生气等致病原因。改用六味地黄和逍遥汤加减，连服 20 剂后，病情好转，又改用丸剂，于 2004 年初痊愈。

病例四：彭某某，女，37 岁。自幼身体瘦弱，易患外感病症。七年前因长期护理病重亲人，工作任务繁重，寝息长期失常，逐渐发生身体倦怠无力，形体更加消瘦，失眠多梦，头晕目眩，心悸气短，纳差食减，自汗盗汗，神志不宁，口渴咽干，大便难，小便短少，腰膝酸软，行步无力困难，各种生理功能紊乱，能力下降或丧失。近几年反复在某医院住院治疗，反复做各种医疗仪器、实验室检查，均未发现可以说明其临床症状体征的阳性结果。各家医院诊断不一，其中有按精神病予以治疗者，有按抑郁症治疗者，有按免疫功能失调治疗者，反复用药均未获得疗效，病情日见加重。于 2003 年 5 月 19 日 11 时许（农历癸未年，四月十九日午时）来抗疲劳门诊求治。来诊时，由两人搀扶入诊室，不能坐位就诊，躺在诊断床上就医。见其面色淡白晦，眼不欲睁，眼神无彩，面额微肿，四肢欠温，发声沙哑，语音低微，四肢伸舒缓慢困难，舌质红紫，舌前区乳头增生，无苔，脉沉迟、微、无力。因患者所涉病症范围广，肾、心、脾等多脏功能失调，表象为疲劳重证。

用《易经》预测，起卦，得：离之水，火未济卦䷿。该卦外火，为用；内卦坎水，为体，体克用主吉。病情虽然危重，但无妨，可以治愈。然而，就其病情而言并不乐观，爻辞曰，“未济：亨小狐汔济，濡甚尾，无攸利。”其意是：此卦水火不交，六爻失位，人谋未行，事无所济，像少年草率人一样，不知深浅，贸然行动，终于不济。不济势必天地不通，阴阳失去平衡而致病。特别是主卦动变之后，变化为外艮、内坤之山土剥卦。此卦由五个阴爻，一个阳爻组成，阳爻又居九六之上，有摇摇欲坠之势，险象环生，一派虚象，心肾不交尤为突出，患者自述的病情乃是必然结果，病情虽重但有生望。因为《易经》有“阳极转阴，阴极转阳”之论，且九二爻辞明示“曳其轮，贞吉”。

本卦预示其病证，虽然病情绵绵，态势混乱难险，久治不愈，若用法得当，寻求最有效的疗法，并把持中庸原则，调动内外两种力量，其结果为亨、为吉祥、为可恢复健康。诊断为疲劳虚（慢性疲劳综合征）。给用益肾补脾滋阴汤和抗疲劳 1 号、2 号丸剂，连续治疗三个月，患者临床各种不适、痛苦症状逐渐消失，恢复病前正常生活、起居、工作状态。又服用抗疲劳 1、2 号丸剂，一个月巩固疗效。

病例五：马某某，女，21 岁，哈市某大学三年级学生。2004 年 3 月 4 日上午 8 时许（农历甲申年二月十四日辰时）因头痛，视觉不清，恶心欲吐，全身疲倦，无力，不能坚持正常学习已达二个月，而来抗疲劳门诊求治。来诊前，曾到某医院做了相关体检和眼专科检查，均未发现有诊断意义的病变及阳性结果。服镇痛、镇静药等 10 余日，无效。

查：表情淡漠，面色苍白，眼睛无神，舌质红苔白，舌下赘生物增多，脉迟有力。获为内坎外乾之天水讼卦䷅。讼卦为离属火，得二月卯建生之，归禄于日建午、旺象，吉；用卦乾金生体卦坎水，动卦兑金又用体卦坎水，吉相，其病完全可以治愈。《讼》卦爻辞曰“讼，有孚，窒，惕中吉。终凶。利见大人，不利涉大川。”其卦上天下坎，坎险之忧上达于天，天欲刚而无力阻止坎阴，而致争讼愈烈。外卦乾为天，为首，置二月休囚之地，日建午火克之，又动而化阴，有阳失其位之象，故而头部诸症生矣。有争不得讼，进而心存忧惧，有孚信也会出现中间阻塞的情况，说明其人曾受过某种大的刺激，又不能自我解脱，形成精神压力，出现失眠，多梦，全身疲倦等神经症状。讼非美事，人当所戒。有德位的大人往而见之，明断是非曲直，仲裁其阻室，才能化险为夷，否则怨深祸结，其凶毕现。说明其病是由于之前受过刺激，一时想不开，背上思想包袱引起的。患者听过卦意，说明了 2004 年初，家中突遭人祸灾害。之后，数日失眠，根本无心学习，致使学习成绩迅速下降，由班级的前几名，降到最差者。为了恢复以前学习成绩，连续十余日秉夜攻读，突然发病了。于是告诉她，不但要放下思想包袱，战胜自我；又不可过于争强好胜，操之过极，对于疾病也是如此，不要以为吃点药就能好，得慢慢来，要配合治疗，否则病情还要加重。给患者连续服补肾益髓清解饮一个月，自觉症状全部消失。后又服药十天，予以巩固，直到毕业病亦未复发，学习成绩优异。

病例六：刘某某，女，46 岁。近几月，全身无力，腰酸腿软，头晕目眩，耳鸣，月经过期。于 2004 年 3 月 31 日 14 时左右（农历甲申年 2 月 11 日未时）来抗疲劳门诊求治。来前，曾在当地医院做肝功、血常规、胸部 CT、胃镜、腹部超声等检查，均未发现有诊断意义的阳性结果。既往无手术史、无传染病史。

得坎卦☵。其卦象表象为：

1. 主体虽是比卦，但水为坎乃是六冲卦，《卜筮正宗》有“久病逢冲则凶”之论；上六动而化巽，时值仲春而木旺，泄气太过，为耗损之象，实乃凶上加凶。

2. “坎”卦“爻辞”曰：“习坎，有孚，维心亨，行有尚。”就是说此卦上下皆坎，陷之深而又重、凶。

3. 坎为血卦。“上六”象辞曰“上六失道，凶三岁也。”就是说上六以阴柔承险之极，以萎靡不振之才而当危急存亡之时，其陷愈深，终于败亡。虽多年之久，终不能解脱。亦是凶兆。

根据以上三点，断其病为阴证，里证，病在血分，终凶。

查：患者面色灰白，面目略有浮肿，精神萎靡，指甲下见有瘀斑，舌质青紫晦暗，灰苔，脉迟沉无力。

检查结果初步与《易经》结果相一致，故未给用药物治疗，再三嘱咐患者一定要到省级医院再查血常规或骨穿明确诊断，患者不予理睬，意为本医以重病恐人，归家找他医治疗。一个月后，因手部外伤，出血不止，而去省医院检查，发现末梢血、全血细胞、血小板明显低于正常，行骨穿诊断为再生障碍性贫血，住院治疗。

病例七：王某某，男，36 岁。于 2007 年 1 月 24 日下午 2 时许（农历丁亥年十二月六日未时），因近四个月来身体逐渐疲乏无力，头晕目眩，心悸气短，腰膝酸软，筋骨不用，失眠多梦，耳鸣脱发，阳痿早泄，阴囊潮湿，畏寒肢冷，自汗盗汗，纳呆食少，便干尿赤，来抗疲劳门诊诊疗。来诊前，曾在某三甲医院全面体检，彩超发现肝质地略粗糙，实验室检测甘油三酯 2.36，余结果均为正常。追问患者，经常饮酒，常过量，寝卧不定时，生活无规律。

查：面色黄黑，唇色暗紫，精神萎顿，舌质青蓝紫，白黄苔，脉迟无力。

依据患者主要症候及舌脉表象，诊断为肾疲劳（症候性疲劳和疾病性疲劳）。其卦为内坎外坎之坎卦☵。《易》曰：“习坎，入于坎窞，凶。”中医理论认为肾为先天之本，肾主藏精，主骨生髓，开窍于二阴，其华在发。水生木，肾为肝之母。患者贪于酒色，使坎坎深陷，四阴之气日盛，二阳之功日衰，故疲乏无力，腰膝酸软，耳鸣脱发，阳痿早泄，阴囊湿痒。肾为肝之母，母伤必累其子，肝伤及脾故筋骨不用，纳呆食少。此为肾、肝、脾均伤之疲劳，以肾为主。《易》曰：“系用徽缰，置于丛棘，三岁不得，凶。”肾、肝、脾三脏损伤如绳索将人体重重束缚，且放置在荆业中，三年难以走出，是凶险提示。此卦为震，其声严厉，其应严戒酒色，正常起居寝息。只有这样才能使屯生于萌芽状态的危证，变为“元亨利贞”。

前述，说本病为症候性疲劳是因其现代医疗仪器、实验室检查结果，不能解释患者所诉之症候。说是本病为疾病性疲劳，是说，现代经典医学虽然对酒精性肝损伤有所记载，但仅依据肝功定诊，实为不实事求是。本患者肝质地粗糙，就是酒精性肝炎佐证。因医者常规是依据经典指标，故其病未被医者承认，而误之。本疲劳证者按《易经》所说：“习坎，有孚，维心亨，行有尚。”彻底改变自己不良行为劣迹，坚决改掉劣迹陋习，经药物治疗，是可以脱灾为吉的。在给患者讲清本病防病治病原则基础上，给患者用肾阴阳双补汤和抗疲 3 号治疗两个月，其痛苦、不适症状逐渐消失，又再以抗疲劳 2 号二个月，巩固疗效，痊愈。

## 第二节 疲劳与耗散结构理论

疲劳作为一种生命现象，存在于人体生命活动的漫长过程中。疲劳是疾病的表象，亦是生理及症候的一种状态。疲劳是人体能量耗损太过或储备不足所致的人机体动力（功）的不足，或称之为阴阳失调，五行生克晦乘紊乱，所造成的人体各脏腑功能失调，机能下降，失去统一控制状态而表现出的一种人体整体或局部状态紊乱，功能衰减或衰失的一种征象。疲劳与耗散结构理论的关系，在于耗散结构理论能解释和说明人体疲劳发生发展的原因机理及其所表现形式，因此，本书在疲劳研究部分设置此章，以启迪人们对疲劳病的进一步研究和探讨。

### 一、熵与疲劳

关于熵的理论，在我国古代著名哲学著作《易经》中所说的“阳化气，阴成形”、“阴阳消长”，以及《老子》所讲的“恍兮惚兮，其中有物，窈兮冥兮，其中有精”，讲的就是事物运动变化中，至关重要因素存在的事实。普利高津所发展的非平衡热力学为解开人生命之谜、解释人生命过程所出现的疲劳现象奠定了理论基础。在非平衡热力学中，一个开放系统的熵的时间变量被描述为 ds＝des＋dis。des 称为熵流，表示系统与外界交换能量和物质引起熵的变化。dis 为熵产生，表示系统因新陈代谢而引起熵不可逆增加。dis＞0。熵＝温度除热量。在人类，只要生命存在，或者称为了生存，人体就要不断的毫无停止地与外界进行能量与物质交换。按耗散结构理论所说，对于人体这个开放系统，只要外界向人体系统输入足够量的负熵，就能抵消人体系统内不可逆过程所导致的熵增加（亦可理解为正熵）。人体亦因此保持在一定时间空间内的有序状态，也就是在这负熵不断进入，不断抵消机体内熵臃盛过程中，由于机体物质和能量在活动过程中降低或消失，一个标尺般的熵增、熵减现象——疲劳即表现发生。从熵的增减过程，能量都是要通过降低为热能而终止的意义上讲，人体疲劳的发生，就是这种能量降低以致终止的标志性信息概念。因为，熵在信息中的概念，如同一个信息中信息量是这个系统的有机程度的标尺一样，一个系统中的熵就是这个系统紊乱程度的标准，而疲劳作为熵在人体变化信号（亦可成为标尺），正是反映人体体内紊乱程度的重要标尺性症候。亦可以说，在某种意义上，疲劳程度就是观察人体内外熵交换过程的可感受到的标志物，或可称之为尺度、有形替代物、理论落实点。

从耗散结构理论看，对于开放系统，只要外界输入系统的负熵足够多，能足以抵消系统内不可逆过程所产生的熵，这个系统就不会衰退，而是向更有序、更为复杂的方向发展。

因此，我们可以把疲劳看做是熵在人体增减运动变化的信息量标志、尺度，又是熵的交换，有正有负的度量标准。例如，人每天若从体外吸入氧气不足（高原缺氧）就可以发生肺疲劳。长跑或过量运动，使体内不可逆过程所产生的熵过速积累，不能及时排出而至腰酸腿重，乏力汗出，产生生理性或运动性疲劳。若饮用物质不当，过多饮酒，就会发生酒精引起的肝心疲劳。若食进食物不足，引发饥饿，就可发生症候疲劳。若食进食物不洁或过多则可发生疾病疲劳。如此等等。

从人体这个运动着的小宇宙角度看，其内在结构要远比一组产生热量的仪器复杂得多，特别人的“精神乃治”的自身特殊性，是任何热能仪器都无法比拟的。因此，熵的变化，正负情况，随时都可发生。其能量演变过程及其结果就是人体所能感受的有力与无力，无力就是疲劳。而外界负熵补充不足或失误或质量差或通路不畅，体内熵累积过多，其给人的自身感受都是疲、乏、累、倦、怠、懈、惰、酸软、无力等疲劳症候。只是发生时间、程度、类别、转归等表象不同。因此从某种意义上讲，疲劳是人体随着生命由无序到非平衡稳态的有序，直至死亡，新的生命能量靠着随机涨落而聚集，进而从混沌中诞生全程的，熵演变是阴阳消长的表象，是感受实体能量消耗的主要标志。其特点是熵的变化而决定的疲劳感觉在时空中所表现的瞬间、短时、长时、经常、较长时、很长时、间断、持续等不同等级与感受表象尺度。

## 二、疲劳与非平衡稳态

耗散结构理论与疲劳关系，就是远离平衡，非平衡是有序之源的问题。非平衡稳态和远离平衡的有序状态，历来都是医学健康事业有追寻的标准。早在 2～3 千年前中国传统医学的第一部医书《黄帝内经》中，就阐述了“阴平阳秘，精神乃治”的在运动中追求人体阴阳在动中互体，并有精神信息参加的非平衡相对有序状态的观点。但近百年来，人们多把这种非平衡状态，理解为“平衡态”。受这种平衡观点影响，多数人一直把健康理解为平衡态，而把疾病归为不平衡态，行医用药，治疗疾病的目的，就是调解不平衡。这种观点切不说违背了现代科学的研究成果，就其与中国《易经》所承受的宇宙间，有无相生，物静有动，冥冥有精等哲学观点也是相背逆的。

19 世纪伯尔纳和坎纳奠定了“内环境恒定学说”和“自身稳态学说”。后来经发展成为现代稳态学说。稳态学说强调人体是一个远离平衡的开放系统，非平衡稳态是其精髓。人体这个开放系统，无时不再与外界进行着物质、能量和信息交换，以保持非平衡“稳态”。耗散结构理论指出在人体有序与稳态不等于平衡。平衡论对于研究孤立的体系有一定意义，但用于对人体生命运动着整体的评定是不正确的。耗散结构理论一再强调人的生命过程始终都处一种远离平衡的适度或者称为相对的稳态。或者说健康是生命的一种“非平衡稳态”。为了弄清这个问题，我们可以考察生命的过程。一个人从生到死的全过程，无不都在时时刻刻充满着矛盾过程中渡过，吸进呼出，吃喝拉撒，化合与分解，同化与异化，兴奋与抑制，生长与死亡等等。生命过程从始至终都充满着生命力与衰亡力、补充力（负熵进入）、消耗力（体内积熵的排出）的相互作用、相互矛盾、相互转化的不平衡过程。因此可以说阴阳消长，熵的入出，疲劳有无，时刻都在发生。平衡便没有生长、发展。平衡，无动疲发生，就意味着死亡。所以在我们学习理解了普利高津的耗散结构理论之后，就应将健康衡态的观点加以改变。不把疲劳看成是机体熵流变化所致的能量耗损，体内熵积增所呈现出的特异标志（症候）亦是对人体熵流变化、阴阳消长理论认识不足的表现。

## 三、疲劳与涨落

谈到这里，有人会问，疲劳的发生是人体熵流增加，还是减少呢？这个问题前面已基本说清，体外负熵进入人体数量不足或失误，质量不及，退路障碍都可以出现疲劳症候。

而人体内不可逆过程所产生的熵，不能及时排除，被体外进入人体的负熵流替代，累积过多或盛极则疲劳更会发生。因此，可以说，熵流多少均可以发生疲劳。而其程度就应该到耗散结构的涨落理论中找到答案。耗散结构理论认为，涨落是指系统中某个变量或行为对平均值的偏离状态。对于任何一个多自由度的复杂体系，这种偏离是不可避免的。但涨落在不同稳定度的系统中，其所致结果是不同的。涨落是对平衡状态的背离和冲击与推动。按照熵增的原理，在系统中，涨落所致偏离将被迅速地填充和扼杀。对于线性非平衡系统来说，涨落可能加剧也可能冲抵业已存在的不平衡，但最小熵产生的原理对这种涨落也能产生明显的抑制和约束作用，使之不能发展而趋于消散。因此对于处于不稳定的非线性系统来说，涨落的结果就具有某种不确定的色彩。造成涨落在非线性系统的某种的不确定性原因，常是由于所在系统的复杂性，内部成分或要素之间相互作用的非线性，致使某个扰动通过多个相互作用的动力而正反馈于自身，并可能被非线性放大，从而使其扰动得到强化与发展，而使这一正反馈过程重复地进行，其结果就可能形成巨涨落，导致旧有体系崩溃，新的系统诞生。被称作小宇宙的人的生命活动，正是这样一种非线性系统，其结构复杂，要素众多，关系交错，其生命体中的涨落也是时时处处都在此起彼伏、消消涨涨、降降升升、生生灭灭之运动之中。因此，人体系统处于某种原因的疲劳状态，人体内部的涨落极有可能得到放大，其后果轻者疲劳致使人体某一脏器的功能失调，重者则导致人体各器官的功能衰竭，甚至造成人体的死亡。这就是人体由于涨落现象所导致不同疲劳程度、种类而产生的不同后果。如生理疲劳只是人体内某一局部的微小涨落，而症候疲劳等可能是机体某一器官或多个器官的涨落正反馈的重复表象，并可能被线性放大形成巨涨落造成多个器官或机体整体崩溃，甚至死亡。这也可能就是疲劳死的患者为什么事前难以明了自身疲劳真实程度的重要原因，这也是疲劳对涨落的具体描述。在防治疲劳病过程中，不仅要认识到涨落是对平均值偏离的一般性意义，更要认识到疲劳是一种具有发展增值能力的复杂非线性系统，因此疲劳概念多少年来是人皆知而又不知复杂问题。其根本原因，是对疲劳的涨落本质了解和掌握不够，用医学术语来说，是一种漠视和对症状的掩盖。因为疲劳不只是相对于人体某一器官静态数值偏离，而是基于某些功能与病理因素同在的起伏波动着的整体变化的映述。从耗散结构涨落理论看，涨落似乎不涉及系统结构的变化，它只是系统在维持某种结构时系统功能在强度、力度、幅度等方面的偏离与波动。因此，在涨落发生时，一般不宜选用结构性参量，而应首先选用功能性参量来作为判断系统涨落的指标。认识判断人体的疲劳问题，正应如此。在疲劳发生时，不应急于与人体脏腑器官的结构相挂钩，而是应在脏腑器官功能参量方面作为判断不同类型、不同程度疲劳的指标，如因过度运动或劳累所引起肢体倦怠疼痛，经过适当休息就可缓解的应以生理性疲劳作为其判断标准。若因某些长期太过和不及所造成某一脏腑功能减低所致的疲劳应判断为症候性疲劳。由于疾病引起的，其中可能有少数病例，脏腑器官结构发生了变化，但疲劳症候的表现亦应看做是这一脏腑器官由于结构变化而致自身功能衰竭而导致出现疲劳症候。但如果涨落得不到有效的控制或引导，使不断地放大和增值，至重复波动，形成巨涨落时，人体脏腑器官发生根本性变化而致衰竭死亡时，从某种意义上讲，此时的疲劳则是关乎结构问题。因为人死而腐，结构当然变化。

耗散结构理论告诉我们，涨落可以被看做是系统围绕升降的平均值运转所产生征象，其发生有其事物运动随机和不确定的一面，但仔细研究发现，系统的涨落的发生绝大部分是可以找到诱发原因的。就人体系统来讲，其对环境是有一定适应能力的。诚然，人体整体系统和其各脏腑器官子系统，因其所处位置和功能不同，对环境的适应程度和可耐程度亦有不同。低层次的子系统对环境的变动只能是被动地应答，其基本属于刺激－反应范畴，如人跑步的时间长了，发生两腿沉重酸胀无力性疲劳感，这是肢体对超强动力对四肢肌肉刺激的一种应答式反应（但亦通过中枢认同）。人体确为典型的高级系统，所以其对人体内外环境变化应答，则呈多样性可能性，这是人的疲劳为何有多种多样形式表象的原因。其更重要、值得高度注意的原因是人体诸多诱发疲劳发生的因素。如酒色过度的肾疲劳，饥饱无时的脾疲劳，运动量过度的运动性疲劳，用脑过度的脑疲劳，某些职业过度集中于某一行为所造成的职业性疲劳等等。

总之，人体是一个较为宏观的复杂系统，其涨落有其外部和内部原因，且常有随机发生的现象，不管什么原因涨落是必然。人是一种活动着的有机体，时时都要进行新陈代谢，吐故纳新，熵流运动随时都在发生，因此疲劳也随时都可以发生。涨落具有二重性，对于平衡和近平衡态来说，涨落是一种破坏稳序的干扰。似乎起到一些消极的作用，而对于远离平衡态，对于耗散结构，它是体系由不稳定形成新的稳定有序状态的杠杆，亦是非平衡相变的触发器，随机小的涨落通过相干效应不断增加形成巨涨落，使体系由不稳定状态改变到一个新的稳定态。

疲劳是人体新陈代谢、吐故纳新、熵流运动所产生的标志性症候，人要活动要与内外界在运动中维持相对稳态，其太过与不及的疲劳现象随时都可能发生。小的劳累，提醒人的头脑，反馈性地稍加休息即可解除。若人脑感受而有意不知，或外界内在因素不允许人体自行反馈，使小的疲劳不断积累，在一次或两次致劳效应作用下，就可以形成重症疲劳，甚至过劳死而彻底改变人体原有的活体状态。

因此，在治疗疲劳病时，一定要遵照耗散结构理论所提示，注意涨落的动力学因素，注意把握涨落的“度”，其也是研究疲劳学的重要内容，在疲劳发生时就不要再增加激发涨落波动的外在和内在诱发因素。致使疲劳因素再增长，而使生理性疲劳变成运动性疲劳，症候性疲劳变成疾病性疲劳或者成为慢性疲劳综合征。在治疗疲劳过程不但要注意消减其动力学因素，还要注意寻求和把握结构的稳定与遭到破坏的“度”。“度”即分寸，事物由量变到质变的临界线，这是一个很难做到的事情，但我们在抗疲劳过程中必须寻求和找到其临界点。它对于防止过劳死的发生有重要意义。

中国古典哲学《易经》为疲劳发生性质程度的预测提供了以术数为基础的科学预测方法。而耗散结构理论则为疲劳学提供人体疲劳发生机理的产生原因、演化过程、无序有序变化的关键锁点，以及如何控制疲劳，防止疲劳在巨涨落中原有序体演变成另一有序体的不可逆转的局面发生提供了坚实的理论基础，使疲劳学由此而一目澄新，实体变为有血有肉、有本有源、有目相纲、形体清晰、有名有姓的崭新病疾。

## 第三节　疲劳与简单性原则

简单性原则，是将复杂笼统、庞大、深奥的事物变为高度抽象、一语全括为简单化概念。目的是透过诸多现象，获取本质和规律。是把复杂纷繁的事物与材料加以“去粗取精，去伪存真，由此及彼，由表及里”的改进，制作出能高度概括的概念和理论系统。这种具体的抽象，就是由复杂笼统变化为简单性原则的过程。

疲劳是人生过程中，既复杂，又简单的症候。多少年来，他一直处在生于简单、渡于复杂、表现两可、非此非彼、正名难定、一语难以述说清楚的困难境地。其原因就是概念不清、混沌、模糊而纷杂。为了辨明其疲劳病症的本质概念，提纲挈领地把握疲劳发生、发展、演化、转归的实质性问题，本书在《易经》预测理论及耗散结构理论方面，寻找到了一些真实的依据之后。如何用一种最适合的方法、最贴切的理论说明疲劳就是人生过程中阴阳升降、熵流变化、新陈代谢、吐故纳新、功能盛衰特别是在类别繁多复杂的未病群体中证明其是最明显、最易见、最有特征性、最具有高度概括性的简单性概念。要探讨这一问题必须从哲学领域、认识论、方法论等范畴去寻找其锁点。什么是简单性原则，简单性原则包括哪些内容？其存在有何意义？为什么说疲劳就是符合简单原则的病症概念，要弄清这些问题，必须要从什么是简单性原则谈起。

## 一、简单性原则的相关知识介绍

### （一）简单性是事实，是历史，是美是真

谈及简单性原则，首先应从哲学范畴去理解。在古代，许多思想家认为世界本质是简单的。如泰勒斯认为世界本原是水。毕哥达拉斯认为数是世界的本原。德谟克利特认为原子是世界本原。而中国古代哲学《易经》则以“太阴、太极、阴阳五行”作为宇宙的本原(《易经》这一简单原则蕴含着无限复杂的道理)，其原因是人们都希望把世界的本原归结为一种物质或某些要素，相信自然界是以最简捷的方式运作。

天文学家哥白尼信奉毕达哥拉斯学说，认为宇宙的结构和天体运动的轨道都应当是简单的，并且沿此思路创立了日心说。哥白尼的成功只是简单性科学原则成功的一个缩影。大量科学的简单定律往往同时蕴含着赏心悦目的美感和客观真理的特征。比如，简洁的质能转换关系式 $E=MC^2$，把质量和能量统一起来。开普勒行星运动的第三定律：$T^2=D^3$。可以想象，开普勒是从第谷那里继承了大量的行星观察数据，在这些极其无序而且杂乱的观察资料中找到了奇妙的“2”和“3”，用简单的 2 和 3 统一了第谷一生难以计数的观察数据。

近代以来，牛顿坚信：“自然界信奉简单”也是这一思想的延续。他把简单性看做是自然界的固有属性，认为：“自然界不作无用之事，若少作已成，多作则无用，因为自然界喜欢简单化，不爱用多余的原因夸耀自己。”牛顿在《自然哲学的数学原理》中采用的第一条法则就是：“除那些真实而已足够说明其现象者外，不必去寻求自然界事物的其他原因。”他在科学研究中贯彻了这一原则，用简洁的力学三定律和万有引力定律统一了天上的运动和地上的运动，创立了经典物理学理论体系。其成功代表着人们探索自然的一个重要方向：把世界看做是简单的，更易于揭示自然真理。

之后，大批科学家延着这一原则，创造出无数科学业绩。一次再一次证实着简单是存在的事实，亦是科学发展的历史。为此，我们从世界科学发展史中，不仅可见到简单性原则所创造出的历史辉煌，亦可从人类科学复杂而纷繁探索中，看到在经历苦难深重探索的复杂之后，常宣布出一条或几条非常简捷的定义、定律或定理。这就是世界发展科学史，这就是历史的真实。为此许多科学家、哲学家都对简单性原则予以高度赞誉。从人们对简

单性原则认识史中，不但可以见到简单是事实，是历史。还可以在美学的观点中，看到他的标志性身影。

古希腊哲学家毕达哥拉斯认为："美即和谐"。球形是一切几何体中最完美的形状，圆是平面中最完美的几何图形。这种对简单性美的推崇不仅贯穿于整个毕达哥拉斯学派，而且影响了他之后的众多科学家。

因此，有人把简单的美称作是真理的光辉。在历史的进程中，对于发现有真实重要意义"真理"要在一切时代都得到承认和重视，探索者最初是借助于这种美的光辉，借助于它的照耀来认识真理的。因此，人们普遍认为：简单的科学理论往往是美的、科学的，简单性往往被看做是美的真理的象征。

科学家在科学研究中，倾向于在简单陈述与复杂陈述、简单理论与复杂理论之间选择更简单的陈述和理论。科学哲学家波普尔以哲学的眼光看待简单性在科学研究中的作用，他认为："假如知识是我们的目的，简单的陈述就比不那么简单的陈述得到更高的评价，因为它们告诉我们更多东西，因为它们的经验内容更多，因为它们更可检验。"波普尔把简单性原则与可检验性联系在一起，强调更简单的理论是更可受到检验的理论，是更容易受到证伪的理论。简单理论包含着比复杂理论更多的信息，或者需要获得比复杂理论更多经验支持。例如，具有一次函数显形式的定律比二次函数表示的定律更易于证伪，因为前者更简单。

在对简单与复杂的评论中，诺贝尔奖金获得者杨振宁曾说过："简单是美的，复杂也是美的。"库恩更进一步说："在现代意义上，科学家接受一种理论的要求是'符合观察'和'简单性'"。纵观世界科学发展史，诸多科学家都对简单性给予了极高的评价。爱因斯坦说过："逻辑简单的东西，当然不一定就是物理上真实的东西。但是，物理上真实的东西一定是逻辑上简单的东西，也就是说，它在基础上具有统一性。"德国物理学家海森伯，也高度赞赏简单性在科学研究中的作用。他指出："我相信自然规律的简单性具有一种客观的特征，它并非只是思维经济的结果。如果自然界把我们引向极其简单而美丽的数学形式——我们所说的形式是指假设、公理等等的贯彻一致的体系——引向前人所未见过的形式，我们就不得不认为这些形式是'真'的，它们是显示出自然界的真正特征。"在闻名于世的德国哥廷根大学物理报告大厅内，醒目地刻着"简单即是真"的拉丁语格言。但论述简单的原则时不能否定复杂性研究在科学发展中的地位，作为认识论和方法论各有其所据地位、价值和意义。我们认为在简单性和复杂性二者之间孰有孰无、孰重孰轻，勿需争执。因为这是两种分别客观存在，各有其用途的认识论、方法论。都是科学研究与发现过程中所总结出来的美的、真的精辟规则。

（二）简单性是说明复杂事物的精髓

从科学的本质上讲，简单性原则符合科学的本质，是说明复杂事物的精髓。爱因斯坦指出："科学的目的，一方面是尽可能完备地理解全部感觉经验之间的关系，另一方面是通过最少个数的原始概念和原始关系的使用来达到这个目的"。美国数学物理学家吉布斯也表达了类似的看法。他认为科学理论应当最为简洁地描述自然界的规律，科学的简单性应包括两方面的内容：一是理论体系的基础应由最少数目的相互独立的原理构成；二是基本概念、假说不但应该具有有效性和精确性，而且应该具有简单性。

透视科学史上的上述关于简单性的理解，我们不难发现，简单性在科学研究中具有广泛的适用性，科学家尽可能充分地应用简单性。

但是，任何人也必须承认，人们所以高度提倡追求简单性原则，其根本原因是美的、真实的简单能高度精化，一语中的地把复杂的事物阐述清楚。

20世纪40年代以来，系统论、信息论、控制论等复杂性研究的出现，为复杂性研究展示出令人瞩目的成果。20世纪下半叶，混沌、分形和孤立子等构成了非线性科学，将复杂性现象研究推向了科学的最前沿。其中如美国气象学家洛伦兹，在计算机上求解一组描述大气非线性微分方程预测、洛伦兹的混沌理论、普里高津的耗散结构理论等等。在这种情况下，简单性原则是否仍有其存在和应用价值，是否受到挑战，这确实是一个非常现实的问题。在现实面前，呈现出的复杂性研究推动了人们对复杂性概念深度理解，同时也促进了人们对简单性概念的重新反思。1967年，法国数学家曼德勃罗提出了一个“英国海岸线有多长”的线性和非线性测量结果，有限长和无限长进一步说明了自然界本身可能是复杂的，提示人们不能把世界只看作是简单的。但实际应用不必以线性尺度为准。说明复杂性研究也同样需要运用简化方法。简化方法常常把复杂的非线性简化为简单的非线性，为人们认识设置阶梯。其实这本来就是宇宙间万物自有规律，在不同的认识方法、认识过程，所表象出不同层次与对立统一概念。这样例子在中国《易经》中随处可见，一个包罗万象看似无法解释的事物，用一两个概念即说得清清楚楚。所以简单性与复杂性之间不存在谁有谁无，谁撼动谁的问题，因世界本身是就复杂性与简单性原则体现，二者并不矛盾。世界复杂性是我们认识的对象或客体。简单性原则存在于我们认识复杂性世界的过程中，是科学思维需要和体现，前者是认识对象，后者是认识方法和认识过程，二者不矛盾。正如美国著名物理学家吉布斯所说：“在任何知识领域内，理论研究的一个主要宗旨，就是要找出那种问题的最大的简单性显示出来的观点。”

世界科学发展历史亦表明，在复杂性研究工作中，愈是能够有效地使用简单性原则，愈是能够简单地使用复杂性研究模型来描述复杂性研究现象，取得复杂性研究的成果就愈加丰富。简单性原则作为一条方法论原则，适用于包括非线性科学在内的所有科学理论。在复杂性研究中运用简单性原则具有重要意义。尽管复杂性现象在自然界客观存在，是一个不依赖于人的意志为转移的客观过程。但是，复杂性认识是一个主观的过程，应用简单性原则认识复杂性现象，是复杂性研究的重要手段。虽然复杂现象比比皆是，人们还是努力要把它们还原成更简单的组分或过程。事实上，不少复杂的事物或现象，其背后确实存在简单的规律或过程。应当学会比较和刻画来自简单机理的复杂性，否则很难期望会正确分析那些机理不明的复杂事物或现象。在复杂性研究兴起和日渐成熟的时候，我们不仅不应放弃简单性原则，而且更应提倡和运用这一原则。

因为简单性是说明复杂事物的必须，是表象复杂事物最精确、最精华的科学概念。否则谁能置信哥白尼的日心学说、牛顿的万有引力和普利高津的耗散结构理论，人们在理解应用时，要付出多大的时空代价，才能把其阐述清楚？

（三）简单性是说明模糊事物的锁点

19世纪以来，由于天文、物理、力学、化学等自然科学理论先后在不同程度上完成了定量化、数据化的过程，从而形成了一个以“精密科学”为特征的科学群。这个以精确科学方法为特征的群体，对科学的发展起到了巨大的推动作用。但自然界是复杂的，人类社会亦是复杂的。“精密科学”意义和理解问题清晰，但毕竟其不能包揽自然界一切。前已叙述自然界复杂，许多事物、种类的概念不是现在都能用度量数据解释清楚的。这就是模糊性存在、发生、发展的土壤，亦是规律事物复杂性科学揭示的另一种表现。在现实生活中，我们随时随地都在应用、理解和执行模糊概念。例如：我们常说的可以、很好、非常好、不错、很美、很丑、很俊、很重、很轻、微胖、略瘦、中等、恶心、心烦、焦躁、胀满、不适、难受、对等、不对等、测得准、测不准、看得到、看不到等等，这些词语哪一个能用精确的度量或测量，获得其可以用数据来表达的准确呢？因此，在自然界中用计量数据科学测定不出来结论的东西，不等于其不客观存在。

为了解除这一难题，19 世纪末期以来，许多科学家在这领域内，作了许多有意义的工作。他们按着简单性原则，确定了一些处理模糊性事物的快捷方法与简化公式，使简单性原则成为打开模糊、模棱两可、错综复杂事物的锁点。例如 19 世纪末，德国数学家 G. cantor所创的集合论。之后，由美国计算机与控制论专家 L. A, zadch 提出的 Fuzzy 集概念及其所涉及定义、运算、度量等，对模糊事物信息的处理，亦提供了最优化的简化范例。由 G·Haberlandt 提出植物体细胞的全能性；在此基础上由张颖清提出动物全息胚学说，使“全息”这个高度简性概念，成为 20 世纪人们表述以往十分模糊的无性体细胞繁衍的最美最真实的简单性概念。

人类科学发展史告诉我们，许多看似模糊的事物，实际并非模糊，所以称之为模糊，只是因为人们在尚未掌握其规律、没有找到解决和认识尺度之前，所不得已而为之。在自然界和人类社会中模糊事物是大量的。认识和解决模糊事物的方法，也是伴随着科学的历史的进步而不断完善的。但必须强调，真正说明和解决模糊性事物尺度的开始时间，并非完全是 19 世纪所发生的事情。在我国产生处理模糊性事物理论和方法，要追溯到公元前 1～2 千年。其中《易经》是处理模糊事物最具有代表性的著作。

《易经》以河图中九个数字所处的不同位置的象图和阴阳两极简单符号的最简单性概念，对宇宙自然界以及人类自身的模糊事物进行了说明。并用河洛之数演化出高度简化的六十四卦，用以阐明各种模糊性事物的实质性真谛。

我国出自春秋战国时期的另一部哲学理论著作——《老子》，对模糊性事物的高度简单性概括更是到了惟妙惟肖的境界。如其所述的“道生一，一生二，二生三，三生万物。”“恍兮惚兮，其中有物。窈兮冥兮，其中有精。其精甚真，其中有信。”“玄之又玄，众妙之门”等等。符合简单性原理的概念，真实而完美地将原始模糊混沌状的统一体，用一、二、三加以高度简化概括，说明了宇宙与大自然中，原本模糊混沌的茫然体，经过分裂成为阴阳两个对立物质，及阴阳两种物质又相互激荡，而产生了第三者这种千差万别的东西，使世界变得完美与真实。《老子》还告诉我们，对于那些似有似无、模模糊糊、若明若暗，你尚未看清、没弄懂的东西，你千万不要一言否定。在你看来似乎模糊混沌的东西，其中确有着最完美、最实在的真体，特别是在那样模糊若明若暗的东西里边，常含有最精微的规律。这些简单性概念告诫人们，对于模糊事物的观察，眼光要放得深远一些。最简单性概念常常是解开模糊、恍惚，通向一切奥妙神秘之门的最简单、最神奇的钥匙。所以我们说，研究疲劳与简单性原则时，切不要忘记中国古典哲学《易经》与《老子》在这一领域中的贡献。中华民族是一个有着悠久文化历史的文明古国，其文化内涵丰富而深刻，《四书》、《五经》、诸子百家……多少先人，创造了诸多用于处理模糊事物的简单性概念，其真是无法书例。

历史亦同于模糊性事物一样，常常以其模糊性，倾诉着人类自然科学发展的真释。实际上存在着的东西、社会现象，不一定在其近同的时空内被认识。一些实实在在是最简单性原则的东西，常常被人误释。而本已展现在人们眼前、最有效处理模糊事物的最简单性原则和方法，常常视而不见。这种现象的存在，其结果必然有二，一是模糊性事物更模糊。二是，误译常能使人警觉，迫使人们对模糊性事物的认识揭示更趋完善、清晰，用简单性概念揭示模糊性事物的科学方法更趋精确。如近代科学前沿所出现的“不对等定律”、“测不准定律”、“相生相克原理”等等，都是对那些人们认为模糊不清，或似乎无法说清楚的事物，进行了高屋建瓴，用一句简单性概念，而解决了千载模糊、说不清楚的科学事物。其不正说明模糊中有简单，模糊中有量度。人们研究简单性原则与模糊事物之间的关系，不正是为了用更科学、更能精确的数学方法理论描述模糊事物本身模糊性表象、内涵，使模糊近易解决，并愈加发挥其科学概念的价值性。所以说模糊性是科学概念。事物的清晰性，是事物在形态和类属方面的可以度量的“非此即彼性”。模糊理论方法是将那样“亦此亦彼性”的有过渡性质和状态的事物，用对立、统一和相对性的观点和方法，寻找出模糊事物中所包含着的差异和变化，比较明确地确定其属性。在处理事物中，对于清晰事物，同一性中包含的差异很小，因为其计量数据可以使其定性，其中的差异可以忽略不计，而对于模糊事物则不然，对同一性中任何微小的差异都不能忽略不计，模糊性理论就是通过了解事物中微小差异和变化，把握事物自身的同一性。因此，模糊性总是伴随着复杂性和难以确定性而出现。复杂意味着事物的因素多样性，难以确定性意味着事物的计量，不能用非常规方法进行。此时，用简单性概念处理模糊性事物的位置，就显得十分重要和必要。因此这时的简单就是锁点，就是一触即释的破解模糊性实质的关键所在。我们在抗疲劳研究中，必须遵守这一原则，才能把疲劳即证即病，模糊而真实的简单性概念述说清楚。

（四）科学的“抽象”是简单性原则产生之根本

简单来源于复杂，来源于科学家和人们对复杂事物不间断的精心探索，而求得到的事实，美的、真的科学结论。因此简单中确实包含着复杂，复杂的结果必定要精化为简单。

正如列宁在解释“个别就是一般”的哲学命题中遵守“任何个别（无论怎样）都是一般……，任何一般都是个别的。……任何个别经过千万次的精化而与另一类个别（事物、现象、过程）相关联。”在《列宁全集》中还有：“从一定的观点看来，在一定条件下，普遍是个别，个别是普遍。”

方法论意义上的简单性也被称为简化，简化包括两种含意：第一种含意是科学研究工作中广泛运用的各种简化方法。简化方法又有两个层面：一是科学抽象的体现；一是科学的合理近似。第二种含意是科学研究中的还原方法，是还原论思想指导下的研究方法。

提到科学的抽象，必然要涉及哲学中的一些基本概念。抽象是抓住现实世界中某些现象的主要因素，忽略某些次要因素，进而逐步揭示现象背后的本质与规律。马克思曾经指出：“物理学家是在自然过程表现得最确实、最少受干扰的地方考察自然过程的，或者，如有可能，是在保证过程以其纯粹形态进行的条件下从事实验的。”对于经济学家来说，情况就有所不同。分析经济形式，既不能用显微镜，也不能用化学试剂。二者都必须用抽象力来代替。这里所说的抽象力，就是抽象思维的力量。马克思就是使用这种“抽象力”来考察资本主义社会的经济过程。

抽象是利用抽象客体模型解释具体客体的过去和现在的行为，预测客体在一定条件下的未来表现。从客体出发，经过思维加工达到抽象客体。然后，从抽象客体的种种概念出发，经过逻辑推理，形成关于抽象客体的理论体系。随后，利用关于抽象客体的理论体系对具体客体的过去、现在的表现进行解释，对具体客体的未来的表现进行预测。最后，利用理论体系的解释和预测功能的现实表现确定抽象客体是否是对具体客体的正确把握，这就是科学认识活动的整个过程。

简化方法的另一种表现是科学研究中常用的合理近似，即在一定的条件下化繁为简、变难为易，以便一些研究程序容易操作和进行。例如，在运用数学方法处理问题时，就常常要在一定条件下做很多适当的简化；把高维化为低维（三维化为二维，二维化为一维等）；不规则的边界化为比较规则的边界；不均匀的化为均匀的；各向异性化为各向同性；有限视为无限；连续视为离散，或离散视为连续，等等。

简单性原则的第二种含意，即科学研究中所运用的还原方法。还原论理论方法是把高一级的比较复杂的事物或运动形式分解或归纳为低一级的比较简单的事物或运动形式，为深入的科学研究创造条件。还原方法曾有力促进了生物学的进步，诺贝尔奖获得者沃森和克里克发现 DNA 的双螺旋模型就是一个典型的例子。克里克和沃森在生命科学研究中贯彻和运用了生命学科可以还原到原子、分子等物理科学的思想和方法，从而导致了他们在 20 世纪 60 年代发现了 DNA 的双螺旋结构。

第二类是指两门学科之间的还原。如果一门学科的理论、规律可以用另一门学科的理论、规律说明，那么前一门科学可以还原为后一门科学。热力学还原为统计力学是一个典型的例子。在 19 世纪之前，物理学家对热现象进行了大量研究，使用了许多力学定律以及体积、重量和压强等力学概念，但是热力学也采用了一些自己的概念，比如温度、热和熵。因此，热力学一直被看做是一门明显地与力学相区分的特殊学科，一门有限自主的学科。可是，在 19 世纪的比热研究中，发现了热现象和机械现象之间的联系。焦耳的热功当量实验表明了热能与机械能的转化关系。在克劳修斯发现热力学第二定律之后，麦克斯韦用概率统计方法研究分子运动，发现在热平衡状态时，虽然大量的个别分子的速度都不相同，相互碰撞不断发生变化，但是在某一范围内，分子数在分子总数中所占的百分比是一定的，其比值取决于气体的种类和温度。波尔兹发展了麦克斯韦的速度分布定律，提出了平衡态气体分子的能量均分定律，并用分子运动的观点对熵做了统计几率解释。由此，热力学相对于力学失去了它的独立自主性，可还原为力学的一个分支——统计力学。在科学领域中，这种在复杂研究中通过简化与抽象使其成为简单性原则的例子可以说不胜枚举。

在科学探险的旅途中，简单性原则是探索世界的阶梯。哥白尼、海森堡、爱因斯坦等都试图用尽可能少的相互独立假设解释经验事实，以取得科学的成功。他们的成功表明，简单性原则是科学理论建构、评价和选择的重要方法准则，是科学合理性的重要组成部分。当然，针对不同时期、不同研究对象，简单性原则的应用方式可能不同。过去，人们运用简单性原则的时候，往往习惯于将自然界的非线性关系简化为线性关系。现在，人们在认识复杂性现象的时候，不再仅仅将非线性关系简化为线性关系，而是更多地把非线性当作是自然界的属性，努力探求新的方法去发现非线性关系中的简单规律。

在现实中，面对复杂多变的客体，主体不可能一开始就对其进行全面彻底地把握。主体只能通过研究把握客体的主要方面，然后提出抽象的模型或概念。抽象概念或模型有一个重要特点：以浓缩的形式反映客体的本质的东西，舍弃非本质的东西。在从具体到抽象这一认识行程中，研究者经常把客体特殊性舍弃而只考虑一类事物的共性。有时也经常舍弃一事物与其他事物的相互联系而孤立地考察事物的某些方面。并还经常舍弃事物的时间条件和空间条件而只考虑这些事物适合于所有时间和空间的特性。例如，马克思《资本论》中商品概念，就舍弃了商品的时间属性（即这一概念不仅适合资本主义制度的社会，也适合其他制度的社会）和空间属性（即这一概念不仅仅适用于某一个国家，而且适用于所有的国家），只考虑商品的价值这一共性。

因此，认为科学抽象是一种思想的力量，它是把纯粹客观的、外在于主体的东西转变为理性认识的重要手段。科学的抽象就是简单性原则产生之根本之原，是理性思维的必然结果。

## 二、疲劳概念符合简单性原则

（一）疲劳是人类征服自然与其自身所发生的历史实事

上古人类，灾难溢横，斗之与毒蛇猛兽，斗之与大自然的地变，雷火，山崩，洪害……。为了人类的生存与繁衍，还要寻食觅饮，并与随时关乎人类能否健存的病魔进行斗争。这一刻的为生存愿望而进行的争斗，无时不在发生着，影响着人机体功能太过、不及、盛衰、盈亏的疲劳症候发生。疲劳是人类生存繁衍、征服自然及其人类自身而同在的历史事实。

在我国古代文献中，有疲劳的记载应始于《诗经》、《易经》和《山海经》。

大约成书于西周时期的《诗经》中有十余处提到了劳苦与辛劳的诗句。如《诗经·凯风四章》中说：“有子七人，母氏劳苦。”，《诗经·甫田三章》中有：“无思远人，劳心忉忉”，这里讲的是由于母亲生育儿女过多，整日操劳而发生的疲劳症候及肾疲劳和心思沉重，忧忧愁思的心疲劳。

《易经》将坎卦定为疲劳之根本，如《说卦传》中说：“坎者水也，正北方之卦也，劳卦也，万物之所归也，故曰劳乎坎。”大约书出于《诗经》。《易经》同一时期的《山海经》在介绍山海地理、物植、禽兽、奇闻所见时亦提到了疲劳词意，如《山海经·南山经》记有：“又东三百七十里，有木焉，其状如榖而赤理，其汗如漆，其味如饴，食者不饥，可以释劳。”2～3千年前之古人就知道，以可食植物疗愈脾疲劳的道理。可见疲劳发生之历史悠久，是为事实，不可妄义。

之后，在春秋战国中，在我国“诸子”论述中，劳倦与过劳是他们经常提到的词语。孔子的《论语》是教诲人参政兴国、为人处世、以德为本的圣明之书，其中也有谈到疲劳之意的词语。如“诲人不倦”，“恭而无礼则劳”等，说明其教导人从不知疲倦。恭敬而不知礼也会产生疲劳。

《荀子·非二十字篇》有“劳苦事业之中，则儢儢然，离离然。佚而不惰，劳而不慢。”《荀子·大略篇》有：“……君子隘穷而不失，劳倦而不苟。”遇到劳苦的事物，就躲避逃避，没有廉耻而受责骂，这是一种怪异的人遇到困穷不丧失操守，疲劳时不放松对自己的要求，才是君子。

《庄子》中谈到疲劳的词语很多。如：“今子外乎子之神，劳乎子之精”、“率则不劳”、“卷娄者，舜也”、“形劳而不则幣，精用而不已则劳，劳则竭。”列举了耗费心神精气的脑疲劳。又谈到为人率直就不会劳心神。古代人，劳累得腰背都弯了，就是舜。并说到人要形体劳累而不休息就会疲困不堪，过度用神就会使神志衰萎，衰萎就会枯竭。

《孟子》中有："教不倦，仁也。""或劳心，或劳力"。孟子提出教导人不知疲倦，才达到了仁的境界。他又将疲劳分成了劳心和劳力两种。

《周·吕望·六稻·奇兵篇》有"奔走可击，不戒可击，疲劳可击。"在对敌战术，明确提出敌疲劳时出击。

《孙武·孙子兵法·料敌篇》有："其民疲于战，去则追之，以倦其师。六曰远道日暮，士众劳俱，倦而未食……击之勿疑。"在战法中，他们民众疲于战争，厌倦打仗，对于这种军队，他们要撤退就追击，使他们军队更加精疲力竭。对于黄昏日暮，远道而来，士兵们又疲劳又恐惧，又困倦又饥饿的部队，即刻对其出击，不要有什么怀疑。

《慎子·民杂篇》有："赡下则劳，劳而有倦，倦则衰，衰则复返于不赡之道也。"人要想达到满意而丰足的地步，就必付出辛劳，劳过则疲倦，疲倦人体则会衰弱，疲劳衰弱到不能再做的地步，周到丰足也就不在了。

《淮南子·诠言训篇》有："神劳于谋"等等，劳苦心志，忧虑万千，把精神都用于计谋上，心脑疲劳就会发生了。

以上所简单列举的我国古代文献中所谈及的疲劳，虽然其各自所意不同，但都说明了疲劳这个简单性概念，在几千年前，就已人人皆知了，并书载入史册。其表明疲劳二字确实是人类征服自然及其自身过程中所发生的、所经历的简单性概念，所记录的历史事实。从字面上讲，其意贬，从含义上讲，其语深，从提纲挈领，简单化原则上讲，其精美、其域广、其实真。

（二）疲劳是揭示人体失去非平衡稳态的锁点

人体是一个小宇宙，人的生命过程是一个存在着含有众多复杂模糊难以确定的超巨型生命系统。在这个系统中，由于多因素、多层次、多链条、多变化因素纵横交错在一起，许多现象难于一刀切，难于在一个空间、时间内全部描述清楚。其中很多现象表现得即复杂又模糊，即清晰又混沌，即普通又特殊，即有生理性的，又有功能性和病理性的，即包含着人体阴平阳秘，精神乃治的非平衡稳态，又包含着未病、不显病、潜病、前病、微病、症候、证型、疾病等复杂而模糊范畴。

从失非平衡稳态（非健康）方面讲其含义决不能用现代经典医学所规范的"疾病"两字所替代现实中，由于生活节奏过快，职业技术竞争激烈；贪黑起早加班加点工作，或超负荷运动，超时空运行；或长期从事一个固定姿势单调枯燥的繁重体力劳动，精神紧张，强度大；或因居住环境恶劣，温饱，生存困难，家庭琐事矛盾等问题使之沮丧忧闷；或因生活环境，条件改变，使人心情紧张不安，缺乏自信；或事物搏击，压力过大，或吃喝玩乐，或情感空虚，悲观抑郁，或遭遇突发事件，精神心理突受打击，或因大小环境的污染而致人体缺氧、中毒、冷、热及不良刺激等等变化致使人机体各脏腑器官的发生功能方面的太过与不及；而表现呼吸、脉搏、血压、神志、精神、动作等方面的涨落变化。从阴阳五行理论及耗散结构理论中得知这些现象就是人体失去非平衡稳态（不健康）的表现。目前认为这些变化若在暂短时空内使所发生的人体失去非平衡稳态，得以在机体机构内自行调整，及时引入负熵和排除正熵的过程迅速完成修复，恢复其非平衡稳态（健康状态）则视为生理性变化。否则其变化持续不变或波幅增长则视为非生理性的。医学现实表明在人体生理变化之外，上述情况就变得更为复杂，有时甚至会比较模糊。其原因就是信息表达，时常是不显性的，或模模糊糊，似有似无的。这种现象在信息领域中人们将其称之为“潜在信息”。表现在人机体方面失去非平衡稳态方面的潜在信息，亦是多种多样、复杂而混浊的。

例如在人们日常不十分注意环节中，人体的体形、胖瘦方面的变化（身高、体重、围度、体型），如身体过度肥胖常有心血管疾病信息潜在的可能。反之身体过瘦，则可因营养不良，而潜在着相关疾病。在人体围度方面，其中，中老人腰围与臀围的比值与心血管发病密切相关，据美国运动医学会1999年推荐标准，腰臀围比（WHR），男子 WHR>0.95，女子 WHR>0.86，就是可能发生心血管疾病最危险的潜在信息。

躯体的“自然折旧”，按着中医理论所述人生24岁是其生命活动最佳的顶峰，32岁是其转变升降的转折点，之后每长一岁其器官功能便以0.8%比例下降，减至为零时，则人生终矣。

因此，在人生未病潜在信息中“自然折旧”应是重要内容之一。但因为人生过程由于遗传、生活经历、所难和养颐条件，特别是疾病的防治条件的差异，其脏腑器官磨损折旧又不尽相同。遗传因素是人生重要生命信息之一，其中潜在未病信息所表现的复杂性和模糊性亦是更需要人们十分注意的内容之一。因为遗传病不全是“生下来就发生的”。尽管不少遗传病是出生时就有的，但更多的遗传病都是出生后在不同年龄阶段出现的。有的在20～30岁或40～50岁才发病，如进行性肌弛缓病有人45岁才发病。这种时空性不均衡过程，必然增加了对其观察认识的复杂性、模糊性。

生物钟因素，生物体内所具有的产生和控制生物节律的机制，亦是影响人体节律性运转，影响人体出现未病潜病复杂而模糊的潜在信息之一。所谓的生物钟磨损与老化，磨损、老化到什么程度，在特定人群中，是很难一语道清的。20世纪80年代以来，生物钟学说得到了迅速的发展，人们从人体细胞内和细胞间的之中网络偶联；之中基因产物的表达和控制的分子时序调控领域研究所获得的“振幅磨损”、“相位磨损”等概念，似乎可以解释老人常出现的一些生理改变和人体失去非平衡稳态信息。但亦因其个体、内外在环境、经历、时空等差异不同，使其很多信息仍存在着复杂模糊的潜在性。

其他如人生过程中的各体生物体结构的差异性；机体在一定时空内所含的微量物质元素、水分，有毒物质蓄积等的差异性；个体所获得基因图序差异，蛋白质组所表达的有组织特异性，年龄特异性，分化特异性和生理特异性等有其不同功能复杂特性和其所形成的个体质的差异性，以及人生过程中非平衡稳态的有无所表现的节律，盈虚、太过、不及等等，复杂模糊因素的存在，而至人体在所谓的“健康”与“病患”之间的界线变得是既简单又复杂，即清晰又模糊。许多现象看起来似乎简单，其实又很复杂，例如我们见到一个曾相识的人，见他面色灰白，额出冷汗，语言无力，行动迟缓……第一印象是想到他是否有病了，这是一个非常简单的结论。但到底是不是有病，还是由于某种原因过激所造成的生理上非平衡稳态现象？其真实情况就变得非常复杂而模糊，要想弄出一个真实结论，可能还经过一个非常认真对其复杂模糊性进行探索检测的过程。这就是我们为什么说复杂而模糊的事物，常会两种结论的原因。

在未用现代科学理论和方法认识健康与疾病之前，人们常把健康与疾病划作两个对立两极，有明显界线，并可用经典医学检测计量方法加以确定。现在看来，这是一种不符合人体小宇宙作为一个运行体，时刻都处远离平衡、阴阳升降、熵流进出涨落，非平衡相对稳态或不稳态之中。绝对的健康很难存在，经典医学所规定标准只是在限线性领域内，所制定不能完全替代人体整体情况局限性标准。而疲劳又正是推翻这一机械性标准的生力军和证物者。从耗散结构理论得知，人体若是负熵不能及时有效，确保质量的进入人体；体内的不可逆性所产生的正熵，不能及时被替代和排出，人体的能量和其所产生的动力就要发生衰减，此时疲劳即发生。因此说，经典医学所说的健康，只是在一定条件规范下的相对健康，而人体有疲劳感受发生，即为不健康，此时疲劳这个模糊性概念，由简单性原则所支撑，成为一个检验人体是否真正健康的度量标准。亦可以说疲劳这个模糊性概念是在人生命过程中，其内在不停止的运动中，所发生的普遍联系和普遍发展变化中所观察到的一种关于人体活性整体的特性和反映人体诸多能量消耗、能量利用、能量补充、能量代谢等因素共同影响的综合性特性。人活着就要消耗能量，不停地补充能量和在时空中利用补充代谢能量等，各环节中表示出能量足与亏的特性，亏的简单性原则解释就是疲劳，从某种意义上讲，亦可以说疲劳的概念是人体这个超巨系统中，在复杂多变的时态里，所提炼出来的人体在相应时空中的高度概括，所呈现的最简单能量匮乏表象的简单性原则结论或称之为定义。一切事物都是质和量的统一体。体现这种对立统一概念的名词，用哲学的语言讲，叫做“度”。“度”是一定事物保持自身质与量的限度。任何“度”的两端都存在有关节点的界限。在此度数内，事物的质保持不变，要超过关节点，事物的性质就要发生变化。这一事物质量互变规律用于人体这个超巨型系统，其结果就更为复杂，更为交错纷繁。特别是健康与疾病之间的界线，更是难于用一个完整准确的度量方法划分清楚，在这种界线不明确，不能用度量方法确定——复杂事物中，寻找一个简单、明了而能涵盖整体的简单概念，就显得十分重要。

所致机体失去非平衡性稳态的一个标致性尺度，亦可以说一旦有疲劳感觉表象出现，人体就失去了非平衡稳态，步入“非健康”状态。严格地讲“非健康”状态，无论从自体调解，时空过程，既往都是人为制定的所谓生理功能病理标准。其真实性都是失衡状态，这种状态无论其属于未病、前病、微病、潜病和已病等哪种状态，其都为不“健康”状态。因此说“疲劳”是非平衡稳态（健康）的试金石，是揭示各种失去非平衡稳态过程中，人体所呈现出来的各种复杂而模糊，难以一时说清楚的精髓概念和开匙锁点。

在现实生活中，特别是临床工作中，我们经常可以见到或听到一些人面有倦色表情怠滞，肢体散软无力，头晕、目眩、心情焦躁、食欲不振、失眠、多梦或全身不适，便秘、尿涩、生活无趣味、生理功能衰减等等。诸多复杂而模糊表现和陈述，此时你说他有病但经过系统的经典医学仪器和实验室检测又未发现有诊断意义的阳性结果。你说他没有病，他又表现得很痛苦。用现代医学研究方法将其归为未病、前病、微病、不显病、潜病等范畴，又一时难划出清晰界线，此时“疲劳”一词可以将其揭示清楚。前已述及，疲劳是人体阴阳升降、消长，人体内外熵流涨落所呈现出功能衰减或称为降下，是开匙机体失非平衡稳态（非健康、已病）的锁点一切所谓健康与疾病之间的模糊表现，都可用疲劳将其划清界限有疲劳就是不健康，就是已病，勿需量！

（三）疲劳是未病、已病最抽象的简单性原则概念

研究人类疲劳病症，为什么要把疲劳与简单原则联系在一起。要谈清这个问题，还需要从疲劳的特点、疲劳在中国中医学和现代医学所处的位置，以及疲劳在预防医学、临床

医学中的作用等方面进行探讨。医医所用，涵盖病、证、症候、末病、前病、微病、潜病等等范畴的疲劳，为什么一个如此简单概念，能包含众多而广泛的内容。这可能就是简单性原则的最抽象最美最真的经典。

众所周知，疲劳是人动即在、人皆感受、人人皆知其所具有的广泛性、泛知性、易感性在医学名词中是前所未有的。疲劳因此应该是人的一种概念性感受，是一组症候，是某一疾病中的一个症状，是一个独立的疾病名称，总之疲劳的名词是有血有肉、有名有实，但对其度量，到目前为止，尚没有一个可靠数据依据标准。因此，看起来疲劳似乎是属于模糊范围的一个概念。

但实际并非如此，现代科学研究表明易于模糊的事物，常是人们尚未深入到其内部，寻找到解释其本质的精细，奥秘联系的关键锁点所致，模糊的东西常是科技含量较多的东西。对疲劳之所以存有这种概念的原因，其实质亦是表象人体对非平衡稳态的感受缺乏科学理念。其一，因为这种感受是一个模糊概念，在常规检测中又匮乏度量标准，因此界线不清晰，使人们对疲劳到底是生理性还是病理性感知判断发生障碍，这也可能是一些疲劳病证，长期得不到治疗，得不到重视，进而发展成‘过劳死’的原因之一。其二，是疲劳患者感受痛苦，而现代经典医学仪器实验室检查又常找不到有价值的诊断依据。所以视其存在，又无法为其确定名分。这个问题一直是困扰疲劳病证研究与发展的重要障碍。涉及这一问题，必然要涉及医学哲学问题的认识论、方法论问题。

正如我们在前文所述那样，医学中的复杂性与简单性概念的争论，从过去到现在，一直没有休止。人体是一个超巨型复杂系统，对于这个复杂系统用复杂的方法与手段去探索其病理信息，无可非议。但信息系统性、层次性、域值性亦告诉人们，对于一个复杂系统只注意其局部微观观察，而忽视系统的整体性，就会产生见微观不见宏观“只见树木，不见森林”，只重视仪器实验室检测结果，忽视患者直接感受的经验主义毛病。究其实质，是认识论、方法论出现了问题。在客观事物中，人们常注意或只看到那些有明显特征标志的事物，常忽视或看不到那些处在对立统一体中，质量互变，尚未达到关节点或量变到质变域值的事物。在医学中所表现的是只看到医疗仪器、实验检测所规定的阳性结果，而忽视了病理现象从量变到质变过程的演变和患者感受。从直观上看，这种只重视复杂、微观、规定尺度标准现象似乎是客观唯物的体现。而唯物论辩证法最核心的问题是统一体中的对立统一、质量互变、矛盾转化，事物在运动发展变化中前进，不是静止不变的东西。任何标准、规定都有其变化着的时空性，任何标准都不应认定是永恒的。牛顿发现了万有引力，按照这一定律，飞船永远不能脱离地球引力而游入太空。爱因斯坦把物质运动时空统一，发展了牛顿的定律，使飞船远离地球畅游宇宙成为现实。这种科学定律、规定、历史性前后接续，继承发展所展示的成果，可以说是比比皆是，勿需枚举。这也完全证实了一位诺贝尔奖金获得者的格言：“人类永远不能穷尽大自然的奥秘”。用动态发展性眼光看待世界，就不再会犯“只见树木，不见森林”，只见局部不见整体，只见特殊不见一般，只见复杂不见简单的毛病了。前已列举，人所感受到的疲劳症候，是普遍存在于未病、前病、微病、潜病、不显病和现代疾病及中医证型之中的。因此谈论疲劳是未病已病最抽象的简单原则时又不能一言而代之。那么又如何证明其是简单原则所能高度概括的产物呢？这也必然要谈到医学哲学问题。

前已述及，在人类科学发展史中，科学家们为了使人们更清晰、一目了然地认识宇宙与自然界复杂而深奥的事物，常常应用科学的抽象方法使极其复杂的事物，经过抽象概括过程处理，达到简单化。但这种简化必须是科学事实，简化的结果与复杂表象的本质及形式都必须具备科学的合理近似，使之一提到其简单性结论，即知道其科学实质是怎样一回事。以老三论为例：系统论所表达的简单概念是一门横断学科基础理论，其包括解决在不同领域中表现出的结构上相似，或同构性，在不同学科之间找到一种共同语言和术语，使之成为共同语言的理论。信息论所表达的包括通信、数学、计算机、物理学、生物学等相结合所形成的一门多边缘的横断学科的简单性概念。

控制论的简单性原则是说明其所要解决的是技术系统与生物系统之间，在某种功能上的统一性。其他一些科学成果所抽象出来的简单性原则更具有真、美的特点。如解决计算数字演变的“二进制”，解释氢原子和类氢原子光谱现象的“玻尔理论”，说明生物体细胞具有自身繁衍性的“全息论”，反映微观粒子波动性与粒子性的“测不准定律”，以及爱因斯坦的“狭义相对论”、“广义相对论”，普利高津的“耗散结构理论”和反映自然发展数序的“黄金分割数”（也叫费本纳其级数），最具有优选作用的奇妙数等等。在诸多极其深奥而复杂，自然现象中所揭示出的符合最简单性原则、定律、法则、理论，为人类缤纷多彩的世界大步向前踏进，增添了一个又一个美丽而真实的科学事实。从其中我们得到两个结论。其一是简单性原则是阐明自然界与人类自身各种复杂、模糊而深奥事物的必然过程，人们要提到一项科研成果，不可能喋喋不休地把其设想、研究、结论全过程在短暂的时空内述说清楚，而只要提其简单性概念，人们就即刻可知了。如一提到“万有引力”就知道是牛顿的物质运动形式，是机械运动，而与时间和空间无关的结论。一提到“二进制”就会想到莱布尼兹如何使人类能够在分秒间通过计算机进行亿万次计算的梦想变成现实的简单性概念。普利高津阐述“耗散结构理论”是热力学，热力学第二定律，经过几代科学家努力工作，不断研究进步所取得的辉煌成果。其历史之悠久，过程之复杂，所得定律之阶梯性。但一提到“耗散结构”，人们就会清楚知道其符合简单性原则和其产生过程的复杂性，理论的科学真实性的浓缩和属性确立过程。因此经过抽象过程所产生结论、原则具有其科学之朴实性和合乎事物本质、规律的科学性。本书在简单性原则中所提出的“疲劳”就是根根本本符合这一原则，经过抽象过程所产生的表述人类对类别繁多的未病、已病确立的最简单性原则。

其二是简单性原则的确立必须要来源于复杂性、真实性、科学性事物的抽象过程。

抽象是抓住宇宙、自然界、人类社会及人类自身某类现象中的主要因素，忽略某些次要因素，进而从复杂模糊的表象中揭示出符合该事物本质与规律的简单性定律、定理、定义。因此抽象过程，是将复杂或模糊性事物，经过思维加工，达到抽象客体，进而，再从抽象客体的种种概念出发，经过逻辑推理，形成关于抽象客体的理论体系。之后，再利用其已知的抽象客体的理论体系对客体的过去、现在或未来的表象进行解释、预测，以达到对客体的正确把握。因此事物的抽象过程，就是科学认识活动的整个过程，亦是经过抽象所形成的简单性概念或模型存在于人体，但又难于用简单计量方法做出精确定性事物。因为疲劳因素众多，产生的机制较为复杂，在性质类别和程度等方面都不能用一般简单应用的计量方法使其精确化。如本章所列举的生理性疲劳、症候性疲劳、疾病性疲劳、运动性疲劳、脑疲劳、生产作业性疲劳、慢性疲劳综合征以及在疲劳程度、时空差异方面的持续性疲劳、间歇性疲劳、偶尔疲劳、动作后疲劳、用脑后疲劳、静止时疲劳等等，他们之间都具有可用词语描述的标准，但如何精确计量，必须十分注意其多因素、联系之复杂性，难于用一般计量方法使其精确化的特性。进而发挥对复杂、模糊性事物进行科学抽象与处理方法的优势，将其错综杂沓地交织在一起的大量单因素进行精确的描述、抽象，使其产生具有新的属性的可认识体。达到确认疲劳病证本质与规律简单化原则所要求的真实、科学本来面目。疲劳存在未病、前病、微病、潜病、不显病和已病各种状态之中，在以往的社会与医疗现实中，疲劳被视为既是病证的症候，又常是病证在机体内的前病、微病和不显病，已经发生又不被经典医学所承认，并具有很大潜在危险性的警惕信号！因此，疲劳既是一个涵盖广泛的真实概念，又是一个诸多单因素交织在一起、可以用科学事物处理方法获得精确描述的具有属性事物。归结到简单性原则，疲劳就是疾病，就是机体阴阳升降失衡，熵流交换进出发生障碍的一种表象。

为了证实这一问题，我们在临床中，除加强在繁多的未病中系统观察疲劳症候的表现与演变规律，还对我国历代著名古医籍有关疲劳容括的内容和经典医学《内科学》所涵盖的疾病及传统中医证候病理学中所记载的病证有否“疲劳”概念的症状、症候进行调查分析。

在我们查阅自我国第一本医书《黄帝内经》至民国时期169本中医古医籍名籍中，所记述与疲劳相关的症候，可以称得是内容丰富，种类颇多。仅《黄帝内经》中含有疲劳意义的词语30多个，在我们查阅的169本古医籍中对于疲劳意义的词语就更多。经过整理我们初步将其分为10类，即倦类、乏类、怠惰类、困类、惫类、疲类、无力类、重类、酸软类、弱类等，十类中共包括130多个疲劳症候，其来源7600余条古医籍所记载的疲劳词语。

在我们对2002年版《内科学》进行有关疲劳症状描述调查统计时，发现除急性传染病、物理、化学损伤、中毒性疾病、职业病、寄生虫病、内科急症疾病及水、电解质平衡失调等疾病（可能因主次关系，急慢关系，诊断逻辑关系等）无法描述或医生不能顾及疲劳有无，而确定有无疲劳候，无法统计外，余410种中有201种疾病，其症状描述中，有乏力、无力、不适等疲劳症状。约占统计病种的49.02%，若按实际临床仔细考查其各种原因，患者确有疲劳类症状，而未进行记载的约在19%左右，两组数据占600多种疾病的百分比为68.02%。

在中医症候疲劳方面，我们以1995年版的《中医证候病理学》为例。书中共介绍160个中医证型，其中有100个证型载有含有疲劳意义的词语，占62.5%。

其实，亦如《内科学》所呈现的情况一样，（可能因证型构成需要，或主次关系，诊断逻辑关系等）而临床实际中，有疲劳证候，而因上述原因没有记述，如临床中所见到的风热卫分证，暑热卫分证，燥热卫分证，热入气分证，阴虚证，阳虚水泛证，气滞血瘀证，心血虚证，心阴虚证，肝气郁结证，肝胆湿热证，太阳伤寒证，太阳中风证，阳明腑实证等等症候，在诊察中，仔细询问患者，都有程度不同的疲劳症候。为此我们粗略统计，在中医证候病理学范围内，实际含有疲劳症候者可占85%以上。在未病、前病、微病、潜病和不显病的观察中，更可见到，疲劳含意的“累”、“乏”、“倦”、“无力”是患者就诊时最普遍、最常主诉的症候，这是一个不容置疑的事实。

20世纪以来，由于自然界、社会所处的时空变化特性，一种影响人类生存质量的超负荷运载现象不断出现。“疲劳”这个既古老又现代的简单性概念，逐渐被人们重视。在中、西医两种医学发展史中，只要略加考察就可以发现“疲劳”确实普遍存在于是未病、前病、微病、不显病、潜病和已病之中。疲劳作为一种病证表象，客观存在于人的生命过程，作为一个高度概括符合于简单性原则的人类自身所感受到的症候，是现存各种医疗仪器，计量所规定的标准中，最敏感、最精微、最易于计算其量数的金标准。

总之疲劳作为概述人体一种既特殊又普遍的疾病名称，是符合简单性原则的，是符合人类科学发展史所呈现的事实的。疲劳是表象人类与大自然，社会及其自身所经历各种致发人体功能衰减过程所表现出匮乏信号的警示，是历史的真实。是对人体处于疲劳疾病状态所映现的复杂性、模糊性，经过科学抽象所获得的最精髓、最简单性概念的真和美的体现。这也是本书讲疲劳就是疾病，就是人体失去非平衡稳态的首冲表现，是未病、前病、微病、不显病、潜病和已病的最简单性概念的根本原因。

## 第四节　疲劳与层次理论

要了解层次理论，首先要学习科学系统理论及思维方式。在现代科学思维方式中，系统思维方式遍及着广阔的领域，成为主要的思维方式，并进一步地表现为科学思维的一个新“方式”。

层次性是一切系统具有的普遍特性之一。系统各要素在系统结构中具有层次性，表现了系统本身的规律性，即反映了系统从简单到复杂、从低级到高级的发展过程。层次不同，其属性、结构、功能等均不同；层次愈高，则愈复杂。层次序列的存在反映了系统的空间延展和时间延续。概言之，层次越高、越复杂的科学，在空间上得到广延，在时间上出现得越晚。

“系统”一词源于古希腊语，带有组合、整体（集合）和有序的含义。系统是自然界、社会和思维的一种普遍特性。系统概念是反映系统本质属性的思维形式。在现代系统研究中，尚无一门统一的系统理论，只存在基于不同学科背景而形成各种各样的具体的系统理论，例如：基于生物学和心理学等，贝塔朗非建立了一般系统论，米勒（Miller, J. G.）建立了一般生命系统理论，艾根（Eigen, M.）建立了超循环理论；基于物理学和化学，普里高津（Prigoging, I.）建立了耗散结构（一个开放系统所产生的时空结构或开放系统结构）理论，哈肯（Haken, H.）建立了协同学；基于数学，莫萨诺维克、怀莫尔、克勒建立了数学上的一般系统理论；香农等建立了信息论，维纳等建立了控制论；一些学者还建立了行动系统和社会文化系统理论、系统哲学、综合哲学、系统主义，一些马克思主义哲学家提出了系统观。

恩格斯曾经说过：“自然科学家应当知道，自然科学的成果是概念。”作为科学成果的概念，它的形成往往需要经过一个相对较长的过程。

“疲劳”是人类身体失平衡稳态现象，从本质上讲，疲劳是人体失去平衡稳态发出属于生物自身保护机制的警惕信号，因此它的表现可呈多样性，有经过身体调节可恢复称为生理性者，亦有在很多疾病证候中体现者。

临床实践告诉人们：疲劳作为人类生命过程中的一种现象，是每个人都曾经有过的经历，它不仅是人体劳累后或某些疾病时所产生，从人体失平衡稳态本质方面讲，“疲劳”本身就是疾病。疲劳对人类生存状态、生存质量及生命过程均有重大影响，它不仅影响人类的心理和躯体的健康，还威胁人类的生命，甚至致人以“过劳死”。

科学系统具有一系列特性，如自组织性、整体性、相关性、动态性、开放性和层次性等。现代科学系统理论（包括系统论、控制论、信息论、突变论、耗散结构论和协同学等横断科学等）认为：生物体是一个巨系统；并着重分析系统的层次结构。

对事物分层次认识是现代科学发展的一个显著特点，这种认识的层次性使人们发现生物体在不同层次上都存在着自己特有的规律。所以，只有对各个层次进行全面研究，才有可能全面地把握生命活动的规律。恩格斯说："研究运动的性质，当然应从最低级、最简单的形式开始……才能对更高级的和更复杂的形式有所阐明。"对低层次的了解，是总揽全局揭示"全部问题"所必需的步骤。因而，层次性是现代科学的一大特点。

从系统观点看，目前的研究，将生物这一巨系统在形态上的层次结构分为三到四个主层：A、高分子系统（以DNA-BNA-蛋白质为中心）；B、细胞；C、个体；D、生态系统。每两层主层之间可有一些中间的子系统，如A与B之间的细胞器；B与C之间的组织－器官－系统；C与D之间的物种－种群－群落。生物在各个层次上都表现出不同的生命运动规律。同时对它们研究构成生物化学（分子生物学）、细胞学、组织解剖学、生态学功能及分子免疫学、细胞免疫学、组织免疫学、分子能学、细胞能学、个体（人类）能学、群体食物链网等。"整体观"是对各个层次的综合认识。最早被人们认识，并且研究时间最长的是"个体"这一层次，但只有深入研究个体以下的各个层次，才有可能更好地了解和掌握个体的各种特点和规律。

医学中常提到的对"整体"的研究，多指在个体层次上的研究。现代整体观与经典整体观的最显著的区别，就在于前者是在层次分析的基础上形成的，正是由于存在于各个层次上的各种规律的相互作用，才使生物或人体生机勃勃，表现为"活"的，不断地代谢、生长、发育、繁殖等等。

对疾病和疲劳发生的认识，也应该具有层次观。因为疾病和疲劳的发展过程也具有鲜明的层次性。

人体同宇宙、社会一样，是一个复杂的运动系统。由于机体系统的复杂性，使疲劳的产生形成了多维性、复杂性和缺乏系统性的诸多特点。这些特点，决定了目前医学界对疲劳的分类亦缺乏明确的系统性，其相关术语的应用亦比较混乱。从疲劳的症状表现来看，综合国内外有关这方面的报道，目前文献通常将其归类为生理性疲劳、心理性疲劳、病证性疲劳（病理性疲劳）、运动性疲劳、慢性疲劳综合征、生产作业性疲劳（职业性疲劳）和过劳死等。

Smets等认为，躯体性疲劳是指倦怠感有关的一种躯体感觉。如一般人在剧烈或持续活动后所出现的肌肉酸痛，周身乏力，工作能力下降等体力疲劳的表现；运动员在从事身体训练过程，可使身体工作能力下降而产生的疲劳；还有多种疾病所引起的躯体乏力，活动后加重，甚至不能进行以往可以正常进行的各种体力活动等等。

从科学系统理论和层次学观点，经过多年的研究认为，可将疲劳的表现分为：遗传（基因）层次、酶及代谢层次、临床（个体）层次。在医疗实践中，我们对疲劳的认识过程，是按与上述层次相反的顺序进行的，即最先认识的是临床（个体）层次上的症状，因为只有有了疲劳症状的人才会去就医。经过医生的检查，可以发现由于过度劳累、精神刺激、环境不良或某些疾病导致机体内部的酶及代谢异常，导致了症状的发生。再经过更深入的检查，又可发现患者酶及代谢异常，可能与遗传（基因）有关。

所以，在一些遗传因素和其他因素（如劳累、疾病、精神刺激等）的综合作用下，导致了机体内酶类和身体代谢发生变化，从而引发了各种类型的疲劳症状，包括躯体的和精神的、全身的和局部的、急性的和慢性的等等。具体介绍如下：

## 一、临床（个体）层次

### （一）生理性疲劳

生理性疲劳，包括躯体性疲劳和精神性疲劳。躯体性疲劳又称肌肉疲劳或体力疲劳；精神性疲劳也称之为脑疲劳。生理性疲劳是由于代谢产物的过量积累或组织损伤，妨碍继续活动的工作效率。只需要一定时间的休息，不适感即可完全消失。Sharpe 等学者认为，生理性疲劳是指持续性的肌肉力量或功率输出的失败。1997 年 Parel 等在其论著中将正常生理情况下发生的疲劳，概括为以下几个方面：

1. 简单疲劳（simple fatigue）：是一种脑力或躯体的倦怠，常出现于长时间或剧烈的活动之后。

2. 深疲倦（deep tiredness）：或称为压倒性疲劳（overwhelminq' fatigue），是指当机体发生一些如青春期、怀孕、哺乳、绝经及年老等，人体大的生理改变时所发生的一种自然的、正常的能量减少。

3. 情绪性衰竭（emotional exhaustion）：又称精神神经症，通常是暂时的，常发生于健康人全力以赴应对一些危机时，如家庭成员的突发变故、死亡、离婚等。这种极度的疲劳在得到足够的睡眠，恢复了常规的日常生活及计划和有充分的娱乐之后，可得到逐渐缓解。

4. 神经性（质）疲劳（nervous fatigue）：是一种导致焦虑的情绪冲突的表现，在持续的潜意识中努力去寻找解决冲突的满意答案的过程中，大量的精神能量被消耗，并且常常是无目的的。

5. 恐惧性疲劳：通常是因担心失败而引起的恐惧。疲劳可能作为潜意识中避免一些不愉快的任务的手段而发生。

归结以上论述，可以看出所述的生理性疲劳主要强调两个方面：①是指由于体力过度活动，导致代谢物质的堆积，而引起的肌肉功能下降。但对于一些不是由于体力过度所引起，也不是由于肌肉本身的问题引起的躯体或体力的倦怠感及伴随的活动力量下降，应属于第二种情况范围。②是指健康人在其特定时期或剧烈的心理活动（如用脑过度、情绪变化、青春期、怀孕、哺乳、绝经、老年体力衰减及不足）所造成的疲劳等。

在上述诸多条件因素下，人体出现脑力或躯体方面所感到的疲劳，以及机体本身生理机能与工作能力下降，经适当调整和休息可以恢复的，均应视为生理性疲劳范围。

总之，对于生理性疲劳，虽然疲劳的反应及程度往往与所从事的某种活动的强度或疲劳持续时间成正相关。但其症状历时都较为短暂，而引起疲劳的因素一旦消除，经过适当的休息，其体力、精力便可迅速恢复。

### （二）症候性疲劳

为人们自觉精神或躯体疲劳，其症状几乎与生理性疲劳和病理性疲劳无异，但无明显的引致生理性疲劳和病理性疲劳的各种原因，经过短时间休息症状又得不到缓解。患者虽然感觉很痛苦，而经体格检查及各种化验、仪器设备检查又不能发现身体有其他病理改变，症状持续时间在六个月以内者。其主要症候有：①乏力、疲倦、肢体酸懒沉重，经休息和充足睡眠仍不能消除者；②肩胛上背酸痛，如负重物或伴颈痛；③浅睡眠、短睡眠或失眠多梦易醒；④烦躁易怒、注意力不能集中、健忘、厌烦思考问题；⑤头晕、头痛、耳鸣、脱发；⑥排便困难或腹泻；⑦尿频、夜尿增多；⑧食欲下降、食后腹部胀满；⑨皮肤过早出现色素斑；⑩青、中年人性功能下降、性欲减退。男子阳痿早泄，女子月经不调或过早闭经等。但在临床疲劳症人群中，不一定完全具备上述所有症状，其中第一条是诊断疲劳症的必备条件，其他各条常因致成疲劳的原因、时间、程度而有各异。

（三）疾病性疲劳

亦称病理性疲劳。1992 年出版的《现代医学百科词典》认为，病理性疲劳是指由于疾病原因所出现的疲劳症候。该书认为病理性疲劳的成因与毒素作用、贫血、缺氧、糖代谢障碍、水和电解质紊乱、代谢性酸中毒、营养不良等有关。既往曾忽视了对病理性疲劳的认识与研究，目前看来，由病理原因造成的疲劳是占很大比例的。此种类型的疲劳，不能因休息或相对去除某些简单疲劳因素，而使其得到缓解。

疲劳是临床上很多疾病的非特异性症状，除一些急性创伤，某些非细菌病毒所引起的感染性疾病以外，其他大多数常见疾病都往往有乏力、疲乏主诉，包括微生物引起的传染性疾病，物理、化学性的职业性疾病，某些代谢性疾病，各系统各部位的恶性肿瘤及一些精神类疾病等。特别是一些慢性侵害性疾病，如贫血、系统性红斑狼疮、结核、甲状腺功能低下、慢性肝炎、多发性硬化症、抑郁症等，疲劳往往是其主要症状，其疲劳程度亦往往与原发性疾病的严重程度呈正相关。因此，对于以疲劳为主诉的患者，在诊断时需详细询问患者的病史，全面查体，并结合必要的实验室检查，方可做出准确的疲劳分类诊断。

（四）运动性疲劳

运动性疲劳是一种常见的、人们研究最多的一种疲劳形式。肌肉运动能力下降是运动性疲劳的基本标志和本质特性。“力竭”是运动性疲劳的一种特殊形式，是指在疲劳时继续运动，直到肌肉或器官不能维持运动。随着现代竞技运动水平的提高，比赛的日益激烈，运动员在运动训练过程中承受的负荷越来越大，出现运动性疲劳的几率也更高。早在 20 世纪 80 年代召开的第五届国际运动生化会议上，就将运动性疲劳定义为：“机体生理过程不能持续其机能在一特定水平上和/或不能维持稳定的运动强度。”

运动性疲劳也可分为躯体性疲劳和心理性疲劳，这两种不同性质的疲劳具有不同表现形式。躯体性疲劳主要表现为运动能力下降；心理性疲劳主要表现为行为的改变。

中国传统医学认为：运动性疲劳是指在竞技运动过程中发生的一种疲劳证候，具有其运动特点。这与单纯的脑力劳动或情志因素引起的疲劳不同，而与体力劳动所致的疲劳类同。中医把劳力、劳役、强力举重、持重远行、疾走、涉水等劳动或运动都称为“劳”。而竞技体育运动中，长时间、高强度或接近极限的训练对筋骨肉和脏腑功能的影响很大，精气和能量的耗损更大，很容易引起疲劳，稍有不慎或持续强烈运动或不注意疲劳的恢复，则很易引起过度疲劳或内伤虚劳病。运动性疲劳的发生，除与所受的负荷强度和运动量密切相关外，还与运动员当时的生理、心理、机能状态、年龄、训练水平、环境、四时气候、饮食起居、遗传因素等相关。

国内张世明教授等人根据中医对疲劳证候分型的理论、紧密结合运动训练和比赛中常出现的疲劳证候特点，把运动性疲劳归纳为三个类型、九种常见的疲劳证候。该研究体现了脏腑、形体和神志之间的整体观念，为进一步探索疲劳的机理和中医辨证论治提供了一个重要的依据。其中，三个类型为（1）运动性形体疲劳：主要指肌肉、筋骨、关节等形体组织的疲劳。主要表现为肌肉僵硬、酸困疼痛、筋骨关节疼痛与压痛、周身酸楚、倦怠乏力、肢体懈惰等证候。（2）运动性脏腑疲劳：除了疲劳的一般症状表现外，同时产生相应的脏腑证候，即受累的脏腑功能失调和下降。其主要表现为脏腑功能失调和脏腑功能下降。（3）运动性神志疲劳：由于劳神过度、精血耗伤、心神失养而导致精神和情志内伤。主要表现为心烦不寐、虚烦不眠、精神不振、困倦厌训、多梦易醒等证候。九种常见疲劳证候为（1）筋肉疲劳酸痛证：肌肉或筋腱酸痛、发困、发紧、发硬；压痛广泛；活动时肌肉酸痛乏力，动作不协调。（2）运动性失眠证：心烦不眠；多梦、易醒；夜寐不实。（3）脾胃功能失调证：主证为胃脘胀、痛或不适，可分为3种证型，①肝胃失和：多见胃脘胀痛不舒，纳减，口苦咽干，嗳气呕逆，胃酸，苔多薄白或薄黄，关脉多弦；②食积阻滞：多见胃脘疼痛闷胀，嗳气不舒，恶心或呕吐酸腐，大便次数多，或肠鸣腹泻，舌苔多黄厚或腻，脉滑或弦；③脾胃虚弱：多见隐隐胃痛、喜暖喜按，纳少神倦，饮食无味，食入不化，大便稀溏，舌质淡、胖嫩，舌边可见齿印，脉多缓而无力。（4）肾气不足证：可分为①肾阴虚证：口燥咽干，心烦失眠，手足心热，盗汗，腰痛，或腰腿酸软，或筋骨酸软，尿短便结，舌质红、少津少苔、苔薄黄，脉细数；②肾阳虚证：畏寒肢冷，口不渴，易出汗或自汗，尿清长，便溏，神疲乏力，腰膝酸软，舌质淡、舌体胖嫩，脉弱无力；③肾阴阳两虚证：畏寒肢冷，五心烦热，眩晕耳鸣，腰膝酸痛，遗精或月经偏少，尺脉弱等症状。（5）女运动员月经失常证：月经不调，痛经，闭经。（6）阴虚（液、津亏）证：主要表现为口渴欲饮，小便短黄，大便干结，盗汗，五心烦热，口燥咽干，舌红少津，少苔，脉细数等为常见证候。（7）气血两虚证：以神疲乏力、气短懒言、面色发白、头晕目眩、心悸失眠、舌淡脉弱为常见证候。（8）阴阳两虚证：主要表现为畏寒肢冷，五心烦热，眩晕耳鸣，心悸，腰酸，舌淡少津，脉弱而数为常见证候。（9）关节、骨疲劳证：主要表现为关节筋骨疼痛、有压痛、微肿或不肿，脉多弦等常见证候。

（五）生产作业性疲劳

在长期生产劳动过程中，劳动者由于生理和心理状态的变化，产生某一个或某些器官乃至整个机体力量的自然衰竭状态，称为“职业性疲劳”。疲劳往往是过度劳作的结果。劳作者在连续工作一段时间后，由于长时期紧张的脑力或体力活动导致整个身体的机能降低。

无论脑力作业、体力作业、技能作业，还是人机系统中人的效能和健康都会因疲劳而受到影响。从生物学的理论上看，劳动是能量消耗的过程，这个过程持续到一定程度，中枢神经系统将产生抑制作用。继中枢神经系统疲劳之后，是反射运动神经系统的疲劳。反映出动作的灵敏性降低、作业效率下降。疲劳感是人们对于疲劳的主观体验，而作业效率下降是疲劳的客观反映。

疲劳的分类方法很多，工作性质不同，产生的疲劳现象也不同。根据疲劳的表现形式，一般将其分类为体力疲劳和精神疲劳两种。

1. 体力疲劳

劳动者在劳动过程中，随着工作负荷的不断累积，使劳动机能衰退，作业能力下降，且伴有疲倦感的自觉症状出现，如身体不适、头晕、头痛、注意力涣散、视觉不能追踪，工作效率降低。这种感觉累积的结果，在生理与心理机能上产生恶化倾向。致使感觉机能、运动机能、代谢机能均会发生不协调，造成体力不支，植物神经功能紊乱，不仅作业效率下降，还会造成各种差错。在工厂里，许多事故的发生时间大都在疲劳期。

2. 精神疲劳

亦叫脑力疲劳，即用脑过度，大脑神经活动处于抑制状态的现象。人的大脑蕴藏着巨大的工作潜力，是一个极为复杂、精密的机构。一般来说，脑重 1400g，只占全身重量 2%，却拥有心脏流出血液的 20%。作业者从事紧张的脑力劳动时，血耗量骤增，倘若供血中止 15 秒，即将神志昏迷，中止 4 分钟，大部分脑细胞受到破坏以致无法恢复。脑力劳动时，同样有明显肌肉紧张的表象。譬如读书时，眼肌收缩；进行心算时，语肌的活动量将随问题的繁复程度而增加。注意力越集中，肌肉越紧张，消耗能量也越大，最后脑神经活动处于抑制状态，平时能解决的问题，这时就会感觉“束手无策”。脑力疲劳与体力疲劳是相互作用的，人体是一个整体，极度的体力疲劳，降低了直接参与工作的运动器官的效率，从而影响大脑活动的工作效率；而过度的脑力疲劳，会使精神不集中、思维混乱、身体倦怠，亦影响感知速度及操作的准确性。

职业性疲劳的种类，进一步分类为（1）局部疲劳（个别器官疲劳）：作业中使用的器官部位不同。参与作业的部位由于紧张、活动频率高，在相应的局部首先产生疲劳。这时一般不影响其他部位的功能，如计算机操作人员、打字员、教师等。打字员在长时间工作之后，手指伸屈能力减退，产生疲劳，然而对于视听、感观的影响并不明显。主观疲倦感为疲乏、关节酸痛。疲劳的部位在很大程度上受所从事的职业及工作特点影响。（2）全身性疲劳：一般是全身参与较繁重的体力劳动所致，也可能由于局部肌肉疲劳逐渐扩散而使其他肌肉疲劳连带产生的全身性反应。主观疲倦感为疲乏、关节酸痛。（3）智力疲劳：智力疲劳是指长时间从事紧张的思维活动所引起的头昏脑胀、失眠或贪睡、全身乏力、没精打采、心情烦躁、倦于工作、百无聊赖等表象。（4）技术疲劳：技术疲劳是需要脑力、体力劳动并重，尤其神经系统相当紧张的劳动而引起的疲劳。如驾驶飞机、驾驶汽车、操纵设备、收发电讯等。其疲劳的倾向性由作业时脑体参与的程度而定。（5）心理性疲劳：单调的作业内容很容易引起心理性疲劳。例如监视仪表的工人，表面上坐在那里“悠闲自在”，实际上并不轻松，信号率越低越容易疲劳，使警觉性下降。这时体力上并不疲劳，而是大脑皮层的一个部位经常兴奋引起的抑制。

职业性疲劳的产生与下列因素有关：（1）作业强度与持续时间：劳动负担是作业强度和作业持续时间的函数。作业强度越大，持续时间越长，劳动者就越容易疲劳。（2）作业速度：作业速度越快越容易导致疲劳。（3）作业态度：劳动者的精神面貌和工作动机对心理疲劳影响极为明显。劳动热情高，工作兴趣大，主观疲劳的感受就越小。（4）作业时刻：在什么时间进行作业也影响疲劳的产生和感受疲劳的程度。比如夜班作业比白天作业容易疲劳。这和人体机能在夜间比在白天较低有关。（5）不良的作业环境：不合适的照明条件、湿度、温度、噪声、粉尘等都会增加作业人员的精神与肉体负担，造成疲劳感。（6）影响疲劳的具体因素有：①作业类别：能量消耗大的劳动作业、作业速度快、作业种类多变化大且复杂、作业范围广、精密度要求高、注意力要求高集中、操作姿势特殊、一次性持续时间长、有危险的作业、环境恶劣的作业；②作业条件：作业不熟练、睡眠不足、上班时间过长、休息时间不足、平均拘束时间过长、年龄过低或过高、疾病、生理的周期不适；③劳动者的主观条件：劳动情绪低下、劳动兴趣不大、人际关系不和、家事不称心、担负责任重大、对疲劳的暗示、个人性格的不适应，等等。

（六）慢性疲劳综合征

慢性疲劳综合征（chronic fatigue syndrome，简称 CFS），曾有慢性疲劳－免疫功能失调综合征（chronic fatigue and immune dysfunction syndrome，CFIDS）、慢性 EB 病毒病（chronic epstein-barr virus，简称 CEBV）、肌痛性脑脊髓炎（Myalgic Encephalomyelitis，简称 ME）、雅皮士感冒（Yuppie Flu）等名称。1988 年美国疾病预防控制中心（CDC）通过专家鉴定，正式将本病命名为慢性疲劳综合征，并制定了相应的诊断标准。

这是一种在长时间里感到严重疲乏无力，却又不能通过卧床休息而得到缓解的状态。此病女性患者较多，患病时的症状特别像病毒性感染，在几小时到几天内出现症状，而且持续 6 个月以上。主要表现：一是不能解释的持续性的慢性疲劳，不是运动引起，也不能通过卧床休息而减轻症状，导致工作、学习和社会活动能力明显下降。二是出现短期记忆力或注意力下降；咽喉疼痛、淋巴结肿大；肌肉疼痛无力、不红不肿的关节疼痛；头疼、低烧、睡眠异常（睡眠过多或失眠）；也可出现头晕、恶心。之后，世界各地出现了很多关于此病的报道。但因慢性疲劳综合征的诊断标准缺乏客观的实验室指标，美国、英国、澳大利亚及日本等国家，都结合本国人群的特点制定了自己的执行标准，这为临床研究及实验结果的交流带来了不便。

经过了 6 年来的研究、观察，1994 年 8 月美国疾病控制中心的 Fukada 等提出了修订诊断标准，这一修订标准与临床更为符合，因此得到国际医学界的公认。其主要内容如下：（1）临床评定的不能解释的持续或反复发作的慢性疲劳，该疲劳是新近发生的或有明确的开始；不是持续用力的结果；经过休息后不能明显缓解；工作、教育、社会或个人活动水平较以前有明显下降。（2）下述症状中同时出现 4 项或 4 项以上，且这些症状已经持续存在或反复发作 6 个月以上。①短期记忆力或集中注意力有明显下降。②咽喉疼痛。③颈部或腋下淋巴结肿大、摸起来痛。④肌肉痛。⑤没有红肿的多关节的疼痛。⑥一种新的、程度较重的头疼。⑦睡眠不解乏。⑧运动后的疲劳持续超过 24 小时。

（七）脑疲劳

因其疲劳症候是各种疲劳都可能有的症候，亦可单独表现发生。又因人体与其他物质存在着“精神乃治”的区别，故而人们将脑疲劳作为疲劳一层次表现进行研究是符合人类社会、生活等活动实际情况的。

（八）过劳死

来自日语的“Karoshi”，是指在年龄相对年轻的人中，由于过劳和过分的紧张、焦虑、冲动等心理因素促发急性心脑血管发生病变而引起的猝死。在日本，“过劳死”这个词按字面意思可以翻译成“因工作过度致死”——常见的是死于心脏病发作。有些学者认为：“疲劳死”并不是临床医学病名，而是属于社会医学范畴。

在 1969 年，日本出现了首例“过劳死”病例。1987 年，日本厚生省开始发布有关该病症状的统计。1988 年成立了“全国‘过劳死’预防协会（national defense council for victims of karoshi）”。该协会指出，过度疲劳不仅能导致未老先衰，并可导致猝然死亡，日本在 2000 年 12 月公布的雇员保险心血管疾病赔付标准中首次将过劳死与慢性疲劳和心血管疾病的发作联系起来。现在，日本每年有约 1 万人的死亡和过劳死有关，其中因心力衰竭等心脑问题的致死率占80%以上。近年来由于竞争压力日趋严重，使得这类病例有增无减，几乎成了职场打拼者背后的隐形杀手。2001～2002年在日本被认定为“过劳死”，且符合工人灾害补偿保险的人数达到了58人，2002年达到160人，2005年达到330人。

关于“过劳死”一词至今仍有争议，简单的解释就是超过劳动强度而致死。它是指“在非生理的劳动过程中，劳动者的正常工作规律和生活规律遭到破坏，体内疲劳淤积并向过劳状态转移，使血压升高、动脉硬化加剧，进而出现致命的状态”。“过劳死”的共同特点是由于工作时间过长、劳动强度加重，以致精疲力竭，突然引发身体潜藏的疾病急速恶化，救治不及而丧命。“过劳死”又可视作一种疾病过程或身体非正常状态。其主要表现有：经常出现身体乏力、睡眠不稳、记忆减退、头痛头昏、腰痛背酸、食欲不振、视觉紊乱等疲劳症状。但到医院去检查，却又没有明显的病症。“过劳死”与一般猝死几乎没什么不同，但其特点是隐蔽性较强，先兆不明显，这点很容易为一般人所忽视。“过劳死”最常见的直接死因有：冠心病、脑出血（高血压）、心脏瓣膜病、心肌病和糖尿病并发症等。

目前，我国还没有明确的关于“过劳死”的定义。但是，根据现实生活中的“过劳死”事例，结合医学、心理学、社会学等相关研究成果，多数学者认为：所谓“过劳死”就是过度劳累造成的死亡，也就是超出正常工作时间、工作劳动强度，导致劳动者不能得到必要的休息而积劳成疾最终死亡的情形。国务院体改办公布的一个专项调查结果表明，我国肩负重任的知识分子平均寿命仅58岁，比全国人均寿命低十几岁。据新华社报道，5年来中国科学院所属的7个研究所和北京大学的专家、教授共134人谢世，平均年龄仅仅53.3岁。

造成过劳死的原因主要是长期高强度、超负荷的心身劳力，加上缺乏及时的恢复和足够的营养补充，而导致细胞快速老化，一旦这种老化超过一定限度就会爆发过劳死，因此可以说慢性疲劳症候群就是造成过劳死的前兆，因为过劳死通常发生在年轻力壮的中年人，这些人可能原本就有疾病，只是他们不知道或不以为意，或是本来没有疾病却积劳成疾甚至死亡。

在我国，目前认为有以下因素：(1) 生存压力过大：目前我国社会处于转型时期，工业化、城市化进程加快，社会生活的各个方面都经历着前所未有的震荡和变迁。随着社会竞争的加剧，人们的生活和工作节奏加快，压力也日益渗透人类生活的方方面面，信息超载、新旧文化、价值观的冲突、下岗失业、环境污染、住房拥挤、人际关系的紧张等因素给人们造成强大的心理压力，从而影响了现代人的健康。(2) 长期超时工作：长期加班已经成为现代人的一种普遍工作现象。长时间加班，无休息日的工作等违反生理规律的劳动极易导致病理性疲劳，即人体神经系统、心脑血管系统、骨骼肌肉系统等持续性疲劳，其临床主要表现为极度劳累、神经衰弱、关节酸痛、头晕目眩、食欲不振、厌油腻、肝区疼痛等症状。若不及时治疗必然降低人体免疫功能，诱发或加重各类疾病的发生或加重病情的发展。(3) 不良的生活方式：英年早逝悲剧频频上演，除了遗传、环境、社会压力等因素外，一个最重要的因素就是不科学的生活方式。世界卫生组织早就指出：许多人不是死于疾病，而是死于不健康的生活方式。现代医学研究表明，人类健康的最大威胁主要来源于不健康的生活方式和高危行为。据中国医疗保健专家的研究，睡眠规律紊乱、休息和闲暇时间很少或没有、饮食习惯多变、家庭生活不稳定等因素会导致疲劳淤积，严重的可能导致过劳死。还有资料显示，吸烟、酗酒、缺乏锻炼、高脂和高胆固醇饮食、肥胖、紧张和滥用药物等行为或接触化学毒物等都会引起严重的健康问题和早死。如吸烟易导致肺癌；酗酒可能导致肝硬化；高脂饮食可导致动脉粥样硬化和心脏病等；而睡眠不足会加剧心理疲劳，引起心血管疾病、抑郁症、便秘、神经官能症等。(4) 各种慢性疾病：在当代社会，慢性病取代传染病成为健康的主要威胁，癌症、心脏病、心脑血管病已成为主要的死亡原因。比如，高血压症、糖尿病、高脂血症、动脉硬化等疾病，直接、间接地加重心脏的负担，并加速心脏血管疾病恶化。患有这些慢性病的人一旦生活无规律，工作及心理压力增大、疲劳蓄积就会使潜在的疾病恶化，甚至带来意想不到的后果。(5) 心理因素：心理因素对人的生理状态、行为方式有着重要影响。近年来威胁人类生命安全的过劳死现象主要与社会心理有关。由于改革开放引发的社会转型使社会进入急剧变动时期，利益的调整、竞争的加剧、价值体系的多元化，使社会成员对前途和命运产生了深刻的无把握感和不安全感。改革所触及的现实个人利益、贫富加剧、社会失范现象的大量涌现，人际冲突的增多，使每一个人在心理上产生了一种担忧和恐惧。在社会心理中较为普遍地存在的这种紧张、担忧、不安的情绪状态，直接影响着社会成员的身心健康。

日本“过劳死”预防协会曾提出了“过劳死”的十大危险信号：(1)“将军肚”早现。30～50 岁的人，就已大腹便便，提示着高血脂、脂肪肝、高血压、心脑血管疾病的信号。(2) 脱发、斑秃、早秃。很多是工作压力大，精神紧张所导致。(3) 频频去洗手间。(4) 性能力下降。中年人如果过早出现腰酸腿疼、神疲气怯、畏寒肢冷、性欲减退，或男子阳痿、女子过早闭经等症状，则是人体整体功能衰退的第一信号。(5) 记忆力减退。经常忘记熟人的名字和要办的事情。(6) 心算能力越来越差。(7) 做事常常后悔，易怒、烦躁、悲观、情绪低落，难以控制自己的情绪。(8) 注意力不集中。集中精力的能力越来越差。(9) 熟睡时间越来越短，容易失眠，睡眠质量下降，醒来也不解乏。(10) 经常头疼、耳鸣、目眩，检查却找不到原因。

具备上述 1～2 项症状者，属轻度疲劳，处于“黄灯”警告期，目前尚不必担心；具有 3～5 项者，为一次“红灯”预报期，说明已经具备“过劳死”的征兆；具有 6 项以上者，为二次“红灯”危险期，可定为“慢性疲劳综合征”，已进入“过劳死”预备军。

日本过劳死协会还指出：过劳死有以下几个高危人群：①不讲究科学生活的所谓“财产暴发户”。这种人金钱来得意外而容易，故沉湎于吃喝玩乐、花天酒地、生活无规律、无节制、精神颓废、醉生梦死、心灵极度空虚。②事业心强的“工作狂”。整日忙于工作，放弃休息，精神又高度紧张，他们往往疲劳至极，且积劳成疾，精神也处于崩溃的边缘。③有遗传早亡家族史、实际体质较差又自以为身体健康的所谓“盲点人”。

## 二、机体内在变化（代谢层次）

早在 20 世纪 30 年代，Siminson 就曾提出，生理性疲劳包括下列几个基本过程：代谢基质疲劳产物的积累（积累假说）；活动所需基质耗竭（衰竭假说）；基质的生理化学状态改变及调节和协调机能失调等。在运动中肌肉工作能力下降是生理疲劳的表现，在这个过程中从大脑到肌肉存在着一系列可以引起疲劳的环节。

近一些年来，研究人员从不同的角度对运动性疲劳进行了大量的研究，提出运动应激性代谢加强的负效应可能是运动性疲劳发生的根本原因，如代谢基质的耗竭、代谢产物的堆积、代谢环境的酸化。它们通过多种渠道可能引起肌纤维结构完整性、能量供应、神经体液调节等的改变，导致运动肌肉收缩和舒张功能障碍。所以，运动能力下降即疲劳发生是其必然结果。

（一）能量耗竭学说

该理论认为，疲劳产生的原因是体内能源物质的耗尽。ATP、CP 存在于人体骨骼肌中，ATP 含量约为 6 毫克分子/公斤湿肌，CP 含量约为 17～20 毫克分子/公斤湿肌。研究表明，在短时间、大强度运动至疲劳时，ATP、CP 含量下降；长时间持续运动时，ATP、CP 的含量保持在低水平上，糖是运动时的重要能源，疲劳往往伴随着血糖水平的下降。人体肌肉中糖元的含量 300～400 克左右，肌糖元被大量消耗时，运动速度下降是运动性疲劳的重要原因。疲劳的产生常常伴随着血糖水平的减低，补充糖后工作能力有一定程度的改善；人体做单腿功率车运动时，运动腿至疲劳时糖原含量极度下降，而不运动腿的糖原含量几乎没有改变。在 1987 年，Hirvonen 等就发现，当骨骼肌疲劳时，肌肉中 ATP 变化不大，但 CP 已经降至原来水平的 60%～70%，乳酸则明显上升。

（二）代谢产物堆积学说（堵塞学说）

该理论认为，疲劳的产生是由于某些代谢产物在肌细胞中堆积，这些代谢产物主要是 ATP、CP 的分解产物 ADP、AMP、Pi 以及糖酵解所产生的乳酸和 $H^+$。这些物质在肌细胞中堆积，引起肌细胞内一系列不利于运动的生理生化变化，从而导致疲劳的产生。

1. 磷酸化合物与运动性疲劳

机体进行短时间大强度运动时，由于 ATP、CP 分解代谢加强，肌细胞中 ADP、AMP、Pi 等的浓度会明显升高。虽然 ADP 与 Pi 是细胞能量代谢过程的激活剂，但 ADP、Pi 在细胞内的浓度过高，有可能引起疲劳。对皮下肌纤维的研究表明，进行 1 分钟 60%～100%最大强度运动时，ADP 浓度升高 20%～50%，Pi 浓度升高 300%，最大肌力下降超过 35%，肌肉的放松能力下降 60%。由此可见，肌细胞内高浓度 ADP、Pi 可能成为疲劳的原因之一。

（1）磷酸化合物与运动性疲劳：机体进行高强度运动时，大量动用 ATP、CP 供能，肌细胞内 Pi 的浓度明显升高。研究显示，在肌肉收缩时 Pi 的浓度增加与疲劳发展具有显著相关性。高 Pi 能抑制肌纤维的最大肌力（Po），延长肌纤维的舒张时间，但对肌纤维的最大缩短速度（Vo）影响不大。实验证明，Pi 增多抑制了肌钙蛋白对 $Ca^{2+}$ 的亲和力，从而使肌肉收缩过程中横桥的力量和数目减少，部分横桥从强结合状态返回到弱结合状态，进而导致张力发展的最大速度和强直张力的下降，使肌肉无法维持原来的收缩力。去皮肌纤维研究显示，Pi 浓度从 1mmol/L 增高到 15mmol/L 时，对肌力的抑制效应特别明显。高 Pi 降低了与 ATP 水解相耦联的自由能变化，削弱肌质网对 $Ca^{2+}$ 的重摄取，进而使 $Ca^{2+}$ 收缩时和舒张时变慢，肌纤维的舒张时间延长。

（2）ADP 与运动性疲劳：肌细胞中大多数 ADP 是与肌动蛋白结合的，只有约 10% 的游离 ADP。研究显示，ADP 浓度升高，肌动蛋白与肌球蛋白结合与分离转换时间延长，可使肌纤维的放松速率减慢，从而使肌肉的输出功率下降，产生疲劳。一些研究认为，肌细胞内 ADP 浓度的增加还可能损伤物质代谢，进而引起机体生理功能改变，产生疲劳，影响运动能力。

(3) AMP 与运动性疲劳：剧烈运动过程中，ADP、AMP 浓度增加，可强烈激活 AMP 脱氨酶，AMP 脱氨生成 $NH_3$ 和 IMP。$NH_3$ 在肌细胞内浓度升高，会产生毒害作用，$NH_3$ 的堆积会限制肌细胞膜功能，减少收缩肌纤维数目。同时，血 $NH_3$ 浓度升高，可明显影响中枢神经系统，使运动的控制能力下降，思维连贯性差，甚至失去意识。$NH_3$ 的增加可降低丙酮酸的利用和减少摄氧量，抑制丙酮酸的羧化作用和线粒体的呼吸作用，从而危及三羧酸循环，减少 ATP 供给，使运动能力下降，产生疲劳。

2. 细胞 pH 值与运动性疲劳

乳酸是在糖酵解过程中产生的，容易在肌细胞中堆积。实验证明，乳酸本身对疲劳的作用非常微小。导致疲劳的直接物质是肌乳酸解离出的 $H^+$。$H^+$ 浓度升高，pH 值下降，使肌纤维的肌力、最大缩短速度、酶活性、肌质网 $Ca^{2+}$ 的重摄取能力下降，导致疲劳。

(1) 肌细胞 pH 值与肌力：核磁共振技术检测显示，肌细胞内 pH 值的下降与肌肉收缩力之间有很高的相关性。唐纳德森的研究显示，当肌肉 pH 值由 7.5 降到 6.5 时，Ⅱ型肌纤维最大肌力降低了 25％之多。实验表明，当 pH 值降低时，达到相同的张力，所需 $Ca^{2+}$ 的浓度要高于正常时。而且 pH 值从 7.0 降至 6.2 时，$Ca^{2+}$ 与肌钙蛋白的亲和力下降，从而阻碍了横桥功能，引起肌力下降。Metzger 等报道，$H^+$ 浓度升高，减少了横桥从低力量状态向高力量状态转变的速率和数量，直接导致肌力下降。Thompson 等人报道 pH 值调节力量变化的可能途径为 A、横桥数目的减少；B、每一横桥力量的减少，从而抑制肌力的增加，导致疲劳。

(2) 肌细胞 pH 值与最大缩短速度（Vo）：Thompson 报道，最大缩短速度的降低可以部分地利用 pH 值下降来解释。实验表明，蛙肌最大缩短速度在疲劳时，从疲劳前的 6.7 肌长/秒下降到 2.5 肌长/秒。对未受到刺激的肌纤维使用高二氧化碳浓度的浸润液以降低 pH 值，会出现最大缩短速度的下降，这充分说明 pH 值可影响肌纤维的最大缩短速度。最大缩短速度反映了横桥循环的速率。pH 下降可以影响横桥 ATP 酶活性，从而减慢了横桥摆动的频率，导致最大缩短速度的下降。研究显示，pH 值对快肌纤维 ATP 酶的抑制要强于慢肌纤维。由此可推测 pH 值对快肌纤维最大缩短速度的影响要大于慢肌纤维。

(3) 肌细胞 pH 值与酶活性：大强度练习至力竭后，肌细胞内 pH 值可下降到 6.6～6.3，从而抑制肌细胞内多种酶的活性，如肌酸激酶、ATP 酶、磷酸果糖激酶。Danforth 证实，磷酸果糖激酶的活性在 pH 值 6.4 时几乎完全被抑制。Tnivede 对离体肌肉标本的研究发现，pH 值每降低 0.1 单位，磷酸果糖激酶的活性下降 10～20 倍，从而大大减慢了糖酵解的速率，使 ATP 再合成受阻，肌肉输出功率不降。研究显示，pH 值下降使肌酸激酶、ATP 酶活性下降，导致细胞 CP 含量降低，ATP 不易再快速合成。糖原的分解也因 pH 值下降对磷酸化酶激酶、腺苷酸环化酶活性的抑制而减慢，从而减少葡萄糖的供给，降低糖酵解的速率，使肌力下降。另外，pH 值下降也抑制了脂肪的水解和动员，影响运动能力的维持。

据报道，肌细胞 pH 值下降，高浓度 $H^+$ 与 $Ca^{2+}$ 竞争肌钙蛋白上的结合位点，使肌钙蛋白对 $Ca^{2+}$ 的敏感性下降，从而影响肌球蛋白和肌动蛋白形成横桥的过程，降低肌肉收缩的能力。当 pH 值下降时，肌质网状结构结合更多的 $Ca^{2+}$，同时，pH 值下降时，产生一定张力所必需的 $Ca^{2+}$ 比较多，且肌质网的 $Ca^{2+}$ 释放量减少，使肌肉收缩时只产生亚理想张力，从而导致输出功率降低，疲劳产生。

（4）肌细胞 pH 值与 $Ca^{2+}$ 的重摄取：$Ca^{2+}$ 是肌纤维兴奋收缩耦联的主要调节因子。Thompson 等报道 pH 值与疲劳消除时间之间有显著相关性。研究表明，pH 值下降可以严重影响肌质网对 $Ca^{2+}$ 的摄取速度。Lnesi 和 Hill 认为疲劳时 pH 值下降，抑制肌质网 ATP 酶活性，使 $Ca^{2+}$ 泵效率降低，$Ca^{2+}$ 的重摄取能力下降，使肌动蛋白和肌球蛋白的横桥分离速度减慢，从而使肌肉放松时间延长。另外，还有实验证明，疲劳时 pH 值下降可以从肌质网 $Ca^{2+}$ 通道内外两个侧面对 $Ca^{2+}$ 通道开放起抑制作用而降低 $Ca^{2+}$ 的转移，从而影响其收缩。

（三）保护性抑制学说

按照巴甫洛夫学说观点，无论脑力疲劳还是体力疲劳，都是大脑皮层保护性抑制发展的结果。该理论认为大脑皮层在高强度工作或长时间过程中处于一种高度兴奋的状态，脑细胞工作强度较安静时明显增加，使大脑皮层细胞工作能力下降。为了防护脑细胞的进一步耗损，大脑皮层由兴奋状态转为抑制状态，这种抑制即为保护性抑制。贝柯夫（1927）的研究发现，狗拉载重小车行走 30～60 分钟而产生疲劳时，一些条件反射量显著减少，不巩固的条件反射完全消失；1971 年雅科甫列夫发现，小鼠在进行长时间运动（10 小时游泳）引起严重疲劳时，大脑皮质中 γ-氨基丁酸（GABA）水平明显增高，该物质是中枢抑制性递质。此外，芳香组氨基酸（AAA）是合成单胺递质（包括儿茶酚氨类和 5-羟色胺）的前体，5-羟色胺有拮抗乙酰胆碱的作用，剧烈运动时，脑组织中 AAA 含量升高。此外，血糖下降、缺氧、pH 值下降、盐丢失和渗透压升高等，也会促使皮质神经元工作能力下降，从而促进疲劳（保护性抑制）的发生和发展。

（四）内环境稳定性失调学说

该理论认为疲劳是由于机体 PH 值下降，电解质代谢紊乱和血浆渗透压改变引起的。美国哈佛大学疲劳研究所曾报道，在高温下作业的工人因为出汗过多，发生不能劳动的严重疲劳，饮水后仍然不能缓解，但饮用 0.04%～0.14%的盐水后，其疲劳感大大下降。当机体剧烈运动持续时间比较长时，肌肉处于相对缺氧状态，此时主要靠糖的无氧分解提供能量。乳酸是糖无氧分解的产物。肌肉中的乳酸含量随着无氧分解的进行而逐渐增加，剧烈运动时肌肉中的乳酸含量可比安静时增加约 30 倍。乳酸解离释放的 $H^+$ 使肌细胞 pH 下降，pH 下降使肌浆网的 $Ca^{2+}$ 泵效率降低，使横桥与肌动蛋白的结合不能从低力状态过渡到高力状态，从而使 $Ca^{2+}$ 与肌动蛋白的亲和力下降，使 ATP 酶活性减弱，pH 值的降低还抑制了磷酸果糖激酶的活性，使糖的有氧分解和无氧分解同时减慢，机体的能量供应受到限制。因此，乳酸生成所导致的 pH 改变会在许多环节上影响肌肉收缩，是剧烈运动情况下疲劳发生的重要原因之一。

剧烈运动或长时间劳作中，由于机体内渗透压、pH 值、离子分布、水分、温度等内环境发生巨大变化使体内渗透平衡、酸碱平衡、水平衡等失调，导致工作能力下降，出现疲劳。脱水引起体温升高，加重心血管负担，还可导致肾脏损害，而且脱水时最大吸氧量减少，维持最大吸氧的时间也明显缩短。体液中离子的正常分布对维持神经及肌肉的兴奋性及酶和激素的活性非常重要，很多研究报道，在长时间剧烈运动中，肌细胞的动作电位幅度降低、兴奋阈上升、早期的负后电位幅度增加及动作电位传导速度减慢等均与肌细胞膜两侧离子分布紊乱有关。Jones 在实验中观察到，当肌细胞膜外 $K^+$ 浓度从 5mmol/L 增加到 10mmol/L 时所记录到的动作电位与疲劳肌细胞中的类似。力竭运动使线粒体内钙稳态失调，国内也有报道力竭运动致心肌线粒体游离钙浓度下降。线粒体是细胞的动力工厂，线粒体内钙稳态失调是造成线粒体损伤的重要原因之一，线粒体的受损必然影响氧化磷酸化作用，使 ATP 生成减少，导致细胞内能量供应不足、机体活动能力下降，从而出现疲劳。

（五）离子代谢紊乱学说

大负荷运动使某些离子代谢发生紊乱导致运动性疲劳。研究表明：细胞内 $Ca^{2+}$ 代谢紊乱，使胞浆 $Ca^{2+}$ 浓度增加、线粒体 $Ca^{2+}$ 聚集，抑制线粒体氧化磷酸化过程；肌细胞的连续去极化，使 $K^+$ 流失增多，血 $K^+$ 水平的升高可以使骨骼肌、心肌组织兴奋性增加，诱使 T 波升高、P－R 间期延长、S－T 改变等异常变化。

（六）疲劳链学说

1. 神经－肌肉疲劳链学说

1980 年，Edwards 提出了神经－肌肉疲劳控制链理论，他的研究成果显示，运动中肌肉作功能力的下降是运动疲劳的表现。在此过程中从大脑到肌肉存在一系列可以引发疲劳的环节，据此 Edwards 认为从中枢到外周的任何一个环节的阻断，均可引起疲劳。这条肌肉疲劳控制链为：

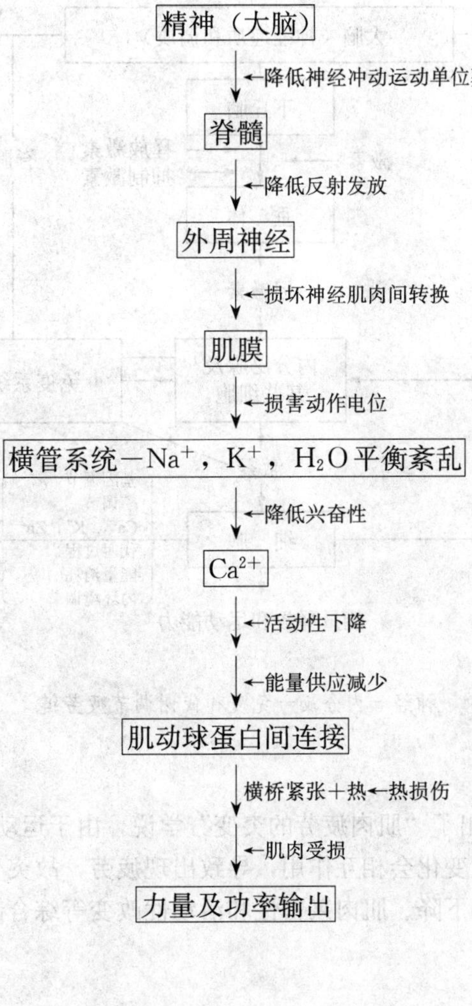

2. 神经一内分泌一免疫和代谢调节疲劳链

1977年，Besedovsky提出了体内存在“神经一内分泌一免疫”调节网络，受到神经学、内分泌学、免疫学等方面专家的高度重视，由于中枢神经系统在应激作用下，通过神经、内分泌、神经递质、神经肽类组成下丘脑一垂体一靶腺轴与外周交感神经系统、副交感神经系统对淋巴组织、免疫器官产生调控作用；而免疫系统受到抗原刺激后，所产生的干扰素和免疫活性分子，也可影响神经内分泌系统的功能，运动应激中细胞各种代谢变化与“神经一内分泌一免疫调节”网络存在明显的相互作用。一般认为，运动疲劳时，γ-氨基丁酸、儿茶酚氨增加，血糖下降、兴奋性受到抑制；ATP大量消耗，导致ADP过多，使ADP转变为ATP和AMP，以保证ATP再合成，AMP则脱氨生成次黄嘌呤核苷酸(IMP)，氨会引起脑中毒症状，如运动平衡失调，内分泌调节发生紊乱等。其中研究比较多的是下丘脑一垂体一肾上腺轴和下丘脑一垂体一性腺轴。

1993年，我国运动医学领域著名专家冯炜权教授总结出了神经一内分泌一免疫和代谢调节疲劳链。

对这个理论，有学者认为冯炜权在综合近年的研究进展中归纳的“神经一激素一内分泌和代谢调节疲劳链”确切地反映了这一重要机制，“把疲劳链学说又向深入推进了一步”，该学说恰当地把握了人体的系统性原理，获得了对疲劳产生机制更加合理的描述。

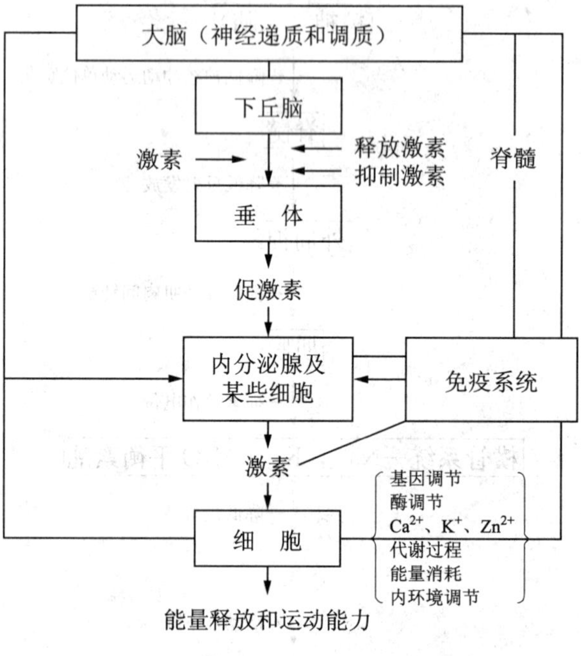


神经一内分泌一免疫和代谢调节疲劳链

（七）突变理论

1982年Edwards提出了“肌肉疲劳的突变”学说，由于运动性疲劳是多因素的综合，一个或者同时几个因素的变化会相互作用，导致出现疲劳，故突变理论把运动时细胞内能量物质的消耗、肌肉力量下降、肌肉兴奋性和活动性改变等综合起来，当这些因素变化达到一定程度时，为保护机体免于衰竭，以疲劳的形式表现出来。

1. 单纯的能量消耗。不存在兴奋性下降，持续下去 ATP 将耗尽，会引起肌肉强直，这在运动性疲劳中不可能发展到这个程度；

2. 带突变性的综合疲劳。在能量和兴奋性丧失的过程中，存在一个急剧下降的突变峰，突然力量下降，兴奋性突然崩溃，以避免能量储备进一步下降而产生破坏性的变化，并伴随力量或输出功率的突然衰退；

3. 综合性能量消耗和兴奋性下降，但是没有突变；

4. 单纯兴奋性下降，无能量消耗。

"突变"学说的特点，是将疲劳看成是多因素的综合表现。"突变理论"是建立在大量实验结果的基础之上，具有一定科学性，但用它来解释疲劳还是纯理论的，实践中仍存在一些无法解释的问题有待进一步研究。

（八）自由基学说

自由基是指外层轨道上含有一个或一个以上未配对电子的分子、原子、离子或基团，其中 $OH^-$ 是生物体内最强有力的自由基。1956 年 Harman 在分子生物学的基础上首先提出了自由基学说。这一学说主要论点是认为在生物体内进行新陈代谢过程中必然会产生一些副产品，其中一些被称为自由基的物质可以与体内一些化学物质发生作用造成对机体的损害。1978 年 Dillard 等首次报道，人以 50％最大摄氧量负荷踏车运动一小时后，呼气中脂质过氧化物戊烷含量明显增加。1982 年 Davives 等首次应用电子自旋共振技术（ESK）直接证实了力竭运动后肝脏、肌肉中自由基明显增多，从而找到了运动诱发自由基生成增多最直接的证据。随后众多研究证实，运动时当体内自由基的清除率小于内源性自由基生成率时，导致自由基在体内堆积，影响运动员的运动能力和恢复。

1. 运动中自由基（FR）产生

自由基的生成来源主要是有氧的运输过程（如血红蛋白和肌红蛋白的氧化作用）和细胞内线粒体中氧的利用过程。而运动则加重了体内的氧化反应，导致自由基生成增多。其具体的生成途径目前可以归纳为以下几个方面：①运动时机体氧消耗量增多，增加了血红蛋白的载氧负荷，氧合血红蛋白的自氧化以及肌肉、心肌等线粒体呼吸作用增强，泛半醌转运率加快等都可以增加自由基的形成；②运动时大量分泌的儿茶酚胺也可以自氧化成自由基；③运动中缺血组织会引起再灌注损伤。主要原因可能是运动引起组织缺血缺氧后，出现抗氧化酶活性下降，自由基生成增多，当血流再灌注时，氧化过程重新进行，此时极易造成氧化损伤，故组织细胞缺血缺氧易产生自由基；④大运动量运动时，随着能源物质（如葡萄糖、糖原等）消耗增加，排空速率加快，代谢副产品增多，包括自由基生成增多；⑤持续的大运动量运动会导致细胞氧化还原状态紊乱。因为许多抗氧化酶都需要 NADDH 或 NADH 作为辅酶才能发挥其活性，而糖类等物质是生成 NADDH 或 NADH 的主要来源，运动时，随着糖类物质的排空，将引起这两种还原物质的生成量迅速减少。此外，大量乳酸形成，将引起细胞内 NADDH/NADH 比值变化，这些都将导致自由基生成增多；⑥运动时体温升高在某种程度上影响了氧的运输和抗氧化酶的活性，可能也是导致自由基生成的原因；⑦有氧训练水平低的人在进行长时间激烈运动时，因抗氧化能力低而易产生大量自由基。

目前关于运动引起自由基不同程度的生成增多，已达成共识，但尚缺乏在不同运动形式的运动中、运动后不同时段，不同组织以及不同途径自由基产生和代谢的深入系统研究。在研究方法学上，应考虑到离体测定与在体情况的不同，以及急性运动后所测出的自由基信号或脂质过氧化物是损伤的起因，还是损伤的表现，尚值得进一步探讨。

2. 自由基导致疲劳发生的机理

运动性疲劳的突出表现是运动能力的暂时下降。关于运动性疲劳原因的假说很多，自1978年Dillard首次将自由基理论引入运动医学领域，人们开始对自由基在运动性疲劳发生中的机理越来越重视。大量研究表明，线粒体是运动内源性自由基生成的恒定位点，故近年来国内主要集中在运动性疲劳的线粒体膜生物学特征及其分子机制方面的研究，并取得了进展。张勇等人以递增负荷力竭性运动为运动疲劳模型，系统深入地探讨了运动内源性自由基的大量产生而引致线粒体内膜的微细结构的变化，即造成了氧化损伤，主要包括线粒体膜流动性降低；膜脂枣蛋白运动的微环境改变；线粒体呼吸链起始端复合体Ⅰ活性和质子泵功能受损；呼吸链速率增高，线粒体质子漏增加；ATP合成酶活性降低，ATP合成能力下降，呼吸控制比降低，氧化磷酸化耦联程度降低等。另外，一些学者认为大强度运动训练引起机体内自由基的大量生成，导致细胞钙代谢异常，从而影响细胞的正常功能。陈吉棣教授对长期大强度运动训练后大鼠自由基代谢膜流动性及钙转运的影响发现，运动时内源性自由基引起的脂质过氧化，造成脂质膜对$Ca^{2+}$的通透性增加有关。

1978年Tate首次发现了有训练大鼠力竭性运动后骨骼肌线粒体钙含量有显著性增加。线粒体钙异常，使磷酸化解耦联，ATP产量下降，细胞功能降低，出现运动能力下降。若在正常生活情况下，肌肉收缩后，胞浆过多的$Ca^{2+}$主要被肌质网摄取，线粒体膜（SR）钙转运功能的降低，导致胞浆钙离子浓度的增加，当胞浆游离$Ca^{2+}$浓度高于平衡点时，作为细胞内$Ca^{2+}$浓度缓冲器的线粒体即发生钙摄取，在一定程度上缓解高钙引起的肌肉疲劳。但是，由于在某些运动状态下产生了大量的自由基（如氧自由基），损伤了线粒体膜的正常功能。包括四个过程：

①$Ca^{2+}$-ATP活性抑制，钙泵功能降低；②钙转运和ATPase水解功能的脱耦联；③SR膜通透性增加；④$Ca^{2+}$-ATPase蛋白降解，钙泵数减少。

由此，胞浆内高钙得不到及时缓解，肌肉易疲劳。运动性疲劳的发生与细胞脂质过氧化和线粒体钙调节反常有关。杨锡让先生等观察到大鼠力竭性运动后过氧化物MDA增多。运动性线粒体$Ca^{2+}$聚积，认为钙离子协同脂质过氧化作用抑制了线粒体氧化磷酸化过程，减少ATP生成可能是诱发运动性疲劳，骨骼肌超微细结构损伤的重要原因。疲劳后线粒体MDA水平升高，使心肌膜损伤，线粒体通透性改变。

许多研究揭示，随着运动强度的增加，血浆脂质过氧化（LPO）水平升高。LPO能对调节$Ca^{2+}$转运的$Ca^{2+}$-ATP酶产生影响，造成脑浆中$Ca^{2+}$的堆积，影响了肌纤维的兴奋一收缩耦联，使肌肉的工作能力下降；LPO显著升高还能造成对肌肉等组织的损伤，妨碍了正常的细胞代谢与功能，是导致运动性疲劳的重要原因。研究还发现，自由基能引起线粒体呼吸链产生ATP的过程受到损害，使细胞能量生成发生障碍，影响了肌纤维的收缩功能；另外，自由基还能导致某些酶的失活，从而产生一系列病理变化，也能导致肌肉收缩能力下降，产生疲劳。因此认为，自由基与运动性疲劳有着密切的关系。

在当今社会，医学模式由生物医学模式向生物－心理－社会医学模式转化，疲劳机理的研究也必将遵循这一模式。

运动医学领域认为，中枢性疲劳的产生，是由于大脑皮层保护性作用的结果，是长时间中等强度的运动产生的疲劳；以中枢神经系统出现保护性抑制的中枢因素为主，工作时大量的冲动传至皮层相应的神经细胞，使之长期兴奋，导致了“消耗”的增多。为了避免过度消耗，当消耗到一定程度时，便产生了保护性抑制。中枢神经系统中的神经递质和神经调质参与了这种疲劳的产生，如5-HT、多巴胺（DA）、氨基酸类、血氨等。研究者在人体或动物试验的耐力或运动训练后，检测这些物质在血液或脑内的含量，分析了这些物质与中枢性疲劳与其发生之间的关系。

从目前现代医学关于CFS病理机制的研究结果来看，主要是存在免疫系统及神经、内分泌系统功能的紊乱。杜明斗等在调解功能反应能力学说中，将人体调节性功能从上而下、从中枢到外周，因果交替、环环相扣的链条称之为“调节性功能链”（Regulative Functional Chains，简称RFC），如下丘脑－垂体－肾上腺轴就是这种链中的片段。在研究CFS的下丘脑－垂体－靶腺轴的过程中，发现患者的一些激素水平（如可的松）的基础值与健康对照组无差异，而将相应的一种刺激或负荷（如某神经递质或激素受体的阻断剂等），作用于与此激素有关的上级水平上的某一调节功能，而后去测定功能的激发值，则可显示出病患组的功能水平低于或高于健康对照组。杜氏还将这种不同环节的应答能力，称之为“调节功能环节反应能力”。也就是说，从现代医学来说，有些疾病的本质可能不是器质性的，而是“纯功能性”的。

如CFS是一组涉及多器官、多系统的有关联的症候群，其本质可能是神经、内分泌、免疫系统中不同调节环节的功能异常变化的综合表现结果，而不一定能找出最终的解剖、形态的器质性病理改变。中医临床上常常有这样的现象，对于同一患者，在同一时间，辨为同一个或不同的证，用不同的方药进行治疗，均可获愈或得到改善。其机理是什么？根据上述“调节性功能链”与“神经－内分泌－免疫网络”的概念及中医的阴阳平衡、五行相生相克的理论，这种现象也不是很难理解。周小青等在“同病同证”以多种方法治愈的可能性机理研究中认为：人的脏腑、组织器官及气血阴阳在生理状态中关系密切，病理状态时也会相互影响，病变过程中也会出现相互联系或恶性循环的病态链，这是中医整体观念的基本思想。中医大夫临证时，在根据患者的外在表现及自己的经验推断患者内在改变的基础上，给患者开出一个处方，少则几味药，多则可达十几味。每一味中药可以有多种功能，相当于一个小复方。因此从现代医学的角度来理解，中药对人体的作用是多靶点、多层次、多方位的。虽然“同病同证，不同方药”或“异病异证，同一方药”，但可通过作用于病态链的不同环节，或激发机体神经、内分泌、免疫诸系统不同环节的内在调节机制，而达到殊途同归，治愈疾病的目的。

在病因上，早期西方不同领域的专家从各自的角度出发，希望借助本领域特有的理论和方法探索慢性疲劳综合征发生的机制，依此陆续出现了“病毒感染”（如EB病毒、HHV-6等）、“免疫系统异常”（如自然杀伤细胞、淋巴细胞等）、“内分泌系统异常”（如糖肾上腺皮质激素、加压素等）、和“代谢异常”等学说。但这些研究很少有重复性。不少报道证明EB病毒，HHV-6等并不是慢性疲劳综合征的病因线索，是否慢性疲劳综合征为各种病毒因素共同作用或由于发病后免疫机能低下而引起或诱发潜在的病毒感染尚缺乏足够的证据。有关免疫功能异常的报道较多，研究也是多种类的，免疫球蛋白测试的结果也不一致，有报道IgC、IgA、IgM、IgD数量减少，但也有水平升高的报道；慢性疲劳综合征血清中IL-2水平显著升高或体外IL-2合成降低的也各有报道。内分泌系统的研究也存在着难以重复或未进行重复的缺陷。

有人认为5-羟色胺血清素可能对本病有潜在作用，但也没有肯定的效果。日本帝冢山大学和英国牛津大学的科学家发现色氨酸是引发慢性疲劳综合征的主要原因，日、英两国科学家通过对动物实验发现，色氨酸过多地被摄取到脑内后，就会抑制全身的行动，使动物陷于昏睡般的疲劳状态，科学家还通过加强另外一种氨基酸的部分化学结构，合成了名叫“BCH”的物质，它能阻止色氨酸进入脑内；但他们又发现，过早地限制色氨酸的摄取量会影响发育。镁对慢性疲劳综合征症状的改善也待进一步研究。再就是补充B族维生素，特别是维生素$B_6$，补充肉碱、必需脂肪酸，但这也只是对一部分患者改善病情略有帮助，并非全面性有效。

### 三、遗传（基因）层次

人们把亲代和子代之间的某些性状上的相似谓之“遗传（Inheritance)”。其实，上下代之间并没有传递现成的性状，传递的只是一些遗传信息（genetic information)。遗传的规律性，是由孟德尔、摩尔根等生物学家在1865年首先发现的，他们奠定了现代遗传学基础。

“疲劳”与遗传理论有着密切的联系，严格地说，疲劳对于人类是一种疾病，也是一种性状，所以，疲劳本身同其他疾病和性状一样，也具有其一定的遗传规律。我们只有掌握了疲劳的遗传规律，才能更好地研究它。

人类的一切疾病、性状，不管是心理的、身体的，都和遗传有关。基因是遗传的单位，父母的一切性状都是通过不同的基因传给后代的。若父母有病或/和存在着一些特殊的性状，那么，他们的致病或/和所携带的特殊性状的基因也就会传给后代。

在人类疲劳的发生、发展过程中，遗传因素也起着关键的作用。每个个体对疲劳的反应，除外界的环境因素、精神刺激、疾病侵袭、体力过度、理化影响等原因外，遗传因素的决定性不容忽视。这一点与每个个体对各种不同因素所反映出的不同“疲劳”现象是相吻合的。

人类的一切遗传性状都是在发育过程中，从受精卵开始经过一系列的新陈代谢而形成的。亲代的精子与卵子结合成为一个受精卵，子代就是从这个受精卵开始发育的。受精卵中包含着遗传因子——基因。基因分子中的遗传信息通过控制特定的酶的合成而影响一定的遗传性状，所以，基因分子中遗传信息的表达，实质上也就是DNA分子控制蛋白质合成的问题。

“基因（gene)”这个词是由丹麦遗传学家Johansen于1909年提出来的，因其对“孟德尔因子”或孟德尔自己使用的“性状单位（character unit)”或“单位因子（unit factor)”的最好描述而被广泛接受。基因的现代生物学含义是遗传信息的基本单位，父母的一切性状都是通过不同的基因传给后代的。

核酸是生物遗传的物质基础，它对于生物的发育、繁殖、遗传和变异有着非常密切的关系，并能够储存、复制和传递遗传信息。人类及整个生物界的遗传现象，都是由于亲代的遗传物质把它所储存的遗传密码传递给子代而形成的结果。

现代科学研究表明，世界上的一切生物，无论是动物、植物，还是人，都是利用同一密码来翻译其遗传信息的。这种生物遗传信息就编码保存在DNA分子的核苷酸序列之中，DNA以此指导细胞中蛋白质（包括酶类）的合成，控制着细胞代谢、增殖和分化。生物通过遗传来保持自身的稳定，又通过变异而得以进化。DNA和RNA作为遗传的基因是补大家公认的。

医学遗传学的所有进展都表明，人类的所有疾病和性状都直接或间接与基因有关，从这个意义上来讲，所有的人类疾病和性状都是基因病。因此，只有认识基因才能认识与防治人类疾病。

研究表明，人们都有过疲劳的经历。疲劳可以引致人类心理上、躯体上发生各种病理变化，甚至死亡。从医学哲学和临床实际情况考查，疲劳就是疾病，它严重威胁人类健康，因此，也需要从遗传学的角度，从人类基因上去寻找根源，才能最终认识和防治疲劳。

遗传病是由遗传物质改变所导致的疾病。当然，这并不是说环境因素在发病中不起作用，相反，一些遗传病的发病在不同程度上需要环境因素的作用。

人的健康决定于人的遗传结构和其周围生活环境相互作用的平衡。遗传物质的改变或环境因素改变均可导致这种平衡的破坏而产生疾病。

如图所示，依疾病发生中遗传因素和环境所起作用的大小，可以把疾病分为以下几类：

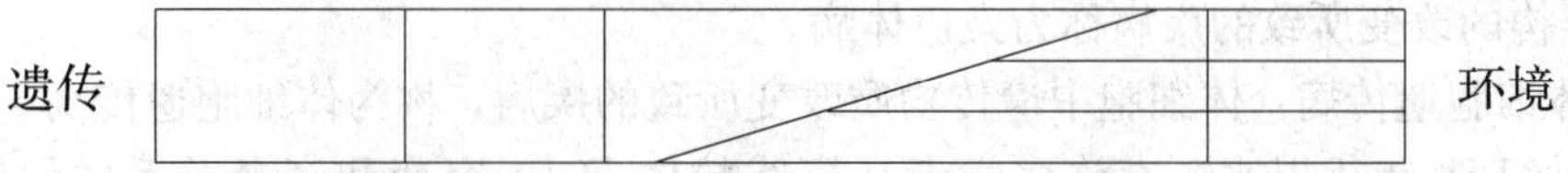


遗传因素和环境因素在疾病发生中的作用图解

（一）完全由遗传因素决定发病

看不到特定环境因素的作用。应该说明，这类疾病的发病并非与环境因素完全无关，只是看不出有特定的环境因素是发病所必需的。例如：单基因遗传病中的先天性成骨不全症、白化病、先天聋哑、甲型血友病和一些染色体病等。

（二）基本是由遗传因素决定发病

但是需要环境中一定的诱因才能发病。例如：单基因遗传病中的苯丙酮尿症的发病除纯合隐性的基因（aa）外，还要摄入高苯丙氨酸食物才能诱发本病。蚕豆病的发病除致病基因所致的G6PD缺陷外，还要摄入某些药物或蚕豆才能诱发溶血性贫血。

（三）遗传因素和环境因素对发病都有作用

在不同的疾病中，其遗传度是各不相同的。也就是说，遗传因素对发病作用的大小是有差异的。例如：唇裂、腭裂、先天性幽门狭窄等畸形中，遗传度在70%以上，也就是说，遗传因素对发病来说相对地较为重要，当然环境因素也是不可少的。哮喘的遗传度为80%，环境因素只起20%的作用；消化性溃疡的遗传度为30%～40%，环境因素所起的作用较大，可占60%～70%；高血压病等的发病中，遗传因素和环境因素都相当重要，遗传度约50%～60%左右。

（四）基本上是环境因素决定发病而与遗传因素无关

例如：某些烈性传染病、外伤等。

上述1、2、3三类疾病都有一定的遗传基础，都属于遗传病。

由于研究的深入，人们认识到：以前认为是与遗传无关的疾病也被发现受遗传因素的制约。例如：结核敏感性与6q23－24的INFGR基因的单个碱基缺失有关；位于1q22－23的Duffy血型基因（Fy）阴性与抗间日疟有关。有人认为家族性疾病（familial disease）就是遗传病，这是关于遗传病的一些误解。遗传病虽然由于共同的致病基因继承而表现的家族聚集，但是，这并非是必然的。首先，一些常染色体隐性遗传病就常常看不到家族性发病而常常是散发病例（sporadic case）。另一方面，一些环境因素所致的疾病中，由于同一家族的不同成员生活于相同的环境中，也可以表现出发病的家族聚集。例如：在某些缺碘地区，甲状腺肿的发病就有家族聚集，但是，不能认为这是遗传

遗传病是遗传物质改变所致的疾病。遗传物质包括细胞核中的染色体、染色体上的基因或DNA（还有线粒体DNA）。依遗传物质改变的不同，遗传病被分为以下几类：

1. 单基因病：①常染色体显形遗传病；②常染色体隐形遗传病；③X连锁显性遗传病；④X连锁隐性遗传病；⑤Y连锁遗传病；⑥线粒体病。

2. 多基因病：多基因性状或遗传病的形成除受微效基因影响外，也受环境因素的影响，所以这种遗传方式称为多基因遗传或多因子遗传。

3. 染色体病：人的体细胞中有23对染色体，1～22对为常染色体，X和Y为性染色体。这些染色体上共有约3～4万对基因，因此，每条染色体上都载有许多基因。染色体数目或结构的改变所致的疾病称为染色体病。

4. 体细胞遗传病：体细胞中遗传物质改变所致的疾病，称为体细胞遗传病。

20世纪80年代以来，有许多学者从事线粒体DNA突变和衰老关系的研究，发现mtDNA突变随年龄增加而增加，在大脑中其突变积累主要集中在黑质区和脊髓灰质区，小脑中相对较少，表明mtDNA突变优先集中在神经元，而不是神经胶质细胞，证明人的衰老与mtDNA突变的积累呈正相关。

随着科技的进步，遗传学的发展，疲劳这一人类常见的疾病性状，是属于单基因病、还是属于多基因病，是属于染色体病、还是属于体细胞遗传病，相信也一定会得出相应的结论。

自从1984年开始全球性讨论、1990年开始实施“人类基因组计划”（human genome project，HGP）以来，至2003年4月，人类基因组全部序列图已经完成，这表明结构基因组学的研究已经获得了巨大的成功。人类基因组的研究包括制定遗传图、物理图和完成DNA测序等方面的工作。HGP所提供的这些资料，被誉为人类“分子水平上的解剖图”，也有学者更形象地称为人类的“生命元素周期表”。人类将依赖这张“生命元素周期表”，来彻底解开人类进化和生老病死之谜，同时，它也一定能解开影响人类健康的“疲劳”之谜。所以，人类基因组研究的目的，不仅是为了单纯地数据积累，而且要彻底揭示数据中所藏的内在规律，从而更好地认识生命体，疲劳问题也将彻底被揭示。

现在人们的注意力已经转向对功能基因组学的研究。其核心问题是基因组的多态性和进化规律、基因组的表达及其调控、模式生物体基因组研究等。

基因的多态性能很好地解释中医学天人相应观、体质学说及病因病机学说。天人相应观是指人类依赖大自然生存，并与之息息相通，同时，人类对自然界的变化也有一定的调试能力。体质是人类个体在功能、形态、结构上相对稳定的特殊性，在生理上表现为个体的生理反应特性，在病理上表现为个体的发病倾向性。体质的形成和发展，与先天遗传、

饮食起居、精神活动、自然及社会环境等多种因素有关，其中遗传对体质的形成起决定性作用。由于人们体质的不同，在相同环境、相同条件下对疲劳的感受有着明显的差别。中医理论认为“正气存内，邪不可干；邪之所凑，其气必虚。”基因组学研究认为：所有疾病均存在基因表达的变化。在同一疾病中，患者主要症状可能是相同或相似的，而次要症状却可能不同。这表明在基因组中，同该疾病相关的主要基因得到了共同的表达，而次要基因的表达则存在个体差异。

在对“疲劳”的研究过程中，和对于其他疾病一样，层次论把我们对所研究问题的认识引向深入，引向本质，使我们不仅局限在单一的临床（个体）层次，而且对临床症状出现之前的各个层次加以认识，深刻揭示。生命各层次各有其规律，对各层次病理信息的研究必然会引导人们对该层次防治的思考及其治疗措施的更新，也促使人们去研究、创造更多地发现各层次病理信息的方法，从而及早发现和治疗发病前各层次的症状。随着社会的进步、科学的发展，“疲劳”问题一定会被进一步研究，本质会被进一步揭示，人类就能更好地预防和消除这一危害健康的大敌。疲劳问题的解决必然给人类带来福音，对提高生活质量、提升健康水平、延长寿命，将有重要意义。

## 第五节　疲劳与中介理论

“中介”一词，德语为Vermittlung，意为“居间联系”，汉语译为“中间媒介”。“中介”问题，在古希腊亚里士多德的哲学思想中就已经被提及，学者们普遍认为：他是西方三分理论的创造者；而中介问题又和三分理论紧密相连。1960年，英国人罗斯说：“科学被亚里士多德分为理论的、应用的和生产的。每类科学的直接目的是认识，最终目的则是知识、行为和制作有用的或漂亮的物体。”在中介问题上，罗斯认为：在亚里士多德的心理能力理论中，理性是人的独特能力。“一般认为，这种能力不同于知觉；但是，当知觉不是以看、听这样一些专门形式而是以知觉的一般性质起作用时，它就赋有各种各样的功能，它们在感觉和理性的鸿沟之间架起一座沟通桥梁。”“鸿沟”之说，标志着中介论即将诞生。

之后，康德从总体上扩展了“学术”三分的原则。其原则为：必须有①条件；②受制约者；③概念。概念是从受制约者与其条件的结合中产生的。受制约者则诞生于自然概念与自由概念的“大鸿沟”之间。这样，“鉴赏使感性刺激度转到习惯性的道德兴趣”便成为可能。也就是说，美学可以在自然概念（理论哲学）和自由概念（道德哲学）之间担当起“中介”的使命。

### 一、相关中介理论的简介

#### （一）各种中介类型

在现代科学辩证法对哲学与科学技术之间的基础理论研究中，有学者认为：作为科学辩证法的“中介”范畴，实际是指居于或介于矛盾运动过程和阶段之间和之中的、充当矛盾双方自身转化和相互转化的桥梁、纽带和媒介。自然科学中的“中性”，在科学辩证法的哲学中，便是“中介”。并按照矛盾运动不同过程和阶段进行区分，将中介分为两种总的类型和四种分的类型。

两种总的类型，这里命名为“单型中介”和“双型中介”。四种分的类型，是两种总的类型的具体再分，这里分别命名为“正面过程的单型中介”和“反面过程的单型中介”；“正面过程的双型中介”和“反面过程的双型中介。”

1. 单型中介和双型中介

(1) 所谓“单型中介”，亦可称为“一个过程的中介”。它的特点是，只居于矛盾运动的“一个过程”之间，而不居于矛盾运动的“两面过程”之中。它所介的，是矛盾双方的运动走完一个周期过程所表现出来的自身同自身对立的两种不同形态，即一个过程的外部两极，而不是矛盾双方的运动走完一面过程（即两方面之中的一面）所表现出来的自身同他物对立的两个不同形态，即不是一面过程的外部两极。由此可知，所谓“单型中介”，实际就是矛盾双方每一方自身转化（即由自身出发，经过转化变为他物，再又回到自身）的中间桥梁、纽带和媒介。这种中介，由于在矛盾运动的一个周期中，只有一个，没有两个，所以称为“单型中介”。

(2) 所谓“双型中介”，亦可称为“两面过程的中介”。它的特点是：只居于矛盾运动的“两面过程”之中，而不居于矛盾运动的“一个过程”之间。它所介的，只是矛盾双方的运动各自走完一面的过程所表现出来的自身同他物对立的两个不同形态，即只是一面过程的外部两极，而不是矛盾双方的运动走完一个周期过程所表现出来的自身同自身对立的两个不同形态，即不是一个过程的外部两极。这里，“双型中介”实际就是矛盾双方相互转化的中间桥梁、纽带和媒介。这种中介，由于在矛盾运动的一个周期过程中，具有两个，而不是一个，所以称为“双型中介”。

2. 单型终结的两种类型

鉴于单型中介存在于矛盾运动的一个过程之间，而矛盾运动的一个过程，又有正面过程和反面过程之分，因此，单型中介便有两种具体类型。

(1) “正面过程的单型中介”，它的特点是：只存在于矛盾运动的正面过程中。换言之，只存在于矛盾运动的“正题－反题－正题”或“肯定－否定－肯定”的形式中，而不存在于矛盾与动的反面过程，即“反题－正题－反题”或“否定－肯定－否定”的形式中。这种中介本身，就是矛盾的反题即否定。她所介的，是正题的第一形态和正题的第二形态（正面合题形态），或肯定的第一形态和肯定的第二形态（否定之否定形态）。这种中介，充当着正题（肯定）自身形态由旧到新、由低到高、由简到繁等变化的中间桥梁、纽带和媒介。

(2) “反面过程的单型中介”，它的特点是：只存在于矛盾运动的反面过程，而不存在于矛盾运动的过程。换言之，只存在于矛盾运动的“反题－正题－反题”或“否定－肯定－否定”的形式中，而不存在于“正题－反题－正题”或“肯定－否定－肯定”的形式中。这种中介本身，就是矛盾的正题即肯定。它所介的，是反题的第一形态和反题的第二形态（反面合题形态），或否定的第一形态和否定的第二形态（肯定之否定形态）。这种中介，充当着反题（否定）自身形态由旧到新、由低到高、由简到繁等变化的中间桥梁、纽带和媒介。

正面过程的单型中介与反面过程的单型中介的对照可以看到：在矛盾运动的正面过程，即正题（肯定）形态的变化过程中，以反题（否定）作为中介；在矛盾运动的方面过程，即反题（否定）形态的变化过程中，以正题（肯定）作为中介。这种情形，就是恩格斯在《自然辩证法》中所说的："对立互为中介。" 这种"对立互为中介"，在矛盾运动过程中，是具有客观普遍性的。可以说，自然界、社会和人类思维领域所有矛盾的运动，只要走完正面过程和反面过程，都表现为"对立互为中介"。

3. 双型中介的两种类型

双型中介与单型一样，由于矛盾运动有其正面过程和反面过程之分，因此亦有两种具体类型。

（1）"正面过程的双型中介"，它的特点是：只存在于矛盾运动的正面过程的"两面过程"之中，而不存在于矛盾运动的反面过程的"两面过程"之中。换言之，它所介的，是正面过程的"两面过程"的外部两极，而不是反面过程的"两面过程"的外部两极。这种中介，充当着矛盾的正面双方（顺序是正题－反题）相互转化（正题转化为反题，反题转化为正体，即正面合题）的中间桥梁、纽带和媒介。它的作用，表现为推动矛盾正面双方相互转化的一种外在的动力、手段和方法。

（2）"反面过程的双型中介"，它的特点是：只存在于矛盾运动的反面过程的"两面过程"之中，而不存在于矛盾运动正面过程的"两面过程"之中。换言之，它所介的，是反面过程的"两面过程"的外部两极。这种中介，充当着矛盾的反面双方（顺序是反题－正题）相互转化（反题转化为正题，正题又转化为反体，即反面合题）的中间桥梁、纽带和媒介。它的作用亦表现为推动矛盾反面双方相互转化的一种外在的动力、手段和方法。

从上可知，所谓"双型中介"，实际就是促使事物或矛盾双方由自身转化为他物，再由他物转化为自身的两种相反的动力、手段和方法。人们从事实践的根本目的，就是变革客观事物的形状、性能和特征，以使客观事物能够适应和满足人们自己生活和生产的需要。无论是"正面过程的双型中介"，还是"反面过程的双型中介"，正好构成对立的矛盾双方。两者所不同的是：交换了这种对立的矛盾双方的次序或位置。它向人们表明：作为充当事物或矛盾双方由自身转化为他物，再由他物转化为自身动力、手段和方法的双型中介，是具有客观规定性的。人们如果看不到这种客观规定性，在促使事物转化所采取的动力、手段和方法的过程中随意从事，那么，不但不能发挥中介的作用，而且无法实现事物合乎规律的转化。

总之，上述各种不同类型的中介，分别居于或介于矛盾运动的各个不同过程之间或之中。而中介自身亦是矛盾，因而亦具有矛盾运动的各个不同过程，在其各个不同的运动过程之间或之中，亦具有各种不同类型的中介。

（二）关于人与社会之间的中介问题介绍

生物模型医学的生态学观点，将人的疾病看成生物学、生理学的过程，认为这些过程与动物的生物学、生理学过程没有原则性的区别。这一说法曲解了人类存在的生物学因素和社会因素之间相互关系的辨证复杂性和人类生物学过程在很大程度上是以社会为中介的历史事实。

马克思指出："……劳动首先是人和自然之间的过程，是人以自身的活动来引起、调整和控制人和自然之间的物质变换的过程……当他通过这种运动作用于他身外的自然并改变自然时，也就是同时改变他自身的自然。" 以生态学观点来看，以劳动活动为中介的意义在于，由于劳动人在一定程度上变成了自身生活环境的创造者，使自己的周围的自然界及自己与它的相互关系发生变化，这些变化又引起人自身机体的自然过程（其中包括病理过程）方面发生变化。在这种新的性质上，这些变化就不能简单地看做是“自然的”生物学过程。它们呈现为受社会制约的，以社会因素为“中介”的过程。

人，由于是社会和自然的统一体，在自然界中占有一个特殊的地位。人的生命不仅服从于决定的动物生命的生物学规律，而且还受到对其机体内的生理过程有重大影响的社会因素的调节。这就是说，研究人的健康、疲劳和疾病问题，必须考虑到生物学因素以社会因素为中介。

在理解人的本性中，社会因素和生物学因素的相互关系问题上，马克思主义哲学从承认以下事实出发：人体现了自然性和社会性，他也包括在自然界和文化界之中。人是由社会所创造的，人是社会性的生物，社会条件在人的发展和行为等方面有决定性作用。人是社会的人，然而他同时又是自然界的一部分，是一个生物的人。生物学和社会方面联系的辩证法，要求在考察人固有的生物学过程时，要顾及生物学因素是以社会为中介的。

人与动物不同，首先，人不是简单地去适应环境，而是还要按照自己的需要来改变它。人类活动的这一质的区别对于人的生存具有巨大作用：人类在改造许多在自然选择中起作用的周围环境的限制性因素时，随着自己改造可能性的增大，他摆脱自身机制作用的程度也愈来愈高。

人对周围自然环境的改造作用使其摆脱了许多因素的影响，从医学一生态学的观点看来，这些因素在人的生命活动中起着病理学的作用。随着认识的发展和卫生保健的进步，人类得以摆脱自然环境中范围日益扩大的病理影响，日益缩小能引起流行和大流行的传染病的范围，急剧缩小过去广为传播并在传染病病理学上占有重要地位的一些疾病的作用与影响。这一切说明：人体病理学本身的变化也不单纯是生物学过程；人类依靠社会因素的作用，使人体病理学范围的实际缩小，其不是单纯的生物学的过程，而是受到社会制约的生物学过程，它具有生物学过程的外部特征和深刻的社会内容，是以社会因素为中介的。

目前，多数人把社会因素对人类机体过程由“自然”病理学向受社会制约的病理学转变——往往归结为现代生活技术性条件对人体健康的影响。例如“文明病”的概念在医学上已经习以为常，它表明在现代城市化和技术化的居住环境的条件下以及在现代生活的节奏和速度下产生了一些新疾病或加重了一些已知的疾病，“疲劳”是其重要病症之一。

在人体病理过程中，生物学因素以社会为中介的最重要的器官是神经系统，特别是高级神经活动。心理因素对人体病理的发展有很大的影响。从这样的观点出发，心理学研究生物学因素以社会因素为中介的过程，这些过程表现为心理对它的生理学的影响。这种中介对立起原则上全新的心理功能单位。导致这种或那种疾病发生的器官和系统功能紊乱，正是由作用于人的社会（微观社会）因素通过神经系统引起的。

所谓人与人之间的微观社会关系（在工作中，家庭里以及许多其他的情况下）都可以成为严重疾病——如神经官能症、疲劳症、心理性疲劳、高血压、溃疡病、过敏性疾病及许多其他病理形式的根源。

所有这一切都表明，有必要深入研究微观社会因素和人与人之间的关系对人体病理的影响。尽管这些微观社会关系有时对人类机体的心理生理过程有深刻的影响（如抑郁状态、心理性疲劳以及与之有联系的生理功能的紊乱），但不能把它们视为自然的关系，不论就其形式还是就其本质来说，它们都是社会性的，因而，对人类机体的过程有中介的影响。

在探讨中介理论的过程中，马克思主义的理论是不可忽视的，恩格斯对这一问题就有过极其深刻的论述，他说："在低等动物中，个体的概念简直不能严格地确立。不仅在动物是个体还是群体的问题上是如此，而且在发展过程中在什么地方一个个体终止而另一个个体（保母虫体）开始这一问题上也是如此。——一切差异都在中间阶段融合，一切对立都经过中间环节而互相过渡，对自然观的这种发展阶段来说，旧的形而上学的思维方法就不再够了，辩证法不知道什么绝对分明的和固定不变的界限，不知道什么无条件的普遍有效的'非此即彼'、它使固定的形而上学的差异互相过渡，除了'非此即彼'！又在适当的地方承认'亦此亦彼'！并且使对立互为中介。"

恩格斯具有深刻的学术内涵告知人们，作为高等动物的人的发展，"中间阶段"、"中间环节"是人类发展由此及彼的不可逾越的"中介"；其次，在人类由此及彼的发展过程中，来自于人类心灵的思维方法或方式的更新是极其重要的因素；还有，在人类发展的诸多类型中，怎样把握"非此即彼"与"亦此亦彼"的差异，怎样打破存在主义的心理缺陷，催发现代人努力超越"非此即彼"的局限，追求"亦此亦彼"的境界！恩格斯所说的"对立互为中介"的命题，在所有事物或矛盾的运动过程中是普遍存在的。正是因为"对立互为中介"的普遍存在，才构成了事物联系的普遍性和整体性。

从古希腊哲学在"中介"理论方面的提出和发展，到现代科学辩证法及科学认识论对"中介"的定义及其分型探讨，以及过去一些年代西方医学——生态学学者们对"生物因素以社会因素为中介"的研究，都离不开恩格斯的"对立互为中介"的命题。

在临床研究和实践中，我们深刻领会到：疲劳是人们都曾经历过的体验，它的发生、发展、演变过程离不开"中介理论"、离不开必需的"中间阶段"和"中间环节"。

## 二、疲劳与中介理论的关系

### （一）疲劳是健康与疾病之间的中介

在现代经典医学中，把健康视为无病，进而把无病看做是人体的真正健康。目前看来，这种结论的得出，违背了人作为存在于自然社会，物质与精神统一活体的特殊超巨型系统的生物与社会性的实质。偏离了人体是一个远离平衡、阴阳升降、涨落现象无时不在发生的真实存在。将健康与疾病作为矛盾两个绝对对立面，一刀切的分为"非此即彼"，即违背了对立统一事物中的相互联系、相互制约、相互转化的根本规律。又脱离了人类生存过程所呈现的事实情况。所以使健康成为机械健康，疾病成经典的疾病，致使经典医学所规定的"健康"标准，成为与人类生存的现实完全不相符合的空中楼阁、镜花水月。前已述及，人的生命过程中，由于阴阳升降失序、熵流入出的涨落、人体的新陈代谢、吐故纳新过程出现功能上的匮乏，疲劳随即发生。不尽相同的疲劳症候在人自身感受中呈现，如生理性疲劳、症候性疲劳、生产作业性疲劳、脑疲劳等等。人有了痛苦、不适的感受，但现代经典医学所规范的医疗仪器、实验室检查常检测不到有意义的阳性结果。在这种生物自身感受与生物介面认同相互矛盾状态中，中介因素的介入就必然成为事实。在耗散结构理论章节中已经说明，疲劳作为人体失去非平衡稳态的标尺样信号告知人们，人类真正健康的体现只能是人体在阴阳升降、熵流入出过程中，在时间与空间中所体现的暂短概念。因为人类是有"精神乃治"的活体，影响其成为非平衡稳态的因素多而又多。宇宙自然的风寒暑湿燥火的显性与不显性因素；社会的争斗、温饱、冷暖；人类自身的七情六欲，以及人体生物习性，自然磨损等等因素，造成阴阳升降失序、熵流入出紊乱，使所谓"健康"只能是在人生命过程中某一瞬间实现。在这种情况下，作为度量人体非平衡稳态标准的疲劳的地位就显得十分重要。在"疲劳－健康－疾病"矛盾运动过程中，疲劳作为鉴别经典医学所规定的健康与疾病之间的中介就事在必须了。疲劳作为经典医学所规定的健康与疾病之间的中介，一是可以解脱目前经典医学所规定的所谓"健康"标准，无法真实呈现之困境；二是为实现人类真实"健康"标准提供了可行条件。因此，疲劳作为"健康"与"疾病"之间的中介，是新医学"健康"与"疾病"标准制定的依据，为新医学"健康"与"疾病"的实现拓展了宏大的美好前景。

（二）社会的中介作用使疲劳病愈变复杂

现代文明社会来临之前，人们日作夜息、劳苦耕作，身体倦累疲乏，食饮足量的食水，晚上睡一宿觉，疲劳就会自动解除。运动性疲劳亦是，如奔跑劳累、腿沉乏力，经用热水泡泡脚、休息一夜，第二天疲劳同样解除。20 世纪 80 年代以来，由于社会因素的介入，使疲劳疾病变得愈加复杂。其原因有多方面的：①社会各行各业的工作竞争日益激烈，生活工作的快节奏、工作任务过大、高度紧张、心理负担、创伤过重，使人的身心遭到不可逆性变化，熵积累过多而致使单纯的休息、食饮调节，不能解除疲劳，日积月累成为恶性循环，轻者出现症候疲劳，重者成为疾病性疲劳，再重者成为慢性疲劳综合征，甚至'过劳死'。②社会因素所致生活节律习性的改变，亦是疲劳演变愈加复杂的原因之一。人类几千年来生活劳作所形成的生物钟节律，日作夜寝、阴阳调节有度、精神驰张得法，使人一有之疲劳即意解除。正如《内经》所言："今时之人不然也，以酒为浆，以妄为常，醉以入房，以欲竭其精，以耗散其真，不知持满，不时御神，务快其心，逆于生乐，起居无节，故半百而衰也。"人若是违背人类几千年形成的生物钟节律，夜生活过多，吃喝玩乐，贪图纸醉金迷、荒淫无度的生活，赌博狂欢，以违背人类生存繁衍的自然规律为快，使身心之精气耗散过多，一旦疲劳发生，根本就无生理疲劳的过程，而症候性疲劳、疾病性疲劳、慢性疲劳综合征随即发生。③由于社会科学的日益进步，在快速改善人类生活质量的同时，其反面亦增加由于单一工作流程、单调的劳作、任务繁重，或在不利于人类生存环境中工作时间过长，带之而来一种新型的疲劳疾病——生产作业性（职业性）疲劳伴随而生。生产作业性疲劳的产生具有明显社会中介，它是人类社会发展进步的产物，是高科技快速发展的反面效应，如超时飞行的飞行疲劳，计算机所带来的视力、脑疲劳，高原施工作业、深海潜水作业所造成的肺疲劳，高温作业所造成机体症候性疲劳，电话接线员所致听力疲劳，重复性单调作业所造成的智力、技巧性症候性疲劳，脑疲劳等等。④社会的进步、产业的发展、工业和农业追求高产、高效益，在带来繁荣景象的反面所造成的食物、环境的污染，致使疾病性疲劳发生率增高。如农业的施用化肥过量、工业的废水、废气以及有毒污染物对空气、食物、水、环境的污染，使一些化学性、生物性、物理性、疾病性疲劳发生率上升。这些工农业发展所带来负面灾害，可致人体中毒、贫血、缺氧、营养及代谢障碍；这种以社会为中介所造成危害，如不及时纠正控制，其对人类生存危害的后果是非常严重的，其所造成的疾病性疲劳亦会日益增多。

（三）疲劳作为社会中介，推动着人们向预防医学道路上追求与发展

20 世纪以来，国内外由于"过劳死"的发生率增加，在新闻媒体的作用下，使疲劳

的警钟在人们耳边不断鸣响！特别是一些社会名人的英年早逝，引发了人们对“疲劳”二字对人体生命影响的强烈反思。对于过去生活中常出现的疲劳症候开始重视注意。许多学者对疲劳的发生、治疗、预防开始了科学研究探讨。

在探索中，人们逐渐发现，由于社会因素的中介作用，使疲劳的发生率、发生形式、演变规律变得日益复杂，且带有人为的盲区和习性改变的特点。既往人们在社会发展、科学进步、事业竞争日益激烈所造成的环境、职业、精神、体力压力所造成的疲劳的预防，应做针对性调节，如要求改善环境污染、调整单调的作业时间、合理减轻超负荷劳作、适当增加体育锻炼，以预防此类疲劳的发生。

在社会进步所造成物质条件、生活习性发生改变而造成的疲劳预防方面，人们开始在工作之余，注意益智健脑、强体健身、添乐怡情、丰知增靓、为善益德等方面的自调以预防症候性疲劳、疾病性疲劳、生产作业性疲劳的发生，如听音乐、下棋、阅书作画、摄影、冥想垂钓、品茶酒、赏花、盆栽、树林养生、鱼鸟宠物之趣，聊天、交友、旅游、家饰、打扮、上网、行善助人、敬老爱幼、天伦之乐、抗衰等情趣，调节养生方法预防疲劳发生。

此外，为了预防疾病性疲劳的发生，还在预防自然环境所造成的传染病，饮食起居方面，加强了预防力度，如改善饮食结构、调节饮食指数、控制体重增加。提倡绿色养生，遵守人类作起规律，减少生物钟退化磨损，以达到防止诸多疾病性疲劳发生之可能。但必须强调，各种息养、调整，必须做到有度。息养过度、动止失调、生活节律秩序发生改变亦可造成由于息养调节律的太过与不足而发生阴阳升降失序，熵流入出障碍，其症候性、脑性疲劳亦随之发生。

21世纪，防疲劳、防过劳死的警钟高鸣！预防的任务形势催人、急迫，疲劳与中介性的关系愈加明显，它引发人们注意社会因素，认识社会因素所造成疲劳致使人英年早逝的惨痛教训！它鸣响警钟，告诫人们减少对疲劳病的视觉、听觉盲区，要多关心、多注意、多检查、早治疗，并在现代社会多发疲劳的根源上加强预防力度，只有这样才能避免各种疲劳的发生，杜绝“过劳死”的重演！

# 附：兴奋剂禁用规定

## 一、《反兴奋剂条例》

国务院总理温家宝签署了第398号国务院令，颁布《反兴奋剂条例》。

条例分总则、兴奋剂管理、反兴奋剂义务、兴奋剂检查与检测、法律责任、附则共6章47条。

《反兴奋剂条例》指出，本条例所称兴奋剂，是指兴奋剂目录所列的禁用物质等。兴奋剂目录由国务院体育主管部门会同国务院食品药品监督管理部门、国务院卫生主管部门、国务院商务主管部门和海关总署制定、调整并公布。

条例规定，体育社会团体、运动员管理单位向运动员提供兴奋剂或者组织、强迫、欺骗运动员在体育运动中使用兴奋剂的，负有责任的主管人员和其他直接责任人员4年内不得从事体育管理工作和运动员辅助工作；情节严重的，终身不得从事体育管理工作和运动员辅助工作；造成运动员人身损害的，依法承担民事赔偿；构成犯罪的，依法追究刑事责任。

《反兴奋剂条例》自 2004 年 3 月 1 日起施行。

# 反兴奋剂条例

## 第一章 总 则

**第一条** 为了防止在体育运动中使用兴奋剂，保护体育运动参加者的身心健康，维护体育竞赛的公平竞争，根据《中华人民共和国体育法》和其他有关法律，制定本条例。

**第二条** 本条例所称兴奋剂，是指兴奋剂目录所列的禁用物质等。兴奋剂目录由国务院体育主管部门会同国务院食品药品监督管理部门、国务院卫生主管部门、国务院商务主管部门和海关总署制定、调整并公布。

**第三条** 国家提倡健康、文明的体育运动，加强反兴奋剂的宣传、教育和监督管理，坚持严格禁止、严格检查、严肃处理的反兴奋剂工作方针，禁止使用兴奋剂。

任何单位和个人不得向体育运动参加者提供或者变相提供兴奋剂。

**第四条** 国务院体育主管部门负责并组织全国的反兴奋剂工作。

县级以上人民政府食品药品监督管理、卫生、教育等有关部门，在各自职责范围内依照本条例和有关法律、行政法规的规定负责反兴奋剂工作。

**第五条** 县级以上人民政府体育主管部门，应当加强反兴奋剂宣传、教育工作，提高体育运动参加者和公众的反兴奋剂意识。

广播电台、电视台、报刊媒体以及互联网信息服务提供者应当开展反兴奋剂的宣传。

**第六条** 任何单位和个人发现违反本条例规定行为的，有权向体育主管部门和其他有关部门举报。

## 第二章 兴奋剂管理

**第七条** 国家对兴奋剂目录所列禁用物质实行严格管理，任何单位和个人不得非法生产、销售、进出口。

**第八条** 生产兴奋剂目录所列蛋白同化制剂、肽类激素（以下简称蛋白同化制剂、肽类激素），应当依照《中华人民共和国药品管理法》（以下简称《药品管理法》）的规定取得《药品生产许可证》、药品批准文号。

生产企业应当记录蛋白同化制剂、肽类激素的生产、销售和库存情况，并保存记录至超过蛋白同化制剂、肽类激素有效期 2 年。

**第九条** 依照药品管理法的规定取得《药品经营许可证》的药品批发企业，具备下列条件，并经省、自治区、直辖市人民政府食品药品监督管理部门批准，方可经营蛋白同化制剂、肽类激素：

（一）有专门的管理人员；

（二）有专储仓库或者专储药柜；

（三）有专门的验收、检查、保管、销售和出入库登记制度；

（四）法律、行政法规规定的其他条件。

蛋白同化制剂、肽类激素的验收、检查、保管、销售和出入库登记记录应当保存至超过蛋白同化制剂、肽类激素有效期 2 年。

**第十条** 除胰岛素外，药品零售企业不得经营蛋白同化制剂或者其他肽类激素。

**第十一条** 进口蛋白同化制剂、肽类激素，除依照药品管理法及其实施条例的规定取得国务院食品药品监督管理部门发给的进口药品注册证书外，还应当取得进口准许证。

申请进口蛋白同化制剂、肽类激素，应当说明其用途。国务院食品药品监督管理部门应当自收到申请之日起 15 个工作日内作出决定；对用途合法的，应当予以批准，发给进口准许证。海关凭进口准许证放行。

**第十二条** 申请出口蛋白同化制剂、肽类激素，应当说明供应对象并提交进口国政府主管部门的相关证明文件等资料。省、自治区、直辖市人民政府食品药品监督管理部门应当自收到申请之日起 15 个工作日内作出决定；提交进口国政府主管部门的相关证明文件等资料的，应当予以批准，发给出口准许证。海关凭出口准许证放行。

**第十三条** 境内企业接受境外企业委托生产蛋白同化制剂、肽类激素，应当签定书面委托生产合同，并将委托生产合同报省、自治区、直辖市人民政府食品药品监督管理部门备案。委托生产合同应当载明委托企业的国籍、委托生产的蛋白同化制剂或者肽类激素的品种、数量、生产日期等内容。

境内企业接受境外企业委托生产的蛋白同化制剂、肽类激素不得在境内销售。

**第十四条** 蛋白同化制剂、肽类激素的生产企业只能向医疗机构、符合本条例第九条规定的药品批发企业和其他同类生产企业供应蛋白同化制剂、肽类激素。

蛋白同化制剂、肽类激素的批发企业只能向医疗机构、蛋白同化制剂、肽类激素的生产企业和其他同类批发企业供应蛋白同化制剂、肽类激素。

蛋白同化制剂、肽类激素的进口单位只能向蛋白同化制剂、肽类激素的生产企业、医疗机构和符合本条例第九条规定的药品批发企业供应蛋白同化制剂、肽类激素。

肽类激素中的胰岛素除依照本条第一款、第二款、第三款的规定供应外，还可以向药品零售企业供应。

**第十五条** 医疗机构只能凭依法享有处方权的执业医师开具的处方向患者提供蛋白同化制剂、肽类激素。处方应当保存 2 年。

**第十六条** 兴奋剂目录所列禁用物质属于麻醉药品、精神药品、医疗用毒性药品和易制毒化学品的，其生产、销售、进口、运输和使用，依照药品管理法和有关行政法规的规定实行特殊管理。

蛋白同化制剂、肽类激素和前款规定以外的兴奋剂目录所列其他禁用物质，实行处方药管理。

**第十七条** 药品、食品中含有兴奋剂目录所列禁用物质的，生产企业应当在包装标识或者产品说明书上用中文注明“运动员慎用”字样。

## 第三章 反兴奋剂义务

**第十八条** 实施运动员注册管理的体育社会团体（以下简称体育社会团体）应当加强对在本体育社会团体注册的运动员和教练、领队、队医等运动员辅助人员的监督管理和反兴奋剂的教育、培训。

运动员管理单位应当加强对其所属的运动员和运动员辅助人员的监督管理和反兴奋剂的教育、培训。

**第十九条** 体育社会团体、运动员管理单位和其他单位，不得向运动员提供兴奋剂，不得组织、强迫、欺骗运动员在体育运动中使用兴奋剂。

科研单位不得为使用兴奋剂或者逃避兴奋剂检查提供技术支持。

**第二十条** 运动员管理单位应当为其所属运动员约定医疗机构，指导运动员因医疗目的合理使用药物；应当记录并按照兴奋剂检查规则的规定向相关体育社会团体提供其所属运动员的医疗信息和药物使用情况。

**第二十一条** 体育社会团体、运动员管理单位，应当按照兴奋剂检查规则的规定提供运动员名单和每名运动员的教练、所从事的运动项目以及运动成绩等相关信息，并为兴奋剂检查提供便利。

**第二十二条** 全国性体育社会团体应当对在本体育社会团体注册的成员的下列行为规定处理措施和处理程序：

（一）运动员使用兴奋剂的；

（二）运动员辅助人员、运动员管理单位向运动员提供兴奋剂的；

（三）运动员、运动员辅助人员、运动员管理单位拒绝、阻挠兴奋剂检查的。

前款所指的处理程序还应当规定当事人的抗辩权和申诉权。全国性体育社会团体应当将处理措施和处理程序报国务院体育主管部门备案。

**第二十三条** 运动员辅助人员应当教育、提示运动员不得使用兴奋剂，并向运动员提供有关反兴奋剂规则的咨询。

运动员辅助人员不得向运动员提供兴奋剂，不得组织、强迫、欺骗、教唆、协助运动员在体育运动中使用兴奋剂，不得阻挠兴奋剂检查，不得实施影响采样结果的行为。

运动员发现运动员辅助人员违反前款规定的，有权检举、控告。

**第二十四条** 运动员不得在体育运动中使用兴奋剂。

**第二十五条** 在体育社会团体注册的运动员、运动员辅助人员凭依法享有处方权的执业医师开具的处方，方可持有含有兴奋剂目录所列禁用物质的药品。

在体育社会团体注册的运动员接受医疗诊断时，应当按照兴奋剂检查规则的规定向医师说明其运动员身份。医师对其使用药品时，应当首先选择不含兴奋剂目录所列禁用物质的药品；确需使用含有这类禁用物质的药品的，应当告知其药品性质和使用后果。

**第二十六条** 在全国性体育社会团体注册的运动员，因医疗目的确需使用含有兴奋剂目录所列禁用物质的药品的，应当按照兴奋剂检查规则的规定申请核准后方可使用。

**第二十七条** 运动员应当接受兴奋剂检查，不得实施影响采样结果的行为。

**第二十八条** 在全国性体育社会团体注册的运动员离开运动员驻地的，应当按照兴奋剂检查规则的规定报告。

**第二十九条** 实施中等及中等以上教育的学校和其他教育机构应当加强反兴奋剂教育，提高学生的反兴奋剂意识，并采取措施防止在学校体育活动中使用兴奋剂；发现学生使用兴奋剂，应当予以制止。

体育专业教育应当包括反兴奋剂的教学内容。

**第三十条**　体育健身活动经营单位及其专业指导人员，不得向体育健身活动参加者提供含有禁用物质的药品、食品。

## 第四章　兴奋剂检查与检测

**第三十一条**　国务院体育主管部门应当制定兴奋剂检查规则和兴奋剂检查计划并组织实施。

**第三十二条**　国务院体育主管部门应当根据兴奋剂检查计划，决定对全国性体育竞赛的参赛运动员实施赛内兴奋剂检查；并可以决定对省级体育竞赛的参赛运动员实施赛内兴奋剂检查。

其他体育竞赛需要进行赛内兴奋剂检查的，由竞赛组织者决定。

**第三十三条**　国务院体育主管部门应当根据兴奋剂检查计划，决定对在全国性体育社会团体注册的运动员实施赛外兴奋剂检查。

**第三十四条**　兴奋剂检查工作人员（以下简称检查人员）应当按照兴奋剂检查规则实施兴奋剂检查。

**第三十五条**　实施兴奋剂检查，应当有2名以上检查人员参加。检查人员履行兴奋剂检查职责时，应当出示兴奋剂检查证件；向运动员采集受检样本时，还应当出示按照兴奋剂检查规则签发的一次性兴奋剂检查授权书。

检查人员履行兴奋剂检查职责时，有权进入体育训练场所、体育竞赛场所和运动员驻地。有关单位和人员应当对检查人员履行兴奋剂检查职责予以配合，不得拒绝、阻挠。

**第三十六条**　受检样本由国务院体育主管部门确定的符合兴奋剂检测条件的检测机构检测。

兴奋剂检测机构及其工作人员，应当按照兴奋剂检查规则规定的范围和标准对受检样本进行检测。

## 第五章　法律责任

**第三十七条**　体育主管部门和其他行政机关及其工作人员不履行职责，或者包庇、纵容非法使用、提供兴奋剂，或者有其他违反本条例行为的，对负有责任的主管人员和其他直接责任人员，依法给予行政处分；构成犯罪的，依法追究刑事责任。

**第三十八条**　违反本条例规定，有下列行为之一的，由县级以上食品药品监督管理部门按照国务院食品药品监督管理部门规定的职责分工，没收非法生产、经营的蛋白同化制剂、肽类激素和违法所得，并处违法生产、经营药品货值金额2倍以上5倍以下的罚款；情节严重的，由发证机关吊销《药品生产许可证》、《药品经营许可证》；构成犯罪的，依法追究刑事责任：

（一）生产企业擅自生产蛋白同化制剂、肽类激素，或者未按照本条例规定渠道供应蛋白同化制剂、肽类激素的；

（二）药品批发企业擅自经营蛋白同化制剂、肽类激素，或者未按照本条例规定渠道供应蛋白同化制剂、肽类激素的；

（三）药品零售企业擅自经营蛋白同化制剂、肽类激素的。

**第三十九条**　体育社会团体、运动员管理单位向运动员提供兴奋剂或者组织、强迫、欺骗运动员在体育运动中使用兴奋剂的，由国务院体育主管部门或者省、自治区、直辖市人民政府体育主管部门收缴非法持有的兴奋剂；负有责任的主管人员和其他直接责任人员4年内不得从事体育管理工作和运动员辅助工作；情节严重的，终身不得从事体育管理工作和运动员辅助工作；造成运动员人身损害的，依法承担民事赔偿责任；构成犯罪的，依法追究刑事责任。

体育社会团体、运动员管理单位未履行本条例规定的其他义务的，由国务院体育主管部门或者省、自治区、直辖市人民政府体育主管部门责令改正；造成严重后果的，负有责任的主管人员和其他直接责任人员2年内不得从事体育管理工作和运动员辅助工作。

**第四十条** 运动员辅助人员组织、强迫、欺骗、教唆运动员在体育运动中使用兴奋剂的，由国务院体育主管部门或者省、自治区、直辖市人民政府体育主管部门收缴非法持有的兴奋剂；4年内不得从事运动员辅助工作和体育管理工作；情节严重的，终身不得从事运动员辅助工作和体育管理工作；造成运动员人身损害的，依法承担民事赔偿责任；构成犯罪的，依法追究刑事责任。

运动员辅助人员向运动员提供兴奋剂，或者协助运动员在体育运动中使用兴奋剂，或者实施影响采样结果行为的，由国务院体育主管部门或者省、自治区、直辖市人民政府体育主管部门收缴非法持有的兴奋剂；2年内不得从事运动员辅助工作和体育管理工作；情节严重的，终身不得从事运动员辅助工作和体育管理工作；造成运动员人身损害的，依法承担民事赔偿责任；构成犯罪的，依法追究刑事责任。

**第四十一条** 运动员辅助人员非法持有兴奋剂的，由国务院体育主管部门或者省、自治区、直辖市人民政府体育主管部门收缴非法持有的兴奋剂；情节严重的，2年内不得从事运动员辅助工作。

**第四十二条** 体育社会团体、运动员管理单位违反本条例规定，负有责任的主管人员和其他直接责任人员属于国家工作人员的，还应当依法给予撤职、开除的行政处分。

运动员辅助人员违反本条例规定，属于国家工作人员的，还应当依法给予撤职、开除的行政处分。

**第四十三条** 按照本条例第三十九条、第四十条、第四十一条规定作出的处理决定应当公开，公众有权查阅。

**第四十四条** 医师未按照本条例的规定使用药品，或者未履行告知义务的，由县级以上人民政府卫生主管部门给予警告；造成严重后果的，责令暂停6个月以上1年以下执业活动。

**第四十五条** 体育健身活动经营单位向体育健身活动参加者提供含有禁用物质的药品、食品的，由食品药品监督管理部门、卫生主管部门依照药品管理法、《中华人民共和国食品卫生法》和有关行政法规的规定予以处罚。

**第四十六条** 运动员违反本条例规定的，由有关体育社会团体、运动员管理单位、竞赛组织者作出取消参赛资格、取消比赛成绩或者禁赛的处理。

运动员因受到前款规定的处理不服的，可以向体育仲裁机构申请仲裁。

## 第六章 附 则

**第四十七条** 本条例自2004年3月1日起施行。

## 二、2006 年禁用清单

# 世界反兴奋剂条例

（2006 年 1 月 1 日起生效）

任何药物的使用必须仅限于合理的医学用途

| 所有场合禁用的物质和方法<br>（赛内和赛外） |
|---|

**禁用物质**

### S1. 蛋白同化制剂

蛋白同化制剂禁用。

1. 蛋白同化雄性类固醇（AAS）

a. 外源性*蛋白同化雄性类固醇包括：

1-androstendiol（5α-androst-1-ene-3β，17β-diol）　雄-1-烯二醇
1-androstendione（5α-androst-1-ene-3，17-dione）　雄-1-烯-3，17-二酮
bolandiol（19-norandrostenediol）　19-去甲雄烯二醇
bolasterone　勃拉睾酮（双甲睾酮）
boldenone　勃地酮（宝丹酮）
boldione（androsta-1，4-diene-3，17-dione）　1，4-雄二烯-3，17 二酮
calusterone　7β，17α-双甲睾酮
clostebol　氯司替勃（氯斯太宝）
danazol（17α-ethynyl-17β-hydroxyandrost-4-eno[2，3-d]isoxazole）　达那唑
dehydrochlormethyltestosterone（4-chloro-17β-hydroxy-17α-methylandrosta-1，4-dien-3-one）　脱氢氯甲基睾酮
desoxymethyltestosterone（17α-methyl-5α-androst-2-en-17β-ol）　（新）去氧甲基睾酮
drostanolone　屈他雄酮（羟甲雄酮）
ethylestrenol（19-nor-17α-pregn-4-en-17-ol）　乙基雌烯醇
fluoxymesterone　氟甲睾酮
formebolone　甲酰勃龙（醛甲宝龙）
furazabol（17β-hydroxy-17α-methyl-5α-androstano[2，3-c]-furazan）　呋咱甲氢龙
gestrinone　孕三烯酮
4-hydroxytestosterone（4，17β-dihydroxyandrost-4-en-3-one）　4-羟基睾酮
mestanolone　美雄诺龙
mesterolone　美睾酮
metenolone　美替诺龙
methandienone（17β-hydroxy-17α-methylandrosta-1，4-dien-3-one）　美雄酮
methandriol　美雄醇
methasterone（2α，17α-dimethyl-5α-androstane-3-one-17β-ol）　（新）2α，17α-二甲基-5α-雄烷-3-酮-17β-醇

methyldienolone(17β-hydroxy-17α-methylestra-4,9-dien-3-one)
17α-甲基-17β-羟基雌-4,9-二烯-3-酮

methyl-1-testosterone(17β-hydroxy-17α-methyl-5α-androst-1-en-3-one)
(新)甲基-1-睾酮

methylnortestosterone(17β-hydroxy-17α-methylestr-4-en-3-one) (新)甲基去甲睾酮

methyltrienolone(17β-hydroxy-17α-methylestra-4,9,11-trien-3-one)
17α-甲基-17β-羟基雌-4,9,11-三烯-3-酮

methyltestosterone 甲睾酮

mibolerone 米勃龙

nandrolone 诺龙

19-norandrostenedione(estr-4-ene-3,17-dione) 19-去甲雄烯二酮

norboletone 诺勃酮(双乙基诺龙)

norclostebol 去甲氯司替勃

norethandrolone 诺乙雄龙(乙基诺龙)

oxabolone 羟勃龙(氧宝龙)

oxandrolone 氧雄龙(氧甲氢龙)

oxymesterone 羟甲睾酮

oxymetholone 羟甲烯龙

prostanozol([3,2-c]pyrazole-5α-etioallocholane-17β-tetrahydropyranol) (新)

quinbolone 奎勃龙

stanozolol 司坦唑醇

stenbolone 司腾勃龙

1-testosterone(17β-hydroxy-5α-androst-1-en-3-one) 1-睾酮

tetrahydrogestrinone(18α-homo-pregna-4,9,11-trien-17β-ol-3-one) 四氢孕三烯酮

trenbolone 群勃龙(追宝龙)

以及其他具有相似化学结构或相似生物作用的物质。

b. 内源性* *蛋白同化雄性类固醇:

androstenediol(androst-5-ene-3β,17β-diol) 雄烯二醇

androstenedione(androst-4-ene-3,17-dione) 雄烯二酮

dihydrotestosterone(17β-hydroxy-5α-androstan-3-one) 双氢睾酮

prasterone(dehydroepiandrosterone,DHEA) 普拉雄酮

testosterone 睾酮

以及下述代谢物和异构体:

5α-androstane-3α,17α-diol 5α-雄烷-3α,17α-二醇

5α-androstane-3α,17β-diol 5α-雄烷-3α,17β-二醇

5α-androstane-3β,17α-diol 5α-雄烷-3β,17α-二醇

5α-androstane-3β,17β-diol 5α-雄烷-3β,17β-二醇

androst-4-ene-3α,17α-diol 雄-4-烯-3α,17α-二醇

androst-4-ene-3α,17β-diol 雄-4-烯-3α,17β-二醇

| | |
|---|---|
| androst-4-ene-3β,17α-diol | 雄-4-烯-3β,17α-二醇 |
| androst-5-ene-3α,17α-diol | 雄-5-烯-3α,17α-二醇 |
| androst-5-ene-3α,17β-diol | 雄-5-烯-3α,17β-二醇 |
| androst-5-ene-3β,17α-diol | 雄-5-烯-3β,17α-二醇 |
| 4-androstenediol(androst-4-ene-3β,17β-diol) | 雄-4-烯二醇 |
| 5-androstenedione(androst-5-ene-3,17-dione) | 雄烯二酮 |
| epi-dihydrotestosterone | 表双氢睾酮 |
| 3α-hydroxy-5α-androstan-17-one | 3α-羟基-5α-雄烷-17-酮 |
| 3β-hydroxy-5α-androstan-17-one | 3β-羟基--5α-雄烷-17-酮 |
| 19-norandrosterone | 19-去甲雄酮 |
| 19-noretiocholanolone | 19-去甲本胆烷醇酮 |

就某一蛋白同化雄性类固醇能够内源性生成而言，运动员的样品中该禁用物质或其代谢物或其标识物的浓度和（或）其相关比值偏离人群正常范围，以致不能认为是正常内源性生成的情况下，这一样品被视为含有这种禁用物质。如运动员能证明运动员的样品中该禁用物质或其代谢物或其标识物的浓度和（或）相关比值是病理或生理原因所致，则该样品不应视为含有禁用物质。

无论何种情况和浓度下，如果通过可靠的分析方法（如同位素比质谱）实验室能够证明该禁用物质是外源性来源，则认为运动员样品含有禁用物质，实验室将报告阳性检测结果。在这种情况下，不需作进一步的调查。

如果某值在人群正常范围，并且该可靠的分析方法（如同位素比质谱）没能确认该物质的外源性来源，但存在一些重要的提示，如与参照类固醇代谢轮廓的比较，揭示有可能使用了禁用物质，相关反兴奋剂组织必须通过审核以前的检查结果或进一步检查对此进行调查，以便能确定这种结果是因病理或生理原因所致，还是使用了外源性禁用物质的后果。

当实验室报告睾酮表睾酮比值大于4，而使用的任何可靠的分析方法（如同位素比质谱）并不能确定该物质的外源性来源，进一步调查可以通过审核以前的检查结果或进一步检查，以便能确定这种结果是因病理或生理原因所致，或是使用了外源性禁用物质的后果。如果实验室使用额外可靠的检测方法（如同位素比质谱）报告该禁用物质具有外源性来源，则不必要再进行调查，该样品被认为含有该禁用物质。当没有使用额外可靠的分析方法（如同位素比质谱），以前至少三次的检查结果也不存在，相关反兴奋剂组织必须在三个月时间内对该运动员进行至少三次事先无通知的检查。如果对该运动员这些追踪检查的描述不属于生理的正常范围，该结果将作为阳性结果报告。

在极其罕见的个案中，尿样中始终能检测到低浓度（ng/ml）的内源性勃地酮（宝丹酮）。如果实验室报告这样很低浓度的勃地酮，并且使用任何可靠分析方法（如同位素比质谱）没能确定该物质具有外源性来源，进一步调查可以通过审核以前的检查结果或进一步检查。当没有使用额外可靠的分析方法（如同位素比质谱），以前至少三次的检查结果也不存在，相关反兴奋剂组织必须在三个月时间内对该运动员进行至少三次事前无通知的检查。如果这些追踪检查的轮廓不是生理的正常范围，该结果将作为阳性结果报告。

对于19-去甲雄酮，实验室报告的阳性结果被认为是该禁用物质外源性的科学有效证明。在这种情况下，不需要进一步调查。

运动员对追踪调查不予配合将导致视为该运动员的样品含有禁用物质。

2. 其他蛋白同化制剂，包括但不仅限于：

clenbuterol 克仑特罗

tibolone （新）甲异炔诺酮

zeranol 折仑诺

zilpaterol 齐帕特罗

> 就本节而言：
> * “外源性”物质指人体不能自然生成的物质。
> * * “内源性”物质指人体能自然生成的物质。

**S2. 肽类激素和相关物质**

下列物质（包括其他具有相似化学结构或相似生物作用的物质）及其释放因子禁用：

1. Erythropoietin（EPO） 促红细胞生成素（EPO）
2. Growth hormone（hGH）， 生长激素（hGH），
   Insulin-like Growth Factor（IGF-1）， 胰岛素样生长因子（IGF-1），
   Mechano Growth Factors（MGFs） （新）
3. Gonadotrophins（LH，hCG），prohibited in males only
   促性腺激素（垂体促性素，绒促性素）仅男性禁用
4. Insulin 胰岛素
5. Corticotrophins 促皮质素

如果运动员的样品中上述禁用物质或其代谢物的浓度和（或）其相关比值或标识物偏离人群正常范围，以致不能认为是由正常的内源性生成的情况下，该样品被视为含有（上面所列）禁用物质，除非该运动员能证明这一浓度是病理或生理原因所致。

基于任何可靠的分析方法，如果实验室能证明这些禁用物质具有外源性来源，该样品将被认为含有禁用物质并将报告阳性结果。上述所列物质，包括其他具有相似化学结构或相似生物作用的物质，诊断标识物、激素的释放因子的存在，或其他任何发现提示所检测到的物质为外源性来源，将认为使用禁用物质并报告为阳性检测结果。

**S3. β2-激动剂**

所有β2-激动剂包括D-型和L-型异构体均禁用。

作为例外，当福莫特罗（formoterol），沙丁胺醇（salbutamol），沙美特罗（salmeterol）和特布他林（terbutaline）被吸入使用，需要简易治疗用药豁免（ATUE）。

不论以何种方式批准的豁免，若尿中沙丁胺醇（游离和葡糖酸苷的总和）浓度超过1000ng/ml，将被视为阳性结果，除非该运动员能证明此不正常结果是由治疗性使用吸入的沙丁胺醇所致。

**S4. 有抗雌激素作用的制剂**

下列抗雌激素作用物质类禁用：

1. 芳香酶抑制剂，包括但不仅限于

anastrozole 阿那曲唑

letrozole 来曲唑

| | |
|---|---|
| aminoglutethimide | 氨鲁米特 |
| exemestane | |
| formestane | |
| testolactone | 睾内酯 |

2. 选择性雌激素受体调节器（SERMs），包括但不仅限于

| | |
|---|---|
| raloxifene | 那洛西芬 |
| tamoxifen | 他莫昔芬 |
| toremifene | 托瑞米芬 |

3. 其他抗雌激素作用物质，包括但不仅限于

| | |
|---|---|
| clomiphene | 氯米芬 |
| cyclofenil | 环芬尼 |
| fulvestrant | |

**S5. 利尿剂和其他掩蔽剂**

掩蔽剂包括但不仅限于：

| | |
|---|---|
| Diuretics * | 利尿剂 * |
| epitestosterone | 表睾酮 |
| probenecid | 丙磺舒 |
| alpha-reductase inhibitors | α-还原酶抑制剂 |
| (e. g. finasteride，dutasteride) | （如非那雄胺） |
| plasma expanders | 血浆膨胀剂 |
| (e. g. albumin，dextran，hydroxyethyl starch) | （如白蛋白，代血浆，羟乙基淀粉） |

利尿剂包括：

| | |
|---|---|
| acetazolamide | 乙酰唑胺 |
| amiloride | 阿米洛利 |
| bumetanide | 布美他尼 |
| canrenone | 坎利酮 |
| chlortalidone | 氯噻酮 |
| etacrynic acid | 依他尼酸 |
| furosemide | 呋塞米 |
| indapamide | 吲达帕胺 |
| metolazone | 美托拉宗 |
| spironolactone | 螺内酯 |
| thiazides | 噻嗪类 |
| (e. g. bendroflumethiazide，chlorothiazide，hydrochlorothiazide) | （如苄氟噻嗪，氯噻嗪，氢氯噻嗪） |
| triamterene | 氨苯喋啶 |

和具有相似化学结构或相似生物作用的其他物质（drosperinone 不禁用）。

*如果运动员尿样中含有利尿剂并有某种其他禁用物质（即使该物质浓度可能低于允许浓度上限）时，治疗用药豁免无效。

## 禁用方法

**M1．提高输氧能力**

以下方法禁用：

a．血液兴奋剂，包括使用自体、同源或异源血液或使用任何来源制成的血红细胞制品。

b．人为提高氧气的摄入、运输或释放，包括但不仅限于使用全氟化合物、efaproxiral（RSR13）（2-[4-[[（3，5-二甲苯胺基）羰基]甲基]苯氧基]-2-甲基丙酸）及经修饰的血红蛋白制剂（如以血红蛋白为主剂的血液替代品，微囊血红蛋白制剂等）。

**M2．化学和物理篡改**

a．在兴奋剂检查过程中，为改变兴奋剂检查所收集样品的完整性和合法性，篡改或企图篡改样品是禁止的。包括但不仅限于：导管插入术、置换尿样和/或变更。

b．静脉注射禁用，急救当中的合理使用除外。

**M3．使用基因兴奋剂**

禁止非治疗性使用具有提高运动能力的细胞、基因、遗传构件，或调控基因表达。

| 赛内禁用物质和方法 |
|---|

除了以上定义的类别S1至S5，以及M1至M3外，以下类别在比赛中禁用：

### 禁用物质

**S6．刺激剂**

下列刺激剂，包括其相关的光学异构体（D-型和L-型），禁用：

| | | |
|---|---|---|
| adrafinil | | 阿屈非尼（艾捉非尼） |
| adrenaline＊ | （新） | 肾上腺素 |
| amfepramone | | 二乙胺苯丙酮 |
| amiphenazole | | 阿米苯唑 |
| amphetamine | | 苯丙胺 |
| amphetaminil | | 安非他尼 |
| benzphetamine | | 苄非他明 |
| bromantan | | 布罗曼坦 |
| carphedon | | 卡非多 |
| cathine＊＊ | | 去甲伪麻黄碱 |
| clobenzorex | | 氯苄雷司 |
| cocaine | | 可卡因 |
| cropropamide | （新） | 克罗丙胺 |
| crotetamide | （新） | 克罗乙胺 |
| cyclazodone | （新） | 环丙唑酮 |

| | | |
|---|---|---|
| dimethylamphetamine | | 二甲基苯丙胺（二甲基安非他明） |
| ephedrine * * * | | 麻黄碱 |
| etamivan | （新） | 香草二乙胺（益迷奋） |
| etilamphetamine | | 乙非他明（乙苯丙胺） |
| etilefrine | | 依替福林 |
| famprofazone | | 泛普法宗 |
| fenbutrazate | （新） | 芬布酯 |
| fencamfamin | | 芬坎法明（莰苯乙胺） |
| fencamine | | 芬咖明 |
| fenetylline | | 芬乙茶碱 |
| fenfluramine | | 芬氟拉明 |
| fenproporex | | 芬普雷司（氰乙苯丙胺） |
| furfenorex | | 呋芬雷司（呋甲苯丙胺） |
| heptaminol | （新） | 庚胺醇 |
| isometheptene | （新） | 握克丁 |
| levmethamfetamine | （新） | 左旋甲基苯丙胺 |
| meclofenoxate | （新） | 氯酯醒 |
| mefenorex | | 美芬雷司（氯丙苯丙胺） |
| mephentermine | | 美芬丁胺 |
| mesocarb | | 美索卡（麦索卡） |
| methamphetamine（D-） | | 甲基苯丙胺（D-） |
| methylenedioxyamphetamine | | 甲烯二氧苯丙胺 |
| methylenedioxymethamphetamine | | 甲烯二氧甲苯丙胺 |
| p-methylamphetamine | （新） | 对-甲基苯丙胺 |
| methylephedrine * * * | | 甲基麻黄碱 |
| methylphenidate | | 哌醋甲酯 |
| modafinil | | 莫达非尼（莫达芬尼） |
| nikethamide | | 尼可刹米（尼可刹咪） |
| norfenefrine | （新） | 去甲苯福林 |
| norfenfluramine | | 去乙芬氟拉明 |
| octopamine | （新） | 去甲对羟福林 |
| ortetamine | （新） | 苄丙胺 |
| oxilofrine | （新） | 对羟麻黄碱 |
| parahydroxyamphetamine | | 对羟基苯丙胺 |
| pemoline | | 匹莫林 |
| pentetrazol | （新） | 戊四氮 |
| phendimetrazine | | 苯双甲吗啉（二甲苯吗啉） |
| phenmetrazine | | 芬美曲秦（苯甲吗啉） |
| phenpromethamine | （新） | 异甲苯丙胺 |

| | | |
|---|---|---|
| phentermine | | 芬特明（苯丁胺） |
| prolintane | | 普罗林坦（苯咯戊烷） |
| propylhexedrine | （新） | 环已丙胺 |
| selegiline | | 司来吉兰（司立吉林） |
| sibutramine | （新） | 西布曲明 |
| strychnine | | 士的宁 |

及其他具有相似化学结构或生物作用的物质＊＊＊＊。

＊：肾上腺素与局麻药合用或局部使用（如鼻，眼等）不禁用。

＊＊：尿中去甲伪麻黄碱浓度超过 5mg/ml 时构成违禁。

＊＊＊：尿中麻黄碱或甲基麻黄碱浓度超过 10mg/ml 时构成违禁。

＊＊＊＊：列在 2006 年监控程序中的物质（bupropion，caffeine，phenylephrine，phenylpropanolamine，pipradrol，pseudoephedrine，synephrine）不视为禁用物质。

**S7．麻醉剂**

下列麻醉剂禁用：

| | |
|---|---|
| buprenorphine | 丁丙诺啡 |
| dextromoramide | 右吗拉胺（右吗拉米） |
| diamorphine（heroin） | 二醋吗啡（海洛因） |
| fentanyl and its derivatives | 芬太尼及其衍生物 |
| hydromorphone | 氢吗啡酮 |
| methadone | 美沙酮 |
| morphine | 吗啡 |
| oxycodone | 羟考酮 |
| oxymorphone | 羟吗啡酮 |
| pentazocine | 喷他佐辛 |
| pethidine | 哌替啶 |

**S8．大麻（酚）类**

大麻（酚）类（如 Hashish 哈希什，Marijuna 玛利华纳）禁用。

**S9．糖皮质类固醇**

所有糖皮质类固醇禁止口服、直肠给药、静脉注射或肌注。使用糖皮质类固醇需有治疗性用药豁免（TUE）。

除下述指明的外，所有其他途径的给药需有简短治疗性用药豁免（ATUE）。

治疗皮肤、耳、鼻、口腔和眼部疾患的局部用药制剂不禁用，也不需要任何治疗性用药豁免。

| 特殊项目禁用物质 |
|---|

**P1．酒精**

在下列项目中，酒精（乙醇）仅在赛内禁用。将通过呼吸气分析和（或）血液进行检测。括号内给出了各国际单项协会制定的兴奋剂违规的阈值。

航空运动（FAI，国际航空运动联合会） （0.20g/L）
射箭（FITA，国际射箭联合会；IPC，国际残疾人奥委会） （0.10g/L）
汽车运动（FIA，国际汽车运动联合会） （0.10g/L）
台球（WCBS，世界台球联盟） （0.20g/L）
滚木球（CMSB，世界滚木球运动联盟；IPC bowls，国际残疾人奥委会滚木球） （0.10g/L）
空手道（WKF，世界空手道联合会） （0.10g/L）
现代五项（UIPM，国际现代五项联盟）（有射击的项目） （0.10g/L）
摩托车运动（FIM，国际摩托车运动联合会） （0.10g/L）
汽艇运动（UIM，国际汽艇运动联盟） （0.30g/L）

P2. β-阻断剂

下列项目中，除非有特殊说明，β-阻断剂仅在赛内禁用。

航空运动（FAI，国际航空运动联合会）
射箭（FITA，国际射箭联合会；IPC，国际残疾人奥委会）（赛外也禁用）
汽车运动（FIA，国际汽车运动联合会）
台球（WCBS，世界台球联盟）
有舵雪橇（FIBT，国际有舵雪橇和平底雪橇联合会）
滚木球（CMSB，世界滚木球运动联盟；IPC bowls，国际残疾人奥委会滚木球）
桥牌（FMB，世界桥牌联合会）
国际象棋（FIDE，国际象棋联合会）
冰壶（WCF，世界冰壶联合会）
体操（FIG，国际体操联合会）
摩托车运动（FIM，国际摩托车运动联合会）
现代五项（UIPM，国际现代五项联盟）（有射击的项目）
九瓶保龄球（FIQ，国际保龄球联合会）
帆船（ISAF，国际帆船运动联合会）（仅对抗赛舵手）
射击（ISSF，国际射击联盟；IPC，国际残疾人奥委会）（赛外也禁用）
滑雪、单板滑雪（FIS，国际滑雪联合会），
适用于跳台滑雪、自由式滑雪的空中技巧/U 型槽、单板滑雪的 U 型槽/空中特技
摔跤（FILA，国际业余摔跤联合会）

β-阻断剂包括但不仅限于下列物质：

| | |
|---|---|
| acebutolol | 醋丁洛尔 |
| alprenolol | 阿普洛尔（心得舒） |
| atenolol | 阿替洛尔 |
| betaxolol | 倍他洛尔 |
| bisoprolol | 比索洛尔 |
| bunolol | 布诺洛尔 |
| carteolol | 卡替洛尔 |
| carvedilol | 卡维地洛（卡维地罗） |

| | |
|---|---|
| celiprolol | 塞利洛尔（双胺心安） |
| esmolol | 艾司洛尔 |
| labetalol | 拉贝洛尔（降压乐） |
| levobunolol | 左布诺洛尔（左旋丁酮心安） |
| metipranolol | 美替洛尔 |
| metoprolol | 美托洛尔 |
| nadolol | 纳多洛尔（羟氢萘心安） |
| oxprenolol | 氧烯洛尔 |
| pindolol | 吲哚洛尔 |
| propranolol | 普萘洛尔 |
| sotalol | 索他洛尔 |
| timolol | 噻吗洛尔 |

## 特定物质 *

“特定物质” * 包括：

所有吸入的β2-激动剂（克仑特罗（clenbuterol）除外）；

丙磺舒（probenecid）；

去甲伪麻黄碱（cathine），克罗丙胺（cropropamide），克罗乙胺（crotetamide），麻黄碱（ephedrine），etamivan，泛普法宗（famprofazone），庚胺醇（heptaminol），握克丁（isometheptene），左旋甲基苯丙胺（levmethamfetamine），美芬雷司（氯丙苯丙胺）（meclofenoxate），对-甲基苯丙胺（p-methylamphetamine），甲基麻黄素（methylephedrine），尼可刹米（尼可刹咪）（nikethamide），去甲苯福林（norfenefrine），去甲对羟福林（octopamine），苄丙胺（ortetamine），对羟麻黄碱（oxilofrine），异甲苯丙胺（phenpromethamine），环已丙胺（propylhexedrine），司来吉兰（司立吉林）（selegiline），西布曲明（sibutramine）；

大麻（酚）类（cannabisnoids）；

所有糖皮质类固醇（glucocorticosteroids）；

酒精（alcohol）；

所有β-阻断剂（beta blockers）。

* “禁用清单可划分出一些特定物质，它们或因属于通用的医药产品而特别容易引起非故意触犯反兴奋剂条例，或不大可能被成功地滥用为兴奋剂。”涉及这些物质的违规行为可从轻处罚，“……只要运动员能证明使用这些特定物质的目的不是为了提高运动成绩……”。

国家体育总局运动医学研究所兴奋剂检测中心
吴侔天　王杉　王小兵　翻译
吴侔天　王杉　郑　斌　校对

# 参 考 文 献

（按年代排序）

【中文著作】


贾丹兵. 药物知识问答. 哈尔滨：黑龙江省科技出版社，1983

贾丹兵. 药物知识问答. 哈尔滨：黑龙江省科技出版社，1984

邱仁宗等. 医学的思维和方法. 北京：人民卫生出版社，1985

中国大百科全书出版社《简明不列颠百科全书》编辑部编译. 简明不列颠百科全书. 北京·上海：中国大百科全书出版社，1986：486

李乃民. 望舌诊病. 哈尔滨：黑龙江科学技术出版社，1987

贾丹兵. 食物药用手册. 哈尔滨：黑龙江省科技出版社，1987

姚乃礼等. 中国证候鉴别诊断学. 北京：人民卫生出版社，1987

简明大英百科全书. 台北：台湾中华书局，1988：227

张明淮等著，心—脑—神志病辨证论治. 哈尔滨：黑龙江科学技术出版社，1988

孙振声. 易经入门. 北京：文化艺术出版社，1988

贾丹兵. 实用药物分析题解. 哈尔滨：黑龙江省科技出版社，1989

贾丹兵. 儿童用药指南. 哈尔滨：黑龙江省人民出版社，1989

杨力. 周易与中医学. 北京：北京科学技术出版社，1989

张颖清. 全息生物学. 北京：高等教育出版社，1989

李乃民. 非药物疗法. 哈尔滨：黑龙江科学技术出版社，1990

徐斌，王效道. 心身医学—心理生理医学的基础与临床. 北京：中国医药科技出版社，1990

贾丹兵. 儿童合理用药手册. 哈尔滨：黑龙江省科技出版社，1990

许豪文. 运动生物化学进展. 上海：华东师范大学出版社，1990：142

李天心. 医学心理学. 北京：人民卫生出版社，1991

刘克嘉，邹勤娥. 应激与应激性疾病. 北京：人民军医出版社，1991

杨力. 中医疾病预测学. 北京：北京科学技术出版社，1991

廖墨香. 周易预测学指南. 北京：中国华侨出版公司，1991

王启铭. 巧解周易. 沈阳：辽宁大学出版社，1991

中国大百科全书编辑委员会. 中国大百科全书·心理学（第一版）. 北京·上海：中国大百科全书出版社，1991：231，519

李乃民. 急症腑病研治. 哈尔滨：黑龙江科学技术出版社，1991

贾丹兵. 临床实用新药指南. 哈尔滨：黑龙江省科技出版社，1992

贾丹兵. 家庭用药指南. 哈尔滨：黑龙江省科技出版社，1992

涂通今. 现代医学百科词典. 万国学术出版社，1992：592

邵伟华. 四柱预测学. 兰州：敦煌文艺出版社，1993

高渌汶. 有毒中药临床精要. 北京：学苑出版社，1993

李乃民等. 中国舌诊大全. 北京：学苑出版社，1994

丘文浩，何慕陶. 现代行为医学. 山东：山东科学技术出版社，1994

许士凯，吕明方，钱伯初，等. 抗衰老药物学. 北京：中国医药科技出版社，1994

王庆其. 中医证候病理学. 上海：上海科学普及出版社，1995
曲绵玉，等. 实用运动医学. 北京：北京科学技术出版社，1996：53
李乃民. 中国传统医学外治疗法全书. 北京：学苑出版社，1997
(罗马尼亚) 斯特凡·奥多布莱扎著. 柳凤运等译. 协调心理学与控制论. 北京：商务印书馆，1997
沈渔村，精神病学 (第三版). 北京：人民卫生出版社，1999：696—700
不列颠百科全书·6. 中国大百科全书编辑委员会. 北京：中国大百科全书出版社，1999：234
祝恒琛. 未病学. 北京：中国医药科技出版社，1999：62
李秀英等. 中国保健中药. 北京：科学技术文献出版社，2000
凌关庭. 保健食品原料手册. 北京：北京化学工业出版社，2002
李乃民. 实用中西医周围血管病学. 北京：学苑出版社，2002
方文贤，刘萍等. 实用临床抗衰老中药. 沈阳：辽宁科学技术出版社，2002
元英进，刘明言，董岸杰，等. 中药现代化生产关键技术. 北京：化学工业出版社，2002
汉斯·波塞尔. 科学：什么是科学. 上海：上海三联书店，2002
凌关庭. 保健食品原料手册. 北京：化学工业出版社，2002
王新陆，田思胜，周永红，等. 中医疾病预测学. 北京：中国医药科技出版社，2002
牟善初等. 新编内科学. 北京：人民军医出版社，2002
王育学. 亚健康状态. 南昌：江西科学技术出版社，2002：18
余华，干德康，李发昌，等. 慢性疲劳——生命的透支. 南昌：江西科学技术出版社，2002：70—72
刘冠军. 中华脉诊. 北京：中国中医药出版社，2002
王立群，等. 针灸对穴实用手册. 北京：学苑出版社，2003
董淑炎等. 最新食用药用保健中药管理规定及使用指南. 北京：中国林业出版社，2003
鞠传军. 实用针灸疗法. 北京：金盾出版社，2003
王锦鸿，陈仁寿. 临床实用中药辞典. 北京：金盾出版社，2003
罗和古，朱秋俊，曾令真，等. 慢性疲劳综合征与慢性疲劳相关疾病. 北京：中国医药科技出版社，2003
董淑炎. 最新食用药用保健中药管理规定及使用指南. 北京：中国林业出版社，2003
王锦鸿，陈仁寿. 临床实用中药辞典. 北京：金盾出版社，2003
姜井水. 现代科学认识论与现代科学辨证法. 上海：学林出版社，2003
王本祥等. 现代中药药理与临床. 天津：天津科技翻译出版公司，2004
欧阳绵，胡宝清，应明生，等. 模糊理论基础. 武汉：武汉大学出版社，2004
陈复平，李强. 亚健康概论. 北京：中国轻工业出版社，2004
孙小礼，张增一. 科学方法中的十大关系. 上海：学林出版社，2004
邓树勋，王健，等. 运动生理学. 北京：高等教育出版社，2005
邓晓芝. 黑格尔辨证法讲演录. 北京：北京大学出版社，2005
龚婕宁，宋为民. 新编未病学. 南京：南京中医药大学，2005
(美) V. R. 林加柏，K. 法里. 秦晓里等译. 医学生理学——从临床导向到基础医学生理学的途径. 北京：科学出版社，2005
孙晓波，徐惠波. 现代方剂药理与临床. 天津：天津科技翻译出版公司，2005
李喜先，等. 科学系统论. 北京：科学出版社，2005
孙世明，潘昌新，范杰敏，等. 自然辨证法. 济南：山东大学出版社，2005
刘杰，袁峻. 中国八卦医学. 青岛：青岛出版社，2005
印文利等. 病理学. 北京：中国中医药出版社，2006

方晓红，张晓锋，王新杰．传媒协同发展论．北京：新华出版社，2006

奚潘良，奚雍．疲劳症和疲劳死．上海：上海文化出版社，2006

李乃民等．舌诊学．北京：学苑出版社，2006

王迪云．旅游耗散结构系统开发理论与实践．北京：中国市场出版社，2006

祝恒琛．时辰治疗学．北京：华夏出版社，2006

于文杰．欧洲近代学术思想的心灵之旅．北京：商务印书馆，2006

李璞．医学遗传学．北京：中国协和医科大学出版社，2006

**【中文论文、研究报告】**

苏宝昌，等．黄精对运动疲劳的影响．辽宁体育科，1981，(2)：16

司勇，等．“生脉散”对运动能力影响的研究报告．辽宁体育科，1981，(2)：1

有地滋．未病医学的历史考证．汉方的临床，1982：29（12)：22

王文健，沈自尹，张新民，等．肾阳虚患者和老年人（男性）的下丘脑—垂体—性腺轴功能初步观察．中西医结合杂志，1982，2（3)：149－152

岑浩望，等．机能糖浆提高运动能力的实验研究．国家体委体育科学研究所论文选编，1983，(1)：229

沈自尹，等．肾阳虚证的下丘脑—垂体—甲状腺、性腺、肾上腺皮质轴的对比观察．医学研究通讯，1983，(10)：21

门鸿烈，周继坤，丁朝阳等．特种兵部队脑力疲劳调查．中国人民解放军军事医学科学院院刊，1983，(3)：299－301

李秋．中药去疲糖浆治疗过度训练综合征和消除疲劳的疗效观察．中国运动医学杂志，1984，3（2)：117

上海体科所情报室．国外关于疲劳与恢复的论述（上）．体育科研，1984，(8)：17

姜平，等．“强壮冲剂1号”提高缺氧耐力和抗疲劳作用的初步研究．青海体育科技，1985，(1)：16

季景渠，王书贵，李素玉．高度精神紧张作业的疲劳研究．中华劳动卫生职业病杂志，1985，3（2)：73－76

王文健，沈自尹，张新民，等．补肾法对老年男性下丘脑—垂体—性腺轴作用的临床和实验研究．中医杂志，1986，27（4)：272－276

沉自尹，王文健，胡国让，等．肾虚与衰老的研究．中医杂志，1987，28（10)：57－59

屈志炜，刘云．用高效液相色谱电化学检测器测定大小鼠脑内单胺类物质的研究．中国医学科学院学报，1987，9（10)：371－375

罗金才．“潜证”新探．北京中医学院学报，1987，10（6)：6

沈自尹，胡国让，许德盛，等．补肾和健脾在延缓衰老作用中的对比研究．中西医结合杂志，1987，7（10)：584－587

1987年全国运动生化与营养研讨会中心发言内容简介．中国运动医学杂志，1987，6（4)：228

李凤文，须惠红，张问渠，等．肝郁气滞血瘀的临床和实验研究．中医杂志，1988，8（3)：136

李志雍，程体贵．振疲丹恢复运动性疲劳的初步观察．甘肃中医学院学报，1988，(2)：

沈自尹，王文健，王惠，等．补肾药改善老年肾上腺皮质功能的临床与实验研究．中西医结合杂志，1989，9（9)：518－521

陈小峰，王培训，李道中．肾虚患者的自然杀伤细胞活性研究．中西医结合杂志，1989，9（7)：409－410

王树云，岑浩望，刘永成，等．花粉对提高小鼠运动能力的研究．中国运动医学杂志，1989，8

(3)：139

谢敏豪，杨天乐．训练结合用中药补剂强力宝对小鼠游泳耐力与肌肉和肝脏 Gn、LDH 和 MDH 的影响．中国运动医学杂志，1989，8 (4)：211

张俊明，高雅，曹建生，等．“高效强力饮”增强运动机能的临床研究．中国运动医学杂志，1989，8 (2)：101

赵伟康，潘迎宪，万叔援，等．固真方对老年雄性大鼠下丘脑—垂体—性腺—胸腺轴作用的实验研究．中医杂志，1989，30 (12)：747—749

斗力．中国古本草增力类营养保健品立法特色及其应用．中国运动医学杂志，1990，9 (1)：1

张玲娟，沈自尹，王文健，等．补肾益气法对淋巴细胞糖皮质激素受体老年性改变的影响．中西医结合杂志，1990，10 (10)：583—585

陈家伦，蔡厚明，陈梦月，等．老年肾阳虚生长激素及温肾助阳药对其的影响．中西医结合杂志，1990，10 (8)：467—469

刘晓庄．慢性疲劳综合征的中医治疗．湖南中医杂志，1990，(3)：21—22

张苏颖．金匮治未病的学术思想．山东中医学院学报，1990，14 (2)：10

尹昕，朱秀雄，马文彬等．人参皂甙对冷水束缚应激大鼠内分泌腺结构和功能的影响．解剖学杂志，1990，13 (2)：92—94

金宗濂，文镜．复方生脉饮的配方及其对运动疲劳和耐力的影响．中草药，1990，21 (8)：355

廖品东，张发荣，骆永珍，等．老年人及肾虚患者红细胞免疫黏附活性的昼夜节律变化．中西医结合杂志，1990，10 (4)：217—218

潘文奎．试论“潜证”之指导意义．南京中医学院学报，1990，6 (2)：13

殷劲．运动疲劳机理探源．成都体育学院学报，1991，(2)：19

常世和，王桂云，董世平，等．“参宝”片对机体机能能力影响的研究．中国运动医学杂志，1991，10 (1)：49

周成明，胥云，徐文豪，等．红景天研究概况．时珍国药研究，1991，2 (2)：85

沈自尹．延缓衰老的研究思路．中医杂志，1991，32 (1)：42—43

许豪文．运动性疲劳的研究进展—运动和氨代谢．山西体育科技，1991，(1)：8—14

张新民，沈自尹，王文健，等．补肾对神经内分泌老化调节作用研究 (I)．中医杂志，1991，32 (11)：683—686

林晨．老年“潜证”特点与调理脾胃．北京中医学院学报，1991，14 (1)：40

彭慧荣．消除射击运动员精神疲劳的纯中药制剂疗效的初步观察．中国运动医学杂志，1991，10 (4)：242—243

王学美，谢竹蕃，彭先忠，等．五子衍宗液延缓衰老的临床研究．中国中西医结合杂志，1992，12 (1)：23—25

陈吉棣，李可基，曹国华，等．健力宝猕猴桃饮料对人体血脂及脂质过氧化物含量的影响．中国运动医学杂志，1992，11 (2)：109

浦钧宗，张宝慧，唐培，等．“多耐”运动保健饮料对动物和人体的影响研究．中国运动医学杂志，1992，11 (4)：208

卜平，许茂荣，陈齐鸣．虚劳病诊治规律的临床研究．中国医药学报，1992，7 (5)：277—279

谈运良，姚培发，谢宗林，等．补肾法对健康男性血清促黄体生成素生物活性增龄改变的影响．中国中西医结合杂志，1992，12 (11)：660—662

陈宝骥，迟秋阳，张洪，等．精神疲劳和行为功能测定研究．解放军预防医学杂志，1992，10 (3)：173—177

GeorgeP. Chrousos．应激与应激系统紊乱的概念——概述身体的和行为的内环境稳定，美国医学

会杂志中文版，1992，11（5）：290—296

冯炜权．运动性疲劳和恢复过程研究的新进展．中国运动医学杂志，1993，12（3）：161—164

苏哲坦．慢性疲劳综合征．日本医学介绍，1993，14（12）：567—568

彭慧荣，赵国瑞，张长久，等．射益脑Ⅰ号对消除射击运动员精神疲劳的研究．中医杂志，1993，34（3）：161—162

侯香玉，浦钧宗，高云秋，等．中药制剂对运动训练小鼠运动能力及体内自由基防御体系的影响．中国运动医学杂志，1993，12（1）：56

王雄莉，吴佑安，程洪春，等．雷达作业人员精神疲劳的行为心理探讨．解放军预防医学杂志，1993，11（2）：134—136

杨竟平，杨贵贞．人参皂甙对应激免疫抑制小鼠模型中枢神经肽Y和儿茶酚胺类递质的影响．中国免疫学杂志，1993，9（1）：36—38

彭惠荣，等．“射益脑一号”提高射击运动员大脑效能的脑电图动态观察．中国运动医学杂志，1993，12（2）：119

吕红斌．运动与心理健康．中国运动医学杂志，1993，12（1）

朱文举，张福江．关于疲劳综合征的中医诊治．天津中医，1994，11（4）：14—15

刘晓庄．脾胃内伤病与慢性疲劳综合征之比较．中国医药学报，1994，9（2）：19

杨维益，梁嵘，李峰，等．健脾理气方药与能量代谢的关系．北京中医药大学学报，1994，17（2）：64

高峡，焦颖，高红，等．海星提取液对运动人体抗疲劳作用的研究．中国运动医学杂志，1994，13（4）：206

张理义，高拍良．心理社会应激对神经内分泌及免疫功能的影响．医学理论与实践，1994，7（9）：18—20

余幼何，黄融琪，朱兰．慢性疲劳症脏腑辨治心得．福建中医药，1994，25（4）：19

孙常义，应瑞春，宋继新，等．四君子汤抗骨骼肌疲劳作用的定量细胞化学和电镜观察．中国组织化学与细胞化学杂志，1994，3（4）：366—369

'56 万劲，谢敏豪，邓静，等．中医补肾药、补脾药对运动员机能状态及运动能力影响的综合观察．中国运动医学杂志，1994，13（4）：202

司富春．从下丘脑—垂体—性腺轴研究中医肾的现状及对策．中医研究，1994，7（3）：2

刘宇新，罗方．浅析乾隆健身液防治慢性疲劳综合征的意义．辽宁中医杂志，1995，22（9）：408

殷惠，葛新发，李昭波，等．霸三七、绞股蓝、阿胶等多味中草药配伍抗疲劳效果的实验研究．中国运动医学杂志，1995，14（3）：138

喻方亭．慢性疲劳综合征研究现状及中医治疗进展．中国中西医结合杂志，1995，15（12）：751—753

陈立典．人体内稳系统“未病态与正气”．中医研究，1995，8（6）：1

丁朝阳，窦兰君．睡眠剥夺对大鼠行为和脑电图的影响．解放军预防医学杂志，1995，13（6）：430—432

宣大吾，陈晓萍．运动性疲劳的预防与中药治疗．南京医科大学学报，1995，15（2）：311

谭建华，崔青山，罗基花，等．梅花鹿胎盘中药复方对机体运动能力的影响．中国应用生理学杂志，1995，11（3）：283

陈家旭，杨维益．神经—内分泌—免疫网络研究概况及其与中医肝脏关系的探讨．北京中医药大学学报，1995，18（4）：7—11

王克非，李景新，刘晓宇．自拟抗疲劳散的应用初探．中医药信息，1995，（2）：37

范少光，丁桂凤．神经内分泌与免疫系统之间相互作用的介导物质：共用的生物学语言．生理科学进展，1995，261：175—183

刘晓庄，中医药治疗慢性疲劳综合征评析．中医药研究，1995，(3)：7—9

霍万户．慢性疲劳综合征．中国疗养医学，1995，4 (3)：31—34

杨维益，陈家旭．中药诊治慢性疲劳综合征的思路与方法．中国医药学报，1995，10 (2)：14—17

洪涛．“深海龙”的抗疲劳作用及对人体运动能力的影响．中国海洋药物，1995，14 (2)：41—45

曹元成，等．百年乐治疗慢性疲劳综合征 30 例．中国民间疗法，1995，(3)：43

贺太纲，刘建平．精神疲劳及其测定．生物医学工程杂志，1996，13 (3)：267—273

张亮林，杨贵贞．人参皂甙对应激模型大鼠下丘脑—垂体—肾上腺轴和脾靶器官中神经肽 Y 阳性细胞数的影响．中国神经免疫学和神经病理学杂志，1996，3 (1)：23—26

朱全，浦钧宗．大鼠游泳训练在运动实验中的应用方法．中国运动医学杂志，1996，(10)：125—129

谢敏豪，方子龙，万劲，等．补肾药对训练者下丘脑 k 垂体 k 性腺轴功能及运动能力的影响．中国运动医学杂志，1996，15 (1)：12—17

夏明歧．慢性疲劳综合征的治疗体会．实用中医内科杂志，1996，10 (2)：13

张万法，张济洲．疲劳综合征的辨证施治．浙江中医杂志，1997，32 (11)：502

蔡定芳，沈自尹．中西医结合神经内分泌免疫网络研究的思考．中国中西医结合杂志，1997，17 (7)：442—445

姚秀琴．《伤寒论》“治未病”重在脾胃．山东中医药大学学报，1997，21 (2)：101

陈家旭，杨维益，梁嵘．中医药抗运动性疲劳概况与展望．中国运动医学杂志，1997，16 (1)：50

曹长恩，皮寒义，丁华民．慢性疲劳综合征重在理肝益脾探讨．实用中医药杂志，1997，(5)：38

韦立莲，小柴胡汤治疗慢性疲劳综合征体会．河南中医，1997，17 (3)：144

顾立刚，古宇环，李乐东等．长期激怒刺激对大鼠全血黏度和巨噬细胞功能影响的研究．北京中医药大学学报，1997，20 (2)：28—30

田盛欣，浅谈慢性疲劳综合征．实用中西医结合杂志，1997，10 (1)：72

舒仪琼，张国梁．补中益气汤加减治疗慢性疲劳综合征 30 例．安徽中医学院学报，1997，16 (5)：11—12

刘红石，王岩．小柴胡汤加味治疗慢性疲劳综合征 36 例．河北中医，1998，20 (6)：375

李贯彻，李英姿．归脾汤加味治疗慢性疲劳综合征．中医杂志，1998，39 (11)：652

王建，未病今释．中医药研究，1998，14 (2)：2

解海宁．加味升陷汤治疗慢性疲劳综合征 23 例．江苏中医，1998，19 (1)：20

杨洪军，李春红．和解法治疗慢性疲劳综合征．中医药研究，1998，14 (6)：35

朱德增，中药与疏导结合治疗慢性疲劳综合征．新中医，1998，30 (12)：45—46

程海花．中药黄芪抗缺氧作用的研究．青海医药杂志，1999，10 (29)

周立东，杨穗红，吴伏清．中医治则学理论在慢性疲劳综合征诊治中的应用．中国中医基础医学杂志，1999，5 (增刊)：242

曹征，刘雨星，针灸治疗慢性疲劳综合征 38 例．上海针灸杂志，1999，18 (3)：24

周立东，杨穗红．慢性疲劳证的中医病理生理学初探．中国病理生理杂志，1999，15 (5)：388

崔昕，李天庆．慢性疲劳综合征及其汉方治疗．国外医学中医中药分册，1999，21 (3)：11—13

张越林．敷脐疗法治疗慢性疲劳综合征 32 例．中医外治杂志，2000，9 (1)：14

彭昭英．参脉注射液在慢性疲劳综合征中的临床应用．现代中西医结合杂志，2000，9 (8)：684

王天芳，张翠珍，季绍良，等．慢性疲劳综合征患者的疲劳特征及中药的治疗作用．中国医药学报，2000，15 (4)：58—60

王天芳，王琳，刘雁峰，等．消疲怡神口服液对慢性疲劳综合征患者血中 β—内啡肽含量的调节作用．中医杂志，2000，41 (7)：414—415

秦爱华，赵志贤．慢性疲劳综合征辨证施治．河北中医，2000，22 (6)：449

刘洪，汪涛．高压氧仓配合中西药治疗慢性疲劳综合征．长春中医学院学报，2000，16（3）：29

王琦．防治亚健康状态是中医学在21世纪对人类的新贡献．北京中医药大学学报，2001，24（2）：1

董莉，等．亚健康的表现、原因和对策，医学与哲学，2001，1222（12）：54

贾丹兵．女飞行学员高空缺氧耐力的实验研究．解放军医学杂志，2002

贾丹兵．下肢负压对男女飞行学员心血管调节功能的影响．解放军医学杂志，2002

张振东，潘孝贵．运动性疲劳之“堵塞”学说研究进展．体育科研，2002，23（3）：26－27 赵瑞芹，等．亚健康问题的研究进展．国外医学·社会医学分册，2003，3．9（1）：10

冯炜权．对运动疲劳机理的再认识．北京体育大学学报，2003，26（4）：443－437

Wistar大鼠心气虚证模型的建立与评价．中国医药学报，2003，（18）11：654－657

王玮，抗运动性疲劳单味中药研究概述．中药材，2004，2：2（27）

林松毅．复方中药功能液抗疲劳和耐缺氧作用的综合评价．中国食品学报，2004，6

成都体育学院教材．运动生理学实验指导．成都体育学院，2004，7

郭俊生，等．营养素中药合剂抗军事疲劳作用研究．解放军预防医学杂志，2005，1

牛海军．特种兵超负荷训练中抗疲劳防损伤方案及L－系列新药的干预效果评估．中国临床康复，2005，2：16（9）

贾丹兵．优化卫生资源强化精品战略努力适应新军事变革挑战．解放军医院管理，2005

常波．中医药与运动性疲劳．西安体育学院学报，2005，5：3（22）

王秀云．“过劳死”现象及其防范建议．企业改革与管理，2005，（5）：62－63

刘玉河．心气虚动物模型的研制．中国医药报，2005，5（22）

王莹．人参抗疲劳作用研究进展．氨基酸和生物资源，2005

林松毅．抗疲劳功能液的动物实验研究．酿酒，2005，11：6（32）

叶其馨．红花牡丹膏的活血化瘀抗疲劳作用研究．中医药通报，2006，（3）：1

赵中华．“过劳死”危险自测．家庭保健报，2006，7（20）：009

杨菊贤，卓杨．慢性疲劳与过劳死．中国全科医学，2006，9（9）：737－739

曹雪亮，苗丹民，刘练红．脑力疲劳评定方法现状．第四军医大学学报，2006，27（4）：382－384

**【英文部分】**

Freal JG, Kraft GH, Coryell JK. Symptomatic fatigue in multiple sderosis. Arch Phys Med Rehabil, 1984, 5: 135－137

Chen MK. The epidemiology of self-perceived fatigue among adults. Prev Med, 1986, 15: 74－81

Hif R, Murant RS, Narayanan U, et al. Relationship of mitochondrial function and cellular adenosine triphosphate levels to hematoporphyrin derivative-induced photosensitization in R3230AC mammary tumors. Cancer Res, 1986, 46: 211－217

Cakabress HR. Alteration in immunocompetence during stress, bereavement and depression: focus on neuroendocrine regulation. Am J Psychiatry, 1987, 144(9): 1123

Caligiuri M, Murray C, Buchwald D, et al. Phenotynic and functional deficiency of natural killer cells in patients with chronic fatigue syndrome. J Immunol, 1987, 139: 3306－3313

Krupp LB, Alvarez LA, LaRocca NG, et al. Fatigue in multiple sderosis. Arch Neurol, 1988, 45: 435－437

Hellinger WC. Chronic fatigue syndrome and the diagnostic utility of antibody to Epstein Barr virus early antigen. JAMA, 1988, 260(7): 971－973

Holmes GP, Kaplan JE, Gantz NM, et al. Chronic fatigue syndrome: a working case definition. Ann Intern Med, 1988, 108: 387—389

Chrousos GP, Loriaux DL, Gold PW, et al. Mechanisms of physical and emotional stress. Medicine and Biology, 1988, vol 245

Katz Bz, Iman WA. Chronic fatigue syndrome. J Pediatrics, 1988, 113(5): 144

Kroenke K, Wood DR, et al. Chronic fatigue in primary care, prevalence, patient characteristics, and outcome, JAMA, 1988, 260: 929—934

Komaroff AL, Geiger AM. IgG subclass deficiencies in chronic fatigue syndrome. Lancet, 1988, (1): 1288

Whelton C, Saskin P, Salit H, et al. Post-viral fatigue syndrome and sleep. Sleep Res, 1988, 17: 307

Matthews DA. Jane TJ, Manu P. Definition of the chronic fatigue syndrome. Ann Intern Med, 1988, 109: 511—512

Prieto J, et al. Naloxone reversible monocyte dysfunction in patients with CFS. Scand J Immunol, 1989, 30: 13—20

Komaroff AL, Goldenberg D. The chronic fatigue syndrome: Definition. Current Studies and lessons for fobromyalgia research. Rheumatol, 1989, 16(Suppl. 19): 23—27

Lauren B. Krupp, Nicholas G. Larocca, Joanne Muir-Nash, et al. The severity scale of fatigue: Application to patients with multiple sclerosis and syste lupus erythematous. Arch Neurol, 1989, 46: 1121—1123

Wesseley S., Powell R. Fatigue syndrome: a comparison of chronic postviral fatigue with neuromuscular and affective disorders. Journal of Neurology, Neurosurgery and Psychiatry, 1989, 42: 940—948

Andrew R Lloyd, Ian Hickie, Clement R Boughton, et al. Prevalence of chronic fatigue syndrome in an Australian population. The medical Journal of Australia, 1990, 153(5): 522—526

Kirkendall DT. Mechanisms of peripheral fatigue. Med. Sci. Sports Exerc, 990, 22(4): 444—449

Powell R, Dolan R, Wessely S. Attributions of self-esteen in depression and chronic fatigue syndrome. J Psychosom Res, 1990, 34: 665—673.

Hickie I., Lloyd A., Wakefield D., et al. The Psychiatric Status of patients with chronic fatigue syndrome. Br J Psychiat, 1990, 156: 534—540

Huller RF, Moser Rj. Chronic fatigue: Psyche or sleep? Arch Intern Med, 1990, 150: 1116—1117

Komaroff AL. Post-viral fatigue syndrome: a review of American researches and practice. on Post-viral fatigue syndrome. London: John Wiley, 1991

Shafran SD: The chronic fatigue syndrome. Am J Med, 1991, 90: 730—739

S. Gupta. A comprehensive Immunological Analysis in chronic fatigue syndrome. Scand J Immuol, 1991, 33: 319—327

Lewis SF, Haller RG. Physiologic measurement of exercise and fatigue with special reference to chronic fatigue syndrome. Rev Infectious Dis, 1991, 13: S98—108

M C Sharpe. L C Archard, J E Banatvala et al. A report of chronic fatigue syndrome: guidelines for research. Journal of the Royal Society of Medicine, 1991, 84: 118—121

Dadra Buchwald. Review of laboratory findings for patients with chronic fatigue syndrome. Rev Infect Dis, 1991, 13(suppl 1): s12—s16

Demitrack M. A., Dale J. K., Laue L., et al. Evidence for impaired activation of the hypothalamic-pituitary-adrenal axis in chronic fatigue syndrome. Journal of Clinical Endocrinology and Metabolism, 1991, 73: 1224—1234

Ray C., Weir WRC, et al. Illness perception and symptom components in chronic fatigue syndrome. J Psychosom Res, 1992, 36: 243—256

Bakheit A., Behan P., Dinan T. G., et al. Possible upregulation of the 5HT1a receptor in patients with post-viral fatigue syndrome. British Medival Journal, 1992, 304:1010—1012

Barofsky I, West Legro M. Definition and measurement of fatigue. Rev Infec Dis, 1991, 13(suppl I): s94—97

Powers SK, Grinton S, Lawler J, et al. High intensity exercise training-induced metabolic alterations in respiratory muscles. Respiration Physiology, 1992, 89:169

Gosselin LE, Betlach M, Vailas AC, et al. Myosin heavy chain composition in the rat diaphragm: effect of age and exercise training. J Appl Physiol, 1992, 73(4):1282

Ur E, White P. D., &Grossman A. Hypothesis: cytokines may be activaed to cause depressive illness and chronic fatigue syndrome. European Archives of Clinical Neuroscience, 1992, 241:317—322

Schluederberg A, Staus SE, Peterson P, et al. NIH conference: Research on chronic fatigue syndrome. Ann Interm Med, 1992, 117(4):325—331

Hashimoto N. Definition of chronic fatigue syndrome and related issues. Nippon Rinsho, 1992, 50(11):2591

Sharpem, Hawton KE, Seagroatt V, et al. Patients with fatigue: A follow up of referrals to an infectious diseases. clinic. Br Med J, 1992, 305:147—152

Wood C, Magnello ME, Sharpe MC. Fluctuations in perceived energy and mood among patients with chronic fatigue syndrome. J. R. Soc Med, 1992, 85(4):195—198

Shorter E. Chronic fatigue syndrome in historical perspective. In Ciba Foudation Symposium 173 Chronic Fatigue Syndrome, 1993, 6—16

Ware NC. Society, Mind and body in chronic fatigue syndrome: an anthropological view, Ciba Found Symp, 1993, 173:62—73

Morriss R, Sharpe M, Sharpley A, et al. Abnormalities of sleep in patients with chronic fatigue syndrome. Br Med J, 1993, 306:1161—1164

Van Hemert A, Hengeveld M, Bolk J, et al. Psychological disorders in relation to medical illness among patients of a general medical outpatient clinic. Psycho Med, 1993, 23:167—733

Krupp LB, Jandorf L, Coyle PK. et al. Sleep disturbance in chronic fatigue syndrome. J Psychosom Res, 1993, 37:325—331

Elizabeth McDonald, Helen Cope, Anthony David. Cognitive impairment in patients with chronic fatigue: a preliminary study. Journal of Neurology, Neurosurgery and Psychiatry, 1993, 56:812—815

Trudie Chalder, G. Berelowitz, Teresa PawlikowsKa, et al. Development of fatigue. Journal of Psychosomatic Research, 1993, 37(2):147—153

Lehmann M, Foster C and keul J. Overtraining in endurance athletes: a brief review. Med. Sci. Sports Exerc, 1993, 25(7):854—862

Joseph E. Schwartz, Lina Jandorf, et al. The measurement of fatigue: A new instrument. J Psychosom Res, 1993, 37:753—762

Straus SE et al. phenotype and function of Lymphocyte in the chronic fatigue syndrome. J Clin Immunol, 1993, 13(1):30—40

Kramer K, Dijkstra H and Bast A. Control of physical exercise of rats in a swimming basin. Physiol Behav, 1993, 53(2):271

Akinori Masuda. Psychobehavioral and immunological characteristics of adults with Chronic Fatigue and patients with Chronic Fatigue Syndrome. Psychosomatic Medicine, 1994, 56:512—518

Artsmovich-NG, Chungunov-VS. The chronic fatigue syndrome. Z-Neuropatol-Psikhiatr-Zm-S-S-Korsakova, 1994, 94(5): 47—50

Ojo-Amaize EA. Conley EJ, Peter JB. Decreased activity of natural killer cell is associated with the severity of chronic fatigue immune dysfunction syndrome. Clin Infect Dis, 1994, 18(Suppl. 1): 157—159

Alison C, Mawle, Michele Reyes, et al. Is Chronic Fatigue Syndrome an infectious disease. Infectious Agents and Disease, 1994, 2: 333—341

Pawlikowska T., Chalder T., Hirsch S. R., et al. Population-baesd study of fatigue and psychological distress. British Medical Journal, 1994, 93: 763—766

Johnson SK. DeLuca J, Fiedler N, et al. Cognitive functioning of patients with chronic fatigue syndrome. Clin Infect Dis, 1994, 18(Suppl. 1): s84—5

Jan H. M. M. Vercoulen, Caroline M. A. Swanink, et al. Dimensional Assessment of Chronic Fatigue Syndrome. Journal of Psychosomatic Research, 1994, 38(5): 383—392

Fukuda, Et al. Complete text of revised case definition. Annals of Internal Medicine, 1994, 121(12): 953—959

Heneine W, Woods TC, Sinha SD, et al. Lack of evidence for infection with known human and animal retroviruses in patients with chronic fatigue syndrome. Clinical Infectious Diseases, 1994, 18 (Suppl. 1): s121—s125

Chester AC, Levine PH. Concurrent sick building syndrome and chronic fatigue syndrome: Epidemic neuromyasthenia revised. Clin Infect Dis, 1994, 8(Suppl. 1): 543—548

U. Tirelli, et al. Immunological Abnromalities in patients with chronic fatigue syndrome. Scand J Immuol, 1994, 40: 601—608

Krupp LB, Sliwinski M, Masur DM, et al. Cognitive functioning and depression in patients with chronic fatigue syndrome and multiple sclerosis. Arch Neurol. 1994, 51: 705—710.

Yu W, Naim JO, Lanzafame RJ. The effect of laser irradiation on the release of bFGF from 3T3 fibronlasts. Photochem Photobiol, 1994, 59: 167—170

Buchwald DS, Pascualy R, Bombardier C. et al. Sleep disorders in patients with chronic fatigue. Clin Infect Dis, 1994, 18(Suppl. 1): s68—72

Bates DW, Buchwald D, Lee J, et al. Clinical trial findings in patients with chronic fatigue syndrome. J Immunol, 1994, 7(7): 18—19

Karen B. Schmaling, Jeannie D. Diclementi, C. Munro Cullum, et al. Cognitive Functioning in Chronic Fatigue Syndrome and Depression: A Preliminary Comparison. Psychosomatic Medicine, 1994, 56: 383—388

Mawle AC. Nisenbaum R. Dobbins JG. et al. The seroepidemiology of chronic fatigue syndrome: a case-control study. Clinical Infectious Diseases, 1995, 21: 1386—1389

DeLuca J, Johnson SK, Beldowicz D, et al. Neuropsychological impairments in chronic fatigue syndrome, multiple sclerosis, and depression. J Neurol Neurosurg Psychiatry, 1995, 58: 38—43

Andrew Wilson et al. Cell-mediated immune function and the outcome of CFS. Int J Immunopharmac., 1995, 17(8): 691—694

Dobbins JG, Natelson BH, Brassloff I, et al. Physical, behavioral, and psychological risk factors for chronic fatigue syndrome: A central role for stress. Journal of Chronic Fatigue Syndrome, 1995, 1: 43—58

Natelson BH, Ellis SP. Braonain PJ, et al. Frequency of deviant immunological test value in chronic fatigue syndrome patients. Clin Diagn Lab Immunol, 1995, 2(2): 238—240

Sharpe M, Mayou R, Bass C. Concepts, theories and terminology. Treatment of functional somatic symptoms, Oxford University Press, 1995: 3—16

Hickle I. & Lloyd A. Are cytokines associated with neuropsychiatric syndromes in humans? International Journal of Immunopharmacology, 1995, 17:677—683

Williams JH, Klug GA. Calcium exchange hypothesis of skeletal muscle fatigue, a brief review. Muscle & Nerve, 1995, 18:421—434

Bates Dw. Clinical trial findings in patients with chronic fatigue syndrome. Arch Intern Med, 1995, 155: 97—103

Cleare A. J, Bearn J, Allain T, et al. Comprision of neuroendocrine responses in depression and chronic fatigue syndrome. Journal of Affective Disorder, 1995, 34:283—889

Yatham L. N, Morehouse R. L, Chisholm B. T, et al. Neuroendocrine assessment of serotonin function in chronic fatigue syndrome. Canadian Journal of Psychiatry, 1995, 40:92—96

Bearn J, Allain T, Coskeran P, et al. Neuroendocrine responses to Dfenfluramine and insulin-induced hypoglycaemia in chronic fatigue syndrome. Biological Psychiatry, 1995, 37:245—252

Schaefer KM, Sleep disturbances and fatigue in women with fibromyalgia and chronic fatigue syndrome. J Obstet Gynecol Neonatal Nurs, 1995, 24:229—233

Babcock MA, Pohnson BD, Pegelow DF, et al. Hypoxic effects on Exercise-induced diaphragmatic fatigue in normal health humans. J Appl Physiol, 1995, 78(1), 82

Hamilton J, Campos R, Creed F, Anxiety, depression and management of medically unexplained symptoms in medical clinics. J R Coll Physicians, 1996, 30:18—21

Buchwald D, Umali J, Stene M. Insulin-like growth factor-l (somatomedin C) levels in chronic fatigue syndrome and fibromyalgia. J Rheumatol, 1996 Apr, 23(4):739—742

Ward MH, Delisle H, Shores JH, et al. Chronic fatigue complanints in primary care: incidence and diagnostic patterns. J AM Osteopath As-soc, 1996, 96(1):34—46

Dinan T. G. Serotonin and the regulation of the hypothalamic-pituitary-adrenal axis function. Life Scienles, 1996, 58:1683—1694

Leese-G, Chattington-P, Fraser-W, et al. Short-term night-shift-working mimics the pituitarg-adrenccortical dysfuction in chronic fatigue syndrome. J Clin Endocrinol Metab, 1996, 81(5):1867—1870

EMA Smets, B Garssen, et al. Application of the multidimensional fatigue inventory (MFI—20) in cancer patients receiving radiotherapy. British Journal of Cancer, 1996, 73:241—245

Michiels V, Cluydts R, Fischler B, et al. Cognitive functioning in patients with chronic fatigue syndrome. J Clin Exp Neuropsychol, 1996, 18:666—677

Conlan MJ, Rapley JW, Cobb CM. Biostimulation of wound healing by low-energy laser irradiation. J Clin Periodontol, 1996, 23:492—496

Al-Watban FAH, Zhang XY. Comparison of effects of laser therapy on wound healing using different laser wavelengths. Laser Ther, 1996, 12:327—329

Sharpe M, Hawton K, Simkin S, et al. Cognitive therapy for chronic fatigue syndrome: a randomized controlled trial. British Medical Journal, 1996, 312:22—26

Marcel B, Komaroff AL, Fagioli LR, et al. Cognitive deficits in patients with chronic fatigue syndrome. Biol Psychiatry, 1996, 40:535—541

Wearden a., Morriss R, Mullis R, et al: A trial of double-blind, placebo controlled treatment of fluoxetine and a graded exercise program for chronic fatigue syndrome. British Journal of Psychiatry, 1996, 172: 485—492

Simon Wessely, Trudie Chalder, Steven Hirsch, et al. Psychological symptoms, somatic symptoms, and psychiatric disorder in chronic fatigue and chronic fatigue syndrome: a prospective study in the primary care setting. Am J Psychiatry, 1996, 153(8):1050—1059

Komaroff A, Fagiolo L, Doolittle T, et al. Health status in patients with chronic fatigue syndrome and in general population and disease comparison groups. Am J Med, 1996, 101:281—290

Lemke MR. Chronic fatigue syndrome: psychiatric aspects. Fortschr Neurol Psychiatr, 1996, 64(4): 132—141

Adrienne L, Bennett, et al. Elevation of bioactive transforming growth factor—β in serum from patients with chronic fatigue syndrome. J Clin Immunol, 1997, 17(2):160—167

Gupta S, Aggarwal S, See D, et al. Cytokine production by adherent and nonadherent mononuclear cells in chronic fatigue syndrome. J Psychiatr Res, 1997, 31:149—156

DeLuca J, Johnson SK, Ellis SP, et al. Sudden vs gradual onset of chronic fatigue syndrome differentiates individuals on cognitive and psychiatric measures. J Psychiatr Res, 1997, 31:83—90

Deale A., Chalder T, Marks I, Et al. A randomized controlled trial of cognitive behaviour versus relaxation therapy for chronic fatigue syndrome. American Journal of Psychiatry, 1997, 154:408—414

Dinan T. G, Majeed T, Lavelle E, et al. Serotonin-mediated activation of the hypothalamic-pituitary-adrenal axis in chronic fatigue syndrome. Sychoneuroendocrinology, 1997, 22:261—268

Yu W, Naim JO, Lanzafame RJ. Effects of photostimulation on wound healing in diabetic mice. Laser Surg Med, 1997, 20:56—63

Paul S. Marshall, Michele Forstot, Allan Callies, et al. Cognitive slowing and working memory difficulties in chronic fatigue syndrome. Psychosomatic Medicine, 1997, 59:58—66

McWwen B. s, Biron C. A, Brunson K. W, et al. The role of adrenocorticoids as modulators of immune function in health and disease: neural, endocrine and immune interactions. Brain Research Reviews, 1997, 23: 79—133

Allain TJ, Bearn JA, Coskeran P, et al. Changes in Growth Hormone, insulin, insulinlike growth factors (IGFs), and IGF-binding protein—1 in chronic fatigue syndrome. Biol Psychiatry, 1997, 41(5):567—573

Ann Sharpley, Alison Clements, Keith Hawton, et al. Do patients with "pure" chronic fatigue syndrome (neurasthenia) have abnormal sleep? Psychosomatic Medicine, 1997, 59:592—596

Kennedy HG, Fatigue and fatiguability. Br J Psychiatry, 1997, 153:1—5

Pavel Yutsis, Morton Walker. The Downhill Syndrome. Avery Publishing Group, 1997

Schindl A, Schindl M, Schon H, et al. Low-intensity laser irradiation improves skin circulation in patients with diabetic microangiopathy. Diabetes Care, 1998, 21:580—584

Demitrack MA. Crofford LJ. Evidence for pathophysiologic implications of hypothalamic-pituitary-adrenal axis dysregulation in fibromyalgia and chronic fatigue syndrome. Ann N Y Acad Sci, 1998, 840:684—697

Conti F, Pittoni V, Sacerdote P, et al. Decreased immunoreactive betaendorphin in mononuclear leucocytes from patients with chronic fatigue syndrome. Clin Exp Rheumatol, 1998 Nov-Dec, 16(6):729—732

L. V. Scott, F. Burnett, S. Medbak, et al. Naloxone-medicated activation of the hypothalamic-pituitary-adrenal axis in chronic fatigue syndrome. Psychological Medicine, 1998, 28:285—293

Steele L, Dobbins JG, fukuda K, et al. The epidemiology of chronic fatigue in San Francisco. Am J Med, 1998, 105(3A):83s—90s

Hayden F. G, Fritz R. S, Lobo M. C, et al. Local and systemic cyokine responses during experimental human influenza: A virus infection. Journal of Clinical Investigation, 1998, 101:643—649

Trudie Chalder, Berd, Uttsea. Exploring the validity of the Chalder Fatigue scale in chronic fatigue syndrome. J Psychosom Res, 1998, 45(5):411—417

P. H. Levine. et al. Dysfunction of Natural killer activity in a family with chronic fatigue syndrome. Clin Immuno and Immunopathol, 1998, 88(1):96—104

Noble A. Endicott, Chronic fatigue syndrome in psychiatric patients: lifetimeand premorbid personal history of physical health. Psychosomatic medicine, 1998, 0:744—751

Visser et al. CD4 T lymphocytea from patients with chronic fatigue syndrom have decreased IFNY production and increased sensitivity to Dexamethasone. Infect Dis, 1998, 177:451—454

Bennett B. K, Hickie I. B, Vollmer-conna U. S, et al. The relationship of fatigue, psychological and immunological variabies in acute infectious illness. Australian and New Zealand Journal of Psychiatry, 1998, 32:180—186

De Rijk AE, Schreurs KM, Bensing JM. Complaints of fatigue: related to too much as well as too little external stimulation? J Behav Med, 1999, Dec. 22(6):549—573

Castell LM, Yamamoto T, Phoenix J, Newsholme EA. The role of tryptophan in fatigue in different conditions of stress. Adv Exp Med Biol, 1999, 467:697—704

Evengard B, Schacterle RS, Komaroff AL. Chronic fatigue syndrome: new insights and old ignorance. J Intern Med, 1999 Nov, 246(5):455—69

Johnson SK, DeLuca J, Natelson BH. Chronic fatigue syndrome: A review of research findings. Ann Behav Med, 1999 Summer, 21(3):258—271

Lucy Buckley, Siobhan M. Machale, Joathan T. O. Cavanagh, et al. Personality dimensions in chronic fatigue syndrome and depression, Joumal of Psychosomatic Research, 1999, 46(4):395—400

Michiels V, de Gucht V, Cluydts R, et al. The efficiency of Attention and information processing in patients with Chronic Fatigue Syndrome. J Clin Exp Neuropsyshol, 1999 Oct, 21(5):709—729

S Wessely, C Nimnuan, M Sharpe. Functional somatic syndromes: one or many? Lancet, 1999, 354:936—939

Schindl A, Schindl M, Pernerstorfer-Schon H, et al. Diabetic neuropathic foot ulcer: successful treatment by low-intensity laser therapy. Dermatol, 1999, 198:314—316

Schindl M, Kerschan K, Schindl A, et al. Induction of complete wound healing in recalcitrant ulcers by low-intensity irradiation depends on ulcer cause and size. Photodermatol Photoimmunol Photomed, 1999, 15:18—21

Neiburger, Rapid healing of gingival incisions by the helium-neon diode laser. J Mass Dent Soc, 1999, 48:8—13

Christodoulou C, Deluca J, Johnson SK, et al. Examination of Cloninger's basic dimensions of personality in fatiguing illness: chronic fatigue syndrome and multiple sclerosis. J Psychosom Res, 1999 Dec, 47(6):597—607

I. Hickie, K. Kirk, et al. Unique, genetic and environmental determinants of prolonged fatigue: a twin study. Psychological Medicine, 1999, 29:259—268

Cannon JG Angel JB, Ball RW, et al. Acute phase responses and cytokine secretion in chronic fatigue syndrome. J Clin Immunol, 1999 Nov, 19(6):414—421

A. Farmer, J. Scourfield, et al. Is disabling fatigue in childhood influenced by genes? Psychological Medicine, 1999, 29:279—282

Hill NF, Tiersky LA, Scavalla VR, et al. Natural history of severe chronic fatigue syndrome. Arch Phys Med Rehabil, 1999 Sep. 80(9):1090—1094

Capuron L, Lamarque D, Danrzer R, et al. Attention and mnemonic deficits associated with infections diseases in humans. Psychological Medicine, 1999, 29:291—297

Bounous G, Molson J. Competition for glutathione precursors between the immune system and the skeletal muscle: pathogenesis of chronic fatigue syndrome. Med Hypotheses, 1999 Oct, 53(4):347—349

Tito R. Mendoza. X. Shelley Wang, Charles S. Cleeland, et al. The rapid assessment of fatigue severity cancer patients-use of the brief fatigue inventory. Cancer March 1, 1999, 85(5): 1186—1196

Theorell T, Blomkvist V, Lindh G, et al. Critical life events, infections, and symptoms during the year preceding chronic fatigue syndrome (CFS): an examination of CFS patients and subjects with anonspecific life crisis. Psychosom Med, 1999 May-Jun, 61(3): 304—310

Korszun A, Sackett-Lundeen L, Papadopoulos E, et al. Melatonin levels in women with fibromyalgia and chronic fatigue syndrome. J Rheumatol, 1999 Dec, 26(12): 2675—80

A. P. Smith, L. Borysiewicz, J. Pollock, et al. Acute fatigue in chronic fatigue syndrome patients. Psychological Medicine, 1999, 29: 283—290

Scott LV, The J, Reznek R, et al. Small adrenal glands in chronic fatigue syndrome: a preliminary computer tomgraphy study. Psychoneuroendocrinology, 1999 Oct, 24(7): 759—68

Pheley AM, Melby D, Schenck C, et al. Can we predict the recovery in chronic fatigue syndrome? Minn Med, 1999 Nov, 82(11): 52—56

Cleare AJ. Sookdeo SS, Jones J, O'Keane V, Miell JP. Integrity of the growth hormone/insulin-like growth factor system is maintained in patients with chronic fatigue syndrome. J Clin Endocrinol Metab, 2000 Apr. 85(4): 1433—1439

Reeves WC. Stamey FR. Black JB, et al. Human herpesviruses in chronic fatigue syndrome: A case-control study. Clin infec: Dis, 2000 Jul. 31(1): 48—52

Richards RS, Roberts TK, McGregor NR, et al. Blood parameters indicating the oxidative stress are associated with symptom expression in chronic fatigue syndrome. Redox Rep, 2000, 5(1): 35—41

Rangel L, Garralda E, Levin M, et al. Personality in adolescents with chronic fatigue syndrome. Eur Child Adolesc Psychiatry, 2000 Mar, 9(1): 39—45

Schindl A, Schindl M, Pernerstorfer-Schon, et al. Red light therapy: a review. J Invest Med, 2000, 48: 3312—326

Schindl A, Schindl M, Pernerstorfer-Schon H, et al. Low-intensity laser irradiation in the treatment of recalcitrant radiation ulcers in patients with breast cancer-long-term results of 3 cases. Photodermatol Photoimmunol Photomed, 2000, 16: 34—37

Chaudhur A, Watson WS, Pearn J, Behan PO. The symptoms of chronic fatigue syndrome are related to abnormal ion-channel function. Med Hypotheses, 2000 Jan, 54(1): 59—63

Fulcher KY, White PD. Strength and physiological response to exercise in patients with chronic fatigue syndrome. J Neurol Neurosurg Psychiatry, 2000 Sep, 69(3): 302—307

Machale SM, Lawrie SM, Cavanagh JT, et al. Cerebral perfusion in chronic fatigue syndrome and depression. Br J Psychiatry, 2000 Jun, 176: 550—556

Korszun A. Young EA, Engleberg NC, et al. Follicular phase hypothalamic-pituitary-gonadal axis function in women with fibromyalgia and chronic fatigue syndrome. J Rheumatol, 2000 Jun, 27(6): 1526—1530

Nawab SS, Miller CS, Dale JK. et al. Sef-reported sensitivity to chemical exposures in five clinical populations and healthy controls. Psychiatry Res, 2000 Jul 24, 95(1): 67—74

Pall ML. Elevated, sustained peroxynitrite levels as the cause of chronic fatigue syndrome. Med Hypotheses, 2000 Jan. 54(1): 115—25

Price JR, Couper J. Cognitive behaviour therapy for adults with chronic fatigue syndrome. Cochrane Database Syst Rev, 2000, (2): CD001027

Moorkens G, Berwaerts J, Wynants H, Abs R. Characterization of pituitary function with emphasis on GH secretion in the chronic fatigue syndrome. Clin Endocrionl (Oxf), 2000 Jul. 53(1): 99—106

Lawrie SM, MacHale SM, Cavanagh JT, et al. The difference in patterns of motor and cognitive function in chronic fatigue syndrome and severe depressive illness. Psychol Med, 2000 Mar, 30(2):433—442

Heim C, Ehlert U, Hellhammer DH. The Potential role of hypocortisolism in the pathophysiology of stress-related bodily disorders. Psychoneuroendocrinoloy, 2000 Jan, 25(1):1—35

Kavelaars A, Knook L, Sinnema G, Heijnen CJ. Disturbed neuroendocrine-immune interactions in chronic fatigue syndrome. J Clin Endocrinol Metab, 2000 Feb, 85(2):692—696

Reddy GK, Stehno-Bittle L, Enwemeka CS. Laser photostimulation accelerates wound healing in diabetic rats. Wound Repair Regen, 2001, 9:248—255

Schindl A, Heinze G, Schindl M, et al. Systemic effects of low-intensity laser irradiation on skin microcirculation in patients with diabetic microangiopathy. Microvasc Res, 2002, 64:240—246

Zhang Y, Song SP, Fong CC, et al. Cdna microarray analysis of gene expression profiles in human fibroblasts cells irradiated with red light. J Invest Dermatol, 2003, 20:849—857

Schindl A, Merwald H, Schindl L, et al. Direct stimulatiory effect of low-intensity 670 nm laser irradiation on human endothelial cell proliferation. Br J Dermatol, 2003, 148:334—336

